中国医师协会专科医师培训继续教育用书

《中国临床新难诊疗技术规范教程》系列丛书

神经内科疾病临床诊疗规范教程

主　编　贾建平

副主编　丁建平　孙永馨

编　者　（按姓氏笔画排序）

丁建平　卫　华　王　琳　王锁彬　车林海

冯立群　叶　静　刘爱华　孙永馨　江汉秋

许二赫　张在强　张晓君　李　宁　李　放

李军杰　李晓东　闵宝权　陈　葵　周爱红

赵性泉　赵筱玲　徐　敏　郭冬梅　郭秀海

郭燕军　娇黎东　脱厚珍　黄　光　谢琰臣

詹淑琴

北京大学医学出版社

图书在版编目（CIP）数据

神经内科疾病临床诊疗规范教程/贾建平主编.
—北京：北京大学医学出版社，2010.7
ISBN 978-7-81116-920-1

Ⅰ.①神…　Ⅱ.①贾…　Ⅲ.①神经系统疾病－诊疗－规范－教材　Ⅳ.①R741－65

中国版本图书馆 CIP 数据核字（2010）第 075073 号

神经内科疾病临床诊疗规范教程

主　　编：贾建平
出版发行：北京大学医学出版社（电话：010－82802230）
地　　址：（100191）北京市海淀区学院路 38 号　北京大学医学部院内
网　　址：http://www.pumpress.com.cn
E - mail：booksale@bjmu.edu.cn
印　　刷：莱芜市圣龙印务有限责任公司
经　　销：新华书店
责任编辑：安　林　**责任校对：**金彤文　**责任印制：**张京生
开　　本：880mm×1230mm　1/32　**印张：**27　**字数：**745 千字
版　　次：2010 年 7 月第 1 版　2010 年 7 月第 1 次印刷　**印数：**1－3000 册
书　　号：ISBN 978-7-81116-920-1
定　　价：78.00 元

序

为了配合专科医师培养和准入制度的建立，中国医师协会新难诊疗规范项目办公室，以专科医师培养标准为基础，组织编辑出版《中国临床新难诊疗技术规范教程》系列丛书。历时一年多的筹备和实施，终于陆续和广大临床医学工作者见面了。

在卫生事业深化改革、实现跨越式发展之年，中国专科医师培养从课题研究到全国试点工作的逐步开展，标志着我国的临床医学教育进入了一个新的发展阶段。本系列丛书作为专科医师培养继续教育用书，是专科医师培养教材的补充教材。针对临床疾病的新点、难点，推广规范的诊疗方案。指导专科医师在临床诊疗过程中使用规范的、科学的方法。因而集实用性、学术性、规范性于一身。考虑到携带的方便，特制成“口袋书”的版式，希望成为广大的专科医师临床诊疗工作中不可缺少的工具书。

诚然，本系列丛书由于编撰时间有限，和理想的水平还有一定的差距，需要一个实践、探索、总结、完善的过程，希望广大的医学工作者能提出宝贵的意见，使我们的工作有更大的改进。

本系列丛书在编辑出版的过程中得到了多位院士和专家的大力支持，并在百忙当中挤出时间完成了编写工作，在此向他们的辛勤劳动表示深深的谢意，感谢他们为中国专科医师培养事业作出的杰出贡献。

希望所有致力于医学教育的发展和人民健康的同道们，为专科医师培养事业继续做出不懈的努力！

《中国临床新难诊疗技术规范教程》

系列丛书　编辑部

目　录

第一章　脑血管病……………………………………………………… 1
第一节　短暂性脑缺血发作………………………………………… 1
第二节　脑梗死 ……………………………………………………… 10
第三节　脑出血 ……………………………………………………… 41
第四节　蛛网膜下腔出血 ………………………………………… 71
第五节　其他动脉性疾病 ………………………………………… 89
第六节　颅内静脉窦及脑静脉血栓形成………………………… 119
第七节　血管性痴呆………………………………………………… 143
第二章　神经系统变性疾病…………………………………………… 155
第一节　阿尔茨海默病…………………………………………… 155
第二节　运动神经元病…………………………………………… 180
第三节　其他神经系统变性病…………………………………… 204
第三章　中枢神经系统感染…………………………………………… 234
第一节　病毒感染性疾病………………………………………… 234
第二节　细菌感染性疾病………………………………………… 250
第三节　新型隐球菌脑膜炎……………………………………… 268
第四节　朊蛋白病………………………………………………… 285
第五节　螺旋体感染性疾病……………………………………… 295
第六节　脑囊虫病………………………………………………… 305
第四章　中枢神经系统脱髓鞘疾病…………………………………… 317
第一节　多发性硬化……………………………………………… 317
第二节　视神经脊髓炎…………………………………………… 347
第三节　脑白质营养不良………………………………………… 353
第四节　同心圆硬化……………………………………………… 364
第五节　急性播散性脑脊髓炎…………………………………… 368

第六节　脑桥中央髓鞘溶解症………………………………………… 376
第五章　运动障碍性疾病……………………………………………… 383
第一节　帕金森病………………………………………………………… 383
第二节　小舞蹈病………………………………………………………… 402
第三节　亨廷顿病………………………………………………………… 407
第四节　肝豆状核变性…………………………………………………… 411
第五节　肌张力障碍……………………………………………………… 421
第六节　其他运动障碍性疾病…………………………………………… 429
第六章　脊髓疾病……………………………………………………… 443
第一节　急性横贯性脊髓炎……………………………………………… 443
第二节　脊髓压迫症……………………………………………………… 451
第三节　脊髓空洞症……………………………………………………… 459
第四节　亚急性联合变性………………………………………………… 465
第五节　脊髓血管病……………………………………………………… 471
第七章　癫　痫………………………………………………………… 486
第一节　癫痫发作和综合征的诊断与治疗……………………………… 486
第二节　癫痫持续状态…………………………………………………… 528
第八章　周围神经疾病………………………………………………… 539
第一节　颅神经疾病……………………………………………………… 539
第二节　脊神经疾病……………………………………………………… 568
第九章　自主神经疾病………………………………………………… 591
第一节　雷诺病…………………………………………………………… 591
第二节　红斑性肢痛症…………………………………………………… 606
第十章　神经肌肉接头和肌肉疾病…………………………………… 618
第一节　重症肌无力……………………………………………………… 618
第二节　多发性肌炎和肌皮炎…………………………………………… 630
第三节　进行性肌营养不良症…………………………………………… 639
第四节　线粒体肌病和线粒体脑肌病…………………………………… 654
第十一章　肌肉离子通道病…………………………………………… 667
第一节　钙通道病………………………………………………………… 668

第二节　钠通道病…………………………………………………… 674
第三节　氯通道病…………………………………………………… 681
第十二章　神经系统遗传性疾病………………………………… 689
第一节　脊髓小脑性共济失调…………………………………… 689
第二节　遗传性痉挛性截瘫……………………………………… 702
第三节　腓骨肌萎缩症…………………………………………… 712
第四节　神经皮肤综合征………………………………………… 727
第十三章　神经系统发育异常疾病……………………………… 737
第一节　颅颈畸形…………………………………………………… 737
第二节　脑性瘫痪…………………………………………………… 748
第三节　脑积水……………………………………………………… 756
第十四章　睡眠障碍和头痛……………………………………… 763
第一节　睡眠障碍…………………………………………………… 763
第二节　头痛………………………………………………………… 786
第十五章　内科系统疾病的神经系统并发症…………………… 811
第一节　糖尿病的神经系统并发症……………………………… 811
第二节　系统性红斑狼疮的神经系统表现……………………… 825
第三节　副肿瘤综合征…………………………………………… 832

第一章　脑血管病

第一节　短暂性脑缺血发作

【疾病概论】

1. 定义

短暂性脑缺血发作（transient ischemic attack，TIA）传统是指因脑血管病变引起的短暂性、局限性脑功能缺失或视网膜功能障碍，临床症状一般持续 10～20 分钟，多在 1 小时内缓解，最长不超过 24 小时，不遗留神经功能缺损症状，结构性影像学（CT、MRI）检查无责任病灶。目前多数人建议定义 TIA 为由于局部脑或视网膜缺血引起短暂性的神经功能障碍，有典型的临床症状，一般持续时间不超过 1 小时，且没有急性脑梗死的证据。TIA 曾被认为是良性的，但现在承认是引起脑部永久损害的预兆。大多数 TIA 在发作 1 小时内恢复，仅有 2%～15%TIA 患者在 1 小时内不能恢复，在 24 小时内恢复。近来，随着影像学的发展，弥散加权磁共振成像（DWI）已经显示与部分 TIA 患者体征相应的永久的病灶，因此一些学者建议修改 TIA 的定义，应指那些在影像学没有异常的患者。

2. 流行病学

由于 TIA 诊断上的难度大、不同地区的学者对 TIA 诊断不同，从而使 TIA 的发病率和患病率差异较大。在美国，TIA 发病率估计每年 37/10 万～107/10 万人口。据报道有 15%脑卒中患者发病前有 TIA 史，实际上这个数字会更高，TIA 的发病率被低估的原因是 TIA 患者未能及时就诊造成。TIA 是脑卒中的高危因素，一次 TIA 发作后，脑卒中发生的危险 90 天内为 10.5%，5 年内为

30%。在 TIA 后的脑卒中大约半数是发生在 48 小时内。

国内局部地区资料统计，TIA 的发病率，男性为 54.2/10 万人口，女性为 16.8/10 万人口，平均为 34.8/10 万人口。患病率男性为 284.4/10 万人口，女性为 158.8/10 万人口，平均为 219.4/10 万人口。TIA 的发病率随年龄的增加而增加。

3. 发病机制

TIA 的发病与动脉粥样硬化、动脉狭窄、心脏病、血液成分改变及血流动力学变化等多种病因及多种途径有关，最终引起 TIA 的原因是脑神经元的代谢需求与局部血循环所能提供的氧及其他营养物（葡萄糖等）之间骤然供不应求，从而出现脑缺血的症状。主要的发病机制有：

（1）血流动力学说　基本病因可能是由各种原因（如动脉硬化和动脉炎等）所致的颈内动脉系统或椎-基底动脉系统的动脉管腔严重狭窄，在此基础上血压的急剧波动导致原来靠侧支循环维持的局部脑组织发生一过性缺血。已研究确认脑部一个区域的血流量减少到足以损害神经元的功能时，才会引起局部缺血的临床表现。如果在发生永久性损害之前，该区域氧和葡萄糖的供给能恢复，则受损的神经功能是可逆的，所表现的临床征候也是暂时的。TIA 主要是低灌注时间长，但尚未达到引起梗死的程度。此型 TIA 的临床症状具有刻板性、反复性、短暂性、数分钟等特点，多发作频度较高，每周可有数次发作，每次发作持续时间多不超过 10 分钟。

（2）微栓子学说　微栓子主要来源于动脉粥样硬化的不稳定斑块或附壁血栓的破碎脱落、瓣膜性或非瓣膜性心源性栓子及胆固醇结晶等。微栓子阻塞小动脉常导致其供血区域脑组织缺血，引起临床症状，当栓子破碎或溶解移向远端时，血流恢复，症状缓解。此型 TIA 的临床症状多变，具有多样性、稀疏性、发作持续时间常大于 1 小时的特点。

（3）血管痉挛学说　血管痉挛可使血管狭窄，并导致相应的病变血管远端出现缺血。原则上局灶性的血管痉挛应有血管壁的局灶刺激，如蛛网膜下腔出血、血栓栓子流过时对血管壁的刺激等。弥漫性脑血管痉挛常见于动脉血管造影，其缺血往往是广泛的。另外，动脉粥样硬化斑块下血管壁平滑肌细胞增生，细胞内钙离子浓度增加使血管壁易激惹可产生短暂的血管痉挛。

(4) 盗血综合征　如颅外动脉狭窄闭塞时，脑部血液从交通支逆行至阻塞动脉的远端，导致脑缺血，如锁骨下动脉盗血综合征。

(5) 其他学说　血液系统疾病和血液流变学异常：如真性红细胞增多症、血小板增多症、白血病、各种原因所致的严重贫血和血液黏稠度增高（血浆蛋白异常、球蛋白片段增高）等也可参与TIA的发病；动脉的机械压迫：椎动脉先天性扭曲、粥样硬化，伴颈椎骨质增生和髓核变性脱位等，当头颈过伸或忽然向一侧扭转时椎动脉受压发生TIA；感染性血管病变：巨细胞动脉炎、系统性红斑狼疮、全身性动脉炎、类风湿病等。

【临床表现】

1. 一般特点　TIA好发于中老年人（50～70岁），男性多于女性，随着年龄的增长发病率增高。患者常有高血压、动脉粥样硬化、冠心病、糖尿病或高血脂等脑血管病危险因素。发病突然，迅速出现局部神经功能或视网膜功能障碍，临床症状一般持续10～20分钟，多在1小时内缓解，最长时间不超过24小时，可反复发作。局灶性脑及视网膜功能缺失症状完全恢复，不留后遗症状。

2. 颈内动脉系统TIA　为颈内动脉、眼动脉、大脑前动脉和大脑中动脉受累。主要供血区为眼及大脑前3/5的结构，运动功能障碍最常见。表现为对侧肢体的无力、笨拙、使用不灵活及发作性黑矇等。临床表现与受累血管分布有关，通常持续时间短，但较多进展为脑梗死等特点。

(1) 大脑中动脉（middle cerebral artery，MCA）：供血区的TIA可出现对侧肢体的单瘫、轻偏瘫、面瘫和舌瘫，可伴有偏身感觉障碍，对侧同向偏盲和象限盲，优势半球受损常出现失语和失用，非优势半球受损可出现体像障碍，少见症状可出现面部、口唇、手指、手与足麻木和短暂无力、手臂可出现类似抽搐的不规则抖动等。

（2）大脑前动脉（anterior cerebral artery，ACA）：供血区TIA可出现人格和情感障碍如淡漠、反应迟钝、欣快等及对侧下肢无力、面舌瘫等。

（3）颈内动脉（internal carotid artery，ICA）：主干TIA主要表现为眼动脉交叉瘫，即病变侧单眼一过性黑矇、失明，对侧偏瘫及感觉障碍；Horner交叉瘫即病侧Horner征、对侧偏瘫；但有时可出现少见的楔形视野缺损、突发性视野模糊、自发性闪光及刻板的短暂性单眼失明发作等。优势半球受累常可出现失语症。

3. 椎-基底动脉系统TIA　主要累及脑干、枕叶、颞叶内侧。常见临床症状以眩晕为主，其次为视觉缺失、平衡失调、吞咽困难、猝倒发作、眼球运动异常和复视。还可有单侧或双侧面部、口周麻木，单独出现或伴有对侧肢体瘫痪、感觉障碍，呈现典型或不典型的脑干缺血综合征。通常持续时间长，发作频率高，但进展至脑梗死较少等特点。此外，椎-基底动脉系统TIA还可出现下列几种特殊表现的临床综合征：

（1）跌倒发作（drop attack）：患者转头或仰头时，下肢突然失去张力而跌倒，无意识丧失，常可很快自行站起，系椎动脉受压导致脑干网状结构缺血所致。

（2）短暂性全面性遗忘症（transient global amnesia，TGA）：发作时出现短时间记忆丧失，患者对此有自知力，持续数分至数十分钟，发作时不能记忆新事物，对时间、地点定向障碍，但谈话、书写和计算能力正常，紧张体力活动可诱发，是大脑后动脉颞支缺血累及边缘系统的颞叶内侧、海马、海马旁回和穹隆所致。

（3）双眼视力障碍发作：双侧大脑后动脉距状支缺血导致枕叶视皮层受累，引起暂时性皮质盲。有时也出现单侧视力丧失合并同侧手臂感觉异常等。

在判断椎-基底动脉系统TIA时应注意，患者很少出现孤立的眩晕、耳鸣、恶心、晕厥、头痛、尿便失禁及嗜睡等症状，往往合并有其他脑干或大脑后动脉供血区缺血的症状和（或）体征。

【辅助检查】

TIA是脑梗死和心肌梗死的危险信号，在TIA后尽可能搞清楚TIA的病因及可能的触发因素，以便制订出全面的治疗方案，进而指导预防新的脑血管病发生。因此需要在TIA后迅速做出各项检查指标。

（1）实验室检查：血常规包括全血细胞计数和血小板计数，血生化检查包括血糖、肝肾功能、尿酸、同型半胱氨酸、C-反应蛋白、胆固醇、血沉、凝血功能检查（凝血酶原时间活动度、国际标准化比值、活化部分凝血活酶时间等）、抗心磷脂抗体、心肌酶等。

（2）影像学检查：TCD和颈动脉超声检测可发现颅内外动脉狭窄和动脉粥样硬化斑块，并可进行血流状况评估和微栓子监测。心电图、超声心动图检查可以了解心脏的节律、心脏的内壁结构，判断心搏出量的大小及可能的栓子来源。CT或MRI检查大多正常，可排除颅内结构性病变，但近来随着影像学的发展特别是弥散加权MRI对部分TIA患者能发现片状缺血灶。CTA、MRA及DSA检查可发现血管狭窄、动脉粥样硬化斑块。神经心理学检查可能发现轻微的脑功能损害。

【诊断】

大多数TIA患者就诊时临床症状已消失，故诊断主要依靠病史。根据中老年患者突然出现局灶性、短暂性及反复性脑功能损害症状史，其临床症状符合颈动脉或椎-基底动脉系统及其分支缺血的表现，并在短时间内症状完全恢复（多不超过1小时），CT或MRI检查未发现相应的责任病灶。应高度怀疑为TIA。实验室及影像学检查有助TIA的诊断和病因分析。

TIA最常见临床表现是运动障碍，如患者仅表现部分肢体或一侧面部感觉障碍、视觉缺失或失语发作，诊断应慎重。不属于TIA的症状是：意识丧失后不伴循环障碍的其他体征；强直性及（或）阵挛性发作；躯体多处持续进展性症状；闪光暗点。

快速诊断与评估TIA是非常重要的，因TIA与随后出现的完全中风相关，应做包括头颅CT、血生化检查、心脏监测、心电图、颈动脉血管检查、CTA 或 MRA 及超声心电图，另外应根据患者的病史进行个体化的检查。

【鉴别诊断】

1. 部分性癫痫：特别是单纯部分发作，常表现为持续数秒至数分钟的肢体抽搐或麻木、针刺感，从躯体的一处开始，并向周围扩展，可有脑电图局限性异常，CT/MRI 检查可能发现脑内局灶性病变。

2. 偏瘫型或基底动脉型偏头痛：多起病于青春期，有家族史，以反复发作搏动性头痛、呕吐为主，常有视觉先兆，每次发作时间可能较长。

3. 梅尼埃病（Méniere disease）：发作性眩晕、恶心、呕吐等与椎-基底动脉 TIA 相似，但患者发病年龄较轻，每次发作持续时间往往超过 24 小时，伴有耳鸣、耳阻塞感，反复发作后听力减退等症状，除眼球震颤外，无其他神经系统定位体征。

4. 心脏疾病：阿-斯综合征（Adams-Strokes syndrome），严重心律失常如室上性心动过速、多源性室性期前收缩、室速或室颤、病态窦房结综合征等，可因阵发性全脑供血不足出现头昏、晕倒和意识丧失，但常无神经系统局灶性症状和体征，动态心电图监测、超声心动图检查常有异常发现。

5. 晕厥：发病年龄较轻，发作时短暂意识丧失，伴有面色苍白、出汗、血压下降和脉细弱等，多由于迷走神经兴奋性增高、直立性低血压等造成。

6. 眼科病：视神经炎、青光眼、视网膜血管病变等，有时会突然出现视力障碍，但多无其他局部神经功能缺损症状。

7. 其他：颅内肿瘤、脓肿、慢性硬膜下血肿、脑内寄生虫等亦可出现类似 TIA 发作症状。原发或继发性自主神经功能不全亦可因血压或心律的急剧变化出现短暂性全脑供血不足，出现发作性意识障碍，应注意排除。

【治疗】

TIA 治疗的目的是消除病因、减少及预防复发、采取有效的治疗方法防止发展为脑梗死。

TIA 治疗的原则为根据检查结果分析可能病因和诱发因素进行针对性的治疗；对于在治疗过程中仍有反复发作者，特别是考虑微栓子是诱发因素者可慎重选择抗凝治疗；当病因主要位于颅外的主动脉-颈动脉系统，可结合患者的具体情况，考虑外科手术治疗。

TIA 患者通过病史及检查，特别是 DWI 和血管影像的检查，进行短期完全中风危险性的临床分层评估，进而个体化治疗在目前是非常重要的。建议对于神经功能缺损症状超过 1 小时、有临床症状的颈动脉狭窄超过 50%、有已知心脏栓子来源、有明确的高凝状态者住院治疗。对于门诊病人也应在 24～48 小时内由专科医师进行评估和治疗。

1. 病因治疗　对有明确病因者应尽可能针对病因治疗，控制脑血管病的危险因素，如高血压患者应控制高血压，使 BP＜140/90mmHg（脑低灌注引起者除外）；糖尿病患者伴高血压病史（胆固醇＜5.2mmol/L，LDL＜2.58mmol/L）；治疗心律失常、心脏瓣膜病及充血性心力衰竭等；有效控制糖尿病、血液系统疾病。对颈动脉有明显动脉粥样硬化斑、狭窄（＞70%）或血栓形成，影响脑内供血并有反复 TIA 者，可行颈动脉内膜剥离术、颅内外动脉吻合术或血管内介入治疗等。

2. 药物治疗

（1）抗血小板聚集治疗：由于血小板在血栓形成中的重要作用，抗血小板药物是阻止血栓形成的重要药物。其目的可减少微栓子发生，减少 TIA 复发。

①阿司匹林（aspirin）：通过抑制环氧化酶减少血小板内花生四烯酸转化为血栓烷 A2，防止血小板聚集，可作为 TIA 患者预防再发卒中的首选药物。我国目前采用 75～150mg/d，餐后服用，主要不良反应为胃肠道反应，严重可出现消化道出血。也可选用小剂量阿司匹林 25mg/d 与双嘧达莫 200mg/次，2 次/日联合应用。

②氯吡格雷（clopidogrel）：通过结合血小板表面二磷酸腺苷受体抑制血小板聚集，也能减少缺血性卒中的发生。剂量建议

75mg/d，不良反应为腹泻、皮疹等，建议高危人群或对阿司匹林不能耐受者可以选用。

③奥扎格雷：是静脉抗血小板药物，目前因缺乏大规模临床观察，疗效尚未确定。

④双嘧达莫：抑制血小板磷酸二酯酶活性和花生四烯酸的生成，建议200～400mg/日。也可与小剂量阿司匹林合用。

（2）抗凝药物：目前尚无有力临床试验证据支持抗凝治疗作为TIA的常规治疗，但临床有明确心源性栓塞性TIA伴发房颤、冠心病的患者及频繁发作的TIA或椎-基底动脉系统TIA患者，对抗血小板聚集剂治疗无效的患者可以考虑应用。

①肝素：主要作用是加速抗凝血酶Ⅲ对凝血酶的中和作用，从而抑制纤维蛋白原转变为纤维蛋白。剂量为10000IU加入0.9%盐水静脉滴注，20～30滴/分，治疗目标为国际标准化比值（international normalized ratio，INR）达到2～3或部分凝血酶原时间为正常值的1.5～2.5倍。

②低分子肝素：具有明显抗凝血因子Ⅹa活性和较低的抗凝血因子Ⅱa或抗凝血酶活性，临床上具有快速和持续的抗血栓形成作用，有溶解血栓的作用，并能改善血流动力学，对血液凝固性和血小板功能影响不明显。剂量4000～5000IU，2次/日，腹壁皮下注射，连续7～10天。

③华法林：为间接作用的抗凝药，通过抑制维生素K在肝细胞内合成凝血因子Ⅱ、Ⅶ、Ⅸ、Ⅹ，从而发挥抗凝作用。剂量6～12mg/日，3～5日改为2～6 mg/日维持。在口服抗凝剂华法林等抗凝药物期间，应动态监测凝血功能（凝血酶原时间及凝血酶原活动度），根据结果调整用药量。

另外，对瓣膜置换术后已服用足量口服抗凝剂治疗的TIA患者也可加用小剂量阿司匹林或双嘧达莫联合治疗。

（3）改善脑血流：首先应查清及治疗可能导致脑血流下降的疾病（血压下降、心脏疾患、脱水等）。可选用低分子右旋糖酐静脉滴注。达到扩充血容量、降低血黏稠度和改善微循环的目的。

（4）其他：对有高纤维蛋白原血症的 TIA 患者，可选用降纤酶治疗。对老年 TIA 并有抗血小板聚集剂禁忌证或抵抗性者可选用活血化瘀性中药制剂治疗。

3. TIA 的外科治疗　对有颈动脉或椎-基底动脉严重狭窄（>70%）的 TIA 患者，经抗血小板聚集治疗和（或）抗凝治疗效果不佳或病情有恶化趋势者，可酌情选择血管内介入治疗、动脉内膜切除术或动脉搭桥术治疗。

4. TIA 的预防　应高度重视高血压、糖尿病、高胆固醇血症和心脏病等致病因素的治疗，纠正不良的生活习惯如吸烟和过量饮酒，适当运动。通过 TIA 长期治疗的研究，建议 5 个二期预防的治疗方案包括饮食、锻炼、阿司匹林、他汀类药物和抗高血压治疗，可降低再发脑血管病的危险。我国建议阿司匹林预防 TIA 剂量是 75～150mg/d，也可用氯吡格雷 75mg/d 口服。

【预后】

未经治疗或治疗无效的病例，约 1/3 发展为脑梗死，1/3 继续发作，1/3 可自行缓解。颈内动脉系统 TIA 发作频率较椎基底动脉系统低，但发生脑中风机会多。TIA 长期被认为是主要缺血性脑血管病的预兆。通过研究显示 TIA 后 2 天、1 个月、3 个月中风的发生率分别为 3.1%、6.4%和 8.7%，而在另一项研究中显示在同样的时间段中风的发生率分别是 9.9%、13.4%和 17.3%。TIA 是脑卒中的超级预警信号，TIA 后 5 年内脑卒中的发生率达 24%～29%。

参考文献

［1］王新德．神经系统血管性疾病．北京：人民军医出版社，2001.

［2］饶明俐．中国脑血管病防治指南．北京：人民卫生出版社，2007.1.

［3］贾建平．神经病学．6 版）．北京：人民卫生出版社，2008.1.

［4］王维治．神经病学．北京：人民卫生出版社，2006.1.

［5］Lewandowski CA，Rao CP，Silver B. Transient ischemic attack：definitions and clinical presentations. Ann Emerg Med. 2008 Aug；52（2）：S7-16.

［6］Fisher M. Stroke and TIA：epidemiology，risk factors，and the need for early intervention. Am J Manag Care. 2008 Jun；14（6 Suppl 2）：S204-11
［7］Rudd A，Swain S，Turner C. Recognition and management of transient ischaemic attack. Clin Med. 2008 Aug；8（4）：362-3.
［8］Diener HC. Secondary prevention of ischaemic stroke and TIA. Cardiovasc J Afr. 2008 Jul-Aug；19（4）：229.
［9］Sanossian N，Ovbiagele B. The risk of stroke within a week of minor stroke or transient ischemic attack. Expert Opin Pharmacother. 2008 Aug；9（12）：2069-76.
［10］Cucchiara B，Ross M. Transient ischemic attack：risk stratification and treatment. Ann Emerg Med. 2008 Aug；52（2）：S27-39.
［11］Mess SR，Jauch EC. Transient ischemic attack：diagnostic evaluation. Ann Emerg Med. 2008 Aug；52（2）：S17-26.
［12］Albers GW，Hart R，Lutse. Supplement to the guidelines for the management of transient ischemic attacks. Stroke，2000，30：2502-2511.
［13］Johnston SC，Nguyen-Huynh MN，Schwarz ME，et al. National stroke association guidelines for the management of transient ischemic attacks. Ann Neurol，2006，60：301-313.

（丁建平）

第二节　脑梗死

脑梗死（cerebral infarction）是缺血性脑卒中的总称，是指各种原因所致脑部血液供应障碍，导致脑组织缺血、缺氧性坏死，从而出现相应神经功能缺损。脑梗死是 CVD 的最常见类型，约占全部 CVD 的 70%。依据脑梗死的发病机制和临床表现，通常将脑梗死分为脑血栓形成（cerebral thrombosis）、脑栓塞（cerebral embolism）、腔隙性脑梗死（lacunar infarction）。脑梗死的病因既有共性，不同类型之间又存在一定的差异。其最常见的病因：脑血栓形成、动脉粥样硬化和动脉炎；脑栓塞为心源性和非心源性栓子；腔隙性脑梗死为高血压、动脉粥样硬化和微栓子等。

脑梗死的临床表现主要包括一般特点和特殊的血管综合征或临

床综合征。脑梗死后出现的局限神经功能缺损征象，与梗死的部位、受损区侧支循环、参与供血的动脉变异以及既往脑细胞损失情况有关。

脑梗死的诊断主要根据临床表现和实验室检查。局限性神经功能缺损症状是否符合某一血管综合征对脑梗死的临床诊断有很大帮助。

不同类型脑梗死的治疗和预防基本原则是一致的。急性期治疗方法应依据疾病的类型、发病后的治疗时间窗、疾病的严重程度、躯体的基础疾病及并发症的不同进行选择，实施个体化治疗方案。脑梗死的预防性治疗也应依据疾病的类型、危险因素的种类，遵循循证医学的原则予以个体化的治疗。

本节将以脑血栓形成为重点，详细介绍不同类型脑梗死的相关问题。

一、脑血栓形成

【疾病概论】

1. 定义

脑血栓形成（cerebral thrombosis）或血栓形成性脑梗死（thrombotic cerebral infarction）是在各种原因引起的血管壁病变基础上，脑动脉主干或分支动脉粥样硬化或动脉炎导致动脉管腔狭窄、闭塞或血栓形成，引起脑局部血流减少或供血中断，发生脑组织缺血、缺氧性坏死，出现相应的局灶性神经系统症状和体征。脑血栓形成是脑梗死中最常见的类型，约占全部脑梗死的60%。

2. 流行病学

我国1986～1990年大规模人群调查显示，脑卒中发病率为109.7/10万～217/10万，患病率为719/10万～745.6/10万，死亡率为116/10万～141.8/10万。男性发病率高于女性，男∶女为（1.3～1.7）∶1。北京2006年一项横断面调查研究结果显示，脑梗死发病率为53%，TIA为发病率6%，SAH发病率为12%，脑出血发病率为26%，其中缺血性脑血管病占总比例的59%。

脑卒中发病率、患病率和死亡率随年龄增加，45岁后均呈明显增加，65岁以上人群增加最明显，75岁以上者发病率是45～54岁组的5～8倍。存活者中50%～70%病人遗留瘫痪、失语等严重残疾，给社会和家庭带来沉重的负担。

3. 发病机制

（1）动脉壁病变：动脉粥样硬化是血栓形成性脑梗死最常见的血管病变，可见于颈内动脉和椎-基底动脉系统任何部位，好发于颅内大动脉及中小动脉分叉、弯曲和汇合处，颈动脉窦、大脑中动脉各分支、椎动脉颈段、基底动脉与分支动脉连接处等，这些部位脑动脉长期受血流冲击出现内皮细胞损伤、基底膜断裂分离，内皮下胶原组织暴露易使血小板黏附并释放各种炎症因子，导致动脉收缩和管腔狭窄，并进一步引起纤维蛋白原和红细胞聚集黏附，从而形成血栓。脑动脉粥样硬化主要发生在管径500μm以上的大动脉。其他动脉壁病变包括各种原因引起的动脉炎、肌纤维发育不良、淀粉样血管病变、脑底异常血管网、颅内动脉夹层等。

（2）血液流变学异常：血液成分改变、血液黏稠度增高、纤维蛋白原浓度升高及高脂血症均可促进脑血栓形成。常见的血液系统疾病包括红细胞增多症、血小板增多症、血栓栓塞性血小板减少性紫癜、弥散性血管内凝血、镰状细胞贫血、抗凝血酶Ⅲ缺乏、纤溶酶原激活物不全释放伴发的高凝状态等。

（3）血流动力学异常：脑的主要供血动脉发生狭窄或闭塞时，机体可以根据脑组织缺血程度通过Willis脑底动脉环侧支循环或血流量和血流动力学储备来代偿供血。但上述代偿机制的实现与供血动脉狭窄程度及发生狭窄或闭塞的速度有直接关系，狭窄远端脑组织在血压的急剧波动、循环血量减少、血液黏稠度增高等情况下，可导致原本靠侧支循环维持供血的脑组织发生失代偿而发生缺血性梗死。

4. 病理生理

（1）病理　脑梗死发生率在颈内动脉系统约占80%，椎-基底动脉系统约为20%。闭塞好发的血管依次为颈内动脉、大脑中动脉、大脑后动脉、大脑前动脉及椎-基底动脉等。闭塞血管内可见动脉粥样硬化或血管炎改变、血栓形成或栓子。局部血液供应中断引起的脑梗死多为白色梗死，大面积脑梗死常可继发红色梗死（即出血性梗死）。缺血、缺氧性损害表现为神经细胞坏死和凋亡两种形式。

脑缺血性病变的病理分期：①超早期（1～6小时）：病变脑组织变化不明显，可见部分血管内皮细胞、神经细胞及星形胶质细胞肿胀，线粒体肿胀、空化；②急性期（6～24小时）：缺血区脑组织苍白伴轻度肿胀，神经细胞、胶质细胞及内皮细胞呈明显缺血改变；③坏死期（24～48小时）：大量神经细胞脱失，胶质细胞坏变，中性粒细胞、淋巴细胞及巨噬细胞浸润，脑组织明显水肿；④软化期（3日至3周）：病变脑组织液化变软；⑤恢复期（3～4周后）：液化坏死脑组织被格子细胞清除，脑组织萎缩，小病灶形成胶质瘢痕，大病灶形成中风囊，此期持续数月至2年。

（2）病理生理　脑组织对缺血、缺氧性损害非常敏感。脑血流中断30秒即发生脑代谢改变，1分钟后神经元功能活动停止，超过5分钟即可造成脑组织梗死。不同神经元对缺血损伤耐受程度不同，轻度缺血时仅有某些神经元坏死，完全持久缺血将导致缺血区各种神经元、胶质细胞及内皮细胞全部坏死。

1）能量耗竭和酸中毒：缺血、缺氧状态下，脑组织所需能量基本依靠无氧酵解，其最终产物即为乳酸。完全能量耗竭并不一定会产生不可逆的神经元缺血性损害，但严重缺血区产生的过量乳酸却可导致神经胶质细胞及内皮细胞严重破坏，加重缺血性脑损害。

2）钙离子超载：细胞正常功能有赖于细胞内外钙浓度的正常比例，而脑缺血缺氧后细胞能量耗竭，ATP生成不足，离子交换障碍，电压依赖性钙通道开放，细胞外钙离子顺化学梯度进入细胞内，导致严重的钙离子内流，从而诱发一系列的病理反应，促发加剧缺血性脑损害。目前认为细胞内钙超载是各种原因引起神经细胞损伤的“最后共同通路”。

3）自由基损伤：自由基广泛存在于生物体内，正常情况下在机体损伤的修复和调整中可根据生理需要随时产生和释放，自由基生成和清除保持平衡。但在脑缺血时，自由基清除酶活性降低，抗氧化物减少，自由基产生急剧增多，通过损伤大分子物质或通过信号转导途径损伤脑组织。

4）兴奋性氨基酸毒性作用：脑缺血可引起神经系统大量释放兴奋性氨基酸，导致神经元损伤。兴奋毒性学说认为，脑缺血缺氧使能量代谢障碍，直接抑制细胞质膜上 Na^{+}- K^{+} ATP 酶活性，使细胞外 K^{+} 浓度显著升高，神经元去极化，促使谷氨酸大量释放，过度激活兴奋性氨基酸受体，使突触后神经元过度兴奋和坏死。

5）炎症反应：缺血后继发性损伤可导致大量炎性介质和细胞因子释放，从而诱导和活化炎症细胞。而后者可以阻塞微循环，降低血流量；损伤血-脑屏障，加重脑水肿；加重神经细胞和胶质细胞的损伤。

【临床表现】

1. 一般特点　脑梗死一般在安静或睡眠中发病，患者常患有高血压、糖尿病或冠心病等，部分病例可以有 TIA 前驱症状如肢体麻木、无力等，局灶性体征多在发病后 10 余小时或 1～2 日达到高峰，临床表现取决于梗死灶的大小和部位。患者一般意识清楚，当发生基底动脉血栓或大面积脑梗死时，可出现意识障碍，甚至危及生命。动脉粥样硬化性脑梗死多见于中老年，动脉炎性脑梗死以中青年多见。

2. 不同脑血管闭塞的临床特点

（1）颈内动脉闭塞的表现：由于引起颈内动脉闭塞的原因、病变部位、范围、程度、发展速度以及侧支循环建立情况的不同，其临床表现可以差异很大。颈内动脉闭塞常发生在颈内动脉分叉后，其次发生在颈内动脉虹吸部。症状性闭塞可出现单眼一过性黑矇，偶见永久性失明（视网膜动脉缺血）或 Horner 征（颈上交感神经节后纤维受损）；远端大脑中动脉血液供应不良，严重的可以出现对侧偏瘫、偏身感觉障碍和（或）同向性偏盲（优势半球受累可伴失语症，非优势半球受累可有体象障碍）等；体检可闻及颈动脉搏动减弱或闻及血管杂音。颈内动脉闭塞的临床症状主要取决于脑底动脉环的代偿情况。当一侧颈内动脉血栓形成，病侧的血液供应主要依靠对侧颈内动脉系统和同侧椎-基底动脉系统的供应。如果有良好的侧支循环，可以不发生或很少发生临床症状。然而，通过前交通动脉由健侧流向病灶侧的血液大多分流至大脑前动脉供血区，加上中国人后交通动脉约50%以上发育不良，均导致供血范围广泛的大脑中动脉获得的血液相对较少，因此颈内动脉闭塞时，所产生的症状主要是大脑中动脉供血区受累的症状。从而也导致有时颈内动脉血栓形成与大脑中动脉血栓形成不易鉴别。

根据患者发病的缓急和病情进展情况，常将颈内动脉闭塞分为以下几种临床类型：

1）完全性卒中：发病后神经功能缺失症状完全，常为动脉主干或多支动脉闭塞，出现完全性偏瘫，病情较重，伴不同程度的意识障碍，甚至深昏迷或死亡。

2）进展性卒中：发病后患者神经功能缺损症状在48小时内或更长的时间逐渐进展或呈阶梯样加重。

3）缓慢进展型：起病后1～2周症状仍逐渐加重，血栓逐渐进展使脑缺血和脑水肿范围继续扩大，症状由轻变重，需与脑瘤或硬膜下血肿鉴别。

4）可逆性缺血性神经功能缺损：临床上可以见到患者神经功能缺失症状较轻，2～3周完全恢复，不留后遗症。可能是由于侧支循环迅速充分代偿，缺血未导致不可逆神经细胞损伤所致，临床上较少见。

（2）脉络膜前动脉闭塞的表现：

1）三偏综合征：即偏瘫、偏身感觉障碍、偏盲，特点是偏身感觉障碍重于偏瘫，偏盲重于偏身感觉障碍。偏瘫和偏身感觉障碍可以消失，但偏盲则为永久性的。

2）高级神经功能受累表现：①丘脑性失语，表现为自发性语言减少、发音缓慢、词义性错语症、言语反复症，主因丘脑枕核与中央沟后皮质语言区之间的丘脑皮质联系中断；②视觉空间忽视，发生于非优势侧，表现为视空间忽视、疾病失认、运动不持久，主因内囊后肢病变中断了丘脑枕与顶下小叶之间的联系；③构音障碍；④自发能力降低，表现为患者能睁眼，语言极少，自发运动几乎没有，无兴奋性，无幻觉，有记忆、计算、定向力障碍。主因内囊后肢梗死灶的水肿导致继发性一过性丘脑损害所致。

3）丘脑手和感觉过度：呈产科医生手的姿势，而且有血管充血和水肿，偏瘫侧肢体常有明显的血管运动障碍和水肿。

（3）大脑中动脉闭塞的表现：大脑中动脉是颈内动脉的最大分支和直接延续，所以大脑中动脉及其分支因栓塞造成血管闭塞的机会远大于其他动脉。另外，大脑中动脉供应区比大脑前动脉或大脑后动脉任何一支动脉的供应区更为广泛。所以，大脑中动脉闭塞后，临床上通常产生广泛的症状。

1）大脑中动脉起始段闭塞：在大脑中动脉起始段先发出若干条细小的中央支，之后再发出皮质支。因此，大脑中动脉起始段闭塞表现为中央支和皮质支供血区均发生循环障碍。临床表现主要表现为三偏症状，即病灶对侧偏瘫（包括中枢性面舌瘫和肢体瘫痪）、偏身感觉障碍及偏盲，伴头、眼向病灶侧凝视，优势半球受累多伴有失语症，非优势半球受累出现体象障碍。其中对侧半身中枢性偏瘫的特点是上下肢瘫痪具有均等性，这是由于中央前回和经内囊的锥体束同时受损；对侧偏身感觉障碍是因为中央后回感觉区受累的结果；对侧同向偏盲是因为大脑中动脉在少数情况下供应视放射受损的结果。失语是优势半球额下回后部运动性语言中枢和颞上回后部感觉性语言中枢同时受损所致。

2）大脑中动脉发出中央支以后的主干闭塞：此段动脉闭塞后，患侧半球的背外侧面可发生广泛的缺血和软化。但最明显的区域是大脑外侧裂周围的皮质，因为边缘区皮质供应不仅来源于大脑中动脉，还来源于大脑前动脉和大脑后动脉。所以大脑中动脉发出中央支以后主干闭塞的临床表现主要为“两偏”，即对侧半身的中枢性偏瘫和偏身感觉障碍，少有偏盲。而且偏瘫和偏身感觉障碍的特点为头面部及上肢完全瘫痪和感觉障碍，而下肢的瘫痪及感觉障碍较轻。损害发生在优势半球尚可出现混合性失语、失写、失读和运用不能，只是由于额下回后部语言运动中枢、颞上回后部语言感觉区、额中回后部书写区、角回阅读区以及缘上回运用区分别受累的缘故。另外，大脑中动脉还可以发生皮质支中的某一支闭塞的情况，表现为局域性损伤表现。

3）大脑中动脉中央支闭塞：中央支供应内囊的前3/5以及大脑壳核和尾状核。发生闭塞后，临床表现为“不完全内囊型”损害症状，即对侧上下肢均等性中枢性瘫痪，一般无感觉障碍及同侧偏盲，与大脑中动脉皮质支闭塞引起的皮质型偏瘫不同（常合并有偏身感觉障碍）。优势半球病变可出现皮质下失语，常为底节性失语，表现自发性言语受限，音量小，语调低，持续时间短暂。

（4）大脑前动脉闭塞的表现：大脑前动脉闭塞较少见，闭塞后是否产生临床症状，取决于闭塞的部位及侧支循环状况。

1）分出前交通动脉前主干闭塞：一般不出现临床症状，因为闭塞侧大脑前动脉远侧段供血区可通过前交通动脉从对侧大脑前动脉获得血液供应。但当双侧动脉起源于同一个大脑前动脉主干时，就会造成双侧大脑半球的前、内侧梗死，导致截瘫、二便失禁、意志缺失、运动性失语综合征和额叶人格改变等。

2）分出前交通动脉后大脑前动脉远端闭塞：导致对侧的足和下肢的感觉和运动障碍，而上肢和肩部的瘫痪轻，面部和手部基本不受累；一般还有额叶性共济失调；感觉障碍主要表现为皮质型感觉障碍，即精细、复杂的各种感觉障碍比较严重，而痛、温觉损害较轻微，触觉障碍亦不明显，而深感觉如肌肉关节运动觉和位置觉、实体觉等发生的障碍特别明显；额前区供血障碍还可产生淡漠、反应迟钝、欣快、缄默和精神错乱等额叶精神症状等（额极与胼胝体受损）；旁中央动脉共同起源于一侧大脑前动脉而该侧动脉闭塞时，可以出现尿失禁（无抑制性膀胱）；对侧出现强握及吸吮反射和痉挛性强直（额叶受损）。

3）皮质支闭塞：不同的皮质支闭塞可以出现不同的临床表现，

对侧中枢性下肢瘫，可伴感觉障碍和膀胱、直肠功能轻度障碍（旁中央动脉闭塞）；对侧肢体短暂性共济失调、强握反射及精神症状（眶动脉及额极动脉闭塞）。

4）深穿支闭塞：对侧中枢性面、舌及上肢轻瘫（Heubner 返动脉闭塞）。

（5）椎动脉闭塞的表现：椎动脉是延髓主要供血动脉，主要分支包括脑膜支、脊髓前动脉、脊髓后动脉、小脑后下动脉，供应锥体下 3/4、内侧丘系和几乎所有后橄榄区、绳状体及小脑半球后下部。一侧椎动脉闭塞可不引起明显的症状体征；脊髓后动脉供应脊髓和延髓范围小，侧支循环丰富，闭塞后临床症状不明显；脊髓前动脉闭塞在临床上比较少见，主要表现延髓腹侧部综合征（亦称延髓旁正中动脉综合征），表现为舌下神经交叉瘫，即病变侧的舌肌迟缓性瘫痪、病变对侧上下肢痉挛性瘫痪、病变对侧深感觉障碍（痛温觉正常）。如果双侧脊髓前动脉延髓支均受累，可引起伸舌不能、四肢瘫以及四肢位置觉和震动觉的丧失；小脑后下动脉闭塞的主要表现为延髓背外侧综合征，典型表现为病灶侧软腭及声带麻痹、面部痛温觉丧失、Horner 征、小脑性共济失调，对侧颈部以下肢体痛温觉丧失，眩晕、呕吐和眼震。

（6）大脑后动脉闭塞的表现：由于大脑后动脉与大脑中动脉、大脑前动脉有广泛的吻合，因此大脑后动脉闭塞一般不会造成其全部供血区的软化、变性。如果大脑后动脉及其分支之前的主干发生闭塞，则出现中央支与皮质支闭塞的两组综合征。

1）大脑后动脉在其分支前的主干闭塞：临床上表现为中央支与皮质支闭塞的两组综合征，包括双眼对侧同向偏盲，黄斑部视力保存，丘脑综合征，不同程度的偏瘫，优势半球病变，可出现失读症和感觉性失语症。当双侧大脑后动脉闭塞时，可导致两侧枕叶缺血或梗死时，除了出现上述症状外，还可以出现皮质盲。

2）大脑后动脉起始段的脚间支闭塞：可引起中脑中央和下丘脑综合征，包括垂直性凝视麻痹、昏睡甚至昏迷；旁正中动脉综合征包括的主要表现是同侧动眼神经麻痹和对侧偏瘫，即 Weber 综合征（病变位于中脑基底部，动眼神经和皮质脊髓束受累）；同侧动眼神经麻痹和对侧共济失调、震颤，即 Claude 综合征（病变位于中脑被盖部，动眼神经和结合臂）；同侧动眼神经麻痹和对侧不自主运动和震颤，即 Benedikt 综合征（病变位于中脑被盖部，动眼神经、红核和结合臂）。

3）大脑后动脉中央支闭塞：中央支后内侧群的丘脑穿前动脉闭塞，病变发生在丘脑外侧核群的前半部，产生红核丘脑综合征，表现为短暂的病灶侧舞蹈样不自主运动、意向性肢体震颤、小脑性共济失调和对侧头面部感觉障碍（对侧半身无感觉障碍）；中央支后内侧群的丘脑穿后动脉闭塞，病变发生在丘脑内侧核群，产生丘脑内侧综合征，表现为痴呆和各种精神症状、睡眠障碍、自主神经功能障碍（体温调节、心血管、胃肠运动异常）和自发痛；中央支后外侧群的丘脑膝状体动脉闭塞产生丘脑综合征（丘脑的感觉中继核团梗死），表现为对侧肢体运动障碍、面部表情运动障碍、半身感觉障碍（深感觉和触觉重于浅感觉、实体感觉障碍）、自发性疼痛、感觉过度、共济失调和舞蹈样手足徐动症等。

4）大脑后动脉皮质支闭塞：单侧皮质支闭塞可引起对侧同向性偏盲，上部视野较下部视野受累常见，黄斑区视力不受累（黄斑区的视皮质代表区为大脑中、后动脉双重供应）。优势半球受累可出现失读（伴或不伴失写）、命名性失语、视觉失认、精神性失明和对颜色失认等。双侧皮质支闭塞可导致完全型皮质盲，有时伴有不成形的视幻觉、记忆受损（累及颞叶）、不能识别熟悉面孔（面容失认症）等。

（7）基底动脉闭塞的表现：血栓性闭塞多发生于基底动脉中部，栓塞性通常发生在基底动脉尖。基底动脉或双侧椎动脉闭塞是危及生命的严重脑血管事件，引起脑干梗死，出现眩晕、呕吐、四肢瘫痪、共济失调、肺水肿、消化道出血、昏迷和高热等。脑桥病变多出现针尖样瞳孔。

1）脑桥腹外侧综合征（Millard-Gubler syndrome）：基底动脉短旋支闭塞，表现为同侧展神经、面神经周围性麻痹，对侧中枢性偏瘫，有时可伴对侧中枢性舌瘫。

2）脑桥腹内侧综合征（Foville syndrome）：基底动脉的旁中央支闭塞，表现为病灶同侧周围性面瘫、对侧中枢性偏瘫和双眼向病变同侧共轭运动不能。

3）脑桥被盖综合征（Raymond-Cestan syndrome）：基底动脉的长旋支闭塞，表现为同侧小脑性共济失调，对侧偏身浅、深感觉障碍。有的患者还可出现同侧面部感觉障碍。

4）中脑被盖综合征：小脑上动脉闭塞，Claude 综合征表现为同侧动眼神经麻痹、对侧肢体共济失调；Benedikt 综合征表现为同侧动眼神经麻痹、对侧肢体锥体外系症状（例如半侧舞蹈症、手足徐动症或震颤）。

5）基底动脉尖综合征（top of the basilar syndrome）：基底动脉尖端分出小脑上动脉和大脑后动脉，闭塞后导致眼球运动障碍及瞳孔异常、觉醒和行为障碍，可伴有记忆力丧失、对侧偏盲或皮质盲。中老年卒中，突发意识障碍并较快恢复，出现瞳孔改变、动眼神经麻痹、垂直凝视麻痹，无明显运动和感觉障碍，应想到该综合征的可能，如有皮质盲或偏盲、严重记忆障碍更支持。CT 及 MRI 显示双侧丘脑、枕叶、颞叶和中脑多发病灶可确诊。

6）闭锁综合征（locked-in syndrome）：基底动脉的脑桥支闭塞致双侧脑桥基底部梗死，由于双侧皮质脊髓束、皮质延髓束、展神经核以下运动传出功能丧失，脑桥被盖网状结构未受损害，中脑动眼神经、滑车神经功能尚保留。病人表现为面颌、咽喉及舌肌麻痹，不能讲话和吞咽，面无表情，不能转头耸肩，四肢瘫，但意识清楚，听力正常，能感受疼痛，能通过视、听及眼球运动（睁闭眼和眼球上下运动）示意和交流，易误诊为昏迷。

3. 特殊类型的脑梗死　依据临床表现，特别是神经影像学检查证据。

（1）大面积脑梗死：通常由颈内动脉主干、大脑中动脉主干闭塞或皮质支完全性卒中所致，表现为病灶对侧完全性偏瘫、偏身感觉障碍及向病灶对侧凝视麻痹。病程呈进行性加重，易出现明显的脑水肿和颅内压增高征象，甚至发生脑疝死亡。

（2）分水岭脑梗死（cerebral watershed infarction，CWSI）：是由相邻血管供血区交界处或分水岭区局部缺血导致，也称边缘带（border zone）脑梗死，多因血流动力学原因所致。典型病例发生于颈内动脉严重狭窄或闭塞伴全身血压降低时，亦可源于心源性或动脉源性栓塞。常呈卒中样发病，症状较轻，纠正病因后病情易得到有效控制。可分为以下类型：①皮质前型：见大脑前、中动脉分水岭脑梗死，病灶位于额中回，可沿前后中央回上部带状走行，直达顶上小叶。表现以上肢为主的偏瘫及偏身感觉障碍，伴有情感障碍、强握反射和局灶性癫痫，主侧病变还可出现经皮质运动性失语。②皮质后型：见于大脑中、后动脉或大脑前、中、后动脉皮质支分水岭区梗死，病灶位于顶、枕、颞交界区。常见偏盲，下象限盲为主，可有皮质性感觉障碍，无偏瘫或瘫痪较轻。约半数病例有情感淡漠、记忆力减退或 Gerstmann 综合征（优势半球角回受损）。优势半球侧病变出现经皮质感觉性失语，非优势半球侧病变可见体象障碍。③皮质下型：见于大脑前、中、后动脉皮质支与深穿支分水岭区梗死或大脑前动脉回返支（Heubner 动脉）与大脑中动脉豆纹动脉分水岭区梗死，病灶位于大脑深部白质、壳核和尾状核等。表现为纯运动性轻偏瘫或感觉障碍、不自主运动等。

（3）出血性脑梗死：是由于脑梗死灶内的动脉自身滋养血管同时缺血，导致动脉血管壁损伤、坏死，在此基础上如果血管腔内血栓溶解或其侧支循环开放等原因使已损伤血管血流得到恢复，则血液会从破损的血管壁漏出，引发出血性脑梗死，常见于大面积脑梗死后。

（4）多发性脑梗死（multiple infarct）：指两个或两个以上不同供血系统脑血管闭塞引起的梗死，一般由反复多次发生脑梗死所致。

【辅助检查】

1. 血液化验和心电图检查　血液化验包括血常规、血流变、血生化（包括血脂、血糖、肾功、离子）。这些检查有利于发现脑梗死的危险因素，对鉴别诊断也有价值。

2. 腰穿检查　仅在无条件进行 CT 检查，临床又难以区别脑梗死与脑出血时进行，一般脑血栓形成患者 CSF 压力、常规及生化检查正常，但有时仍不能据此就诊断为脑梗死。

3. 神经影像学检查　可以直观显示脑梗死的范围、部位、血管分布、有无出血、病灶的新旧等。发病后应尽快进行 CT 检查，虽早期有时不能显示病灶，但对排除脑出血、指导早期治疗至关重要。多数病例发病 24 小时后逐渐显示低密度梗死灶，发病后 2～15 日可见均匀片状或楔形的明显低密度灶（图 1－2－1），分水岭区脑梗死可呈条状。大面积脑梗死有脑水肿和占位效应，出血性梗死呈混杂密度。病后 2～3 周为梗死吸收期，由于病灶水肿消失及吞噬细胞浸润，梗死区密度较前增高，可与周围正常脑组织等密度，CT 上难以分辨，称为“模糊效应”。增强扫描有助于脑梗死的诊断，不能确诊时可以选用，通常在梗死后 5～6 日出现增强现象，1～2 周最明显，约 90％的梗死灶显示不均匀强化。头颅 CT 是最方便、快捷和常用的影像学检查手段，缺点是由于颅骨的伪迹，对脑干、小脑部位病灶及较小梗死灶分辨率差。

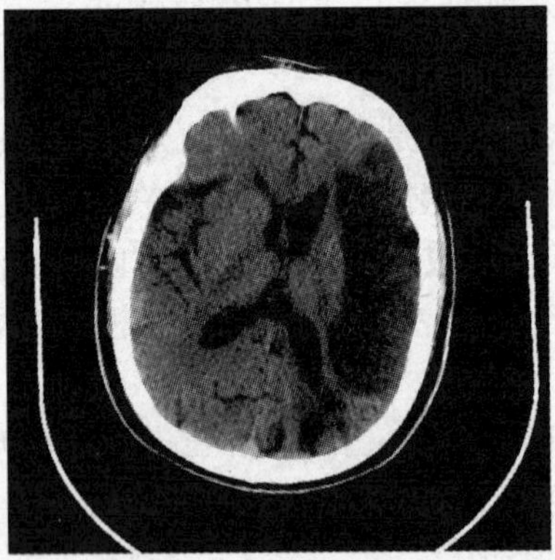

图 1－2－1　CT 扫描示低密度脑梗死病灶

MRI与CT相比，可早期发现缺血性梗死灶，清晰显示小脑梗死灶或后颅凹梗死灶，病灶检出率达95%，对静脉窦血栓形成的诊断率也较高。梗死灶T_1呈低信号、T_2呈高信号（图1-2-2），出血性梗死时T_1相有高信号混杂。MRI弥散加权成像（DWI）在诊断超早期脑梗死方面有非常高的敏感性和特异性，是目前公认有效的检查方法。同时，目前认为DWI和PWI相结合更能直观半暗带的范围，但只对脑的较大脑梗死灶有效，而对腔隙性梗死或幕下病变诊断有限。

CTA作为微创性血管成像技术，在中枢神经系统中主要应用于颈部血管和颅内血管性病变的检查，与多普勒超声相比，结果不受检查者经验影响，对于评估患者急性基底动脉缺血症状时的基底动脉状态，尤其是基底动脉远端闭塞，明显优于后者，有学者建议将CTA作为怀疑卒中或TIA患者的首选影像学检查。CT灌注成像是一种利用动态增强CT和图像处理技术来反映组织血管和血流灌注状况，提供组织器官血流动力学信息的功能性成像方法。目前国内外学者一致认为，在急性脑缺血改变之前，CT灌注成像是缺血性脑血管病超早期发现脑缺血部位、病变范围和程度的重要方法，其中CBF对发现脑缺血具有高度特异性，而CBV能够更好地反映可恢复脑组织代偿机制的指标，对治疗时间窗的确定有帮助。另外，CT灌注成像从影像学角度证实了半暗带的存在，能真正反映脑缺血的范围和半暗带的大小，对指导急性脑梗死超早期治疗具有很重要的价值。

数字剪影血管造影DSA可以发现血管狭窄、闭塞及其他血管病变，如动脉炎、脑底异常血管网（moyamoya病）、动脉瘤和动静脉畸形等，可以为卒中的血管内治疗提供依据，被认为是脑血管病变检查的金标准。但是DSA为二维成像，不能反映管壁结构、斑块及钙化情况，属有创检查，价格昂贵、设备复杂，需要专业人员进行操作，并发症也较无创检查多见，所以目前已不推荐作为判定血管狭窄的首选诊断手段，而是更多地应用于介入治疗。

4. TCD　对评估颅内外血管狭窄、闭塞、痉挛或血管侧支循

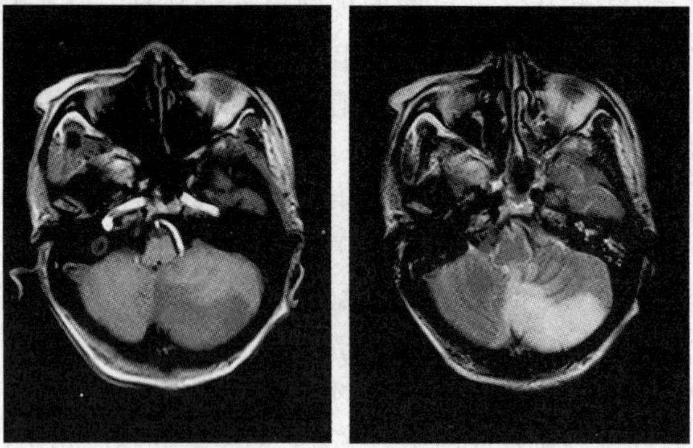

图 1-2-2　MRI 显示小脑梗死

A. T_1加权像　B. T_2加权像

环建立情况有帮助，目前也有用于溶栓治疗监测。缺点由于受血管周围软组织或颅骨干扰及操作人员技术水平影响，目前不能完全替代 DSA，可用于高危患者筛查和定期血管病变监测，为进一步更加积极治疗提供依据。

5. 超声心动图检查　可发现心脏附壁血栓、心房黏液瘤和二尖瓣脱垂，对脑梗死不同类型间鉴别诊断有意义。

【诊断】

中年以上的高血压及动脉硬化患者，静息状态下或睡眠中急性起病，一至数日内出现局灶性脑损害的症状和体征，并能用某一动脉供血区功能损伤来解释，临床应考虑急性脑梗死可能。CT 或 MRI 检查发现梗死灶可明确诊断。有明显感染或炎症疾病史的年轻患者需考虑动脉炎致血栓形成的可能。

【鉴别诊断】

1. 脑出血：脑梗死有时与小量脑出血的临床表现相似，但活动中起病、病情进展快、发病当时血压明显升高常提示脑出血，CT 检查发现出血灶可明确诊断（表 1-2-1）。

表 1-2-1　脑梗死与脑出血的鉴别要点

	脑梗死	脑出血
发病年龄	多为 60 岁以上	多为 60 岁以下
起病状态	安静或睡眠中	动态起病（活动中或情绪激动）
起病速度	十余小时或 1～2 天症状达到高峰	十分钟至数小时症状达到高峰
全脑症状	轻或无	头痛、呕吐、嗜睡、打哈欠等颅压高症状
意识障碍	无或较轻	多见且较重
神经体征	多为非均等性偏瘫（大脑中动脉主干或皮质支）	多为均等性偏瘫（基底节区）
CT 检查	脑实质内低密度病灶	脑实质内高密度病灶
脑脊液	无色透明	可有血性

2. 脑栓塞：起病急骤，局灶性体征在数秒至数分钟达到高峰，常有栓子来源的基础疾病如心源性（心房纤颤、风湿性心脏病、冠心病、心肌梗死、亚急性细菌性心内膜炎等）、非心源性（颅内外动脉粥样硬化斑块脱落、空气、脂肪滴等）。大脑中动脉栓塞引起大面积脑梗死最常见。

3. 颅内占位病变：某些颅内肿瘤、硬膜下血肿和脑脓肿可呈卒中样发病，出现偏瘫等局灶性体征，颅内压增高征象不明显时易与脑梗死混淆，须提高警惕，CT 或 MRI 检查有助确诊。

【治疗】

1. 治疗原则　①超早期治疗：力争发病后尽早选用最佳治疗方案；②个体化治疗：根据患者年龄、缺血性卒中类型、病情严重程度和基础疾病等采取最适当的治疗；③整体化治疗：采取针对性治疗同时，进行支持疗法、对症治疗和早期康复治疗，对卒中危险因素及时采取预防性干预。

2. 治疗方法　脑梗死患者一般应在卒中单元（stroke unit,

SU）中接受治疗，由多科医师、护士和治疗师参与，实施治疗、护理及康复一体化的原则，以最大限度地提高治疗效果和改善预后。

（1）一般治疗：主要为对症治疗，包括维持生命体征和处理并发症，需针对以下情况进行处理。

1）血压：缺血性卒中急性期患者会出现不同程度的血压升高，原因可以是多方面的，如卒中后应激反应、疼痛、对脑缺氧和颅内压增高的代偿反应等，血压升高程度通常与脑梗死病灶大小及高血压病史有关。脑梗死早期高血压处理取决于血压升高的程度及患者的整体情况和基础血压来定。如收缩压在180～220mmHg或舒张压在110～120mmHg之间，可不必急于降血压治疗，但应密切观察血压变化；如果收缩压＞220mmHg或舒张压＞120mmHg及平均动脉压＞130mmHg，则应给予缓慢降血压治疗，并严密观察血压变化，尤其防止血压降得过低。此外，如果患者出现梗死后出血、高血压脑病、蛛网膜下腔出血、主动脉夹层分离、心力衰竭和肾衰竭除外，需考虑积极降压处理。总之，一般处理原则为：如果需要降血压治疗，建议首选静脉用药，最好应用微量输液泵，避免舌下含服钙离子拮抗剂（如硝苯地平）等。即使有降压治疗指征，也需慎重降压，避免过度降压导致神经功能缺损症状加重。如果出现持续性的低血压，需首先补充血容量和增加心输出量，必要时可应用升压药。对于出血性脑梗死，应使收缩压≤180mmHg或舒张压≤105mmHg。脑梗死恢复期，应按高血压的常规治疗要求，口服患者病前所用降血压药物，使血压缓慢平稳下降，一般应使血压控制在正常范围内或可耐受的水平，尽可能预防脑梗死发生。

2）吸氧和通气支持：轻症、无低氧血症的卒中患者无需常规吸氧，对脑干卒中和大面积梗死等病情危重患者或有气道受累者，需要气道支持和辅助通气。

3）血糖：脑卒中急性期高血糖较常见，可以是原有糖尿病的表现或应激反应。应常规检查血糖，当超过11.1mmol/L时应立即予以胰岛素治疗，将血糖控制在8.3mmol/L以下。开始使用胰岛素时应 1～2 小时监测血糖一次。偶有发生低血糖，可用 10％～20％的葡萄糖口服或注射纠正。

4）脑水肿：多见于大面积梗死，脑水肿常于发病后 3～5 天达高峰。治疗目标是降低颅内压、维持足够脑灌注和预防脑疝发生。可应用 20％甘露醇 125～250ml/次静点，6～8 小时 1 次；对心、肾功能不全患者可改用呋塞米 20～40mg 静脉注射，6～8 小时 1 次；可酌情同时应用甘油果糖 250～500ml/次静点，1～2 次/日；还可用注射用七叶皂苷钠和白蛋白辅助治疗。

5）感染：脑卒中患者急性期容易发生呼吸道、泌尿系感染等，尤其存在意识障碍者，是导致病情加重的重要原因。患者采用适当的体位，经常翻身叩背及防止误吸是预防肺炎的重要措施，肺炎的治疗主要包括呼吸支持（如氧疗）和抗生素治疗；尿路感染主要继发于尿失禁和留置导尿，尽可能避免插管和留置导尿，间歇导尿和酸化尿液可减少尿路感染，一旦发生应及时根据细菌培养和药敏试验应用敏感抗生素。

6）上消化道出血：高龄和重症脑卒中患者急性期容易发生应激性溃疡，建议常规应用静脉抗溃疡药（H_2受体拮抗剂）；对已发生消化道出血患者，应进行冰盐水洗胃、局部应用止血药（如口服或鼻饲云南白药、凝血酶等）；出血量多引起休克者，必要时需要输注新鲜全血或红细胞成分输血。

7）发热：主要源于下丘脑体温调节中枢受损、并发感染或吸收热、脱水。体温升高可以增加脑代谢耗氧及自由基产生，从而增加卒中患者死亡率及致残率。对中枢性发热患者，应以物理降温为主（冰帽、冰毯或酒精擦浴），必要时予以人工亚冬眠。

8）深静脉血栓形成（deep vein thrombosis，DVT）：高龄、严重瘫痪卧床增加了深静脉血栓形成的危险性，而 DVT 又增加了发生肺栓塞（pulmonary embolism，PE）的风险。所以，应鼓励患者尽早活动，下肢抬高，避免下肢静脉输液（尤其是瘫痪侧）。对 DVT 和 PE 高危患者可预防性药物治疗，首选低分子肝素 4000IU 皮下注射，1～2 次/日；对发生近端 DVT、抗凝治疗症状无缓解者必要时选择溶栓治疗。

9）水、电解质平衡紊乱：脑卒中时由于神经内分泌功能紊乱、进食减少、呕吐及脱水治疗常并发水、电解质紊乱，最常见的是低钾血症、低钠血症和高钠血症。应对脑卒中患者常规进行水、电解质监测并及时加以纠正，纠正低钠和高钠血症均不宜过快，防止脑桥中央髓鞘溶解和加重脑水肿。

10）心脏损伤：脑卒中合并的心脏损伤是脑心综合征的表现之一，主要包括急性心肌缺血、心肌梗死、心律失常及心力衰竭。脑卒中急性期应密切观察心脏情况，必要时进行动态心电监测和心肌酶谱检查，及时发现心脏损伤，并及时治疗。措施包括：减轻心脏负荷，慎用增加心脏负担的药物，注意输液速度及输液量，对高龄患者或原有心脏病患者甘露醇用量减半或改用其他脱水剂，积极处理心肌缺血、心肌梗死、心律失常或心功能衰竭等心脏损伤。

11）癫痫：大面积脑梗死或出血性脑梗死患者可能并发症状性癫痫。对脑梗死患者的一般治疗原则为，不常规使用预防性抗癫痫治疗，如有癫痫发作或癫痫持续状态时可给予相应处理。脑卒中 2 周后如发生癫痫，应进行常规抗癫痫治疗以防复发。

（2）特殊治疗：包括超早期溶栓治疗、抗血小板治疗、抗凝治疗、血管内治疗、细胞保护治疗和外科治疗等。

1）溶栓治疗：使闭塞的脑动脉再通，恢复梗死区血液供应，挽救半暗区濒死脑组织，包括静脉溶栓和动脉溶栓疗法。两种疗法各有自身的优势和缺点，但成功的关键还是对溶栓时机和适应证的把握。溶栓治疗的主要并发症包括梗死灶继发性出血或身体其他部位出血、致命性再灌注损伤以及溶栓后再闭塞。

静脉溶栓：是目前公认的脑梗死急性期治疗最有效的方法。适应证：①年龄 18～80 岁；②临床明确诊断缺血性卒中，并且造成明确的神经功能障碍（NIHSS＞4 分）；③症状开始出现至静脉干预时间＜3 小时（最新的随机对照研究将时间窗放宽到 4.5 小时，并证实其安全性和有效性）；④卒中症状持续至少 30 分钟，且治疗前无明显改善；⑤患者或其家属对静脉溶栓的收益/风险知情同意。

禁忌证：①CT证实颅内出血；②神经功能障碍非常轻微或迅速改善；③发病超过3小时或无法确定；④伴有明确癫痫发作；⑤既往有颅内出血、动静脉畸形或颅内动脉瘤病史；⑥最近3个月内有颅内手术、头外伤或卒中史；最近21天内有消化道、泌尿系等内脏器官活动性出血史；最近14天内有外科手术史；最近7天内有腰穿或动脉穿刺史；⑦有明显出血倾向：血小板计数＜100×10^9/L；48小时内接受肝素治疗并且APTT高于正常值上限；近期接受抗凝治疗（如华法林）并且INR＞1.5；⑧血糖＜2.7mmol/L，收缩压＞180mmHg或舒张压＞100mmHg或需要积极的降压来达到要求范围；⑨CT显示低密度＞1/3大脑中动脉供血区（大脑中动脉区脑梗死患者）。

动脉溶栓：对大脑中动脉等大动脉闭塞引起的严重卒中患者，如果发病时间在6小时内（椎-基底动脉血栓可适当放宽治疗时间窗），经慎重选择后可进行动脉溶栓治疗。与静脉溶栓相比，动脉溶栓可减少用药剂量，但需要在DSA的监测下进行。动脉溶栓的适应证、禁忌证及并发症与静脉溶栓基本相同。

常用溶栓药物包括：①尿激酶（urokinase，UK）：仍然是目前我国临床上应用最广泛的溶栓药物，常用100万～150万IU加入0.9%生理盐水100～200ml，持续静点30分钟；②重组组织型纤溶酶原激活物（recombinant tissue-type plasminogen activator，rt-PA）：一次用量0.9mg/kg，最大剂量＜90mg，先予10%的剂量静脉推注，其余剂量在约60分钟内持续静脉滴注。

2）抗血小板聚集治疗：常用的抗血小板聚集剂包括阿司匹林、氯吡格雷和双嘧达莫，目前的研究认为阿司匹林、氯吡格雷分别单药使用或阿司匹林和双嘧达莫联合应用均是脑血管病急性期的可选择抗血小板疗法。《中国脑血管病指南》建议，未行溶栓、无禁忌证的急性脑梗死患者应在48小时之内服用阿司匹林，100～325mg/d，但一般不建议在溶栓后24小时内应用阿司匹林，以免增加出血风险。一般认为氯吡格雷抗血小板聚集的疗效优于阿司匹林，可口服75mg/d，目前不推荐将氯吡格雷与阿司匹林联合应用于急性缺血性卒中的治疗，以免增加出血风险。

3）抗凝治疗：抗凝治疗的主要目的是防止缺血性卒中的早期复发、延迟血栓的形成及阻止堵塞远端的小血管继发性血栓形成，包括普通肝素、低分子肝素和华法林。急性期抗凝治疗虽已在临床上广泛应用多年，但其有效性和安全性仍存有争议。根据目前的研究结果，一般不推荐缺血性卒中急性期常规应用抗凝药，但如果没有严格应用禁忌证（如出血倾向、严重肝肾疾病、血压＞180/100mmHg），下列情况可以考虑选择使用抗凝药：长期卧床合并高凝状态有形成深静脉血栓和肺栓塞趋势的患者；伴有蛋白C缺乏、蛋白S缺乏等易栓症患者；症状性夹层动脉瘤患者；心源性梗死（如心房颤动）患者。

4）降纤治疗：研究证据显示脑梗死急性期血浆纤维蛋白原和血液黏滞性增高，而蛇毒制剂可以有效降低血浆纤维蛋白原水平、增加纤溶活性，从而达到抑制血栓形成的作用，尤其适用于高纤维蛋白原血症患者。所以，建议在脑梗死急性期（12小时内）选用降纤治疗，常用的降纤制剂包括巴曲酶、降纤酶和安克洛酶，但应当严格掌握适应证和禁忌证。注意纤维蛋白原降低至130mg/dl以下时会增加出血倾向。

5）脑保护治疗：脑保护剂包括自由基清除剂、阿片受体阻断剂、电压门控性钙通道阻断剂、兴奋性氨基酸受体阻断剂和镁离子等，可通过降低脑代谢、干预缺血引发的细胞毒性机制，从而减轻缺血性脑损伤。但大多数脑保护剂尚缺乏多中心、随机双盲的临床试验研究证据。目前常用的有胞二磷胆碱等。

6）血管内治疗：血管内治疗包括经皮腔内血管成形术和血管内支架置入术等。对于颈动脉狭窄＞70％，而神经功能缺损与之相关者，可根据患者的具体情况考虑行相应的血管内治疗。由于血管内治疗是新近问世的技术，目前尚没有长期随访的大规模临床研究，且存在引起脑栓塞、脑出血及急性血管闭塞等严重并发症的风险，故应慎重选择。

7）外科治疗：对于有或无症状、单侧重度颈动脉狭窄＞70％，或经药物治疗无效者可以考虑进行颈动脉内膜切除术，但不推荐在发病 24 小时内进行。幕上大面积脑梗死伴有严重脑水肿、占位效应和脑疝形成征象者，可行去骨瓣减压术；小脑梗死使脑干受压导致病情恶化时，可行抽吸梗死小脑组织和后颅窝减压术以挽救患者生命。

8）中药制剂：许多单一成分中药或多种中药组合制剂如丹参、川芎嗪、三七、葛根素和银杏制剂等，经动物实验证明可以降低血小板聚集、改善脑血流和降低血黏度，有一定的神经保护作用。临床应用显示对改善脑梗死预后有帮助，但目前尚缺乏大规模临床试验证据。

9）康复治疗：神经康复作为康复医学专业中最重要的亚专业，目前已经成为神经科学中发展最快、成绩最为突出的领域之一。随着神经康复学的发展，已经扭转了神经系统损伤后“不可恢复”的宿命论观点。一般来说，神经康复需早期进行，遵循个体化原则，制定短期和长期治疗计划，分阶段、因地制宜地选择治疗方法，对患者进行针对性体能和技能训练，降低致残率，增进神经功能恢复，提高生活质量。

【预后】

脑梗死比脑出血的病死率低而致残率高。随年龄增长病死率明显上升平均病死率为 25%左右（10%～47%）。常见死因是脑疝、多脏器衰竭、继发感染及心肺功能不全。幸存者中病残率亦较高，大约 20%的幸存者在 1～2 年内再次复发。

二、脑栓塞

【疾病概论】

1. 定义

脑栓塞（cerebral embolism）是指各种栓子随血流进入颅内动脉使血管腔发生急性闭塞，引起相应供血区脑组织缺血坏死及相应的神经功能障碍，约占脑梗死的 15%～20%。

2. 发病机制

根据栓子来源可分为心源性、非心源性和来源不明性三种。

1）心源性　占脑栓塞的60%～75%，至少75%的心源性栓子栓塞在脑部。栓子主要在心内膜和瓣膜产生，脱落入脑后致病。主要见于以下几种疾病：①心房颤动（atrial fibrillation，AF）：是心源性脑栓塞最常见的原因，其中瓣膜病性AF占20%，非瓣膜病性AF占70%，其余10%无心脏病。心房颤动时左心房收缩性降低，血流缓慢淤滞，易导致附壁血栓，栓子脱落引起脑栓塞；②心脏瓣膜病：是指先天性发育异常或后天疾病引起的心瓣膜病变，可以影响血流动力学，累及心房或心室内膜即可导致附壁血栓的形成，栓子脱落导致脑栓塞；③心肌梗死：面积较大或合并慢性心功能衰竭，即可导致血循环淤滞形成附壁血栓，栓子脱落引起脑栓塞；④其他：心房黏液瘤、二尖瓣脱垂、心内膜纤维变性、先天性心脏病或瓣膜手术均可形成附壁血栓，脱落后引起脑栓塞。

2）非心源性　指源于心脏以外的栓子随血流进入脑内造成脑栓塞。常见原因有：①动脉源性栓塞：椎基底动脉或颈动脉粥样硬化斑块脱落可引起脑栓塞，是老年人TIA最常见病因。主动脉弓动脉粥样硬化是栓子的主要来源；②脂肪栓塞：常见于长骨骨折或髋骨骨折，少数可见于头外伤或手术后；③空气栓塞：主要见于静脉穿刺、潜水减压、人工气胸；④癌栓塞：浸润性生长的恶性肿瘤，可以破坏血管，瘤细胞入血形成癌栓塞。⑤其他：少见的感染性脓栓、寄生虫栓和异物栓等也可引起脑栓塞。

3）来源不明　约30%脑栓塞不能确定栓子来源。

3. 病理

栓子常停止于颅内血管的分叉处或其他管腔的自然狭窄部位，常见于颈内动脉系统，其中大脑中动脉尤为多见，特别是上部的分支最易受累，而椎-基底动脉系统少见。

脑栓塞病理改变与脑血栓形成基本相同，但由于栓塞性梗死发展较快，没有时间建立侧支循环，因此栓塞性脑梗死较血栓性梗死明显，病变范围大。脑栓塞引起的脑组织缺血性坏死分为贫血性、出血性和混合性梗死，其中出血性更常见，约占30%～50%，可能由于栓塞血管内栓子破碎向远端前移，恢复血流后栓塞区缺血坏死的血管壁在血压作用下发生出血。除脑梗死外，还可发现身体其他部位如肺、脾、肾、肠系膜、四肢、皮肤和巩膜等栓塞证据。

【临床表现】

1. 一般特点　脑栓塞可发生于任何年龄，以青壮年多见。多在活动中急骤发病，无前驱症状，局灶性神经体征在数秒至数分钟达到高峰，是发病最急的脑卒中，而且多表现为完全性卒中。发病时病人通常意识清楚，无恶心、呕吐及头痛等全脑症状，少数病例发病时可伴一过性意识障碍，出现短暂意识模糊，特别是颈内动脉主干栓塞、多数动脉或广泛的颅内大动脉栓塞时，可发生严重脑水肿、颅内压增高、昏迷及抽搐发作，椎基底动脉系统栓塞时可发生昏迷。大多数患者伴有风湿性心脏病、冠心病和严重心律失常等，或存在心脏手术、长骨骨折、血管内介入治疗等栓子来源病史。有些患者同时并发肺栓塞（气急、发绀、胸痛、咯血和胸膜摩擦音等）、肾栓塞（腰痛、血尿等）、肠系膜栓塞（腹痛，便血等）和皮肤栓塞（出血点或淤斑）等疾病表现。意识障碍有无取决于栓塞血管的大小和梗死的面积。

2. 血管栓塞的临床表现　不同部位血管栓塞会造成相应的血管闭塞综合征，详见脑血栓形成部分。与脑血栓形成相比，脑栓塞易导致多发性梗死，并容易复发和出血。病情波动较大，病初严重，但因为血管的再通，部分病例临床症状可迅速缓解；有时因并发出血，临床症状可急剧恶化；有时因栓塞再发，稳定或一度好转的局灶性体征可再次加重。本病如因感染性栓子栓塞所致，并发颅内感染者，多病情危重。

【辅助检查】

1. CT 和 MRI 检查　可显示缺血性梗死或出血性梗死改变，合并出血性梗死高度支持脑栓塞诊断。CT 检查在发病后 24～48 小时内可见病变部位呈低密度改变，发生出血性梗死时可见低密度梗死区出现 1 个或多个高密度影。MRA 可发现颈动脉和椎基底动脉狭窄或闭塞的部位。

2. 脑脊液检查 一般压力正常，压力增高提示大面积脑梗死。出血性梗死 CSF 可呈血性或镜下红细胞；感染性脑栓塞如亚急性细菌性心内膜炎产生含细菌栓子，CSF 细胞数明显增高，早期中性粒细胞为主，晚期淋巴细胞为主；脂肪栓塞 CSF 可见脂肪球。如非必要尽量避免行此项检查。

3. 心电图检查 应常规检查，作为确定心肌梗死和心律失常的依据。脑栓塞作为心肌梗死首发症状并不少见，更需注意无症状性心肌梗死。

4. 超声检查 超声心动图检查可证实是否存在心源性栓子，但如为正常，不能排除心源性栓塞可能。经食管超声心动图可以发现卵圆孔未闭。颈动脉超声检查可评价颈动脉管腔狭窄程度及动脉硬化斑块情况，对证实颈动脉源性栓塞有一定提示意义。

【诊断及鉴别诊断】

1. 诊断 根据骤然起病，出现偏瘫、失语等局灶性神经功能缺损症状，数秒至数分钟达到高峰，既往有栓子来源的基础疾病如心脏病、动脉粥样硬化、严重的骨折等病史，基本可作出临床诊断，如合并其他脏器栓塞更支持诊断。CT 和 MRI 检查可确定脑栓塞部位、数目及是否伴发出血，有助于明确诊断。

2. 鉴别诊断 应注意与血栓性脑梗死、脑出血鉴别，极迅速的起病过程和明确的栓子来源更支持脑栓塞的诊断。

【治疗】

1. 脑栓塞治疗 与脑血栓形成治疗原则基本相同，主要是改善循环、减轻脑水肿、防止出血、减小梗死范围。注意在合并出血性梗死时，应停用溶栓、抗凝和抗血小板药，防止出血加重。

2. 原发病治疗 针对性治疗原发病有利于脑栓塞病情控制和防止复发。对感染性栓塞应使用抗生素，并禁用溶栓和抗凝治疗，防止感染扩散；对脂肪栓塞，可采用肝素、5%碳酸氢钠及脂溶剂，有助于脂肪颗粒溶解；有心律失常者，予以纠正；空气栓塞者可进行高压氧治疗；风湿性心脏病合并瓣膜病患者可行瓣膜成形术；先天性心脏病患者可行心间隔缺损修补术，瓣膜钙化者可行瓣膜置换术。

3. 抗凝治疗　心房颤动或有再栓塞风险的心源性疾病、动脉夹层或高度狭窄的患者可用肝素预防再栓塞或栓塞继发血栓形成。最近研究证据表明，脑栓塞患者抗凝治疗导致梗死区出血，很少给最终转归带来不良影响，治疗中要定期监测凝血功能并调整剂量。抗凝药物及其用法见前一节，抗血小板聚集药物也可试用。本病由于易并发出血，因此溶栓治疗应严格掌握适应证。

【预后】

脑栓塞预后与被栓塞血管大小、栓子数目及栓子性质有关。脑栓塞急性期病死率为5%～15%，多死于严重脑水肿、脑疝、肺部感染和心力衰竭。心肌梗死所致脑栓塞预后较差，存活的脑栓塞患者多遗留严重后遗症。如栓子来源不能消除，存活者约有50%～60%的栓塞复发率，10%～20%的脑栓塞患者可能在病后1～2周内再发，而且再发病死率更高。

三、腔隙性梗死

【疾病概论】

1. 定义

腔隙性梗死是指大脑半球或脑干深部的小穿通动脉，在长期高血压基础上，血管壁发生病变，最终管腔闭塞，导致缺血性微梗死，缺血、坏死和液化的脑组织由吞噬细胞移走形成空腔，故称腔隙性脑梗死。腔隙性梗死约占全部脑梗死的20%～30%，主要累及脑的深部白质、基底节、丘脑和脑桥等部位。由于部分病例的病灶位于脑的相对静区，无明显的神经功能缺损症状，放射学检查或尸解时才得以证实，故称为静息性梗死或无症状性梗死。

2. 发病机制

目前腔隙性脑梗死的发病机制还不完全清楚。常见的学说如下

1）高血压导致小动脉及微小动脉壁的脂质变性，持续性高血压作用于小动脉微血管网引起脑灌流异常等血流动力学改变，血管

通透性增高，导致动脉壁脂质透明变性，小动脉肌层和弹力层逐渐被内膜下胶原和透明质替代，最终导致血管闭塞。

2）颈内动脉颅外段动脉硬化斑块脱落是微栓子的主要来源，大脑中动脉及基底动脉动脉粥样硬化及形成的小血栓也可栓塞深穿支动脉而引起腔隙性梗死。

3）血流动力学异常，如血压突然下降可以使本已严重狭窄的动脉远端血流进一步减少，可导致腔隙性脑梗死。

4）持续性高血压引起脑动脉壁脂质变性及微动脉瘤的形成，进而引起小灶性出血，血液吸收后也可形成腔隙性梗死。

5）各类小栓子如红细胞、纤维蛋白、胆固醇、空气等阻塞小动脉，亦可引起腔隙性梗死。

6）血液异常如红细胞增多症、血小板增多症和高凝状态等也可能对腔隙性梗死形成发挥作用。高血压性小动脉硬化引起管腔狭窄时，继发血栓形成或脱落的栓子阻断血流，会导致供血区的梗死。多次发病后脑内可形成多个病灶。

【病理】

腔隙性梗死灶呈不规则圆形、卵圆形或狭长形，直径在0.2～20mm，多为3～4mm。病变血管多为直径100～200μm的深穿支，如豆纹动脉、丘脑穿通动脉及基底动脉旁中央支等终末动脉。病灶常位于脑深部核团（壳核约37%、丘脑14%、尾状核10%），脑桥（16%）和内囊后肢（10%），内囊前肢和小脑较少发生。

大体标本可见腔隙为含液体小腔洞样软化灶；镜下可见腔内有纤细的结缔组织小梁、吞噬细胞和微血管瘤，病变血管可见透明变性（hyalinosis）、玻璃样脂肪变（hyaline fatty change）、玻璃样小动脉坏死（hyaline arterionecrosis）、血管壁坏死（angionecrosis）和小动脉硬化（arteriolar atherosclerosis）等。

【临床表现】

1. 一般特点　本病多见于中老年患者，男性多于女性，半数以上的病例有高血压病史，突然或逐渐起病，出现偏瘫或偏身感觉障碍等局灶症状。通常症状较轻、体征单一、预后较好，一般无头痛、颅内高压和意识障碍表现，许多患者并不出现临床症状而由头颅影像学检查发现。

2. 常见的腔隙综合征　Fisher 根据临床和病理学资料，将本病归纳为 21 种临床综合征，其中常见的 5 种如下：

（1）纯运动性轻偏瘫（pure motor hemiparesis，PMH）：是最常见类型，约占 60%，病变多位于内囊后肢、放射冠或脑桥基底部等运动纤维最集中的部位。表现为对侧面部及上下肢大体相同程度轻偏瘫，无感觉障碍、视觉障碍和皮质功能障碍如失语等；若为脑干病变不出现眩晕、耳鸣、眼震、复视及小脑性共济失调等。常常突然发病，数小时内进展，许多患者遗留受累肢体的笨拙或运动缓慢。PMH 有七种少见变异型：①合并运动性失语；②PMH 不伴面瘫；③合并水平凝视麻痹；④合并动眼神经交叉瘫；⑤合并展神经交叉瘫；⑥伴精神错乱急性发作；⑦闭锁综合征。

（2）纯感觉性卒中（pure sensory stroke，PSS）：较常见，特点是偏身感觉缺失，可伴感觉异常，如麻木、烧灼或沉重感、刺痛、僵硬感等，如果感觉异常仅位于口面部和手部称为口手综合征。PSS 梗死灶位于丘脑后腹核、内囊后肢和放射冠后部以及脑干背外侧部，累及感觉神经核或传导束，通常为大脑后动脉丘脑穿通支闭塞所致。感觉障碍严格沿人体中轴分割是丘脑性感觉障碍特点，临床上分为三型：①TIA 型；②持续感觉障碍型；③TIA 转变为持续型。

（3）共济失调性轻偏瘫（ataxic-hemiparesis）：病变对侧轻偏瘫伴小脑性共济失调，偏瘫下肢重于上肢（足踝部明显），面部最轻；指鼻试验和跟膝胫试验阳性，且不能用无力来解释。病变通常位于脑桥基底部上 1/3 与下 2/3 交界处、内囊后肢及偏上处（影响颞、枕桥束及锥体束）或放射冠及半卵圆中心（影响皮质脑桥束和部分锥体束）。

（4）构音障碍-手笨拙综合征（dysarthric-clumsy hand syndrome，DCHS）：约占 20%，起病突然，症状迅速达高峰，表现为构音障碍、吞咽困难、病变对侧中枢性面舌瘫、面瘫侧手无力和精细动作笨拙（书写时易发现），指鼻试验不准，轻度平衡障碍。病变位于脑桥基底部上 1/3 与下 2/3 交界处或内囊膝部。

（5）感觉运动性卒中（sensorimotor stroke，SMS）：以偏身感觉障碍起病，再出现轻偏瘫，病灶位于丘脑腹后核及邻近内囊后肢，是丘脑膝状体动脉分支或脉络膜后动脉丘脑支闭塞所致，亦称丘脑内囊综合征。

腔隙状态（lacunar state）是本病反复发作引起多发性腔隙性梗死，累及双侧皮质脊髓束和皮质脑干束，出现严重精神障碍、认知功能下降、假性球麻痹、双侧锥体束征、类帕金森综合征和尿便失禁等。

临床上亦可见到相当一部分患者影像学检查（CT 或 MRI）发现腔隙性病灶，但没有相应的临床神经功能缺损，称为无症状性腔隙性脑梗死（asymptomatic lacunar infarction）。

【辅助检查】

CT 可见内囊基底节区、皮质下白质单个或多个圆形、卵圆形或长方形低密度病灶，边界清晰，无占位效应。

MRI 呈 T_1低信号、T_2高信号（图 1－2－3、图 1－2－4），较 CT 更能清楚地显示腔隙性脑梗死病灶。

CSF、脑电图和 DSA 常无阳性发现。

【诊断及鉴别诊断】

1. 诊断　目前国内外尚无统一诊断标准，以下标准仅供参考：①中老年发病，有长期高血压病史；②临床表现符合腔隙综合征之一；③CT 或 MRI 检查证实与神经功能缺失一致的脑部腔隙病灶，EEG、CSF 和 DSA 检查正常；④预后良好，多短期内恢复。

2. 鉴别诊断　需与小量脑出血、感染、囊虫病、moyamoya 病、脑脓肿、颅外段颈动脉闭塞、脑桥出血、脱髓鞘病和转移瘤等鉴别，因为上述疾病均可表现为腔隙综合征。

【治疗】

本病尚无特效疗法，治疗原则与其他缺血性卒中相同，主要在于预防疾病复发。①有效控制高血压和各种类型脑动脉硬化是预防

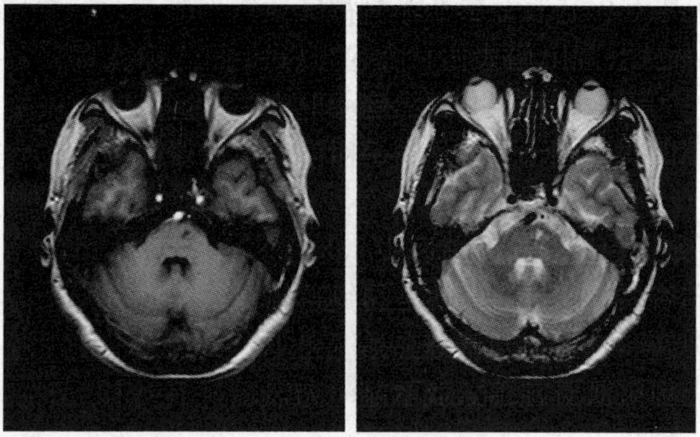

图 1-2-3　MRI 显示脑桥腔隙性梗死

A. T_1加权像　B. T_2加权像

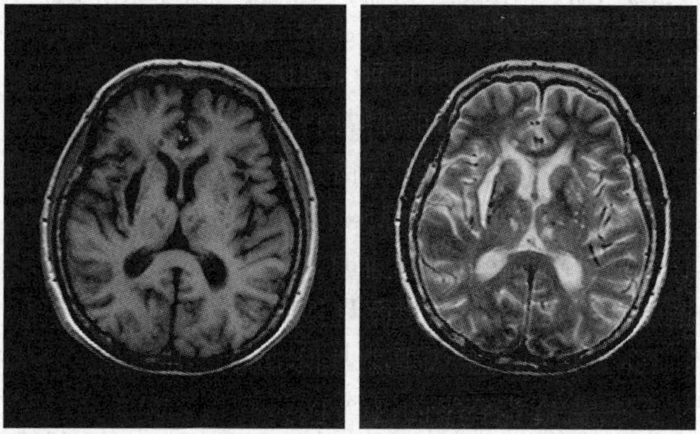

图 1-2-4　MRI 显示丘脑和基底节多发性腔隙性梗死

A. T_1加权像　B. T_2加权像

本病的关键；②目前没有证据表明抗凝治疗的益处，阿司匹林等抗血小板治疗效果也不肯定，但由于抗血小板治疗发生严重并发症风险较低，故常被采用；③其他可适当应用扩血管药物增加脑组织血液供应，应用钙离子拮抗剂减少脑血管痉挛，降低腔隙性梗死的复发率；④活血化瘀类中药可能对神经功能恢复有益；⑤控制吸烟、糖尿病和高脂血症等可干预脑血管病危险因素。

【预后】

本病预后一般良好，死亡率和致残率较低，但复发率较高。

参考文献

[1] 贾建平，崔丽英，王伟．神经病学．6版）．北京：人民出版社，2008

[2] 王维治，万琪，刘恩重，等．神经病学．北京：人民卫生出版社，2006

[3] 饶明利，王文志，黄如训．中国脑血管病防治指南．北京：人民卫生出版社，2007

[4] 吴江，贾建平，崔丽英．神经病学．北京：人民卫生出版社，2005

[5] 罗祖明，董佑忠，彭国光．脑血管疾病治疗学．北京：人民卫生出版社，1999

[6] 王维治，罗祖明．神经病学．5版）．北京：人民卫生出版社，2004

[7] Hacke W，Kaste M，Olsen TS，et al. Acute treatment of ischemic stroke. Cerebrovascular Dis，2000，10（supple 3）：22-33

[8] Adams HP，Zoppo GD，Alberts MJ，et al. Guidelines for the early management of adults with ischemic Stroke：A guideline from the American Heart Association//American Stroke Association Stroke Council，Clinical Cardiology Council，Cardiovascular Radiology and Intervention Council，and the Atherosclerotic Peripheral Vascular Disease and Quality of Care Outcomes in Research Interdisciplinary Working Groups. The American Academy of Neurology affirms the value of this guideline as an educational tool for neurologists. Stroke，2007，38：1655-1711

[9] Goldstein LB，Adams R，Alberts MJ，et al. Primary prevention of ischemic stroke：A guideline from the American Heart Association/American Stroke Association Stroke Council//Cosponsored by the Atherosclerotic Peripheral Vascular Disease Interdisciplinary Working Group，Cardiovascular Nursing Council，Clinical Cardiology Council，et al. The American Academy of Neurology affirms the value of this guideline. Stroke，2006，37：1583-1633.

[10] Hacke W，Kaste M，Bluhmki E，et al. Thrombolysis with alteplase 3 to

4.5 hour after acute ischemic stroke. N Engl J Med，2008，359（13）：1317-1329

第三节　脑出血

【疾病概论】

1. 定义

脑出血（intracerebral hemorrhage，ICH）是指原发非外伤性脑实质内出血，也称自发性脑出血。

2. 流行病学

《2007 年美国成人自发性脑出血治疗指南》的数字显示，脑内出血占卒中的 10%～15%，30 天的死亡率为 35%～52%，且半数的死亡患者发生在发病的前 2 天。一项涉及 1041 例脑内出血患者的研究表明，50%为深部出血，35%为脑叶出血，10%为小脑出血，6%为脑干出血。出血部位不同，1 年时的死亡率不同，深部出血为 51%，脑叶出血为 57%，小脑出血为 42%，脑干出血为 65%。美国 67 000 例脑内出血患者的调查结果表明：发病 6 个月时仅 20%的患者具有独立的生活能力。

我国近年来脑卒中的发病人数不断增加，根据 1991—2000 年按照世界卫生组织 MONICA 方案对我国 15 组人群（每组包括 10 万人口）脑卒中事件的监测，其年发病率由 90 年代初期的 98.5/10 万逐渐上升至 2000 年的 138.2/10 万，排除年龄增长因素，结果亦十分惊人。

据“九五”研究结果，国人出血性卒中约占全部卒中的 32.9%，中国人出血性卒中的比例远高于欧美人群。其中自发性脑内出血是最为常见的出血性卒中类型，约占出血性卒中总数的 70%～80%，而且随着年龄的增长，发病率不断增高；与长期高血压及在高龄患者脑血管淀粉样变多发相关。其中大约 50%为深部出血，35%为脑叶出血，10%为小脑内出血，6%为脑干出血。

3. 发病机制

高血压是脑内出血的最常见原因。长期慢性高血压，脑血管会发生一系列的病理变化：

（1）脑内小动脉玻璃样变、纤维素样坏死和动脉瘤形成

脑动脉的外膜和中膜在结构上比其他脏器的结构要薄弱，在长期逐渐升高的高血压患者中，脑内小动脉可发生玻璃样变和纤维素样坏死，这些病变使脑动脉管壁内发育完好的内膜受到削弱，因而高血压可促使这种被削弱的小动脉内膜破裂，形成夹层动脉瘤，动脉瘤破裂即可引起脑内出血。在慢性高血压时，小动脉上还可间断地发生直径约 1mm 的微动脉瘤，这种动脉瘤是经薄弱的中层膨出的内膜。当血压骤然升高，微动脉瘤或纤维素样坏死的细小动脉直接破裂，引起出血性卒中。

（2）脑内小动脉痉挛

在高血压过程中，若平均动脉压迅速增高，可引起血管自动调节过强或不足，当血压超过自动调节上限而且持续时间较长，可导致弥散性血管痉挛，使进入微循环的血流量减少，引起毛细血管和神经元缺血，可使液体漏出至细胞外间隙，发生脑水肿，同时毛细血管由于缺血、缺氧可导致破裂，发生点状出血，若病变广泛或呈多灶性，则可引起大片脑内出血。

脑内出血的其他发病机制还包括动脉瘤、动静脉畸形、静脉血栓形成、动脉炎、淀粉样血管病、烟雾病和药物性，在此暂不详述。

3. 病理生理

（1）血肿扩大

血肿体积增大超过首次 CT 血肿体积的 33%或 20ml 为血肿扩大。血肿扩大是脑内出血病情进行性恶化的首要原因。

对于脑内出血发病后继续出血的时间，目前尚无一致意见，多数研究认为，6 小时以内继续出血者最多，6～24 小时部分患者可继续出血，24 小时后较少。有研究发现大约 26%的病人血肿会在 CT 检查后 1 小时内继续增长，12%病人的血肿在接下来的 19 小

时内继续扩大，临床上大约有38%的患者血肿会继续扩大。

血肿扩大多发生在以下情况：①年龄较轻；②病变部位较深，如丘脑、壳核和脑干等；③高血压未能得到有效地控制；④急骤、过度的脱水治疗；⑤病前服用抗血小板药或抗凝药；⑥血肿不规则。目前认为，除血肿本身的占位性损害外，尚有周围脑组织血液循环障碍、电解质代谢紊乱（如酸中毒）、血管运动麻痹、血脑屏障受损和血液分解产物释放多种生物活性物质对脑组织的损害等原因。另外，其他如酗酒、肝功能损害和凝血机制异常也是血肿扩大的相关危险因素。

血肿扩大的机制尚不清楚，目前的观点是血肿扩大来自原血管已破裂部位的持续出血或再次出血，但有证据表明血肿扩大可以是出血灶周围坏死和水肿组织内的继发性出血。这一观点与Fujii等观察到外形不规则的血肿容易扩大的现象吻合，因为血肿不规则形状意味着多根血管的活动性出血。

（2）血肿周围脑损伤

脑内出血后血肿脑周围组织内存在复杂的病理生理过程，引起血肿脑周围组织损伤和水肿形成。

1）血肿周围脑组织缺血：脑内出血后血肿周围脑组织局部血流量下降的原因有以下几种：①血肿直接压迫周围脑组织使血管床缩小；②血肿占位效应激活脑血流-容积自我调节系统，局部血流量下降；③血肿或血肿周围组织释放的血管活性物质引起血管痉挛等。该区域内的病理改变在一定时间内是可逆性的，如果能在此时间窗内给予适当的治疗措施，可使受损组织恢复功能，因此该区域称血肿周边半影区或半暗带。

2）血肿周围脑组织水肿

血肿周围脑组织水肿主要有间质性和细胞性两种。其产生原因分别为缺血性、渗透性、代谢性和神经内分泌性。

缺血性水肿与机械压迫和血管活性物质异常升高有关。

血肿形成后很快开始溶解，血浆中的各种蛋白质、细胞膜性成分降解即由细胞内逸出的各种大分子物质可经组织间隙向脑组织渗透，引起细胞外间隙的胶体渗透压升高，造成渗透性水肿。

血肿溶解可以释放细胞毒性物质引起细胞代谢紊乱，最终导致细胞死亡或细胞水肿。主要以血红蛋白、自由基、蛋白酶等。蛋白酶中以凝血酶和基质金属蛋白酶（MMPs）最重要。

近年来，在脑内出血后脑水肿形成的机制研究中，凝血酶可诱发脑水肿形成，凝血酶抑制剂则可阻止凝血酶诱发脑水肿形成，因此，凝血酶被认为是脑内出血后脑水肿形成中较为重要的物质。

研究发现，脑内出血后 MMPs 活性增高，血管基质破坏增加，血脑屏障完整性破坏，通透性增加，引起血管源性水肿，使用 MMPs 抑制剂可减轻水肿。

很多研究表明，在血肿形成和发展过程中，除同侧半球存在脑水肿外，其远隔部位如嗅脑、丘脑、对侧半球也存在脑水肿，尽管这种水肿程度较轻，恢复较快。有人认为高血压性脑内出血后血管加压素与心房利钠肽的水平失衡及由此产生的脑细胞体积调节障碍，可能引起细胞或组织水肿。

3）颅内压增高

颅内压即颅腔内的压力，由脑组织、脑血管及脑脊液的压力及容积决定。脑内出血后因血肿的占位效应使颅内压增高，而且由于血肿压迫周围组织及血液中血管活性物质的释放引起的继发性脑缺血、脑水肿，可进一步使颅内压升高。颅内压的增高进展迅速，可达 276～408mmH_2O。

①血肿占位：血肿的占位效应是脑内出血导致颅内压增高的首要因素。颅腔内组织有一定的调节能力，可以使约 50ml 血肿的压力得到缓冲。其代偿能力与患者脑容积有关，年龄大者或其他原因导致脑萎缩者代偿能力较强。脑内出血后可因血肿量的不断增大而使颅内压升高，多数患者神经系统缺损表现常在数分钟到数小时达高峰。

②局部脑血流变化：实验研究发现，脑内出血后血肿周围组织的血流量可短暂下降，其下降程度与血肿大小呈正相关。脑梗死的出现取决于脑局部缺血程度和持续时间。脑组织离血肿越近，水肿

越重，且血肿的对侧脑半球的含水量也增加，故认为缺血性因素参与了脑内出血后水肿的形成。同时颅内血肿尚可压迫附近的静脉，使静脉压增高，以致脑体积增大，使颅内压增高。

③脑水肿：既往认为，脑血肿压迫微循环引起的周围组织缺血，在脑内出血后水肿的产生中起主要作用。近年来的研究更多地集中在脑内出血后局部血肿在脑水肿形成中的作用，血肿释放的某些活性物质或血液本身的成分可能是脑水肿产生的物质基础。

④脑脊液循环障碍：由于出血性卒中的血肿压迫或血液使蛛网膜颗粒受阻引起脑脊液循环通路受阻时，脑脊液不能发生置换以缓冲颅内病变造成的压力增高；同时脑脊液不断分泌，增加了颅内容积，造成颅内压增高。另一方面，血液可使脑脊液渗透压增高，引起脑脊液生成增多，造成颅内压升高。

【临床表现】

1. 脑出血的共同表现

脑内出血常发生在50～70岁，男性略多见，冬春季发病较多。多有高血压病史。通常在活动和情绪激动时发生，大多数病例病前无预兆，少数可有头痛，头晕，肢体麻木等前驱症状。临床症状常在数分钟到数小时内达到高峰，可因出血部位及出血量不同而临床特点各异，可表现为：①全脑损害：意识及精神障碍、颅内高压症及脑膜刺激征；②局部病灶：瘫痪、感觉障碍、运动失调、失语症、颅神经损害；③内脏障碍：胃、肠、心、肺、肾、代谢及电解质等改变。对于不同的颅内出血性疾病，依据血肿的部位、大小，继发缺血、水肿、CSF循环障碍的程度，以及全身情况、颅内血管病变程度、侧支循环状况、内脏功能代偿情况，临床表现差别明显。如重症者发病时突感剧烈头痛，瞬即呕吐，数分钟内转入意识模糊或昏迷，并伴发严重合并症。

2. 血肿扩大的提示因素

（1）病史：明显高血压、糖尿病、肝病，饮酒，有凝血、肝肾功能异常，血糖＞7.8mmol/L。

（2）CT：首次CT示血肿＞25～50ml，或不规则状。

(3) 血压：≤6 小时入院，收缩压>200mmHg。

(4) 症状恶化：24 小时内进行性恶化（意识、瘫痪），出现脑疝。

3. 各型脑内出血临床表现

(1) 基底节内囊区出血

基底节内囊区是最常见的高血压颅内出血部位，约占全部脑内出血的60%，该区域由众多动脉供血。所有源于各个不同血管破裂的基底节内囊区出血，其在血肿的形状、位置、大小、延伸方向以至于相关的临床表现及预后等方面均存在着不同之处，即受损的血管决定了血肿的位置、大小、临床表现及预后，不能单纯以出血量的大小来判断患者的临床表现及预后。但在同型出血中，临床预后与出血量的大小密切相关。依据解剖部位和动脉分布区域的不同，部分学者采用将基底节内囊区出血分为六个亚型（五个区域和一个大面积出血）的分类方法，判断简单并且标准界定明确、易于掌握。

1) 前部型：占 12%左右，由 Heubner 返动脉供血（包括尾状核），主要累及尾状核头或/和体（均称为尾状核出血），出血量不大，平均出血量 12ml（最小仅 0.5ml），个别可大于 30ml，容易破入侧脑室前角，严重者可同时累及第Ⅲ、Ⅳ脑室，血肿可向后外侧延伸，损伤内囊前肢与壳核前部。

临床特征：严重头痛和明显的脑膜刺激症状，类似蛛网膜下腔出血，多无神志改变，各别患者可出现病初一过性嗜睡。若血肿向后外侧延伸累及内囊前肢或/和壳核前部可出现程度较轻的语言障碍，对侧偏身运动、感觉功能缺损，通常恢复较满意。无精神异常、眼球分离、凝视、眼震、癫痫发作等症状。50%患者完全恢复正常，70%患者预后良好。

2) 中间型：占 7%左右，最为罕见，由内侧豆-纹动脉供血，血肿累及苍白球及壳核中部。血肿较小，最小出血量 1ml，平均 11ml，可向后累及内囊膝部或向前外侧破入侧脑室。

临床特征：患者神志多不受影响，可有一过性嗜睡，但几天后恢复正常。该型出血虽死亡率极低，但常导致较严重的失语或/和偏身症状，40%患者语言功能受累及，90%以上患者存在对侧偏身运动障碍，60%患者出现偏身感觉障碍。无精神异常、眼球分离、患侧忽视、癫痫发作等症状。预后差，患者多留有较明显后遗症，50%以上存在严重残障。

3）后中间型：占10%左右，由脉络膜前动脉供血，通常位于内囊后肢前半部分。血肿最小，平均6ml，常向内囊膝部扩展，可导致壳核中部或丘脑外侧受压。若血肿较大可破入第Ⅲ、Ⅳ脑室并导致昏迷。

临床特征：多数患者神志清楚，50%患者存在语言障碍，几乎所有患者均不同程度出现对侧面部、肢体运动障碍，60%以上患者存在偏身感觉缺失。无精神异常、眼球分离、癫痫发作等症状。预后较中间型好，多数恢复良好，近1/3患者可遗留中、重度残障，几乎没有死亡病例。

4）后外侧型：是仅次于外侧型的常见基底节内囊区出血，所占比例近20%，由外侧豆-纹动脉后内侧支供血，血肿位于豆状核后部的内囊区域，平均出血量30ml，最大可达90ml，血肿相对较大，主要向前侧延伸，累及颞叶峡部白质、壳核前部或/和内囊区豆状核后部，少数可经前角破入侧脑室，严重者可同时累及蛛网膜下腔。

临床特征：多数患者神志清楚或仅有一过性意识障碍，出血量大者可有昏迷及瞳孔改变。30%病例出现共轭凝视，80%以上患者有语言障碍，几乎所有患者存在不同程度对侧面部、肢体感觉及运动障碍。脑疝时有瞳孔改变，无眼球分离。预后较差，20%患者死亡，存活病例多遗留重度残障。

5）外侧型：最为常见，占40%左右，虽该型出血多被当作壳核出血，但头MRI证实其为介于壳核和岛叶皮层之间的裂隙样出血，不直接累及壳核。由外侧豆-纹动脉的大部分外侧支供血，原发灶位于壳核外部和岛叶皮层，多为凸透镜形和卵圆形，平均出血量20ml，最大80ml。常向前外侧扩展，可向内经前角破入侧脑室。

临床特征：多数患者神志清楚或仅有轻度意识水平下降，血肿较大者可出现昏迷。优势半球出血患者多有失语，非优势半球出血患者近半数出现构音障碍。出血量大患者可出现共轭凝视麻痹、瞳孔改变及癫痫发作。所有患者均存在不同程度偏身麻痹，60%以上患者出现对侧偏身感觉障碍。半数以上患者遗留中～重度残障，近10%患者死亡。

6）大量出血型：发病率亦较高，血肿占据全部或大部分的基底节内囊区域，血肿极大（最大 144ml，平均 70ml），仅偶尔尾状核及内囊前肢得以保留，以致不能找到原发出血部位。常向前外侧延伸，半数以上破入侧脑室及第Ⅲ、Ⅳ脑室，严重者可同时破入蛛网膜下腔。

临床特征：意识、言语障碍，中～重度偏身感觉、运动缺失几乎出现于所有患者，共轭凝视或眼位改变（眼球分离或固定）。血肿常导致中线移位并继发 Monro 孔梗阻导致对侧脑室扩张，严重者常在几分钟或几小时内出现枕大孔疝或颞叶沟回疝，从而引起意识水平进一步下降及四肢瘫和脑干损伤所致的眼动障碍等脑疝症状，甚至错过住院治疗时机。几乎所有患者预后差，近 50%患者死亡。

（2）丘脑内出血

由丘脑膝状动脉和丘脑穿通动脉破裂所致，在脑内出血中较常见，约占全部脑内出血的 15%～24%，致残率、病死率均高。高龄、高血压是丘脑内出血的主要因素，高脂血症、糖尿病、吸烟、饮酒是相关因素。

临床表现为突发对侧偏瘫、偏身感觉障碍、甚至偏盲等内囊性三偏症状，CT 扫描呈圆形、椭圆形或不规则形境界比较清楚的高密度血肿影，意识障碍多见且较重，出血波及丘脑下部或破入第三脑室则出现昏迷加深、瞳孔缩小、去皮层强直等中线症状。

由于丘脑复杂的结构功能与毗邻关系，其临床表现复杂多样。如为小量出血或出血局限于丘脑内侧则症状较轻；丘脑中间腹侧核受累可出现运动性震颤、帕金森综合征表现；累及丘脑底核或纹状体可呈偏身舞蹈-投掷样运动。

(3) 脑桥出血

约占全部脑内出血的10%，主要由基底动脉的脑桥支破裂出血引起，出血灶多位于脑桥基底与被盖部之间。

原发性脑桥出血病人中以大量出血型和基底被盖型死亡率最高，但二者之间无明显差异；单侧被盖型死亡率最低。在实际工作中要注意：①技术上采用薄层、小间隔扫描手段；②充分重视病人症状，特别是那些无法用CT特征来解释的脑桥损害症状，必要时可作MR扫描，以提高小病灶的检出率。

(4) 中脑内出血

罕见。但应用CT及MRI检查并结合临床已可确诊，轻症表现为一侧或双侧动眼神经不全瘫痪或Weber综合征；重症表现为深昏迷，四肢弛缓性瘫痪，可迅速死亡。

(5) 小脑内出血

多由小脑齿状核动脉破裂所致，约占脑内出血的10%。自发性小脑内出血的常见病因是高血压动脉硬化、脑血管畸形、脑动脉瘤、血液病及应用抗凝剂，在成人高血压动脉硬化是小脑内出血的最常见原因，占50%～70%。

发病初期大多意识清楚或有轻度意识障碍，表现眩晕、频繁呕吐、枕部剧烈头痛和平衡障碍等，但无肢体瘫痪是其常见的临床特点；轻症者表现出一侧肢体笨拙、行动不稳、共济失调和眼球震颤，无瘫痪；两眼向病灶对侧凝视，吞咽及发音困难，四肢锥体束征，病侧或对侧瞳孔缩小、对光反应减弱，晚期瞳孔散大，中枢性呼吸障碍，最后枕大孔疝死亡；暴发型则常突然昏迷，在数小时内迅速死亡。如出血量较大，病情迅速进展，发病时或发病后12～24小时内出现昏迷及脑干受压征象，可有面神经麻痹，两眼凝视病灶对侧，肢体瘫痪及病理反射出现等。

由于小脑的代偿能力较强，小脑内出血的临床征象变化多样，缺乏特异性，早期临床诊断较为困难，故临床上遇下列情况应注意小脑内出血的可能：①40 岁以上并有高血压病史；②以眩晕、呕吐、头痛起病；③有眼震、共济失调、脑膜刺激征阳性；④发病后迅速或渐进入昏迷，伴瞳孔缩小、凝视、麻痹、双侧病理征、偏瘫或四肢瘫。

（6）脑叶出血

约占脑内出血的 10%，常由脑动静脉畸形、Moyamoya 病、血管淀粉样病变、肿瘤等所致。出血以顶叶最常见，其次为颞叶、枕叶、额叶，也可有多发脑叶出血。常表现头痛、呕吐、脑膜刺激征及出血脑叶的局灶定位症状，如额叶出血可有偏瘫、Broca 失语等；颞叶可有 Wernicke 失语、精神症状；枕叶可有视野缺损；顶叶可有偏身感觉障碍、空间构象障碍。抽搐较其他部位出血常见，昏迷较少见；部分病例缺乏脑叶的定位症状。

（7）脑室出血

占脑内出血的 3%～5%，由脑室内脉络丛动脉或室管膜下动脉破裂出血，血液直流入脑室内所致，又称原发性脑室出血。原发性脑室内出血最常见的部位是侧脑室，其次是第三脑室和第四脑室，在中间帆罕见。目前未见有文献报道透明隔腔（第五脑室）内原发出血。

多数病例为小量脑室出血，常有头痛、呕吐、脑膜刺激征，一般无意识障碍及局灶性神经缺损症状，血性 CSF，酷似蛛网膜下腔出血，可完全恢复，预后良好。大量脑室内出血造成脑室铸型或引起急性梗阻性脑积水未及时解除者，其临床过程符合传统描述的脑室内出血表现：起病急骤，迅速出现昏迷、频繁呕吐、针尖样瞳孔、眼球分离斜视或浮动、四肢弛缓性瘫痪及去脑强直发作等，病情危笃，预后不良，多在 24 小时内死亡。而大多数原发性脑室内出血不具备这些“典型”的表现。

由于原发性脑室内出血没有脑实质的损害或损害较轻，若无脑积水或及时解除，其预后要比继发性脑室内出血好。与继发性脑室内出血相比，原发性脑室内出血有以下临床特点：高发年龄分布两极化；意识障碍较轻或无；可亚急性或慢性起病；定位体征不明显，即运动障碍轻或缺如，颅神经受累及瞳孔异常少见；多以认识功能障碍或精神症状为常见表现。

【辅助检查】

1. 结构影像学检查

(1) 头部CT检查

头部CT检查对于怀疑脑血管病的患者应作为首选的影像学诊断手段，它可以发现绝大部分颅内出血，并且有助于鉴别神经系统的一些非脑血管病。

头颅CT是诊断脑内出血的首选检查。急性脑内出血的CT检查以平扫为主，一般不需强化检查。急性脑实质内出血在CT平扫图像上表现为高密度影，病灶边缘清楚。当血肿破入脑室后常常可以观察到脑室内的血液平面。

(2) 头部磁共振成像

磁共振成像（Magnetic resonance imaging，MRI）是20世纪80年代初开始用于临床的一项新的影像学诊断技术，能够提供传统的X线和CT不能提供的信息。是诊断脑卒中最重要的检查手段。

尽管头颅CT快捷而经济，但磁共振检查在脑出血的诊断中仍有不可替代的作用。磁共振的超急性期血肿：发病2～3小时，很难产生异常信号，此时CT可显示血肿存在。急性期血肿：数小时至数天，稍长T_1，短T_2。亚急性期血肿：数天至数月，短T_1，长T_2。慢性期血肿：数月至不定期，长T_1，短T_2。

梯度回波序列也称为场回波序列，是非常基本的磁共振成像序列。由于具有许多优点，在各个系统都得到了广泛的应用。发病6 h内的急性卒中的多中心研究表明，梯度回波MRI在发现急性出血方面与CT检查一样精确，但在发现慢性出血方面优于CT。MRI在发现相关的血管畸形尤其是海绵状血管瘤方面也优于CT，但是MRI并不像CT一样适于全部患者。一项研究表明，20%的急性卒中患者不适于行MRI检查，其原因包括MRI禁忌证、意识障碍、血流动力学原因、呕吐及躁动等。这些不适于MRI检查的急性卒中患者中，73%是脑内出血。

2. 血管影像学检查

（1）头部计算机断层扫描血管造影（Computed tomography angiography，CTA）

CTA是一种静脉注射含碘造影剂后利用计算机三维重建方法合成的无创性血管造影术，可以三维显示颅内血管系统。CTA可以100%显示到颅内动脉的第3级分支，电子束CTA对大脑中动脉的4～5级分支的显示率甚至仍可达94.5%，对前、后交通动脉的显示率存在较大的差异。CTA对Willis环周围大于4 mm的颅内动脉瘤可达到与DSA相同的检出率，而且可以明确DSA显示不理想的动脉瘤的瘤颈和载瘤动脉的情况。对血栓性动脉瘤的检测CTA明显优于DSA。脑CTA对动静脉畸形（AVM）血管团的显示率达100%，其中供血动脉的显示率为93.9%，引流静脉的显示率为87.8%。脑CTA对脑动脉狭窄的显示基本达到与DSA相同的效果。CTA是有效的无创伤性血管成像技术，在很大程度上可替代有创性DSA。

（2）头部磁共振血管造影（magnetic resonance angiography，MRA）

MRA利用血流本身的流动效应使血管显像，但是MRA技术受多种因素的影响。MRA可以很好的显示颅内大动脉的形态，以及动脉发生病变时的一些侧支循环MRA对正常脑动静脉的显示和对异常血管的显示有很好的效果，除对显示前交通动脉和后交通动脉的敏感性和特异性稍低外，对显示大脑前、中、后动脉，基底动脉和颈内动脉的敏感性和特异性均接近100%。MRV对上下静脉窦、直窦、横窦、乙状窦、大脑内和大脑大静脉的显示率达100%，对岩上窦和岩下窦的显示率也达85%。MRA可以显示脑AVM的供血动脉、血管团和引流静脉，可以显示动静脉瘘的动脉、瘘口的位置和大小、静脉的扩张程度和引流方向。对于>5 mm的动脉瘤，MRA的显示率可达100%，并且结合源图像可以显示那些DSA不能显示的有血栓形成的动脉瘤。MRA对<5 mm

直径的脑动脉瘤的漏诊率较高，对发生颅内出血的脑动脉瘤患者MRA不能替代常规脑血管造影作介入治疗。MRA对脑动脉狭窄显示直观，与DSA的相关性较好，但当动脉狭窄严重程度达75%以上时，有过高评价的倾向。

MRV可显示脑静脉血栓的范围、是否完全闭塞和侧支引流的情况等。

(3) 血管造影

数字减影血管造影（DSA）具有很好的空间分辨率，可以显示0.5mm的脑血管，清晰显示脑血管各级分支的大小、位置、形态和变异。主要用于需要造影确诊或是否适合介入治疗的脑血管病。DSA可以显示颅内动脉瘤的情况；显示AVM供血动脉的来源和引流静脉的方向等，为手术和介入治疗提供详细的资料。

血管造影的指征包括出血伴有SAH、局部异常钙化影、明显的血管畸形、异常的出血部位等，不明原因的出血如孤立的脑室出血也需行血管造影。患高血压和深部出血的老年患者尽量避免血管造影检查。行血管造影检查的时间需依据患者病情平衡诊断的需要及外科手术干预的潜在时间。脑疝患者在血管造影检查前需紧急手术，病情稳定的动脉瘤或血管畸形的患者在任何干预之前应行血管造影检查。

(4) 头部CT灌注影像

脑CT灌注成像（CT perfusion imaging）是脑功能成像方法之一，它是通过研究脑组织的血流灌注状态以及组织血管化程度来揭示脑组织的病理解剖和病理生理改变的一种检查手段。

CT灌注成像是临床研究脑内出血周围组织损伤较为理想的方法，一次检查可同时产生有关血肿体积的解剖学信息，以及有关血肿周围组织脑血流动力学变化的功能信息。CT灌注成像空间分辨率高，成像速度快，可对血肿周围组织脑血流动力学参数进行定量测量，有助于脑内出血病人个体化救治和预后评估。

在CT灌注成像所用的参数中，TTP较为敏感，所有被观察对象均清晰地显示出血肿周围TTP延长区，TTP持续延长提示由血肿占位效应引起的脑微循环障碍在脑内出血慢性期可依然存在。MTT 可以敏感地显示出血管远端局部灌注压的降低，对脑组织灌注异常具有良好的预测性。rCBF 和 rCBV 可以准确地反映出脑内出血后血肿周围组织的灌注状态，对于判断血肿周围组织缺血性损伤有重要的价值。

3. 实验室检查

ICH 患者常规实验室检查包括血常规、电解质、BUN、肌酐、血糖、心电图、X 线胸片、凝血功能，青中年患者应行药物筛查排除可卡因的应用，育龄女性应行妊娠试验。

血糖升高可能是机体的应激反应或 ICH 严重性的反应，且可能是死亡的标志，其比值比（OR）为 1.2。华法林的应用，反映在凝血酶原时间或国际标准化比值（INR）的升高，是血肿扩大的一个危险因素（OR=6.2），且较未应用华法林患者血肿扩大的持续时间长。

近来研究表明，检测血清生物学标志物有助于判断 ICH 患者的预后，且能提供病理生理学线索。金属蛋白酶是降解细胞外基质的酶，卒中发生后此酶被炎症因子激活。卒中发生 24h 后基质金属蛋白酶-9（MMP-9）水平与血肿相关，而 MMP-3 在卒中发生后的 24～48h 与死亡相关，二者的水平与残腔体积相关。细胞纤维连接蛋白（c-Fn）是一种糖蛋白，具有黏附血小板至纤维蛋白的作用，它是血管损伤的标志。一项研究表明：c-Fn 高于 6μg/ml 或 IL-6 高于 24 pg/ml 与血肿扩大独立相关。另一项研究表明，肿瘤坏死因子-α（TNF-α）与血肿周围水肿相关，而谷氨酸盐水平则与血肿的残腔体积相关。这些血清标志物的临床应用需要进一步研究。

【诊断】

50 岁以上中老年患者，有长期高血压病史，活动中或情绪激动时起病，血压明显升高，出现头痛、恶心、呕吐等高颅压的表现，有偏瘫、失语等局灶神经功能缺损症状，可伴有意识障碍，应高度怀疑脑出血。头部 CT 有助于诊断。磁共振检查、CTA、

MRA、DSA 检查有助于明确病因。

【鉴别诊断】

由于依据临床症状很难鉴别出血性卒中和缺血性卒中，因此急诊医务人员在头颅 CT 检查以前往往用相似的方法来分类和转运这些患者，但是脑内出血患者神经功能的不稳定性及早期神经功能恶化的风险均比缺血患者高，所以更需要神经方面的监护、高颅内压的监测及神经外科的干预。脑内出血患者的最初临床评价包括发病时症状及当时的活动情况、卒中发作的时间、年龄及其他危险因素。应询问患者或目击者关于患者的下述情况，如是否有外伤，既往是否有高血压、缺血性卒中、糖尿病、吸烟及饮酒史及药物史，是否服用成瘾药物如可卡因，是否服用华法林、阿司匹林或其他抗凝药物，是否存在凝血功能障碍及其他诱发出血的内科疾病如肝病等。

在经 CT 检查脑出血诊断明确后还需进一步行 CTA，磁共振、DSA 及实验室检查进一步进行病因鉴别，从而明确出血原因，指导对因治疗。

【治疗】

1. 脑内出血急性期的内科管理和一般治疗

(1) 脑内出血急性期的内科治疗包括 4 个主要方面：

1) 连续或者规律监测神经功能状态和心肺功能　突然发生的 ICH 会破坏脑组织或使脑组织移位，并诱导颅内压升高。ICH 的动态变化包括血肿扩大、周围水肿或缺血、脑积水、继发性脑室出血，这些并发症会潜在地使颅内压升高或具有占位效应，导致神经功能恶化。

应规律地应用卒中量表如美国国立卫生研究院卒中量表 (NIHSS) 或 GCS 评价患者的神经功能状态。血压应经常监测，对于静脉给予降压药物的患者或持续神经功能恶化的患者应持续监测血压。应评价气道和氧合作用，对自身调节能力差的患者，与颅内压升高相关的心肺功能不稳定应当避免且使有害作用最小化。绝大多数患者由于意识障碍、血压升高、插管等而进入重症监护病房

(ICU)。有报道 ICH 患者进入神经重症监护病房（NICU）可减低病死率。

对代谢和血流动力学多模式的监测可提供细胞水平的重要信息，经常或持续评价 CBF、脑组织的氧合作用、脑内微量渗析等可为脑损伤患者提供基本的生理信息，但是这些措施对 ICH 患者的有益影响并没有得到随机临床试验的证实。经颅多普勒超声检查（TCD）可评价占位效应及颅内压的变化。高颅压和脑灌注压下降在 TCD 上可有波形的变化。放射学资料与 TCD 的一个或多个特殊参数之间联系的信息及放射学临床应用信息仍很少。在 ICH 患者波动指数的升高是否能反映颅内压升高和占位效应仍需其他手段证实。

2）预防和治疗神经系统并发症（如水肿的占位效应或癫痫发作）和内科并发症（如误吸、感染、褥疮、DVT 或 PE）。

3）早期二级预防减少脑内出血早期复发率。除了治疗升高的血压和禁止使用抗凝药物外，脑内出血的早期二级预防与卒中的一般早期二级预防没有本质区别。

4）脑内出血患者同样需要早期康复，与急性缺血性卒中患者没有本质区别。

（2）血压的管理

1）脑内出血急性期血压管理的原则 血压的监测和处理是脑内出血急性期治疗的关键问题，但是因为缺乏随机试验为血压管理提供依据，因此仍存有争议。研究表明，脑内出血发病后存在着血压先升高后下降的变化规律，这一动态的变化过程是一种自动调节的保护性病理生理过程，升高的血压无须特殊治疗，随病情平稳血压会自动下降，因此对于大多数患者，在脑内出血急性期不推荐常规降压治疗。对于经过降颅压处理后，血压仍然居高不下或持续升高者，应进行降压治疗，以防止病情恶化，但血压不应降的过快过猛，一般不应低于用药前血压的 80％为宜。

在脑内出血急性期给予降压治疗可以预防或阻止血肿扩大及降低再出血的危险性，但是也可以使脑灌注压（cerebral perfusion pressure，CPP）降低，颅内压升高使脑血流量不足。

既往有慢性高血压病史的卒中患者，其颅内压自动调节曲线右移。因此对于患有慢性高血压病的患者，应将其 MAP 控制在 120mmHg 以下，但是应避免降压幅度＞20％，MAP 不应＜84mmHg。根据目前尚且有限的数据，对于既往有高血压病史或者有慢性高血压症像（心电图、视网膜）的患者，推荐血压控制高限 SBP 为 180mmHg，DBP 为 105mmHg。如果需要治疗，其目标血压为 160/100mmHg（或 MAP 为 120mmHg）。对于既往没有高血压病史的卒中患者，推荐血压控制高限为 160/95mmHg。如果需要治疗，其目标血压为 150/90mmHg（或者 MAP 为 110mmHg）。

对于颅内压（intracranial pressure，ICP）升高的患者，其血压上限和控制目标应该相应的提高，至少保证脑灌注压（CPP＝MAP-ICP）在 60～70mmHg 之间，以保证足够的脑灌注，但是这些数据均来自脑外伤患者。

其他需要立即降压治疗的指征有：急性心肌缺血（但是极端的降血压对心肌梗死的患者也有害）、心功能不全、急性肺水肿、急性肾衰竭、急性高血压脑病、主动脉夹层。

2）脑内出血急性期高血压的药物治疗　推荐的一线降压药物为口服卡托普利（captopril，6.25～12.5mg），但是其作用短暂，且降压迅速。舌下含化钙离子通道阻滞剂可以引起血压突然下降、发生缺血性盗血、血压过分降低，对于缺血性卒中患者应谨慎使用。

静脉用药的一线选择为半衰期短的降压药物。在美国和加拿大推荐使用静脉注射拉贝洛尔（labetalol）（但是欧洲并没有普遍使用）或者盐酸艾司洛尔（esmolol）、尼卡地平（nicardipin）、依那普利（enalapril）。静脉注射乌拉地尔（urapidil）的应用也日益广泛。最后，必要时应用硝普钠（nitroprusside），但是其主要副作用有反射性心动过速、冠状动脉缺血、抗血小板活性、增高颅内压和降低脑灌注压（急性脑内出血可应用于静脉注射的降压药物见表 1）。静脉注射治疗高血压需要对血压进行连续监测。（详见相关章节）

3）颅内压增高的管理

颅内压增高、脑水肿和血肿占位效应都会使脑内出血后的致残率和死亡率升高。对于怀疑颅内压增高和意识水平持续下降的患者，需要进行连续有创颅内压监测，但是其应用价值是否优于临床和放射学监测仍未被证实。治疗颅内增高的目的是将脑灌注压维持在 60～70mmHg（CPP＝MAP-ICP）之间。

降低颅内压的主要治疗措施包括：有控制的过度换气、渗透性利尿剂和静脉注射巴比妥酸盐。如果需要手术治疗，这些措施可以为手术争取时间。目前仍不推荐使用类固醇激素。

①抬高床头　床头抬高 30°可增加颈静脉回流和降低颅内压，患者的头部应保持在中线位置，避免头偏向一侧。对于低血容量患者，抬高床头可使血压及脑灌注压下降，因此行此措施时应排除低血容量的患者，动脉血压换能器也应调整位置以确保脑灌注监测的可靠性。

②脑脊液外引流　脑室穿刺外引流术的作用还没有被前瞻性研究证实，且相关病死率和致残率可能升高。但脑室内放置导管可以监测颅内压，也是降低颅内压的有效方法。可根据颅内压的情况，间断、短时间释放脑脊液。脑室穿刺外引流术的主要风险是感染和出血。多数研究报道细菌集聚而非系统性感染的发生率为 0%～19%，与之相关的脑膜炎的发生率为 6%～22%。

③止痛和镇静　躁动患者如果需要气管插管或其他操作，可以考虑给予静脉镇静措施。缓慢静脉滴注镇静药物可缓解疼痛并降低升高的颅内压，同时需监测患者的临床状态。静脉镇静通常给予丙泊酚、依托咪酯、咪达唑仑等，止痛通常给予吗啡、阿芬太尼。

④神经肌肉阻滞　肌肉活动可使颅内压升高，因为它使胸膜腔内压升高及影响脑静脉回流。如果对某些患者镇静和止痛无效，可考虑神经肌肉阻滞。但是，对无颅内压升高的患者预防性应用此方法并不能改善预后，而且与高并发症风险相关如肺炎、败血症、痫性发作。

⑤渗透性治疗　最常应用的药物是甘露醇，它可使水从水肿或

非水肿脑组织中渗透到血管中。此外，它能提高心脏的前负荷及脑灌注压，因此通过自身调节降低颅内压。甘露醇可降低血液黏度，导致反射性血管收缩和血管容积减小。甘露醇的主要问题是血容量的减少和易出现高渗状态。推荐渗透浓度为 300～320 mOsm/kg，但是关于有效的渗透浓度的阈值的资料目前仍非常有限。

高张盐在多种情况下可降低颅内压，甚至顽固性高颅内压可考虑过度通气和甘露醇联合应用。关于高张盐，许多问题需要澄清如作用机制、给药途径及药物的浓度等。

⑥过度通气　过度通气是最有效的快速降低颅内压的方法之一，血管对 CO_2 的反应是其作用机制。实验证明血管对 CO_2 的反应是非常明显的，是通过改变细胞外液的 pH 值来实现的。尽管此方法有效，但治疗同时可造成 CBF 下降，治疗效应也较为短暂，限制了此方法的应用。过度通气超过 6h 后，动脉 PCO_2 的正常化可导致 ICP 反弹性升高。过度通气的 CO_2 水平的目标值为 30～35mmHg，不推荐更低水平的 CO_2。

⑦巴比妥酸盐昏迷　高剂量的巴比妥类药物治疗顽固性高颅内压是有效的，但是作为一线药物或预防性治疗脑损伤患者是无效的或有潜在的危害作用。巴比妥类药物可抑制脑的代谢活动。脑代谢下降，CBF 相应地减少，颅内压也下降。应用巴比妥类药物治疗顽固性颅内压升高时应加强监测，因其与高的并发症风险相关。在治疗期间，应监测脑电活动，在持续基础电活动上出现爆发性抑制活动则提示生理剂量滴定的极限。

4）癫痫的治疗

痫性发作在 ICH 患者中非常常见，且可能不是抽搐型的。一项回顾性研究表明，脑内出血后经连续脑电图监测证实的癫痫发病率（28%），比缺血性卒中后的癫痫发病率（6%）高。其中 21%的皮质下出血发生癫痫。最近公布的涉及 761 例患者的大样本的临床试验表明，癫痫 4.2%发生在早期，而 8.1%患者在发病后 30 d 内发作。在 NICU 患者持续给予电生理监测的队列研究表明，63 例 ICH 患者中有 18 例在发病 72 h 内发生癫痫发作。脑实质出血患者的痫性发作与中线移位独立相关。早期癫痫发作提示脑叶出血和再出血等神经系统并发症。有研究显示，脑叶出血的患者预防性应用抗癫痫药物没有降低癫痫发病率。

根据目前所得数据，尚不推荐所有患者早期预防性治疗癫痫，但是可以选择性应用于脑叶出血的患者。对于其他患者，当癫痫发作时再给予治疗。如果癫痫发作，推荐应用一系列抗惊厥药物。抗惊厥治疗应连续应用 30d。之后的治疗应逐渐减量至最后停药。如果癫痫再次发作，则需要长期抗惊厥治疗。

5）深静脉血栓（DVT）和肺栓塞（PE）的预防

预防 DVT/PE 是每个卒中患者护理的重要内容，脑内出血患者也不例外。皮下注射肝素和低分子肝素可以减少静脉血栓形成性栓塞，但是同时增加出血合并症的危险性，因此在没有增加颅内再出血风险的情况下如何预防和治疗静脉栓塞并发症是一个临床难题。抗凝、抗血小板、肝素和肝素类似物、机械疗法如间断性空气压迫及弹力袜是脑缺血患者预防静脉血栓栓塞常用的方法，且具有不同的证据。而 ICH 患者预防深静脉血栓的随机试验是弹力袜方案与弹力袜＋间断性气体压迫方案对比，应用超声寻找无症状的深静脉血栓。结果发现，单纯应用弹力袜者深静脉血栓的发生率为 15.9％，而弹力袜＋间断性气体压迫组为 4.7％。

ICH 患者深静脉血栓和肺栓塞的一级预防问题是一个棘手的问题。ICH 患者发病后 3 个月再发 ICH 的发生率为 1％。理论分析表明抗凝治疗引发的再次出血的风险较总体再发 ICH 的风险提高 2 倍。对 ICH 患者选择性治疗的挑战是如何平衡危及生命的血栓栓塞和再发性 ICH（其病死率为 50％）。ICH 再发的风险依出血的部位和年龄有所不同，但是前瞻性研究资料较少。

另一治疗方法是在下腔静脉放置滤器，在最初几周可降低深静脉患者肺栓塞的发生率，但是使长期的深静脉血栓栓塞的发生率升高。目前在卒中患者并没有比较下腔静脉放置滤器和抗凝治疗的随机试验。

抗凝期间，控制血压可降低 ICH 的再发风险。随机的培哚普利预防再发卒中的研究（PROGRESS）试验表明收缩压降低 11 mm Hg，ICH 的再发风险降低 50%。

《2007 年美国成人自发性脑出血治疗指南》关于预防深静脉血栓形成和肺栓塞的建议：

Ⅰ类

①有轻偏瘫/偏瘫的急性原发性脑内出血患者应该使用间歇充气加压装置预防静脉血栓栓塞（Ⅰ类，证据水平 B)。

②高血压的治疗要始终成为长期治疗的一部分，因为这种疗法能减少复发性脑内出血的风险（Ⅰ类，证据水平 B)。

Ⅱ类

①如果发病后 3～4 d 出血停止，可以考虑给偏瘫患者皮下注射低剂量的低分子量肝素或普通肝素（Ⅱb 类，证据水平 B)。

②发生急性近端静脉血栓形成的脑内出血患者，尤其有临床或亚临床肺栓塞证据的患者，应考虑为紧急安装腔静脉滤器（Ⅱb 类，证据水平 C)。

③安装腔静脉滤器后数周或更长时间后，要增加长期抗栓治疗时，必须考虑出血的可能原因，如淀粉样血管病（风险较高的复发性脑内出血）还是高血压；增加动脉栓塞风险的相关因素，例如心房颤动（AF)；以及患者整体的健康和活动能力（Ⅱb 类，证据水平 B)。

6）止血治疗

已经尝试使用各种止血药物（氨甲环酸，ε 氨络酸，抑肽酶）治疗 ICH 和 SAH 的出血。但是没有证实其有效性和安全性。

重组活化Ⅶ因子（rFⅦa）在治疗血友病患者（体内存在Ⅷ和Ⅸ抗体）出血得到了公认。据报道此药物也能减少没有凝血功能障碍患者的出血。rFⅦa 与组织因子的作用刺激凝血酶的产生，rFⅦa 在血小板表面也能激活因子Ⅹ，这将引起凝血酶在损伤点激活，凝血酶裂解纤维蛋白原为纤维蛋白，进而形成血凝块。rFⅦa 的半衰期约 2.6 h，治疗血友病患者出血的推荐剂量为 90μg/kg，每 3h 静脉给予一次。

在剂量安全试验中，88 名患者总的血栓栓塞和严重不良事件的发生率非常低，此结果增加了人们进一步研究的信心。在此后的大样本、随机、剂量扩大的实验中发现，对照组较 rFⅦa 治疗组更易发生血肿扩大，对照组血肿扩大了 29%，而 40、80 及 160μg/kg 血肿扩大的百分比分别为 16%、14%及 11%（$P<0.01$）。与安慰剂相比，3 个治疗组中血肿体积扩大分别减少 3.3、4.5、5.8 m（$P=0.01$）。安慰剂组 69%患者死亡或严重致残，相比之下，3 个治疗组则分别为 55%、49%及 54%（$P=0.004$）。安慰剂组 90 d 病死率为 29%，而 3 个治疗组为 18%（$P=0.02$）。严重血栓栓塞事件主要是心肌梗死和脑梗死，治疗组为 7%，安慰剂组为 2%（$P=0.12$）。尽管血栓栓塞事件轻度增加，rFⅦa 的确限制了血肿扩大、降低了病死率、也提高 90 d 的功能预后。

此外，也有病例报道关于 rFⅦa 治疗华法林相关的 ICH，尽管 rFⅦa 可逆转升高的 INR 值，但是需要进一步研究。此外，给予 rFⅦa 药物治疗后，正常的 INR 也不能提示凝血系统完全处于正常状态，INR 可能会再次升高。

《2007 年美国成人自发性脑出血治疗指南》中治疗凝血异常和纤维蛋白溶解引起的脑内出血，建议Ⅰ类

①应使用硫酸鱼精蛋白逆转肝素引起的脑内出血，应用的剂量取决于停用肝素的时间（Ⅰ类，证据水平 B）。

②华法林引起脑内出血的患者，应静脉给予维生素 K 以逆转华法林的效应，并给予凝血因子替代治疗（Ⅰ类，证据水平 B）。

Ⅱ类

①凝血酶原复合物浓缩剂、因子Ⅸ复合物浓缩剂和 FVIIa 能使升高的 INR 快速正常化，与新鲜冷冻血浆相比输入的液体量较低，但血栓栓塞的风险更大。新鲜冷冻血浆是另外一种选择，但输入的液体量大，输注时间长（Ⅱ类，证据水平 B）。

②抗栓治疗引起脑内出血后，如何重启抗栓治疗依赖于动脉或静脉血栓栓塞的风险、复发脑内出血的风险和患者的整体状态。如果患者脑梗死的风险相对小（例如 AF 患者无既往缺血性卒中史）、

淀粉样血管病的风险大（例如老年患者脑叶出血）或者整体神经功能非常差，抗血小板药可能比华法林更适宜用于预防缺血性卒中。如果患者血栓栓塞的风险极高，要考虑重新使用华法林。华法林治疗可以在最初的脑内出血发生后 7～10 天重新开始（Ⅱb 类，证据水平 B)。

(3) 溶栓疗法引起的脑内出血的治疗，包括凝血因子和血小板替代的紧急经验疗法（Ⅱb 类，证据水平 B)。

7）体温的控制

脑的温度是缺血性脑损伤的一个较强的影响因素。实验研究发现，低体温可改善脑损伤。其保护机制是氧的再分配和糖的代谢减少，延长脑对氧的耐受性。关于脑内出血患者应用低温疗法的保护机制，大鼠实验研究表明低温麻醉可明显减轻凝血酶诱导的水肿。此模型表明，通过低体温抑制血脑屏障的破坏和炎症反应使脑水肿减轻。

发热可使预后不良。基底节和脑叶出血患者发热的发生率较高，尤其是脑室出血。对发病 72 h 后存活的入院患者调查发现，发热的持续时间与预后相关，是独立的预测因素。Rossi 等发现发热与颅内容量自体稳定性增加相关，导致颅内压升高。这些资料为 ICH 患者积极降低体温至正常提供了理论依据。

治疗性降低温度作为控制颅内压和神经保护的一种策略在急性脑损伤中已得到了广泛研究。体温降至 32～34℃对降低顽固性高颅压是有效的，但是长时间（24～48 h）低体温会使并发症的发生率升高，如肺部感染、血液凝固及电解质紊乱等问题。当体温恢复时，也存在颅内压反弹的风险。

2. 脑内出血的外科治疗

脑内出血外科治疗主要是清除血肿、降低颅内压、挽救生命，早期减少卒中对周围脑组织的压迫，降低致残率。同时针对脑内出血的病因进行治疗。主要采取的方法有传统开颅手术、小骨窗开颅血肿清除术、内镜辅助下血肿吸除术、血块溶解和碎吸术和脑室穿刺引流术。

(1) 手术方式的选择

1) 传统和小骨窗微创开颅手术：在所有治疗脑内出血的外科治疗方法中，开颅术得到最广泛的研究，9个随机对照研究中的7个报道了主要或只行开颅术治疗的结果。其中2个研究因其掌握当前的内、外科治疗技术有限，治疗效果受到了限制，剩下的5个研究除了1个大型研究外，其余都是小型的、单中心随机研究，患者总数少于125例。尽管这些小型研究中没有一项发现外科治疗有效的确实证据，但有一个研究得出如下结论：对于轻至中度意识改变的患者（GCS评分7～10）外科治疗可能在改善功能预后上没有意义，但可能减少死亡的风险。另一研究提示超早期清除血肿可能改善3个月的NIHSS评分。

这些较小的临床试验所得的共识成为单个大型的多中心临床试验——国际颅内出血外科临床试验（STICH）的重要依据，这个试验自1995年起历经8年多时间从107个中心随机入组了1033例患者。当神经外科医师对患者行外科治疗受益与否并不确定的情况下，患者被随机分配到早期外科手术治疗和内科治疗2组。主要结局指标为死亡事件的发生率和残疾率，后者用6个月时的扩展Glasgow预后量表（GOS）评分来测量。次要结局指标是死亡和Barthel指数（BI）和6个月时的mRS值。

在意向性治疗分析中，手术患者的预后和死亡都显示出与内科保守治疗组无统计学差异的趋势。亚组分析中发现GCS评分为9～12分、脑叶血肿和距脑表面＜1 cm的血肿患者行早期手术受益较多，但并未达到统计学意义。相反，那些表现为深昏迷（GCS评分5～8分）的患者内科治疗效果更佳。总之，这些从STICH和其他更小的试验中得出的结论都提示大多数幕上颅内出血的患者行手术治疗并没有多大帮助，而且很可能对那些昏迷的患者有害。因此，外科手术特别是开颅术，可能对那些距脑叶表面1cm内的血肿且神经功能缺损较轻（GCS评分≥9分）的患者来说帮助更大。因为与内科治疗相比，行开颅术和脑表面的定位在患者功能预后方面相对获益值为29%。这些结论的证实还需要更多的临床试验。

这些随机的外科治疗临床试验不包括小脑内出血患者。正如1999年AHA自发性颅内出血治疗指南中讨论的那样，血肿>3 cm、伴脑干受压或脑积水的小脑出血患者行手术治疗预后较好。这些患者只行内科治疗时预后往往不佳。出血量小的小脑出血不伴脑干受压者用内科治疗效果较好。因此，神经外科医师和神经内科医师均提倡小脑大量出血伴脑干受压或第四脑室梗阻的患者应尽快行外科手术清除血肿。

2）内镜辅助下血肿吸除术：一个小型、单中心的随机临床试验研究了内镜抽吸术治疗幕上出血的效果。15%的患者的血块被吸出90%以上，30%的患者血肿能被吸出70%～90%，所有患者的血肿量至少能减少一半。6个月时外科治疗组的病死率为42%，内科治疗组为70%，二者有统计学差异（$P=0.01$）。在外科治疗组中，那些无或轻微神经功能缺损的患者预后较好。那些大血肿（≥50 ml）的患者经外科治疗后生活质量改善不明显，但是死亡率显著减少。小血肿患者内镜抽吸术组与内科治疗组相比生活质量有明显的改善，但2组的生存率类似。此外，受益人群主要限于脑叶血肿患者和年龄<60岁者。

3）血块溶解和碎吸术：血块溶解和碎吸术与传统的开颅术相比存在如下优势：①减少手术时间；②可在局部麻醉下操作；③组织损伤小，特别是深部损伤。这些优点促进了颅内出血的早期吸收。但是从另一方面来说，外科暴露的减少、不能处理结构损伤（动静脉畸形或者动脉瘤）、与纤溶剂使用相关的潜在再出血可能、因长时间的内置引流管带来的感染机会的增加等也限制了此项技术的开展。

近期一项多中心随机对照试验（$n=71$）观察了发病在72 h内、GCS评分>5分并且血凝块>10 ml的患者血肿内注入尿激酶的效果。患者每6 h给予尿激酶5000 IU，最多至48 h。主要终点为死亡和6个月的功能残障程度（mRS评分表示）。外科治疗组中，颅内出血血肿较基线平均减少了40%，内科治疗减少了18%。尿激酶治疗组的再出血率为35%，而保守治疗组为17%。尿激酶治疗组死亡率显著降低（40%），但是各组间不同治疗时间的功能预后评分无统计学差异。

1999年，因有报道尿激酶在药理学制备过程中可能存在病毒性污染，在美国该药使用受到限制，促使研究者们产生了对严重脑室内出血的患者，行室内滴注组织纤溶酶原激活物（tPA）清除血肿的想法。Rohde等人报道，脑室内出血患者用tPA治疗出血吸收更早（1～3 d），而用尿激酶需5～8 d。脑室出血患者单行脑室引流术者与加用tPA相比，死亡率从60%～90%降至5%。其他类似的研究也表明了脑室内使用tPA治疗可改善脑室内大量出血患者的预后。目前的文献提示脑室内使用纤溶剂可能带来诸如感染和出血并发症，但是发生几率不大。

于2009年美国国际卒中会议上报告的CLEARⅢ（Clot Lysis: Evaluating Accelerated Resolution of Intraventricular Hemorrhage）研究为NIH资助的Ⅲ期临床随机对照研究试验，研究的目标人群为发病24小时内的自发性脑出血（血肿体积小于30ml）患者并发脑室出血，同时伴有第3、4脑室梗阻者。所有入选患者随机分为脑室引流加（EDV）重组组织纤溶酶原激活物（rt-PA）血块溶解与单纯脑室引流加安慰剂两组。初步的安全性结果表明，30天的病死率为17%，再出血为6%，细菌性脑室炎为2%，远远低于预期的比例，提示小剂量rt-PA溶解血块脑室引流治疗可能安全有效。

最近，tPA被用于治疗颅内出血。在针对人的预试验中发现能使患者在发病2～4 d后血肿量平均减少85%。同时未发现全身的副作用，包括颅内出血和再出血。

2007年美国成人自发性脑出血治疗指南的手术方法的建议

Ⅰ类

小脑出血血肿直径＞3 cm者，如神经功能继续恶化或脑干受和（或）脑室梗阻引起脑积水，应尽快手术清除出血（Ⅰ类，证据水平B）。

Ⅱ类

（1）虽然在发病后72 h内向凝血块腔内立体定向注射尿激酶

能明显减小血块和减少死亡风险，但是再出血更常见，功能结局没有改善；因此，它的有用性还不能确定（Ⅱb类，证据水平B）。

（2）尽管理论上吸引人，但用各种机械装置和（或）内镜进行的微创血凝块抽吸仍然有待临床试验的进一步检验，目前其有用性还不能确定（Ⅱb类，证据水平B）

（3）脑叶血块距离脑表面1 cm者，可以考虑用标准开颅术清除幕上脑内出血（Ⅱb类，证据水平B）。

Ⅲ类

不建议在发病后96 h内用标准开颅术常规清除幕上脑出血（Ⅲ类，证据水平A）（参考上述可能的Ⅱ类例外情况，脑叶血块距离脑表面1 cm者）。

3. 手术时机的选择

判断何时行手术治疗仍有争议。其中的焦点问题是对“早期手术”时间窗有分歧。临床研究报道的手术时间范围广泛，症状发生到手术的时间从7～72 h不等。研究采用的时间的不一致，直接导致了难以比较和分析手术时机。尽管大多数的随机化和非随机化研究并没有证实手术治疗组和保守治疗组在病死率和功能预后上有统计学差别，但一些临床证据表明，超早期（≤7 h）手术可能使患者受益。

（1）“超早”期：Kaneko及其同事在一项有病例对照的回顾性调查中报道了100例壳核出血患者在症状发生7 h内行外科清除术的结果。60例出血者在3 h内接受了该种治疗。这些患者的基线GCS评分为6～13分，且大多数患者的血肿量＞20～30 ml。对于症状轻微、GCS评分≤5分的患者行保守治疗。6个月时，7例（7%）患者死亡，15例（15%）患者完全恢复，35例（35%）患者能独立生活。在这个鼓舞人心的研究基础上，一项小型单中心的随机化临床试验对发病4 h内的ICH患者进行了开颅术的疗效观察。尽管到手术室的平均时间为191 min（95～240 min），手术组6个月的病死率更高（36% *vs* 29%，*P*＝NS）；存活者的功能预后组间无统计学差别（*P*＝0.88）。有趣的是，11例超早期行手术患者中 4 例发生了急性再出血，其中 75%死亡，这使作者怀疑开颅术可能诱发早期再出血。他们建议手术时辅助应用重组活化凝血因子Ⅶa（rFⅦa）也许能解决这个问题。

（2）12 h 内：作为上述提及的超早期外科手术临床试验的部分，第 3 组的患者在发病 12 h 内接受了开颅术（$n=17$）。与内科治疗组的死亡率（29%）相比，该组死亡率只有 18%（$P=$NS），且术后的血栓复发率显著降低。但其预后没有显著改善。Zuccarello 等在一项小型的包括 20 例受试者的随机化研究中，手术组的患者在症状发作后 8 h 25 min 时接受了手术治疗。手术组患者中有良好预后的倾向（主要预后评价以 GOS 评分$>$3 分来统计）的患者占 56%，尽管有好的趋势，但其与内科治疗组（36%）相比，差别无统计学意义。3 个月时的病死率没有显著差别。其后 3 个月的预后指标，如 GOS、BI、mRS 值也没有显示手术治疗组有明显预后良好的趋势，但是两组间 NIHSS 评分有统计学差异（4 分 *vs* 14 分，$P=0.04$）。

（3）24 h 内：Tan 等进行了一项 24 h 内的前瞻性临床试验，对 34 例基底节高血压性出血患者进行匹配，使手术组或保守治疗组间血肿量和 GCS 评分具可比性。17 例患者接受了手术治疗，8 例患者死亡（47%），两组患者的存活率无统计学差别。两组在 3、6 和 12 个月的功能预后上（BI 指数）无统计学差别。

（4）48 h 内：Juvela 等报道了一项前瞻性的随机化临床试验中 52 例幕上颅内出血患者接受治疗的结果。26 例患者进入手术组，接受了开颅术，从出血到手术的中位时间为 14.5 h（6～48 h）。6 个月时，12 例患者（46%）死亡，只有 1 例患者能独立生活。没有发现不同治疗组间的病死率和致残率之间有统计学差别。他们的结论是幕上颅内出血的患者应该保守治疗。

（5）96 h 内：在 STICH 试验中，Mendelow 及其同事比较了 1033 名颅内出血患者“早期”接受手术治疗和接受保守治疗的情况。正如上面提到的，这些患者从症状发生到手术的平均时间为 30 h（16～49 h），平均时间在 12 h 内的只占 16%（465 例中的 74

例）。6 个月时，手术组 26％（n＝122）患者功能预后良好，与内科治疗组相比无统计学差别（24％；OR 0.89，95％CI 0.66～1.19）。早期手术与保守治疗的绝对比值比为 2.3％（－3.2％～7.7％），相对比值比为 10％（－13％～7.7％），均没有统计学差别。

2007 年美国成人自发性脑出血治疗指南的手术时机的建议

Ⅱ类

目前没有明确的证据表明，超早期开颅术能改善功能结局或降低死亡率。12 h 内手术清除，特别是用创伤小的方法时，有更多的支持证据。但是在这个时间窗内接受治疗的患者数目太少（Ⅱb 类，证据水平 B）。超早期开颅术可能使再出血的风险加大（Ⅱb 类，证据水平 B）。

Ⅲ类

用开颅术延期清除出血的作用非常有限。深部出血的昏迷患者，用开颅术清除脑内出血可能使结局更差，不建议采用（Ⅲ类，证据水平 A）。

4. 目前国内手术适应证：对于脑内出血的适应证和禁忌证目前尚无统一意见，以下情况可以考虑手术治疗：

（1）基底节、中等量出血（壳核出血≥30ml，丘脑内出血≥15ml）根据病情及出血部位，选择合适时机进行微创穿刺血肿清除术，及时清除血肿；大量出血或脑疝形成者，多需去骨瓣减压血肿清除术挽救生命。

（2）小脑非动脉瘤 ICH：如果出血量≥10ml，或者血肿直径＞2～3cm，出现神经系统功能障碍或影像学提示幕下 CSF 传导通路闭塞，应考虑手术治疗。

（3）脑叶出血：高龄患者常为淀粉样血管病出血，除血肿较大危及生命或者由血管畸形引起需外科治疗外，多行内科保守治疗。

（4）脑室出血：脑室出血，因为血凝块常常阻塞导水管，因此发生脑积水很常见，应保持导水管通畅。通过脑室外引流，使用尿激酶或 rt-PA 进行脑室内溶栓是有效的。但还需要更多的试验来证实。

（5）脑积水的治疗：任何一种颅内出血均可以发生脑积水。在蛛网膜下腔出血（SAH）中，非梗阻性或“交通性”脑积水较常见，而IVH或脑实质出血，梗阻性或“非交通性”脑积水更常见，小脑内出血均为梗阻性脑积水。

根据脑积水的不同类型采取不同的具体治疗方法。交通性脑积水可以采用腰大池分流手术治疗，损伤较小（没有癫痫或脑内出血的危险）。如果脑积水轻，没有意识障碍，可以观察。交通性脑积水，可以通过脑室引流或从腰部入路进行外引流。所有的梗阻性脑积水或病因不明的脑积水，腰部引流为绝对禁忌。鼓励脑室内溶栓，但是不适用于婴儿。在CSF引流术中，使用抗生素可以有效预防感染。

5. 康复

脑内出血患者应给予早期康复治疗，除非有颅内压升高的表现。对于有神经功能损伤的患者应早期康复治疗，随后的康复计划应该与缺血性卒中的患者相同。

【预后】

自发性脑内出血预后甚差，发病30天内的死亡率为35%～52%，且半数的死亡患者发生在发病的前2天。目前认为出血部位不同，1年时的死亡率不同，分别为深部出血51%，脑叶出血57%，小脑内出血42%，脑干出血65%。据美国67 000例脑内出血患者的调查结果表明：发病6个月时仅20%的患者具有独立的生活能力，因此脑出血被认为对社会生产力破坏极大，严重威胁人群的健康。

参考文献

[1] Piriyawat P, Morgenstern LB, Yawn D, et al. Treatment of acute intracerebral hemorrhage with-aminocaproic acid - a pilot study. Neurocrit Care, 2004, 1: 47 - 51.

[2] Roos YB, Rinkel GJ, Vermeulen M, et al. Antifibrinolytic therapy for

aneurismal subarachnoid haemorrhage. Cochrane Database Syst Rev，2003：CD001245.
［3］Hedner U. NovoSeven as a universal haemostatic agent. Blood Coagul Fibrinolysis，2000，11（suppl 1）：S107 - S111.
［4］Hedner U，Erhardtsen E. Potential role for rFVIIa in transfusion medicine. Transfusion，2002. 42：114 - 124.
［5］Naff NJ，Carhuapoma JR，Williams MA，et al. Treatment of intraventricular hemorrhage with urokinase：effects on 30-day survival. Stroke，2000，31：841 - 847.
［6］Naff NJ，Hanley DF，Keyl PM，et al. Intraventricular thrombolysis speeds blood clot resolution：results of a pilot，prospective，randomized doubleblind，controlled trial. Neurosurgery，2004，54：577 - 583，discussion 583 - 584.
［7］Haines S，Lapointe M. Fibrinolytic agents in the management of posthemorrhagic hydrocephalus in preterm infants：the evidence. Childs Nerv Syst，1999，15：226 - 234.

第四节　蛛网膜下腔出血

【疾病概论】

1. 定义

蛛网膜下腔出血（subarachnoid hemorrhage，SAH）是指脑底部或脑表面血管破裂后，血液流入蛛网膜下腔引起相应临床症状的一种脑卒中，又称为原发性蛛网膜下腔出血。

2. 流行病学

蛛网膜下腔出血虽然只占卒中的 5%，但由于该病的发病年龄较轻，在所有卒中造成的减寿中，它占了 1/4 以上。在所有蛛网膜下腔出血中，85%的蛛网膜下腔出血是动脉瘤破裂引起的，另外还有 10%的蛛网膜下腔出血是非动脉瘤性中脑周围出血，这种出血相对较好。还有 5%是由一些少见的原因引起。动脉瘤性蛛网膜下腔出血的死亡率为 50%；大约有 10%到 15%的蛛网膜下腔出血的病人死在家中或转运的途中。再出血是最大的危险，所以首要的目的是闭塞动脉瘤。病人入院时一般情况较差，可能由多种原因造成，包括最初的出血、再出血形成血肿、急性脑积水或大面积的脑缺血，这些并发症都是可治的。

吸烟、高血压、酗酒是SAH最重要的危险因素。家族易感性是一个重要但不可改变的危险因素，有5%～20%的蛛网膜下腔出血的病人有阳性家族史。这类病人一级亲属中出现动脉瘤的风险较一般人群增加3～7倍，而二级亲属中，发病风险与一般人群的基本一样。蛛网膜下腔出血还与特定的遗传性结缔组织病有关，但这部分病人只占所有SAH的一小部分。常染色体显性遗传性多囊肾病（ADPKD）是与SAH有关的最常见的遗传性疾病，但仅有2%的SAH病人合并该病。其他与SAH有关的遗传性或先天性疾病还有Ehlers-Danlos病Ⅳ型、多发性神经纤维瘤1型及Marfan综合征。

3. 发病机制

能引起蛛网膜下腔出血的病因很多，在治疗上有较大的差异。

（1）颅内动脉瘤　大约85%的蛛网膜下腔出血是由脑基底部囊状动脉瘤引起的。这类动脉瘤不是先天就有的，而是后天形成的。在某些个别的病例身上，动脉瘤有其特殊的病因，例如创伤、感染或结缔组织病。囊状动脉瘤多发生在动脉分叉处，通常位于脑底面，所以动脉瘤不是在Wills环本身，就是位于Wills环附近的分叉部位。大多数颅内动脉瘤不会破裂。随着动脉瘤的增大，破裂的风险也增加，但临床上常见的绝大多数破裂的动脉瘤较小，尤其是小于1cm；对此的解释是90%的动脉瘤较小，在这么多动脉瘤中，只要有一小部分发生破裂，其数量就会远远超过体积大的动脉瘤。对于蛛网膜下腔出血来说，可改变的危险因素包括高血压、吸烟、酗酒。它们可使局部的动脉内膜增厚，一旦出现这种改变，动脉壁内膜就变得没有弹性了，而仍有弹性的部分的张力就会增加，动脉瘤就形成了。同时人们还发现远离动脉瘤的动脉壁出现细胞外基质的结构蛋白异常。上述危险因素可使发病风险增加一倍。2/3

的病人有这些可改变的危险因素，而基因因素只占 1/10。在有阳性蛛网膜下腔出血家族史的病人，患病的平均年龄要比散发病例早。然而，由于家族性蛛网膜下腔出血只占 10%，所以体积大的、多发的动脉瘤更多地出现在散发病例中。在家族性蛛网膜下腔出血的病人之中，基因是很重要的因素。虽然对候选基因的认识还很不够，但可以确定的是，这其中包括了编码细胞外基质的基因。在常染色体显性多囊肾病的病人中，颅内动脉瘤出现的机会大约为 10%，但是这一部分病人只占所有蛛网膜下腔出血病人总数的 1%。虽然动脉跨壁压突然增大是动脉瘤破裂的重要原因，但引起动脉瘤破裂的因素是很复杂的。据报道在膜下出血之前有 20%的病人存在过度用力（如剧烈体力活动、性交等），但没有证据表明它们是必要条件。

（2）非动脉瘤性中脑周围出血（PNSH） 临床常见的 SAH 病因。这种蛛网膜下腔出血的危害性相对于动脉瘤性的来说要小，目前出血原因尚不十分清楚，据推测是中脑周围的小静脉破裂所致出血。出血一般集中于中脑周围的脑池中。通常情况下，出血的中心位于中脑或脑桥的前面，但是有些病人的血局限于四叠体池。该类出血不会扩展到外侧裂，也不会扩展到纵裂的前部。某些情况下，血液会沉积在脑室系统，但是仅有脑室内出血或出血扩展到脑实质提示存在其他原因。确定该病因一是根据 CT 显示血液在蛛网膜下腔中的分布情况，二是血管造影（DSA）没有发现动脉瘤。值得我们注意的是：中脑周围出血并非全都是非动脉瘤性中脑周围出血，大约每 20 到 40 个此类病人中就有一个是基底动脉或椎动脉的动脉瘤破裂。高质量的 CT 血管造影有助于排除这种情况。CT 对诊断有较重要的意义，当血管造影没有发现动脉瘤，而 CT 显示的出血范围超过了上述范围，就要高度警惕动脉瘤的存在，可以加做 CT 血管造影（CTA），或在患者病情稳定后再次复查 DSA，若还没有发现动脉瘤，就可以基本排除存在动脉瘤的可能。有研究表明，第二次造影的阳性率比第三次的要高，也就是说，再进行血管造影的意义也不大了。

与动脉瘤性蛛网膜下腔出血相比，这类出血“突然”发生的头痛往往是逐渐加重的（在数分钟之内而非数秒内），并且病人在入院时一般是清醒的，少数病人有轻微的失定向。目前尚无肯定的证据表明该类出血会引起迟发性脑缺血。只有脑积水是早期并发症。引起出血的原因尚不明确。由于患者预后良好，所以很少能获得尸检结果进行病因学研究。临床症状轻微、头颅 CT 上发现血液沉积较局限，脑血管造影正常都不支持存在动脉瘤，事实上，这种出血不支持所有的动脉源性的出血。相反，脑桥前或脚间池的静脉破裂可能是出血来源。另一个支持该理论的间接证据是这部分病人的中脑周围静脉经常直接注入硬脑膜窦，而不是 Galen 静脉，这也可以起到病因提示作用。

（3）动脉夹层　虽然不是主要病因，但在临床工作中还是要考虑到的。一般来说在颈动脉系统发生夹层的机会大于椎基底动脉系统，但是由动脉夹层所引起的 SAH 绝大多数发生于椎动脉。目前尚无关于动脉夹层在所有 SAH 病因中所占比例的数据。椎动脉夹层造成的 SAH 伴随的神经功能缺损主要是舌咽神经及迷走神经的麻痹（外膜下夹层）或 Wallenberg 综合征。有 30%～70%的病人会出现再出血。再出血的时间短则数小时，长则几星期。大约一半的此类再出血会导致死亡。与椎动脉夹层相比，颈内动脉颅内段或其分支的夹层引起的 SAH 要少见的多。主要累及颈内动脉末端、大脑中动脉及大脑前动脉。

（4）脑内动静脉畸形（AVM）　脑凸面的蛛网膜下腔出血可能是由脑表面的 AVM 引起的，但是只有不到 5%AVM 破裂的积血仅局限在蛛网膜下腔之中。由于 AVM 内的血流量大，对动脉壁产生较大的张力，所以大约 10%～20%的 AVM 供血动脉会出现囊状动脉瘤。这部分病人一旦发生出血，往往是由于动脉瘤破裂，只有少数情况是由血管畸形本身所引起。所以破裂动脉瘤所在的位置不是典型的囊状动脉的位置（位于 Willis 环），并且出血更多破入脑实质，而不是蛛网膜下腔。

（5）脓毒性动脉瘤　感染组织碎片通过血流可以进入脑内动脉

壁，引起动脉瘤性扩张。过去所说的“真菌性动脉瘤”仅指真菌感染后引起的动脉瘤，但这一概念应该停止使用；细菌性心内膜炎造成的脓毒性动脉瘤较曲霉菌性动脉瘤更加常见。大多数感染性心内膜炎造成的卒中是出血性脑梗死或脑实质出血，而不是SAH。感染性心内膜炎引起的动脉瘤大多位于大脑中动脉分支的远端，但是仍有10%位于动脉近端。大多数情况下脓毒性动脉瘤引起脑内血肿，但是还可在CT上表现为脑基底部出血，非常类似于囊状动脉瘤破裂。此类动脉瘤也会发生再出血。一般情况下，病人先出现感染性心瓣膜炎的临床症状及体征，再出现SAH，但也有以脓毒性动脉瘤破裂为最初表现的感染性心内膜炎。可以使用外科手术夹闭或介入方法处理脓毒性动脉瘤，也有通过足量的抗生素进行治疗的报道。

（6）垂体卒中　垂体肿瘤引起组织坏死时累及垂体动脉，会引起动脉性出血。有一些因素参与垂体肿瘤的出血性梗死，例如，妊娠、颅内压增高、抗凝治疗、血管造影以及应用促性腺激素释放激素。垂体卒中的最初表现是突发的严重头痛，伴或不伴恶心、呕吐、颈强直或意识水平下降。垂体卒中的特征性表现是突发的视力下降。由于出血会压迫海绵窦内的动眼、滑车及展神经，所以大多数病人还会出现眼球运动障碍。头颅CT或MRI可以发现出血来自垂体窝，并且还可发现大部分垂体腺瘤。

（7）其他　其他少见病因还有：可卡因滥用、使用抗凝药物、链状细胞病、CNS表面铁沉着症，以及无法确定病因的SAH。

【临床表现】

突发头痛是蛛网膜下腔出血最有特征的临床症状，还有颈强、颈部疼痛、畏光、恶心、呕吐、意识丧失及痫性发作。虽然动脉瘤破裂多发生在运动或用力时，但实际上SAH可在任何情况下发生，包括睡眠。SAH的最初误诊率高达15%，所以那些症状轻微的患者的风险最大。

迅速识别和诊断SAH是非常重要的。SAH患者的最初临床评价包括：年龄、起病形式、发作的时间、发病时的症状及其他危险因素。

【辅助检查】

在气道、呼吸、循环及生命体征评价之后，查体应着重意识水平和神经功能缺损程度的评价。影像学检查是急诊评价的重要内容。可选择的检查手段有：CT、MRI、DSA。

(1) CT　怀疑蛛网膜下腔出血时首先要行头颅 CT 检查，基底池中会出现广泛的高密度影。是否能发现出血依赖于蛛网膜下腔中的血量、检查距离发病的时间、仪器的分辨率及影像科医师的技术。发病第一天，CT 可以发现 95%以上 SAH 患者蛛网膜下腔中有血液沉积，但是在接下来的几天中，随着脑脊液循环，血液被清除，阳性率逐渐降低。颅内动脉瘤破裂造成的出血可能不仅仅局限在蛛网膜池中，它们还可能在脑实质中、脑室中破裂，有时还会出现在硬膜下隙。出血的模式通常提示动脉瘤的位置，但有时并不准确。同是颅内血肿，其位置也可提示裂破动脉瘤的位置，这比单纯依赖出血位于蛛网膜池中的位置来判断更加准确。有时 CT 也会得出假阳性结果，尤其是弥漫性脑水肿的病人。这是因为脑水肿时蛛网膜下腔中的血管充血可造成蛛网膜下腔高密度影。由于少量的蛛网膜下腔中的血液很易被忽视，所以应该仔细阅读 CT 片。即使仔细阅片后仍然没有发现血液，也不能排除动脉瘤性 SAH。就算在出血后 12 小时之内进行检查，使用先进的 CT 设备，仍有 2%的假阴性。

(2) 腰穿　腰穿仍然是对那些有明确病史，但脑影像学检查阴性时必不可少的排除性检查。不能匆忙决定进行腰穿，也不能在不了解病情的情况下进行。一小部分病人（约 3%）出现突然头痛，但是 12 小时之内的头 CT 扫描正常，这部分病人脑脊液中可检出血红蛋白，随后的脑血管造影可明确诊断。因此，对任何突然出现头痛，而 CT 扫描正常的病人，应进行腰穿查脑脊液及测压。一旦决定进行腰穿，第一条规则就是至少要等到发病后 6 小时（最好 12 小时）进行。这是因为，如果过早采集脑脊液，就会得到血性脑脊液，很难区分这些血是真正由蛛网膜下腔出血引起的，还是由穿刺损伤造成的。如果是蛛网膜下腔出血，在这段时间内脑脊液中的红细胞会降解生成胆红素。脑脊液阳性结果可持续至少两周。三管试验（连续留取的脑脊液中红细胞的数量逐渐下降）是不可靠的。血性脑脊液留取后要立即离心，否则在试管中氧合血红蛋白会继续形成。

如果脑脊液清澈透明，就应该测定压力，这是因为突发头痛可能是颅内静脉血栓形成造成的。相反，脑脊液压力低说明存在自发性低颅压。因为脑膜炎（尤其是肺炎球菌脑膜炎）也可以表现为急性发病，所以即使脑脊液清澈，也应该进行细菌培养。如果上清液是黄色的，蛛网膜下腔出血的诊断基本可以成立了。分光光度计法对 CT 阴性的可疑 SAH 的敏感性及特异性并不是很高，不足以作为确诊性诊断方法，但它仍旧是目前可用的最佳方法。

（3）MRI　由于 CT 对于疑似蛛网膜下腔出血诊断的实用性及可操作性较高，所以很少有关于急性期使用 MRI 的研究。MRI 的操作不如 CT 方便，并且躁动的病人如果不接受麻醉，不能接受 MRI 检查，这都限制了 MRI 应用于 SAH。然而，有限的数据表明在发病最初的数小时及数天内，质子像及 FLAIR 像与 CT 一样敏感。并且，在 SAH 发病几天到 40 天时，MRI 发现血液的阳性率要优于 CT，此时，FLAIR 像及 T2 像成为最敏感的检查技术。

（4）血管造影（DSA）　DSA 不仅可以发现蛛网膜下腔出血病人颅内一个或多个动脉瘤，还可以帮助确定动脉瘤与临近动脉之间的解剖位置关系，有助于选择最佳治疗方案（填塞或夹闭）。对蛛网膜下腔出血的患者中，应当进行选择性脑血管造影，以明确动脉瘤的存在和解剖特点。

发现动脉瘤的金标准是传统的血管造影（DSA），但是这项检查耗时且有创。研究发现 SAH 病人接受导管造影后的近期或远期并发症的发生率为 1.8%，术中动脉瘤再破裂的风险为 1%～2%。动脉造影后 6 小时内的破裂发生率为 5%。

由于血管痉挛是 SAH 的严重并发症之一，且出血后 3～5 天开始出现，6～8 天达到高峰，持续 2～3 周，所以我们提倡 3 天之内进行血管造影检查，尽早发现并及时处理动脉瘤。这样做的好处不仅是为了早期处理动脉瘤，防止再出血的发生，同时在成功闭塞动脉瘤后，可以给予患者适度的扩容治疗，更为重要的是，严重血管痉挛可能使载瘤动脉显影不清，造影假阴性结果。

（5）其他的影像学检查　MR 血管造影（MRA）及 CT 血管造影（CTA）也用于 SAH 的临床评价。MRA 比较安全，但由于急性期的病人通常比较躁动或需要重症监护，所以急性期并不合适。研究表明 MRA 发现病人至少 1 个动脉瘤的敏感性为 69%～100%。

CT 血管造影（CTA）是以螺旋 CT 技术为基础的。普通平扫 CT 确立 SAH 诊断后，就可立即获得 CTA。由于不需要使用动脉内导管技术，检查的创伤是很小的。与 MRA 相比，CTA 检查具有放射性，需要注射碘造影剂进行增强，但对那些病情危重的病人来说，该检查更易进行。数据在 1 分钟之内即可获得，经过后处理技术，可以产生类似血管造影的图像。最实用的技术是电影轴位显像加兴趣区的 MIP（最大强度投射）。另外，由 CTA 获得的 MIP 可以在计算机屏幕上，在不同角度进行转动，这一点较传统血管造影有很大优势。CTA 的敏感性（与导管造影相比）为 85%～98%。另一方面，由于成像原理不同，CTA 还可发现传统血管造影所不能发现的动脉瘤。CTA 越来越多地被用于发现破裂的动脉瘤，它已成为一项成熟的检查技术。毫无疑问，导管造影术仍然是术前评价脑动脉瘤的方法，CTA 及 MRA 仍然在不断改进。此外，对于 CT 上提示为后循环动脉瘤出血的病人，必须对两侧椎动脉造影后才能排除非动脉瘤，这是因为仅仅进行单侧椎动脉造影可能会漏掉小脑前下动脉或其他椎动脉分支上的动脉瘤。对可疑动脉瘤处进行三维成像（3D）可以发现常规方法不能发现的动脉瘤。当传统的血管造影不能及时进行时，可以考虑 MRA 和 CTA。

（6）蛛网膜下腔出血的实验室检查　SAH 患者的常规实验室检查包括：血常规、电解质、BUN、肌酐、血糖、凝血功能、心电图等。

【诊断和鉴别诊断】

根据突然发生的剧烈头痛、呕吐、脑膜刺激征阳性及头颅 CT 相应改变可诊断蛛网膜下腔出血。如果 CT 未发现异常或没有条件进行 CT 检查时，可根据临床表现结合腰穿 CSF 呈均匀一致血性、压力增高等特点考虑蛛网膜下腔出血的诊断。

确定蛛网膜下腔出血的诊断后，应进一步进行病因诊断，例如安排 DSA、MRI、MRA 和血液检查，以便进行病因治疗。在前述病理生理部分介绍了蛛网膜下腔出血的各种病因，应在明确蛛网膜下腔出血的基础上进一步进行病因鉴别，为后面的对因治疗提供依据。

蛛网膜下腔出血除了和其他脑卒中鉴别外，主要应与脑膜炎相鉴别。脑膜炎症也可出现头痛、呕吐和脑膜刺激征。尤其是 SAH 发病后 1～2 周，脑脊液黄变，白细胞增多，因吸收热体温可高于正常，更应与脑膜炎，尤其是结核性脑膜炎相鉴别。鉴别要点是脑膜炎发病不如 SAH 急骤，病初既有发热，脑脊液有相应的感染表现，头颅 CT 无 SAH。

【治疗】

1. 蛛网膜下腔出血的治疗总原则

表 1-4-1　动脉瘤性蛛网膜下腔出血的护理及一般内科治疗推荐

护理
连续观察（格拉斯哥昏迷评分 GCS，体温，ECG 监测，瞳孔，局灶性神经功能缺损）
血压
除非血压极高，否则不要处理高血压。极高血压的界定要根据病人的个体情况来界定，考虑病人年龄、SAH 发生之前的血压水平及心脏情况
液体及电解质
建立静脉通道

续表

输液量从 3L/d 开始（0.9%等张生理盐水）
放置导尿管
发热时适当补充液体，维持正常血容量
每天至少查一次电解质、血糖及白细胞计数
疼痛
扑热息痛（对乙酰氨基酚）500mg 每 3～4 小时一次；在动脉瘤处理之前避免使用阿司匹林
对于严重疼痛，可使用可待因等药物
预防深静脉血栓形成及肺栓塞
弹力袜或气囊间歇压迫装置，或两者联合使用

2. SAH 病人的特殊治疗

治疗项目	证据水平
预防再出血	
抗纤溶药物	系统综述及另外一个临床试验发现该药可降低再出血风险，但不能改善临床结局
预防继发性脑缺血	?
尼莫地平	系统综述表明可以改善临床结局
硫酸镁	系统综述表明有改善临床结局的倾向
抗栓治疗	系统综述表明有改善临床结局的倾向，但可导致更多的出血性并发症
他汀类药物	两个小样板 RCT 表明该治疗对治疗中期结局有较好影响，但没有大样本 RCT
腰穿脑脊液引流	没有 RCT 进行

续表

治疗项目	证据水平
脑池内注射纤溶药物	两个小样本 RCT 发现其对治疗中期结局有较好影响，但不能改善临床结局
治疗继发性缺血	
诱导性高血压	没有 RCT 进行；只有病例报告及观察性研究，得出了相反的结论
扩容	没有 RCT；只有病例报告及观察性研究，得出了相反的结论
经皮腔内血管成形术	
其他并发症治疗	
抗癫痫药物	没有证据表明预防性抗癫痫治疗可以降低癫痫的发生率或改善病人结局。观察性试验表明抗癫痫治疗的结局更差
皮质类固醇激素	几个小样本 RCT 没能发现其可改善临床结局，但其可增加高血糖的风险
低分子肝素/肝素类似物	RCT 没能显示该治疗可改善总体结局，但其可增加颅内出血并发症的风险

3. 蛛网膜下腔出血的急诊治疗流程

（1）CT 或腰穿明确蛛网膜下腔出血。

（2）若距离发病小于 72 小时，可进入急诊蛛网膜下腔出血绿色通道，尽快完成 DSA 检查，明确蛛网膜下腔出血的病因。若发现动脉瘤，明确动脉瘤位置、大小、瘤颈等，由神经介入科医师和神经外科医师共同评价该患者适合的术式，结合家属和患者的意见选择处理方式。

（3）如果患者适合进行动脉瘤填塞术，接受该手术，且一般情况较好，可在全脑血管造影术后立即进行动脉瘤填塞术。如果患者不适合接受动脉瘤填塞术，且一般情况较好，可尽快行神经外科开颅手术。动脉瘤填塞术或开颅术应在明确诊断后尽快进行，选择在72小时内实施手术的主要原因是防止血管痉挛和降低再出血风险。研究表明，发病后3～5天开始出现血管痉挛。脑血管痉挛不但会导致患者神经功能恶化，还会影响血管造影的诊断，载瘤动脉痉挛会导致瘤体充盈不良，造成假阴性结果。另外，早期闭塞动脉瘤，可有效防止再出血发生，医师可停用止血药物，进行更为积极的液体治疗，也有利于血管痉挛的防治。

（4）对于两种术式都适合的患者，最新指南认为血管内介入治疗更好。

（5）尽管过去的研究显示，蛛网膜下腔出血后早期手术与晚期手术相比，总的结局并无差异，但早期治疗减少蛛网膜下腔出血后再出血的风险，新方法有可能增加早期动脉瘤治疗的有效性。动脉瘤的早期治疗是正确的。

（6）不完全闭塞的动脉瘤仍有再出血的可能，所以不论是选用何种手术，都应复查造影，明确动脉瘤闭塞情况，一旦发现不全闭塞，应及时手术处理。

4. 一般内科治疗

（1）血压：在出血发生的最初几天，血压通常是升高的，这种情况在临床状况较差的病人尤为常见。目前对此的解释为：暂时克服增高的颅内压、保持脑血流量的调节机制。人们依然缺乏针对SAH后血压增高最佳治疗方案的证据。过于积极的降低血压可能会造成失去自动调节血流能力脑组织的缺血损伤。但是，如果动脉瘤未得到处理，血压持续增高，又使再出血的风险增高。目前人们采取的治疗策略是避免使用降压药物，增加液体入量以降低脑梗死的风险。

除非血压极高，应避免治疗高血压。由于每个病人的个体因素不同（年龄、先前血压及心脏情况），对“极”高血压没有既定的定义。平均动脉压得到适度降低（如降低25%）的做法是比较合理的。在降低血压之前，要看看病人的疼痛是否已得到处理：许多病人的血压可在适度镇痛后出现下降。

(2) 液体管理：为了避免发生脑缺血，SAH 后的液体管理应避免血浆容量的减少。虽然目前证据并不充分，但除非有心力衰竭等禁忌证，每天给等张生理盐水 2.5～3.5L 比较合适。若病人通过胃肠获得营养液，通过静脉入液量就该相应减少。发热的病人液体量应适度增加。通常可留置导尿管以准确计算液体平衡情况。

(3) 低钠血症：SAH 后可出现高钠血症或低钠血症，低钠血症更为常见。大多数情况下低钠血症是由尿钠排出过多或脑耗盐综合征导致的，低钠血症往往会导致血容量减低，从而增加继发性脑缺血的风险。纠正 SAH 后的低钠血症实际上是纠正血容量不足。急性症状性低钠血症很少见，通常需要紧急使用高张盐水（1.8% 或甚至 3%）。虽然对于慢性低钠及酒精、营养不良、肾衰竭或肝衰竭、器官移植引起的低钠，快速纠正低钠血症可能导致脑桥中央髓鞘溶解症，但是高张盐水治疗 SAH 后低钠血症是还是比较安全的。生理盐水（0.9%；钠浓度为 150mmol/L）会引起负液平衡或尿钠过多的病人出现低血钠。

由于肾上腺皮质激素的作用（作用于远端小管，导致钠重吸收），所以理论上，氟氢化可的松可以防止负钠平衡、低血容量，进而预防缺血并发症。但目前研究不足以支持对 SAH 病人常规使用氟氢化可的松或氢化可的松。

(4) 高血糖：高血糖的定义是血糖浓度＞11.1mmol/L，有 1/3的病人会出现高血糖。血糖增高与病人入院时临床情况较差有关。高血糖是预后较差独立的危险因素，但纠正高血糖能否改善病人结局仍不明确。

(5) 镇痛药：通常可使用对乙酰氨基酚（扑热息痛）之类效果缓和的镇痛药物处理头痛；对于出血性疾病引起的头痛尽量避免使用水杨酸类药物，这类病人可能要接受神经外科开颅夹闭术或脑室内引流术。如果疼痛严重，需要加用可待因，甚至还需要使用合成阿片制剂（如曲马朵）缓解疼痛。

(6) 发热：患者在发病最初的几个小时通常会有轻度发热（不

超过 38.5℃），这可能是由于蛛网膜下腔内炎症反应所致，患者的心率基本是正常的。入院时临床状况较差的患者及脑室内积血的患者更容易出现发热。发热是结局较差独立的危险因素。若体温超过 38.5℃或脉搏相应增高，应考虑感染。白细胞数增高不能区分感染或非感染性发热。

（7）静脉血栓栓塞：大约 4%的动脉瘤性蛛网膜下腔出血的病人会发生深静脉血栓形成（DVT）。皮下注射低分子肝素或肝素类似物可预防 DVT，但是抗凝剂不仅仅作用于静脉系统，还可影响动脉系统。由于低分子肝素类似物可增加颅内出血风险，使用弹力袜是预防 SAH 病人 DVT 不错的方法，但该方法缺乏随机临床试验支持。然而，加压弹力袜必须根据病人实际情况应用才有效。可以使用气囊对腿部静脉进行间歇加压预防 DVT，患者能够较好地耐受该类装置，同时也便于护理人员操作。联合使用气囊间歇加压装置和弹力袜可能对于治疗 SAH 病人也更加有优势。

（8）抗癫痫药物：是否预防性应用抗癫痫药物尚存争议。大约有 7%的病人在发病初发生痫性发作，但是痫性发作对病人预后的影响还不明确。另有 10%的病人在疾病最初的几周发生癫痫，以抽动为主的癫痫发作的发生率为 0.2%。有 8%的昏迷病人会发生无肢体抽动的癫痫发作，但是选择 EEG 作为指标本身过高估计了癫痫发生率。是否对所有病人或昏迷病人进行连续 EEG 监测尚未得出确切结论。连续记录的 EEG 花费很高，工作量大，也很容易出现误判。开颅术增加了痫性发作的风险，但目前的研究没能证实抗癫痫药能降低癫痫发生率或死亡率。由于缺乏预防性抗癫痫药物的证据，以及该类药物可能造成的不良反应，目前不支持将抗癫痫药物作为预防治疗。

（9）心肺功能不全的治疗：即使入院时情况较好，患者还是有可能在出血发生的几个小时内发生肺水肿和心功能不全。心功能不全也可加重肺水肿。患者在急诊室或入院后很短时间内可出现低氧血症及低血压，导致意识水平的迅速下降。若患者在普通病房出现肺水肿及心室功能不全，应立即将其转入重症监护病房，进行机械通气，使用心脏正性肌力药物。是否进行呼吸末正压通气尚存争议。

5. 预防再出血

未处理的破裂动脉瘤中，最初 24 小时内至少有 3%～4%的再出血风险——这一风险有可能更高——有很高的比例在初次发病后立即发生（2～12 小时内）。此后再出血风险第一个月是每日 1%～2%，3 个月后的长期风险是每年 3%。因此，在怀疑蛛网膜下腔出血时，建议给予紧急评估，治疗预防再出血的根本方法是尽早闭塞责任动脉瘤（神外开颅夹闭术或介入动脉瘤填塞术）。其他还有一些方法：

（1）抗纤溶药物：氨甲环酸及 6 -氨基己酸是最常使用的两种抗纤溶药物。研究表明抗纤溶药物的确降低了再出血的风险（OR 0.59，95%CI 0.42～0.81），但不能影响总体死亡率（OR 0.99，95%CI 0.79～1.24），也不能降低不良结局发生率（死亡、植物状态或严重残疾，OR 1.12，95%CI 0.88～1.43）。对此的解释是虽然抗纤溶药物可降低再出血率，但缺血事件的风险增加了。尽管较早的研究认为，抗纤溶剂的总效应是阴性的，但新近的证据提示，发病后短时间内进行抗纤溶剂疗，在早期处理动脉瘤后，停用抗纤溶剂，预防低血容量和血管痉挛。但这种方法的正确性需要进一步探讨。此外，在某些特殊情况下也可以考虑用抗纤溶剂预防再出血，如患者的血管痉挛的风险低和/或不得不推迟手术。

（2）重组活化凝血因子$Ⅶ_a$：理论上说，激活的凝血因子有防止再出血的作用。但目前的证据不支持使用该药。

6. 预防继发性脑缺血

与颅外或颅内动脉闭塞导致的缺血性脑卒中不同，SAH 后的脑缺血或脑梗死往往不局限于单一动脉或其分支的分布区。由于脑血管痉挛的高峰是从发病第 5 天至第 14 天，与继发性脑缺血的时间相一致，脑血管痉挛导致弥漫性脑缺血，会产生局灶或弥散性临床症状，并且 CT 及实践也会发现多发性缺血灶，所以目前认为脑血管痉挛是继发性脑缺血的主要原因。

（1）钙拮抗剂：目前的证据表明钙拮抗剂可降低继发性脑缺血的发生率，并且有改善病死率的趋势。临床试验中主要使用的尼莫地平用法（60mg 口服，q4h，连用 3 周）成为目前动脉瘤性 SAH 病人的标准治疗。若病人不能吞咽，就应将尼莫地平药片碾碎后使用生理盐水通过鼻导管冲入胃中。药品制造商更加支持使用静脉尼莫地平，但这种方法较贵，且目前没有证据支持这种用法。除此之外，静脉应用尼卡地平不能改善病人预后。在神外开颅夹闭术的同时，可将钙拮抗剂注入蛛网膜下腔，但是这种用法的有效性还有待证实。

（2）硫酸镁：超过 50%的 SAH 病人有低镁血症，这与继发性脑缺血及不良结局有关。镁离子同时是电压依赖性钙通道的非竞争性拮抗剂，并且对脑动脉有扩张作用。目前仅有一个试验对静脉使用尼莫地平及硫酸镁进行了比较，没有发现两者在预防继发性脑缺血方面有差异，但是该试验的样本量太小（104 名病人），没能得出有意义的结论。

（3）阿司匹林及其他抗栓药物：几个研究发现血小板在蛛网膜下腔出血后 3 天时被激活。得出该结论的依据是血栓烷 B2 水平增高，它是血栓烷 A2 稳定的代谢产物，而血栓烷 A2 可促进血小板激活及血管收缩。但目前的数据表明抗栓药物不能显著降低继发脑出血的发生率及不良预后，且有增加颅内出血的风险，故不推荐使用抗血小板药物。

（4）他汀类药物：HMG-CoA 还原酶抑制剂（他汀类药物）目前主要应用于降低低密度脂蛋白胆固醇水平，但是它们同时有抗炎、免疫调节、抗血栓作用，并可作用于血管。目前他汀类药物用于 SAH 的证据还非常有限，但一个大样本的随机临床试验正在英国进行。

（5）腰穿置管外引流术及纤维溶解药物注射：这些治疗措施验证了脑血管痉挛增加继发性脑缺血以及外渗血液造成血管痉挛的假设。由于目前没有随机临床试验，不推荐将该治疗作为临床推荐。

在脑池内注射纤维溶解药物来去除蛛网膜下腔内血液是一种积

极的方法。使用微导管通过腰穿口置入，将尿激酶注入小脑延髓池。该方法可显著降低临床血管痉挛（首要结局，临床症状的恶化包括血管造影证实的血管痉挛）。患者的临床结局较好，但死亡率没有下降。在这种治疗方法作为临床常规之前，需要样本量更大的研究将总体临床结局作为首要结局进行衡量。

7. 治疗继发性脑缺血

（1）诱导高血压及扩容：高血容量（增加循环血浆量）、诱导产生动脉高血压、血液稀释。基本原理：通过增加血容量来增加心输出量，这样可以提高动脉血压，从而增加缺血区域的脑血流量（cerebral blood flow，CBF）。增加局部血量流量的方法是提高脑组织血液灌注量或降低血液黏滞度。如果进行积极的输液治疗时出现并发症，就应该使用肺动脉导管进行监测。有时仅通过扩容就可以达到提高血压的目的，但为了达到目标血压，还需要使用血管活性药物（如多巴胺或去氧肾上腺素）。血液稀释是指将血细胞比容控制到30%～35%之间。

从35年以前第一个观察性研究发表以来，有关诱导性高血压的随机临床试验仍然很少，但是根据病例报告及非对照研究的数据，许多内科医师对患者进行诱导性高血压及扩容，并且发现病人的病情出现好转。

对蛛网膜下腔出血病人可早期进行静脉内液体治疗，预防血容量不足及脑耗盐综合征。临床实践中，可联合使用晶体液及胶体液。在动脉瘤夹闭之前，血容量的扩充、血液的稀释以及血压的升高要谨慎，要避免血压过度增高，降低再出血的风险。动脉瘤夹闭后就可以积极进行三高治疗了。一般情况下，最先使用生理盐水（0.9%氯化钠，140ml/h），根据病人的尿量调节输液速度。如果病人入院时血细胞压积在40%以下，就应该使用5%的白蛋白500ml，注射时间不少于4h。

对于目标血压值仍存在争议，其确定必须充分考虑病人的基础血压值。既往没有高血压的病人，收缩压要控制在110mmHg以下；对于基础血压就高的病人，收缩压最高值应比基础水平低

20%。这种血压要一直维持到动脉瘤被处理之后。对血压的严格控制可预防再出血。

当然，"三高治疗"有其并发症。颅内并发症：加重脑水肿、增加颅内压、动脉瘤再次出血。颅外并发症：肺水肿的发生率为17%，尤其是使用较多晶体液进行扩容；稀释性低钠血症（Na<135mmol/L）发生率为3%；心肌梗死的发生率为2%。

（2）经皮腔内血管成形术及血管扩张药物：即便是已经闭塞动脉瘤，经皮腔内血管成形术中血管破裂的发生率约为1%，其他并发症（如高灌注损伤）的发生率约为4%。综合考虑上述风险、高花费以及缺乏对照组这些问题，目前经皮腔内血管成形术应该作为一种严格控制的试验性治疗措施。

对于不设对照组的超选择动脉内注射药物可以改善病人预后的结果也应采取同样的谨慎态度。罂粟碱的使用已成为一种常用的治疗该病的药物，但不是所有研究结果都支持使用该药。动脉内注射米利酮、维拉帕米或尼卡地平也可用于扩张血管，但目前尚不肯定这些药物是否能改善病人的临床预后。

【预后】

从20世纪60年代开始，研究数据表明蛛网膜下腔出血的死亡率在32%～67%，平均为51%。存活下来的病人中有将近三分之一生活不能自理。即使生活可自理，也并不意味着病人预后就好。总而言之，SAH病人中只有一小部分真正的预后良好。

参考文献

[1] Naval N. S., Stevens R. D., Mirski M. A., et al. Controversies in the management of aneurysmal subarachnoid hemorrhage. Crit Care Med, 2006, 34: 511-524

[2] Suarez J. I., Tarr R. W., Selman W. R.. Aneurysmal Subarachnoid Hemorrhage. N Engl J Med, 2006, 354: 387-96.

[3] Johnston S. C., Higashida R. T., Barrow D. L.. Recommendations for the Endovascular Treatment of Intracranial Aneurysms: A Statement for Healthcare Professionals from the Committee on Cerebrovascular Imaging of

the American Heart Association Council on Cardiovascular Radiology. Stroke，2002，33；2536-2544.
[4] Jan van Gijn，Richard S Kerr，Gabriel J E Rinkel. Subarachnoid haemorrhage. Lancet，2007，369：306-318.
[5] Gabriel J. E. Rinkel. Medical management of patients with aneurismal subarachnoid haemorrhage. International Journal of Stroke，2008，3；193-204.
[6] Van Gijn，Gabrial J E Rinkel. Subarachnoid hemorrhage：diagnosis，causes and management. Brain，2004，124；249-278.
[7] Bederson J. B.，Connolly E. S.，Batjer H. H.. Guidelines for the Management of Aneurysmal Subarachnoid Hemorrhage. A Statement for Healthcare Professionals From a Special Writing Group of the Stroke Council，American Heart Association. Stroke，2009，40：0-0.
[8] 吴江．神经病学．北京：人民卫生出版社，2005

第五节　其他动脉性疾病

一、脑底异常血管网病

【疾病概述】

1. 定义

脑底异常血管网病又称烟雾病（moyamoya disease），是以脑血管造影发现双侧颈内动脉虹吸部及大脑前、中动脉起始部严重狭窄或闭塞，伴脑底异常血管网为特征的一种慢性脑血管闭塞性疾病。该病于 1955 年由日本学者最早报告，数年后日本官方将其命名为“特发性脑底动脉环闭塞症”，1969 年 Suzuki 和 Takaku 又根据脑血管造影时脑底部异常增生的血管网形成如吸烟时喷出一股烟雾（日语发音为 moyamoya），而将该病形象地称为“烟雾病”。

2. 流行病学

日本的研究报告，该病年发病率为 0.35/100 000，患病率为

3.16/100 000。烟雾病病例报告以日本最多，中国和亚洲其他国家次之。白种人和黑种人中均有发现，但病例数很少。

3. 发病机制

烟雾病属于先天性或后天获得性疾病仍存在争议。多年来，虽然对烟雾病的病因及发病机制进行了大量的研究，但是目前尚未取得明确的结果，只是找到了一些可能相关的因素，主要包括遗传因素，感染、炎症及免疫反应，细胞因子分泌异常，弹性蛋白堆积四个方面。

(1) 遗传因素

1) 流行病学研究：Moyamoya 病的发病存在显著的地区和种族差异，主要集中在亚洲地区的黄种人。流行病学显示，Moyamoya 病患者中约 6%～10%有家族史，同卵双胞胎同时罹患 Moyamoya 病的概率 80%，Moyamoya 病患者同胞及其后代罹患 Moyamoya 病的风险较一般人群分别要高 42 和 34 倍。这些都提示遗传因素在 Moyamoya 病的发病过程中起着极其重要的作用。

2) 基因定位研究：在流行病学基础上，国外学者研究了家族性 Moyamoya 病的相关基因，并初步定位了一些易感基因区域。根据基因定位方法的不同，基因定位研究可分为微卫星标记基因组扫描研究和单核苷酸多态性标记基因组扫描研究。

微卫星标记基因组扫描有两种方法，即候选基因定位基因组扫描和全基因组扫描。单核苷酸多态性是第三代遗传标志物，与微卫星标志物相比具有位点数目更多，分布更广，标记密度更高，稳定度更高，定位更精确，更易于进行自动化、规模化分析等诸多优点。利用该方法，2006 年 Kang 等以韩国人 Moyamoya 病家系为研究对象，结果提示 TIMP2 基因启动子 418 位点的 G/C 杂合子可能与家族性 Moyamoya 病的遗传易感性相关。

(2) 感染、炎症及免疫反应

1) 感染：研究发现，Moyamoya 病患者体内 EB 病毒 DNA 和病毒抗体的检出率明显高于正常人，提示 Moyamoya 病的发生可能与病毒或细菌感染相关。

2）炎症及免疫反应：到目前为止，针对免疫复合物、人白细胞抗原（HLA）、炎症细胞浸润、前列腺素-2（PGE-2）与白细胞介素（IL-1）等的相关研究均提示 Moyamoya 病的发生与头颈部血管的免疫损伤有关。

（3）细胞因子分泌异常

1）碱性成纤维细胞生长因子（bFGF）：国外学者的研究表明 Moyamoya 病患者颈内动脉末端增厚、狭窄部位 bFGF 染色呈强阳性，而且 Moyamoya 病患者的颞浅动脉、脑膜中动脉血管平滑肌细胞及内皮细胞上存在 bFGF 及其受体，染色结果均强于对照，提示 bFGF 可能在 Moyamoya 病形成过程中起着重要作用。

在 Moyamoya 病的发病机制中，bFGF 可能既刺激血管内皮细胞和血管平滑肌细胞增生，导致颈内动脉末端狭窄或闭塞，同时又刺激血管再生，促使颅底和皮层表面形成异常血管。这两种不同的作用可能与 bFGF 浓度的不同有关。bFGF 分布在神经细胞、神经胶质细胞、内皮细胞及血管平滑肌细胞中，可能有某些因素或物质刺激上述细胞分泌或释放 bFGF 进入脑脊液，首先聚集在颅底的脑池中。高浓度的 bFGF 侵入或渗透入血管壁，刺激颈内动脉血管平滑肌细胞增生，导致动脉管腔狭窄，随后脑脊液扩散至脑皮层表面的蛛网膜下腔，bFGF 的浓度下降，因此仅刺激硬膜与脑表面之间异常血管增生及颅底异常血管网形成。

2）转化生长因子（TGF）：Hojo 等发现，与脑动脉硬化患者及健康志愿者相比较，Moyamoya 病患者颞浅动脉平滑肌细胞中 TGF-β1 的表达及血清中 TGF-β1 水平均显著升高，而动脉硬化患者与正常对照组相比，上述两项指标均无显著差异。上述发现提示 TGF-β1 可能与 Moyamoya 病血管内膜增生及新生血管的形成有关。

3）血管内皮生长因子（VEGF）：日本学者发现 Moyamoya 病的血管内皮细胞和平滑肌细胞中均有 VEGF 的染色。由于 Willis 环进行性狭窄或闭塞，脑组织必然有一定程度的缺血、缺氧。缺氧是刺激 VEGF 表达上调的重要因素，而且可能是促使血管新生过程启动的始发因素。因此 Moyamoya 病形成过程中极有可能存在 VEGF 激发表达的因素。

4）血小板衍生生长因子（PDGF）：日本学者发现，与对照组比较 Moyamoya 病患者头皮动脉的平滑肌细胞对血清中 PDGF 的反应明显减低，进一步研究证实这是平滑肌细胞内 PDGF 受体数目减少所致，上述发现似乎与 Moyamoya 病内膜过度增生的病理改变相矛盾。Ross 等推测对 PDGF 及其他致分裂剂的反应降低导致了损伤的延迟修复，从而延长了内膜中平滑肌细胞与致分裂剂的接触时间，引起了缓慢、长期的增殖反应。Bauer 等在研究沃纳综合征时，报道了成纤维细胞对 PDGF 的类似反应。此外，Mari 等的报道称 PDGF 的两种二聚体 PDGF-AA 和 PDGF-BB 都可刺激 Moyamoya 病患者平滑肌细胞的移行，而且相关研究表明在动脉壁损伤修复晚期，平滑肌细胞移行及大量细胞外基质沉积较平滑肌细胞本身的复制更为重要。

5）弹性蛋白堆积：平滑肌细胞（SMCs）内大量弹性蛋白堆积是 Moyamoya 病重要的血管病理学标志之一。Yamamoto 等发现所有 Moyamoya 病患者体内分离出的 SMCs 内弹性蛋白及其 mRNA 的表达都比对照组高。进一步研究表明，在 TGF-β1（动脉 SMCs 内的一种可促进弹性蛋白表达的细胞因子）作用下，实验组 SMCs 弹性蛋白合成及基因转录的峰值比对照组明显增高。同时从静止期 Moyamoya 病患者提取的 SMCs，在培养液中分泌的 TGF-β1 水平比对照组患者也明显增高。这表明细胞外基质异常代谢所致的弹性蛋白 mRNA 大量表达及弹性蛋白大量沉积于血管内膜导致血管内膜增厚是 Moyamoya 病的病因之一。

目前认为 Moyamoya 病的发生是多种因素共同作用的结果。除 6％～10％的家族性 Moyamoya 病主要为遗传因素所致外，多数 Moyamoya 病的病因及发病机制可能为：在包括感染、炎症在内的多种刺激因素作用下，全身免疫系统发生某些异常变化，导致 Willis 血管在血流的冲击下其内膜增厚伴纤维增生及内弹力层重叠扭曲等，最终导致相关血管狭窄闭塞，并使颅内外潜在的代偿血管异常扩张增生。

4. 病理改变

Willis 环和其主要分支特别是颈内动脉末端和大脑前、中动脉变细、变硬，切面见管壁增厚、管腔狭窄或闭塞。动脉内膜明显增生，增生的细胞为平滑肌细胞，内弹力层高度迂曲、分层、断裂；中膜萎缩变薄，平滑肌细胞明显减少；外膜改变不明显。脑底可见 Willis 环发出过度生长和扩张的深穿动脉，卷曲并交织成网状，即异常血管网，这些血管管腔大小不等。在 Willis 环和其主要分支还可见血栓和动脉瘤。在疾病不同时期可出现脑梗死、脑内出血、蛛网膜下腔出血等各种病理改变。

【临床表现】

起病年龄范围 2～65 岁，以儿童和青少年多见。有 10～14 岁和 40 岁左右 2 个发病年龄高峰。临床症状和体征由脑血管事件所致，主要为缺血性和出血性两组症状。根据初发症状和频率，烟雾病的缺血型占 63.4%，出血型占 21.6%，癫痫占 7.6%，其他占 7.5%。

1. 缺血型 Moyamoya 病

儿童 Moyamoya 病患者多为缺血型，成人缺血型患者也不少见。最常见临床表现为头痛和短暂性脑缺血发作（TIA），TIA 的典型表现为交替性肢体无力，多在长时间哭闹或剧烈运动后发作，严重的可出现脑梗死。根据脑缺血部位不同，可随机、单独或同时出现运动、感觉、视力、语言障碍等临床表现。症状出现与否，主要与颅内供血动脉内膜增厚、管腔狭窄或闭塞导致血流减少的速度，代偿性侧支循环导致脑血流增加的速度以及脑组织代谢所需的血流量三者之间是否平衡有关。因此哭闹、吹奏乐器等过度换气动作引起脑血管收缩，或应激性情感反应、过度紧张等增加脑组织氧耗，均可引起缺血症状发作。

需要强调的是儿童 Moyamoya 病脑缺血症状虽然反复发作，但持续时间并不长，就医或入院时临床症状常完全消失，甚至没有任何不适，因此，一定要注意详细询问病史，应包括首次发作的年龄、发病频率、严重程度、缺血发作的特性、身体受累的部位、诱发因素、发作的时间与环境等，还应注意区分一些神经系统体征是新发的还是前次发作遗留的。儿童的某些症状如感觉异常、轻微头痛、视力变化易被家长忽视。

2. 出血型 Moyamoya 病

出血型 Moyamoya 病多见于成人，女性多于男性。出血量一般较少，出血部位常在脑室内及基底节周围，也有部分患者表现为蛛网膜下腔出血。根据出血量多少、出血部位不同，患者可有头痛、严重神经功能障碍或意识障碍等。脑室内出血患者经恰当的外引流，大部分可以恢复健康。35％的出血型 Moyamoya 病患者会再出血。再出血可发生在原位，也可发生在非原位，再出血是预后差的重要因素。

3. 其他症状类型 Moyamoya 病

Moyamoya 病因脑缺血损伤部位不同，也会有一些其他的首发症状如智力下降、精神障碍、癫痫、不随意运动、头晕、内分泌紊乱等。这些症状特征性不强，容易被误诊或漏诊。

【辅助检查】

脑底异常血管网病的实验室检查主要是感染、免疫等方面的检查，影像学检查主要有血管超声、CT、MRI 和 DSA 4 项。

1. 血管超声

随着经颅多普勒（transcranial Doppler，TCD）、彩色多普勒血流显像（color Doppler flow imaging，CDFI）及彩色多普勒能量图（color Doppler energy，CDE）血管超声技术广泛应用于临床，烟雾病的无创性诊断有了很大的进步。烟雾病最直观、最典型的 TCD 表现为血流方向不同、流速高低不等、频谱及声频异常杂乱的血流信号，且常是双侧的异常血流表现。TCD、CDFI、CDE 能实时动态观察颅底血管及血流动力学改变，CDFI 及 CDE 对狭窄处血流显示敏感，有助于判断血管闭塞与轻度狭窄，对烟雾病的诊断具有很高的应用价值又因其无创，患者易接受，较适用于烟雾病患者的筛选与随访复查。

能量多普勒技术（power Doppler，PD）是一种以单位面积下红细胞通过的数量和信号振幅大小进行成像的血流检测技术，目前PD技术对烟雾病的研究多集中在术后随访的评价方面。Perren等研究发现，经颅PD可以评价小儿烟雾病患者颅内外血管旁路移植术及血管成形术的效果。经颅PD在术后随访方面可作为脑血管造影有效且无创的替代。

2. CT和CTA

头颅CT是诊断脑血管疾病最常用的手段之一，了解Moyamoya病的头颅CT特点对于诊断Moyamoya病具有重要意义。Moyamoya病患者头颅CT平扫可无异常表现，也可表现为脑梗死或脑出血，其梗死、出血表现易与其他脑血管疾病混淆。故医师需仔细阅片，避免遗漏提示Moyamoya病的重要信息。

Moyamoya病脑梗死不同于动脉硬化导致的脑梗死，其特点是梗死多为皮层或皮层下、斑点状或蜂窝状低密度灶，并出现不同程度的脑室扩大及蛛网膜下腔增宽和脑萎缩；梗死灶可多发也可单发，其面积大小不一；梗死部位可位于“分水岭”区、大脑前、大脑中或大脑后动脉供血区、基底节区、丘脑区等，但不一定与大脑的主要动脉供血区域一致。而动脉硬化导致的脑梗死特点是低密度区的范围与闭塞血管供血区一致，同时累及灰质和白质，大小和形态与闭塞的血管有关。

Moyamoya病脑出血与其他类型脑出血在临床表现上难以区分，但是Moyamoya病脑出血发病年龄多为中年人，常表现为脑室内或脑室旁出血。高血压脑出血多见于50岁以上高血压患者，出血部位以基底节、丘脑居多，多呈肾形或类圆形。动静脉畸形出血一般位于脑皮质边缘，且常出现条索、团状钙化影。普通的动脉瘤出血多表现为相应部位的蛛网膜下腔出血或脑底动脉环附近的脑内血肿。

CTA不仅能够显示颈内动脉、椎动脉、基底动脉Willis环各血管的闭塞和狭窄及闭塞血管附近颅底异常增生血管网，而且能显示椎-基底动脉系统广泛性代偿性供血的增粗、增大、纡曲延长的侧支循环血管，还可通过不同角度旋转，显示病变血管与邻近骨性结构空间关系，为临床诊断提供更多的信息。但 CTA 显示末梢细小血管能力较差，且易受颅底骨质的影响对鞍区血管显示亦欠佳。CTA 可以作为诊断烟雾病重要检查手段。

3. MRI 和 MRA

头颅 MRI 除了能显示烟雾病患者颅内出血或缺血性病变外，还能观察到 T2 像血管流空信号的不连续或消失以及 T1 像上多发圆点或线状长 T1 异常信号，可以大致判断血管情况，为诊断起到良好的筛选作用。Fujiwara 等研究了 28 例烟雾病患者的 MR 图像后指出，在烟雾病患者头颅 MRI 的 FLAIR 序列上可见软脑膜高信号影“Ivy sign”，为 MRI 上诊断烟雾病非常有价值的征象。磁共振血管成像（MRA）的基本原理是利用血管中流动的血液与周围组织间存在显著的信号差异来显示血管情况。头颅 MRA 对烟雾病诊断的敏感度、特异度分别为 72%和 100%，MRA 和 MRI 联合应用的敏感度、特异度则达到 92%和 100%。但 MRA 对小血管的显示不如数字减影血管造影（digital subtraction angiography，DSA），也不能进行不同时相（如动脉期、静脉期）血管状态的评估，即使对于较大的血管 MRA 也受到血流速度、流动状态的影响，有可能产生影像失真，三维动态增强 MRA 能够弥补普通 MRA 的缺陷，经静脉内注射顺磁性对比剂，通过迅速缩短血液的 T1 弛豫时间，从而提高纵向磁化矢量的稳态值，减轻信号缺失的程度，降低高估狭窄的发生率。头颅 MRI 和 MRA 已成为目前诊断烟雾病首选的无创性检查手段和有效的随访手段。

4. DSA

脑血管造影是 Moyamoya 病诊断的金标准，其基本表现是双侧颈内动脉末端闭塞伴颅底烟雾状血管形成，也可以在大脑后动脉出现相似改变。目前常采用国际通用的铃木分期对 Moyamoya 病患者颅内血管狭窄-闭塞程度进行分期（表 1-5-1），但脑血管造影表现与病情轻重并不平行，分期靠后并不意味着临床表现就一定严重。

表 1-5-1 Moyamoya 病脑血管造影表现的铃木分期

分期	脑血管造影表现
1 期	双侧颈内动脉虹吸段狭窄，无烟雾状血管
2 期	烟雾状血管开始出现
3 期	烟雾状血管增加
4 期	烟雾状血管开始减少
5 期	烟雾状血管明显减少
6 期	烟雾状血管消失

在阅读造影结果时需注意观察各种代偿系统，Moyamoya 病早期很少见自颈外动脉向颈内动脉的代偿血管，晚期则很常见(45%～67%)，代偿血管主要来自脑膜中动脉的前支，部分来自上颌动脉，很少来自颞浅及枕动脉（<5%）。还要注意是否有微小动脉瘤的形成，微小动脉瘤是 Moyamoya 病脑出血的原因之一。

脑血管造影还可对直接或间接搭桥手术的效果进行直观的评估，松岛根据颈外动脉造影侧位像上搭桥血管灌注范围的大小，对手术效果进行了分级（表 1-5-2）。

表 1-5-2 血管重建效果松岛分级

分级	脑血管造影表现
A	搭桥血管灌注范围超过大脑中动脉供血区 2/3
B	搭桥血管灌注范围介于大脑中动脉供血区 1/3～2/3 之间
C	搭桥血管灌注范围不足大脑中动脉供血区 1/3

进行造影时最好将双侧颈内外动脉分开造影，以便观察颅内外血管沟通的情况。注射造影剂时需注意造影剂注射的量和速度，避免过强刺激引起血管痉挛。

5. 脑血流动力学及脑代谢评价

氙-增强 CT 单光子发射断层扫描、正电子发射断层扫描、MR

和 CT 灌注成像等方法均能用来检测 Moyamoya 病患者脑血流动力学状况。可出现脑血流量（CBF）下降，氧摄取分数（OEF）增加，脑血容量（CBV）增加，血流通过时间（TT）延长和局部血流储备能力（rVR）下降。头颅正电子发射断层扫描还可见受损脑组织出现不同程度的代谢减低或缺失。脑血流和脑代谢检查可作为术前精确分型、手术时机选择、术后随访与疗效评估的依据。如果患者的脑组织尚未发生梗死，但已出现低灌注、代谢减低，此时需及早手术干预，避免出现不可逆脑损害。

【诊断】

临床工作者如遇到儿童或中青年患者不明原因的卒中、反复交替性发作 TIA、脑室出血、脑出血合并脑梗死、脑叶出血或梗死、非原位再出血等患者需考虑 Moyamoya 病，及早进行相关检查。根据医疗设备的条件，可首选 TCD 筛查，怀疑颅内血管病变时，进一步行 CTA、MRA 或 DSA 确诊。另外需对 Moyamoya 病患者的脑血流动力学、脑组织代谢情况进行检查以指导手术时机与方式的选择以及手术效果评估。诊断明确后应进一步寻找可能存在的原因。

【鉴别诊断】

脑炎、线粒体脑肌病、灰质异位症、脱髓鞘疾病、急性婴儿偏瘫、癫痫、儿童交替性偏瘫、眩晕等。

【治疗】

烟雾病的病因不明，迄今尚无根治性疗法，治疗的目标应该是增加脑供血，减少脑出血，预防再发作。药物治疗至今尚无确切的疗效，各国学者普遍认为脑血管重建术是目前该病的主要治疗方法。Guzman 等在对 233 例进行过脑血管重建术的烟雾病患者的回顾性研究中指出，手术能有效降低中风及 TIA 的发生率。进行过脑血管重建术的患者的 5 年脑卒中及 TIA 的发生率为 6.8%，而只进行药物治疗患者的 5 年脑卒中及 TIA 的发生率为 65%。

由于该病患者的脑血流会随着年龄的增长进行性下降，进而导致其智力和神经功能进行性受损，而处于发育期的儿童患者的病变进展尤快，术前已发生过梗死的患者的预后往往较差，故尽早施行脑血管重建术对改善患者的脑循环状况、减缓脑缺血的进展至关重要。但脑血管重建术也不宜盲目进行。当患者出现 TIA 等脑缺血症状时，应尽快进行正电子发射体层摄影术、单光子发射计算体层摄影术等检查，以评估其脑灌注储备情况，从而协助确定手术指征。当脑灌注储备尚属正常范围时，只宜暂时内科保守治疗，若此时积极地进行血管重建术，则可因脑组织过高灌注而促进侧支血管的异常生长和颅内压升高，进而导致颅内出血的概率增高，甚至会引起不可逆的神经系统损害；而当脑灌注储备已下降时，则应尽早进行脑血管重建术。

脑血管重建术的目的是建立新的吻合支以改善缺血脑组织的血供，主要分为直接和间接血管重建术。直接血管重建术以颞浅动脉-大脑中动脉吻合术和颞浅动脉-大脑前动脉吻合术最常用，术后可立即改善受血区域的血液供应。间接血管重建术包括脑-硬膜-动脉血管联合术、脑-肌-血管联合术、脑-硬膜-动脉-肌-血管联合术等，主要用于儿童患者和不宜进行直接血管吻合术的成年患者。Park 等对其进行改进，进行双侧脑-帽状腱膜（骨膜）联合术，能更有效地增加大脑前动脉及大脑中动脉供血区的血供，临床表现及影像结果更好。近年来越来越多的医生主张采用两种甚至两种以上手术方式联合的方法治疗该病，认为这有助于扩大有效供血面积，改善临床状况，提高手术疗效。

【预后】

烟雾病的预后成人与儿童不同，儿童患者日常生活能力及生存情况较好，成人患者可因颅内出血，其日常生活能力及生存情况较差。

参考文献

［1］Michael S，Edward R. Moyamoya Disease and Moyamoya Syndrome. N Engl J Med，2009，360：1226-1237.

［2］Fujiwara J，Nakahara S，Enomoto T，et al. The effectiveness of O_2

administration for transient ischemic attacks in moyamoya disease in children. Childs Nerv Syst，1996，12：69-75.
[3] Houkin K，Kamiyama H，Abe H，et al. Surgical therapy for adult moyamoya disease：can surgical revascularization prevent the recurrence of intracerebral hemorrhage? Stroke，1996，27：1342-1346.
[4] Veeravagu A，Guzman R，Patil CG，et al. Moyamoya disease in pediatric patients：outcomes of neurosurgical interventions. Neurosurg Focus，2008，24 (2)：16-21.
[5] Smith ER，Scott RM. Surgical management of moyamoya syndrome. Skull Base，2005，15：15-26.
[6] Bowen MD，Burak CR，Barron TF. Childhood ischemic stroke in a nonurban population. J Child Neurol，2005，20：194-197.
[7] Hallemeier CL，Rich KM，Grubb RL Jr，et al. Clinical features and outcome in North American adults with Moyamoya phenomenon. Stroke，2006，37：1490-1496.
[8] Iwama T，Morimoto M，Hashimoto N，et al. Mechanism of intracranial rebleeding in Moyamoya disease. Clin Neurol Neurosurg，1997，99：Suppl 2：S187-S190.
[9] Seol HJ，Wang KC，Kim SK，et al. Headache in pediatric moyamoya disease：review of 204 consecutive cases. J Neurosurg，2005，103：Suppl：439-442.
[10] Ullrich NJ，Robertson R，Kinnamon DD，et al. Moyamoya following cranial irradiation for primary brain tumors in children. Neurology，2007，68：932-938.
[11] Takagi Y，Kikuta K，Nozaki K，et al. Histological features of middle cerebral arteries from patients treated for Moyamoya disease. Neurol Med Chir (Tokyo) 2007，47：1-4.
[12] Nanba R，Tada M，Kuroda S，et al. Sequence analysis and bioinformatics analysis of chromosome 17q25 in familial moyamoya disease. Childs Nerv Syst，2005，21：62-68.
[13] Satoshi K，Kiyohiro H. Moyamoya disease：current concepts and future perspectives. Lancet Neurol，2008，7：1056 - 1066.

二、脑动脉盗血综合征

【疾病概述】

脑盗血综合征（steal syndrome）是指各种原因引起的动脉血管狭窄或闭塞时，其远端动脉压力明显降低，因虹吸作用而使邻近动脉的血流逆行至较低血压的动脉以代偿其血供，被盗动脉的供血减少并引起其供血区的缺血，当出现临床症状或体征时称为“盗血”综合征。主要有以下 4 种类型。

【锁骨下动脉盗血综合征】

锁骨下动脉盗血综合征（subclavian steal syndrome，SSS）指一侧锁骨下动脉或无名动脉在其近心端发出椎动脉前狭窄或完全闭塞时，患侧椎动脉血液逆流（甚至将对侧椎动脉部分血液也盗取过来）至锁骨下动脉远心端供应患侧上肢，因而引起椎-基底动脉供血不足的症状。1960 年，Contorni 发表了与同侧锁骨下动脉近端闭塞有关的椎动脉血液逆流的第 1 篇报道。1961 年，Fisher 首次采用“锁骨下动脉盗血综合征”一词用于描述手臂运动引发的神经系统症状。

1. 流行病学

虽然在＞70 岁的美国老年人中约有 20％受到外周动脉病的困扰，但由于大多数患者只在出现症状后才去就诊，因此锁骨下动脉闭塞性疾病和锁骨下动脉盗血综合征的患病率还不清楚。左锁骨下动脉是最易受到动脉粥样硬化影响的主动脉弓分支，因此，左侧锁骨下动脉盗血综合征的发生率是右侧的 3 倍。在颅外动脉闭塞联合研究（Joint Study of Extracranial Arterial Occlusion）中，Fields 和 Lemak 发现，在纳入研究的 6534 例患者中有 17％存在锁骨下动脉或无名动脉狭窄超过＞30％或闭塞的血管造影证据。然而，只有 168 例患者出现锁骨下动脉盗血的症状。Berguer 等发现，在锁骨下动脉严重闭塞性病变的患者中仅有一半出现同侧椎动脉血液逆流。

2. 发病机制和病理生理

锁骨下动脉近端闭塞性病变最常见的原因是动脉粥样硬化。虽然血管造影发现的椎动脉血液逆流通常与同侧锁骨下动脉近端闭塞有关，但伴有严重血流动力学损害的锁骨下动脉狭窄也可出现锁骨下动脉盗血。其他导致锁骨下动脉盗血综合征的少见原因也已得到认可，动脉疾病，如 Takayasu 病、颞动脉炎以及主动脉弓或者锁骨下动脉的先天性损害都是少见的病因。

锁骨下动脉盗血产生的症状是一种与血流而不是栓塞有关的现象。当锁骨下动脉近端动脉粥样硬化病变进展至导致血流动力学明显损害的狭窄时，起源于锁骨下动脉的侧支血管逐渐增粗。上肢依靠这些起源于锁骨下动脉的粗大侧支血管来供应闭塞的远端。

侧支血管使来自头、肩和颈部的血液逆流进入手臂，从而为手臂提供充足的灌注。当手臂运动时，血管扩张以增加处于缺血状态肌肉的灌注，因此这些流出血管的阻力降低。此时，通过侧支血管利用虹吸作用把头、颈和肩部的血液吸出供应这种低阻力血管床，以满足上肢肌肉活动时所增加的氧气供应。手臂运动停止后，手臂流出血管的阻力增加，从而减少了椎动脉的血液逆流量。

3. 临床表现

椎-基底动脉供血不足的症状和体征：半数以上的患者会出现头昏或眩晕症状，晕厥和构音障碍分别占 18%和 12.5%。继发于前庭功能障碍的视觉症状和（或）眼球震颤，包括物体移动感、不能聚焦以及单眼或双眼视力丧失。19%的患者出现复视。这些短暂性脑缺血发作很少进展导致脑梗死。

上肢缺血的症状和体征：如上肢活动后无力而休息后好转、发冷感、疼痛、感觉异常、皮肤苍白或发紫，上肢抬高时症状加重。患侧桡动脉、肱动脉或锁骨下动脉搏动减弱或消失，患侧血压较健侧低 20mmHg 以上。

其他：锁骨上区、锁骨下动脉区域可闻及收缩期血管杂音。

4. 辅助检查

双功能超声是颈动脉和椎动脉颅外段以及锁骨下动脉最重要的

检查方法，能发现椎动脉的血液逆流和颈部颈动脉的任何严重闭塞性病变。检测同侧颈动脉的严重病变非常重要。如果手臂动脉血压较对侧明显下降（>20%），应行主动脉弓造影以进一步确定原因并计划进行手术或介入治疗。

DSA能确定解剖学问题，证实椎动脉血液逆流及其相关的锁骨下动脉近端闭塞性病变。此外，血管造影还能为锁骨下动脉修补（手术或血管内治疗）提供血管路径图。

胸部X线可用来查找导致锁骨下动脉闭塞的少见原因（如颈肋）。磁共振血管造影已成为评价锁骨下动脉盗血常规血管造影的替代方法。

5. 治疗

没有能有效治疗锁骨下动脉盗血综合征的内科方法。然而，如果患者的锁骨下动脉盗血综合征是锁骨下动脉近端动脉粥样硬化性狭窄或闭塞所致，患者应终生接受抗血小板治疗以降低心肌梗死、卒中和其他可能导致死亡的血管性病因的风险。

手术治疗的目的是恢复椎动脉的顺行血流以缓解症状。通过恢复受累手臂的充足血液灌注从而使手臂运动时不再需要来自头部和颈部的侧支血流能够实现这一目标。手术方式主要有血管内膜切除术、胸外颈动脉-锁骨下动脉旁路手术、锁骨下动脉移位术、腋动脉-腋动脉旁路术和锁骨下动脉支架置入术。

6. 预后

无症状椎动脉血液逆流患者的自然史是良性的，无需特殊治疗。对于锁骨下动脉近端闭塞性疾病，患者可能首先因运动诱发的手臂疼痛，而不是因手臂运动产生的神经症状就诊。对于锁骨下动脉盗血综合征，如出现神经系统症状，通常是短暂性的（即TIA)，很少引起卒中。

通过椎动脉或锁骨下动脉手术血运重建恢复椎动脉顺行血流的患者转归良好。这种手术的卒中风险很低，长期疗效较好。

开胸锁骨下动脉血运重建术的手术病死率显著高于胸外修补术，主要是开胸手术风险所致。认识到这一问题后，外科医师实际上已放弃了这种手术，而采用胸外血运重建术，包括颈动脉-锁骨下动脉旁路术或锁骨下动脉移位术。这些胸外血运重建术的病死率接近 0%，并且残疾率也非常低。经皮锁骨下动脉血管成形支架置入术的疗效也很好。大多数作者报道首次成功率为 95%～100%，并发症发生率也极低。

【颈动脉盗血综合征】

颈动脉盗血综合征（carotid steal syndrome）由颈内动脉闭塞所致。当一侧颈内动脉狭窄或闭塞时，其远端动脉压力降低，血液通过前交通动脉由健侧向患侧分流，引起健侧颈内动脉系统缺血、大脑半球供血不足的临床表现，也称为前交通动脉盗血综合征。血液也可经后交通动脉由椎-基底动脉逆流入患侧颈内动脉供血区，导致椎-基底动脉供血不足的临床表现，称为后交通动脉盗血综合征。还可既从健侧颈内动脉又从椎-基底动脉系统得到血液代偿，造成两个供血区的脑组织缺血，出现相应的症状和体征。当两侧颈内动脉狭窄或闭塞时，代偿性供血可来自椎-基底动脉系统和颈内动脉系统而出现这两个系统供血区缺血的临床表现。治疗根据病变部位及病因而定，可针对动脉粥样硬化及动脉炎进行相应治疗。尽量避免使用血管扩张药，因可加重盗血。对症状反复、影响日常生活或工作时，可考虑手术治疗，如内膜切除术、血管内支架和成形术等。

【椎-基底动脉盗血综合征】

椎-基底动脉盗血综合征（vertebrobasilar steal syndrome）指椎-基底动脉狭窄或闭塞时，血液经后交通动脉由颈内动脉逆流入椎-基底动脉供血区，导致颈内动脉系统供血不足出现相应临床表现，此型很少见。

【动静脉畸形盗血综合征】

动静脉畸形盗血综合征（AVM steal syndrome）指动静脉畸形的高血流量、低血管阻力的血流动力学特点导致周围脑组织供血不足而出现相应的临床表现。1949 年，Norlen 报道切除 10 例大脑 AVM 术后造影显示颅内循环较术前“清晰”。这是首次观察到这一病变的盗血现象。进一步研究发现继发于AVM盗血的脑缺氧是AVM的治疗基础。盗血现象常可解释进行性或波动性神经缺损，可见于4%～12%的AVM患者。许多报道中患者的神经功能缺失起源于远离畸形血管区的脑解剖区，也提示盗血是一个病因。AVM治疗后神经系统功能的改善可作为盗血现象消失的一个证据。

神经外科术中的动脉压监测和DSA检查提示，在正常情况下，脑动脉压力从近端至远端逐渐下降，这种变化在AVM患者更趋明显。使用经颅多普勒评价基底动脉脑血流和搏动指数的研究也显示AVM的供血动脉的血流速度非常高，而阻力低。Schwartz和Hennerici报道1例左额叶AVM，由左大脑前动脉供血，双侧大脑前动脉血流速度约为正常的2倍，而左侧和右侧大脑中动脉的血流速度分别为正常的1/2和2/3。在1例由大脑中动脉供血的AVM中，MCA血流速度增加，而双侧大脑前动脉血流速度下降。作者认为这是颅内“盗血效应”。

参考文献

[1] 高山，黄一宁，刘俊艳．锁骨下动脉盗血综合征的临床表现与盗血程度及类型的关系．中华神经科杂志，2004，4（37）：139-143.

[2] 高山，黄一宁，汪波．经颅多普勒超声在锁骨下动脉窃血综合征治疗及随诊中的应用．中华超声影像学杂志，2000，9：297-299.

[3] Sawada M，Hashimoto N，Nishi S，et al. Detection of embolic signals during and after percutaneous transluminal angioplasty of subclavian and vertebral arteries using transcranial Doppler ultrasonography. Neurosurgery，1997，41：535-540.

[4] Khwer MA，Hertzberg BS，Bowie JD，et al. Vertebral artery Doppler waveform changes indicating subclavian steal physiology. AJR Am J Roentgenol. 2000，174（3）：815-819.

[5] Van CUrimberge F，Dymarkowski S，Budts W，et. Role of magnetic resonance in the diagnosis of subclavian steal syndrome. J Magn Reson Imaging. 2000，12（2）：339-342.

[6] Hokan M. Kuroda S，Furukawa. et al. Subclavian steal syndrome associated

with the aortic in a patient with Peutz-Jeghers syndrome: case report. Neurology, 2003, 31: 281-282.
[7] Taylor CL, Selman WR. Ratcheson RA, et al. Steal affecting the central nervous system. Neurosurgery, 2002, 50: 679-687.

三、脑淀粉样血管病

【疾病概述】

1. 定义

脑淀粉样血管病（cerebral amyloid angiopathy，CAA）是淀粉样物质沉积在脑内血管导致症状性脑血管功能障碍的一种疾病，也称嗜刚果红性血管病。其临床特点是血管破裂而致反复和多灶的自发性颅内出血，是老年人的一种卒中类型。

2. 流行病学

20 世纪初即出现相关的病例报告，但直到最近几十年，CAA 才被认为是自发性（非创伤性）颅内出血（PICH），特别是脑叶出血的原因之一。直到 70 年代，脑出血和 CAA 的关系才得到重视。有临床观察报告，CAA 所致的脑出血占所有脑出血患者的 34%，尸检资料显示，一般老年人群 CAA 的发生率为 10%～40%，伴有阿尔茨海默病（Alzheimer's disease，AD）病人 CAA 的发生率高达 80%。发病率无性别差异。CAA 的危险因素包括高龄、出现载脂蛋白- E（APOE）等位基因，半胱氨酸蛋白酶抑制剂 C（CC）与 CAA 脑出血的发生也密切相关。CC 免疫反应增强是脑出血发生和扩大的危险因素，并可诱发再出血。由于活体诊断困难，发病率和患病率资料缺乏。不伴出血的 CAA 是老年人脑组织的常见现象。CAA 可以是家族性的也可以是散发性的。

3. 发病机制

脑淀粉样血管病的病因尚不清楚，有认为与遗传、感染、免疫有关。CAA 的血管淀粉样物质与 AD 斑块淀粉样物质的主要成分都是 β 淀粉样肽（Aβ），血管壁内 Aβ 的来源不明，但目前有 2 种学说受到广泛关注：一是Aβ蛋白由血管壁内的平滑肌细胞和（或）周围细胞产生；二是在血管周围引流的过程中Aβ源自神经纤维网。前者的证据来自细胞培养，后者的依据为，血管壁的Aβ具有神经起源。由神经细胞产生的可溶性Aβ通过以下途径从脑中清除：间质液体通过血管周围路径清除；直接通过血脑屏障进入血流以及通过胶质细胞清除。动物研究显示，随着年龄增长Aβ主要通过血管周围通路清除。Weller等认为，CAA的发生是因为在血管周围引流的过程中Aβ沉积在血管壁而引起的。这种沉积的原因是神经元细胞和血管的退行性改变导致Aβ过度产生。后者导致动脉壁弹性减小，影响血管周围通路的搏动进而减小了血管周围引流。Attems结合以上假说，提出CAA的发病机制，即可溶性Aβ40由血管壁内的平滑肌细胞产生，并可进入血管周围引流通路。在血管周围引流过程中，因为原有的平滑肌细胞和其他退行性血管改变均产生Aβ，使得Aβ40在血管壁的聚集增多。该过程似乎在枕叶最显著，可能因为枕叶平滑肌细胞最初由Aβ40造成的损害较其他区域更严重，导致Aβ清除障碍。

4. 病理改变

CAA最常累及枕叶，额叶、颞叶、顶叶次之，枕叶不仅是最常受累的部位，而且病变最严重。CAA相关性脑出血则多在额、顶叶，小脑也可累及，深部白质、基底节以及丘脑罕见受累。CAA的特点是β-淀粉样蛋白在脑皮层，皮层下以及柔脑膜中、小血管的中膜和外膜的沉积，而深部白质同等大小的血管不受累。CAA不伴有全身性淀粉样变性。最初淀粉样物质出现在血管中膜和外膜旁平滑肌细胞周围的基底膜，随后平滑肌细胞进行性丢失，血管结构严重破坏，形成典型的“双桶征”，出现纤维素样坏死、局部血管壁断裂以及微动脉瘤形成，这些病理特征使得病人容易出现反复的血管泄露或明显的出血。血管壁内皮细胞一般保留完整。此外，在纤维素样坏死的部位可出现管腔狭窄所致的缺血性改变。组织学上，用刚果红染色的β-淀粉样沉积在极化光下显示经典的黄绿色双折射，使用硫黄素在紫外光下可以发出荧光。

【临床表现】

CAA 多见于 55 岁以上的老年人，随年龄增高发病明显增加，男女均可发病。多数 CAA 无临床症状，仅部分患者出现脑出血和痴呆。

1. 自发性颅内出血（ICH）

CAA 最常见的表现为自发性颅内出血，多发生于 55 岁以上。出血部位与血管淀粉样物质沉积的分布有关，最常见部位是皮质及皮质下或脑叶等区域，小脑也可发生但不常见，脑干及大脑半球深部结构一般不受累。CAA 相关的脑叶出血与其他原因的脑叶出血临床表现相类似。为急性发作的神经症状，如头痛、癫痫、意识障碍等。脑叶出血可破入蛛网膜下腔出现相应症状。CAA 患者的脑血管非常脆弱，轻微的脑外伤都可能导致出血。

2. 痴呆

约 30％的 CAA 患者出现老年性痴呆的症状，如严重的记忆障碍、注意力、定向力和计算力减退，或精神异常。很多患者没有痴呆的症状，因此无痴呆者不能轻易排除 CAA 的诊断。

3. 其他

由于皮质血管因淀粉样物质沉积导致血流灌注减少，CAA 还可出现缺血性梗死或出血性梗死。CAA 相关的脑缺血可引起认知障碍、癫痫发作、白质脑病等。血管炎是 CAA 相关脑缺血的另一种形式，较单纯脑出血更可能表现认知障碍和局灶或弥散的缺血损伤。部分患者使用免疫抑制剂特别是环磷酰胺治疗有效。CAA 还可表现为短暂性神经症状，如局限性无力、麻木或语言异常，持续数分钟，在一次发作中症状可从一个部位发展到相邻的另一部位，常反复发作，表现同样的症状，这种发作可能与出血而非缺血有关，因为梯度回波 MRI 常显示皮质区内有与之对应的无症状性出血灶，抗癫痫治疗对发作有效，应与 TIA 鉴别，避免使用抗凝剂，因可增加进一步出血的风险。

【辅助检查】

CAA 的影像学表现主要为皮层-皮层下大的和微小的出血灶、

脑白质病以及脑萎缩，可单独或同时出现。尽管这些影像学表现并非完全特异，但鉴别诊断中应考虑到 CAA 的可能性，尤其是三者同时出现时，更要注重诊断的特异性。

1. 颅内出血

平扫 CT 是出现急性神经学障碍或 TIA 症状的病人的首选影像学检查方法。CT 可以迅速确定 ICH 的有无，排除其他诊断。CT 可以提供 ICH 特征，例如大小、位置、形态以及向轴外间隙延伸等关键信息。如果 ICH 以皮层-皮层下分布而怀疑 CAA，病人应当进行 MRI 检查，包括 GRE 序列。因与出现含铁血黄素有关的局部磁场的不均匀性，在 T2 * WI GRE 序列上（即磁敏感性加权成像）可表现为明显的信号丢失，是目前检测慢性皮层-皮层下微出血的最敏感的 MR 序列。利用 GRE 序列检测这些慢性微出血增加了诊断 CAA 的可能性。

症状性 ICH 病灶直径通常比较大（＞5 mm），而无临床症状的微出血正好相反（≤5 mm）。与病变大小无关，CAA 相关的 ICH 可累及脑半球各叶，显示明显的皮层-皮层下分布，但基本不累及深部白质、基底节和脑干。累及小脑罕见。CAA 的 ICH 这种皮层-皮层下分布与含淀粉样蛋白的血管的解剖分布有关。CAA 相关的大出血边缘常不规则，可能与蛛网膜下腔出血、硬膜下出血或者更少见的脑室内

出血有关。蛛网膜下腔和硬膜下出血可能是因为皮层-皮层下出血直接延伸进入蛛网膜下腔和硬膜下腔，或因为淀粉样变性的柔脑膜血管的原发性破坏引起。皮层-皮层下 CAA 相关的脑出血也可直接向脑室内延伸，与其大小及位置有关。另外 ICH 具有多发性及反复性的特点。点状出血（≤5mm）通常无症状。Walker 等发现 15.5％的 70 岁以上老人出现典型的皮层-皮层下分布的微出血。CT 和常规或快速自旋回波 T1WI 和 T2WI 序列对微出血相对不敏感。T2I 加权 GRE 序列上表现为信号的明显丢失，是目前检测与 CAA 相关的皮层-皮层下微出血最敏感的技术。这些皮层微出血的出现可以特异性地确立急性 ICH 病人 CAA 的

诊断。

2. 脑白质病

CAA还可出现白质病变，既可呈进行性增加，也可呈逆转。还可单独或与皮层-皮层下出血同时出现。在CT上表现为白质的低密度，MR的T2WI上表现为高信号。这是非特异性的表现，可能与脱髓鞘、缺血、梗死或水肿有关。因此脑白质病的鉴别诊断应包括CAA，尤其是伴有皮层-皮层下出血或进行性痴呆的病人。可出现2种脑白质累及的模式：U纤维不受累和U纤维受累的脑白质病。前者表现为对称性脑室周围分布的白质高信号而U纤维不受累，但伴有脑萎缩，见于临床长期的痴呆病人。这种缺血性的脑白质改变是因血管外膜淀粉样蛋白的沉积导致穿支血管弥漫性狭窄所致。以半卵圆中心和深部白质最常见，而U纤维、胼胝体及内囊不受累。这些病变可呈弥漫性或局灶性分布，但长期痴呆病人最严重。白质病变也可与ICH病变的位置不一致。后者表现为脑白质病延伸累及U纤维，伴有因水肿引起的占位效应，最常出现在半卵圆中心和深部脑室周围白质，并不累及胼胝体和内囊。CAA病人脑白质病变随时间延长可以进展，而且与基线的认知功能损害有关，有认知损害的CAA病人的脑白质病变以5.0ml/a的速度进展，而无认知损害者以0.3 ml/a的速度进展。即使正常表现的白质利用扩散张量成像（DTI）研究，结果也显示CAA病人的胼胝体压部和颞叶白质出现对称性的各向异性（FA）值降低。而且颞叶白质的病变仅局限于含有从枕叶投射的下纵束/枕束的部分，提示FA降低的区域与CAA病变以枕叶为主的特点之间存在联系，因此DTI可用于早期检测这些白质病变。

3. 脑萎缩

脑萎缩是CAA非特异性的影像学表现，尤其在老年人，表现为脑室系统扩大、脑沟增宽。最可能与淀粉样蛋白沉积相关的小血管缺血有关，通常伴有脑白质病。但脑萎缩、脑白质病与皮层-皮层下的急、慢性ICH同时出现时，诊断ICH的特异性增加。

【诊断】

CAA的诊断须密切结合临床、影像学及组织学证据。目前临床推荐的诊断标准是20世纪90年代提出的波士顿标准。波士顿标准分为4类：①肯定的CAA。完整的尸检资料显示脑叶、皮层或皮层-皮层下出血和伴有严重血管淀粉样物质沉积的CAA，无其他病变。②病理学证实的CAA。临床症状和病理学组织（清除的血肿或皮层活检标本）显示脑叶、皮层或皮层-皮层下出血或仅有某种程度的血管淀粉样物质沉积，无其他病变。③可能的CAA。年龄≥55岁，临床症状和影像学表现均显示局限于脑叶、皮层或皮层-皮层下（包括小脑）多发出血，而没有其他原因引起的出血。④有可能的CAA。年龄≥55岁，临床症状和影像学表现为无其他原因可以解释的单个脑叶、皮层或皮层-皮层下出血。

【鉴别诊断】

多发性脑出血（同一天或间隔几天）还可见于外伤、脑血管畸形、颅内静脉系统血栓、脑转移瘤、白血病、脑血管炎、凝血功能障碍、脓肿及弥漫性血管内凝血等，应注意鉴别病因。在有PICH和高血压病史的患者中，多灶性脑出血少见（<1%）。

高血压是成人非外伤性脑出血最常见的原因。与典型的皮层-皮层下CAA相关的ICH的位置相反，常发生在深部灰质，例如基底节、丘脑或脑干。外伤、药物滥用则有明确的病史提供诊断依据。尽管出血性肿瘤可显示与CAA出血相似的皮层-皮层下位置，但综合利用先进的MRI技术有助于证实肿瘤性病变，例如利用MRS可以证实N-乙酰天门冬氨酸（NAA）和胆碱（Cho）的变化，而CAA病变的MRS多表现为正常。

【治疗】

目前，没有治疗方法可以阻止或逆转淀粉样蛋白的沉积。因此更多的是预防CAA引起的其他症状，例如反复发作的出血或进行性痴呆。新诊断CAA病人的治疗与其他脑出血病人的治疗标准一样，应注意防止过度抗凝、限制华法林等药物的使用、控制血压和防止并发症。如果血管造影和脑活检同时发现存在血管炎，则提倡使用类固醇和环磷酰胺长期治疗。因为进行抗凝治疗 TIA 或利用华法林治疗房颤或其他疾病可能增加 CAA 病人出血的危险，应当评估继续进行抗凝治疗和抗血小板治疗的危险性。其他研究显示了一些 CAA 病人进行溶栓或抗血小板治疗可出现致命结果。因此，应当在个体基础上认真考虑 CAA 病人抗凝与溶栓治疗的危险-效益比。

以往因为担心术后引起不可控制的出血和神经功能恶化，手术治疗被认为是 CAA 病人的禁忌证，但很多研究显示，手术不会促使 CAA 病人术后出血，血肿清除后可以改善神经功能状况。Greenberg 认为 ICH 急性期治疗与其他类型脑出血无异，手术后血肿复发的危险性并不高于其他类型脑出血，并根据 GRE MR 检查进行预防，同时注意抗凝剂、抗血小板聚集药物的应用。但 75 岁以上的病人、顶叶血肿或伴有脑室内出血的病人术后风险最大，应当保守治疗。

【预后】

CAA 相关脑出血的院内病死率为 24%，6 个月时病死率为 32%，年复发率为 4.4%，病程 5～19 年。

参考文献

[1] Chao CP，Kotsenas AL，Broderick DF. Cerebral amyloid angiopathy：CT an MR imaging findings. Radiographics，2006，26（5）：1517-1531.

[2] Levy E，Zhang-Nunes SX，Maat-Schieman ML，et al. The cerebral beta-amyloid angiopathies：hereditary and sporadic. Brain Pathol，2006，16（1）：30-39.

[3] Attems J. Sporadic cerebral amyloid angiopathy：pathology，clinical implications，and possible pathomechanisms. Acta Neuropathol（Berl），2005，110（4）：345-359.

[4] Rosand J，Muzikansky A，Kumar A，et al. Spatial clustering of hemorrhages in probable cerebral amyloid angiopathy. Ann Neurol，2005，58（3）：459-462.

[5] Weller RO，Nicoll JA. Cerebral amyloid angiopathy：pathogenesis and effects on the ageing and Alzheimer brain. Neurol Res，2003，25（6）：

611-616.

［6］Eng JA，Frosch MP，Choi K，et al. Clinical manifestations of cerebral amyloid angiopathy-related inflammation. Ann Neurol，2004，55（2）：250-256.

［7］Knudsen KA，Rosand J，Karluk D，et al. Clinical diagnosis of cerebral amyloid angiopathy：validation of the Boston criteria. Neurology，2001，56（4）：537-539.

［8］CauloM，Tampieri D，Brassard R，et al. Cerebral amyloid angiopathy presenting as nonhemorrhagic diffuse encephalopathy：neuropathologic and neuroradiologic manifestations in one case. AJNR，2001，22（6）：1072-1076.

［9］Salat DH，Smith EE，Tuch DS，et al. White matter alterations in cerebral amyloid angiopathy measured by diffusion tensor imaging. Stroke，2006，37（7）：1759-1764.

［10］Izumihara A，Ishihara T，Iwamoto N，et al. Postoperative outcome of 37 patients with lobar intracerebral hemorrhage related to cerebral amyloid angiopathy. Stroke，1999，30（1）：29-33.

［11］Safriel Y，Sze G，Westmark K，et al. MR spectroscopy in the diagnosis of cerebral amyloid angiopathy presenting as a brain tumor. AJNR，2004，25（10）：1705-1708.

四、伴有皮质下梗死和白质脑病的常染色体显形遗传性脑动脉病

【疾病概述】

1. 定义

伴有皮质下梗死和白质脑病的常染色体显性遗传性脑动脉病（cerebral autosomal dominant arteriopathy with subcortical infarcts and leukoencephalopathy，CADASIL）是一种遗传性小动脉疾病。CADASIL 是近年通过临床表现、MRI、病理学和遗传学特点识别出来的。是位于 19 号染色体上 Notch3 基因突变所致的遗传性脑小血管疾病。CADASIL 表现为皮质下缺血事件，并导致进行性痴呆

伴假性球麻痹。

2. 流行病学

该病最早报告的是欧洲家系。1955 年 van Bogaert 报告了来自一个比利时家系中的 2 个患病姐妹。Sourander 和 Walinder 于 1977 年描述了一种家族遗传性非动脉硬化性、非淀粉样脑血管病。临床上以中年起病，反复短暂性脑缺血发作（TIA）、缓慢进展性多发性脑梗死及痴呆为特征。他们将此病命名为遗传性多梗死性痴呆。同年，Stecens 等报道了类似病例，并称之为慢性家族性血管性脑病。此后，相关报道不断出现。直到 1993 年，Tournier-Lasserve 等在 2 个法国家系分析中，将此病的基因定位于第 19 号染色体短臂上，认为这些病例属独立疾病单元，并将其命名为伴皮质下梗死和白质脑病的常染色体显性遗传性脑动脉病。1996 年该组学者发现 Notch3 基因的各种突变是致病的原因。到目前为止，已有来自美国、非洲和亚洲等各洲几百个家系的报告。国内文献于 2000 年报告了一患病家系。

3. 发病机制

位于 19 号染色体上 Notch3 基因的各种突变是 CADASIL 的病因。NOTCH3 基因属于高度保守的 Notch/LIN-12 受体家族绝大多数 CADASIL 是 Notch3 错义突变所致。有关 Notch3 突变导致 CADASIL 的机制现在尚不清楚，目前主要有 3 种假说：①信号转导通路异常；②细胞外受体蛋白异常堆积；③Notch3 受体蛋白细胞内转运和成熟障碍。

CADASIL 基因的所有突变均导致半胱氨酸残基数量的异常进而可能改变受体功能。目前被普遍接受的观点是：Willis 环的主要分支（包括双侧颈内动脉末端）严重狭窄或闭塞是该病的主要病变；由侧支血管形成的脑底异常血管网是继发于脑缺血的改变；临床脑血管事件是继发于血管病变的表现，包括颅内出血、梗死或 TIA；Willis 动脉环及其主要分支血管增厚的内膜主要细胞成分是平滑肌细胞，平滑肌细胞在内膜的迁移及增生（机制尚未最后阐明）导致内膜增厚，这种内膜增厚可能与细胞外基质成分如弹力蛋白、胶原和其他蛋白多糖的解剖及生化改变有关。据推测平滑肌细胞在内膜的迁移及增生可能由血管内膜损伤诱发，但引起血管内膜损伤的原因尚不完全清楚。

4. 病理改变

神经病理学表现主要为脑白质梗死和广泛基底核区脱髓鞘改变。病理解剖可见广泛脑白质和基底核区以及软脑膜动脉血管病，脑白质散在多个小坏死灶，有不同程度的组织破坏，如组织呈海绵状疏松、髓鞘脱失和囊状梗死、反复豆状核囊性血肿。灰质和灰质动脉正常。半球白质出现弥漫性脱髓鞘，主要位于侧脑室周围、基底核、丘脑和脑干，后几处结构常可见深部多发性小梗死灶，而小脑不受影响。

组织学检查可见动脉平滑肌细胞之间间隙疏松，血管内皮细胞正常或肿胀，血管壁增厚并有嗜伊红样物质沉积在血管中膜和内弹性膜。与动脉粥样硬化和淀粉样血管病不同，特别是小动脉病变是本病的主要特点。位于白质、基底核、丘脑的穿通支小动脉有广泛病变，既非动脉硬化亦非淀粉样变性（小动脉无透明样变性，淀粉样蛋白染色阴性），而是普通的小动脉（直径 20～200μm）内膜下纤维增生，导致小动脉壁间水肿，波及血管周围间隙，可见高碘酸-希夫反应（PAS）阳性物质沉积于小动脉中膜，该处也有抗弹性蛋白抗体阳性反应。

对带有 Notch 3 基因突变的患者及家族成员进行皮肤成纤维细胞培养，可见明显的抗弹性蛋白免疫活性增强和抗弹性蛋白 mRNA 表达增高；而在基因正常人群则无此发现，这一结果提示，动脉弹性结构异常可能与基因型有关。血管内皮通透性的破坏在血管平滑肌细胞的结构破坏中起重要作用，但这种改变的原因及颗粒沉淀物的性质目前尚不清楚。

电镜下可见小动脉内膜基底层正常，中膜明显增厚，沉淀物中含有胶原和弹性碎片。研究表明，在小血管中膜和弹性膜间有嗜锇颗粒（GOM）沉积，环绕动脉平滑肌细胞膜增厚，线粒体肿胀，但细胞质清晰。GOM 不仅在脑血管中存在，在外周组织如皮肤血管、肌肉、腓总神经也有发现，但损害程度较前者轻微。皮肤、肌肉的阳性率高于腓总神经。

5. 临床表现

(1) 有先兆型偏头痛：是CADASIL的早期表现之一，平均发病年龄25岁，见于30%的患者。先兆症状常涉及视觉和感觉系统。也有部分患者表现为偏瘫型偏头痛、基底动脉型偏头痛或只有先兆症状，有时很难与缺血发作相鉴别。CADASIL发生有先兆型偏头痛的机制不清，可能与脑的小动脉功能异常和软脑膜及皮质血管受累有关。

(2) 缺血发作：如短暂性脑缺血发作（TIA）和缺血性卒中是最常见的表现，见于85%的有症状CADASIL患者。发病年龄30～70岁，平均46岁。许多患者的缺血发作表现为典型的腔隙性梗死（纯运动性卒中、共济失调性轻偏瘫、构音障碍-手笨拙综合征、纯感觉性卒中或感觉运动性卒中）。缺血发作常反复发生，有些缺血性梗死并不出现临床症状，对这些“静区”病灶的临床意义目前仍有争论，但多数学者认为这些病变最终将导致肢体残疾和认知功能下降。

(3) 认知功能障碍：认知功能障碍是第二常见特征，见于60%的患者。表现为发作性记忆力、注意力、执行和视空间功能障碍，常伴有精神运动迟缓和兴趣范围的缩窄，约2/3的患者65岁前发生痴呆。

(4) 情感障碍：情感障碍是最常见的精神症状，约30%的CADASIL患者可有这方面的表现。一些患者可发展为重度抑郁。其他表现有躁狂抑郁、躁狂、幻觉和妄想等。罕见情况下，CADASIL患者可出现精神分裂症。

此外，约10%的患者有癫痫发作，也有发生脊髓梗死和颅内出血的报道。CADASIL的临床类型非常广泛，但绝大多数患者有以上表现中的1项或多项，我国患者早期可以主要表现为椎-基底动脉系统缺血的症状，智能下降可以在疾病早期发生，偏头痛可能不是我国患者的主要表现，本病可出现周围神经的损害。

6. 辅助检查

(1) MRI：CADASIL 的主要特点是在有症状及带有突变基因的无症状患者中，MR I检查可发现异常，大脑半球白质呈广泛长T1、T2 异常信号，多位于皮质下、脑室周围，病变不累及弓状纤维。早期可呈散在斑片状、大小不一，以后逐渐融合成大片状，左右半球大多对称，也可一侧较重，但多数为双侧受累。深部基底核区可出现多发散在、边界较清楚的小病灶，与一般症状所见腔隙性脑梗死灶相似。小脑异常少见。有作者认为，缺乏脑室周围 T2 高信号时，CADASIL 的诊断应慎重。Yousry 等认为，损害最易出现于额叶，其次为颞叶和脑岛，T1 加权像上损害大小与疾病严重程度及神经功能损害程度密切相关，并有助于预见患者的自然病程。多数患者脑干损害相对较轻，发生率从高至低依次为脑桥、中脑和延髓。MR I 和尸检研究表明，CADASIL 微出血部位由多至少依次为皮质、皮质下白质、脑干、丘脑、基底核和小脑，微出血灶的直径 90％为 2～5mm。

(2) 血流动力学检查：脑总血流量下降、血流速度减慢和动静脉血流通过时间（CTT）延长等。van den Boom 等发现，有 Notch3 基因突变的患者脑总血流量比无基因突变者显著降低。Liebbetrau 等利用经颅多普勒超声（TCD）检查发现，CADASIL 患者脑 CTT 延长。Pfefferkorn 等研究发现，CADASIL 患者大脑中动脉的平均血流速度下降，表明血流动力学异常可导致弥漫性脑白质脱髓鞘和腔隙性梗死。

(3) 脑或皮肤或神经活检：电镜下小动脉平滑肌细胞膜皱褶处可见嗜锇颗粒。

(4) 基因分析：在 19p12 染色体上 Notch3 基因突变是金标准。

【诊断】

必须条件：①遗传学：有明确家族遗传性脑血管病及痴呆病史。家族中至少有三代或三代以上成员发病，是诊断本病的必须条件但有时难被识别。②发病年龄：中年之前起病，60％以上为28～

38岁，平均40岁。③卒中事件：反复发生TIA或腔隙性脑梗死。④常无脑血管病危险因素。⑤痴呆和心境障碍：在卒中的基础上，逐渐发生心境障碍、抑郁、认知功能障碍以及痴呆。

伴随条件：①偏头痛：30%～40%患者发病早期伴偏头痛发作。②影像学以脑室旁白质疏松、萎缩和多发腔隙性脑梗死为主要特点。

确诊条件：①病理检查：脑、皮肤、神经活检电镜下发现特异诊断的GOM；②基因分析可确诊。在19p12染色体上Notch3基因突变。

符合以下条件可诊断：①可疑CADASIL：至少3条必须条件加1条以上伴随条件；②可能CADASIL：4条以上必须条件加1条以上伴随条件；③诊断CADASIL：4条以上必须条件加1条确诊条件。

【鉴别诊断】

早期鉴别诊断包括脱髓鞘疾病，如多发性硬化和急性播散性脑脊髓炎；中枢神经系统感染，如莱姆脑炎和病毒性脑炎；炎性疾病如结节病、系统性红斑狼疮（SL E)、血管炎等；CADASIL患者出现较大融合性高信号时，需与脑白质营养不良，例如异染性脑白质营养不良和肾上腺脑白质营养不良、高血压性动脉硬化性脑病(Binswanger脑病)、淀粉样脑血管病（CAA)、进行性多灶性白质脑病和慢性进展性多发性硬化、放射性脑组织坏死等进行鉴别。

【治疗】

目前本病没有根本的治疗方法。可以应用抗凝或抗血小板药物治疗，但是也有应用阿司匹林预防性治疗后导致脑出血死亡的报道。本病是小动脉平滑肌的病变，动脉树的低张力导致患者低血压，采取松弛血管平滑肌的药物会加重脑低灌注情况，目前国外采取乙酰唑胺治疗。

随着分子生物学研究的进展，Notch3基因突变引起CADASIL的确切机制将被揭示，特异性的基因治疗也将成为可能。

【预后】

CADASIL病情呈进行性进展，预后较差。平均死亡年龄为

（55±11）岁，发病后多在 20 年内死亡。

参考文献

[1] Bousser MG，Tournier-Lasserve E. Summary of the proceedings of the first international workshop on CADASIL. Stroke，1994，25（3）：704-707.

[2] Tournier-Lasserve E，Joutel A，Melki J，et al. Cerebral autosomeal dominant arteriopathy with subcortical infarcts and leukoencephalopathy maps to chromosome 19q12. Nat Genet，1993，3（3）：256-259.

[3] Joutel A，Corpechot C，Ducros A，et al. Notch3 mutations in CADASIL，a hereditary adult onset condition causing stroke and dementia，Nature，1996，383（6602）：707-710.

[4] 唐晓梅，陈彪 . CADASIL. 国外医学脑血管疾病分册，2005，13（6）：441-445.

[5] 韩红星，张晨，李湘青 . CADASIL 的研究进展 . 国外医学脑血管疾病分册，2004，12（5）：387-390.

[6] Opherk C，Peters N，Herzog J，et al. Long-term prognosis and causes of death in CADASlL：a retrospective study in 411 patients. Brain，2004，127（Pt Ⅱ）：2533-2539.

[7] Markus HS，Martin RJ，Simpson MA，et al. Diagnostic strategies CADASIL. Neurology，2002，59：1134-1138.

[8] Lesnik-Oberstein SA，Van den Boom R，Van Buchem MA，et al. Cerebral microbleeds in CADASIL. Neurology，2001，57（6）：1066-1070.

（赵性泉）

第六节　颅内静脉窦及脑静脉血栓形成

颅内静脉和静脉窦血栓形成（cerebral vein and sinus thrombosis，CVT）是脑血管疾病的特殊类型，临床较少见，通常可分为炎症性和非炎症性两大类。炎症性者多由于感染直接侵犯脑静脉和静脉窦引起；非炎症性者则多由于脑外伤、严重脱水、衰竭状态、血液病和肿瘤等引起。本病老人和儿童多见，亦较常见于产褥期。患者临床表现多样，与血栓形成的部位、严重程度和发生速度有关。常有头痛、呕吐等颅内压增高症状，头痛多严重而持续，呕吐多为喷射性，可有抽搐和局限性神经系统缺损症状。意识障碍常见，或表情呆滞、反应迟钝，或意识模糊、嗜睡，或为昏迷，但死亡率<10%，多数患者预后良好。近年来由于数字减影脑血管造影（DSA）、磁共振成像（MRI）及磁共振血管成像（MRA、MRV）的广泛应用，确诊率明显提高。

一、大脑静脉系统解剖

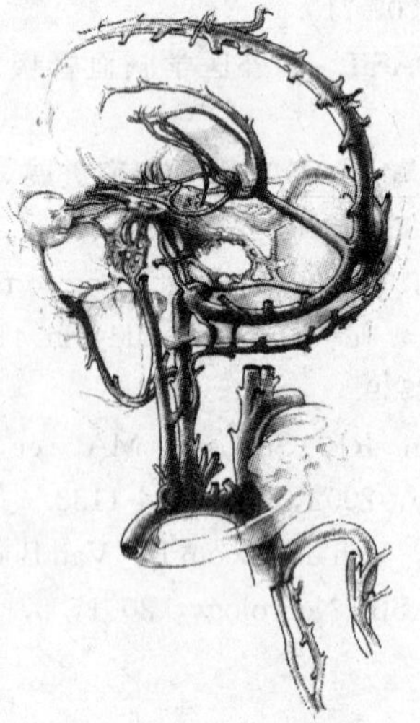

图 1-6-1　大脑静脉系统示意图

（一）脑部静脉

脑部主要静脉可分为浅静脉系统和深静脉系统（图 1-6-2）。

1. 浅静脉系统（图 1-6-3）：脑的浅静脉系统或称皮质静脉系统包括大脑上静脉、大脑中静脉和大脑下静脉。主要收集大脑半球皮层和皮层下髓质的静脉血，最后大脑上静脉注入上矢状窦；大脑中静脉一部分血液流入上矢状窦，另一部分血液汇入海绵窦，它

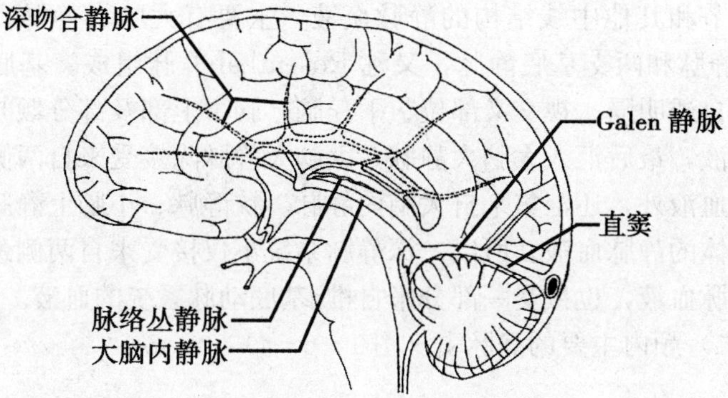

图 1-6-2　大脑内侧面静脉图

成为连接上矢状窦和海绵窦的主要渠道；大脑下静脉则注入横窦及海绵窦，成为沟通这两个静脉窦的通道之一。

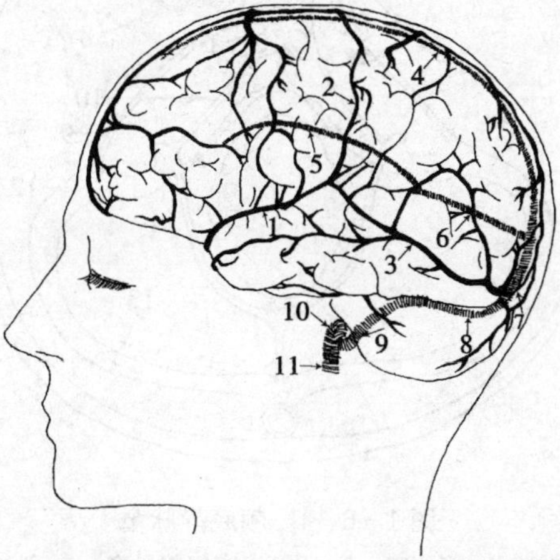

图 1-6-3　大脑表浅静脉

1. 表浅大脑中静脉；2. Trolard 静脉；3. Labbe 静脉；4. 上矢状窦；5. 下矢状窦；6. 直窦；7. 窦汇；8. 横窦；9. 乙状窦；10. 颈静脉球；11. 颈内静脉

2. 深静脉系统：脑的深静脉主要收集来自脑室周围白质、基底神经节和其他中线结构的静脉血液，主要有大脑大静脉，又称Galen静脉和两支基底静脉，又称Rosenthal静脉组成。基底静脉接受来自透明隔、视交叉部位、下丘脑、脑干上部及部分颞叶来的静脉血液，最后汇入大脑大静脉。大脑大静脉除接受来自两侧基底静脉的血液外，还汇集来自大脑内静脉、枕静脉、小脑上静脉和来自松果体的静脉血液。所以，深静脉系统不仅接受来自两侧颈动脉来的静脉血液，也接受一部分来自椎-基底动脉系统的血液。

（二）颅内主要的静脉窦（图1-6-4）

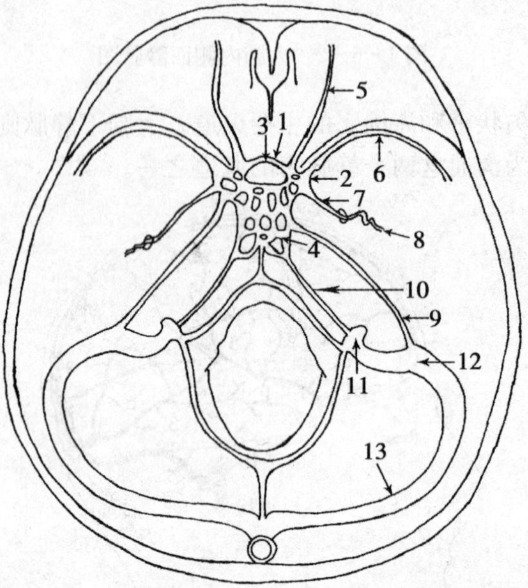

图1-6-4 颅底静脉窦

1. 前海绵窦间静脉窦；2. 海绵窦；3. 后海绵窦间静脉窦；4. 斜坡静脉丛；5. 眼上静脉；6. 蝶顶窦；7. 卵圆孔静脉丛；8. 翼突静脉丛；9. 上岩骨窦；10. 下岩骨窦；11. 颈内静脉；12. 乙状窦；13. 横窦

颅内主要静脉窦包括：上矢状窦、下矢状窦、海绵窦、侧窦、直窦、上下岩窦、窦汇等。

1. 上矢状窦：位于大脑镰的上缘，脑正中线上。前起自额骨的鸡冠，向后沿正中线走行，在枕骨内粗隆与横窦相沟通。其管腔呈三角形，前细而后粗大，上宽下窄，其中有许多小隐窝和小梁，静脉窦内无瓣膜。上矢状窦接受来自大脑半球内侧面和外侧面上半部的静脉血液，主要通过大脑上静脉及其分支汇入上矢状窦。

2. 下矢状窦：位于大脑镰下缘的后 2/3，接受来自胼胝体和小脑的部分静脉血液，下矢状窦最后在小脑幕处直接与直窦相连接。

3. 直窦：位于大脑镰与小脑幕连接处，呈三角形，主要接受来自下矢状窦、小脑上静脉及大脑大静脉的血液，向后走行与上矢状窦的后端融合，形成窦汇。

4. 侧窦：是最大的静脉窦，位于枕骨内粗隆两侧，围绕颞骨乳突而行，呈“乙”字形，故该部又称乙状窦，也称横窦。最后通过两侧颈静脉孔出颅腔，汇入颈内静脉。

5. 海绵窦：位于蝶鞍两侧，两侧海绵窦绕垂体沟形成环，称为环窦。海绵窦内部结构为结缔组织，似海绵状，并有颈内动脉和第Ⅲ、Ⅳ、Ⅵ对颅神经及第Ⅴ对颅神经的第一支通过。海绵窦主要接受眼静脉、蝶窦、大脑中静脉和下静脉的血液，并与岩上、下窦相接，最后汇入颈内静脉。

6. 上、下岩窦：上岩窦连接海绵窦和侧窦。主要接受来自中耳和枕内静脉、小脑上静脉的血液。下岩窦则连接海绵窦与颈内静脉。它主要接受来自内耳、脑桥、延髓和小脑下部的静脉血液。

（三）脑部静脉的特点

脑静脉系统与身体其他部位的静脉不完全相同，脑静脉的管壁缺乏肌肉和弹力组织，管壁较薄，管腔较大，因而缺乏弹性。硬脑膜是脑静脉系中一个具有特殊结构的部位，它由坚韧的硬脑膜围成一系列的管道，管道内衬一层内皮细胞。硬膜窦是脑静脉血回流的必经之路，而且还是脑脊液回流的必经之路。脑静脉绝大多数不与动脉伴行，名称也多不与动脉名称一致。浅深两组的静脉血，均先注入硬膜窦，经硬膜窦汇流至颈内静脉，颈内静脉在颈鞘内下行至纵隔，与锁骨下静脉汇合成无名静脉，左右无名静脉进一步汇合成上腔静脉，最后经上腔静脉注入右心房。脑静脉和静脉窦均无静脉瓣，静脉的血流方向可以逆流，并且颅内和颅外静脉之间有着广泛的吻合，如上矢状窦可以通过板障静脉和导静脉与头皮等颅外的静脉相交通，海绵窦则和眼静脉与面静脉相交通，椎-基底静脉可与腹腔及盆腔静脉相交通。因此，颅外感染可直接通过这些通路侵入颅内。另一方面，当静脉窦部分血栓形成，或不完全梗阻，可不出现任何临床症状。当血栓完全梗阻，范围较大，影响大量侧支循环时，或当静脉窦与脑静脉吻合处血栓形成时，由于脑血液循环发生严重障碍，导致脑脊液吸收障碍、脑出血、脑水肿而引起颅内压增高。如脑出血严重，则大脑皮质和皮质下白质可出现多灶性出血、水肿以及脑软化。

二、疾病概论

1. 流行病学：

CVT是一组由多种病因所致的低发病率的脑静脉系统疾病，每百万人中有5人罹患此病，占所有卒中病人的5%～10‰。男女比例为1.17∶1，男性略占优势。任何年龄均可发病，一项加拿大研究表明未满18岁未成年人发病率为0.67/10万，新生儿占43%。但成年人的发病高峰在三十几岁，平均（32±11）岁。约80%的患者有明确的危险因素，约20%原因不明。较常见于产褥期，其发病率约占产妇1/2500。

2. 病因：CVT的病因及诱因很多，但即使在发达国家，也有大约20%的患者并没有找到明确的病因。

（1）全身因素　凡能引起静脉血流异常，静脉内壁炎性反应或渗出，血液处于高凝状态者均可引起CVT。常见的危险因素主要是血液病、自身免疫性疾病、严重内科疾患等，包括引起下肢深静脉血栓形成的所有内科、外科及妇产科疾病、遗传性及获得性血栓前疾病（prethrombotic disorders)、癌症、血液系统疾病、血管炎。另外，临床上发现CVT是多因素疾病，44%的患者具有一个以上的病因或易感因素，先天性或遗传性血栓形成倾向占22%。常见的潜在的发病机制为：①高凝状态。②溶纤维蛋白活性降低。③循环减慢。④血管内皮的损伤。除了经典的抗凝血酶Ⅲ缺乏外，蛋白C及蛋白S的缺乏及凝血因子V Leiden或凝血酶原的基因变异也是常见的遗传因素。近期的研究强调高同型半胱氨酸血症及凝血、纤维蛋白溶解系统的基因多态性在CVT发病中的作用。

（2）局部原因　脑肿瘤、动静脉畸形、头部外伤、诊断及治疗性操作如外科手术、腰椎穿刺、颈部导管及一些药物，口服类固醇类药物、抗肿瘤治疗等也可使易感人群罹患CVT。

（3）感染因素　邻近部位感染如耳、静脉窦、口部、面部及颈部的感染。在过去，感染性是被认为一个重要的因素，但现在由于抗生素的大量使用已经使得感染性因素变得并不常见了。海绵窦血栓是仅仅的一种感染起重要作用的情况。同样，儿童慢性中耳炎，横窦易于受损。

（4）围产期间　在发展中国家，产后CVT是女性最常见的形式，已经得到广泛的研究。在妊娠的前三个月，血小板数量和纤维蛋白原水平增加，在产后血小板的黏附性增加，均有助于形成血液高凝状态，导致CVT。然而，这些变化发生在所有的产妇，并不能解释为什么仅仅个别的人发病。在印度，观察产后CVT患者显示，血小板黏附因子和数量、血浆纤维蛋白原、血清甘油三酯、磷脂和脂肪酸在CVT患者组中明显高于正常妊娠组。但是，在CVT死亡组与非死亡组之间上述化验指标并没有差别。在印度的持续观察发现，在大部分患者中发现有中到重度的贫血，56%的产后CVT患者血色素低于10克%。但贫血、饮食习惯、社会和文化因素在导致CVT产生中的作用还需要进一步去评价。

（5）口服避孕药　与发达国家相比，口服避孕药并不是发展中国家主要的致病因素。

表 1-6-1　颅内静脉和静脉窦血栓形成的常见病因

外伤	头颈外伤、外科手术、心脏起搏器、颈静脉插
感染	脑膜旁：中耳、乳突炎、窦炎、扁桃体炎、颅面部感染。颅内：脓肿、脓胸、脑膜炎。系统性：化脓性、伤寒、心内膜炎、结核、病毒、真菌。
脱水	糖尿病性高渗性昏迷、婴儿腹泻、营养不良。
血液性	红细胞增多症、DIC、镰状细胞性贫血、血小板增多症、发作性夜间血红蛋白尿、抗凝血酶3、蛋白S、C缺乏、狼疮抗凝物。
内分泌性	糖尿病、口服避孕药、妊娠和产褥期。
肿瘤	内脏肿瘤、淋巴瘤、白血病、脑膜瘤、肿瘤压迫静脉或静脉窦。
其他	白塞病、肉瘤样病、肝硬化、溃疡性结肠炎、Wegener肉芽肿病、多发性动脉结节病。

2. 发病机制　CVT的确切病因及发病机制尚未完全清楚，认为主要与下列情况有关。

(1) 血管壁的病变：炎症、外伤、过敏反应等均可造成血管管壁损伤。同时由于脑静脉和静脉窦均无静脉瓣，静脉的血液可以逆流，并且颅内和颅外静脉之间有丰富的吻合，因此，颅外感染可以直接通过这些通路侵入颅内。炎症性脑静脉和静脉窦血栓形成均系继发于感染，其好发部位是海绵窦和侧窦，常与其附近的颜面、上唇、鼻部感染，以及中耳炎、乳突炎有关。

(2) 血流缓慢：血压低、心脏病、全身衰竭等，均可导致血流缓慢。老年人和小儿发生脑静脉和静脉窦血栓形成常与严重脱水、衰竭以及血流动力学改变直接有关。同时由于颅内静脉窦内有横贯的小梁，在血流缓慢时易发生血栓。

(3) 血液成分改变：各种原因所致的大量失血、排汗增多、进食进水少、及分娩后人体自身的调节机制使血液中血小板增多、凝血因子VII、X增加、真性红细胞增多症等均可使血液呈不同程度的高凝状态。其中，尤以血管壁损伤是引起脑静脉和静脉窦血栓形成的主要原因，因为血管管壁受到损伤后，常立即释放凝血物质，使血液在病损部位凝固，形成血凝块，同时又产生凝血酶，促使新的血凝块形成，如此反复血栓就越来越大。产褥期发生脑静脉和静脉窦血栓形成，一方面可以与分娩时发生的血流动力学变化有关，另一方面也与血液成分改变有关。口服避孕药则可能与提高凝血酶原、凝血因子和血浆纤维蛋白原活性以及血小板增多有关。当静脉窦部分血栓形成，或不完全梗阻，可不出现临床症状。当血栓完全梗阻，范围较大，影响大量侧支循环时，或当静脉窦与脑静脉吻合处血栓形成时，可引起静脉回流障碍，静脉压升高，导致脑组织淤血、水肿和颅内压增高，病损累及深静脉可致基底节和（或）丘脑静脉性梗死。感染性者静脉窦内可见脓液，常伴有脑膜炎和脑脓肿。如脑出血严重，则大脑皮质和皮质下白质可出现多灶性出血、水肿以及脑软化。

三、上矢状窦血栓形成

上矢状窦血栓形成（superior sagittal sinus thrombosis）临床相对常见，产褥期、婴儿、儿童及老年人较多见。炎症性者可由于头皮感染、颅脑外伤合并感染损伤了上矢状窦引起。但多为非炎症性者患者，系由于严重脱水、衰竭、恶病质等原因引起血流动力学障碍所致，造成血液黏稠度增高、血浆蛋白原增加及凝血功能障碍。此外，亦可由于肿瘤压迫（上矢状窦旁脑膜瘤）、口服避孕药等引起。另外，继发于其他静脉窦血栓形成（例如海绵窦和侧窦）扩延亦不少见。

【临床表现】

上矢状窦血栓形成的临床表现复杂多样，与血栓部位、范围、梗死程度及病因有关。轻者临床可无任何症状，仅在脑血管造影时偶然发现。但重者可出现下列一系列症状。

（1）颅内压增高：上矢状窦血栓形成，尤其是血栓范围较大，超过上矢状窦 2/3 以上时，由于严重影响脑静脉回流和脑脊液的吸收，因而出现颅内压增高症状，头痛、恶心、呕吐、视乳头水肿常常早期出现。婴儿头痛可以不明显，但可出现前囟膨隆、骨缝分离、囟门周围静脉怒张，这也是颅内压增高表现。患者还可以表现为复视、展神经麻痹等颅内压增高症状，可见前额水肿，而无局灶性神经系统体征。

（2）意识障碍：疾病发展的不同阶段，可以出现不同程度的意识障碍如嗜睡、朦胧、以至昏迷。

（3）癫痫发作及运动障碍：上矢状窦血栓形成扩延到大脑皮质静脉，尤其是中央静脉时，常可引起癫痫发作，可为全身性或局限性。大静脉受累可出现皮质及皮质下白质出血，导致神经功能缺失症状，如旁中央小叶受累可引起膀胱功能障碍、双下肢瘫痪；中央前回受累引起偏瘫；中央后回受累引起偏身感觉障碍；枕叶视皮质受累引起黑矇或偏盲等。因吻合支的存在，部分患者局灶性症状一定情况下是可逆的。

【实验室检查】

（1）血和脑脊液检查：炎症性上矢状窦血栓形成患者常伴有血常规检查白细胞增多、血沉增快。炎性和非炎性者都能引起颅内压增高，脑脊液检查可为 CVT 的诊断、鉴别诊断及治疗提供重要信息。CVT 中，颅内压升高是其重要的特征，多数＞300mm H_2O。脑脊液蛋白及白细胞大多正常，也可轻度升高。如合并出血，脑脊液可含血或黄染，红细胞增加。脑脊液蛋白及白细胞明显升高应除外感染性或其他类型的 CVT，如癌性。

（2）脑电图检查：脑电图常示全脑弥散性慢波失律，也可以出现中央区发作性 4～5 次/秒慢波，同时可以伴有局限性脑电改变。

（3）头颅 CT：由于上矢状窦位于头颅正中线，距头皮很近，CT 平扫不易发现病变或易被忽视。增强扫描常能清楚显示上矢状窦内血块被充盈的血管所包围形成特征性的“空三角”征（empty delta sign），但只见于 10％～20％的病例。间接征象包括弥漫性或局灶性水肿、缺血性或出血性改变及脑室狭小、大脑镰和小脑幕的强化等。10％～20％的病例 CT 表现为正常。

（4）头颅 MRI：MRI 不仅是诊断脑静脉窦血栓的首选方法，

而且在本病的随诊中也具有不可替代的作用。CT 检查正常者，在 MRI 检查中常有异常发现，血栓形成急性期（发病 1 周内），正常的血液流空现象消失，T1WI 等信号，T2WI 低信号，脑组织肿胀、脑沟变浅、脑回模糊等改变，增强扫描发现梗死区脑实质呈脑回样强化；亚急性期（发病 1～2 周），由于正铁血红素积聚在血栓周围，T1WI 及 T2WI 均呈高信号；慢性期（发病 2 周后），由于血管再通，T1WI 及 T2WI 均无信号，对诊断帮助不大。作为磁共振的血管显影 MRV 通过发现静脉窦的连续性中断，直接显示颅内静脉窦病变的部位及范围。若有脑大静脉及静脉窦血栓形成时，MRV 像可见残缺不全的静脉窦影像，伴有深部小静脉的"雪花样"扩张和大脑内静脉系统的造影剂滞留。但是单独的 MRV 则不能鉴别血栓及血管发育异常，即使是 MRI 与 MRV 联合应用，有时诊断 CVT 仍然有困难，特别是对于皮层静脉血栓。

（5）全脑血管造影（DSA）：在正常情况下，全脑循环时间共 7.5～9s，脑动脉期、毛细血管期和静脉期各为 2.5～3s。而静脉窦血栓形成的患者全脑循环时间一般都长达 11s 以上，甚至超过 20s。静脉窦血栓的患者，动脉期时间基本正常，脑血流循环时间主要停滞在静脉期，延长可达 8s 以上。存在脑静脉系统闭塞的患者，DSA 显示脑动静脉循环时间（从颈内动脉颅内段显影开始，至静脉侧窦显影消失）均明显延长至 11s 以上，最长者达 22s 之多。同时由于血栓形成的静脉窦和引流静脉不显影，DSA 常能清晰显示血栓部位、范围及侧支循环情况，是否扩展到其他静脉窦等。所以，DSA 目前仍是脑静脉血栓形成的可靠诊断依据。

【诊断】

上矢状窦血栓形成诊断一般并不困难，临床如发现老人、小儿、产妇，有严重脱水、衰竭、感染、外伤等，同时合并颅内压增高者，即应考虑有此可能性，进一步配合实验室检查及特殊检查包括 CT、MRI 和 DSA，则不难确诊。

【治疗】

炎症性上矢状窦血栓形成，应早期使用大剂量抗生素。如合并硬膜下或硬膜外脓肿，必要时还应考虑外科手术治疗。非炎症性者，多采用保守治疗，降低颅内高压、抗癫痫治疗以及抗凝治疗。

（1）抗凝治疗　由于静脉内形成的血栓多为以红细胞为主的红血栓，所以应主要选择防止红细胞凝集的抗凝药。

①肝素：低分子肝素较普通肝素不良反应小，用药安全方便很少引起出血，没有抗凝禁忌证的患者应该积极给予抗凝治疗，使APTT延长2倍，CVT伴随的颅内出血不是肝素治疗的禁忌证。

②华法林：口服华法林对病情的改善，防止复发有一定效果。同时密切监测凝血酶原时间（PT）和活动度（AT），使该指标控制在正常值的1倍左右，即AT保持在25%～40%之间，PT控制在20～30 s范围内，如果低于此范围则不易达到较好的临床效果，若PT时间≥30 s，容易诱发全身其他脏器的出血倾向。可根据检测的结果，调整华法林的药量。华法林的服药周期应该在1年以上，若短期内停药，容易导致病情复发而需再次溶栓治疗。

③存在的问题：目前尚缺乏关于CVT患者口服抗凝治疗最佳持续时间的临床资料。有明确诱因的CVT患者，口服抗凝治疗可给3个月。先天性CVT患者和中度遗传性血栓形成倾向的患者可给6～12个月。对于发生两次以上CVT患者、具有明显遗传性血栓形成倾向者，可考虑长期抗凝治疗。

（2）溶栓治疗　从文献报道和临床资料看，使用较多、效果较好的除了抗凝外就是溶栓治疗。

①经静脉溶栓：由股静脉置管送至上矢状窦或大脑大静脉内并保留5～7 d。输入尿激酶50万IU，输入速度为1万IU/min，2次/d；3～7 d后复查脑血管造影了解治疗前后脑动静脉循环时间的变化以及静脉窦影像学的变化，判断治疗效果。

②经动脉溶栓：经股动脉在双侧颈内动脉和一侧椎动脉内，分别经导管内给予10～25万IU尿激酶，10～25 min内匀速缓慢输入。5～7 d为一个疗程。一周后复查全脑血管造影，判断治疗效果，根据病情可重复另一个疗程的治疗。

③存在的问题：目前缺乏有力的证据表明CVT患者需采用全

身性或局部溶栓治疗。对于重症、病情不断恶化及抗凝治疗无效的患者，主张使用溶栓治疗。但溶栓药物的选择（尿激酶还是rt-PA）、剂量的确定、给药途径（全身还是局部）、给药方法（重复给药还是单次给药）等方面还有待进一步探讨。

(3) 介入治疗

对于局部静脉窦血栓，给予尿激酶溶解新鲜血栓，在确认狭窄段的静脉窦内属于非新鲜血栓所致狭窄后，选择相应合适的自膨式支架；如果支撑效果不理想，再使用扩张球囊进行扩张，直到达到满意结果为止。

(4) 对症治疗　包括抗癫痫治疗，颅高压的处理，精神症状的控制，止痛治疗。颅内压增高时可使用脱水治疗降低颅内压，直到临床症状好转之后。脑水肿的治疗，不主张严格限制液体的摄入，因为由此可能增加血液黏稠度，促进病情的恶化。对于单纯颅内压增高和视力受损的患者，需要重复行腰椎穿刺术，直至脑脊液压力正常。对重复腰穿和用乙酰唑胺抑制脑脊液分泌后视力仍继续恶化的患者，可以考虑行脑室腹腔分流术或视神经开窗术，以挽救视力的不断减退。类固醇不作为降低颅高压的治疗手段，因为一方面它们的有效性尚未得到证实，另一方面激素可促进血栓形成而加重病情。

(5) 并发症的治疗　常见的并发症是溶栓和抗凝后的颅内出血，脑静脉内的血栓是病情发展的根源，只有化解血栓，使静脉回流途径再通，降低脑静脉内的压力，才会抑制静脉破裂引发的出血。在治疗中必须严密监测PT和AT，将其控制在稍高于正常值的范围内。对于出血性梗死灶无需清除，因为CVT所致的出血往往不会导致严重的神经功能缺损，这也可以解释为什么CVT患者即使出现严重临床症状后也能得到较好的恢复。

四、海绵窦血栓形成

海绵窦血栓形成（cavernous sinus thrombosis）多为颜面部感

染所致，多数病人有面部疖肿挤压史。感染多先侵袭一侧海绵窦，由于环窦连接两侧海绵窦，感染很快扩展至对侧。亦常由于颅内其他静脉窦感染扩散而引起。非炎症性者较少见，偶尔可由于脑外伤，如颅骨骨折、肿瘤压迫及慢性消耗性疾病引起。

【临床表现】

（1）高热：海绵窦血栓形成急骤起病，常伴有高热。眼静脉回流受阻引起颅内压增高，患者除剧烈头痛、恶心、呕吐外，球结膜水肿、患眼突出、眼睑不能闭合和眼周软组织红肿。

（2）眼部症状：由于海绵窦感染、血栓形成，使眼眶内外静脉回流受阻，早期即可有眼眶部位淤血、水肿、眼球外突，表现为患侧眼部疼痛和眶部压痛。由于海绵窦内的Ⅲ、Ⅳ、Ⅵ颅神经受累，眼球呈固定状态，向各方向运动均受限，表现为复视。同时还伴有眼睑下垂、瞳孔扩大、对光及调节反应消失。可发生角膜溃疡，瞳孔扩大，对光反应消失。有时因眼球突出而眼睑下垂可不明显。由于三叉神经第一分支受累，该分支供应区感觉减退或消失，角膜反射消失。视神经较少受累，视力正常或中度下降，眼底可见视乳头水肿，周围有出血。少数病例由于影响视神经，可出现视乳头水肿、继发性视神经萎缩，甚至失明。

（3）颅内症状：因为两侧海绵窦系由环窦相连，如症状未能及早控制，一侧海绵窦血栓形成可经过环窦扩展到对侧，可并发脑膜炎、脑脓肿、败血症。若颈内动脉海绵窦段出现炎性改变和血栓形成，可有颈动脉触痛，对侧中枢性偏瘫及偏身感觉障碍。波及垂体引起脓肿、坏死，可造成水盐代谢紊乱。如血栓形成进展快、脑深静脉或小脑静脉受累、败血性栓子、患者昏迷及年龄过小或过大等均提示预后不良。

【实验室检查】

（1）血和脑脊液检查：海绵窦血栓形成如是炎症引起，一般多伴有白细胞增高、血沉增快，细菌培养可能培养出致病菌。脑脊液检查压力增高，细胞数增多，特别是白细胞增多，蛋白增加。

（2）特殊检查：CT 及 MRI 可以清楚的显示病灶部位，对诊断和鉴别诊断很有帮助。

【治疗】

海绵窦化脓性的栓塞容易发展成为急性脑膜炎，早期诊断、早期治疗是关键。近年来由于广谱抗生素的应用，发病率和死亡率均明显降低。抗凝治疗宜慎用以防感染扩散，加重病情。

五、侧窦血栓形成

侧窦血栓形成（lateral sinus thrombosis），又称横窦血栓形成或乙状窦血栓形成，多由化脓性乳突炎或中耳炎继发感染引起，以婴儿及儿童最易受累。约50%患者是由溶血性链球菌引起，血栓形成可以出现在中耳炎和乳突炎的急性发作期，也可以出现在炎症的慢性阶段。在大多数情况下，右侧侧窦引流全脑的大部分血流。所以在右侧侧窦闭塞时最容易出现颅内压的增加。

【临床表现】

（1）感染症状：侧窦血栓形成起病较急，起病前多有中耳炎流脓史或乳突炎，通常伴有全身感染症状，例如发热、寒战等，局部乳突周围表浅静脉怒张，并有明显压痛。如果血栓形成扩延到颈静脉，检查时则可发现该静脉变粗硬，且有压痛。

（2）颅内压增高：血栓形成延及上矢状窦或对侧横窦时，出现进行性脑水肿和颅内压增高症状，如头痛、呕吐、复视、视乳头水肿、精神症状和不同程度的意识障碍。大约半数的患者视乳头水肿是双侧性的，但偶尔也可以有单侧视乳头水肿，可能是由于静脉窦不对称扩张的结果。颅内压的增高可以引起颅骨缝的分离，在婴儿可以引起囟门的隆起。

（3）复视：颅内压增加或者感染扩散到岩骨造成骨髓炎，可以引起第六颅神经的受损造成复视。展神经的麻痹可以合并由于三叉神经的受损所致的面部疼痛，即Gradenigo综合征。

（4）颈静脉孔综合征：颈静脉的扩张可以引起第Ⅸ、Ⅹ、Ⅺ对脑神经受损，出现颈静脉孔综合征，表现吞咽困难、饮水发呛、声音嘶哑和副神经受累症状。

（5）意识障碍：如血栓形成扩展到直窦、岩上窦、岩下窦，甚至上矢状窦，颅内压增高更为明显，可出现昏迷、肢体瘫痪和癫痫发作。但嗜睡和昏迷不是常见的症状。

（6）颅内感染：患者如系感染性者，可并发局限性化脓性脑膜炎、硬膜外或硬膜下脓肿以及小脑脓肿。

【实验室检查】

（1）血和脑脊液检查：侧窦血栓形成与上矢状窦血栓形成的血和脑脊液检查是相同的，炎性血栓血中白细胞增加，中性粒细胞增高，血沉增快，约50%的患者血培养阳性。患者多伴有颅内压增高，Tobey-Quechenstedt 试验常阳性，即压颈试验时，压迫健侧颈静脉时，脑脊液压力迅速上升，而压迫患侧时，脑脊液压力不上升，或上升很少。如系炎症引起，脑脊液轻度浑浊，细胞数和蛋白均增加，其中以多形核细胞为主，糖正常，培养无菌，除非发展成为细菌性脑膜炎。偶尔由于皮层或脑膜出血，脑脊液呈现血性或黄色。

（2）CT 和 MRI：可发现颅内脓肿。

（3）DSA：可直接显示血栓部位、范围大小及是否扩展至其他颅内静脉窦。

【治疗】

侧窦血栓形成在没有治疗的情况下死亡率是很高，感染性的血栓偶尔可以通过血栓完全的机化而治愈，但是，大多数情况下由于败血征、脑膜炎、感染扩展到海绵窦或上矢状窦引起死亡，或者是脑脓肿。出现侧窦血栓形成立即早期应用大剂量广谱抗生素，对硬膜下和硬膜外的脓肿可以钻孔引流。感染的骨头应给切除，让窦得到暴露和引流，如果需要的时候，颈静脉应该结扎。患者恢复后，颅内压可以持续升高数月，特别是右侧颈静脉受损。针对脑水肿，应进行脱水治疗。对于非感染性的患者可以考虑溶栓治疗。

六、颅内其他静脉窦

包括下矢状窦、直窦、上下岩窦等亦可发生血栓形成，但较少见。多继发于上矢状窦、海绵窦、侧窦血栓形成。其中，上岩窦血栓形成由于常波及三叉神经节，颜面三叉神经痛很常见，如炎症扩展至颞叶，还常可引起颞叶癫痫。下岩窦血栓形成，由于位于颞骨岩部，常合并 Gradenigo 综合征，同侧展神经麻痹和颜面疼痛。直窦血栓形成由于使大脑大静脉回流受阻，病情危重，病人常昏迷、癫痫发作、急性颅内压增高，有时还伴有去大脑强直，严重者还可导致死亡。

七、脑浅静脉血栓形成和静脉炎

脑浅静脉血栓形成和静脉炎很少见，多继发于脑静脉窦血栓形成，但也可以单独发生。常见于产褥期、严重脱水、血液病。临床表现常突然起病，多在产后第 4～21 天内发病，除全身感染症状外，还可伴有局灶体征，常因受累静脉不同而各不相同。主要与脑静脉血栓形成的部位、范围、程度以及脑水肿、出血、软化的严重程度有关。局部常有脑水肿。偏瘫、癫痫发作、颅内压增高症状较常见。脑电图及脑血管造影对诊断有价值。

【治疗】

除应用抗生素及降低颅内压措施外，对症治疗包括抗癫痫治疗等也不应忽视。治疗不及时，常会引起后遗症包括癫痫发作及偏瘫。

八、大脑深静脉血栓形成

大脑深静脉血栓形成（deep cerebral venous thrombosis，DCVT）包括大脑内静脉、基底静脉（Rosenthal 静脉）或大脑大静脉（Galen 静脉）血栓形成，占 CVT 的 3%～8%，多发生在生育期女性，多由于静脉窦血栓形成扩延而来。大脑皮质静脉血栓形成常见于产褥期、脱水、菌血症、血液病等。

【临床表现】

起病突然，病情逐渐进展，首发症状主要为头痛伴呕吐及视盘水肿，伴或不伴局灶性神经功能缺损及癫痫发作。表现发热、头痛、局限性或全身性抽搐发作、轻偏瘫及颅内压升高。深部的大脑大静脉（Galen 静脉）发生血栓，则病情严重，可累及间脑和基底节，出现昏迷、高热、去脑强直和痫性发作，患者如能存活，多会遗留手足徐动症、舞蹈症等。急性期（1 周内）起病者多见，其次为亚急性起病（1 个月以内）和慢性起病（1 个月以上至数年）。亚急性或慢性发作，常被忽视甚至误诊。

【辅助检查】

DCVT 患者常见的 CT 改变为脑水肿及静脉条索征，通常发生在急性期。MRI 可以直接展示形成血栓的深静脉及静脉窦，但是与 MRA/MRV 的联合应用则可以排除引起双侧丘脑损害的其他原因病变。脑血管造影有利于诊断。

九、CVT 预后

CVT 急性期的死亡率约为 4%，急性致残发生率为 11%。长期预后不良的危险因素包括中枢神经系统感染、任何类型的癌症、深静脉血栓形成、颅内出血 Glasgow 昏迷评分>9 分、精神异常、年龄>37 岁及男性等。急性死亡的主要原因为脑组织损伤所致的小脑幕疝，如颅内大量出血性损伤、多发损伤、弥散性脑水肿等。其他原因包括癫痫持续状态、内科并发症及肺栓塞等。入院后病情恶化发生在 23%的患者，表现为精神状态差、头痛及局灶性神经功能缺损，或出现新的症状如癫痫发作。恶化的患者中 1/3 患者出现了新的脑组织损害，包括意识水平下降、精神障碍、深静脉血栓形成、右侧大脑半球出血、后颅窝损伤。个体的预后是难于预测的，但总体来讲CVT预后远远好于动脉型卒中，大约2/3的患者未遗留残疾。文献报道CVT的病死率较前已明显降低约为5.5%～18%，小脑幕切迹疝是主要的死亡原因。约57%～86%的患者可获得完全功能恢复。意识障碍、难以控制的癫痫发作、重度颅内压升高、并发严重感染是预后不良的危险因素，部分病例可遗留癫痫发作、头痛、视力下降、锥体束征或认知功能障碍，复发者少见。

病例1：患者女性，29岁。2006年4月29日中午11点行剖宫产手术，术后2小时开始出现头痛，表现为全头部搏动性疼痛，以双颞侧明显。术后第2天出现发热，体温最高38.3℃，对症治疗后体温可降至正常。治疗4天，患者仍头痛，间断发热，体温波动在37.2～37.5℃。术后第6天，凌晨5点多，患者突然出现四肢抽搐，表现为双上肢屈曲、双下肢强直、头后仰、双眼上翻、牙关紧闭、口吐白沫、呼吸急促、呼之不应，症状持续2～3分钟缓解，醒后对发作全无记忆，至上午11点多，上述症状出现4次，每次发作均自右上肢开始，逐渐扩展至全身，每次发作持续约3分钟左右。醒后感头痛明显、疲劳感、看1米以外物体模糊、重影。术后第7天，凌晨6点多又出现四肢抽搐，发作类型同前。查体：侧视乳头边界欠清楚，以左眼明显，静脉明显扩张，未见眼底出血。颈软，Kernig征（—）。无偏身痛觉减退，双侧上肢、下肢肌力Ⅴ级，肌张力正常，双膝腱反射对称引出，双侧指鼻试验、跟膝胫试验准确。双侧Babinski征阴性。头颅MRI示（图1-6-5），双侧额叶、颞叶、顶叶、枕叶、小脑多发异常信号影。头颅MRV示（图1-6-6），左侧横窦与窦汇连接处局限性信号缺失。诊断为：静脉窦血栓形成。入院后给予抗凝、抗感染和抗癫痫治疗，患者症状明显减轻，体温恢复正常、头痛症状消失、未再出现癫痫发作，20天后出院。

病例2：患者男性，21岁。突发头痛1周，加重伴呕吐5天入院。患者1周前，晨起后感全头胀痛及头部沉重感，伴恶心，呕吐3次，到当地医院就诊，给予对症治疗，在输液过程中头痛明显加

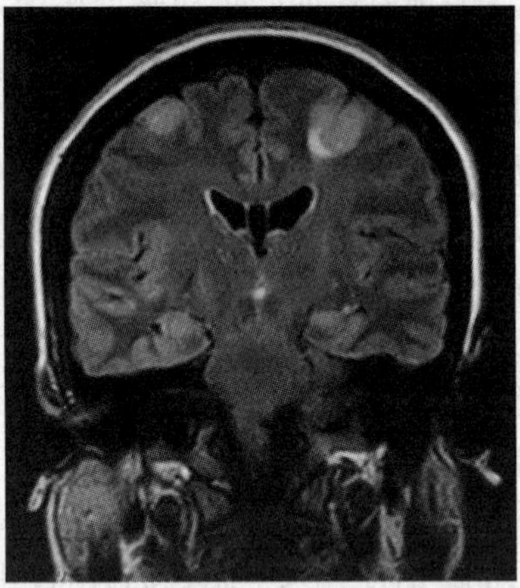

图 1-6-5　MRI 冠状位 Flair 像

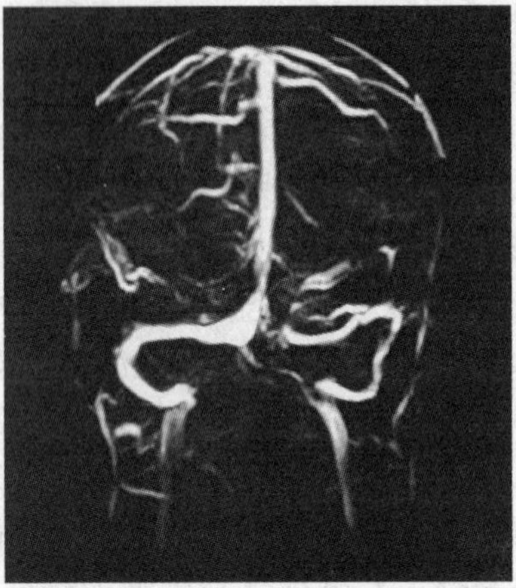

图 1-6-6　MRV 像

重。查体：神清语利，精神可，双侧动眼神经不全麻痹，右眼外展不充分，双侧视乳头边界不清，面纹对称，伸舌居中，四肢肌力正常，未引出病理征。头颅 MRI 增强扫描示（图 1-6-7），静脉窦血栓形成，累及上矢状窦、直窦、横窦（右侧为主）及顶部浅静脉，造成大脑镰、小脑幕明显强化，上矢状窦、直窦、横窦不均匀强化。头颅 MRV 示（图 1－6－8），静脉窦血栓形成，累及上矢状窦、直窦、横窦（右侧为主）。造成上矢状窦，直窦及脑内深静脉血流信号未显示，两侧横窦粗细不均，右侧横窦近侧端血流信号部分缺失。右侧横窦远侧端及乙状窦血流信号未显示，颅内外浅静脉及额、顶、枕部头皮静脉代偿性扩张。全脑血管造影（DSA）显示（图 1－6－9），动静脉循环时间延长，上矢状窦、双侧横窦、乙状窦静脉期充盈不良，头皮小静脉扩张，板障静脉扩张。诊断为：静脉窦血栓形成。立即行颅内静脉窦血栓化学＋机械溶栓术（图 1－6－10），将导管置于上矢状窦后部，窦汇、双侧横窦测压，压力分别为 38、36、33、32cmH_2O，用可塑形导丝和球囊及尿激酶 100 万单位进行静脉窦内机械切碎血栓，溶栓及球囊扩张成形。溶栓后（图 1－6－11）测压显示所有部位均低于 27cmH_2O，静脉循环时间缩短，静脉窦开放。术后病人头痛症状明显减轻，继续给予低分子肝素抗凝治疗 1 周，病人临床症状完全消失，改用华法林抗凝，门诊随访。

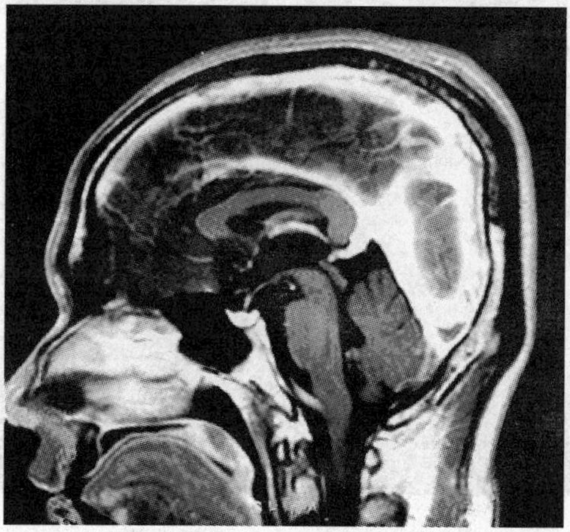

图 1－6－7　头颅 MRI 矢状位增强扫描

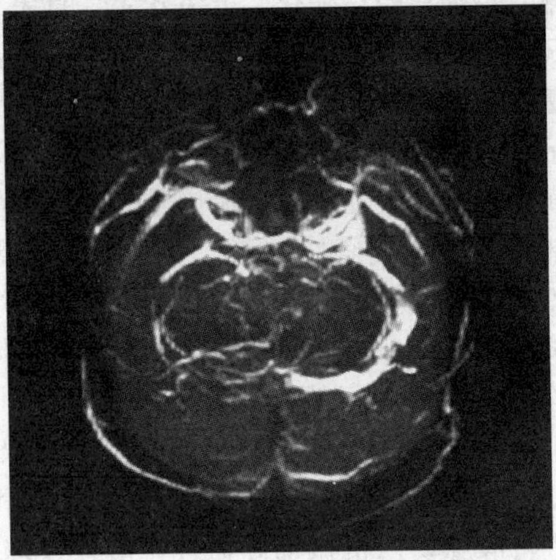

图 1-6-8 头颅 MRV 检查

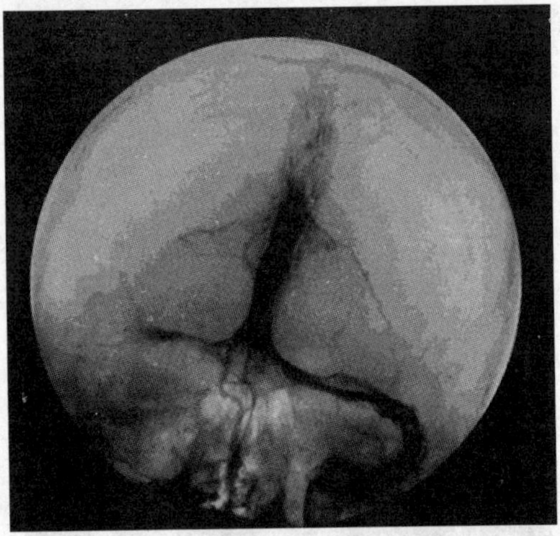

图 1-6-9 全脑血管造影

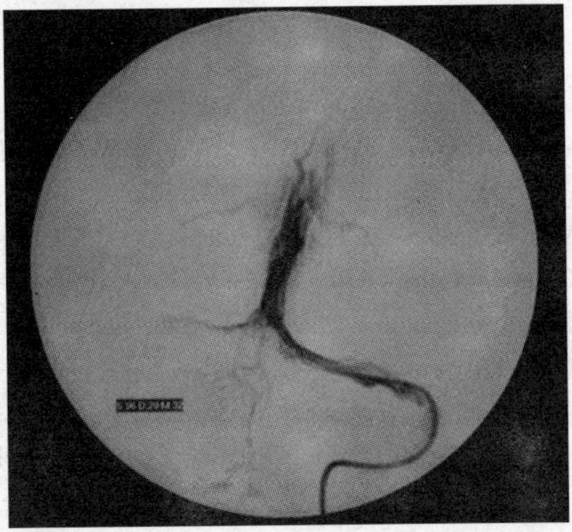

图 1－6－10　静脉窦溶栓术

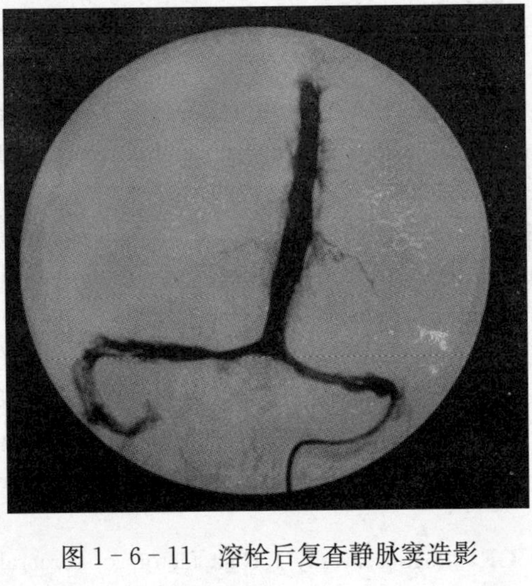

图 1－6－11　溶栓后复查静脉窦造影

参考文献

[1] Agnelli G，Verso M. Front Neurol Neurosci. 2008，23：16-22.

[2] James F. Toole. Cerebrovascular disorders. 5th ed. A Wolters Kluwer Company. Winston-Salem，North Carolina. 1999，481-507.

[3] Maurice Victor，Allan H. Ropper. Adams and Victor's principles of neurology. 7th ed. McGraw-Hill Company：New York，2001. 910-912.

[4] KiliçT，Akakin A. Anatomy of cerebral veins and sinuses. Front Neurol Neurosci. 2008，23：4-15.

[5] Ogata T，Kamouchi M，Kitazono T，Kuroda J，et al. Cerebral venous thrombosis associated with iron deficiency anemia. J Stroke Cerebrovasc Dis. 2008，17（6）：426-8

[6] Reddy AR，Backhouse OC. Contraceptive，cerebral vein thrombosis and choked discs. Eur J Ophthalmol. 2007，17（4）：669-70.

[7] Koopman K，Uyttenboogaart M，Vroomen PC，et al. Development and validation of a predictive outcome score of cerebral venous thrombosis. J Neurol Sci. 2009，276（1-2）：66-8.

[8] Teksam M，Moharir M，Deveber G，et al. Frequency and topographic distribution of brain lesions in pediatric cerebral venous thrombosis. AJNR Am J Neuroradiol. 2008，29（10）：1961-5.

[9] Nair V，Mohapatro AK，Sreedhar M，et al. A case of hereditary protein S deficiency presenting with cerebral sinus venous thrombosis and deep vein thrombosis at high altitude. Acta Haematol. 2008，119（3）：158-61.

[10] White JB，Kaufmann TJ，Kallmes DF. Venous sinus thrombosis：a misdiagnosis using MR angiography. Neurocrit Care. 2008，8（2）：290-2.

[11] Paciaroni M，Palmerini F，Bogousslavsky J. Clinical presentations of cerebral vein and sinus thrombosis. Front Neurol Neurosci. 2008，23：77-88.

[12] de Freitas GR，Bogousslavsky J. Risk factors of cerebral vein and sinus thrombosis. Front Neurol Neurosci. 2008，23：23-54.

[13] Wieshmann NH，Amin S，Hodgson R. A case of unilateral thalamic hemorrhagic infarction as a result of the vein of Galen and straight sinus thrombosis. J Stroke Cerebrovasc Dis. 2009，18（1）：28-31.

[14] Cognard C, Januel AC, Silva NA Jr, et al. Endovascular treatment of intracranial dural arteriovenous fistulas with cortical venous drainage: new management using Onyx. AJNR Am J Neuroradiol. 2008, 29 (2): 235-41.
[15] Zervakis D, Angelidakis P, Dedeilias P, et al. Cerebral vein thrombosis after coronary artery bypass surgery. Interact Cardiovasc Thorac Surg. 2007, 6 (4): 514-6.
[16] Ferro JM, Morgado C, Sousa R, et al. Interobserver agreement in the magnetic resonance location of cerebral vein and dural sinus thrombosis. Eur J Neurol. 2007, 14 (3): 353-6.
[17] Girot M, Ferro JM, Canhão P, et al. Predictors of outcome in patients with cerebral venous thrombosis and intracerebral hemorrhage. Stroke. 2007, 38 (2): 337-42.
[18] Sheerani M, Urfy MZ. Oral contraceptives and cerebral venous thrombosis: case report and a brief review of literature. J Pak Med Assoc. 2006, 56 (11): 559-61.
[19] Kamal AK, Itrat A, Shoukat S, et al. Isolated deep venous thrombosis-case series, literature review and long term follow up. J Pak Med Assoc. 2006, 56 (11): 557-9.

（黄　光）

第七节　血管性痴呆

【疾病概论】

1. 定义

血管性痴呆（vascular dementia，VD）是指由缺血性卒中、出血性卒中和造成记忆、认知和行为等脑区低灌注的脑血管疾病所致的严重认知功能障碍综合征。VD包括所有与血管因素有关的痴呆，如缺血性脑血管病、出血性脑血管病以及急性和慢性缺血引起的痴呆。

2. 流行病学

VD的发病率依研究人群、筛选方法、诊断标准的不同而异。

在美国和欧洲，调查结果表明65岁以上人群痴呆患病率约为5%，阿尔茨海默病（Alzheimer's disease，AD）占首要位置，约为痴呆病人总数的50%～60%，而VD居次，约占10%～20%，AD同时合并有VD（称混合型痴呆）占其余的15%～20%。在亚洲，VD发生率高一些，主要与中风高发率有关。据日本统计资料，AD占33.7%，VD占36.3%，混合型痴呆占9.5%，其他原因引起的痴呆占10.5%。国际研究表明，随着年龄的增长，VD的发病率也随之增高。根据我国11城市普查，60岁以上老人中，VD患病率为324/10万人口，AD为238/10万人口，VD略高于AD。VD在城市和农村的患病率分别为478/10万人口和140/10万人口，城市的患病率明显高于农村。总的来说，随着人口的老龄化、物质生活的提高、饮食结构的改变，VD的发病呈增加的趋势。

3. 发病机制

VD的发病机制主要是血管因素造成与记忆、智能有关结构的破坏，并导致与记忆有关的神经递质降低。与精神活动有密切联系的脑叶主要有额叶、颞叶、丘脑及与三者均有关的边缘系统，特别是前额叶、额叶眶面、颞叶海马、丘脑前核、丘脑背内侧核等结构，若出现病变常有记忆力障碍、注意力不集中、躁狂、缄默、淡漠、性格改变等表现。其中来自海马的纤维经穹隆到丘脑下部的乳头体，再由乳头丘脑束到丘脑前核，再至扣带回，构成著名的Papez记忆环路。与记忆有关的神经递质主要为乙酰胆碱，还有单胺类递质5-羟色胺、去甲肾上腺素。额叶基底部Meynert核主要含有乙酰胆碱神经元，向皮层尤其颞叶的杏仁核、海马区投射，它们是对认知功能起主要作用的脑区。中缝核为5-羟色胺能神经元，蓝斑核为去甲肾上腺素能神经元。上述结构由于脑内缺血梗死而受损，影响神经递质的分泌与传递，则可发生痴呆或加速痴呆的进程。另外，脑皮质内部各种短神经元间联系是利用GABA、神经肽Y、生长抑素、P物质作为相应的神经递质进行化学传递，它们的减少多在痴呆中晚期发生，造成全面智能下降。

【临床表现】

VD的临床表现形式常与脑血管病损部位、大小及次数有关，主要分为两大类，一是构成痴呆的精神症状；二是血管病脑损害的局灶症状体征。特点多为阶梯式发展，一次一次叠加，直至出现全面智能障碍。

大约80%的患者有多发性皮质下梗死表现，通常在40～50岁出现。部分表现为短暂性脑缺血发作（TIA）。反复皮质下梗死部位主要在颞叶、顶叶、额叶白质、基底节区等。约84%患者有高血压、糖尿病、高血脂等危险因素，部分表现腔隙性脑梗死。

VD起病缓急不一。缓慢发病者，近记忆减退常为首发症状，而远记忆却良好。与此同时，多有情绪不稳、抑郁，常为琐事烦恼甚至哭泣，称之为"情感失禁"。生活、工作能力下降，但人格保持良好。急性起病者常为关键部位或较大面积的病损引起，也可以为多次发作相对稳定后，某一次突然智能明显下降。总的来说，最常见的症状为记忆力、定向力、计算力、自发书写及抄写能力降低，真正的精神症状相对较少。

依据病因、累及的血管、病变脑组织的部位、神经影像学和病理学特征可将VD分为多种类型，包括多梗死性痴呆、关键部位梗死性痴呆、小血管病导致的痴呆、低灌注导致的痴呆、出血性痴呆以及其他机制导致的痴呆，以下根据起病的形式简述几种主要的类型：

1. 急性血管性痴呆

（1）多梗死性痴呆（multi-infarct dementia，MID）：由多发性脑梗死累及大脑皮层或皮层下区域所引起的痴呆综合征，是VD的最常见类型。MID常常表现为反复多次突然发病的脑卒中，阶梯式加重、波动病程的认知功能障碍，以及病变血管累计皮层和皮层下区域的相应局灶性神经功能缺损症状体征。

（2）关键部位梗死性痴呆（strategic infarct dementia，SID）：由单个脑梗死灶累及与认知功能密切相关的皮层、皮层下功能部位所导致的痴呆综合征。这些与高级认知功能密切相关的部位包括角回、内囊、基底节、海马、丘脑、扣带、穹窿等。三个血管供血区的梗死易导致SID：①大脑后动脉梗死累及颞叶的下内侧、枕叶、丘脑，表现为遗忘、视觉障碍，左侧病变有经皮质感觉性失语，右侧病变空间失定向。②大脑前动脉影响了额叶内侧部，表现为淡漠和执行功能障碍。③大脑前、中、后动脉深穿支病变可累及丘脑和基底节而出现痴呆。丘脑性痴呆主要累及了丘脑前核、丘脑乳头体束，表现为注意力、始动性、执行功能和记忆受损，垂直凝视麻痹、内直肌麻痹，会聚不能，构音障碍和轻偏瘫。内囊膝部受累，表现为认知功能突然改变，注意力波动，精神错乱，注意力缺乏、意志力丧失、执行功能障碍，局灶体征如偏瘫和构音障碍轻微。

（3）分水岭梗死性痴呆（dementia with border-zone infarction）：属于低灌注性血管性痴呆，是由于大脑前、中、后动脉供血区交界区域的长期低灌注，严重缺血形成分水岭区域脑梗死导致的认知功能严重受损。影像学检查在本病的诊断中有重要作用，CT或MRI呈动脉供血区交界区域梗死灶。分水岭梗死性痴呆的认知功能障碍常常表现为经皮质性失语、记忆减退、失用症和视空间功能功能障碍。

（4）出血性痴呆：脑实质内出血、蛛网膜下腔出血后引起的痴呆。出血病灶常累及壳核、内囊、丘脑、脑叶等部位，导致痴呆。丘脑出血导致认知功能障碍和痴呆常见。CAA是老年人出血性痴呆比较常见的病因。硬膜下血肿也可以导致痴呆，常见于老年人，部分患者认知障碍可以缓慢出现。

2. 亚急性或慢性血管性痴呆

（1）皮质下动脉硬化性脑病（Binswanger disease）：呈进行性、隐匿性病程，表现为伴有反复发作的限局性神经功能缺损的痴呆，常伴有明显的假性球麻痹、步态不稳、尿失禁和锥体束受损体征等。部分患者可无明确的卒中病史。神经影像学的主要特征是脑白质弥漫性疏松性病变，皮层不受累。CT表现为脑室周围、半卵圆中心白质的低密度。MRI表现为侧脑室周围白质对称性、弥漫性斑片状 T_2 高信号；可伴有多发性皮层下梗死灶，脑室扩大。临床诊断依据隐匿性痴呆的发病过程，有脑血管病的危险因素，脑血管局灶的症状体征，以及 CT、MRI 脑室周围弥漫性白质病变等。

（2）伴有皮质下梗死和白质脑病的常染色体显性遗传性脑动脉病（CADASIL）：是一种遗传性血管病，晚期发展为血管性痴呆。

【辅助检查】

1. 神经心理检查　常用简易精神状态量表（mini-mental state examination，MMSE）、长谷川痴呆量表（Hasegava dementia scale，HDS）、blessed 痴呆量表（Blessed dementia scale，BDS）、日常生活功能量表（activities of daily living，ADL）、临床痴呆评定量表（clinical dementia rating，CDR）等确立痴呆及其程度；Hachinski 缺血量表（Hachinski ischaemic score，HIS）≥7 分支持 VD 诊断，可与 AD 等神经变性疾病鉴别。

2. 头颅 CT、MRI　头部 CT 表现脑皮质和脑白质内多发的大小不等的低密度梗死灶，可见脑室周围、皮质下白质的广泛低密度区，多对称性。MRI 则表现上述部位的长 T_1 长 T_2 信号，病灶周围可见脑萎缩。

3. TCD 检查　VD 病人呈中晚期脑动脉硬化的 TCD 表现，主要为血流下降。

4. 事件相关电位（ERP）　VD 的 W2P3 明显延长及 P2 延长，各成分波幅下降伴波形不整，ERP 可反映 VD 患者思维缓慢、认知能力下降的程度，可作为 VD 的早期诊断指标之一。

5. PET、SPECT　此两项检查可反映脑的血灌注及低灌注状态，其优点在于脑血流改变早于形态学改变，可以较早期发现上述现象，可见一侧或双侧多发局灶性放射性减低，呈斑片状，最常见于颞叶、基底节、丘脑等部位，分布不对称。此外，SPECT 虽不及 PET 敏感，但作为客观检查手段之一，对局部脑血流改变也能作出有价值的评价，特别是对慢性低灌流状态、全脑缺血或 rCBF 动脉变化有诊断意义，而且 SPECT 与 PET 对血管性痴呆病人检查和评价常常是吻合的。

6. P300　是应用电子计算机技术检测脑功能的方法之一，是从头皮上记录到各种长 P2 电位，与认知功能有关，是感觉、记忆、理解、判断、推理等心理过程的反应，VD 的病人 P2 延长。

7. EEG　AD 主要表现在双额叶、双枕叶的节律改变，以 θ 和 δ 波为主，而 VD 以不对称为主要表现，表现为 α 波频率减慢，并有弥漫性 θ 和 δ 活动，使脑电图显示多节律变化。VD 越重，则 EEG 异常越明显，两者呈平行关系。如果 VD 属重度则脑电图必然异常，以中度和高度异常为主。中度 VD95％异常，以轻度和中度异常为主，轻度 VD75％异常，以轻度异常为主，EEG 对临床程度的判定有一定意义。

8. 实验室指标　VD 的全血粘度（高、低切变率）、血浆黏度、纤维蛋白原、胆固醇等均较非 VD 的病人高，是 VD 的危险因素。

【诊断】

目前 VD 诊断标准很多，包括应用比较广泛的美国国立神经病与卒中研究所/瑞士神经科学研究国际会议（NINDS-AIREN）诊断标准，这些标准的共同诊断要点为：①神经心理学检查证实的认知功能明显减退，并有显著的社会功能下降，符合痴呆诊断标准。②通过病史、临床以及影像学检查，证实有与痴呆发病有关的脑血管病依据。③两者必须有明确的相关性，痴呆发生在脑血管病后 3～6 个月以内，痴呆症状可突然发生或缓慢进展，病程呈波动性或阶梯样加重。④除外其他痴呆的病因以及意识障碍、精神疾患。

目前国际上采用如下标准诊断“可能”、“可疑”和“肯定”的 VD：

1. 可能 VD 的临床诊断标准

（1）具有痴呆：认知功能进行性下降，伴有记忆和两个以上认知功能缺损（定向、注意、语言、视空间功能、运用、运动自控、行为），并由临床及神经心理检查证实；功能缺损的严重程度足以妨碍日常生活，且不单是卒中引起的纯粹躯体性影响造成。

排除标准：伴有意识障碍、谵妄、精神病、失语或严重的妨碍神经心理测试的感觉运动损害；如伴有能解释全部记忆和认知缺损的系统性疾病或其他脑病也应排除。

(2) 具有脑血管病：卒中伴有局灶体征，如偏瘫、中枢性面瘫、病理征、感觉障碍、同向偏盲、构音障碍，以及相关的影像学证据（CT或MRI）包括多发大血管梗死或单一关键部位梗死（角回、丘脑、基底前脑或后动脉、前动脉供血区），以及多发基底节区和白质腔隙性梗死或广泛脑室旁白质损害，或兼有二者。

(3) 上述两者相关联，并且具有以下一个或两个特点之一：

1）痴呆发生于卒中后的3个月内；

2）认知功能突然恶化，或呈波动性、渐进性发展；

(4) 可能VD的临床特点：

1）早期步态异常（小碎步、失用-共济失调步态或帕金森步态）；

2）步态不稳并有频繁无诱因的跌倒；

3）尿频、尿急及其他排尿障碍，不能用泌尿系疾病解释；

4）假性球麻痹；

5）人格和情绪改变、意志丧失、抑郁、情感失禁或其他皮层下功能缺损，包括精神运动迟钝、失用等。

2. 可疑VD的临床诊断标准　存在痴呆，伴有局灶体征，但影像学缺乏证据；或缺乏痴呆与卒中的确切关系；或隐袭起病，病程多变（平稳或好转）。

3. 肯定VD的诊断标准：

(1) 具有可能VD的临床诊断标准；

(2) 活检或尸检具有组织病理学证据；

(3) 不存在与其年龄不符的神经原纤维缠结和老年斑；

(4) 无其他病因导致的痴呆。

【鉴别诊断】

1. 阿尔茨海默病（Alzheimer's disease，AD）　VD中多梗死性痴呆与AD的区别主要在于有脑血管病的危险因素，如高血压、广泛动脉粥样硬化、卒中或短暂缺血发作史、阶梯样病程、斑状认知缺损和局灶性神经系统症状和体征；皮质下白质脑病为皮质下痴呆，白质髓鞘脱失可由CT或MRI证明，病程呈隐袭持续进展；

大多腔隙状态患者的病程为阶梯性恶化，但约1/3的患者为持续进展易误诊为AD。但AD起病隐匿，进展缓慢，记忆等认知功能障碍突出，可有人格改变，多数无偏瘫等局灶性神经系统定位体征，神经影像学表现为显著的脑皮层萎缩。

根据NINDS/AIREN制定的VD诊断标准或Hachinski缺血指数量表可区别这两种最常见的痴呆。VD Hachinski评分≥7分；AD Hachinski评分≤4分。

2. Pick病　起病较早（多在50～60岁），进行性痴呆，早期即有明显的人格改变和社会行为障碍、语言功能受损，记忆等认知功能的障碍相对较晚。CT或MRI主要是显著的额叶和（或）颞叶萎缩。

3. 路易体痴呆（dementia with Lewy bodies，DLB）　有三大核心症状，即波动性的认知障碍、反复生动的视幻觉、锥体外系症状。DLB伴有短暂的意识障碍、反复跌倒以及晕厥可被误诊为VD，但影像学上无梗死灶，神经系统检查无定位体征。

4. 帕金森病痴呆（Parkinson's disease with dementea，PDD）　帕金森痴呆早期出现锥体外系受损症状如静止性震颤、肌强直、运动迟缓等表现。认知功能的损害一般出现在晚期，而且以注意力、计算力、视空间、记忆力等受损为主。一般无卒中病史，无局灶性神经系统定位体征，影像学上无梗死、出血及白质变性等。

5. 炎症性痴呆　老年人炎症常不典型，各种脑炎、麻痹性痴呆、皮质纹状体脊髓变性（Creutzfeldt-Jakob disease，CJD）均应考虑到。麻痹性痴呆是三期脑实质性梅毒，主要症状为进行性智力衰退，但常合并有某些神经体征，如瞳孔异常，腱反射减退，共济失调步态等，特别是有特异的血清及脑脊液免疫学化验可供检查，不难鉴别。Creutzfetdt-Jakob（CJD）病是一种慢病毒感染，侵犯大脑皮层与纹状体，临床也有进行性智力衰退，但常合并有肌阵挛、抽风、共济失调，脑电图可出现典型的阵发性三相波，CT或MRI可能有轻度脑萎缩，不应有梗死灶，病情多较严重，发展迅速，可与VD鉴别。

【治疗】

VD的治疗分两个方面，一是治疗原发脑血管病，二是改善脑功能。因为卒中能导致VD，故卒中的预防可降低VD的发生。控制危险因素可降低其发病率，并改善VD的认知状态或防止病情进一步发展。

1. 原发性脑血管疾病相关因素的防治

(1) 高血压的治疗：26％～49％的卒中病人有高血压，高血压被认为是最重要、最可治疗的卒中危险因素。在亚洲的一项研究中发现，中年时收缩压增高与其后来认知功能降低有关，早期控制收缩压可能会降低老年期认知功能损害的危险性。但将收缩压控制过低亦能导致痴呆发生。因此，高血压可能是早期预测痴呆的主要因素，高血压的控制可阻止或延缓痴呆的发生。

VD伴高血压者，其收缩压控制在135～150mmHg之间可改善认知状态，而低于此水平则使症状恶化。血压在一定范围内的提高对VD有保护作用，一旦卒中病人发生VD或认知障碍，轻度的高血压有益处。

(2) 其他危险因素的针对性治疗：通过辅助检查如血生化化验、颈动脉超声、心电图、超声心动图寻找卒中的危险因素，积极合理治疗冠心病、心律失常、心脏瓣膜病。应减少食物中的胆固醇和饱和脂肪酸，减少热卡、食盐的摄入，补充维生素C、E，还可以给予降糖和他汀类药物控制糖尿病和高脂血症。有高度颈动脉狭窄者可考虑介入治疗，球囊扩张术、颈动脉支架成形术均可显著改善脑供血，同时戒烟，合理饮食，适量参加运动，禁止过度饮酒。阿司匹林具有抗血小板聚集防治脑卒中作用。对于已有明确遗传因素的脑血管病，基因治疗正在研究中。

2. 改善脑功能

(1) 改善脑循环治疗：改善脑循环药物的作用是减少脑血管阻力，增加脑血流量，提高氧利用度，但基本不影响正常血压，种类较多，西药和中成药在临床上均有广泛的应用。如阿司匹林、川芎嗪、威氏克等。

（2）脑代谢赋活剂：即脑功能代谢药，主要作用为促进脑神经细胞对氨基酸、磷脂及葡萄糖的利用，从而起到增强病人反应性和兴奋性，增强记忆力的作用。如茴拉西坦、都可喜、喜德镇等，另外，脑活素、细胞色素C、ATP、辅酶A等也可增强脑代谢。

（3）脑保护药物：血管性痴呆与脑缺血、缺氧的关系很密切，而决定神经元命运的不仅仅是缺血，而是涉及许多复杂的机制。近年研究较多的有缺血半暗带、细胞内钙超载、兴奋性氨基酸、自由基损伤，以及缺血后的即刻基因表达、细胞凋亡、迟发性神经元坏死等。了解缺血后脑损伤的机制后，就应该有针对性地进行脑保护治疗，目前认为有效的药物有尼莫地平、维生素E、维生素C以及银杏叶制剂等。

3. 伴随症状的治疗　90%的痴呆病人在其病程中表现一种或几种精神及其他伴随症状，最常见的为抑郁状态及睡眠障碍，其次为焦虑及谵妄，前两者多发生于痴呆早期病人。此外尚有偏执、躁狂、刻板动作等问题。

4. 康复治疗　康复是指综合、协调地应用各种非药物治疗、护理、训练等措施和手段，以减少伤残者身心和社会功能障碍，提高生活质量，回归社会。对于痴呆患者而言，目的是使他们能够自理生活，进行一些简单的工作或家务，防止疾病进展，延缓痴呆恶化。对于血管性痴呆，由于其智能损害常为非全面性、斑片状，且常合并局灶性神经体征，其康复治疗较AD有一定侧重性。

综上所述，对于血管性痴呆的治疗：

一方面是预防和治疗脑血管病，控制高血压、糖尿病、高血脂、脑动脉硬化等危险因素；在脑血管病的急性期，积极救治原发病，控制脑水肿，应用脑保护剂、脑代谢赋活剂等，尽量减少神经细胞损伤对防止痴呆发生很重要；

另一方面是改善痴呆症状，除采取药物治疗外，老年人在离退休后应积极参加社会活动，培养兴趣，从事力所能及的脑力、体力活动，与子女生活在一起，不脱离社会及家庭，可明显延缓痴呆的发生、发展。

【预后】

VD的治疗效果优于AD，因为通过改善脑循环、预防脑血管病复发的危险因素可减轻症状、减少使病情急剧恶化的诱因，从而争取认知障碍稳定在一定的水平较长时间。VD的自然病程是波动的，呈阶梯样发展，波动间歇期病情稳定，甚至能有一定程度改善，此平稳间歇期可达数月或数年，长短主要取决于医疗护理条件，最终自主能力全丧失，平均存活期4～6年。

参考文献

[1] 贾建平．神经病学．6版）．北京：人民卫生出版社，2008.

[2] 罗祖明．脑血管疾病治疗学．北京：人民卫生出版社，1999.

[3] Palieri C，Bisbocci D，Di Tullio MA，et al. Arterial hypertension：a cause of cognitive impairment and of vascular dementia［J］. Clin Exp Hypertens，2004，26（4）：277-285.

[4] Wada-Isoe K，Wakutani Y，Urakami K，et al. Elevated interleukin-6 levels in cerebrospinal fluid of vascular dementia patients. Acta Neurol Scand，2004，110（2）：124-127.

[5] David L，Nyenhuis DL. Vaswlar Dementia：A contemporary Review of Epideniology，Diagnosis，Prevention，and Treatment. J Am Geriatr Soc. 1998 Nov，46（11）：11437-48.

[6] Whiter RA. Midlife cardiovascular risk factors and risk of dementia in t he late life. Neurology，2005，64：277-281.

[7] Inzitari D，Lamassa M，Pantoni L，et al. Therapy of vascular dementia. Arch Gerontol Geriatr suppl，2004（9）：229-234.

[8] Gold G. Diagnosis and treatment of vascular dementia. Schweiz Rundsch Med Prax，2004，93（33）：1311-1316.

[9] Patoni L，Carosi M. A preliminary open trial with nimodipine in patients with cognitive impairment and leukoaraiosis. Clin Neuropharmacol，1996，19（6）：497-506.

[10] Le-Bars-PL，Katz-MM. Placebo-Controlled，Double-blind，Randomized Trial of an Extraot of Ginkgo Biloba for Dementia. JAMA，1997，278（16）：1327-1332.

[11] Kanowski S, Herrmann WM. Proof of Efficacy of the Ginkgo Biloba Special Extraot Egb761 in Outpatients Suffering form Mild to Moderate Primary Degenerative Dementia of the Alzheimer Type or Multi-infarct Dementia. Harmacopsychiatry, 1996, 29: 47-56.
[12] Okumoto-Y, Koyama-E. Sleep improvement by light in a demented aged individual. Psychiatry Clin Neurosci, 1998, 52 (2): 194-196.
[13] Trappler-B, Vinuela-LM. Fluvoxamine for stereotypic behavior in Patients with dementia. Ann-Pharmacother, 1997, 31 (5): 578-581.

(许二赫)

第二章　神经系统变性疾病

第一节　阿尔茨海默病

【疾病概论】

1. 定义　阿尔茨海默病（Alzheimer's disease，AD）是一种发生于老年和老年前期的中枢神经系统退行性疾病，临床隐袭起病，表现为记忆力和认知功能持续恶化，日常生活能力进行性减退，可伴有各种精神症状和行为障碍。其病因和发病机制仍不明确。病理上以神经炎性斑、神经原纤维缠结、神经元丢失及淀粉样血管病等为特征。

2. 流行病学　AD是老年期痴呆最常见的类型，占所有老年期痴呆患者的50%～60%。荟萃分析估计世界范围内65岁及以上老年人群AD患病率约为4%，其中女性多于男性，高龄者发病风险显著增加，在65～90岁之间年龄每增长5岁，患病率约增高1倍。荟萃分析显示欧洲65岁及以上老年人群AD患病率约为4.4%，65～69岁年龄组为0.6%，90岁以上人群增至22.2%。我国65岁及以上老年人群AD总患病率约为3.5%，男性为2.2%，女性4.6%，55～64岁年龄组为0.2%，85岁以上组增至23.3%。

AD的主要危险因素是高龄、女性和遗传因素，高教育是保护性因素。近几年许多研究提示吸烟、高脂饮食、病态肥胖、高血压、糖尿病和高血脂等血管危险因素也增高AD的患病风险。

3. 发病机制　AD的确切发病机制尚不明确，认为是老化、遗传和环境多种因素的共同结果。目前有多种学说，其中影响较广的是β类淀粉样蛋白（β amyloid peptide，Aβ）级联假说（the amyloid cascade hypothesis）。

（1）淀粉样蛋白级联假说　该假说认为 Aβ 在脑内沉积是 AD 病理改变的中心环节，可引发一系列病理过程，这些病理过程又进一步促进 Aβ 沉积，从而形成一种级联式放大反应。

Aβ 是脑内的正常产物，是淀粉样前体蛋白（amyloid precursor protein，APP）经 β 分泌酶和 γ 分泌酶水解形成的。Aβ 主要有 Aβ1～40、Aβ1～42 和 Aβ1～43 三种类型，Aβ42/43 为 β 片层结构，疏水性强，容易沉积，具有神经毒性。正常情况下 90% 为 Aβ40，只有少量 Aβ42/43。由于遗传等因素的作用（如 APP 基因、早老素 1 基因、早老素 2 基因突变等），AD 患者脑内 Aβ42/Aβ40 比例失衡，Aβ42/43 增多。增多的 Aβ42/43 在脑内沉积形成老年斑的核心，可以激活小胶质细胞，引发炎性反应；可损害线粒体引起能量代谢障碍，氧自由基生成过多，导致氧化应激损害；可以激活细胞凋亡途径，介导细胞凋亡；还可通过激活蛋白激酶，促进 tau 蛋白异常磷酸化；Aβ 还可以损害胆碱能神经元，引起乙酰胆碱系统的病变。这些病理改变又可促进 Aβ 生成增多和异常沉积，产生正反馈的级联放大效应，最终导致神经元减少，递质异常，引发临床认知和行为症状。但 Aβ 沉积是否是 AD 发病的起始环节目前仍有争议，有研究发现淀粉样斑块出现早于神经原纤维缠结和神经元丢失，但另有研究发现 AD 病理改变最早出现在内嗅区，在没有 Aβ 沉积的情况下，此处出现神经原纤维缠结。

（2）Tau 蛋白异常磷酸化假说　tau 蛋白是一种微管相关蛋白，通过与微管结合，维持细胞骨架的稳定性。AD 患者脑内 tau 蛋白异常过度磷酸化，过度磷酸化的 tau 蛋白聚集形成双股螺旋细丝，形成神经原纤维缠结的主要成分，产生神经毒性。另一方面，由于正常的 tau 蛋白减少，导致微管溃变，使轴浆运输中止或紊乱，导致轴突变性，神经元死亡。但是目前尚不能确定 tau 蛋白磷酸化是 AD 病理改变的始发环节，还是继发于 Aβ 异常。

（3）其他因素和假说　关于 AD 的发病机制，存在其他假说，如遗传假说、氧化应激假说、微循环障碍假说、胆碱能假说等，但这些因素均与 Aβ 有关，或者导致 Aβ 增多，或参与 Aβ 级联反应，从不同侧面支持淀粉样蛋白级联假说。

1）遗传假说　依据发病年龄，AD可分为早发性AD（<65岁）（early-onset Alzheimer's disease，EOAD）和晚发性AD（≥65岁）（late-onset Alzheimer's disease，LOAD）两种；按有无家族遗传史可分为家族性AD（familial Alzheimer's disease，FAD）和散发性AD（sporadic Alzheimer's disease，SAD）。FAD多为早发性，约占AD总数的10%，呈常染色体显性遗传。已发现3个可以导致FAD的基因突变：位于21号染色体的APP基因、位于14号染色体的早老素1（presenilin 1，PS1）基因及位于1号染色体的早老素2（presenilin 2，PS2）基因突变。载脂蛋白E（apolipoprotein，ApoE）ε4基因型（ApoEε4）是晚发家族性AD和散发AD的易患基因。APP经β分泌酶和γ分泌酶先后水解产生Aβ，PS蛋白可能是γ分泌酶复合物的活性中心，APP、PS1、PS2基因突变可选择性引起脑组织内产生过多的Aβ42/43。ApoE蛋白是血浆脂蛋白中重要的载脂蛋白成分，ApoE4可以抑制星形胶质细胞和神经元对Aβ的清除。可见遗传因素是通过影响Aβ的生成或清除来促进AD发病的。

2）神经递质假说　AD患者脑内存在多种神经递质的异常，如兴奋性氨基酸、去甲肾上腺素、5-羟色胺和多巴胺等，但以胆碱能系统障碍最严重，而且与患者的认知和行为障碍关系最密切。脑内胆碱能神经元主要位于基底前脑的Meynert核和内侧隔核，投射到海马和大脑皮质。研究证实AD患者基底前脑的胆碱能神经细胞明显缺失，胆碱乙酰转移酶减少，乙酰胆碱的合成和释放显著降低，其降低程度与认知测验相关。目前用来治疗AD的药物也主要是针对乙酰胆碱系统来改善患者的症状。因此胆碱能系统活性低下可能是AD发病机制的重要环节。

3）其他尚包括氧化应激、免疫炎性机制、微循环障碍、神经递质异常等多种假说，但是其在AD病理生理过程中的作用尚不明了，多与Aβ异常沉积有关，可能同属淀粉样蛋白级联假说的范畴。

4. 病理生理　AD患者大体病理主要为脑萎缩；镜下可见神经炎性斑、神经原纤维缠结、神经元减少和脑淀粉样血管病等主要病理改变。

(1) 大体病理　主要是脑萎缩，患者的脑回变窄、脑沟增宽、脑室变大（图2-1-1）。脑萎缩始于内嗅皮层，随病情进展逐渐扩展至海马、内测颞叶、额顶区，而初级感觉和运动皮层（枕叶视皮层、中央前回和中央后回）相对保留。

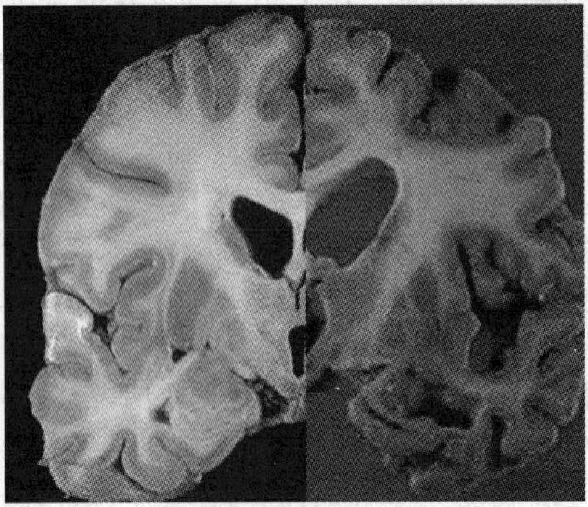

图2-1-1　AD患者的脑萎缩（累及海马、颞叶和顶叶）
左侧为正常老年人，右侧为AD患者

(2) 镜下病理　镜下病理改变主要为神经炎性斑、神经原纤维缠结、神经元减少和淀粉样血管变性，另外，还可见海马神经元颗粒空泡变性、胶质细胞增生和神经毡细丝等。

1) 神经炎性斑又称老年斑（senile plaque，SP），是AD的主要病变之一。位于细胞外，其核心成分是含有40～43个氨基酸的Aβ，周围是由变性的轴突、树突、类淀粉纤维、胶质细胞突起和小胶质细胞组成的冠状物（图2-1-2）。SP可分为原始型或早期斑、经典型或成熟斑、燃尽型或致密斑三个阶段，可能和AD从早期到晚期的发展过程有关。SP在脑内的分布并不均匀，个体间差异较大，但总体上以海马、颞叶及额叶为集中区域。

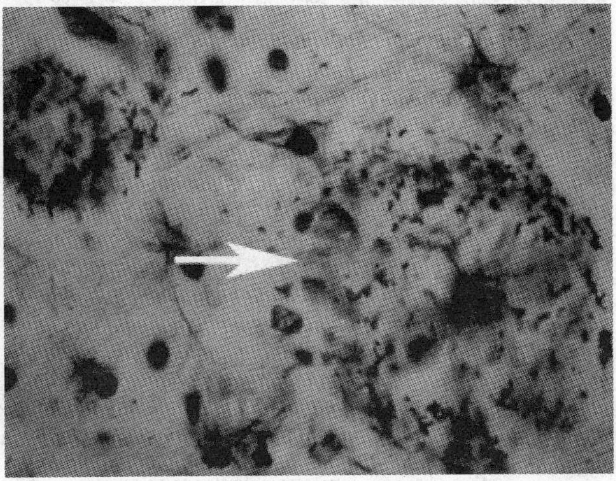

图 2－1－2　AD 脑中的神经炎性斑

斑块核心周围有很多炎性的神经突起（Von Braunmuhl 银浸染）

（引自 David I Graham，1995）

2）神经原纤维缠结（neurofibrillary tangles，NFTs）是 AD 的另一主要病理改变（图 2－1－3），位于神经元胞浆内，其主要成分是异常磷酸化的微管相关 tau 蛋白。正常情况下，tau 蛋白与微管结合，维持细胞骨架的稳定，在 AD 脑内，tau 蛋白异常磷酸化，与微管结合点减少，异常磷酸化的 tau 蛋白自身结合，形成双股螺旋细丝，最终导致形成 NFTs。NFTs 在脑内的分布有一定的模式，以海马最多，其次是杏仁核和颞叶，晚期可扩展到额叶和颞顶联合皮层。其分布脑区和密度与痴呆的程度相关。

3）各种病理过程最终导致 AD 脑内神经元丢失，尤其以海马和基底前脑胆碱能神经元丢失严重（图 2－1－4），神经元缺失可达 47％。随病情进展，颞叶与额叶皮层也出现严重的神经元减少，初级感觉和运动皮层较少受累。

4）淀粉样脑血管病常见于 AD 患者，发生率接近 90％，血管中的淀粉样物质与神经炎性斑和其他沉淀中的 Aβ 是相同的蛋白，

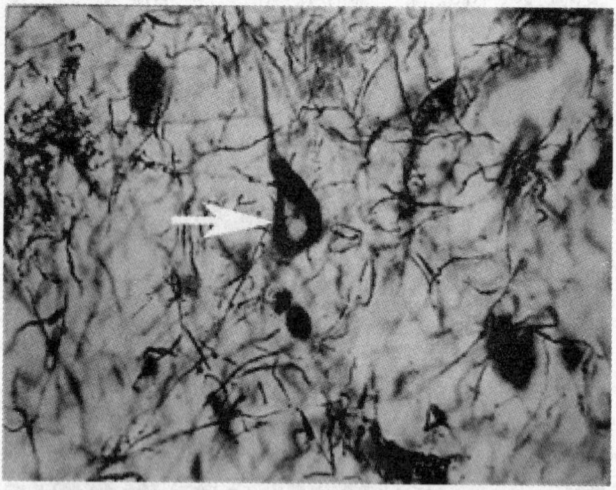

图 2-1-3　AD的神经原纤维缠结

海马的神经原纤维缠结和异常炎性神经突起（Von Braunmuhl 银浸染）

（引自 David Ⅰ Graham，1995）

病变血管主要位于软脑膜及脑皮质（图 2-1-5）。AD 患者的淀粉样血管病不同于单纯淀粉样变性脑血管病，后者是一独立的疾病，不伴 AD 的病理改变。

【临床表现】

AD 常在 40～90 岁之间发病，尤其常见于老年期（65 岁以后），部分发病于老年前期（早发性 AD），女性多于男性。临床起病隐袭，持续进展，以情景记忆障碍为早期突出的表现，随病情进展，认知功能全面衰退，妨碍日常活动能力，常在疾病的某一阶段出现精神行为症状。到了疾病的晚期，可以出现步态异常和抽搐，最终加重至卧床不起。

1. 认知功能障碍　认知功能障碍是 AD 的核心症状。

（1）记忆力障碍　AD 患者早期突出症状是情景记忆障碍，患者回忆不起来最近发生的事，常忘记东西放置的位置，甚至忘记上一餐吃的饭菜，典型者反复诉说同一件事，反复询问同一个问题，

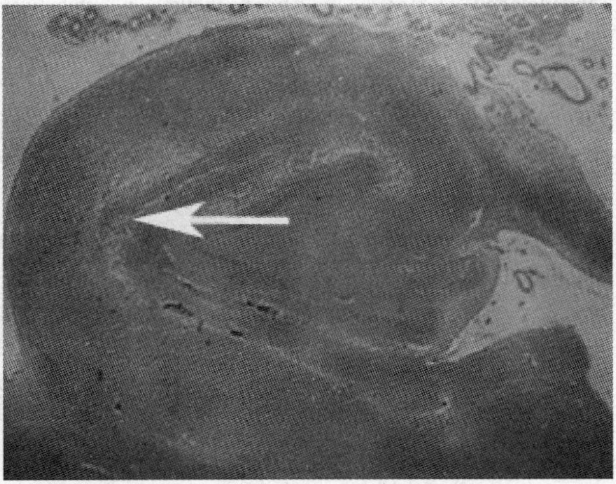

图 2-1-4　AD 的神经元丧失

海马神经元丧失，尤其是 CA1 和 CA2 区，可见海马苍白（HE 染色）

（引自 David Ⅰ Graham，1995）

部分患者由于找不到东西发生被偷妄想。由于海马病变损害信息的存储，线索提示对回忆没有帮助。至病情的中晚期，患者的语义记忆出现障碍，找词困难，叫不出熟悉物体的名字。

（2）定向力障碍　病程早期即可出现时间定向障碍，患者不知道现在的年份、季节，可以把 2009 年认为是 1989 年，把春季说成是秋季，不知道几月几日和星期几。至轻中度阶段，患者地点定向障碍，容易迷路走失。人物定向力也出现障碍，不认识自己的朋友。至重度，患者在室内也迷路，不能认识自己的亲人，甚至不认识自己。

（3）执行功能障碍　执行功能是综合运用知识，制订计划、实施计划，从而进行有目的的活动的能力。执行功能在创造力、认知的可塑性和问题的解决方面占有重要的地位，尤其涉及非常规的行为和新的情况时更需要执行功能的参与。AD 患者在早期即出现执行功能异常，患者动机下降，思维僵化、刻板，不能适应新的环境，解决问题的能力下降。比如有的书法爱好者可以仍然把字写

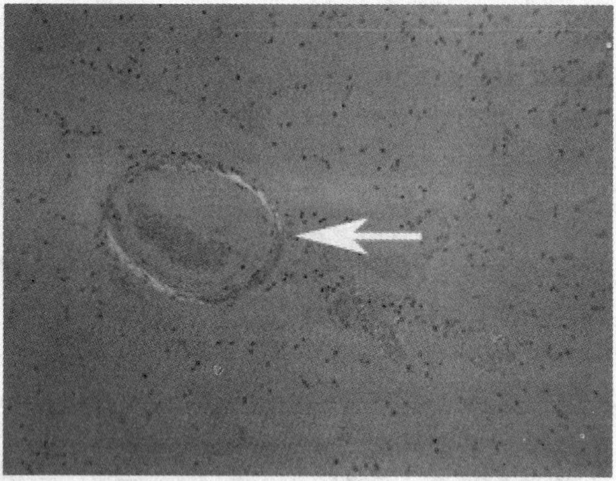

图 2-1-5　AD的淀粉样血管变性

软膜下淀粉样变性的小血管在刚果红染色中呈双折射（嗜刚果红染色）

（引自 David I Graham，1995）

好，但是当要求其按照扇面制作书法时，患者无法完成。

（4）失语　早期AD患者即可出现语言障碍，表现为流利性失语，患者口语表达流利，但语言空洞，此阶段理解能力轻度受损，但可出现明显的书写障碍。随病情进展，阅读和书写能力进一步减退，口语和复述相对较好，但缺乏实质内容，缺乏逻辑。重度患者出现刻板语言，终末期患者缄默。

（5）视空间功能障碍　AD患者早期即可出现视空间功能障碍，患者不能准确地临摹立体图形，不能够快速准确的按照图示排放积木。中期，患者临摹简单的二维图形错误，生活中不能判断物品的确切位置，常不能准确取放物体，不能区别衣服的前后、左右。

（6）计算力下降　AD患者在早期进行复杂运算的能力下降，患者买东西算账困难。至中期，简单的计算亦出现困难，如不能正确计算100－7。至重度，患者个位数的加减法亦出现困难。

2. 日常活动能力减退　上述认知功能障碍导致患者的日常生

活能力减退。轻度AD患者的复杂日常能力损害，如工作、平衡收支、独立购物、独立出行、做饭等均可出现困难；至中度，患者的基本日常能力亦衰退，不能完全自理，洗澡、穿衣需要别人的指导和帮助；重度患者日常能力严重丧失，吃饭、二便等亦需要帮助。终末期患者不能进食，完全需要别人的照料。

3. 精神行为症状　行为和精神症状（behavioral and psychological symptoms of dementia，BPSD）常见于AD患者，在整个病程中，约有90%的AD患者会出现BPSD，其中淡漠、抑郁、激越、睡眠异常最常见。通常在疾病早期就发生情绪改变和情感淡漠，并在整个病程中一直持续存在。至疾病中、晚期，其他如睡眠异常、幻觉、妄想等精神症状和多动、游走、攻击等行为症状亦常见。患者还可以出现明显的性格改变，如既往非常慷慨的人变的自私自利，性情温和的人变得暴躁易怒等。

4. 神经系统体征

AD患者早期无神经系统局灶体征，如存在局灶体征，应怀疑AD的诊断，或者是伴发于其他疾病。但此阶段可以存在原始发射，如摸索反射等、掌颌反射。神经系统体征常到病情晚期才出现，表现为平衡障碍、步态异常、肌张力增高、肌阵挛等。患者最后完全丧失站立、行走能力，长期卧床，此阶段常发生营养不良、肺炎、泌尿系感染、褥疮、骨折等并发症，使病情急速恶化。

【辅助检查】

1. 神经心理学评估　神经心理评估是AD诊疗工作中的重要手段，可帮助进行诊断、鉴别诊断、严重程度的判定和疗效检测。神经心理评估包括3个方面：认知功能评估、社会和日常活动能力评估、精神行为症状的评估和总体评估。

（1）认知功能评估　可分为筛查量表、成套测验和单项测验。

1）筛查量表　最常用的筛查量表是简明精神状态检查（mini-mental state examination，MMSE），简短，易于操作，具有良好的信度和效度，适合大规模的筛查，但该量表对识别轻度AD患者的敏感度和特异度较低，分别为59%和25%。对识别早期轻度AD患者，可选用蒙特利尔认知评估（Montreal cognitive assessment，MoCA），其敏感度和特异度可达100%和94%。其他筛查量表还有长谷川痴呆量表、7分钟筛查测验等，但应用相对较少。

2）成套测验　成套测验覆盖多个认知域，能较全面地反映患者的认知状态和特征，但费时长，不适于床旁检查，常用于对可疑患者进一步诊断，或进行疗效评价，或用于研究。阿尔茨海默病评估量表（Alzheimer's disease assessment scale，ADAS）是AD认知评估中常用的成套测验，尤其在药物临床试验中应用较多，通常将改善4分（相当于6个月平均自然下降分数）作为临床显效的判断标准。Mattis痴呆评估量表（Mattis dementia rating scale，DRS）含有5个因子，其中记忆和启动保持因子能较好区别AD和皮质下性痴呆（如血管性痴呆和Huntington病）。对于重度患者，常用严重损害量表（severe impairment battery，SIB）。

3）单项测验　单项测验可以针对某一认知域进行较详细的评估或较深入的研究。①记忆力评估　可以选用韦氏记忆量表中的某一分测验来检查某一记忆能力，如常选用逻辑记忆分测验测查言语性记忆，视觉再生分测验测查视觉性记忆。California词语学习测验（California verbal learning test，CVLT）和Rey听觉词语学习测验（Rey auditory verbal learning test，RAVLT）能够测查记忆的登记、储存和提取能力，对AD的诊断和鉴别诊断具有重要价值。②语言功能评估　可使用波士顿命名测验和汉语失语成套测验（aphasia battery of Chinese，ABC）。③执行功能评估　常用威斯康星卡片分类测验（Wisconsin card sorting test，WCST）、伦敦塔测验、连线测验、Stroop色词干扰测验（Stroop color words test，SCWT）等。④视空间功能评估　常用画钟测验、木块图测验等。

（2）日常和社会功能评估　日常和社会功能可分为2部分：基本日常能力（basic activities of daily living，BADL）和复杂的工具性日常能力（instrumental activities of daily living，IADL），前者如穿衣、吃饭、如厕等最基本的功能，后者指复杂的日常或社会活动，如工作、出访、管理财务等，需要更多认知功能的参与。目前国内常用的测验包括社会功能调查表（functional activity questionnaire，FAQ）和日常生活活动量表（activity of daily living，ADL）。FAQ主要评定需要复杂认知功能参与的社会性活动，对早期患者敏感。ADL前8项测查BADL，后12项评估IADL，分数越高提示患者的能力越差。

（3）精神行为症状评估　神经精神问卷（the neuropsychiatric inventory，NPI）可以对12种精神行为症状进行测评，同时可以评估症状对照料者造成的压力，有很好的信度和效度，已广泛应用于AD精神行为症状的评定、药物疗效判定等方面。另外，还可以选用针对性的测验对某一方面进行评定，如用康奈尔痴呆抑郁量表（Cornell scale for depression in dementia，CSDD）评估患者的抑郁情绪，应用淡漠量表评定淡漠的严重程度。

（4）总体评价　总体评价量表同时包括对认知功能、日常能力和精神行为等多方面的评估，能够对病情严重程度做整体的界定。常用的有临床痴呆评定量表（clinical dementia rating，CDR）、临床医生会晤总体印象变化（clinician's interview-based impression of change，CIBIC）、临床总体印象量表（clinical global impression，CGI），CDR常用于病情的分级诊断，CIBIC和CGI常用于药物疗效的总体评定。

2. 常规血、尿、生化检查　AD患者常规血、尿、生化检查正常。对患者进行血、尿、生化检查有2种作用：①排除其他原因导致的痴呆，如肝肾功能不全、VB12缺乏等；②确定患者是否出现并发症及指导治疗，如贫血、电解质紊乱、感染等。

3. 脑脊液检查　AD患者常规脑脊液检查正常。特异性生化指标检测可以发现Aβ42降低、总tau蛋白和异常磷酸化tau蛋白增加，有辅助诊断价值。Aβ42降低可能反映了Aβ42在脑内的沉积，总tau蛋白增加反映神经元轴索损害，磷酸化tau蛋白增高反映神经原纤维缠结病理过程。Aβ42降低和X总tau蛋白升高2种指标结合对诊断很可能和可能的AD的敏感度分别为94％和88％，对鉴别AD和精神疾病的特异度达100%，鉴别AD和正常老化的特异度达89%，但是对鉴别AD和路易体痴呆及AD和血管性痴呆的特异度较低，分别为67%和48%。新的研究用AD标准已经将脑脊液Aβ42降低和tau蛋白增高作为支持诊断的指标之一。

4. 结构影像检查　结构影像已经成为AD诊断和鉴别诊断的常用辅助工具，检查目的主要有2点：①排除其他原因导致的痴呆，如脑血管病、肿瘤、脑积水等。②确定患者的脑改变是否符合AD的特征性表现：早期以海马和内侧颞叶为主的脑萎缩，晚期广泛脑萎缩，以颞叶、顶叶和额叶前部灰质萎缩为主。CT检查经济方便，但MRI更敏感，还可对脑萎缩做定量分析。海马萎缩是鉴别AD与正常老化的较好指标（图2-1-6），其对轻中度AD诊断的敏感度及特异度为85%和88%。在新的AD研究用诊断标准中，MRI显示的海马萎缩是支持标准之一。

5. 核素影像检查　包括正电子发射断层显像（positron emission tomography，PET）和单光子发射计算机断层显像(single photon emission computed tomography，SPECT)，可用于检测脑血流、葡萄糖代谢以及蛋白、受体或神经递质的活性，应用匹兹堡复合物还可显示Aβ在脑内的沉积。由于神经元功能异常早于结构异常的出现，PET和SPECT可用于AD的早期诊断。AD患者的表现为海马、颞顶叶、扣带回后部等部位的低代谢，这一模式对诊断临床很可能的轻-中度AD的敏感度和特异度均达93%，对极轻度AD的敏感度和特异度分别为84%和93%。PET和SPECT还可用于鉴别AD和其他类型的痴呆。但由于价钱较贵，目前临床尚未成为常规检查。

6. 基因检测　不作为常规检查，但是对常染色体显性遗传的AD家系应当进行基因检查，确定突变基因。先证者的直系亲属如出现AD的临床症状，可确诊为AD。对家系中未发病的成员进行突变基因的检查，可以帮助预测将来是否发病。

7. 脑组织病理检查　病理是诊断AD的金标准，可以通过活

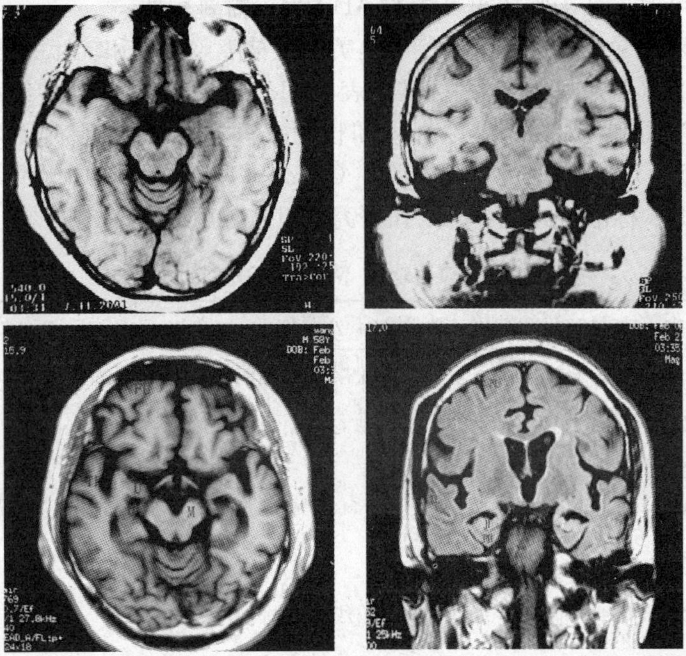

图 2-1-6　抑郁症和 AD 病人头颅 MRI 像

(FL：额叶，H：海马，M：中脑，PL：顶叶，PH：海马旁回，TL：颞叶，U：钩回)

第一排头 $MRIT_1$加权像，双侧海马和颞顶叶形态正常，无萎缩。女，56，主述心情低落、注意力不集中和记忆下降 1 年，诊断轻度抑郁症，经抗抑郁治疗 5 个月后完全恢复正常。

第二排头 $MRIT_1$加权像，双侧海马和颞叶中度萎缩，顶叶轻度萎缩，钩回间距扩大，双侧脑室颞角扩大。男，60，记忆下降、反应迟钝和寡言少动 2 年，诊断中度 AD。

检或尸检获得脑组织进行病理检查，但临床不作为常规检查。

【诊断】

老年隐袭起病，早期情景记忆障碍突出，病情持续进展，出现智能的全面衰退，病情中晚期出现精神行为症状，早期无神经系统体征，影像学以海马和颞叶萎缩为主，排除其他疾病导致的认知减退，可以诊断为临床很可能的AD。确诊需要病理。

目前常用的AD诊断标准是美国精神障碍诊断和统计手册修订第Ⅳ版（DSM-Ⅳ-R）的标准（表2-1-1）和美国国立神经病学、语言障碍和卒中-老年性痴呆和相关疾病学会工作组（NINCDS-ADRDA）的AD的诊断标准（表2-1-2）。其中NINCDS-ADRDA标准特异性更高，在研究中更常应用。

表2-1-1 DSM-Ⅳ-R的AD诊断标准

1. 发生多方面的认知缺陷，表现为下列两项者
（1）记忆缺损（学习新信息的能力缺损或不能回忆以前学到的信息）
（2）至少有下列认知障碍之一
①失语
②失用
③失认
④执行管理功能障碍（即计划、组织、安排次序、抽象）
2. 上述（1）和（2）认知缺陷导致社交或职业功能缺损，或功能较以前明显减退。
3. 病程的特点是逐渐起病，持续衰退。
4. 上述（1）与（2）认知缺陷并非由下列原因导致的：
（1）其他能导致记忆和认知缺陷的中枢神经系统疾病（如：脑血管疾病、帕金森病、亨廷顿病、硬膜下血肿、正常颅压脑积水、脑瘤）。
（2）已知能导致痴呆的系统性情况（如甲状腺功能减低、维生素B1缺乏、维生素B12缺乏、烟酸缺乏、低血钙、神经梅毒、HIV感染）。
（3）某些物质所致的痴呆。
5. 这些缺陷并非由于谵妄所致。
6. 这些缺陷并非由于其他精神障碍所致（如重度抑郁、精神分裂症等）。

表 2-1-2　NINCDS-ADRDA 的 AD 诊断标准

1. 很可能标准
（1）临床检查有痴呆，并有神经心理检查确定。
（2）进行性恶化。
（3）意识状态无改变。
（4）40～90 岁之间起病，常在 60 岁以后。
（5）能够排除其他系统性疾病和其他器质性脑病所致的记忆或认知障碍。
2. 确定标准：临床符合很可能老年性痴呆标准，且有病理学证据。
3. 支持很可能诊断标准
（1）特殊认知功能的进行性衰退（如失语、失认、失用）。
（2）影响日常生活能力，且有行为的改变。
（3）家族中有类似的病人。
（4）实验室检查结果：腰穿压力正常；脑电图正常或无特殊性的改变如慢波增加；CT 或 MRI 证实有脑萎缩，且随诊进行性加重。

上述两个标准均要求患者首先符合痴呆的标准，然后要求痴呆的发生和发展符合 AD 的特征（老年发病、潜隐性起病、进行性恶化），第三步需排除其他原因导致的痴呆，而不是直接从 AD 的特征直接进行诊断，临床操作复杂，而且容易漏诊早期的 AD 患者。随着对 AD 神经心理学特征、影像学特征、外周标志物的研究，2007 年发表了 NINCDS - ADRDA 修订研究用 AD 诊断标准（表 2-1-3），对 AD 的早期正确诊断提供了指导，但是该标准尚未得到广泛应用。

表 2-1-3　NINCDS-ADRDA 修订研究用 AD 诊断标准

很可能 AD（probable AD）标准：符合 1，同时具有 2 中的一条或以上。
1. 核心条件：早期突出的情景记忆损害，包括以下 3 点：
（1）患者本人主诉或知情者报告的记忆障碍，缓慢起病，逐渐进展，持续 6 个月以上；

(2) 检查发现情景记忆明显损害的客观证据：常表现为回忆障碍，而且在有效编码的前提下，线索提示或再认不能够明显改善这种回忆障碍或使之正常；

(3) 在 AD 的早期或随着疾病的进展，情景记忆障碍单独存在或与其他认知异常并存。

2. 支持条件：

(1) 内侧颞叶萎缩　应用感兴趣区体积定量或肉眼体积定量技术，患者脑 MRI 显示海马、内嗅皮层、杏仁核萎缩（与年龄匹配的常模比较）。

(2) 脑脊液标志物异常

①Aβ1-42 水平降低，总 tau 或者异常磷酸化的 tau 增高，或者 3 者同时存在；

②其他以后将发现的标志物；

(3) 特征模式的 PET 功能影像

①双侧颞顶叶葡萄糖代谢减低；

②将来被确认有效的新型的配体，包括匹兹堡 B 复合物（PiB）或 2 -(1 -{6 -［2 - 18F -乙基］（甲基）氨｝ - 2 -萘-乙叉）丙二腈（18F-FDDNP）等显示患者脑内存在 AD 病理改变。

(4) 患者为已被证实的常染色体显性遗传 AD 家系的直系成员

3. 排除标准：

(1) 病史

①突然起病；

②早期出现以下症状：步态异常、癫痫、行为异常。

(2) 临床特征

①局灶性神经系统体征，包括偏瘫、感觉障碍、视野缺损；

②早期出现的锥体外系体征。

续表

(3) 其他可以解释患者记忆障碍和相关症状的疾病
①AD以外的痴呆；
②抑郁；
③脑血管病；
④中毒和代谢性疾病（可能需要特殊的检查）；
⑤MRI FLAIR 加权像或 T2 加权像显示与感染或血管病变一致的内侧颞叶异常。

【鉴别诊断】

AD应与其他原因导致的痴呆鉴别，合并有幻觉、抑郁和精神行为症状的AD应与谵妄、抑郁症和精神分裂症鉴别。轻度AD还应与良性健忘鉴别。

1. 轻度AD与良性健忘鉴别　随着生活质量的提高，很多老人逐渐重视记忆障碍和痴呆，为此产生焦虑情绪，应当及早鉴别良性健忘和早期AD，解除老人的思想负担（表2-1-4）。

表2-1-4　轻度AD与良性健忘鉴别

	轻度AD	良性健忘
记忆障碍	严重，提示没有帮助	事后很可能再想起来，提示有帮助
动性代偿	无	采取主动性代偿或弥补措施
对生活的影响	记忆障碍对生活有肯定的影响生活活动规律有变化，懒动少言	一般不影响生活生活活动规律无明显变化
记忆检查	记忆检查较正常人或较以往明显减退	记忆检查常正常

续表

	轻度AD	良性健忘
其他认知功能	有其他认知功能障碍，如定向力、视空间功能等	其他认知功能正常
日常能力	较以往减退	可正常独立的生活
情感性格	可明显变化	无明显变化
进展情况	数年内持续进展	常保持稳定

2. AD与其他原因导致的痴呆鉴别　痴呆是一类综合征，多种原因可以导致痴呆，不同痴呆类型治疗及预后不同，应进行鉴别。

(1) 血管性痴呆　血管性痴呆是老年期痴呆的第二位主要原因，仅次于AD，临床常需要鉴别二者。二者虽然有很多不同之处（表2-1-5），但有时二者并存，为鉴别诊断带来困难。

表2-1-5　AD与血管性痴呆鉴别

	AD	血管性痴呆
血管危险因素病史	可有，但较血管性痴呆少	常有
认知障碍	隐袭起病	急性或突然起病高血压皮层下小动脉硬化性脑病（Binswanger病）起病则隐袭
	持续缓慢进展，若出现突发加重，常提示脑缺血或梗死可能	处于平台期或波动性恶化
	早期记忆障碍突出，中晚期全面衰退	斑片状损害

续表

	AD	血管性痴呆
体征	早期无，晚期有步态、张力的异常	早期既有局灶体征
脑卒中史	常无	有，可多次
影像检查	脑萎缩为主，可伴有轻度的白质病变或少量腔隙性梗死灶	卒中病灶（关键部位的、或大面积、或多发的）
Hachinski 缺血评分	≤4 分	≥7 分

（2）额颞叶变性　额颞叶变性是一种相对少见的脑退行性变，常发生于老年前期，以行为人格改变（额颞叶痴呆）或语言障碍，包括原发性进行性失语（非流利型）和原发性进行性失语（流利型，也称为语义性痴呆）为早期突出的表现，记忆力、定向力和视空间功能早期受损相对较轻（中晚期也明显受损），早期影像学以额叶或和前颞叶萎缩为主。而 AD 患者以老年人常见，记忆、定向力和视空间功能早期出现明显损害，行为和人格改变常见于疾病的中晚期，结合影像学可以鉴别。

（3）路易体痴呆　路易体痴呆 3 个核心症状为波动性认知障碍、帕金森综合征、鲜明的视幻觉。另外，部分患者对抗精神病药物过度敏感。而 AD 患者的认知障碍为持续性，部分患者在中晚期可出现幻觉妄想和锥体外系的症状，对症治疗可缓解。

3. AD 与抑郁症性假性痴呆鉴别（表 2－1－6）　部分老年抑郁患者由于精神动力减退表现为记忆力下降、思维迟缓和生活能力下降，有时被误诊为 AD。也有部分 AD 患者伴有抑郁症状，二者经抗抑郁疗，效果有差别，应及早鉴别。

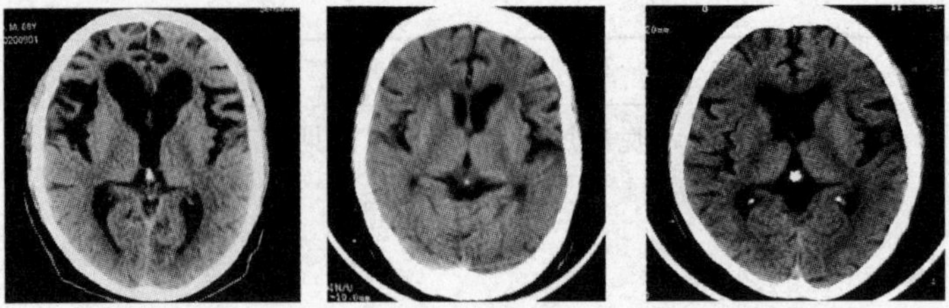

图 2－1－7　额颞叶变性各亚型头颅 CT 像

（FL：额叶，PL：顶叶）

左一　头 CT：额颞叶明显萎缩。男，69，性格变化，小气、好猜疑、懒惰和少语 1 年余，同时有记忆下降。诊断：额颞叶痴呆

中间　头 CT：左颞叶前端和额叶下后部中度萎缩。女，65，言语顿挫欠流畅和句法出错 1 年余，理解力和命名能力正常。2 年后发展为全面痴呆。诊断：原发性进行性失语（非流利型）。

右一　头 CT：左颞叶前端明显萎缩，额叶前部轻度萎缩。女，73，不爱讲话伴常识性概念混乱 1 年余，言语流畅，句法正确，近记忆力稍下降，理解力中度下降，命名能力明显下降。1 年后发展为全面痴呆。诊断：原发性进行性失语（流利型），也称为语义性痴呆

表 2－1－6　AD 与抑郁症性假性痴呆鉴别

	AD	抑郁症性假性痴呆
情绪诱因	少	常有
起病情况	隐袭	较快
进展情况	缓慢	较快
认知检查	尽力去做	不努力完成
	回答错误	常回答“不知道”，如果错误，常接近正确答案
	短期内认知测验变化不大	短期内认知测验结果波动大
情绪表现	情绪波动大，可合并明显抑郁	情绪持续性低落

续表

	AD	抑郁症性假性痴呆
情绪体验	较少痛苦体现	常表现非常痛苦
表情	淡漠、正常或欣快	淡漠、忧愁
失语	可存在	不存在，但可有缄默
躯体症状	少	常有
CT/MRI	脑萎缩明显	无萎缩
抗抑郁药物疗效	无效或部分有效	伴随抑郁症状的改善，认知恢复效果明显

4. AD与精神分裂症鉴别　AD病情中晚期常出现精神行为症状，而精神分裂症也可以出现阴性症状，主动性下降，智能减退，应注意鉴别。

表2-1-7　AD伴BPSD与老年期精神分裂症

	AD伴BPSD	老年期精神分裂症
诱发因素	无	部分有精神刺激事件
首发症状	认知减退为首发症状	精神病样症状为首发和主要症状
起病情况	起病缓慢	起病较快或慢
病前人格	大多正常	可能有障碍
认知检查	智能明显减退	早期智能大多正常或接近正常，后期可减退
幻觉妄想	波动大，部分与认知障碍相关，如被盗妄想	较系统和稳定
CT/MRI	脑萎缩明显	无萎缩，有则较轻
抗精神病药	用量较小	用量较大

AD还应与其他皮质下痴呆（如帕金森病、亨廷顿病、肝豆状核变性和进行性核上性麻痹等）鉴别，亦需要注意排除朊蛋白病和其他感染性脑病痴呆、正常颅压性脑积水、代谢性及中毒性痴呆等。

【治疗】

目前，尚无特效药物能够阻止或逆转病程。AD治疗的目的是延缓疾病的进展，改善患者的生活质量，减轻家属的负担。治疗原则是：①早防早治　尽早识别AD，争取在疾病的早期进行治疗；②长期治疗　AD是一种慢性持续进展性疾病，需要长期规律服药；③定期随访　评价药物的疗效和副作用，评价疾病的进展，调整药物和治疗方案；④加强护理　患者多死于并发症，因此，加强日常护理、防治并发症有重要意义。对AD的治疗包括以下几个方面。

1. 改善认知和生活能力　包括药物和非药物两个方面。

（1）非药物措施　有研究提示，脑力活动、认知锻炼可能能够改善患者的认知功能，或减缓认知功能的下降。应当尽量让患者进行一定的活动，如读书、看报、拼图等，应当尽可能保持患者存在的能力，照料者不要一切代劳。

（2）药物治疗　目前，美国FDA批准治疗AD的药物有2类：胆碱酯酶抑制剂和兴奋性氨基酸受体拮抗剂。总体选用原则是：①轻度AD患者首选胆碱酯酶抑制剂，如一种无效可换另一种，如均无效，可换用或加用兴奋性氨基酸受体拮抗剂；②中度患者可以首选两类药物中的任一类，如一种胆碱酯酶抑制剂无效可换用其他胆碱酯酶抑制剂或加用兴奋性氨基酸受体拮抗剂；③重度患者首选兴奋性氨基酸受体拮抗剂，如无效，可换用或加用胆碱酯酶抑制剂。研究显示，这些药物虽然对认知有改善作用，但其程度较小，临床急需开发更有效的、针对AD病理机制的治疗方法。

1）胆碱酯酶抑制剂　通过抑制胆碱酯酶对乙酰胆碱的水解，增加脑内乙酰胆碱的水平，达到改善智能的作用。美国FDA批准的药物有多奈哌齐（安理申）、卡巴拉汀（艾斯能）、加兰他敏，国产药物为石山碱甲。随机、双盲、安慰剂对照研究均显示胆碱酯酶抑制剂能够改善AD患者的认知功能，部分患者的生活能力和总体功能亦有改善，多个国家的指南均推荐胆碱酯酶抑制剂为轻中度AD的首选治疗药物。有一项研究比较了卡巴拉汀和多奈哌齐，提示前者疗效稍好于后者，但胃肠道副作用较后者更常见。另外，需要注意这些药物较贵，而且并非所有的患者都有疗效，用药前应当向家属说明，而且应当注意药物的副作用，并定期随访观察疗效，调整方案。

2）兴奋性氨基酸拮抗剂　美金刚是一个非竞争性N-甲基-D-天门冬氨酸（NMDA）拮抗剂，已被美国FDA批准治疗中重度AD，可提高认知过程中信号传导的信噪比，改善AD患者的认知和行为症状，也可与胆碱酯酶抑制剂合用，增强疗效。美金刚副作用较小，对AD患者的精神行为症状（如激越等）有改善作用，对年老体弱、精神行为症状明显的患者更适用。但该药较贵，且并非对所有的患者都有疗效。

3）其他药物包括：①促智药　吡咯烷酮类药物如吡拉西坦（又称脑复康）、茴拉西坦（又称阿尼西坦、三乐喜）和奥拉西坦（健朗星）；②麦角生物碱类药物　二氢麦角碱（喜得镇、舒脑宁）、麦角溴烟酯（尼麦角林）；③银杏叶提取物。这些药物可能有效，临床可以尝试使用，但研究结果不一致。

2. 控制精神和行为症状　包括药物和非药物2种手段。

（1）非药物手段　首先，应当寻找出现精神行为症状或导致症状加重的原因，这些原因可以是环境的也可以是躯体的，前者如更换照料者、改变房内的布置等，后者如躯体感染、不适，应当进行针对性的处理。同时，照料者要尊重患者，语言亲切，保持环境的安全和相对安静，以避免诱发患者的精神行为症状。如果精神行为症状轻微，对患者和照料者不会造成危害，尽量不用药物治疗。

（2）药物治疗　精神行为症状可增加患者的死亡率，加重照料者的负担，对精神行为症状明显的患者，尤其对于可能会危害患者本人或照料者安全的症状（如激越、攻击），应当进行药物治疗。

对幻觉、妄想、激越、攻击或严重的焦虑，可选用非典型抗精神病药物，如奥氮平、维思通、奎硫平等。但一定注意药物的毒副作用，应从低剂量开始应用，缓慢增量，应用最小有效维持剂量。

对抑郁情绪可以选用选择性 5-羟色胺再摄取抑制剂，包括氟西汀（百忧解）、帕罗西汀（赛乐特）、西酞普兰、舍曲林等。苯二氮䓬类药物对改善焦虑疗效确切（如安定、劳拉西泮等），但该类药物长期服用可出现耐药性和依赖，因此，临床应用应选择短效制剂，短期使用，也可应用 5-羟色胺再摄取抑制剂类药物帕罗西汀、西酞普兰等治疗焦虑症状。

3. 治疗并发症　AD 的晚期，患者不能自行进食，步态不稳，最后卧床，此阶段常出现营养不良、跌倒、骨折、肺部或泌尿系感染、褥疮，应加强护理，防止这些并发症的发生，如出现并发症，应采取针对性的治疗措施。

【预后】

AD 为持续进展性病程，病程约为 5～10 年，少数患者可存活更长时间，最终多死于肺部或泌尿系感染、压疮、营养不良等并发症。

参考文献

[1] 楚长彪，贾建平．老年期痴呆精神病理的研究进展．中华神经科杂志 2002，35（4）：231-3.

[2] 贾建平．临床痴呆病学．北京：北京大学医学出版社，2007.

[3] 闵宝权，贾建平．认知功能检查量表在老年期痴呆诊断中的应用．中国临床康复 2004，8（10）：1938-9.

[4] 汤哲，孟琛，陈彪 北京地区老年痴呆流行病学研究．中华流行病学杂志，2003，24（8）.

[5] Aihong Zhou，Jianping Jia，et al. The value of clock drawing test and the mini-mental state examination for identifying vascular cognitive impairment without dementia. International Journal of Geriatric Pschiatry. 2007，22：15.

[6] Andreasen N，Minthon L，Davidsson P，et al. Evaluation of CSF-tau and

CSF-Abeta42 as diagnostic markers for Alzheimer disease in clinical practice. Arch Neurol. 2001，58 (3)：373-9.

[7] Busciglio J，Lorenzo A，Yeh J，et al. Beta-amyloid fibrils induce tau phosphorylation and loss of microtubule binding. Neuron. 1995，14 (4)：879-888.

[8] Cumings JL. The Neuropsychiatric Inventory：Assessing psychopathology in dementia patients. Neurology，1997，48 suppl 6：S10-S16.

[9] Dubois B，Feldman HH，Jacova C，et al. Research criteria for the diagnosis of Alzheimer's disease：revising the NINCDS-ADRDA criteria. Lancet Neurol. 2007，6 (8)：734-46.

[10] Herholz K. PET studies in dementia. Ann Nucl Med. 2003，17 (2)：79-89.

[11] Iqhal K，Grundke-Idbal I. Mechanism of Alzheimer nenrofilbrillary degeneration and the function of tangles. Mol Psychiatry. 1997，2：178-180.

[12] Keil U，Bonert A，Marques CA，et al. Amyloid beta-induced changes in nitric oxide production and mitochondrial activity lead to apoptosis. J Biol Chem. 2004，279 (48)：50310-50320.

[13] Leroi I，Voulgari A，Breitner JC，et al. The epidemiology of psychosis in dementia. Am J Geriatr Psychiatry. 2003，11 (1)：83-91.

[14] Lippa CF，Nee LE，Mori H，et al. Aβ42 deposition precedes other changes in PS-1 Alzheimer's disease. Lancet，1998，352，1117-1118.

[15] Lobo A，Launer LJ，Fratiglioni L，et al. Prevalence of dementia and major subtypes in Europe：a collaborative study of population-based cohorts. Neurologic diseases in the elderly research group. Neurology. 2000，54 (11suppl 5)：S4 9.

[16] Locca JF，B la CJ，Zumbach S，et al. Pharmacological treatment of behavioral and psychological symptoms of dementia (BPSD) in nursing homes：development of practice recommendations in a Swiss canton. J Am Med Dir Assoc. 2008，9 (6)：439-48.

[17] O'Brien JT. Is hippocampal atrophy on magnetic resonance imaging a marker for Alzheimer's disease? Internationol Journal of Geriatric Psychiatry. 1995，10：431-435.

[18] Qaseem A, Snow V, Cross JT Jr, et al. Current pharmacologic treatment of dementia: a clinical practice guideline from the American College of Physicians and the American Academy of Family Physicians. Ann Intern Med. 2008, 148 (5): 370-8.
[19] Tariot PN, Erb R, Podgorski CA, et al. Efficacy and tolerability of carbamazepine for agitation and aggression in dementia. Am J Psychiatry. 1998, 155 (1): 54-61.
[20] Wimo A, Winblad B, Aguero-Torres H, et al. The magnitude of dementia occurrence in the world. Alzheimer Dis Assoc Disord. 2003, 17 (2): 63-67.
[21] Zhang ZX, Zahner GE, Roman GC, et al. Dementia subtypes in China: prevalence in Beijing, Xian, Shanghai, and Chengdu. Arch Neurol. 2005, 62 (3): 447-453.

（闵宝权）

第二节　运动神经元病

运动神经元病（motor neuron disease，MND）是一组累及上、下运动神经元的慢性进展性疾病。尽管起因不同、临床表现多样，但最终都可造成患者严重的肌无力。运动神经元病包括肌萎缩侧索硬化（amyotrophic lateral sclerosis，ALS），脊肌萎缩症（spinal muscular atrophies，SMAs），原发性侧索硬化（primary lateral sclerosis，PLS）、进行性延髓麻痹（progressive bulbar palsy，PBP）和脊髓灰质炎（poliomyelitis）等。

运动神经元病是仅次于老年性痴呆和帕金森病的中枢神经系统变性疾病。世界范围内的粗患病率为 0.8/10 万～8.5/10 万，中国为4.5/10 万～7.9/10 万，处于中等水平。年发病率约为 0.4/10 万～2.6/10 万，发病高峰年龄在 55 岁上下，男女患病比例为 1.2～2.5 ：1。

大部分的 MND 病因未明。ALS 中 90％为病因不明确的散发病例，其余 10％为遗传病例；绝大部分 SMA 为遗传获得。环境因素、毒素等其他病因在MND中的致病作用仍在探索之中。运动神经元是人体内最大的细胞之一，胞体上有一条细长的轴突和许多较为短小的树突，向各个方向伸展。神经元之间通过神经递质乙酰胆碱（Ach）将生物电信号（高级皮层中枢的指令）从一个运动神经元向附近的神经元传递。运动神经元集结成束可将电信号从脑传至效应器（肌肉）。人体内有数量庞大的神经束支配各种肌肉的收缩或舒张，包括平滑肌、心肌和骨骼肌等。运动神经元受损后不能发挥其支配肌肉的最大效能，肌肉的运动即受到影响。通常MND会造成体内部分或全部肌肉的进行性萎缩，肌肉颤搐（束颤，fasciculation）是常见的症状。

MND治疗困难，可造成运动功能丧失，甚至致命。MND的预后与疾病类型、受累肌肉的数量和疾病进展速度等因素有关。大部分ALS患者起病五年内死于呼吸衰竭等并发症，生存期超过10年的患者不足10%。SMAs的预后不同亚型之间有很大差异，有些患者生存期仅数年，而有些则寿命不受影响，只妨碍运动功能。

脊肌萎缩（SMAs）是以原发性脊髓前角细胞变性、进行性肌无力为特点的一大类遗传性疾病。脊肌萎缩仅影响下运动神经元，婴儿和儿童期SMAs进展较快，迅速出现下肢、躯干乃至呼吸肌的麻痹；少年型和成年型SMAs进展缓慢，其中Kennedy病（Kennedy's disease）具有X连锁隐性遗传特征，临床表现以口面部肌肉萎缩为特点，出现特征性的言语和吞咽困难。

原发性侧索硬化（PLS）是一种罕见的运动神经元病，仅累及上运动神经元（upper motor neuron，UMN）。通常50岁以后起病，逐渐出现双下肢痉挛性无力、平衡困难，无脊髓运动神经元或肌萎缩的表现。

脊髓灰质炎与其他的MND不同，是由脊髓灰质炎病毒感染引起。病毒通过粪口途径传播，经胃肠道、血液循环最终侵犯脊髓前角的运动神经元，造成不同程度的肌肉瘫痪，表现为行走、吞咽、言语和呼吸困难等。由于脊髓灰质炎非原发变性疾病，且世界范围内的发病已属罕见，故本节不再讨论。

一、肌萎缩侧索硬化
（amyotrophic lateral sclerosis，ALS）

ALS 又称为 Charcot 病或 Lou Gehrig 病，是运动神经元病中最常见的类型。ALS 以上、下运动神经元（lower motor neuron，LMN）同时受累为特征，症状从一个部位的神经元逐渐进展，累及多部位神经元受损。临床表现为肌萎缩和肌无力，口面部肌肉受累可造成言语含糊、流涎、吞咽困难、窒息等，最终多死于呼吸衰竭。

根据发病特点和表现不同，ALS 可分为散发型、家族型和西太平洋型（western Pacific）三种类型。散发型和家族型 ALS 的年发病率为 0.2/10 万～2.4/10 万，人群患病率为 0.80/10 万～7.38/10 万。年龄是最重要的单一危险因素，ALS 的发病年龄高峰在 65～70 岁。男性发病多于女性，男女的患病比例为 1.4～2.5∶1，但资料显示以延髓麻痹为首发症状的患者女性略多。ALS 患者从症状出现到死亡的一般病程为 3 年，约 10%的患者病程进展较慢，可存活 10 年以上。

【病因和发病机制】

ALS 的病因尚未明确，但存在多种理论和假说，其中比较重要的有兴奋性毒性细胞损害、免疫机制、感染、神经营养因子缺乏、神经纤维异常、外源性毒素、激素紊乱和线粒体功能障碍等，上述理论之间多有重叠。

1. 兴奋性毒性及氧化应激

散发型 ALS 患者的脑脊液（CSF）和血浆中兴奋性神经递质谷氨酸的水平增高，谷氨酸浓度增高导致过量的钙离子内流进入细胞，通过激活蛋白酶等导致细胞死亡。ALS 患者中发现的受累运动神经元内钙结合蛋白明显降低、运动皮层和脊髓中胶质谷氨酸转运蛋白的丧失等都支持这一理论。

在常染色体显性遗传性家族型 ALS（fALS）中已经发现多个

Cu/Zn 超氧化物歧化酶（SOD1）基因的突变。SOD 的生理功能是将超氧负离子（O^{2-}）转化为过氧化氢（H_2O_2），后者可进一步转化为水和氧分子，从而起到清除自由基的作用。已经发现的 SOD1 基因突变使 SOD 获得某些“有害”的功能，如最常见的 A4V 突变使体内自由基的生成增加；SOD1 基因突变可诱发体外培养细胞的凋亡，而加入铜螯合剂可抑制凋亡过程；SOD1 基因突变还可选择性地抑制胶质谷氨酸转运蛋白。

2. 免疫机制

自从在部分 ALS 患者的肾和小肠中发现免疫复合物后，有人提出了 ALS 的自身免疫机制学说。在一些 ALS 患者中已发现小胶质细胞抗体，该细胞是脑组织中的主要免疫活性细胞；部分 ALS 患者脊髓中可见炎性细胞浸润，受累神经元中还有表达主要组织相容性复合物 II 的巨噬细胞。ALS 患者 CSF 中的白介素-6 水平增高，提示可能有体液免疫反应持续存在；另有研究发现 ALS 患者体内的免疫球蛋白可使鼠海马神经元释放的谷氨酸增多。

3. 病毒假说

肠道病毒一直是 ALS 病因学研究的重点，包括脊髓灰质炎病毒、人免疫缺陷病毒（HIV）、人类嗜 T 淋巴细胞病毒 Ⅰ 型（HTLV-I）等。最近对一组 ALS 患者的研究发现，88.3%的患者脊髓灰质神经元胞体内肠道病毒的核酸检测阳性，明显高于对照组非 ALS 患者 3.4%的阳性率。但是抗病毒药物治疗 ALS 并未取得成功，进一步的研究也未证实任何病毒感染可引起 ALS。

4. 环境因素

金属对西太平洋型 ALS 的致病作用比较明确。铝、钙、硅酮在此类患者的神经元中以铝矽酸盐等形式共存；流行地区的土壤和饮用水中铝和锰的含量都较高。长期、低剂量的脑池内注射铝可使动物出现 ALS 样表现，并在前角细胞中检测到核周的嗜银包涵体，与人类疾病中的透明包涵体相似。在一些西太平洋型 ALS 患者的脊髓前角细胞和外侧柱中还发现锰的含量增高；已经发现铅、汞中毒可引起 ALS 样症状，但使用特异性螯合剂治疗并未取得明显疗效；铁、硒中毒可能通过自由基损害神经元；最近的流行病学调查发现饮用水中硒含量过高与 ALS 的发病有关。原发性和继发性甲状旁腺功能亢进有时出现 ALS 症状，提示钙在 ALS 的发病中也有作用。

5. 神经纤维异常

运动神经元内存在大量的神经纤维，是细胞的骨架成分，在轴突的双向运输中发挥重要作用。ALS 患者的核周体和轴突近端可见含有神经纤维的球形体，使轴突运输减慢。表达神经纤维亚单位突变基因的鼠转基因模型出现了 MND 的表现；在 ALS 患者的 CSF 中也发现神经纤维的含量增高。

6. 激素、神经营养因子、线粒体以及 DNA 修复缺陷

ALS 和 Kennedy 病的男性患者明显多于女性，提示性激素可能与发病机制相关。已知雄激素对维持神经元的稳定性具有重要意义，动物实验也证实了脱氢表雄酮（dehydroepiandrosterone，DHEA）具有神经营养作用。

部分 ALS 患者的发病可能与 DNA 修复缺陷有关，来自苏格兰的一项队列研究显示 3%的 ALS 患者存在 14 号染色体上 APEX 核酸酶基因的突变，该酶对 DNA 的修复非常重要。

研究发现运动神经元的存活和生长都需要神经营养因子。神经生长因子是作用于特异性受体的一组多肽物质，它们对 ALS 发病的影响尚未得到证实，但不能排除对 ALS 的治疗可能有效。

线粒体肿胀和空泡变性是 SOD1 转基因动物模型发现的最早病理改变；有发现 ALS 患者骨骼肌中线粒体的功能受损。线粒体本身很容易受到氧化应激的损害，其功能异常可造成三磷酸腺苷耗竭导致细胞死亡。

7. 其他

最近，Sreedharan 等英国学者在一个 ALS 大家系中发现了与特征性细胞内包涵体成分 TDP-43 有关的基因突变，进一步的研究在散发性和家族性 ALS 患者中都发现了该基因突变，导致神经元细胞凋亡。该研究为揭示 ALS 的发病机制带来了新的希望。

【病理】

1994年，世界神经病学联盟（World Federation of Neurology）设定了ALS的临床和病理诊断标准。病理诊断标准包括：大体标本可能见到运动皮层萎缩，腹侧脊神经根灰色变和萎缩，脊髓外侧柱也可能出现灰色变，提示有胶质增生所引起的硬化性改变。显微镜下可见上、下运动神经元丧失，出现不同程度的脊髓前角运动神经元、脑干运动神经核（Ⅴ、Ⅶ、Ⅸ、Ⅹ、Ⅻ）和运动皮层锥体细胞减少，以及皮质脊髓束有髓纤维髓鞘脱失等。ALS患者的神经元细胞胞质内有一种泛素化包涵体，研究发现其主要成分为TAR DNA结合蛋白（TAR DNA binding protein，TDP-43），是ALS的重要病理改变之一，但非特异性。

其他对诊断有帮助的显微镜下病理改变包括富含神经纤维的轴突内球形体，Bunina小体，运动神经元树突萎缩，路易体样结构、运动神经元核周磷酸化的神经纤维以及脊髓前根沃勒变性等，高尔基体碎片也较常见。

在关岛型肌萎缩侧索硬化-帕金森综合征-痴呆复合征（Guamanian ALS-parkinsonism-dementia complex）中可见神经原纤维缠结（neurofibrillary tangels，NFT），主要成分为过度磷酸化的tau蛋白，与阿尔茨海默病中的病理改变相似。对关岛病患者亲属的尸检发现高达70%的人中枢神经系统（CNS）中含有大量NFT，提示NFT存在可能是临床前病理改变之一或者NFT与ALS的发病无关。

【临床表现】

1. 典型表现

ALS的典型表现为UMN、LMN损害并存。肌无力是最常见的主诉，常从单侧肢体起病，逐渐累及邻近肌肉并向对侧肢体发展。皮质脊髓束和皮质球束受损可出现UMN综合征的表现，包括活动不灵活、无力、痉挛、僵直、腱反射亢进和假性球麻痹等。活动不灵活常表现为行动笨拙或迟缓，在系扣和系鞋带时表现明显。肌肉易疲劳、僵硬也较常见。脊髓抑制通路受损出现腱反射亢进、病理征阳性，在无力、萎缩的肢体很容易引出反射也应视为 UMN 体征。浅反射包括腹壁反射、提睾反射等一般保留。有研究提示角膜反射和下颌反射对于区分 ALS 与卒中造成的假性球麻痹较敏感。由于失去了 UMN 的抑制，原始反射会重新出现。巴氏征有时可被肌肉萎缩等 LMN 表现所掩盖，此时可注意观察刺激足底时阔筋膜张肌的收缩。LMN 综合征表现为明显的肌无力和肌萎缩，腱反射低下甚至消失。起初肌无力比较局限、为无痛性，逐渐扩展至邻近肌肉，肢体末端、手内肌是最常见的起病部位。颈部脊旁肌受累可出现头下垂；胸腰部脊旁肌受累可出现脊柱后突。随着运动单位的进一步丧失，肌萎缩逐渐出现，最常见的是手内肌萎缩和胫骨线条突出。

肌束震颤是 ALS 最重要的体征，表现为不受意志控制的、无痛性的肢体和躯干的肌肉颤搐，提示特定运动单位中肌纤维的自发收缩。肌束震颤虽然不是常见的首发症状，但在晚期的 ALS 患者几乎都可出现，因此对于病情较重却没有肌束震颤的患者诊断 ALS 要谨慎。ALS 患者也可主诉痛性痉挛（Cramps），表现为突然发生、不受意志控制的肌肉持续收缩，在静息状态下可出现，常使患者从睡眠中惊醒。该症状也往往出现于疾病进展阶段。

ALS 患者的球麻痹包含 UMN 和 LMN 损害两种成分，患者出现构音障碍、吞咽困难、流涎、误吸等表现。UMN 损害出现痉挛性构音障碍，表现为言语缓慢、舌运动笨拙等；吞咽困难，起初进液体食物时表现明显，咽反射和咳嗽反射亢进，撅嘴反射和下颌反射活跃或亢进等。咀嚼肌受累出现咀嚼困难，因长时间咀嚼而出现下颌痛。另外还可有强哭、强笑、打哈欠等假性球麻痹的表现。LMN 损害出现广泛的面（以口周最显著）、腭、舌肌无力，患者不能做拢嘴、吹口哨、鼓腮等动作。随着疾病进展出现举腭困难、撅嘴和下颌反射消失，舌肌萎缩、松弛。观察舌表面可见肌束震颤，为避免正常人伸舌时因紧张而出现的舌抖动，检查时应使患者的舌置于口腔内并放松。ALS 患者因吞咽功能受损常出现流涎症状，当同时存在伸颈无力时这一症状会加重。症状性误吸较危险，可能在进食时出现，导致窒息甚至喉痉挛。

膈肌和肋间肌受累在 ALS 患者中较常见，但多出现于疾病晚期。患者可能出现端坐呼吸，活动或静息时呼吸困难，晨起头痛等。严重时出现反常性腹式运动，二氧化碳储留、紫绀等缺氧症状。一些在 ALS 患者中见到的症状包括叹息、易疲劳、经常哭泣、睡眠障碍、体重减轻等可能是抑郁症的表现。有证据显示部分 ALS 患者会出现“ALS 恶病质”，造成体重减轻等表现。

2. 非典型表现

ALS 的感觉系统一般不受累。少数患者会有肢端感觉异常的主诉，但客观查体基本正常。极少数患者经体感诱发电位等仔细检查后会发现客观感觉异常，提示 ALS 患者也可能出现上行传入系统的损害。

其他少见的 ALS 症状还有认知障碍，可见于 5%的患者，甚至为首发症状，以语言障碍较常见。高达 38%的西太平洋型 ALS 患者会出现痴呆。约 5%的 ALS 患者会出现锥体外症状，以姿势反射或步态异常多见。

3. ALS 各亚型的特点

家族型 ALS（fALS）占全部 ALS 病例的 5～10%，绝大部分为常染色体显性遗传。与散发型 ALS 相比，fALS 的发病年龄提前，男女患者比例相当，病程较短，以下肢起病多见。家族型和散发型 ALS 的病理改变无明显差异。20%的 fALS 患者发病与 21 号染色体上的 Cu/Zn SOD1 基因突变相关，迄今在 Cu/Zn SOD1 基因的 5 个外显子上已发现超过 60 种突变。

西太平洋型 ALS 又称为关岛型肌萎缩侧索硬化-帕金森综合征-痴呆复合征，在西部新几内亚和日本纪伊半岛的发病率较高。目前尚未发现确定的遗传方式，已知与发病相关的环境因素包括苏铁科植物种子、铝、硅等。现在该病的区域流行现象已经逐渐消失，有人认为与区域生活方式西化有关，可能改变了某些尚未揭示的疾病触发因素。

【辅助检查】

1. 电生理检查

电生理检查是诊断 ALS 的重要方法，对诊断 LMN 异常尤其敏感，还可以发现亚临床异常。20 世纪 60 年代的 Lambert 电生理诊断标准明确规定 ALS 的改变包括：感觉神经元动作电位（SNAP）正常（是否包括传导速度），运动神经传导速度不低于正常值低限的 70%，球部和肢体肌肉的纤颤电位和束颤电位显示运动单位动作电位（MUAP）减少，时程延长、波幅增高。但该标准敏感性较低，常常漏诊一些轻症的 ALS 患者，于是 1990 年在西班牙埃尔埃斯科里亚尔（El Escorial）举行的会议制定了新的标准。

随着轴索损害的加重，复合肌肉动作电位（CMAP）的波幅降低，出现广泛 CMAP 改变时提示病情进展且预后不佳。ALS 患者中可见到一种有趣的“分裂手”现象，即大鱼际和背侧骨间肌所记录到的正中神经和尺神经 CMAPs 波幅减低，而小鱼际记录的 CMAP 基本正常。这一现象尚无合理的解释。

针极肌电图（EMG）可见失神经支配的表现，包括纤颤电位和正锐波，MUAPs 多相波增多、时程延长、波幅增高，在 UMN 损害不显著时表现为高频放电（>10 Hz）。MUAPs 的波幅变化显著提示运动单位受损的程度不同。束颤电位是 ALS 的特征性表现，几乎见于所有患者，表现形态异常且分布广泛。束颤电位阴性不支持 ALS 诊断。舌肌肌电图检查较难发现纤颤和束颤电位，可能与舌肌很难做到放松有关。

上述神经电生理改变对 ALS 并非特异，但是累及多组肌肉且呈持续进展的改变为 ALS 特有。诊断 ALS 要求四组神经轴（球、颈、胸、腰骶）中至少有两组出现异常。颈部或腰骶部受损时必须有不同神经根支配的肌肉受累且有周围神经损害；双侧肢体受累必须损害不同的脊髓节段才可计为不同的受累肌肉；评估球部病变时，必须有舌肌、颌肌和面肌中的一种受累；同理，评估胸腹部病变时，必须有腹肌或 T6 及以下的脊旁肌受累表现，这是因为 T6 以上的肌肉受累可能由颈部神经轴受损引起，因而易误导对病变范围的判断。ALS 患者的神经电生理检查应该全面评估所有重要的肌群。显著的神经传导减慢甚至阻滞、感觉神经异常等不支持 ALS 诊断。

另外还有一些特殊的神经电生理检查法对 ALS 的诊断有帮助，例如评估运动单位数量对监测疾病进程有意义；重频电刺激虽然不像重症肌无力的表现明显，但也可出现反应递减，与轴索侧突上未成熟神经末梢的神经肌肉传导损害有关；单纤维肌电图可见纤维密度增加、异常颤抖与阻滞。体感诱发电位可显示 fALS 患者中后柱和丘脑皮质投射的损害；许多 sALS 患者的运动诱发电位波幅减低、潜伏期延长、中心传导速度减慢，但以 LMN 损害表现为主或单纯球部症状的患者可能正常。

2. 神经影像学检查

神经影像学检查如脑、脊髓的 MRI 成像对排除 CNS 中的病灶非常重要，尤其对症状不典型或 PBP、SMAs、PLS 患者的诊断非常重要。ALS 患者 MRI 的 T2 加权项上有时可见从运动皮层至脑干的皮质脊髓束高信号，可能为华勒变性所致，常见于较年轻的女性患者，以 UMN 损害症状为主，病程进展较快（图 2-2-1）。质子密度成像和 T2 加权项偶见中央前回双侧的低信号改变；有时可见额顶叶皮质萎缩，但特异性较差且萎缩程度与病情不成正比。一些新出现的影像学手段在 ALS 检查中也得到了应用，如磁化转移率（magnetization transfer ratio，MTR）在 T2 加权项正常的患者中可能发现皮质脊髓束的低信号；弥散张量（diffusion tensor）成像也可发现皮质脊髓束的异常，在球部症状起病的患者表现更明显；PET 发现与任务相关的双侧非运动皮质区域的脑血流增强，提示可能为运动皮层受损的代偿性表现；磁共振质子波谱成像在 ALS 确诊和可能性大的患者中都检测到了神经元特异性标志物 N-乙酰天冬氨酸（NAA）浓度减低。上述改变对监控疾病进程和药物治疗反应可能会有帮助。

3. 实验室检查

ALS 的血清、尿、CSF 等检查的目的是排除其他诊断。必要的血液化验项目包括全血细胞计数、生化和电解质全项、肌酸激酶

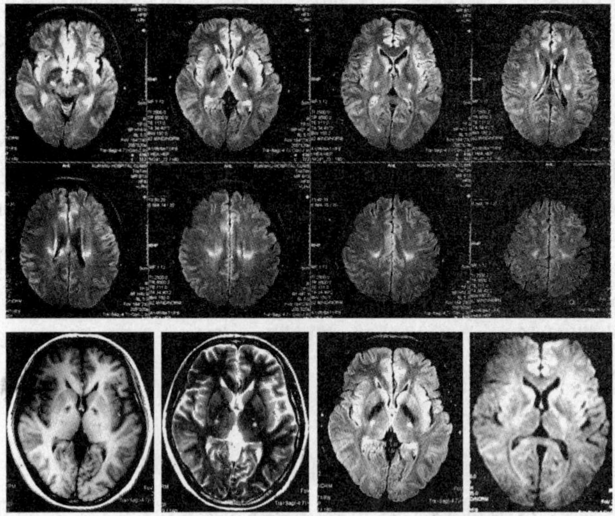

图 2-2-1　肌萎缩侧索硬化（ALS）的头颅 MRI 成像

（CK）、性病相关化验（Venereal Disease Research Laboratory，VDRL）、红细胞沉降率、甲状腺刺激素、维生素 B12、免疫球蛋白、抗神经节苷脂（GM1）抗体等，除 CK 可轻中度增高外（与肌肉萎缩有关），其他指标应正常。50 岁以上的吸烟者建议行胸部 X 线和便潜血检查。肌肉活检可发现慢性失神经支配和肌纤维再生，在病程较长的患者还可见到肌纤维被纤维脂肪组织替代。由于 ALS 患者没有肌活检的特异性改变，因此除非需要排除其他肌肉病变，肌活检不应作为常规检查。

【诊断】

ALS 的诊断主要依靠临床表现，辅助检查可协助诊断并有利于排除其他疾病。世界神经病学联盟 1994 年在西班牙埃尔埃斯科里亚尔（El Escorial）制定了 ALS 的临床、电生理和病理诊断标准。其中临床诊断标准将神经元受累部位分为球部、颈部、胸部和腰骶部四个区域，根据 CNS 不同区域 UMN 和 LMN 体征组合的特点将 ALS 诊断分为四个等级，分别为确定的、可能性大的、可能的和可疑的 ALS（图 2-2-2）。确定诊断要求 UMN 和 LMN 体征在至少三个区域同时存在；如果 UMN 和 LMN 体征在两个区域共存，且 UMN 体征存在于 LMN 的近端则诊断为可能性大的 ALS；如果 UMN 体征仅见于一个区域，但肌电图（EMG）证实至少两个区域存在 LMN 损害，临床通过影像学、实验室检查等排除其他诊断后可做出实验室检查支持的可能性大的 ALS 诊断。临床可疑的 ALS 是指单纯表现为 LMN 损害的 ALS。临床上还可见到 UMN 和 LMN 体征在一个区域共存而辅助检查未找到支持诊断的证据，或者在两个区域中 UMN 的体征都位于 LMN 远端，或者 UMN 体征存在于在两个区域，这些情况符合可能的 ALS 诊断，需要对病例进行追踪，了解其何时会进展为可能性大的甚至确定的 ALS。

【鉴别诊断】

ALS 的诊断困难，误诊率高达 27%～42%，在 60 岁以上的患者误诊率更高。需要进行鉴别诊断的疾病主要包括颈椎病、脊髓空洞症、亚急性联合变性、脊肌萎缩症、平山病、伴传导阻滞的多灶性运动神经病等。

1. 颈椎病

颈椎病的肢体病变常为非对称性，脊髓受压表现为 UMN 损害，椎间隙狭窄表现为 LMN 损害；枕骨大孔和延髓的病变出现球部症状等。但颈椎病常伴有感觉症状，这一点与 ALS 不同。影像学检查对鉴别诊断很有帮助。

2. 脊髓空洞症

脊髓空洞症也可表现为肌无力和肌萎缩，但其特征性的分离性感觉障碍、病情进展缓慢、发病年龄较轻等表现有助于与 ALS 鉴别。

3. 亚急性联合变性

亚急性联合变性的患者常有显著的感觉异常表现，但少数患者可能无感觉症状。由于该病早期诊断和治疗效果显著，因此常规排查血清维生素 B_{12} 及叶酸水平是 ALS 鉴别诊断的必要手段。

4. 脊肌萎缩症（SMAs）

SMAs 以儿童和青年多见，但少数少年和青年起病的 SMAs

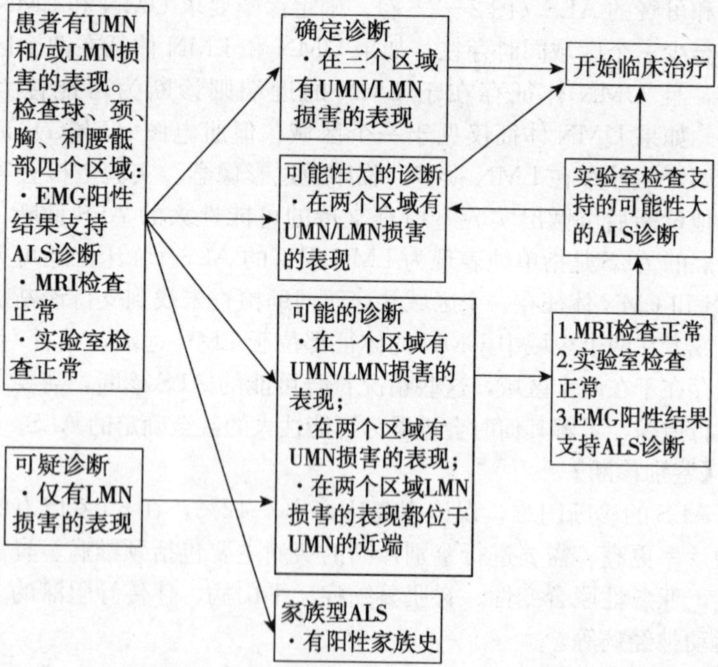

图 2-2-2　肌萎缩侧索硬化的简易诊断图表。神经影像学检查和实验室检查主要用于排除其他诊断；肌电图是重要的阳性辅助检查；要注意定期复查。ALS，肌萎缩侧索硬化；UMN，上运动神经元；LMN，下运动神经元；EMG，肌电图；MRI，核磁共振成像。

与 ALS 表现有所重叠。SMAs 一般表现为缓慢进展的、对称性的近端肌无力和肌萎缩，不伴有 UMN 损害的表现。Kennedy 病又称为 X 连锁隐性遗传的延髓脊髓肌萎缩，常于 30 岁以后起病，表现为球面部肌肉和近端肌无力，还可见男性女乳、先天骨折、关节挛缩等。EMG 可见失神经电位和感觉神经运动电位异常。目前基因检查已可用于确诊该病。

5. 平山病

平山病又称为良性单肢肌萎缩（benign monomelic amyotrophy），多见于 20 或 30 岁的年轻男性，日本和印度多见。临床表现为单个肢体的局限性肌萎缩，病情进展数年后常趋于稳定。腱反射减弱或正常，肌肉束颤常见。针极肌电图在受累肌肉可见少量的纤颤电位，在临床表现正常的肢体也可能发现神经源性损害的证据。平山病需要与单侧肢体起病的 ALS 相鉴别。脊髓 MRI 对诊断很重要，在病情进展到一定程度时可见脊髓节段的限局性萎缩和前根萎缩。在少数发病年龄较大的患者中，病变可能缓慢进展达 5～20 年。

6. 伴传导阻滞的多灶性运动神经病（multifocal motor neuropathy with conduction block，MMNCB）

MMNCB 常以上肢远端肌无力起病，肌肉束颤和痉挛都很常见。肌萎缩除非在疾病的终末期否则很难见到，无感觉神经受累。病情进展缓慢，历经数月至数年。EMG 表现为多灶性运动神经传导阻滞，为周围神经脱髓鞘所致。血清抗神经节苷脂（GM1）抗体在部分患者中可升高，但非 MMNCB 的特异性改变，其检查阴性也不能排除诊断；部分 ALS 患者也可见到 GM1 抗体轻度增高。MMNCB 用免疫球蛋白和环磷酰胺治疗可能有效。

【治疗】

ALS 迄今尚无可逆转或阻止疾病进展的特殊治疗方法，但是针对病程中出现的各种症状可采取很好的对症处理，这些方法以及与患者和家属的相关知识沟通都是 ALS 治疗的重要组成部分。

1. 对症治疗

日间流涎过多可用抗胆碱能制剂如阿托品、苯海索或者更实用的三环类抗抑郁药（tricyclic antidepressants，TCAD），既可治疗 ALS 患者常存在的抑郁，又可利用其抗胆碱能性质抑制流涎。β 受体阻滞剂如心得安对减轻分泌液的黏稠度有帮助。机械通气可协助清除黏液栓。新近主张肉毒杆菌毒素 A 注射腮腺，通过阻止胆碱能纤维的刺激分泌功能，可使涎液的分泌显著减少。假性球麻痹症状可用 TCAD 或选择性 5-羟色胺再摄取抑制剂如氟伏沙明治疗。单纯焦虑（不伴有抑郁）可能对地西泮、丁螺环酮等反应较好。在假性球麻痹、抑郁、流涎过多等症状共存的情况下使用 TCAD 一种药物往往可以取得很好的疗效[3]。

对吞咽困难明显的患者应注意保证营养供给。早期嘱患者进食时保持头前倾姿势、下颌拢起，进食液体以稠厚为佳，并注意补充营养元素。晚期可行经皮内镜下胃造瘘术（percutaneous endoscopic gastrostomy，PEG），但要注意手术的适应证之一为患者的最大肺活量（forced vital capacity，FVC）保留正常值的50%以上。因PEG不能阻止胃内容物反流，故患者仍存在吸入性肺炎的危险，严重时可考虑空肠造瘘术。

ALS患者因滑囊炎、肌肉痛性痉挛等出现疼痛，医生应给予足够重视。治疗方法包括被动关节伸展训练、透热疗法、超声波、非甾体类抗炎药等。经皮电刺激神经疗法对关节或结缔组织相关性疼痛有效。尖锐的剧痛用卡马西平、苯妥英、氯硝西泮、阿米替林等药物有效，对于终末期疼痛剧烈的患者还可考虑吗啡、芬太尼等药物。肌肉痉挛可试用巴氯芬、替扎尼定、地西泮等治疗，但有进一步加重肌无力的副作用。对终末期患者的严重呼吸困难可使用地西泮、阿片制剂，给予吸氧等对症处理。

随着运动能力的减弱，各种辅助器具对保持患者最大活动能力很有帮助，比如踝-足矫形器、颈托、依个性化需要制作的轮椅等。各种治疗性的活动训练对最大限度的保持肢体运动功能有帮助，但应以不引起疲劳为限度。

ALS患者的呼吸困难是逐渐发展的，早期可能不易察觉，因此定期检查FVC对监测呼吸功能很重要。呼吸肌辅助通气可能延长患者的寿命达数年，但患者还会出现其他不典型症状如认知能力下降、眼外肌麻痹、括约肌功能障碍等。双向间歇气道正压通气（BiPAP）可延缓患者肺功能的减弱，在球麻痹为首发症状的患者中每天使用4小时以上效果更显著。研究建议ALS出现呼吸困难且FVC下降至正常值的50%以下或FVC迅速下降时应使用BiPAP。

2. 抗兴奋性毒性药物治疗

利鲁唑（Rilutek，商品名力如太）是第一个也是迄今为止唯一一个被批准用于治疗ALS的药物，为抗谷氨酸制剂，可延缓

ALS的进程。安全剂量内每日100mg可达最大疗效。利鲁唑早期应用于轻症患者有一定疗效，对重症患者无效。该药可使患者的生存期延长数月，但对生活质量和肌力无改善作用。利鲁唑与其他药物（如维生素E）合用可能效果更佳。其他抗谷氨酸制剂如拉莫三嗪、加巴喷丁、支链氨基酸等已证实对治疗无效。新型抗癫痫药托吡酯对ALS的治疗作用正在进行临床试验。

3. 免疫治疗

免疫机制在ALS神经元变性中的作用尚未得到证实，而类固醇、环孢霉素、环磷酰胺、血浆置换、淋巴细胞照射等非细胞靶向和抗原特异性的免疫疗法已被证实无效。

4. 神经保护治疗

维生素E（Vit E）是最常用的抗氧化剂，每日摄取400 IU以上可能对ALS患者有好处。研究显示Vit E与其他抗氧化剂合用效果可能更好，如维生素C、β-胡萝卜素、黄体酮等。由于Vit E不能透过血脑屏障，因此如何提高脑组织中的含量值得探索。司来吉兰、N-乙酰半胱氨酸虽然都具有抗氧化作用，但临床试验未显示对ALS有益。

5. 激素治疗

目前正在进行临床试验研究脱氢表雄酮（dehydroepiandrosterone，DHEA）对ALS的治疗作用，结果尚未可知。

6. 神经营养因子

睫状节神经营养因子（ciliary neurotrophic factor，CNTF）因副作用明显不推荐用于ALS治疗；一项多中心、随机、对照研究证实脑衍化神经生长因子（brain-derived neurotrophic factor，BDNF）皮下给药也不能延长ALS患者的寿命，但对呼吸异常和排便障碍的早期患者可能改善症状。临床试验仍在研究BDNF皮下和鞘内给药的效果。胰岛素样生长因子（insulin-like growth factor，IGF）、胶质细胞衍化的神经营养因子（glial cell line-derived neurotrophic factor，GDNF）的疗效也未得到证实。但是有证据提示神经营养、神经保护、抗谷氨酸治疗等多种治疗方法的联合应用可能比单一药物治疗更有效。

7. 改善肌力的药物治疗

溴吡斯的明和 3，4-二氨基嘧啶可增加神经肌肉接头处乙酰胆碱的数量，使 ALS 患者的肌力短暂增强。肌酸是细胞内能量缓冲与运输体系的成分，研究显示给转基因小鼠模型口服肌酸具有抗氧化的作用，而且可产生与剂量相关的运动能力改善和保护运动神经元，动物的存活期限也有所延长。目前在美国肌酸作为营养品很容易购得，许多 ALS 患者都在治疗的同时补充肌酸，当然确定疗效还有待进一步观察。

8. 基因治疗

ALS 治疗领域的最新研究手段之一是采用基因靶向方法治疗携带 SOD1 突变基因的细胞。动物实验中将转染 GDNF 的小鼠肌原细胞导入 SOD1 基因突变小鼠模型，经观察证实可延缓动物运动功能的损害，肌萎缩出现也较慢。基因治疗的靶向治疗技术可避免在患者中使用大量的外源性制剂而引发副作用，因此具有较好的应用前景。

【预后】

ALS 患者出现肌无力表现时，脊髓前角运动神经元丧失可达 40%，因此 ALS 的亚临床阶段可能已存在数月甚至数年之久，一旦出现临床症状，功能衰退持续进展的曲线呈线样分布，至终末期速度略有减慢。ALS 的肢体受累顺序有一定规律：从一侧上肢起病者，疾病进展依次累及对侧上肢、同侧下肢、对侧下肢和球部；从一侧下肢起病者，依次累及对侧下肢、同侧上肢、对侧上肢和球部；从球部症状起病者，上肢比下肢更早受累。

ALS 从起病至死亡的病程一般为 3 年。以球部症状起病的 ALS 存活期较短，一般为 12～26 个月；家族型 ALS 的存活期较散发型短，一般为 2 年。以呼吸困难为首发症状的患者存活期明显缩短，监测最大肺活量如果肺功能进行性减退则预后不良。研究认为可能与预后相关的其他因素还有：病情重、血清氯化物减低、情绪低落、营养不良等提示预后不良；而从起病至明确诊断的间隔期长、束颤不明显则提示预后较好。

二、脊肌萎缩症（spinal muscular atrophies，SMAs）

脊肌萎缩症（SMAs）是一组以脊髓前角和颅神经运动神经元损害为特点，临床表现为进行性肌无力的遗传性疾病。SMAs 在出生活婴中的流行病学资料不多，意大利发病率为 7.8/100 000，基因携带率 1/57；德国发病率为 10/100 000，基因携带率为 1/50。根据起病年龄和病程特点，分为 SMAs Ⅰ型（急性婴儿型，又称 Werdnig-Hoffmann 病）、SMAs Ⅱ型（慢性婴儿型）、SMAs Ⅲ型（慢性少年型，又称 Kugelberg-Welander 病）和 SMAs Ⅳ型（成人型）。

【病因和发病机制】

SMAs 为常染色体隐性遗传性疾病，绝大部分为 5 号染色体长臂上的基因突变所致（5q11.12-13.3）。已知的相关基因有生存运动神经元基因（survival motor neuron gene，SMN），该基因有端粒（SMNt 或 SMN1）和中心粒（SMNc 或 SMN2）两种相似拷贝，95%的 SMA Ⅰ、Ⅱ、Ⅲ型患者为 SMNt 缺失突变的纯合子。第二种相关基因为神经元凋亡抑制蛋白基因，在 68%的 SMA Ⅰ型患者和 2%的 SMA Ⅱ、Ⅲ型患者中该基因缺失；第三种相关基因 BTF2p44，在 SMA 患者中的缺失率为 15%，远远高于对照组 1%的缺失率。SMN 基因的蛋白产物广泛存在于多种细胞的胞浆和细胞核，但以运动神经元的细胞核中含量最多，功能与核糖核蛋白的生发有关。

还有一些特殊类型的 SMAs，致病基因不在 5 号染色体，比较熟悉的如 Kennedy 病，是 X 染色体上雄激素受体基因的 CAG 三核苷酸重复序列异常增加导致的罕见疾病。

【病理】

SMA 患者的脊髓前角可见运动神经元丧失和神经胶质增生；第Ⅴ、Ⅶ、Ⅸ、Ⅻ对颅神经可见运动神经元丢失。

【临床表现】

SMA Ⅰ型通常在出生后6个月内起病，患者没有独立稳坐的能力。对称性的近端肌无力、运动发育迟滞和肌张力低下为主要症状。多数患者可见舌肌束颤。手指的姿势性震颤几乎可见于所有的SMA Ⅱ型患者，而在SMA Ⅰ型少见。重症婴儿可见吸吮无力、吞咽困难，围产期或出生后数月出现腹式呼吸。患儿智能发育正常、心功能正常。

SMA Ⅱ型患者的近端肌无力通常在出生后6～18个月起病，这类患者往往最终可获得独立稳坐的能力，可存活至青春期甚至更久。多因9～12个月时不能坐稳或1岁时不能站立求诊。手指震颤、肌肉松弛，而警觉和认知功能正常提示该病。大约70%的患者深反射消失。

SMA Ⅲ型患者多在出生18个月以后发病。通常在能够独立行走后经常跌倒或在2～3岁时上下楼梯困难。体检可见四肢近端无力，以下肢为重。体检可见感觉系统正常、腱反射消失。

SMA Ⅳ型患者成年期出现肌无力，高发年龄为35岁前后，病程偏良性。神经科检查与SMA Ⅲ型相似。

Kennedy病为SMAs的特殊类型，又称为X连锁隐性遗传的延髓脊髓肌萎缩。常见于30或40岁的男性，表现为球麻痹、震颤、口周肌肉束颤、肢带肌无力、轻度认知障碍、内分泌异常（如糖尿病、男性女乳、睾丸萎缩）以及CK中度增高、SNAPs减低等。

【诊断】

SMAs的诊断通常依靠运动发育异常的病史，查体肌无力、肌张力低和深反射消失支持诊断。血清CK可增高1～2倍，SMA III型CK值最高，可达正常值的10倍。如果CK值达正常值的10倍以上则应考虑肌营养不良、多发性肌炎等其他诊断。当病史和体检提示SMA时，DNA检查SMN基因可帮助明确诊断。

针极EMG中规律的自发性MUAP是SMAs的特点，在Ⅰ型常见、Ⅱ型偶见、Ⅲ型不可见。肌肉束颤常见于Ⅱ、Ⅲ型；正向锐波和纤颤电位在各型SMAs都可见到。感觉神经动作电位正常，运动神经传导速度正常。

肌肉活检可见Ⅰ型和Ⅱ型肌纤维萎缩，散在成角和巨大的Ⅰ型纤维。SMA Ⅰ型新生儿的肌活检可见肌纤维普遍细小，无糖原和脂肪沉积。

【鉴别诊断】

SMA Ⅰ型需要与婴儿低肌张力综合征（floppy infant syndrome）鉴别，后者常因中枢神经系统损害引起。患儿的觉醒度减低或原始反射持续存在则应怀疑该病。

SMA Ⅱ型除需要与婴儿低肌张力综合征鉴别外，还需与运动发育迟缓、先天性肌病鉴别。先天性肌病常有面部肌肉和眼外肌无力，有助于鉴别。周围神经病如幼儿发病的吉兰-巴雷综合征、肾上腺脑白质营养不良也属于鉴别诊断范围。

SMA Ⅲ型需要与Duchenne肌营养不良鉴别，后者血清CK水平明显增高，可达正常值的10～20倍以上，有助于鉴别。先天性肌病和肢带型肌营养不良也可能在儿童期发病，表现为步态笨拙、上下楼困难，肌活检和神经电生理检查有助于鉴别。还应考虑代谢性肌病如糖原累积病和脂质沉积性肌病，肌肉活检和组织生化检测是鉴别诊断的必要手段。

以远端症状为主要表现的SMAs与遗传性运动感觉神经病(Charcot-Marie-Tooth disease，CMT）相似，表现为远端肌无力和弓形足。然而远端型SMAs无感觉异常，电生理检查显示感觉神经动作电位正常。DNA分析对诊断CMT很有帮助。

【治疗】

一旦诊断SMA则应尽快进行分型并采取相应的对症处理。SMA Ⅰ型最关注的是呼吸困难，应警示家属防止误吸。患儿吸吮和吞咽困难可能需要行胃造瘘术，必要时还可考虑呼吸机辅助通气。SMA Ⅱ型患者的最大肺活量减少，应在口面部肌力尚存时给予无创性通气支持。脊柱侧弯几乎可见于所有的SMA Ⅱ型患者和一半的Ⅲ型患者。患儿在10岁以前，尤其是不能独立行走的患儿会出现50度以上的脊柱侧弯畸形，需要外科矫形手术，手术在最大肺活量保留正常值的40%以上时施行是安全的。

截至目前，SMA尚无治愈方法，正在进行临床试验的有胚胎移植、谷氨酸抑制剂和营养因子等。

【预后】

脊柱侧弯、关节挛缩、肺炎和代谢性酸中毒是SMAs的常见并发症。SMA Ⅰ型患者存活期一般不超过2年；SMA Ⅱ型患者生存期可达20或30年；SMA Ⅲ型患者预后最好，寿命可达60年以上。

三、原发性侧索硬化（primary lateral sclerosis，PLS）

原发性侧索硬化（PLS）是进行性发展的上运动神经元病变，病因不明，是一种罕见的运动神经元病，在美国的年发病率不超过1/10 000 000。

【病理】

PLS的病理改变以中央前回Betz细胞丧失为主，可见中央前回和额顶叶的脑实质萎缩。部分患者可见皮质脊髓束脱鞘性改变，是由轴突髓鞘受累所致。SPECT和PET显示运动皮质的代谢减退，磁共振波谱成像（MRS）显示N-乙酰天冬氨酸/肌酸比值异常。神经电生理检查示周围神经传导正常，可见远端肌肉的纤颤电位；运动诱发电位（MEPs）缺失或延迟。

【临床表现】

通常50岁以后起病，以下肢起病多见，逐渐向上累及躯干、上肢和颈面部肌肉等。常见症状为平衡困难、下肢肌无力、肌强直和行动笨拙。还可见手、足、腿部的痛性肌肉痉挛，晚期出现言语、吞咽和呼吸困难。本病为神经退行性变，持续数年甚至数十年。无脊髓前角运动神经元受损或肌肉萎缩的表现。

【诊断】

PLS无特异诊断方法，Pringle等人1992年提出的诊断标准为：成人隐袭起病的痉挛性瘫痪，下肢发病常见，偶见上肢或球部症状起病；患者无类似疾病的家族史。痉挛性瘫痪为对称性并逐渐进展，与皮质球束和皮质脊髓束损害表现一致；病程持续至少3年，影像学和实验室检查排除其他诊断。

【鉴别诊断】

PLS常需要与ALS鉴别。相当一部分最初诊断为PLS的患者随访4年后出现上、下运动神经元同时受损的表现，因此病程4年内诊断PLS需谨慎；球部症状起病者随访时间至少5年并仔细排除LMN损害后方可诊断PLS。

【治疗】

PLS无特异疗法，治疗以减轻症状为主。巴氯芬和替扎尼定可减轻肌肉痉挛，理疗、康复和语言训练有助于提高生活质量。

【预后】

PLS预后良好，对寿命无明显影响，患者平均生存年限为19年。但由于运动能力损害逐渐加重，会影响生活质量。少数青年起病的患者生存期会明显缩短。

四、进行性延髓麻痹（progressive bulbar palsy，PBP）

进行性延髓麻痹（PBP）由第Ⅸ、Ⅹ、Ⅻ对颅神经的下运动神经元性损害造成言语、咀嚼、吞咽功能障碍。PBP的流行病学资料不多。在MND患者中大约有20%～30%以球部症状起病，发病年龄通常在50～70岁，发病率随年龄增长而增加。女性患者较多。部分学者认为PBP属于ALS的范畴，实质上是以球部症状起病的ALS，但其他人认为PBP为一独立疾病。大约四分之一诊断为PBP的患者最终会演变为ALS。

【病因和发病机制】

PBP的病因未明，部分患者中发现SOD1基因突变，因此被归入家族型ALS的范围。

【临床表现】

PBP通常以言语异常起病，表现为言语不清、带鼻音、声音嘶哑、音调减低，症状逐渐进展至构音不全；吞咽困难、流涎等呈进行性发展；重症患者舌不能伸出口外。查体可见咽反射减弱，上颚运动减弱。因咀嚼和吞咽困难，常可出现呕吐、窒息，吸入性肺炎的风险增高。

【诊断】

根据修正的 El Escoral 诊断标准，PBP 属于“以延髓症状起病的可能的 ALS”范围。

影像学检查对于排除颅内病灶、血管性病变等非常重要。针极肌电图不但要注意寻找球部下运动神经元损害的证据，还应同时检查颈、胸、腰骶等其他区域是否存在神经源性损害，以排除更广泛的 MND。重频电刺激和单纤维肌电图有助于与重症肌无力（MG）鉴别。需要与感染性疾病鉴别时可行血液、脑脊液生化检查。

【鉴别诊断】

PBP 必须与重症肌无力鉴别。症状在一天之内波动，神经科查体肌肉重复收缩后的疲劳表现，早期出现眼球运动障碍等支持重症肌无力的诊断。抗乙酰胆碱抗体，球部肌肉的单纤维肌电图以及腾喜龙试验有助于鉴别。临床表现出现痉挛性构音障碍、咽反射亢进、强哭强笑等假性球麻痹症状时，还应与皮质下动脉硬化性脑病、进行性核上性麻痹等鉴别。

【治疗】

药物治疗可选用利鲁唑，但疗效不确定。语言训练、营养支持等对症治疗也是治疗的重点。

【预后】

PBP 的预后可能比肢体症状起病的 ALS 差，但不排除发病年龄可能影响预后的可能性。患者常于发病后 1～3 年内死于肺炎等并发症。

参考文献

[1] Hall BE. Motor neuron disease. In Chamberlin SL, Narins B, Gale T (eds.). The GALE encyclopedia of neurological disorders (pp. 543-545). Farmington Hills, MI: The Gale Group Inc., 2005.

[2] 贾建平．神经病学．北京：人民卫生出版社，2008.
[3] Murray B，Mitsumoto H. Amyotrophic Lateral Sclerosis. In Katirji B，Kaminski HJ，Preston DC，Ruff RL，Shapiro BE（eds.）. Neuromuscular Disorders in clinical practice（pp. 417-444）. Woburn，MA：Butterworth-Heinemann，2002.
[4] Berger MM，Kopp N，Vital C，et al. Detection and cellular localization of enterovirus sequences in spinal cord of patients with ALS. Neurology，2000，54：20-25.
[5] Hayward C，Colville S，Swingler RJ，et al. Molecular genetic analysis of the APEX nuclease gene in amyotrophic lateral sclerosis. Neurology，1999，52：1899-1901.
[6] Sreedharan J，Blair IP，Tripathi VB，et al. TDP-43 mutations in familial and sporadic amyotrophic lateral sclerosis. Science，2008，319：1668-1672.
[7] World Federation of Neurology Research Group on Neuromuscular Diseases Subcommittee on Motor Neuron Disease. El Escorial World Federation of Neurology criteria for the diagnosis of amyotrophic lateral sclerosis. J Neurol Sci，1994，124（suppl）：96-107.
[8] Neumann M，Kwong LK，Lee EB，et al. Phosphorylation of S409/410 of TDP-43 is a consistent feature in all sporadic and familial forms of TDP-43 proteinopathies. Acta Neuropathol，2009，117：137-149.
[9] Okuda B，Kodama N，Kawabata K，et al. Corneomandibular rreflex in ALS. Neurology，1999，52：1699-1701.
[10] Norris F，Shepherd R，Denys E，et al. Onset，natural history and outcome in idiopathic adult motor neuron disease. J Neurol Sci，1993，118：48-55.
[11] Belsh JM，Schiffman PL. The amyotrophic lateral sclerosis（ALS）patient perspective on misdiagnosis and its repercussions. J Neurol Sci 1996，139（suppl）：110-116.
[12] Bensimon G，Lacomblez L，Meininger V. A controlled trial of riluzole in amyotrophic lateral sclerosis. ALS/Riluzole Study Group. N Engl J Med，1994，330：587-591.
[13] Lacomblez L，Bensimon G，Leigh PN，et al. Dose ranging study of riluzole in amyotrophic lateral sclerosis. Lancet，1996，347：1425-1431.
[14] Liu Q，Dreyfuss GA. A novel nuclear structure containing the survival

motor neuron protein. EMBO J，1996，15：3555-3565.
[15] Pellizzoni L，Charroux，Dreifuss G. SMN mutants of spinal muscular atrophy patients are effective in binding to snRNP proteins. Proc Natl Acad Sci USA，1999，96：11167-11172.

（孙永馨）

第三节　其他神经系统变性病

除阿尔茨海默病和运动神经元病外，还有一些临床相对少见的神经系统变性病，如额颞叶变性、路易体痴呆、多系统萎缩、皮质基底节变性、进行性核上性麻痹等。这些疾病多发生于中年以后，老年前期和老年期，临床隐袭起病、持续进展，病因尚不明确，脑内存在异常蛋白的沉积和神经元丢失，目前缺乏有效治疗药物，最终多死于并发症。

根据脑内异常沉积的蛋白可将上述变性病分为两大类：以 tau 蛋白异常沉积为主的 tau 蛋白病（tauopathy），包括额颞叶变性、皮质基底节变性、进行性核上性麻痹；以 α-共核蛋白沉积为主的共核蛋白病（synucleinopathy），包括帕金森病（见第五章　运动障碍性疾病）、路易体痴呆、多系统萎缩（表 2-3-1）。

表 2-3-1　tau 蛋白病和 α-共核蛋白病

	疾病	突变基因	异常沉积的蛋白	病理	临床特征
tau蛋白病	FTDP-17	MAPT（10 号外显子）	tau（3R＋4R）	额颞叶萎缩，黑质神经元退变，神经元和胶质细胞中 tau 蛋白沉积	痴呆，行为异常，失语，帕金森综合征
	PSP	MAPT（H1/H1 基因型）	tau（4R）	中脑脑桥被盖部萎缩，病变神经元和胶质细胞内 tau 蛋白聚集形成 NFTs	帕金森综合征，痴呆，核上性眼肌麻痹

续表

	疾病	突变基因	异常沉积的蛋白	病理	临床特征
tau蛋白病	CBD	MAPT（H1/H1基因型）	tau（4R）	皮质和锥体外系神经核团神经细胞肿胀，丢失，神经细胞内有tau蛋白沉积，可以形成包涵体	帕金森综合征，失用，痴呆
α-共核蛋白病	家族性PD	SNCA parkin UCHL1	α-共核蛋白	黑质神经元减少，α-共核蛋白沉积，有或无Lewy小体	
	散发性PD	?	α-共核蛋白	黑质神经元减少，α-共核蛋白沉积，皮质和皮质下Lewy小体	肌张力增高，运动减少，震颤，痴呆
	DLB	SNCA	α-共核蛋白	皮质、皮质下核团广泛神经元丢失，皮质和皮质下大量Lewy小体	帕金森综合征，痴呆（波动性），视幻觉
	MSA	?	α-共核蛋白	壳核、黑质、蓝斑、迷走神经背核、小脑Purkinje细胞、脊髓外侧柱神经元丢失，胶质细胞胞浆内嗜银包涵体	帕金森综合征，共济失调，自主神经功能障碍

注：MAPT微管相关tau蛋白基因，SNCA α-共核蛋白基因，UCHL1泛素羟基末端水解酶L1基因，FTDP-17 17号染色体连锁的额颞型痴呆合并帕金森综合征，PSP进行性核上性麻痹，CBD皮质基底节变性，PD帕金森病，DLB路易体痴呆，MSA多系统萎缩，R微管结合重复序列

一、额颞叶变性

【疾病概论】

1. 定义　额颞叶变性（frontotemporal lobe degeneration，FTLD）是以局限性额叶和颞叶变性萎缩为特征的中枢神经系统退行性疾病。其病因和发病机制尚不明确，可能和 tau 蛋白基因突变有关。常于老年前期起病，早期出现人格、行为、语言功能障碍，并贯穿整个病程，记忆和视空间功能损害较轻，部分患者可伴帕金森综合征或运动神经元病。

2. 流行病学　FTLD 占所有尸检痴呆患者的 5%～6%，在老年前期相对常见，占尸检早发性痴呆的 8%～17%，在早发性变性病痴呆中仅次于 AD，在所有变性病痴呆中排第三位，居 AD 和路易体痴呆之后。45～64 岁年龄组人群患病率为 4/10 万～15/10 万。约 40%有阳性家族史，其中 10%～30%与 Tau 基因突变有关，少数病人与 progranulin 基因突变有关，亦有其他基因突变报道，但罕见。

3. 发病机制　约 10%～30%患者与 tau 基因突变有关。tau 基因位于 17q21，编码的 tau 蛋白是重要的微管相关蛋白，有 6 种异构体，包含 3～4 个与微管结合的重复序列（3R \ 4R）。基因突变可导致 tau 蛋白与微管的结合力降低，或 3Rtau 与 4Rtau 比例失调，导致 tau 蛋白异常沉积，产生神经元毒性，同时损害了神经元细胞骨架的稳定性和功能。此类患者常合并帕金森综合征，称为 17 号染色体相关的额颞叶痴呆合并帕金森综合征（frontotemporal dementias with Parkinsonism linked to chromosome 17，FTDP-17）。

一些家族性 FTLD 虽然也与 17q21 连锁，但未发现 tau 蛋白基因突变，病理上 tau 蛋白阴性，而泛素染色阳性，研究发现可能与 progranulin（PGRN）基因突变有关。Progranulin 是一种生长因子，基因突变可能导致生长因子的减少，妨碍了神经的生长和修复，但确切机制尚不明确。最近发现 TAR-DNA 结合蛋白 43（TDP-43，一种调节转录的核蛋白）异常磷酸化与 FTLD 伴运动神经元病以及散发性肌萎缩侧索硬化密切相关。还有一些罕见的基因或基因位点突变被报道。

4. 病理生理　随着免疫组织化学和生化的发展，对 FTLD 的病理已经有了深入了解。

（1）大体病理　大体病理表现为以额叶或/和颞叶前部为主的局限性脑萎缩，起始病变部位不完全相同，但随疾病进展，病变常延及其他部位。部分患者可累及基底节、黑质等皮质下结构。

（2）镜下病理　HE 染色可见受累皮层微空泡变性、神经元脱失，主要在Ⅱ层和Ⅲ层皮质明显。部分患者可见气球样神经元。还可见白质脱髓鞘改变和胶质细胞增生。有些患者基底节、黑质可有严重的神经元丢失。

（3）免疫组化　以往病理分型包括组织空泡样变型、Pick 病型、伴运动神经元病型三种。2007 年 FTLD 协会根据免疫组化特征将 FTLD 病理变化进行了分类（表 2-3-2）。

表 2-3-2　FTLD 的免疫组化病理分型

分型	病理改变	疾病诊断
tau 蛋白病	不溶性的 3R tau 蛋白沉积为主，同时存在神经元脱失、胶质细胞增生	Pick 氏病、Tau 蛋白基因突变导致的 FTLD
	不溶性的 4R tau 蛋白沉积为主，同时存在神经元脱失、胶质细胞增生	皮质基底核变性、进行性核上性麻痹、嗜银颗粒疾病、多系统 tau 蛋白病痴呆、Tau 蛋白基因突变导致的 FTLD
	不溶性的 3R tau 和 4R tau 蛋白沉积为主，同时存在神经元脱失、胶质细胞增生	神经原纤维缠结痴呆、Tau 蛋白基因突变导致的 FTLD

续表

分型	病理改变	疾病诊断
无特异组织特征	额颞叶神经元丢失和胶质增生，无泛素或 tau 包涵体	FTLD（既往归为缺乏特异性病理改变的 FTLD）
泛素阳性	泛素阳性、TDP-43 蛋白和 tau 阴性包涵体，同时伴有额颞叶神经元丢失和胶质增生。	CHMP2B 基因突变相关的泛素阳性 FTLD、其他尚未确定的非 TDP-43 蛋白病性泛素阳性 FTLD 嗜碱性包涵体病（BIBD）
	泛素和 α-internexin 阳性包涵体，同时伴有额颞叶神经元丢失和胶质增生	神经中间丝包涵体病（NIFID）
TDP-43 蛋白病	TDP-43 蛋白和泛素阳性、tau 阴性包涵体，同时存在神经元脱失，伴有运动神经元病改变	泛素阳性 FTLD 合并运动神经元病，泛素阳性 FTLD，临床不合并运动神经元病，PGRN 基因突变相关的泛素阳性 FTLD，VCP 基因突变相关的泛素阳性 FTLD，与 9 号染色体长臂相关的泛素阳性 FTLD，其他尚未确定的 TDP-43 蛋白病

注：CHMP2B 带电荷的多泡小体蛋白 2B 基因；FTLD 额颞叶变性。

【临床表现】

发病年龄最常见于 45～65 岁之间，但可早至 17 岁，晚至 80 岁以上，无明确的性别差异。均为隐袭起病，持续进展，以精神行为异常和语言功能障碍为突出表现，其他认知损害在早期相对较轻。根据起始病变部位和相应的特征性早期症状，FTLD 可分为额颞叶痴呆（双额叶萎缩为主）、原发性进行性失语（优势侧或双侧外侧裂前皮质受损为主）和语义性痴呆（优势侧或双侧颞叶下、前部萎缩为主），但随疾病进展，最终将出现其他类型的症状。FTLD 与皮质基底节变性、进行性核上性麻痹、运动神经元病之间在病理、遗传、临床方面有时相互重叠，部分 FTLD 患者可有以上 3 种疾病的临床表现。部分患者可出现自主神经症状，如血压低、体温低，不稳定等。

1. 额颞叶痴呆　又称额颞变性额叶变异型（frontal variant of FTLD，fvFTLD），占 FTLD 的 40%。以人格改变和社会行为异常、执行功能损害为最早、最突出的症状，而且贯穿于疾病的全程。患者不能根据社会场合调整自己的行为，不顾及社会规则和道德约束，行为举止冲动、过分活跃、放纵。有些患者表现为淡漠、意志缺乏、活动减少，性格固执，缺乏灵活性。部分患者出现持续和刻板行为、口欲亢进和饮食改变。患者的启动、计划、策略、自我监测、概括、判断、抵制分心、解决问题等执行能力损害。记忆、感知觉、视空间能力损害相对出现较晚。早期可出现额叶原始反射，晚期可出现强直、震颤，可合并运动神经元病。

2. 原发性进行性失语　又称进行性非流利失语（progressive nonfluent aphasia，PNFA），占 FTLD 的 20%。以进行性加重的非流利失语为主要临床特征，患者自发语言减少，找词困难，缺乏语法结构，出现语音错语，命名障碍，可伴失读和失写，病程早期对词语意义的理解相对保留。在出现智能全面衰退前，语言功能损害至少持续 2 年或以上，除语言功能以外的认知和工作技能基本保留。疾病晚期患者缄默，不能与人交流，出现与 FTD 相似的行为异常。体检可见原始反射，部分可见锥体外系症状或合并运动神经元病。

3. 语义性痴呆　又称额颞变性颞叶变异型（temporal variant of FTLD，tvFTLD），占 FTLD 的 40%。以进行性加重的语义记忆和理解障碍为特征性表现，患者对词语、物体、人物等语义知识的记忆丢失，表现为严重的命名和理解障碍，如不能命名纽扣、牙刷等物体，随病情进展，对其功能也失去记忆。患者自发语言为流利性，但言语空洞，缺乏实词，常用“东西”指代具体的物体，用“做”指代具体的行为动作，可伴失读和失写。可有行为变化，常表现强迫、刻板行为。在出现智能全面衰退前，语言功能损害至少持续 2 年或以上，随疾病进展，出现其他认知功能异常。病程晚期出现原始反射、运动不能、强直和震颤。

【辅助检查】

常规血、尿、脑脊液检查正常，神经心理评估和脑影像学检查对诊断和鉴别诊断有辅助作用。

1. 神经心理学评估　神经心理评估可帮助进行诊断和鉴别诊断。

(1) 额颞叶痴呆　表现为显著的额叶功能损害，主要累及执行功能、行为和人格，无严重遗忘、失语或空间感觉障碍。评价执行功能和人格行为的测验对其敏感。患者在威斯康星卡片分类测验、伦敦塔测验、连线测验、Stroop 干扰测验等表现差。对执行功能和记忆的测查有助于鉴别额颞叶痴呆和 AD，Mattis 痴呆评定量表（Mattis dementia rating scale，MDRS）的启动/保持分测验、概念形成分测验和记忆分测验对鉴别二者的敏感度和特异度分别为 85%和 76%。额叶行为问卷（frontal behavioral inventory，FBI）有助于额颞叶痴呆的早期诊断和鉴别诊断，对鉴别额颞叶痴呆和其他痴呆类型（包括 AD、血管性痴呆、进行性失语）的准确率为 92.7%。

(2) 原发性进行性失语　语言功能评估较敏感，常用的检查有波士顿命名测验、汉语失语成套测验、语义或语音流畅性测验。患者表现为非流利失语，自发语言减少，语法结构少，命名障碍，一分钟内说出的某一类词语减少，有的伴有阅读和书写障碍。记忆、知觉、空间结构能力检查相对较好。

(3) 语义性痴呆　常用语义能力相关测试进行评测，包括图画命名、词画匹配、描述-命名、词定义任务（如呈现“鸭子”，要求受试者给出“生活在水里、扁嘴巴”等的相关描述）、归类任务（如呈现“狮子和老鼠”，问是否属于同一类别）、语义范畴流畅性测验等，患者明显差于正常人。情景记忆、知觉、空间结构能力检查相对较好，但是语义障碍常影响其他认知测试，如问患者现在什么季节，患者由于不明白季节的含义，不能回答。

2. 脑影像学　CT 或 MRI 可见额颞叶痴呆患者的额叶和/或前颞叶局限性脑萎缩，病变可对称或不对称。原发性进行性失语患者可见外侧裂周围局限性萎缩，优势侧重于非优势侧。语义性痴呆可见前颞叶萎缩，优势侧重于非优势侧。PET 或 SPECT 显示相应部位代谢降低，较 MRI 出现更早，更敏感。

【诊断】

根据老年前期隐袭起病，早期以精神行为异常和语言功能障碍为突出表现，其他认知损害相对较轻，病情持续进展，结合影像学，排除其他疾病导致的上述症状，可诊断。目前研究中广泛使用的是 Neary 等人于 1998 年发表的诊断标准（表 2-3-3）。

表 2-3-3　额颞叶痴呆的标准（1998）

1. 临床特征描述：人格改变和社会行为异常是最早、最突出的症状，而且贯穿于疾病的全程。感知觉、视空间能力、运用和记忆不受损或相对保留。
2. 核心诊断特征：
(1) 隐袭起病，逐渐进展
(2) 早期出现社会人际交往能力下降
(3) 早期个人行为调控力受损
(4) 早期出现情感迟钝
(5) 早期出现洞察力减退
3. 支持性诊断症状：
(1) 行为障碍：忽视个人卫生和不修边幅；性格固执、缺乏灵活性；注意力涣散和缺乏耐力；口欲亢进和饮食改变；持续和刻板行为；过度使用行为。
(2) 讲话和语言：持续言语、使用特殊的词汇、无语音性错语、可朗读但不了解词汇的意义、计算正常。
(3) 躯体症状：出现原始反射；失抑制；运动不能、强直和震颤；血压低而易变。
4. 实验室检查
(1) 神经心理：显著的额叶功能损害，无严重遗忘、失语或空间感觉障碍
(2) 脑电图：尽管明显痴呆，常规脑电图正常
(3) 脑影像学（结构或功能）：显著的额叶和/或前颞叶异常

表 2-3-4　原发性进行性失语的标准（1998）

1. 临床特征描述：语言表达异常是最早、最突出的症状，而且贯穿于疾病的全程。其他认知功能不受损或相对保留。
2. 核心诊断特征：
（1）隐袭起病，逐渐进展
（2）自发语言为非流利性，至少有以下一种表现：缺乏语法、语音错语、命名障碍
3. 支持性诊断症状：
（1）讲话和语言：呐吃或口部失用；复述障碍；失读和失写；病程早期对词语意义的理解保留；疾病晚期缄默。
（2）行为障碍：早期社交能力保留；晚期出现与 FTD 相似的行为异常。
4. 实验室检查
（1）神经心理：非流利性失语，而此时患者的记忆和空间感知觉相对保留
（2）脑电图：正常，或有轻度的不对称的慢波
（3）脑影像学（结构或功能）：不对称异常，主要累及优势半球

表 2-3-5　语义性痴呆的标准（1998）

1. 临床特征描述：语义（对词义的理解和物体的辨别）障碍是最早、最突出的症状，而且贯穿于疾病的全程。其他认知功能包括记忆不受损或相对保留。
2. 核心诊断特征：
（1）隐袭起病，逐渐进展
（2）语言障碍，具有以下特征：自发语言为流利性，言语空洞，持续进展；对字义的记忆丢失，表现为命名和理解障碍；语义性错语。
或/和

续表

(3) 感知觉障碍：面部失认　对熟人面部的认识和辨别障碍；联合失认　对物体的辨别障碍。
(4) 知觉匹配和图画再生能力保留
(5) 单个字词的复述能力保留
(6) 朗读和常用字的听写能力相对保留
3. 支持性诊断症状：
(1) 讲话和语言：强迫语言、使用特异词汇、无语音性错语、可朗读但不理解朗读的内容、计算正常。
(2) 行为障碍：缺乏同情心；兴趣狭窄，偏见；吝啬。
(3) 躯体症状：无或在病程晚期出现原始反射，运动不能、强直和震颤。
4. 实验室检查
(1) 神经心理：显著的语义缺失，不能理解词语的含义，不能命名或识别物体和面孔；语音和语法正常，感知觉的加工正常。
(2) 脑电图：正常
(3) 脑影像学（结构或功能）：显著的前颞叶异常（对称或不对称）

该标准还列出了排除标准，3 种亚型的排除标准相同：①病史和临床表现：急性起病，由急性事件诱发；与起病相关的脑外伤；早期严重的记忆损害；空间定向力障碍；紧张慌乱语言，条理紊乱；肌阵挛；小脑症状；舞蹈手足徐动症。②实验室检查：脑影像显示病变主要累及中央沟后的结构或多发性的病灶；实验室检查提示有代谢性或者炎性病变如多发性硬化、梅毒、艾滋病和单纯疱疹脑炎等。

2001 年发表的国际 FTD 工作组会议建议的临床诊断标准没有进行分型，内容简明，适合一般临床工作中使用（表 2-3-6）。

表 2-3-6 额颞叶变性的诊断标准（2001）

1. 行为或认知功能障碍，表现为下列之一：
（1）疾病早期即出现持续的人格改变，其特征是行为调整障碍，常导致不适当的行为反应或行为活动；
（2）疾病早期即出现进行性语言功能障碍，其特征是语言表达障碍或严重命名障碍、语义障碍。
2. 上述（1）和（2）缺陷导致明显的社会或职业功能缺损，而且较以前明显减退。
3. 病程的特点是逐渐起病，缓慢进展。
4. 上述表现并非由其他中枢神经系统疾病（如脑血管疾病）或系统性疾病（如甲状腺功能减低）或药物滥用所致。
5. 以上表现并非仅发生于谵妄状态下且非精神疾病（如抑郁症）可解释。

【鉴别诊断】

应与其他具有明显精神行为或语言障碍的疾病鉴别。鉴别要点是行为症状、语言障碍和其他认知障碍出现的先后顺序，以及神经心理评估和影像等辅助检查。

1. AD　FTLD与AD均为变性病，起病隐袭，持续进展，在病程的某一阶段均会出现精神行为症状和语言、语义障碍，应鉴别（表2-3-7）。

表 2-3-7 额颞叶痴呆与阿尔茨海默病的鉴别要点

	FTLD	AD
发病年龄	多见于老年前期	多见于老年期
人格改变或语言障碍	早期即出现，严重	疾病中晚期出现
执行功能	早期即出现，严重	早期可出现，程度轻
情景记忆障碍	晚期出现	早期即出现，严重
定向力障碍	早期无	早期常见

续表

	FTLD	AD
视空间能力障碍	早期无	早期常见
日常活动能力	除额颞叶痴呆外，早期保留	早期即受损
影像学检查	早期额叶或前颞叶损害为主	早期海马、内侧颞叶萎缩为主
神经系统体征	部分患者早期可出现锥体外系或运动神经元病的症状	早期无，晚期出现步态异常、张力增高等

2. 路易体痴呆　路易体痴呆常有认知障碍、帕金森症状和精神行为异常，需与FTLD中的额颞叶痴呆鉴别。但是路易体痴呆的认知障碍为波动性，患者的定向、视空间能力、计算能力均受影响，而FTLD患者的这些能力相对受损较晚。另外，不同于FTLD，DLB患者脑萎缩较弥散，可资鉴别。

3. 精神分裂症　精神分裂症存在情感、人格、行为和认知改变，应与FTLD中的额颞叶痴呆鉴别。但精神分裂症患者常有应激诱发事件，患者有明显的幻觉、系统和持续的妄想，并且其认知障碍相对稳定，CT和MRI没有特征性的脑改变，可鉴别。

4. 其他原因导致的单纯失语　原发性进行性失语和语义性痴呆患者孤立的语言和语义障碍可持续数年，应当与脑血管病、单纯疱疹病毒脑炎等其他原因导致的单纯失语或语义障碍鉴别。但脑血管病、单疱脑炎多急性起病，伴有神经系统局灶体征，失语或语义障碍急性期后好转，非进展性，影像学有局灶病变，可鉴别。

【治疗】

尚无有效治疗方法，以对症、支持治疗为主。

胆碱酯酶抑制剂通常无效，兴奋性氨基酸拮抗剂美金刚对FTLD的治疗正在研究中。选择性5-HT再摄取抑制剂可以减少脱抑制、冲动、重复性行为和饮食异常。对于易激惹、好动、攻击行为的患者可给予小剂量安定或非典型抗精神病药物，但应从低剂量起始，缓慢增量，尽量使用最小有效剂量，注意药物间的相互作用。

病程晚期要加强护理，防止呼吸道、泌尿系统感染以及压疮等并发症，如出现，应针对性治疗。

【预后】持续进展性病程，预后较差，病程 5～12 年，多死于肺部及泌尿系感染、褥疮等并发症。

参考文献

［1］Wenning GK，Jellinger KA. The role of alpha-synuclein and tau in neurodegenerative movement disorders. Curr Opin Neurol，2005，18：357-362.

［2］贾建平．神经病学．北京：人民卫生出版社，2008.

［3］贾建平．临床痴呆病学．北京：北京大学医学出版社，2007.

［4］Marjolijn B，Monique MBB. Epidemiology of non-AD dementias. Clinical Neuroscience Research，2004，3：349-361.

［5］Ikeda M，Ishikawa T，Tanabe H. Epidemiology of Frontotemporal Lobar Degeneration. Dement Geriatr Cogn Disord，2004，17：265-268.

［6］Cairns NJ，Bigio EH，Mackenzie IR，et al. Neuropathologic diagnostic and nosologic criteria for frontotemporal lobar degeneration：consensus of the Consortium for Frontotemporal Lobar Degeneration. Acta Neuropathol，2007，114：5-22.

［7］Rascovsky K，Salmon DP，Hansen LA，et al. Distinct cognitive profiles and rates of decline on the Mattis Dementia Rating Scale in autopsy-confirmed frontotemporal dementia and Alzheimer's disease. J Int Neuropsychol Soc，2008，14：373-383.

［8］Milan G，Iavarone A，Lorè E，et al. When behavioral assessment detects frontotemporal dementia and cognitive testing does not：data from the Frontal Behavioral Inventory. Int J Geriatr Psychiatry，2007，22：266-267.

［9］Kertesz A，Nadkarni N，Davidson W，et al. The Frontal Behavioral Inventory in the differential diagnosis of frontotemporal dementia. J Int Neuropsychol Soc，2000，6：460-468.

［10］Neary D，Snowden JS，Gustafson L，et al. Frontotemporal lobar degeneration: a consensus on clinical diagnostic criteria. Neurology, 1998, 51: 1546-1554.

[11] McKhann GM, Albert MS, Grossman M, et al. Clinical and pathological diagnosis of frontotemporal dementia: report of the Work Group on Frontotemporal Dementia and Pick's Disease. Arch Neurol, 2001, 58: 1803-1809.

[12] Mendez MF. Frontotemporal Dementia: Therapeutic Interventions. Front Neurol Neurosci, 2009, 24: 168-178.

二、路易体痴呆

【疾病概论】

1. 定义　路易体痴呆（dementia with Lewy bodies，DLB）是一种神经系统变性疾病，以波动性认知障碍、视幻觉和帕金森综合征为临床特点，以 Lewy 小体为病理特征。病因及发病机制尚不明确。

2. 流行病学　目前认为 DLB 约占神经变性病痴呆的 15%～20%，作为一种变性病痴呆，发病率仅次于 AD。65 岁以上人群患病率为 0.1%～2.0%，75 岁以上人群患病率为 5%。

3. 发病机制　目前尚不明确，病理研究提示 α-突触核蛋白（α-synuclein）异常沉积和神经递质损害可能是 DLB 发病的 2 个重要环节。

DLB 患者脑内可见大量 Lewy 小体，免疫组化显示其主要成分是 α-突触核蛋白。α-突触核蛋白主要分布在神经细胞突触前膜，可能与突触发生和神经元可塑性有关，另外还参与信息通路的传导。部分 DLB 患者 α-突触核蛋白基因突变，使 α-突触核蛋白形成纤维丝状物，在脑内异常沉积，影响了神经元的正常发育和功能，同时作为一种异常刺激物导致神经元损害。研究发现患者脑内还存在胆碱能神经元破坏、乙酰胆碱转移酶减少、多巴胺神经元丢失，可能与 DLB 的认知及锥体外系运动障碍有关。另外，泛素-蛋白酶通路清除异常蛋白能力下降可能也参与了 DLB 的发病。

4. 病理生理

(1) 大体病理：可见广泛的脑萎缩，脑室扩大，内侧颞叶和海马萎缩较AD轻。

（2）镜下病理：可见广泛分布的Lewy小体和神经元脱失。Lewy小体位于胞浆内，为嗜伊红圆形小体，直径3～25μm，主要成分是α-突触核蛋白、神经丝和泛素，α-突触核蛋白和泛素染色阳性。分布于大脑皮层、边缘系统（海马和杏仁核等）、基底节（丘脑、纹状体）、黑质和脑干其他神经核团（蓝斑、迷走神经背核等）、Meynert基底核等。但Lewy小体并非DLB的特征性表现，还可见于帕金森病，但后者黑质内的Lewy小体更多。

DLB患者脑内还可见老年斑、神经原纤维缠结等，但一般数量少，达不到阿尔茨海默病的病理学诊断标准。

【临床表现】

多在老年期发病，仅少数在中青年起病，平均发病年龄为67±12.17岁，人群调查未发现明确的性别差异。起病缓慢，持续进展，以波动性认知障碍、帕金森综合征、视幻觉为临床特征。

1. 波动性认知障碍　DLB患者的认知障碍总体呈持续性衰退，但存在波动性，认知功能可在数周、甚至1天内有较大的变化，时好时坏，以注意和警觉障碍波动尤为明显，认知波动相关量表有助于发现和证实这种波动性。认知测查可发现显著的注意力、执行功能和视空间能力损害，尤以视空间损害更为严重，搭积木、画钟等项目在早期即难以完成，患者很可能在熟悉的环境中迷路。病程早期可无显著或持久的记忆损害，但随病情的进展，常出现明显的记忆障碍。

2. 帕金森综合征　DLB具有帕金森病样症状，但与帕金森病相比，症状相对较轻，运动迟缓、强直、步态异常和面具脸常见，但静止性震颤少见。症状多为对称性，一般对左旋多巴制剂反应差。认知障碍与锥体外系症状出现的先后顺序不定，但多在1年内先后出现。

3. 视幻觉　反复出现的复杂视幻觉是DLB的另一个核心特征，见于70%以上的患者，常在病程的第1年即出现，表现为复发性的生动的色彩鲜明的动物或人物形象。这种幻觉也具有波动性，在病程中时好时坏。研究提示视幻觉与乙酰胆碱缺失有关，有视幻觉的患者对胆碱酯酶抑制剂反应较好。

4. 其他症状　此外，80％的患者有精神行为症状，如错觉、淡漠、焦虑、抑郁和快速眼动期睡眠行为障碍。其他常见表现包括跌倒、晕厥，自主神经功能紊乱如体位性低血压、性功能障碍、便秘、排汗异常等。对神经安定剂敏感也是DLB的一个特征。

【辅助检查】

常规血、尿、脑脊液检查正常，神经心理评估、脑电图和影像检查对诊断和鉴别诊断有辅助作用。

1. 神经心理评估　DLB患者的注意力、额叶皮质下功能、视空间结构能力减退明显，记忆障碍早期相对较轻，相关测试对DLB的诊断和鉴别诊断有辅助作用。研究发现，视空间功能评估（如画钟测验等）有助于区别DLB和AD患者。Mattis痴呆评估量表可以发现多数DLB患者符合皮质下痴呆的特征，AD符合皮质性痴呆的特征，有助于二者的鉴别。认知波动相关量表和测验也有助于鉴别DLB和其他类型的痴呆（如AD和血管性痴呆）。

2. 脑电图　可以正常，部分患者脑电图可见短暂的额叶、颞叶爆发性慢活动，可能与症状的波动性有关，有一定的诊断价值。睡眠脑电图快速眼动期异常活动也提示DLB的可能。

3. 影像学检查　头部CT/MRI扫描可有大脑半球萎缩和脑室扩大，脑室周围白质高信号，但缺乏特异性，对确定诊断的意义不是很大，主要用来排除其他原因导致的痴呆，如额颞叶变性、脑瘤、正常颅压脑积水、脑血管病等。多巴胺转运配体示踪显像PET和SPECT检查可发现尾状核和壳核多巴胺摄取减少，鉴别DLB和AD的敏感度和特异度分别为63％～78.6％和87.9％～100％。与AD相比，DLB枕叶血流灌注减低，有助于鉴别二者，但差于多巴胺转运配体示踪显像。由于核素显像价钱较贵，临床尚未常规使用。

【诊断】

根据老年期起病，波动性认知障碍、帕金森综合征、视幻觉等临床特征，排除其他疾病，可诊断，但有时有一定困难。

2005年，DLB协会制定了新的DLB诊断标准（表2-3-8），该标准的敏感度和特异度分别为75%和79%，准确性还不是很高。

表2-3-8　DLB诊断标准（2005）

1. 必须症状：痴呆
（1）进行性认知功能减退，以至干扰患者正常的社会和职业功能。
（2）早期可无显著或持久的记忆损害，但随病情的进展记忆障碍常明显存在。
（3）认知测查可发现显著的注意力、执行功能和视空间能力损害。
2. 核心症状（具备2条核心症状可诊断为很可能DLB；1条为可能DLB）
（1）波动性认知变化并伴有显著的注意和觉醒异常
（2）反复发作的典型的详细成形的视幻觉
（3）自发的帕金森综合征症状
3. 提示DLB的症状（1个或以上的提示症状+1个或以上的核心症状，可诊断为很可能DLB；如无核心症状，1个或以上的提示症状可诊断为可能DLB；单独的提示症状不能诊断很可能DLB。）
（1）REM睡眠行为异常
（2）对神经安定药物异常敏感
（3）SPECT或PET显示基底节多巴胺转运低摄取
4. 支持DLB的症状（DLB患者中常出现，但尚未证明对诊断有特异性的症状）
（1）反复跌倒和晕厥
（2）短暂性、难以解释的意识丧失
（3）其他形式的幻觉
（4）系统性妄想
（5）抑郁
（6）CT/MRI显示内侧颞叶结构相对保留
（7）SPECT或PET显示大脑灌注普遍的减低伴枕叶活动减弱

续表

(8) MIBG 心肌闪烁成像显示低摄取

(9) EEG 显示明显的慢波伴一过性颞叶尖波

5. 不支持 DLB 的症状

(1) 局灶性神经体征或脑影像学检查发现的脑血管疾病

(2) 其他可以解释部分或全部症状的系统性或脑部疾病

(3) 严重的痴呆患者首次出现帕金森综合征

6. 症状的时间顺序

当痴呆先于帕金森综合征或与后者同时出现时考虑 DLB，当确诊的 PD 患者出现痴呆时应诊断为帕金森病痴呆（PDD）。应当根据临床实际给予最合适的诊断，有时可综合诊断为路易体病。在必须区别 DLB 和 PDD 的研究中，可以沿用“1 年”这一标准，即帕金森综合征起病 1 年内出现痴呆诊断为 DLB，1 年后考虑 PDD。在一些不需要区别二者的临床-病理研究或纯临床研究中，可以把二者统一归于路易体病或者 α-突触核蛋白病。

【鉴别诊断】

需要和具有认知障碍、锥体外系症状和精神症状的疾病鉴别。

1. AD　DLB 与 AD 同为变性病痴呆，在 AD 病程中会出现幻觉等精神症状和锥体外系症状，应当鉴别。但是，AD 的认知障碍为持续性，波动不明显，而且早期记忆障碍较 DLB 严重，而注意、执行功能和视空间结构能力相对较好；AD 患者的幻觉多出现在病程的晚期，一般不持续；锥体外系症状也在 AD 的晚期出现。AD 患者的 MRI 扫描显示海马和内侧颞叶萎缩严重。以上可帮助鉴别二者。

2. 精神分裂症　DLB 患者可有明显的幻觉，部分患者有妄想，应与老年精神分裂症鉴别。但是精神分裂症多为听幻觉，幻觉和妄想的内容固定，无明显波动性。另外，除非药物的锥体外系副作用，患者一般无运动系统体征，并且患者认知障碍相对稳定，可资鉴别。

3. 帕金森病痴呆　DLB 和帕金森病痴呆同属于路易体病，临床有很多相似症状。但帕金森病痴呆患者的认知障碍常发生于明确的帕金森病症状数年后，帕金森病的症状典型，对左旋多巴制剂反应好，可鉴别。

4. 额颞叶痴呆　额颞叶痴呆患者有明显的精神行为症状，执行功能损害严重，部分患者有锥体外系症状，应与 DLB 鉴别，鉴别点参见本节的额颞叶变性部分。

5. 多系统萎缩　多系统萎缩中“纹状体黑质变性”存在帕金森病综合征、认知障碍、自主神经功能紊乱，易与 DLB 混淆。但 DLB 患者的认知障碍和幻觉严重，而且呈明显波动性，而纹状体黑质变性的认知障碍和幻觉出现晚，而且患者可有小脑共济失调的症状，可资鉴别。

还要与进行性核上性麻痹、皮质基底节变性、Huntington 病等鉴别。

【治疗】

主要是对症治疗。

对于改善认知，推荐使用胆碱酯酶抑制剂，如利凡斯的明和多奈哌齐。研究显示胆碱酯酶抑制剂能够改善患者的认知功能，同时能够改善精神症状（淡漠、幻觉和睡眠异常），而一般并不加重锥体外系症状。

对于精神症状，如果轻微，对患者和照料者不会造成危害，可不用药物治疗。如需使用，应首先试用胆碱酯酶抑制剂。鉴于 DLB 患者对神经安定剂高度敏感（包括典型抗精神病药和非典型抗精神病药），当胆碱酯酶抑制剂对精神症状无效时，可谨慎选用非典型抗精神病药物奥氮平或喹硫平，但要遵循以下原则：①低剂量起始，一般从每天 1/4 片开始使用；②缓慢增量，如效果不明显，在无明显副作用的情况下，每 1～2 周增加 1/4 片；③尽量使用最小有效剂量，一般每天不超过 1 片；④严密监测用药情况和副作用；⑤用药前向患者和家属充分交代治疗的风险。典型抗精神病药物如氟哌啶醇等禁用于 DLB。选择性 5-HT 再摄取抑制剂对改善情绪有一定作用，应避免使用三环类抗抑郁药。

对于帕金森症状，轻微者可不治疗。如需治疗，可使用左旋多巴制剂，但只对部分患者有效。由于左旋多巴制剂可加重幻觉等精神症状，应从低剂量开始，并尽量使用最小有效维持量。DLB患者一般不能耐受多巴胺受体激动剂。禁用抗胆碱能的药物。

【预后】

病情持续进展，预后不佳。病程约5～7年，较AD短。患者最终常死于营养不良、肺炎、褥疮、摔伤等并发症。

参考文献

［1］贾建平．临床痴呆病学．北京：北京大学医学出版社，2007.

［2］贾建平．神经病学．北京：人民卫生出版社，2008.

［3］Zaccai J，McCracken C，Brayne C. A systematic review of prevalence and incidence studies of dementia with Lewy bodies. Age Ageing，2005，34：561-566.

［4］Wirdefeldt K，Bogdanovic N，Westerberg L，et al. Expression of alpha-synuclein in the human brain：relation to Lewy body disease. Brain Res Mol Brain Res，2001，92：58-65.

［5］Janvin CC，Larsen JP，Salmon DP，et al. Cognitive profiles of individual patients with Parkinson's disease and dementia：comparison with dementia with lewy bodies and Alzheimer's disease. Mov Disord，2006，21：337-342.

［6］Aarsland D，Litvan I，Salmon D，et al. Performance on the dementia rating scale in Parkinson's disease with dementia and dementia with Lewy bodies：comparison with progressive supranuclear palsy and Alzheimer's disease. J Neurol Neurosurg Psychiatry，2003，74：1215-1220.

［7］Andersson M，Hansson O，Minthon L，et al. Electroencephalogram variability in dementia with lewy bodies，Alzheimer's disease and controls. Dement Geriatr Cogn Disord，2008，26：284-290.

［8］Ceravolo R，Volterrani D，Gambaccini G，et al. Dopaminergic degeneration and perfusional impairment in Lewy body dementia and Alzheimer's disease. Neurol Sci，2003，24：162-163.

[9] Colloby SJ，Firbank MJ，Pakrasi S，et al. A comparison of 99mTc-exametazime and 123I-FP-CIT SPECT imaging in the differential diagnosis of Alzheimer's disease and dementia with Lewy bodies. Int Psychogeriatr，2008，20：1124-1140.
[10] O'Brien JT，Colloby S，Fenwick J，et al. Dopamine transporter loss visualized with FP-CIT SPECT in the differential diagnosis of dementia with Lewy bodies. Arch Neurol，2004，61：919-925.
[11] McKeith IG，Dickson DW，Lowe J，et al. Diagnosis and management of dementia with Lewy bodies：third report of the DLB Consortium. Neurology，2005，65：1863-1872.
[12] Waldemar G，Dubois B，Emre M，et al. Recommendations for the diagnosis and management of Alzheimer's disease and other disorders associated with dementia：EFNS guideline. Eur J Neurol，2007，14：e1-26.
[13] Weintraub D，Hurtig HI. Presentation and management of psychosis in Parkinson's disease and dementia with Lewy bodies. Am J Psychiatry，2007，164：1491-1498.
[14] Molloy S，McKeith IG，O'Brien JT，et al. The role of levodopa in the management of dementia with Lewy bodies. J Neurol Neurosurg Psychiatry，2005，76：1200-1203.
[15] Boeve BF. Clinical，diagnostic，genetic and management issues in dementia with Lewy bodies. Clin Sci（Lond），2005，109：343-354.

三、多系统萎缩

【疾病概论】

1. 定义　多系统萎缩（multiple system atrophy，MSA）是一种发生于中老年的神经系统多部位变性疾病。病因及发病机制尚不明确，可能与α-突触核蛋白异常沉积有关。临床表现为进行性小脑性共济失调、自主神经功能不全和帕金森综合征等症状。根据受累部位的先后及临床表现主次的不同，可分为三个亚型，但随病情进展，最终会累及其他系统。

2. 流行病学　MSA临床相对少见。医院调查发现占所有尸检帕金森症状患者的10%左右。人群调查显示人群总患病率为1.9～4.9/10万，其中男性为2.75/10万，女性1.19/10万，发病率为0.6/10万/年。危险因素涉及杀虫剂、重金属、有机溶剂、添加剂等暴露，但均不确定。

3. 发病机制　尚不清楚。患者脑内存在神经胶质细胞胞浆内包涵体，其核心成分为α-突触核蛋白，由此推测其发病与α-突触核蛋白异常沉积有关。其他尚有线粒体功能异常、氧自由基损伤、脂质过氧化损伤等，但均不确定。最近发现MSA与白介素1、白介素8和肿瘤坏死因子等相关基因的变异有关，提示免疫炎性反应可能参与发病。

4. 病理生理　表现为中枢神经多个系统的萎缩病变。

（1）大体病理　以幕下结构为主的脑萎缩：小脑和脑桥萎缩，桥池、四脑室、枕大池增大。

（2）镜下病理　主要是神经胶质细胞胞浆内嗜酸性包涵体和神经元脱失。病变广泛，累及纹状体、黑质、小脑、脑桥、脊髓中间外侧柱和Onuf核。免疫组化发现包涵体的核心成分是α-突触核蛋白，因此，MSA与帕金森病、路易体痴呆同属于α-突触核蛋白病。

【临床表现】

常于30岁后发病，50～70岁之间多见，男女比例约为1.2/1。一般为散发，缓慢起病，持续进展，以帕金森综合征、小脑共济失调和自主神经功能不全为常见症状，还可见锥体系等其他系统症状。某一系统症状可出现较早，受累严重，但随病程进展，各种临床表现相继出现，互相重叠。

1. 帕金森综合征（parkinsonism）　大多数MSA患者在病程中都会出现帕金森综合征的症状体征，以本组症状为突出表现者称为MSA-P（MSA with predominant parkinsonism），既往称作纹状体黑质变性（striatonigral degeneration，SND）。帕金森症状多表现为运动迟缓、强直、姿势不稳，震颤相对少见，而且多为姿势性或动作性，典型的搓丸样震颤罕见。姿势不稳较帕金森病进展快。症状可不对称，一般对左旋多巴制剂反应差，只有30%的患者有一定疗效，但效果常很快消退。

2. 小脑性共济失调（cerebellar ataxia） 小脑性共济失调是MSA患者的常见症状，以小脑性共济失调为突出表现者称为MSA-C（MSA with predominant cerebellar ataxia），既往称为橄榄脑桥小脑萎缩（sporadic olivopontocerebellar atrophy，OPCA）。步态共济失调是最常见的小脑症状，常伴小脑性构音障碍和眼球活动障碍，肢体共济失调相对少见，而且程度较轻。

3. 自主神经功能不全（autonomic dysfunction） 普遍存在于MSA患者。过去将以体位性低血压等自主神经功能不全为突出表现的MSA称作Shy-Drager综合征（Shy Drager syndrome，SDS）。男性患者最早的症状是阳痿，然后出现膀胱和直肠症状（尿失禁、尿频、尿潴留、便秘），女性患者最早出现膀胱直肠症状。体位性低血压常发生在其后，很可能的MSA要求患者从卧位起立3分钟内，收缩压降低＞30mmg或者舒张压下降＞15mmg，当影响脑供血时，患者即出现晕厥。其他症状包括吞咽困难、哮喘、呼吸暂停和呼吸困难、低热、Horner综合征等，手脚凉也是自主神经功能障碍所致。

4. 其他症状

（1）20％的患者可出现认知功能损害。

（2）MSA-P患者常出现快速眼动期睡眠行为障碍和睡眠暂停等症状。

（3）其他锥体外系症状，包括腭阵挛和肌阵挛皆可见，手和面部刺激敏感的肌阵挛是MSA的特征性表现。

（4）部分患者可出现腱反射亢进和巴宾斯基征阳性等锥体系统症状。少数有眼肌麻痹、眼球向上或向下凝视障碍。

【辅助检查】

1. 体液检查 血、尿、脑脊液常规检查正常。

2. 神经电生理检查 肛门括约肌能够反映Onuf核的功能，肛门括约肌肌电图异常有助于MSA的早期诊断和鉴别诊断。约70％的MSA患者肛门括约肌肌电图异常，出现自发电位，运动单位动作电位时限延长，多相波增加，而早期帕金森病患者（发病5年内）一般正常。

3. 影像学检查　对诊断和鉴别诊断有辅助价值，MRI较CT敏感。主要可见两组征象：①脑桥、延髓、小脑萎缩，环池、四脑室扩大，MRI T_2相示脑桥基底部“十字征”。②壳核萎缩，MRI T_2相示壳核背外侧缘裂隙状高信号。MSA-C患者第一组征象早于MSA-P亚型，程度严重而且进展快。MSA-P患者第二组征象较MSA-C亚型出现早，而且更突出。以自主神经系统为突出表现者两组征象出现的更晚。这些MRI征象有助于鉴别MSA-P和帕金森病。

【诊断】

根据成年期缓慢起病，持续进展的病程，无家族史，临床出现自主神经功能不全、帕金森综合征、小脑性共济失调等症状体征，排除其他疾病导致的类似症状，应考虑本病。但临床早期诊断常存在困难。

2007年，Gilman等专家组制定了新的MSA诊断标准（表2-3-9）。分为确诊MSA、很可能MSA和可能的MSA。就诊时以帕金森症状为主的命名为MSA-P，以小脑症状为主的称为MSA-C。由于自主神经功能不全普遍存在，不设为一个单独的亚型。

表2-3-9　MSA诊断标准（2007）

1. 确诊MSA

病理证实在纹状体-黑质通路和橄榄-脑桥-小脑通路神经胶质细胞胞浆内存在大量α-突触核蛋白阳性包涵体。

2. 很可能（probable）MSA

成年（>30岁）起病的散发性持续进展的病程，具有以下特征：

（1）自主神经功能障碍　尿失禁（无法控制排尿，男性阳痿）或体位性低血压（起立3分钟内，收缩压下降>30mmHg或舒张压下降>15mmHg）。*和*

（2）帕金森综合征　运动缓慢、肌强直、震颤或姿势不稳，对左旋多巴反应不良。*或*

续表

（3）小脑功能障碍　步态共济失调、肢体共济失调、小脑性构音障碍、或小脑性眼震

3. 可能（possible）MSA

成年（＞30 岁）起病的散发性持续进展的病程，具有以下特征：

（1）帕金森综合征　运动缓慢、肌强直、震颤或姿势不稳。*或*

（2）小脑功能障碍　步态共济失调、肢体共济失调、小脑性构音障碍、或小脑性眼震。*和*

（3）至少一个提示自主神经功能不全的症状（无明确原因的尿急、尿频或残余尿，男性阳痿，或者明显的体位性低血压，但是达不到上述很可能 MSA 的程度。）*和*

（4）下述 4 中附加特征之一。

4. 可能（possible）MSA 的其他特征

（1）可能 MSA-P 或可能 MSA-C

①Babinski 征和腱反射活跃

②喘鸣

（2）可能 MSA-P

①快速进展的帕金森综合征

②对左旋多巴反应差

③运动症状开始 3 年内出现姿势不稳

④步态共济失调、肢体共济失调、小脑性构音障碍、或小脑性眼震

⑤运动症状开始 5 年内出现吞咽困难

⑥MRI 示尾状核、小脑中脚、脑桥、小脑萎缩

⑦PET 示尾状核、脑干、小脑低代谢

（3）可能 MSA-C

①帕金森综合征运动缓慢和肌强直

②MRI 示尾状核、小脑中脚、脑桥萎缩

续表

③PET示尾状核低代谢

④SPECT或PET显示突触前黑质纹状体多巴胺能失神经改变

5. 支持MSA的特征

（1）颜面部肌张力障碍

（2）不成比例颈项前屈

（3）驼背（严重脊柱前突）和/或Pisa综合征（严重脊柱侧弯）

（4）手或脚挛缩

（5）吸气叹息

（6）严重发音障碍

（7）严重构音障碍

（8）新出现打鼾症状，或打鼾加重

（9）手脚凉

（10）强哭强笑

（11）肌阵挛，姿势性或动作性震颤

6. 不支持MSA的特征

（1）典型的搓丸样静止性震颤

（2）临床明显的周围神经病变

（3）并非药物诱发的幻觉

（4）75岁以后发病

（5）有共济失调或帕金森综合征的家族史

（6）痴呆（DSM-IV标准）

（7）提示多发性硬化的脑白质病变

MSA多系统萎缩；MSA-P以帕金森综合征为突出症状的多系统萎缩；MSA-C以小脑性共济失调为突出症状的多系统萎缩；DSM-IV《精神疾病诊断与统计手册》

【鉴别诊断】

早期应与具有帕金森症状、小脑共济失调症状和自主神经功能不全的其他疾病鉴别。

1. 帕金森病　帕金森病患者可有自主神经功能不全，早期MSA-P与帕金森病不易鉴别。但帕金森病常见典型的搓丸样震颤，对左旋多巴制剂反应好，而且自主神经功能不全较MSA轻，可资鉴别。

2. 帕金森叠加综合征　MSA-P还应和其他原因导致的帕金森叠加综合征鉴别，包括Lewy体痴呆、皮质基底节变性、进行性核上性麻痹等。Lewy体痴呆早期即出现特征性的波动性认知功能障碍、反复的生动具体的视幻觉、对抗精神病药物过度敏感等症状；皮质基底节变性最突出的临床特征是不对称性运动障碍、观念运动性失用、肌阵挛和肢体异己征等，影像学检查示额叶和顶叶皮质不对称性萎缩；进行性核上性麻痹以轴性肌张力增高、双眼垂直性注视麻痹为特征，可资鉴别。

3. 亚急性小脑变性　亚急性小脑变性是由于肿瘤的远隔效应导致的一种副肿瘤综合征，多见于中老年人，慢性或亚急性起病，以小脑性共济失调为主要临床表现，有时出现锥体外系、锥体系的症状体征，应与MSA-C鉴别。但亚急性小脑变性患者多存在肿瘤的全身症状如消瘦、乏力，部分患者有原发肿瘤导致的局部症状，病程进展快，血清和脑脊液中可查到肿瘤抗体，明确原发肿瘤病灶可鉴别。

4. 遗传性小脑性共济失调　MSA-C还应和晚发的复杂性遗传性小脑共济失调鉴别，家族遗传背景和分子遗传学检查可提供帮助。

5. 其他自主神经功能不全性疾病　以自主神经功能不全为主要表现的MSA患者应和原发性自主神经功能不全和各种继发性自主神经功能不全鉴别。前者又称特发性自主神经功能不全，临床只有自主神经功能不全的症状。继发性自主神经功能不全可继发于糖尿病、淀粉样变性病、Guillain-Barre综合征、其他原因导致的周围神经病等。相关疾病病史以及缺乏锥体外系和小脑系统的症状可资鉴别。

【治疗】

无特效药物，以对症支持治疗为主。

对体位性低血压可采取物理手段如穿紧身衣、弹力袜、腹绷带等，可适当高盐饮食及多饮水增加血容量。若用药治疗，推荐使用血管 α 受体激动剂盐酸米多君，2.5mg，每日 2～3 次，最大剂量 40mg/d，能迅速升高血压（30～60 分钟），忌睡前服用，以免导致卧位高血压。其他如激素、麻黄碱等制剂副作用多，不推荐用于 MSA 患者体位性低血压的常规治疗。

约有 30％患者的帕金森症状对左旋多巴制剂有效，但持续时间短。

小脑性共济失调症状可试用丁螺环酮。

【预后】

预后不良，平均病程 7～9 年，MSA-C 存活期长于 MSA-P，自主神经功能受累严重者预后更差。最终死于肺炎、泌尿系感染、褥疮、摔伤等并发症。

参考文献

[1] 贾建平．神经病学．北京：人民卫生出版社，2008.

[2] 贾建平．临床痴呆病学．北京：北京大学医学出版社，2007.

[3] Chrysostome V，Tison F，Yekhlef F，et al. Epidemiology of multiple system atrophy：a prevalence and pilot risk factor study in Aquitaine，France. Neuroepidemiology，2004，23：201-208.

[4] Vanacore N，Bonifati V，Fabbrini G，et al. Epidemiology of multiple system atrophy. ESGAP Consortium. European Study Group on Atypical Parkinsonisms. Neurol Sci，2001，22：97-99.

[5] Nee LE，Gomez MR，Dambrosia J，et al. Environmental-occupational risk factors and familial associations in multiple system atrophy：a preliminary investigation. Clin Auton Res，1991，1：9-13.

[6] Papp MI，Kahn JE，Lantos PL. Glial cytoplasmic inclusions in the CNS of

patients with multiple system atrophy (striatonigral degeneration, olivopontocerebellar atrophy and Shy-Drager syndrome). J Neurol Sci, 1989, 94: 79-100.

[7] Ozawa T, Healy DG, Abou-Sleiman PM, et al. The alpha-synuclein gene in multiple system atrophy. J Neurol Neurosurg Psychiatry, 2006, 77: 464-467.

[8] Gu M, Gash MT, Cooper JM, et al. Mitochondrial respiratory chain function in multiple system atrophy. Mov Disord, 1997, 12: 418-422.

[9] Infante J, Llorca J, Berciano J, et al. Interleukin-8, intercellular adhesion molecule-1 and tumour necrosis factor-alpha gene polymorphisms and the risk for multiple system atrophy. J Neurol Sci, 2005, 228: 11-13.

[10] Nishimura M, Kuno S, Kaji R, et al. Influence of a tumor necrosis factor gene polymorphism in Japanese patients with multiple system atrophy. Neurosci Lett, 2005, 374: 218-221.

[11] Trojanowski JQ, Revesz T, Neuropathology Working Group on MSA. Proposed neuropathological criteria for the post mortem diagnosis of multiple system atrophy. Neuropathol Appl Neurobiol, 2007, 33: 615-620.

[12] Kirchhof K, Apostolidis AN, Mathias CJ, et al. Erectile and urinary dysfunction may be the presenting features in patients with multiple system atrophy: a retrospective study. Int J Impot Res, 2003, 15: 293-298.

[13] Vodusek DB. How to diagnose MSA early: the role of sphincter EMG. J Neural Transm, 2005, 112: 1657-1668.

[14] 周爱红．35 例多系统萎缩的临床及实验室检查特点分析．中国急救复苏与灾害医学杂志．2002，2 (2)：69-71.

[15] 吴武林，王小宜，廖伟华，熊曾，刘凡，陈长青．多系统萎缩磁共振成像特征的研究．实用放射学杂志．2008，24 (6)：724-727.

[16] Horimoto Y, Aiba I, Yasuda T, et al. Longitudinal MRI study of multiple system atrophy-when do the findings appear, and what is the course? J Neurol, 2002, 249: 847-854.

[17] Gilman S, Wenning GK, Low PA, et al. Second consensus statement on

the diagnosis of multiple system atrophy. Neurology, 2008, 71: 670-676.

[18] Hughes AJ, Colosimo C, Kleedorfer B, et al. The dopaminergic response in multiple system atrophy. J Neurol Neurosurg Psychiatry, 1992, 55: 1009-1013.

(周爱红)

第三章 中枢神经系统感染

第一节 病毒感染性疾病

神经系统病毒感染性疾病是指病毒进入神经系统及其相关组织而引起的炎性病变。能够引起神经系统感染的病毒主要分为 DNA 病毒和 RNA 病毒两大类。DNA 病毒一般在细胞核内进行复制，可形成病毒包涵体；其中最常见的病毒有单纯疱疹病毒、水痘-带状疱疹病毒、巨细胞病毒、EB 病毒等；而 RNA 病毒多在细胞质内复制，常见的 RNA 病毒有柯萨奇病毒、ECHO 病毒、脊髓灰质炎病毒、人类免疫缺陷病毒等。病毒感染机体后，可通过破坏细胞膜、抑制细胞有丝分裂、促使细胞间融合等多种作用杀伤细胞，其共同的临床表现主要为头痛、发热、脑膜刺激征阳性和局灶性神经系统受损体征。

本节中主要介绍单纯疱疹病毒性脑炎、病毒性脑膜炎和艾滋病的神经系统表现。

一、单纯疱疹病毒性脑炎

【疾病概论】

1. 定义

单纯疱疹病毒性脑炎（herpes simplex virus encephalitis，HSE）是由单纯疱疹病毒（herpes simplex，HSV）感染引起的急性中枢神经系统感染性疾病。

2. 流行病学

导致中枢神经系统感染的单纯疱疹病毒主要有 HSV-Ⅰ型和

HSV-Ⅱ型病毒。HSV病毒性脑炎无季节性和地区性，在人群中无性别差异，HSV-Ⅰ感染人群主要为成年人，HSV-Ⅱ型病毒性脑炎则主要见于新生儿和青少年。HSV-Ⅰ感染比HSV-Ⅱ感染常见。单纯疱疹病毒性脑炎约占所有脑炎的5%～20%，占病毒性脑炎的20%～68%。该病在20世纪90年代以前病死率较高，90年代之后，随着抗病毒药阿昔洛韦的广泛应用其病死率显著下降。

3. 发病机制

一般认为，HSV-Ⅰ感染后多潜伏于三叉神经半月节或脊神经节内，当机体免疫功能下降时，潜伏病毒再激活，并经三叉神经或嗅神经进入中枢神经系统，因此脑炎病损主要见于颞叶和额叶的眶面，而病人早期表现也多以精神症状和智能损害为首发症状。

HSV-Ⅱ原发感染主要在生殖系统，为性传播疾病。在成人病毒可通过骶神经上行感染脑实质或通过性传播经血行播散进入脑内。HSV-Ⅱ对宫内的胎儿和产道内的新生儿威胁最大，新生儿的感染多因分娩过程中接触母亲产道内的含病毒分泌物，使得病毒经血行传入脑内而感染。

HSE全年均有发生，年龄分布呈两极性，高峰在5～30岁和50岁以上，95%以上病例为HSV-Ⅰ感染。

4. 病理

本病的病理改变主要为大脑皮层的出血性坏死，以颞叶、额叶病变为主，是本病的重要特征。约1/3病例病变部位只限于颞叶。肉眼可见病变部位水肿，脑沟变窄、脑回增宽肿胀，脑膜可见充血和渗出，随病程发展疾病加重，可见病变部位即颞叶额叶的出血坏死软化。镜下观察除可见脑组织和脑膜血管周围大量淋巴细胞和浆细胞浸润外，出血性坏死和细胞核内嗜酸性Cowdry A型包涵体是本病的重要病理改变。恢复期可有胶质细胞增生和脑萎缩形成。

【临床表现】

1. HSV-Ⅰ型急性坏死性脑炎：多见于成人。急性起病，病程长短不一，潜伏期持续1天至数天，25%患者有口唇疱疹病史。前驱症状有咽痛、肌痛、头痛、头昏、恶心、呕吐、发热等，体温达38～40℃。早期多表现为精神和行为改变，出现人格改变、精神混乱、接触不良、记忆力下降、定向力障碍、幻觉和妄想、言语不连贯、易激惹等。可出现不同程度的神经功能受损表现，如偏瘫、偏盲、眼肌麻痹，局灶性表现两侧多不对称；也可出现不同形式的锥体外系统表现，如扭转痉挛、手足徐动或舞蹈样动作；中期可出现癫痫发作，肌阵挛或全身强直阵挛发作，严重者呈癫痫持续状态。Hjalmarsson等对瑞典1999—2001年确诊的236例HSE患者研究发现，21%的患者出现癫痫发作，而对台湾40例儿童HSE患者的研究发现，有63%的患者出现癫痫。患者可出现不同程度的意识障碍，而且多呈进行性加重。患者肌张力增高、腱反射亢进，脑膜刺激征阳性，重者可表现为去大脑强直或去皮层强直状态，颅内压增高甚至脑疝形成。

一般情况下，从起病到出现昏迷平均6～7天，近年来，随着抗病毒药物的应用，重症者较前有所减少。未经治疗的患者预后不良，治疗疗程不足的患者容易出现复发。研究发现，在成人HSE患者中复发率可达12%。存活病例可遗留精神迟滞、癫痫、失语、偏瘫等后遗症。

2. HSV-Ⅱ型脑炎

多见于新生儿和青少年，尤其是1岁以下的婴儿。呈急性暴发性起病。出现广泛的内脏坏死而脑炎症状并不突出。患儿出现难喂养、精神迟滞、易激惹、嗜睡、局灶性或全身抽搐等表现。子宫内HSV感染可造成婴儿先天性畸形和弥漫性脑损害，如精神发育迟滞、小头畸形、颅内钙化、视网膜发育不全、小眼球等，新生儿发病后死亡率极高。以上表现与弓形虫、风疹病毒或巨细胞病毒感染所致的后遗症十分相似，统称为“Torch”综合征。

一般认为，儿童HSE较成人容易复发，也常见文献报道，日本的研究小组对27例儿童HSE患者研究发现，复发率高达26%(7/27)，远远高于我们以往的数据3%～7%。在复发患者中，阿昔洛韦的用量明显低于未复发者。

【辅助检查】

1. 脑脊液常规检查

多数颅内压轻至中度升高，也有高达 300mmH_2O 以上者。脑脊液外观一般为淡黄色透明或淡红色透明，细胞数一般在 500×10^6/L，最多可高达 1000×10^6/L；初期以多形核白细胞为主，很快转变为淋巴细胞和单核细胞为主；由于本病为脑组织的出血性坏死改变，脑脊液中可有红细胞，数量一般在（50～1000）$\times10^6$/L 之间，发病一周之后可见脑脊液黄变。蛋白含量多升高，随疾病进展蛋白含量有增高趋势。甚至可高达 10g/L，但一般低于 1.5g/L；糖和氯化物一般在正常范围，但当发生广泛性坏死时，可有轻度糖含量下降，有时也可见氯化物含量轻度降低。

2. 影像学检查

头部 CT 扫描可见一侧或双侧颞叶和额叶底面的低密度病灶，其内可有不规则点片状出血灶，病灶可呈不规则线状强化，一半病例有占位效应。早期头部 MRI 扫描在颞叶和额叶可见边界清楚的长 T1 长 T2 信号区，其内可有混杂信号。但在起病早期的一周以内，头部 CT、MRI 也可无阳性发现。

3. 脑电图检查

早期即出现脑电图异常改变，常表现为病变区域的局灶性慢波，或在弥漫性高波幅慢波基础上出现局灶性周期性尖波或棘慢综合波，80%以上的病例有颞叶的局灶性异常改变。

4. 病原学检查

（1）抗体测定

采用双份血清和双份脑脊液作 HSV-1 抗体的动态监测。适用于发病 4 天以后的患者。一般病毒感染 2 周左右即可产生 IgM 抗体，采用 ELISA 方法在早期检测血清中的 HSV-1 IgM 抗体是目前常用的方法。其诊断标准如下：双份脑脊液抗体滴度 4 倍以上升高；或双份脑脊液抗体滴度有升高趋势，滴度均在 1∶80 以上；血与脑脊液抗体比值＜40。

（2）抗原检测

目前一般采用 PCR 技术检测血和脑脊液中的 HSV-1 抗原。由于 PCR 技术高度敏感，理论上只要有一个模板基因，就可以扩增出几百万条基因。因此，该检测假阳性率较高。必须采取非常严格的操作措施，防止污染，以降低诊断的假阳率性。现在 Realtime PCR 的出现可以更好地解决该问题。一般对 HSV 的 PCR 检测阳性率可达 98％而特异性也高达 94％，发病第二周后阳性率逐渐下降。发病一周之内即开始治疗不影响 PCR 阳性率，仍高达 98％，而治疗 15 天以上者 PCR 阳性率只有不到 21％。另外，脑组织活检看到神经细胞核内嗜酸性 Cowdry 包涵体或电镜下发现 HSV 病毒颗粒，也对早期诊断有帮助。但该检查操作难度大，耗时长，对早期诊断帮助不大。

【诊断】

单纯疱疹病毒性脑炎病情凶险，进展迅速，如早期无特异性治疗死亡率高，后遗症明显，因此早期迅速作出诊断并给予相应治疗非常重要。诊断依据可参考以下几条：①临床表现符合脑炎表现，有发热、脑膜刺激征阳性以及局灶性神经功能受损表现如精神症状、癫痫发作、意识障碍以及肢体瘫痪等，而不能找到其他感染灶（如肺炎、肠炎等）时；②影像学检查显示颞叶额叶病灶，CT 呈低密度或混杂密度，MRI 为长 T1 长 T2 信号或其间有混杂信号；③脑电图异常，颞叶、额叶有局灶性慢波或痫样放电；④脑脊液常规生化检查符合病毒感染特点，未检测到细菌真菌等病原微生物，如脑脊液中有红细胞则更支持本诊断；⑤双份血清或脑脊液标本特异性抗体呈 4 倍或 4 倍以上升高者，以及脑脊液中 HSV-1 IgM 抗体阳性者；⑥病原学检查如 PCR 或脑活检有阳性发现。通常临床上符合前四项即可诊断，后两项阳性可进一步确定诊断。

【鉴别诊断】

本病应与其他病原微生物所致脑炎以及颅内占位性病变进行鉴别：

1. 其他病毒性脑炎　如流行性乙型脑炎、麻疹病毒性脑炎、腮腺炎病毒性脑炎、肠道病毒性脑炎等。除从临床表现以及流行病学特点上进行区别之外，主要依靠脑脊液或血清抗原抗体检测进行鉴别。

2. 非病毒感染性脑膜脑炎　如化脓性脑膜脑炎、结核性脑膜脑炎、真菌性脑膜脑炎等，三者的共同点是脑脊液大多为糖和氯化物含量减低。化脓性脑膜脑炎一般血白细胞数升高，脑脊液外观呈脓性或米汤样，细胞数和蛋白含量均明显升高；结核性脑膜脑炎多有较长时间低热病史，患者多呈现倦怠无力、精神萎靡等消耗性表现，影像学检查可发现颅底相应的病灶，脑脊液外观多呈毛玻璃样，压力正常或升高，但如已造成脑脊液循环受阻，腰穿时检测到的脑脊液压力反而有可能低于正常。真菌性脑膜脑炎一般亚急性或慢性起病，早期有不规则低热，脑脊液改变与结脑类似，但墨汁染色可有阳性发现。三者均可进行脑脊液培养寻找病原菌。

3. 脑肿瘤　当早期患者主要以精神症状起病而发热不明显时，常需与颞叶或额叶底部肿瘤进行鉴别。脑肿瘤增强扫描多可见明显强化，脑脊液细胞学检查可发现肿瘤细胞，而 HSV 抗体阴性，阿昔洛韦等抗病毒药物治疗无效。

另外，还须与脑脓肿等进行鉴别。

【治疗】

本病的治疗原则应为积极抗病毒、减轻炎症反应、降低颅内压、防治并发症等。

1. 抗病毒治疗

1）使用最早而有效的药物为阿昔洛韦（acyclovir，ACV，无环鸟苷），是治疗单纯疱疹病毒感染的首选药物，其作用主要通过抑制 HSV 的 DNA 聚合酶，进而导致病毒的结构性蛋白（γ 类多肽）合成受阻从而抑制病毒复制。该药物可以透过血脑屏障，毒副作用较小。用法：新生儿（超过 6 个月）剂量为 500mg/m^2，静脉滴注，每 8 小时一次，疗程至少 10 天；成人一般每次 10mg/kg，每 8 小时一次，连用 14～21 天。疗程少于 10 天常有复发。已有报道指出，有些病毒可通过脱氧嘧啶激酶或 DNA 聚合酶改变产生无环鸟苷抵抗，并且已有人从免疫力低下患者（如AIDS患者）的中枢神经系统以外部位分离出病毒毒力强、对无环鸟苷有抵抗的HSV毒株。因此陆续推出新型的抗HSV病毒药物。

2）泛昔洛韦（famciclovir，FCV）和喷昔洛韦（penciclovir，PCV）是20世纪90年代被美国FDA批准的新型抗疱疹病毒药物，喷昔洛韦为无环鸟苷的衍生物，其抗病毒谱、结构和代谢与阿昔洛韦相同，口服吸收较差；泛昔洛韦是在喷昔洛韦基础上通过改良合成的，与喷昔洛韦相比，其生物利用度提高。泛昔洛韦为口服剂型，用法为250mg，每8小时一次。该药可作为阿昔洛韦治疗之后的补充治疗。

3）耐阿昔洛韦的HSV的治疗：有些HSV毒株对阿昔洛韦有抵抗，阿昔洛韦治疗无效时则可尝试以下药物：

更昔洛韦（ganciclovir，GCV，丙氧鸟苷）：目前国内有多篇报道，总结更昔洛韦治疗单纯疱疹病毒感染的经验。其作用机制与阿昔洛韦相似，可竞争性抑制DNA多聚酶，并掺入病毒及宿主细胞的DNA中，从而抑制DNA合成。本品对病毒DNA多聚酶的抑制作用较宿主细胞多聚酶为强。临床主要用于治疗严重免疫功能下降并发的巨细胞病毒感染。但对单纯疱疹病毒感染亦有疗效。用法：静脉滴注，5mg/kg，每日1～2次，每次静滴1小时以上，疗程14～21日，肾功能减退者剂量应酌减。

磷甲酸（foscaunet）：为无机焦磷酸盐的有机同系物。试管中可抑制许多病毒的DNA聚合酶和反转录酶，包括疱疹病毒、人疱疹病毒HHV-6、Ⅰ型、Ⅱ型单纯疱疹病毒（HSV-1和HSV-2）、EB病毒（EBV）、巨细胞病毒（CMV）和水痘-带状疱疹病毒（VZV）等，对乙肝病毒的DNA聚合酶也有抑制作用。当患者所感染HSV病毒对阿昔洛韦等耐药后，可试用该药。用法：初始剂量：60mg/kg，每8小时一次，至少1h恒速滴入，用2～3周。维持量：90～120mg/（kg. d)，静滴2h，每12小时一次。疗程28天。儿童不宜使用。

西多福韦（Cidofovir）：本品被细胞吸收后，在细胞胸苷激酶的作用下转化为活性代谢物单磷酸酯、二磷酸酯和与磷酸胆碱的加成物。西多福韦二磷酸酯通过抑制DNA聚合酶，竞争性地抑制脱氧胞嘧啶核苷-5′-三磷酸酯整合入病毒的DNA，减缓DNA的合成，并使病毒DNA失去稳定性，从而抑制病毒的复制。用法：每周用药1次，持续2周，然后每2周用药1次；无需中心静脉插管（每隔2周，外周静脉插管给药1次）。

其他药物：如阳离子抗微生物肽，是一类天然免疫系统的效应分子，通过吸附作用能够直接作用于病毒包膜，溶解病毒，具有广谱抗病毒作用。目前正在研究阶段。

2. 肾上腺皮质类固醇激素　为控制脑炎的炎症反应和减轻水肿，可于早期给予激素治疗。常用地塞米松10～20mg/d或甲基强的松龙等控制炎症。

3. 对症支持治疗　高热者给予退热，精神症状突出、有抽搐或颅内压增高者，可相应给予镇静、抗癫痫以及脱水降颅压等治疗措施。加强护理，保持呼吸道通畅；维持水、电解质平衡，加强营养。合并细菌感染者给予适当的抗生素，防止发生肺炎、泌尿系感染和褥疮。

【预后】

预后取决于疾病的严重程度和治疗是否及时。未经抗病毒治疗、治疗不及时或不充分者，预后不良。近年来随着抗病毒药物的及时使用，多数患者可治愈，但抗病毒治疗不彻底的患者容易复发。约10%遗留有不同程度的后遗症。

参考文献

[1] 王得新主编．神经病毒学——基础与临床．北京：人民卫生出版社，2000年．

[2] 吴江主编．神经病学．北京：人民卫生出版社，2005年．

[3] 王德炳主译．哈里森内科学．15版）．北京：人民卫生出版社，2003.

[4] Hauser SL. Harrcson’s Nearolgy in clinical Medicine（16th Edction）. 2005.

[5] Hjalmarsson A，Blomqvist P，Sköldenberg B. Herpes simplex encephalitis

in Sweden，1990-2001：incidence，morbidity，and mortality Clin Infect Dis. 2007 Oct 1；45（7）：875-80.

[6] Hsieh WB，Chiu NC，Hu KC，Ho CS，Huang FY. Outcome of herpes simplex encephalitis in children. J Microbiol Immunol Infect. 2007 Feb；40（1）：34-8. 7. Ito Y，Kimura H，Yabuta Y，et al. Exacerbation of herpes simplex encephalitis after successful treatment with acyclovir. Clin Infect Dis. 2000 Jan；30（1）：185-7.

[7] Superti F，Ammendolia MG，Marchetti M. New advances in anti-HSV chemotherapy. Curr Med Chem. 2008；15（9）：900-11.

[8] De Tiège X，Rozenberg F，Des Portes V，et al. Herpes simplex encephalitis relapses in children：differentiation of two neurologic entities. Neurology. 2003 Jul 22；61（2）：241-3.

[9] Johann S，Roberto B，Krassen N，et al. A case of maternal herpes simplex virus encephalitis during late pregnancy. Nature Clinical Practice Neurology（2009）5，51-56

[10] Berger JR，Houff S. Neurological complications of herpes simplex virus type 2 infection. Arch Neurol. 2008 May；65（5）：596-600

二、病毒性脑膜炎

【疾病概论】

1. 定义

病毒性脑膜炎（viral meningitis）是指由各种病毒感染引起的软脑膜的弥漫性炎症。是中枢神经系统感染性疾病中最常见的一种。一般急性起病，以发热、头痛、脑膜刺激征和脑脊液改变为主要特征。本病多为自限性疾病。

2. 流行病学

在所有病毒性脑膜炎病例中，80％～85％为肠道病毒感染，其中柯萨奇病毒（A组23个亚型，B组6个亚型），ECHO病毒（31型），以及肠道病毒71型是最常见的三种致病病毒。肠道病毒呈世界性分布，在我国夏秋季发病多见，人类是其天然宿主，发病在人群中无年龄差异。其次为流行性腮腺炎病毒、单纯疱疹病毒（HSV）、水痘-带状疱疹病毒（VZV）、腺病毒、EB病毒以及HIV病毒等。

3. 发病机制

病毒经胃肠道（肠道病毒）、呼吸道（流行性腮腺炎病毒、肠道病毒、腺病毒等）、皮肤黏膜（单纯疱疹病毒、水痘-带状疱疹病毒、某些肠道病毒等）侵入人体，在相应器官组织和局部淋巴结中进行复制，于病毒血症的初期经血源性途径播散至肝、皮肤、心内膜、腮腺等组织，在病毒血症的后期，病毒经脉络丛进入脑脊液，导致脑膜炎性病变。

4. 病理

主要为软脑膜弥漫性增厚，镜下可见脑膜炎性细胞浸润。脑组织可有水肿。

【临床表现】

典型表现为急性起病，剧烈头痛，伴有发热、全身乏力、纳差、甚至肌痛等全身感染症状。头痛多在额部或眶后，常有恶心、呕吐，颈项强直，脑膜刺激征阳性。婴幼儿可仅有发热、易激惹和淡漠等表现。部分患者有相应病毒感染的症状，如腹泻、腹痛、咽痛、皮疹、腮腺炎等。在部分肠道病毒性脑膜炎患者中，偶可出现继发于抗利尿激素分泌不当引起的低钠血症。

少数腮腺炎病毒、HSV-2、ECHO病毒、淋巴细胞性脉络丛脑膜炎病毒、HIV等病毒感染所致的脑膜炎可呈慢性复发性病程。

【辅助检查】

1. 脑脊液检查：

脑脊液外观无色或淡黄色透明，压力一般轻至中度升高。白细胞数升高，多在$1000\times10^6/L$以下，淋巴细胞占多数。蛋白含量轻度升高，糖和氯化物含量正常。在流行性腮腺炎病毒、HSV-2和水痘-带状疱疹病毒性脑膜炎中，也可出现轻度糖含量减少。

2. 免疫学检查

确诊病毒性脑膜炎的绝对手段是脑脊液中分离出病毒。除虫媒病毒外，几乎所有引起脑膜炎的病毒均可从脑脊液中分离到。还可进行血清学检测特异性抗体。如恢复期标本比急性期标本有 4 倍或以上的抗体滴度升高，即为阳性。

3. 影像学检查

头部 CT 或 MRI 平扫多无阳性发现。MRI 增强扫描可在部分病例发现软脑膜强化表现。

【诊断】

病毒性脑膜炎的诊断可依据如下几点：①急性或亚急性起病，有发热等全身感染症状；②有头痛、颈项强直等脑膜刺激症状；③脑脊液改变符合病毒感染：白细胞数升高，蛋白轻度升高，糖和氯化物正常；④血清抗体检查有明显变化或脑脊液中分离到病毒。

【鉴别诊断】

1. 结核性脑膜炎：结核性脑膜炎是较常见的亚急性或慢性脑膜炎，也有急性起病迅速加重的病例。患者多长时间低热，脑脊液外观呈毛玻璃样，细胞数升高，蛋白含量升高，常高于病毒性脑膜炎，糖和氯化物减低。可通过脑脊液培养、抗酸染色或 PCR 检测进行确诊。

2. 化脓性脑膜炎：多起病急，病情重，高热，可出现败血症和感染中毒性休克，有的可有皮肤出血点（如流行性脑膜炎）。脑脊液外观呈米汤样，细胞数明显升高，多在 $1000\times10^6/L$ 以上，蛋白含量明显升高，糖和氯化物减低。细菌涂片和脑脊液培养可有阳性发现。

3. 其他无菌性脑膜炎：可见于累及脑膜的血液病、肿瘤以及结缔组织病如系统性红斑狼疮等。可通过病史、神经系统以外的器官损害的证据、以及脑脊液检查予以鉴别。此类脑膜炎患者血清中病毒抗体在恢复期和急性期无明显变化，抗病毒治疗无效。

【治疗】

病毒性脑膜炎一般于发病后数日开始恢复，并于数周后完全康复，脑脊液改变一般持续 2 周或稍长时间。对于免疫力正常的患者，病毒性脑膜炎是良性、自限性病程，对于 HSV、VZV 等

DNA 病毒感染者，可试用阿昔洛韦、泛昔洛韦、更昔洛韦等抗病毒，并辅以脱水、退热、止痛、镇静等对症支持治疗。磷甲酸对于病毒性脑膜炎也可有一定的疗效。

普来可那立（pleconaril，Viropharma 公司，VP6384）已显示对于肠道病毒有治疗作用，口服生物利用度和脑脊液渗透性较好。本药物可阻断病毒与宿主细胞受体的结合。用法：200mg，每日 2～3 次口服。与安慰剂相比，可缩短肠道病毒性脑膜炎的病程。

疫苗：疫苗接种可预防脊髓灰质炎病毒、麻疹病毒、风疹病毒、流行性腮腺炎病毒、水痘病毒等所致的脑膜炎。

【预后】

对于免疫力正常的患者，病毒性脑膜炎呈良性、自限性病程，一般无后遗症，预后良好。

参考文献

[1] 王得新主编．神经病毒学—基础与临床．北京：人民卫生出版社，2000 年．

[2] 吴江主编．神经病学．北京：人民卫生出版社，2005 年．

[3] 王德炳主译．哈里森内科学．15 版）．北京：人民卫生出版社，2003.

[4] Hauser SL. HARRISON'S Neurology in Clinical Medicine（16th Edition），2005 年．

[5] 王维治主编．神经病学．5 版）．北京：人民卫生出版社，2004.

[6] Berger JR，Houff S. Neurological complications of herpes simplex virus type 2 infection. Arch Neurol. 2008 May；65（5）：596-600.

三、艾滋病的神经系统表现

【疾病概论】

1. 定义

艾滋病（acquired immunodeficiency disease，AIDS）是由人免疫缺陷病毒（human immunodeficiency virus，HIV）感染所引起的一种获得性免疫缺陷疾病。

2. 流行病学

本病从1978年在纽约发现第1例以后，发病率逐年直线上升，世界卫生组织2006年数据显示，全球感染人数接近4000万。在我国大陆，2005年官方登记人数为13.5万人，而专家估计实际感染人数接近100万。约40%～50%的艾滋病患者会出现神经系统症状。

3. 病因和发病机制

艾滋病的病因为感染HIV病毒。HIV病毒属反转录病毒慢病毒属，为RNA病毒。HIV病毒为球形颗粒，直径约100～120nm。

HIV由皮肤破损处或黏膜进入人体后，能选择性地侵犯有CD4受体的T淋巴细胞以及单核巨噬细胞。大量的$CD4^+$T淋巴细胞被HIV攻击后，细胞功能被损害和大量破坏是AIDS患者免疫功能缺陷的原因。HIV还可以感染骨髓干细胞导致$CD4^+$T淋巴细胞减少。当$CD4^+$T淋巴细胞一旦下降至$0.2 \times 10^9/L$或更低时，可出现机会性感染。这一方面导致机体对许多机会致病因素（如巨细胞病毒、卡氏肺囊虫、真菌、结核分枝杆菌、弓形虫等）的易感性增加；另一方面，受感染的T淋巴细胞也可以直接进入中枢神经系统，引起直接感染。

4. 病理

HIV感染可导致脑膜和脑实质的充血、水肿和炎性细胞浸润。继发性感染依据继发感染原的特点而各有相应的病理表现。

【临床表现】

艾滋病的临床表现多种多样，其全身表现多不特异，如发热、咽痛、咳嗽、腹泻、消化不良、体重下降、盗汗、嗜睡、皮肤病变，以及慢性全身淋巴结以及肝脾大等。其神经系统损害表现包括原发感染所致的神经系统损害表现和继发感染或肿瘤表现。往往多种损害同时存在。

1. 神经系统原发感染

（1）脑膜脑炎：急性脑膜脑炎有头痛、呕吐和脑膜刺激征。部分患者有精神症状、意识障碍和抽搐发作等脑实质损害的表现。急性症状可在几周内消失，但病毒感染持续存在，并可发展为慢性脑膜脑炎，可伴有第Ⅴ、Ⅶ、Ⅷ颅神经受损的表现。脑脊液可见炎性改变，细胞数增高、蛋白和免疫球蛋白含量增高，寡克隆区带阳性，常可分离到 HIV 病毒。脑电图有弥漫性异常或有痫样放电。头部 CT 扫描大多正常。

（2）艾滋病痴呆综合征：HIV 感染的后期常表现为认知、运动和行为障碍，即艾滋病痴呆综合征（AIDS dementia complex，ADC）。其早期表现为注意力不集中，记忆减退，思维缓慢、淡漠，精神症状等，还可出现局灶性神经功能受损表现，如以下肢明显的肢体瘫痪、共济失调、震颤等，晚期表现为痴呆。脑脊液检查可正常，也可见蛋白含量和单核细胞数轻度升高。多数患者能从脑脊液中分离到 HIV 病毒或检测到其抗原或抗体。脑电图呈弥漫性慢波改变，头部 CT 或 MRI 检查可见脑萎缩，白质中可见弥漫性或斑片样病灶。

（3）脊髓病：临床表现类似亚急性联合变性，表现为隐匿起病的进行性双下肢无力伴远端感觉异常，逐渐发展为痉挛性截瘫和感觉性共济失调。病理改变为以后侧索为主的空泡变性，胸髓多见。

（4）周围神经病：约 15%左右的患者合并周围神经损害症状。临床表现包括远端对称性周围神经病、急慢性炎症性脱髓鞘性多发性神经病、多发性单神经病或自主神经损害等。

（5）多发性肌炎：表现为四肢近端进行性加重的肌无力和肌萎缩，血清肌酶升高。肌肉活检可见血管周围、肌束膜或间质内炎性细胞浸润。

2. 神经系统继发感染

由于艾滋病患者免疫力极度低下，极易发生机会性感染。临床常见的感染有：①病毒感染（包括巨细胞病毒、单纯疱疹病毒、JC 病毒以及水痘-带状疱疹病毒感染等）；②分枝杆菌感染，如结核性脑膜脑炎；③真菌感染，以隐球菌性脑膜炎多见；④寄生虫感染，如弓形体病、卡氏肺孢子虫感染等。

3. 继发肿瘤

常见原发性中枢神经系统淋巴瘤或转移性淋巴瘤，Kaposi 肉瘤少见。

4. 脑血管病

艾滋病患者可伴发脑血管病，肉芽肿性血管炎可导致多发脑血管闭塞，血栓性心内膜炎可导致脑栓塞，血小板减少可导致脑出血或蛛网膜下腔出血等。发病机制不明，可能与 HIV 直接感染有关。

【辅助检查】

1. 血液学检测：可见外周血淋巴细胞计数减少，淋巴细胞亚群检测可见 CD4＋T 淋巴细胞明显减少，NK 细胞活性下降。

2. 脑脊液检查：脑脊液检查可正常或轻度异常，蛋白含量升高、细胞数升高，免疫球蛋白升高等。

3. 病原学检查

(1) 抗体检测：常用酶联免疫吸附法（ELISA），明胶颗粒凝集试验（PA），间接免疫荧光检测法（IFA），免疫印迹检测法（Western Blot，简称 WB 法），放射免疫沉淀法（RIP）等检测血清或脑脊液中 HIV 抗体。其中前三项一般用于筛选试验，后二者用于确证试验。

(2) PCR 技术检测 HIV 病毒

4. 脑电图可见弥漫性改变或痫样放电；影像学检查早期可正常，痴呆综合征患者可见脑萎缩，白质中可见弥漫性或斑片样病灶，脊髓病变者可见脊髓内异常信号。

【诊断】

艾滋病神经系统损害的诊断依据有：①高危人群出现全身感染或明显神经系统病变的症状和体征；②CD4＋ T 淋巴细胞绝对值减少，CD4/CD8 淋巴细胞比例下降（正常值 1.75－2.1）；③ELISA 或 IFA 方法筛查 HIV 抗体阳性，蛋白印记检测或 RIP 试验阳性。

【鉴别诊断】

艾滋病的神经系统表现复杂多样，应与其他长期使用免疫抑制剂并发的脑膜炎、脑炎等鉴别。艾滋病患者血清或脑脊液中 HIV 抗体阳性，可分离到 HIV 病毒。

【治疗】

HIV感染的早期治疗十分重要。通过治疗可减缓免疫功能的衰退，并预防或减少机会性感染。但目前对HIV没有特效的治疗药物，加之，HIV病毒核酸与宿主染色体DNA整合，利用宿主细胞进行复制，给药物治疗带来了困难。

1. 抗HIV治疗　包括：①抑制HIV与宿主细胞结合及穿入的药物：如可溶性rsCD4，能与HIV结合，占据CD4结合部位，使HIVgp120不能与CD4＋T淋巴细胞上的CD4受体结合，不能穿入感染CD4＋T淋巴细胞。剂量：rsCD4临床试验30mg/日，肌注或静脉注射，连用28天为一疗程。②抑制HIV反转录酶的药物：通过抑制反转录酶，阻断HIV复制。效果较好的药物有：叠氮胸苷、双脱氧胞苷等。其他可试用利巴韦林、无环鸟苷等。

2. 免疫调节治疗　可应用：白细胞介素2（IL-2），提高机体对HIV感染细胞的MHC限制的细胞毒性作用，亦提高非MHC限制的自然杀伤细胞（NK）及淋巴因子激活的杀伤细胞（LAK）的活性；粒细胞集落刺激因子（G-CSF）及粒细胞-巨噬细胞集落刺激因子（GM-CSF），可增加循环中性粒细胞，提高机体的抗感染能力。α-干扰素（IFN-α），对部分病人可略提高CD4＋T细胞，40％Kaposis肉瘤患者有瘤体消退；β-干扰素（IFN-β）静脉给药效果与IFN-α类似，但皮下注射抗Kaposis肉瘤作用较弱；γ-干扰素（IFN-γ）可提高单核细胞-巨噬细胞活性，抗弓形体等机会性感染可能有一定效果。其他还有灵杆菌素、甘草甜素、香菇多糖、胸腺刺激素等。

3. 机会性感染和肿瘤的治疗：针对不同机会性感染原进行相应的治疗。

4. 疫苗　由于HIV病毒复制的不精确性，给疫苗研制带来很大困难。传统的减毒活疫苗或灭活疫苗并不能产生有效的保护；针对外膜糖蛋白gp120的原型疫苗能够保护猩猩抵御经过减毒的艾滋病病毒分离株的攻击，而在人身上并不能产生保护作用；其他如重组腺病毒载体疫苗正在进行临床试验。

参考文献

[1] 王得新主编．神经病毒学-基础与临床．北京：人民卫生出版社，2000.
[2] 吴江主编．神经病学．北京：人民卫生出版社，2005.
[3] 王德炳主译．哈里森内科学．15 版）．北京：人民卫生出版社，2003.
[4] Hauser SL. HARRISON'S Neurology inClinical Medicine（16th Edition），2005.
[5] 王维治主编．神经病学．5 版）．北京：人民卫生出版社，2004.
[6] Qu W，Robinson M，Zhang FJ. Factors influencing the natural history of HIV-1 infection. Chin Med J（Engl）. 2008，121（24）：2613-21.
[7] Richman DD，Margolis DM，Delaney M，et al. The challenge of finding a cure for HIV infection. Science. 2009，323（5919）：1304-7.

（脱厚珍）

第二节　细菌感染性疾病

一、急性化脓性脑膜炎

【疾病概论】

1. 定义

化脓性脑膜炎（purulent meningitis）是由细菌感染（结核杆菌、布氏杆菌除外）引起的脑膜化脓性炎症。各个年龄段均可发病，以儿童最多见；患者常急性起病，主要表现为发热、头痛、畏光等，多有明显的脑膜刺激征和脑脊液异常改变。

2. 流行病学

在欧美国家，化脓性脑膜炎的发病率约为 4.6/10 万～10/10 万人，而发展中国家约为 101/10 万人，其中约 70%病例见于儿童。任何细菌感染均能引起脑膜炎，其病原菌与患者的年龄存在一定关系。1999 年前儿童最常见致病菌为流感嗜血杆菌，约占所有病例的 50%，但随着流感嗜血杆菌疫苗的应用，目前其发病率明显降低，现在肺炎链球菌已经成为导致儿童细菌性脑膜炎最常见病原体。中青年患者男性多见，病原体主要以肺炎链球菌和脑膜炎球菌最为常见，老年患者以肺炎链球菌感染最多发；而术后患者常见病原体依次为克雷伯菌、葡萄球菌、不动杆菌和铜绿假单胞菌感染。

3. 发病机制

细菌主要通过血液循环进入脑膜，然后透过血脑屏障而引起脑膜炎。脑膜炎球菌多在鼻咽部繁殖、肺炎链球菌多通过呼吸道或中耳感染、流感嗜血杆菌则先引起呼吸道感染，当局部感染的细菌浸入血液循环后就发生菌血症，重症感染者会在皮肤、黏膜上出现斑疹，直径约为1～10mm大小，严重者会因并发肾上腺髓质出血和弥散性血管内凝血（DIC）而死亡。当病原菌透过血脑屏障时即可引发化脓性脑膜炎。另外，克雷伯菌、葡萄球菌、绿脓杆菌等多通过手术、外伤等侵入颅内导致颅内化脓性感染。

4. 病理变化

细菌性脑膜炎感染初期仅有软脑膜和脑表浅血管充血扩张，随后炎症沿蛛网膜下腔蔓延，使大量脓性渗出物覆盖脑表面，也沉积于脑沟、脑裂、脑池、脑基底部、后颅凹、小脑周围和脑室腔内。随着炎症的加重，浅表软脑膜和室管膜被纤维蛋白渗出物所覆盖，逐渐加厚而呈颗粒状，形成粘连后影响脑脊液吸收及环流受阻，导致脑积水。在炎症晚期，脑膜增厚，易于出血，严重者并发脑炎；有的脑膜炎因脓性渗出物包绕血管，引起血管炎，造成脑梗死，也可造成静脉窦血栓形成、硬膜下积液、脑脓肿等。

镜检可见患者软脑膜充血，软脑膜及蛛网膜下腔内大量中性粒细胞渗出，有时还可见少量淋巴细胞、巨噬细胞和纤维素渗出，炎细胞沿着皮层小血管周围的 Virchow-Robin 间隙侵入脑内，并有小胶质细胞反应性增生。在亚急性或慢性脑膜炎患者中可以出现成纤维细胞增生，故而蛛网膜粘连，软脑膜增厚，粘连封闭第四脑室的正中孔、外侧孔或者中脑周围的环池，就会造成脑室系统的扩大，形成脑积水。

【临床表现】

本病多急性起病，早期先出现畏寒、发热等全身症状，并迅速出现头痛、呕吐、畏光等，随后出现颈项强直、意识障碍。发热、头痛、颈项强直和意识障碍是成年患者最常见表现，而年幼儿童则常表现为易激惹、淡漠、囟门凸出、进食差、发绀、眼睛瞪视及癫痫发作等。急性化脓性脑膜炎的临床特点及其出现的百分比如表3-2-1所示。

表3-2-1 化脓性脑膜炎的常见症状和体征及出现的百分比

症状	百分比
发热	75%～95%
头痛	80%～95%
畏光	30%～50%
呕吐	儿童90%，成人10%
体征	
颈抵抗	50%～90%
意识障碍	75%～85%
Kernig征	5%
Brudzinski征	5%
神经系统局灶性体征	20%～30%
皮疹	10%～15%

Van等报道了急性化脓性脑膜炎患者中颈项强直、发热、意识障碍等三项表现的出现率，在696名成人化脓性脑膜炎患者中，44%患者出现三种表现，但三种表现均不存在则可基本排除化脓性脑膜炎的诊断，其敏感性达99%。另外，颈抵抗这一最常见的体征也仅占所有患者的50%～90%，在有意识障碍的患者中更不容易查出。同时，颈抵抗也常见于蛛网膜下腔出血、破伤风或其他合并高热的颅内感染患者。但在普通内科非脑膜炎住院患者中，有

13%成人、35%老年人出现颈抵抗。在肯尼亚一项针对儿童的研究中，40%（30%～76%）出现颈抵抗的患者最后诊断为化脓性脑膜炎。即使增加 Kernig 征或者 Brudzinski 征检查也不能增加诊断的敏感性，因为前两者的敏感性均不到10%。

所有患者中约15%～30%出现神经系统局灶性体征或癫痫发作，但这些表现也可见于结核性或隐球菌性脑膜炎中。10%～15%细菌性脑膜炎患者会出现皮肤淤点或者紫癜。大多数皮疹与脑膜炎球菌感染有关，仅有少部分患者见于肺炎球菌、葡萄球菌或流感嗜血杆菌感染时，部分患者特别是合并脑膜炎球菌感染的患者会出现感染后关节炎。

化脓性脑膜炎可伴多种颅内合并症，如婴幼儿的慢性硬膜下积液、成年人的硬膜下脓肿以及脑脓肿、脑梗死等。

【辅助检查】

1. 常规检查　急性期患者血液中白细胞增高，以中性粒细胞为主，可达80%～90%，血沉增快。病变初期未经治疗时的血涂片可见病原菌，血培养大多可查到阳性结果。脑脊液检查是诊断细菌性脑膜炎的重要手段，阳性率可达80%～90%。检查可发现颅压增高，脑脊液外观混浊或呈脓性，脑脊液常规检查可见白细胞增高，在（250～10000）$\times10^6$/L之间，以中性粒细胞为主；脑脊液生化检查可见蛋白增高，通常都超过1g/L，而糖和氯化物降低；脑脊液 pH 值降低、乳酸、LDH、溶菌酶含量以及免疫球蛋白 IgG、IgM 均明显增高。脑脊液培养可以发现病原菌。

2. 病原菌抗原检查　采用特异性病原菌抗原的测定更有利于确诊。对流免疫电泳法检测抗原对流脑 A、C 族、肺炎链球菌和流感嗜血杆菌脑膜炎脑脊液中多糖抗原阳性检出率达80%以上。乳胶颗粒凝集试验可用于测定肺炎链球菌型脑膜炎和流脑患者脑脊液中多糖抗原。

3. 头 CT 检查　对于急性化脓性脑膜炎的诊断，CT 提供的特异性信息极少。在病变早期多无阳性发现，病变进展期患者可以出现基底池、脉络膜丛、半球沟裂等部位密度增高。合并脑炎时可见脑实质内局限性或弥漫性低密度灶，以额叶常见。增强扫描可见脑膜呈带状或脑回状强化。后期由于蛛网膜粘连，出现继发性脑室扩大和阻塞性脑积水，并发硬膜下积液，于颅骨内板下呈新月形低密度灶。

4. 头 MRI 检查　MRI 在发现病变、明确病变范围及受累程度明显优于 CT 检查。正常脑膜 MRI 表现为非连续的、薄的短线状低信号结构，MR 平扫对脑膜显示不敏感，增强后硬脑膜因缺乏血脑屏障而可被强化，表现为薄而不连续的线状强化。化脓性脑膜炎所致脑膜强化与脑膜炎感染方式和程度有关。血源性感染主要表现软脑膜-蛛网膜下腔型强化，而外伤或术后导致的脑膜炎则主要表现为硬脑膜-蛛网膜下腔强化，与硬膜外炎症直接累及有关。另外 MR 可表现为脑实质的长 T1、长 T2 改变，与炎性渗出刺激血管导致血管痉挛或者血栓形成有关。脑皮层的梗死引起脑膜结构的破坏，加速脑炎和脓肿在软脑膜下皮层和邻近脑白质的形成，表现为局限性脑组织水肿和占位效应。

【诊断】

根据急性起病，出现发热、头痛、颈项强直等临床表现，结合脑脊液中以中性粒细胞为主的化脓性炎症改变，一般不难诊断。但对于老年人或婴幼儿脑膜刺激征不明显的病例，应给予高度注意，必要时需多次腰穿检查。

【鉴别诊断】

首先应该尽量明确急性化脓性脑膜炎的病原菌，其次需要与结核性、真菌性和病毒性脑膜炎、脑炎、脑脓肿等疾病相鉴别。

肺炎链球菌、流感嗜血杆菌和脑膜炎球菌是最常见的急性化脓性脑膜炎的病因。然而，另外一些感染也可导致具有类似临床表现的脑膜炎（见表 3-2-2）。这些感染常与特殊人群有关，如猪链球菌是东南亚地区最常见的细菌性脑膜炎病因，但在其他地区罕见。HIV 感染是影响急性脑膜炎病因的重要因素。肺炎链球菌是 HIV 感染患者出现急性细菌性脑膜炎的最常见原因，但结核杆菌、新型隐球菌在 HIV 感染患者中也较常见，并且单靠临床表现很难将其鉴别开。该两类疾病所致脑膜炎症状多于发病后数天及数周出现，但也有部分患者会出现爆发性疾病，并出现明显颈抵抗和快速进展到昏迷。

表 3-2-2 脑膜炎的常见感染原因及地域分布

细菌性：

肺炎链球菌（最常见病因，与 HIV 感染有关）

流感嗜血杆菌 B 型

脑膜炎球菌（血清型 A 型、W-135、C、X 等在非洲多见；血清型 B、C 在欧洲、北美、澳大利亚和东亚多见）

猪链球菌（东南亚最常见病因）

金黄色葡萄球菌（不常见）

B 组链球菌（新生儿常见病因）

单核细胞增多性李斯特菌（新生儿、老年人、免疫功能障碍者多见）

非斑疹伤寒沙门菌（多见于非洲 HIV 感染人群）

结核杆菌（HIV 感染者多见）

苍白密螺旋体

真菌

新型隐球菌

寄生虫

广州管圆线虫和棘颚口线虫（多见于东南亚，为嗜酸性脑膜炎）

犬弓蛔线虫（遍布世界）

病毒

疱疹病毒（单纯疱疹和水痘带状疱疹）

肠病毒

【治疗】

对于化脓性脑膜炎首先要选择敏感抗生素给予足量足疗程治

疗、另外治疗感染性休克、维持血压和电解质平衡、防止脑疝等对症支持治疗同样重要。发现脑膜球菌性脑膜炎要及时上报传染病，并及时将患者转入传染科或传染病院治疗。

1. 抗生素治疗

（1）抗生素的选择：

抗生素的选择由感染的病原体决定，但绝大多数化脓性脑膜炎急性期治疗都靠经验来选择抗生素，患者的年龄和病史尤为重要；如病原菌暂时不能明确，则应先应用广谱抗生素。一旦培养出病原菌，则需要尽快根据培养和药敏结果调整抗生素，并根据病原菌和病情按计划完成全部疗程。治疗化脓性脑膜炎的理想药物应具备 3 个条件：①容易透过血脑屏障；②杀菌力强；③毒副反应小。血脑屏障通透性与药物的理化性质有关，低分子量、低离子化和脂溶性药物容易通过血脑屏障。应该注意的是，脑膜发生炎症时血脑屏障被破坏，抗菌药物也容易进入从而杀菌，随着炎症改善血脑屏障逐渐恢复，进入脑脊液的药量也会相应减少，所以在疾病好转过程中不宜减少给药量。

未确定病原体之前，对于年龄大于 3 个月的患儿可给予广谱头孢霉素（头孢噻肟或头孢曲松）治疗，这类抗生素治疗谱包括脑膜炎球菌、肺炎链球菌和嗜血流感杆菌，并且能很好地穿过血脑屏障。而对于年龄小于 3 个月的患儿，经验治疗则首选氨苄西林，以增强对可能的单核细胞增生性李斯特菌的杀菌性。治疗革兰阴性球菌的有效抗生素也是头孢噻肟和头孢曲松，氨基糖苷类抗生素可以作为合并用药。

曾有学者对应用三代头孢和传统抗生素治疗化脓性脑膜炎做了 meta 分析，结果显示两类药物对于患者预后无显著性影响。但是需要注意的是，该 meta 分析所用病例大部分为 19 世纪 80 年代临床观察结果，而当时对青霉素等药物的耐药性尚不如目前广泛，故仍应该根据所在地区抗生素耐药情况慎重选择敏感抗生素。

（2）抗生素的使用疗程：

抗生素治疗的疗程亦取决于病原体。对于肺炎链球菌和流感嗜血杆菌，一般建议10～14天治疗；对于脑膜炎球菌，7天治疗即可；对于单核细胞增多性李斯特菌和B族链球菌，则需要14～21天抗生素治疗；而革兰阴性杆菌，则至少需要3周以上治疗才能治愈。

（3）抗生素的使用剂量和频次：

表3-2-3　治疗细菌性脑膜炎主要的抗生素使用剂量和频次

	儿童用量（≤14）	成人用量（>14）	用法	备注
头孢曲松	100mg/kg/d（1次/d）	2g/d（1次/d）	肌注或静滴	首选
头孢噻肟	225～300mg/kg/d（3～4次/d）	8～12g/d（4～6次/d）	肌注或静滴	与头孢曲松类似
青霉素	0.3mU/kg/d（4～6次/d）	24mU/d（6次/d）	静滴	大多数流感嗜血杆菌耐受，肺炎链球菌的耐药性也在增加
氨苄西林或阿莫西林	300mg/kg/d（4次/d）	12g/d（6次/d）	肌注、静滴或口服	耐药性同青霉素，主要用于李斯特菌感染
氯霉素	100mg/kg/d（4次/d）	100mg/kg/d（4次/d）	肌注、静滴或口服	流感嗜血杆菌及肺炎链球菌中耐药性较高
万古霉素	40mg/kg/d（2～4次/d）	2g/d（2～4次/d）	静滴	主要用于葡萄球菌感染
头孢他啶	50mg/kg/d（2～3次/d）	4～6g/d（3次/d）	静滴	主要用于杆菌感染

2. 地塞米松的使用

糖皮质激素具有抗炎和抑制炎性因子作用，故部分学者主张在治疗化脓性脑膜炎时给予激素治疗以降低患者神经损伤和耳聋的发生。但又由于激素的免疫抑制作用，故在化脓性脑膜炎治疗中是否应用激素的问题一直未有定论。两项针对激素治疗化脓性脑膜炎的meta分析相异，与其入组病例资料有关，但也显示出激素治疗化脓性脑膜炎的不确定性。

激素疗效的不同可能与患者感染的病原菌有关。研究显示激素治疗B族流感嗜血杆菌的疗效较好，而治疗肺炎链球菌脑膜炎疗效则不肯定。另外激素在给予抗生素之前或与抗生素同时应用疗效更好。

目前应用激素治疗化脓性脑膜炎有不同方案。常用的是0.4mg/kg地塞米松，每12小时给药一次连用2天；或者0.15mg/kg，每6小时给药一次，连用4天。大剂量短程治疗可以取得较好效果而又能降低激素副作用，故目前是激素应用的主要方法。

3. 对症支持治疗

在选择合适抗生素的同时，应该尽快完善相关检查，明确患者合并疾病，并给予临床评估，根据患者情况及时给予对症支持治疗，包括：①对于高颅压的患者应及时给予脱水降颅压治疗；②保证呼吸道通畅，必要时给予气管插管；③保证水、电解质和酸碱平衡，尤其患者合并高热或应用脱水药物时应记出入量，给予常规检测；④加强护理，并做好密切接触者的预防，防止交叉感染（见表3-2-4）。

表3-2-4 对于患者密切接触者的预防

B族流感嗜血杆菌
①所有家族接触者都应该给予利福平治疗，20mg/kg/d治疗4天。最大剂量600mg/d；
②既往未应用疫苗的年龄在12～48个月的婴儿应给予一次疫苗预防；
③既往未应用疫苗的年龄在2～11个月的婴儿应给予3次疫苗预防。

续表

脑膜炎球菌感染
① 利福平：成人剂量 600mg 日两次口服，连用 2 天；儿童剂量 10mg/kg；
②头孢曲松：成人剂量 250mg 日一次肌注；儿童剂量 125mg；
③环丙沙星：成人给予 500mg 日一次口服；儿童慎用。
肺炎球菌脑膜炎
不推荐常规给予抗生素预防。
其他类型化脓性脑膜炎
不需要给予预防治疗

【预后】

Campagne 等研究显示，发展中国家化脓性脑膜炎死亡率约为 17/10 万人。化脓性脑膜炎的预后取决于能否及时给予敏感抗生素治疗，故在治疗过程中应密切观察患者病情变化，特别注意患者体温波动、意识情况、血白细胞数量等变化。如经验用药 3 天以上仍无缓解，则应该重新评估目前诊断及应用的抗生素，及时更换抗生素治疗。

参考文献

[1] 罗学毛，龙晚生，胡茂清，等．细菌性脑膜炎的 MRI 诊断．中国 CT 和 MRI 杂志，2009，7：15-17.

[2] van de Beek D，de Gans J，Spanjaard L，et al. Clinical features and prognostic factors in adults with bacterial meningitis. N Engl J Med 2004；351：1849-1859.

[3] Scarborough M，Thwaites GE. The diagnosis and management of acute bacterial meningitis in resource-poor settings. Lancet Neurol. 2008，7：637-648.

[4] Gjini AB，Stuart JM，Lawlor DA，et al. Changing epidemiology of

bacterial meningitis among adults in England and Wales 1991—2002. Epidemiol Infect. 2006，134：567-569.
[5] Franco-Paredes C，Lammoglia L，Hernández I，et al. Epidemiology and outcomes of bacterial meningitis in Mexican children：10-year experience (1993—2003). Int J Infect Dis. 2008，12 (4)：380-386.
[6] Dery M，Hasbun R. Changing epidemiology of bacterial meningitis. Curr Infect Dis Rep，2007，9 (4)：301-307.
[7] Chang WN，Lu CH，Huang CR，et al. Changing epidemiology of adult bacterial meningitis in southern taiwan：a hospital-based study. Infection. 2008，36：15-22.
[8] Campagne G，Schuchat A，Djibo S，et al. Epidemiology of bacterial meningitis in Niamey，Niger，1981-96. Bull World Health Organ. 1999，77：499-508.

二、结核性脑膜炎

【疾病概论】

1. 定义

结核性脑膜炎（tuberculous meningitis，TBM）是结核杆菌导致脑膜和脊髓膜非化脓性炎症。各个年龄段均可发病，以青少年最多；患者亚急性或慢性起病，出现发热、头痛、脑膜刺激征及神经功能缺损症状等。

2. 流行病学

我国结核性脑膜炎的发病率约为0.34/10万～3.19/10万人，19世纪80年代发病率曾逐渐降低，但近年来随着耐药菌的形成以及HIV感染患者的增加，目前结核性脑膜炎在包括我国在内的世界范围内重新呈现上升趋势。

3. 发病机制

结核性脑膜炎占全身性结核病的6%左右，绝大多数病例是由人型结核分枝杆菌致病，少数病例是由牛型结核分枝杆菌所致。通常通过血液播散后在脑膜和软脑膜下种植，形成结核结节，之后结节破溃，大量结核菌进入蛛网膜下腔，形成粟粒性结核或结核瘤病灶，最终导致结核性脑膜炎。另外部分患者通过颅骨或脊柱骨结核病灶直接破入颅内或椎管内。患者免疫力低下或发生变态反应是造成结核性脑膜炎的重要条件。

4. 病理生理

结核性脑膜炎的病理生理机制如图 3-2-1 所示。结核杆菌进入蛛网膜下腔后导致局灶性 T 淋巴细胞依赖性免疫应答，以干酪样肉芽肿炎性反应为特点。肿瘤坏死因子-α（TNF-α）在其中发挥重要作用。研究显示，脑脊液中 TNF-α 浓度与疾病的严重程度密切相关，给予抗生素或抗 TNF-α 抗体能够改善结核性脑膜炎模型兔的预后。

结核性脑膜炎的主要病理变化在软脑膜上，常伴有轻重程度不一的脑实质炎症或是结核病灶。患者软脑膜和蛛网膜下腔内有大量炎性渗出物，主要为单核细胞、淋巴细胞和纤维素，在病情进展的结核性脑膜炎中常见有结核性肉芽，病灶中心是干酪样坏死，周围是上皮细胞、朗格汉多核巨细胞和淋巴细胞浸润，并可见有成纤维细胞增生。此外，小动脉见有血管周围炎和动脉内膜炎性增生，部分病例可见血栓形成和脑组织软化。

【临床表现】

结核性脑膜炎主要累及患者外侧裂、大脑基底池、脑干和小脑，并由此引发相应临床表现。首先由于炎性渗出物阻塞脑脊液循环从而导致脑积水及压迫脑神经；其次炎性肉芽肿常融合成为结核球并在不同部位导致不同神经功能缺损；第三，闭塞性血管炎可导致脑梗死及卒中样症状。这些症状的严重程度与颅内炎症反应情况有关，并与患者预后密切相关。

所以结核性脑膜炎早期会出现发热、头痛，并逐渐出现脑膜刺激征及神经系统功能缺失症状。其中 73.5%的病人出现高颅压，主要是由于交通性脑积水所致；10%～47.4%患者出现抽搐，主要为结核病变对大脑皮层直接刺激及脑水肿引起；20%～31.5%患者出现脑神经损害，主要为渗出物包绕、压迫所致，其中以视力下

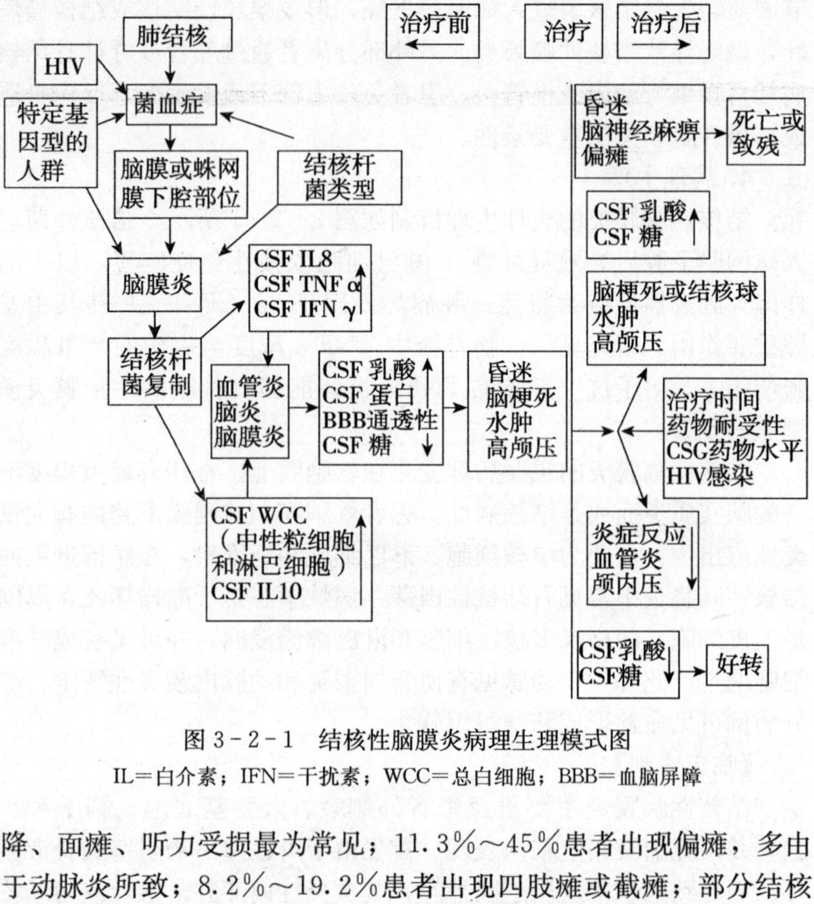

图 3-2-1 结核性脑膜炎病理生理模式图

IL＝白介素；IFN＝干扰素；WCC＝总白细胞；BBB＝血脑屏障

降、面瘫、听力受损最为常见；11.3%～45%患者出现偏瘫，多由于动脉炎所致；8.2%～19.2%患者出现四肢瘫或截瘫；部分结核性脑膜炎患者可出现不典型症状，如基底核受累会导致运动障碍，13.3%患者可出现震颤、不自主运动等。结核性脑膜炎可累及脊髓，常导致截瘫，发生率低于10%。另外，结核性脑膜炎尚可以导致代谢异常，50%患者会出现低钠血症。

以 Glasgow 昏迷评分和是否存在神经系统局灶性体征为标准，结核性脑膜炎的严重程度可以分为三期，如表 3-2-5 所示。

表 3-2-5 英国医学研究委员会修订的结核性脑膜炎严重程度分级标准

Ⅰ期：意识清醒，无神经系统定位体征；
Ⅱ期：Glasgow 昏迷评分 10～14 分，伴或不伴局灶性神经系统定位体征；或 Glasgow 评分 15 分，伴神经系统定位体征；
Ⅲ期：Glasgow 评分低于 10 分，伴或不伴有神经系统定位体征。

【辅助检查】

1. 脑脊液检查：

常规及生化检查：①外观：无色透明或微混，静置 24 小时后约半数可见薄膜形成（因析出纤维蛋白所致）。②细胞：白细胞呈中度增加，大多数十至数百 $\times 10^6/L$，个别可达 $1000\times 10^6/L$；分类示以淋巴细胞为主，但早期可见多核细胞增多。③糖：大多明显降低，通常在 2.5mmol/L 以下。Donald 强调如 CSF 糖浓度低于血糖的 0.4 则对诊断结脑更有意义。④蛋白：一般在 1～5g/L，晚期有椎管梗阻者可高达 10～15g/L，并出现黄变。⑤氯化物：早期常明显降低，可能与结脑患者血清中氯化物降低有关。⑥乳酸盐：CSF 中乳酸盐的多少是鉴别细菌性脑膜炎和病毒性脑膜炎的重要方法，通常以 0.3g/L（儿童）和 0.35g/L（成人）为鉴别浓度，结脑患者 CSF 中乳酸盐明显增高。

脑脊液病原学检查：①细菌培养和抗酸染色涂片镜检：传统方法特异性高，但阳性率较低，涂片镜检阳性率仅为 15%～30%，而结核杆菌培养的阳性率仅为 30%～40%，且耗时长，很难满足临床诊断要求；Kennedy 等通过 Ziehl-Neelsen 染色显示能提高发现结核杆菌敏感性到 80%，故使得病原学检查再次受到关注。②聚合酶链反应（PCR）：即通过基因扩增方式检测结核基因序列，敏感性 91%～95%，特异性 100%，准确性 95%～98.4%。一项针对 PCR 诊断结核性脑膜炎的 meta 分析显示，其敏感性为 56%（95%CI 为 46～66）、特异性为 98%（95%CI 为 97～99）；结果显示该方面的敏感性仍然偏低，并不明显优于病原学检查。对病原学检查和PCR技术进一步进行观察发现，治疗前应用Ziehl-Neelsen染色和PCR技术诊断结核性脑膜炎的敏感性分别为52%和38%，治疗5～15天后两种检查方法分别为2%和28%。结果提示在治疗前应用Ziehl-Neelsen染色较为恰当，而治疗后应用PCR技术更合适。

2. 胸片或胸部CT检查

约50%结核性脑膜炎患者有活动性肺结核或者陈旧肺结核征象，故如怀疑该病，应尽快完善相关检查；其中粟粒性结核强烈提示患者可能合并多脏器病灶。

3. 影像学检查

头CT对于结核性脑膜炎的诊断无特异性，Kumar研究显示结核性脑膜炎常表现为颅底脑膜增强、脑积水、结核瘤及脑梗死等；并发现颅底脑膜增强加上结核球对于结核性脑膜炎诊断的敏感性达89%、特异性达100%。头MRI检查比CT更为敏感，可以清楚的显示脑干和小脑病理改变、结核球、梗死及脑膜增强情况，但是亦无特异性改变。隐球菌性脑膜炎、病毒性脑炎、脑膜转移瘤、淋巴瘤等在影像学上与结核性脑膜炎很难鉴别。

【诊断】

结核性脑膜炎的诊断需要结合患者病史、头痛、脑膜刺激征、及CSF改变等可做出诊断；但由于结核性脑膜炎患者症状不典型、且病情进展后死亡率高，故对于不能除外的患者应多次、多方式完善相关检查以免漏诊。

对结核性脑膜炎患者特点进行分析显示，有5项特点提示为结核性脑膜炎：①症状超过6天，②视神经炎，③局灶性神经功能缺损，④运动异常，⑤脑脊液中性粒细胞数量低于淋巴细胞数量的一半。符合其中2项时诊断的敏感性为98%、特异性为44%；符合其中3项及以上指标时特异性可达98%。Thwaites及其同事亦建立一个结核性脑膜炎诊断指标（表3-2-6），对结核性脑膜炎的诊断敏感性达86%、特异性达79%。

【鉴别诊断】

主要和隐球菌性脑膜炎、病毒性脑膜炎、化脓性脑膜炎、脑膜瘤病、淋巴瘤等相鉴别。

表 3-2-6　结核性脑膜炎的诊断指标

参数	分数
年龄	
＞36 岁	2
＜36 岁	0
血白细胞计数	
＞15000×10^6/L	4
＜15000×10^6/L	0
病史	
≥6 天	−5
＜6 天	0
脑脊液白细胞总数	
≥750×10^6/L	3
＜750×10^6/L	0
CSF 中性粒细胞％	
≥90	4
＜	0

诊断指标：总分≤4 支持结核性脑膜炎；总分＞4，不支持结核性脑膜炎诊断

【治疗】

对于结核性脑膜炎的治疗原则是：早期治疗、联合用药、足够剂量和疗程、分阶段治疗。

1. 抗痨治疗　联合用药应首选杀菌药、配用抑菌药，分阶段治疗指分别给予强化期治疗和巩固期治疗，总疗程 9～12 个月。常用的杀菌药有异烟肼（H）、利福平（R）、链霉素（S）和吡嗪酰

胺（Z）四种；抑菌药有乙胺丁醇（E）。儿童因乙胺丁醇有视神经毒性、孕妇因链霉素有听神经毒性故尽量不应用；而目前研究认为异烟肼是不可缺少的一种抗结核药物。主要的一线药物及其用法见表3－2－7。

表3－2－7　ATS/IDSA/CDC委员会治疗指南（2003）

药物	成人日用量	儿童日用量	用药途径	用药时间	作用
异烟肼（H）	5mg/kg/d	10～15mg/kg	qd，口服	9～12个月	细胞内外杀菌
利福平（R）	10mg/kg/d	10～20mg/kg	qd，口服	9～12个月	细胞内外杀菌
吡嗪酰胺（Z）	40～55kg：1000mg 56～75kg：1500mg 76～90kg：2000mg	20～30mg/kg	tid，口服	2个月	细胞内杀菌
乙胺丁醇（E）	40～55kg：800mg 56～75kg：1200mg 76～90kg：1600mg	15～20mg/kg	qd，口服	2个月	抑菌药
链霉素（S）	750mg	20～30mg/kg	qd，肌注	3～6个月	细胞外杀菌

备注：ATS＝美国胸科协会；IDSA＝美国感染性疾病协会；CDC疾病控制中心

一般主张应至少选用三种药物联合治疗，常用异烟肼、利福平和吡嗪酰胺。其中在治疗前2周异烟肼起重要作用，因为异烟肼主要作用于快速复制期的结核杆菌；随后利福平和吡嗪酰胺起主要作用，利福平主要作用于低复制或无复制的结核杆菌，而吡嗪酰胺则对细胞内结核杆菌起重要作用。Ⅰ期患者可给予3HRZ/7HR方案治疗，即应用异烟肼、利福平加吡嗪酰胺治疗3个月后，继续给予异烟肼、利福平治疗7个月。Ⅱ期或Ⅲ期患者则可给予3HRZS/

7HRE 方案，即给予异烟肼、利福平、吡嗪酰胺加链霉素治疗 3 个月后，继续给予异烟肼、利福平和乙胺丁醇治疗 7 个月。治疗过程中应注意药物副作用，包括肝功能异常（异烟肼、利福平和吡嗪酰胺）、多发性神经炎（异烟肼）、视神经炎（乙胺丁醇）、癫痫发作（异烟肼）和耳聋性（链霉素）等。为预防异烟肼引起的多发性神经炎，可给予维生素 B6 治疗。

2. 糖皮质激素治疗　在足量应用抗痨治疗的基础上，应用糖皮质激素可降低结核性脑膜炎患者粘连性蛛网膜炎和椎管梗阻等并发症的发生率，并减轻脑水肿。既往研究结果显示能改善患者生存率的疗法包括：成人患者应用地塞米松治疗有效，用法是第一周 0.3mg/kg/d 静推、第二周 0.2mg/kg/d 静推、第三周 0.1mg/kg/d 口服、第四周 3g/d 口服，并在第五周逐渐减药到停药。儿童患者给予泼尼松治疗有效，用法是 4mg/kg/d 口服，连用 4 周，第五周逐渐减量并停药。

重症患者还可以给予鞘内注射地塞米松 5～10mg、α-糜蛋白酶 4000μ、透明质酸酶 1500μ，每周三次，以防治颅内粘连。

【预后】

结核性脑膜炎患者的预后主要由是否能够及早规范治疗密切相关，另外受到患者年龄、病情严重程度、脑神经受累程度、是否合并其他部位感染以及颅内压严重程度等影响。Ramachandram 等发现治疗起始时间不同预后差异很大，Ⅰ期患者病死率为 9%，Ⅱ期患者为 25%，Ⅲ期患者为 73%。故早期规范治疗是非常必要的。

参考文献

[1] 丛志强．结核性脑膜炎神经系统表现及诊断．中国实用内科杂志，1996，16：688-689.

[2] 丛志强，王海萍．结核性脑膜炎治疗中的几个问题．临床神经病学杂志，1999，12：370-372.

[3] 王成璋．绍兴县 1980—2000 年结核性脑膜炎流行情况分析．海峡预防医学杂志，2002，8：57.

[4] Be NA, Kim KS, Bishai WR, et al. Pathogenesis of central nervous system tuberculosis. Curr Mol Med. 2009, 9: 94-99.
[5] British Thoracic Society. Chemotherapy and management of tuberculosis in the United Kingdom: recommendations 1998. Thorax, 1998, 53: 536-548.
[6] Centers for Disease Control. Treatment of tuberculosis. MMWR Recomm Rep, 2003, 52: 1-77.
[7] Prasad K, Singh MB. Corticosteroids for managing tuberculous meningitis. Cochrane Database Syst Rev. 2008, 23: CD002244.
[8] Ravishankar B, Mangala, Prakash GK, et al. Cerebral salt wasting syndrome in a patient with tuberculous meningitis. J Assoc Physicians India. 2006, 54: 403-404.
[9] Thwaites GE, Tran TH. Tuberculous meningitis: many questions, too few answers. Lancet Neurol. 2005, 4: 160-170.

（谢琰臣）

第三节　新型隐球菌脑膜炎

【疾病概论】

1. 定义

新型隐球菌脑膜炎是由新型隐球菌感染脑膜和脑实质所致的中枢神经系统的亚急性或慢性炎症性疾病，是深部真菌病中较常见的一种类型。

2. 流行病学

目前致病性隐球菌有两种类型 C. neoformans 和 C. gattii，5 种血清型（以荚膜多糖为抗原分为 A、B、C、D 及 AD 型）。其中 C. neoformans 的血清型包括 A、D 以及 AD 型，C. gattii 则包括 B、C 型。C. neoformans 广泛分布于世界各地的土壤和鸟粪中，与免疫力低下的患者的发病相关，据统计所有艾滋病患者伴发的隐球菌感染都是由该种病原菌引起。其中临床最常见的变异型是 C. grubii（血清型 A 型），世界范围内超过 95％的隐球菌感染病例与之有关；C. neoformans（血清型 D 型）所致病例仅出现在一些欧美国家，如丹麦、德国、意大利、法国、瑞士和美国。截止目前，C. gattii（血清型 B、C 型）的分布与桉树一致，主要分布在热带和亚热带地区，如澳大利亚、东南亚、非洲中部以及美国的热带、亚热带地区，主要侵犯免疫功能正常的人体。

表 3-3-1　目前致病性隐球菌的分类

名称	变异型	血清型	分子型
Cryptococcus neoformans	grubii	A	VNI，VNII
	neoformans	D	VNIV
	—	AD	VNIII
Cryptococcus gattii	—	B	VGI，VGII，VGIII，VGIV
	—	C	

（1）艾滋病伴发的隐球菌感染：

艾滋病流行于 20 世纪 80 年代以后，随着艾滋病患者的不断增多，美国、欧洲和澳大利亚的学者相继发现隐球菌感染是艾滋病患者最主要的机会性感染之一。据统计约 5%～10%的艾滋病患者患有隐球菌感染。20 世纪 90 年代中期，随着氟康唑广泛用于念珠菌病，以及高效抗反转录病毒疗法的出现和应用，发达国家隐球菌感染的年发病率显著下降。在美国的亚特兰大，艾滋病患者中隐球菌感染的发病率从 1992 年 66/1000 人下降到 2000 年的 7/1000 人。

但在非洲和东南亚等发展中国家，艾滋病患者中隐球菌感染比欧美等发达国家更为严重。泰国 1994 年到 1998 年间确诊的艾滋病患者中 19%患有隐球菌感染。在南部非洲，新型隐球菌脑膜炎目前已成为社区获得性脑膜炎最常见的病因，占确诊脑膜炎的20%～45%，高于结核性和细菌性脑膜炎。因此在艾滋病患者中防治隐球菌感染仍是一个长期艰苦的工作。

（2）非艾滋病伴发的隐球菌感染的高危患者分布：

在艾滋病流行之前，新型隐球菌感染是系统性真菌感染的一个少见病因，仅侵犯免疫受损的患者，如白血病、器官移植、皮质激素治疗或免疫抑制治疗的患者。一项306例非艾滋病感染隐球菌的患者研究，发现28%使用激素，18%器官移植，18%慢性器官功能衰竭（肝、肺和肾），18%恶性肿瘤，13%风湿性疾病。20世纪70年代以来，随着全球各种器官移植数量的增加以及采取免疫抑制治疗肿瘤和其他系统性疾病的发展是非艾滋病患者隐球菌感染增加的主要原因之一。

据统计约有2.6%～5%的移植患者出现隐球菌感染，其中中枢神经系统感染的比率为25%～72%之间。出现隐球菌感染的器官移植患者的死亡率为10%～25%，而累及神经系统时的死亡率约为40%。

1992—1994年美国对4个地区1250万人进行了隐球菌感染的社区流行病学调查，结果显示非艾滋病患者隐球菌感染的年发病率在0.2/100000～0.9/100000。

3. 发病机制

新型隐球菌是一种广泛存在于土壤中的圆形或卵圆形形状的溶组织酵母型真菌，菌体直径4～6μm大小，易于在干燥的碱性和富含氮类物质的土壤中繁殖，特别是在含有鸽子、火鸡和其他鸟类粪便的土壤中。含有致病菌的尘土是人类新型隐球菌感染的主要传染源。在健康人群的皮肤和胃肠道也可以分离出新型隐球菌，但其并不致病。新型隐球菌在适宜生长的人体组织内迅速以出芽的方式进行繁殖，体积可以增大到7～20μm，并形成荚膜，致病力和耐药性显著增加，在此繁殖过程中不形成菌丝和孢子。

细胞免疫是人体抵御新型隐球菌感染的最重要的机制。新型隐球菌脑膜炎通常发生在机体细胞免疫功能降低的情况下，特别是恶性肿瘤、糖尿病、严重烧伤、器官移植、自身免疫性疾病和艾滋病患者，长期使用肾上腺皮质激素、滥用抗生素、大剂量免疫抑制和抗肿瘤制剂治疗是新型隐球菌脑膜炎的诱发因素。

新型隐球菌可经呼吸道、消化道进入人体，偶可经外伤后的皮肤组织的伤口直接侵入。其中新型隐球菌随灰尘进入人体呼吸道是最主要的感染途径。

正常人吸入少量隐球菌后，可迅速被清除，大量吸入后则可在人体内形成带有荚膜的致病性隐球菌，可在肺部形成胶冻状的结节性病灶。许多情况下，隐球菌能够在淋巴结或肺部病灶中保持静止数年，当机体细胞免疫功能受到抑制时，新型隐球菌可经血液循环迅速在全身播散，进入中枢神经系统，并在脑膜和脑实质内大量繁殖，出现各种炎症。

致病的新型隐球菌由菌体和荚膜组成。其致病力与荚膜多糖、黑素、漆酶、磷脂酶等毒性因子有关。毒性因子通过抑制机体吞噬作用、增加新型隐球菌膜通透性、诱导免疫耐受、削弱免疫应答等方式使隐球菌在体内能生长繁殖并达到致病作用，此外还能够通过细胞毒性效应干扰宿主的防御，并产生神经毒性。此外，新型隐球菌能够在 37℃的环境中生长也是其致病的一个重要因素。

新型隐球菌感染的临床表现取决于病菌（致病性、数量）以及机体（免疫功能）。新型隐球菌 C. gattii 型可以直接侵袭宿主组织引发疾病。而宿主免疫功能降低时，新型隐球菌感染出现中枢神经系统并发症的可能性明显增加。

4. 病理生理

病理：肉眼观察新型隐球菌脑膜炎尸检脑标本，可见明显的脑肿胀和脑膜充血，蛛网膜下腔可见黄白色胶冻样渗出物。脑内肉芽肿表面可呈结节状，部分可呈囊状，透明、黄白色、质坚硬。切面可见纤维交错，呈灰白色、黄白色，其间可见半透明小囊腔。

镜下检查病变主要有两种形式：化脓性病变和炎性肉芽肿。新型隐球菌脑膜炎病变早期，主要表现为化脓性病变，由大量繁殖的隐球菌及其引起的炎性细胞（单核细胞、淋巴细胞）浸润构成渗出物积聚在颅底和蛛网膜下腔。新型隐球菌还可进入颅内血管周围间隙增殖，形成多发性的小囊肿和脓肿。还可导致脑实质内小血管内皮炎症，引发局部脑组织缺血和坏死。新型隐球菌脑膜炎病变晚期，主要表现为炎性肉芽肿，由单核细胞、上皮样细胞及多核巨细胞等构成，中央可形成胶冻样坏死，累及脑膜和脑实质。在受累的大脑、小脑、中脑、延髓、蛛网膜下腔等处，均可有大小不等的局灶性肉芽肿形成。

病理切片中的新型隐球菌及其变种的形态：一般新型隐球菌呈圆形或椭圆形，直径 2～20μm，多数聚集成堆，少数分散在组织内。新型隐球菌可出现在巨噬细胞的内外，在渗出性或坏死性病灶中隐球菌数目很多，菌体大小不等，小的居多，易见到单芽生的无性繁殖方式。而在肉芽肿病灶中，则很少发现，如有则菌体较大，少见芽生状态，可见一侧胞壁塌陷呈碗形或盘形的退变菌体。

【临床表现】

新型隐球菌能够感染人体任何一种器官，但肺脏和中枢神经系统最易感染。肺脏是通常是新型隐球菌感染的入口部位，临床表现多样，可无肺部症状，也可表现为重症肺炎。

脑膜炎是中枢神经系统感染最常见的临床表现。根据其侵犯中枢神经系统的不同部位，临床表现各异。新型隐球菌可感染蛛网膜下腔，临床表现为脑膜炎的症状和体征，如头痛、发热、恶心、呕吐，颈项强直，查体可见视乳头水肿，脑膜刺激征阳性等。新型隐球菌感染脑实质，临床表现为癫痫发作、精神障碍、偏瘫以及意识障碍等。因此新型隐球菌脑膜炎称为新型隐球菌脑膜脑炎更为合适。临床上新型隐球菌脑膜炎最常见的表现是脑膜炎症状，脑炎症状少见。新型隐球菌脑膜炎常见的并发症是颅内压增高，可导致患者视、听神经功能丧失。因梗阻性脑积水所致的认知功能障碍、共济失调步态较为少见。

艾滋病患者并发新型隐球菌脑膜炎与免疫缺陷有关，通常发生在 CD4 计数$<100/\mu$l 的患者。如果在抗反转录病毒治疗见效之前停用抗真菌治疗，新型隐球菌脑膜炎复发的危险明显增大，并可能出现中枢神经系统以外的病灶。与非艾滋病患者相比，其临床发病更为急骤，血清新型隐球菌抗原滴度更高，且脑脊液中炎性反应不良（WBC$<20/\mu$l）。

以下是新型隐球菌脑膜炎的临床特点：

1. 年龄和性别

可见于任何年龄组，30～60岁成人发病多见，男女均可患病。

2. 伴随疾病状态

大部分患者有恶性肿瘤、免疫功能低下、慢性消耗性疾病、严重烧伤、器官移植、艾滋病以及抗生素滥用、长期使用大剂量免疫抑制剂和抗肿瘤制剂的病史，部分患者有养鸽或与鸽粪密切接触史。

3. 起病方式

通常隐袭起病，表现为亚急性或慢性过程，病情缓慢进展，逐渐加重。免疫力低下患者可急性起病，占10%。

4. 神经系统症状和体征

主要表现为颅内压逐渐增高所致的持续性加重的头痛、恶心、频繁呕吐、视物模糊，可伴颈部疼痛和活动受限，部分患者可出现精神行为异常、发作性抽搐，病情进展迅速的患者可出现嗜睡、昏睡等意识障碍，如颅内压进一步增高，患者意识障碍加重，可进入昏迷状态，大小便失禁。神经系统查体可发现颈项强直，kerning征阳性，视力、听力下降，眼底检查可发现视乳头水肿，边界不清，可合并视网膜出血和渗出。长期颅内压增高的患者可出血单侧或双侧动眼神经、展神经麻痹、四肢腱反射低下、双侧病理征阳性等神经系统定位损害体征。病情进一步进展，患者可因颅内压增高引发脑疝死亡。

5. 其他系统症状和体征

新型隐球菌脑膜炎还可伴有其他系统的病变，包括呼吸道、皮肤、前列腺、泌尿道、眼、骨骼以及血液。其中呼吸系统表现多样，可无任何症状，也可出现重症肺炎、ARDS。皮肤可出现斑丘疹。

6. 病程迁延

多数患者在确诊之前已经被怀疑为中枢神经系统感染，并按相应的诊断进行过抗病毒、抗菌或抗结核治疗，但病情迁延、反复，不易确诊。

【辅助检查】

1. 常规检查

血细胞计数轻度或中度增高，大部分病例在（1～2）$\times 10^{10}$/L之间，少数可达 2×10^{10}/L 以上。部分患者血沉加快。中后期可出现血红蛋白及红细胞数减少。

2. 病原菌检查

针对新型隐球菌的特异性诊断性检查包括脑脊液涂片、病原体培养及血清学检查。在各种标本中如能找到新型隐球菌，对诊断有决定意义。

（1）脑脊液检查新型隐球菌：

脑脊液涂片，墨汁染色后进行镜检。一般新型隐球菌在镜下可见圆形或椭圆形的双层厚壁孢子，外有一层宽阔荚膜，边缘清楚完整，菌体内可见单个出芽。如脑脊液涂片、墨汁染色阴性，可离心沉淀（3000r/min，10 min）后重复检查。脑脊液墨汁染色阳性，可进行菌体计数，判断预后及疗效；还可进行培养，筛查抗真菌药物的敏感性。70％～90％的艾滋病患者脑脊液墨汁染色呈阳性，而在非艾滋病患者的阳性率仅为 50％，需要多次重复试验以提高阳性率。

检测脑脊液抗新型隐球菌抗体有助于诊断或判断病情，抗体滴度升高表明病情好转。检测方法有凝集反应，间接荧光试验，补体结合试验，间接血凝试验以及酶联免疫法。

（2）血清学检查：针对新型隐球菌荚膜上的多糖抗原，可通过胶乳凝集试验检测，这是一种简便、快速、有效诊断隐球菌性脑膜炎的实验室方法。它以胶乳颗粒为载体，表面连接有抗新生隐球菌抗体，形成致敏胶乳悬液，当与患者脑脊液标本作用时，如标本中含有一定量的隐球菌荚膜多糖抗原，则可产生肉眼可见的凝集反应颗粒。

3. 脑脊液常规检查

艾滋病相关的新型隐球菌脑膜炎的脑脊液白细胞计数偏低，甚至在正常范围。非艾滋病的新型隐球菌脑膜炎的脑脊液白细胞计数增多，以淋巴细胞为主。新型隐球菌脑膜炎患者的脑脊液压力增高，一般为 1.96～4.9kPa 以上。外观正常或微混。糖和氯化物早期变化不明显，中后期可明显减少，特别是糖含量可显著降低，甚至为 0。

4. 神经影像学检查

头部 CT 和 MRI 能够显示脑膜周围的感染灶、合并脑实质性疾病的表现或脑水肿。神经影像学检查能够确定患者颅内病变的部位，对病变性质有一定的提示，但对病原体的确定没有特异性。

【诊断】

艾滋病患者诊断新型隐球菌脑膜炎并不困难，原因在于患者免疫功能低下，脑脊液中新型隐球菌数量多，墨汁染色通常为阳性，而且脑脊液和血清中新型隐球菌抗原检查的敏感性和特异性都非常高。而在非艾滋病患者中，如果脑脊液涂片墨汁染色、培养和抗原检查均阴性时，诊断新型隐球菌脑膜炎较为困难，特别是免疫功能正常的患者，这需要重复腰椎穿刺以及大量的脑脊液培养。在准备进行腰椎穿刺之前，应当优先检查头颅 CT，以了解患者颅内当前结构状况。

以下新型隐球菌脑膜炎的诊断要点：

亚急性或慢性起病的头痛患者，伴有低热、恶心、呕吐和脑膜刺激征。

腰椎穿刺检查提示颅内压增高，脑脊液常规和生化检查证实存在脑膜炎症改变，脑脊液墨汁染色发现带有荚膜的新型隐球菌。

神经影像学（CT/MRI）发现患者脑实质内散在局限性炎性病灶，和/或广泛的脑膜增强反应。

【鉴别诊断】

新型隐球菌性脑膜炎与患者的免疫状态有关，确诊的艾滋病患者较易诊断，但如果患者免疫正常，临床就需要与具有脑膜和脑实质损害的其他中枢神经系统感染性疾病、脑血管病以及脑膜癌病进行鉴别。

1. 结核性脑膜炎　为结核杆菌感染所致的急性、亚急性或慢性脑膜和脑实质炎症，临床典型表现发热、头痛、呕吐，查体可见脑膜刺激征，脑脊液早期呈单核细胞增多为主的炎性改变，生化检查葡萄糖和氯化物显著降低。常伴有中枢神经系统外的结核病灶。但对临床表现不典型的结核性脑膜炎患者，应与新型隐球菌性脑膜炎鉴别。发热及全身中毒症状明显，病情发展迅速，有脑实质损害，脑外结核病灶，CSF中蛋白含量明显升高者结脑可能性较大。颅内高压症状显著、头痛剧烈、早期出现视力改变或眼球突出、眼底检查示中、重度视神经乳头水肿而发热和全身中毒症状相对较轻，CSF中蛋白含量正常或轻度升高者或发病前有机体免疫力低下诱发因素者要考虑隐脑。脑脊液结核特异性抗体阳性可协助临床诊断。试验性抗结核治疗1～2周，可使结核性脑膜炎患者的临床症状明显改善。

2. 细菌性脑膜炎　为各种化脓性细菌或厌氧菌所致的急性脑膜或脑实质的化脓性炎症。临床表现为发热、头痛、呕吐、癫痫发作、意识障碍等症状，查体可发现脑膜刺激征。病情发展迅速。脑脊液外观浑浊，呈化脓性炎性表现。已经抗生素治疗或已形成脑脓肿的患者，脑脊液化脓性炎症表现不典型，蛋白质明显增高，应与新型隐球菌脑膜炎鉴别。细菌性脑膜炎脑脊液细菌涂片和培养可发现相应的致病菌，使用广谱高效易透过血脑屏障的抗生素治疗，可显著缓解细菌性脑膜炎患者的病情。

3. 病毒性脑（脑膜）炎　为各种病毒所致的急性脑膜或脑实质炎症。临床表现多样，首发症状可为发热、头痛、呕吐、癫痫发作、精神行为异常等症状的组合，查体可发现脑膜刺激征，脑脊液外观清亮，呈无菌性炎症表现。如脑脊液压力增高，蛋白质明显增高，应与新型隐球菌脑膜炎鉴别。但病毒性脑膜炎脑脊液检查可有特异性病毒抗体滴度的增高，正规抗病毒治疗有效。

4. 脑寄生虫病　最常见脑囊虫病。为猪绦虫囊尾蚴寄生在脑膜、脑实质和脑室内，导致脑膜炎症、癫痫发作和颅内压增高的神经系统寄生虫感染。主要流行在我国北部地区。脑囊虫病具有特征性的神经影像学改变，头CT平扫新发病者可见颅内单发或多发的低密度病灶，注射造影剂后病灶及脑膜有环形强化。陈旧性病灶患者可见颅内多发性钙化灶。头部 MRI 可证实脑实质内多发的囊性病灶，有些病例囊内可见头节。此外，囊虫血清学检查也有助于诊断。

5. 颅内静脉窦血栓形成　少见的脑血管病类型，临床表现以高颅压、局灶性神经系统症状和体征为主。病因可分为感染性和非感染性两大类。临床症状多样，体征多变，诊断较为困难。但感染性静脉窦血栓形成，常有相应初始的颅内感染灶可循，如鼻部、眼眶周围和颜面部的感染，化脓性中耳炎、乳突炎等等。非感染性静脉窦血栓形成则以产妇、婴幼儿多见，部分患者伴有严重脱水、恶液质等。对脑脊液检查以及头部 CT、MRI 无法确定的不典型颅内静脉窦血栓形成的患者，脑血管造影检查具有确诊价值。

6. 脑膜癌病　又称癌性脑膜炎，以脑和脊髓的软脑（脊）膜内转移性肿瘤细胞广泛性或局限性浸润为特点，可伴有脑和脊髓实质内转移性肿瘤结节的中枢神经系统转移瘤。部分患者可能以脑膜癌病为恶性肿瘤的首发症状，需要与新型隐球菌脑膜炎鉴别。脑膜癌病患者头部 CT、MRI 检查注射造影剂后可见脑膜增强的改变，脑脊液肿瘤细胞学检查阳性可明确诊断。

【治疗】

新型隐球菌性脑膜炎是致命性的疾病，免疫功能正常的患者未经治疗能够生存数年，但艾滋病患者仅能生存数周。

新型隐球菌性脑膜炎的治疗提倡综合治疗，包括抗真菌药物治疗、免疫治疗和对症治疗。

1. 抗真菌药物治疗：

(1) 药物种类：

目前抗真菌药物分为大环多烯类、三唑类、核苷类似物以及丙烯胺类。

大环多烯类包括两性霉素 B（amphotericin B，AmB）及其新剂型，其作用机制是与真菌细胞膜中的麦角固醇结合，干扰细胞代谢、增加细胞膜通透性，从而达到杀死真菌细胞的作用。由于多烯类药物与真菌细胞的麦角固醇的结合力大于与哺乳动物细胞的结合力，因此对哺乳动物的毒性较低。AmB 对隐球菌有强大灭菌作用，至今仍是治疗新型隐球菌脑膜炎的首选药物之一，但其不易透过血脑屏障，静脉用药时脑脊液浓度仅为血药浓度的 2%～3%，因此治疗脑膜炎常需配合鞘内注射，而且该药严重的肝肾毒性、寒战、高热及静脉炎、低钾血症等不良反应，限制了它的应用。为此又研制出了两性霉素 B 的新剂型，包括两性霉素 B 脂质体（amphotericin B liposomes，AmBisome）、两性霉素 B 脂质复合物（amphotericin B lipid complex，ABLC）、两性霉素 B 胶体分散剂（amphotericin B colloidaldispersion，ABCD）等。这些新剂型都含有脂性物质，由于脂性物质的存在，使 AmB 选择性分布在体内，可直接结合在真菌感染部位，同时更多地储存在肝、脾、肺等网状内皮系统丰富的组织并缓慢释放，减少了 AmB 在肾组织中的分布，而且脂性物质还可提高 AmB 对真菌麦角固醇的亲和力，使疗效增强而毒性减低。

三唑类以氟康唑（fluconazole，FCZ）和伊曲康唑（itraconazole，ICZ）较为常用，是通过对细胞色素 P450 依赖性酶羊毛甾醇 14α-去甲基酶的作用，抑制麦角固醇的合成，导致甲基化的固醇堆积，使敏感真菌细胞膜失去完整性和活性，最终导致与膜相关的细胞功能发生改变。该类药物不良反应发生率低，患者耐受性好，被广泛用于系统性真菌感染的预防性治疗，也是治疗艾滋病患者并发新型隐球菌脑膜炎的有效药物，能有效防止复发。

核苷类似物以 5-氟胞嘧啶（flycytosine，5-FC）为代表，该药低浓度为抑菌剂，高浓度为杀菌剂。其作用机制是通过氟胞嘧啶透性酶作用进入真菌细胞，在真菌细胞内胞嘧啶脱氨酶作用下转化为氟尿嘧啶，代替尿嘧啶进入真菌细胞的 DNA 中，抑制真菌细胞核酸的合成，导致菌体死亡。由于哺乳动物细胞没有胞嘧啶透性酶，因而 5-FC 对真菌有选择性毒性作用。副作用主要有恶心、呕吐及肝肾、造血系统损害等。5-FC 单独使用时活性低，易发生耐药而且大剂量有骨髓毒性，故临床一般与 AmB 或 FCZ 联合使用。

临床应用最广泛的丙烯胺类为特比萘芬，作用机制为特异性地抑制角鲨烯环氧化酶，阻止麦角固醇合成，角鲨烯堆积于膜内，导致胞膜脆性增加而破裂，细胞死亡。

（2）药物治疗方案：

新型隐球菌脑膜炎的治疗应当根据患者当时的全身状况，分为急性、巩固和维持期。

目前急性期推荐两性霉素 B 联合 5 -氟胞嘧啶治疗。两性霉素 B 可破坏隐球菌的细胞膜，利于 5 -氟胞嘧啶的渗入，继而抑制隐球菌的核酸合成，达到杀灭隐球菌的目的，两药合用有协同杀菌的作用，可减少两性霉素 B 的用量以减少其严重的毒副作用，防止 5 -氟胞嘧啶耐药菌株的产生。Brouwer 等人随诊了 2 周以上的脑脊液隐球菌计数，并以此为指标对两性霉素 B 联合 5 -氟胞嘧啶与两性霉素 B 单用，两性霉素 B 联合氟康唑，以及三药联用等其他方案进行了比较。结果两性霉素 B 联合 5 -氟胞嘧啶杀灭脑脊液隐球菌的能力最强[5]。Sloan 等人总结了截止 2008 年以前的艾滋病伴发新型隐球菌脑膜炎的成年患者使用抗真菌药物的随机对照试验，共 6 个试验入选，相比较的抗真菌药物包括氟康唑与氟康唑联合 5 氟尿嘧啶，两性霉素 B 与两性霉素 B 联合 5 氟尿嘧啶，两性霉素 B 与两性霉素 B 脂质体，结果推荐两性霉素 B 联合 5 氟尿嘧啶这一治疗方案，因为使用这一方案治疗 2 周后，患者脑脊液无菌率更高。而两性霉素 B 与两性霉素 B 脂质体的疗效相当，两性霉素 B 脂质体的不良反应发生率更低。

2000 年美国感染疾病学会在隐球菌脑膜炎治疗指南中建议，对艾滋病患者，推荐急性期使用两性霉素 B，0.7～1mg/kg/d 加5 -氟胞嘧啶，100mg/kg/d，治疗 2 周后，改口服氟康唑 400～800mg/d，治疗至少 10 周。随后建议终身口服氟康唑 200～400mg/d。

对于无免疫功能低下者，两性霉素 B，0.7～1mg/kg/d 加 5 -氟胞嘧啶，100mg/kg/d，治疗 6～10 周。对于 HIV 阴性的免疫功能低下患者（如器官移植等），疗程则相应延长，推荐急性期两性霉素 B 0.7～1.0mg/kg/d 治疗 2 周，然后氟康唑 400～800mg/d，治疗 8～10 周，并根据以后病情继续口服氟康唑 200mg/d 至 6～12 个月。

两性霉素B的新剂型适用于不能耐受两性霉素B毒副反应的患者，疗效好且毒副作用小。推荐两性霉素B脂质体的剂量为4mg/kg/d，两性霉素B脂质复合物为5mg/kg/d，疗效与两性霉素B相似，而肾毒性更小。Chen 等进行了两性霉素B脂质体治疗隐脑的多中心随机对照试验研究，在312例患者中应用两性霉素B脂质体4mg/kg/d与常规剂量的两性霉素B相比，两组的隐球菌清除率分别为73%和38%，脑脊液中达到稳态浓度的时间分别为7～14天和21天。殷凯生等采用两性霉素B脂质体治疗深部真菌病，结果显示其安全性优于两性霉素B。

在临床实践中，新型隐球菌脑膜炎患者在上述治疗2周后，其神经系统症状和体征多数好转。治疗2周时，80%以上的患者脑脊液中处于无菌状态，但隐球菌多糖荚膜抗原仍为阳性。2周时脑脊液隐球菌培养仍阳性的患者在10周时治疗失败的风险高于2周时脑脊液隐球菌培养阴性的患者5倍。

对上述治疗耐药的患者，可使用其他抗真菌药物治疗。

下述表2-4为美国感染疾病学会2000年制定的新型隐球菌脑膜炎治疗指南，新版指南应在2009年更新。

表3-3-2　美国感染疾病学会关于艾滋病并发新型隐球菌脑膜炎的治疗指南

治疗方案	证据等级
急性/巩固治疗期	
两性霉素B，0.7～1mg/kg/d加5-氟胞嘧啶，100mg/kg/d，治疗2周，然后口服氟康唑400mg/d，治疗至少10周。	AⅠ
两性霉素B，0.7～1mg/kg/d加5-氟胞嘧啶，100mg/kg/d，治疗6～10周	BⅠ
两性霉素B，0.7～1mg/kg/d，治疗6～10周	CⅠ
氟康唑400～800mg/d，治疗10～12周	CⅠ
伊曲康唑400mg/d，治疗10～12周	CⅡ

续表

治疗方案	证据等级
氟康唑 400～800mg/d，加 5-氟胞嘧啶，100～150mg/kg/d，治疗 6 周	CⅡ
两性霉素 B 脂质体，3～6mg/kg/d，治疗 6～10 周	CⅡ
维持治疗期	
终身口服氟康唑 200～400mg，qd	AⅠ
终身口服伊曲康唑 200mg，bid	BⅠ
终身 iv 两性霉素 B，1mg/kg，每周 1～3 次	CⅠ

表 3-3-3　美国感染疾病学会关于非艾滋病并发新型隐球菌脑膜炎的治疗指南

治疗方案	证据等级
急性/巩固治疗期	
两性霉素 B，0.7～1mg/kg/d 加 5-氟胞嘧啶，100mg/kg/d，治疗 2 周，然后口服氟康唑 400mg/d，治疗至少 10 周。	AⅠ
两性霉素 B，0.7～1mg/kg/d 加 5-氟胞嘧啶，100mg/kg/d，治疗 6～10 周	AⅠ
两性霉素 B，0.7～1mg/kg/d，治疗 6～10 周	CⅠ
两性霉素 B 脂质体，3～6mg/kg/d，治疗 6～10 周	CⅢ

表 3-3-4　美国感染疾病学会-美国公共卫生事业局临床指南推荐的分级系统

类别，分级	定义
推荐强度	
A	有好的证据推荐使用
B	中等证据推荐使用
C	证据不足够推荐使用

续表

类别，分级	定义
证据质量	
Ⅰ	来自≥1项适当的随机对照试验
Ⅱ	来自≥1项设计良好的非随机化临床试验；队列或病例对照分析研究（最好来自>1个中心）；多时间序列或非对照性试验引人瞩目的结果
Ⅲ	来自以临床经验、描述性研究或专家委员会报告为依据的权威专家意见

2. 抗真菌药物联合免疫治疗

新型隐球菌脑膜炎患者多数存在免疫功能障碍，在抗真菌药物治疗的同时应当联合免疫治疗是今后治疗的方向之一，如抗真菌药物与细胞因子或特异性抗体联合治疗。其中艾滋病相关感染患者早期进行高效抗反转录病毒治疗（即 HAART 疗法）也属于免疫治疗。动物实验表明，α-干扰素、白细胞介素-2、粒细胞巨噬细胞集落刺激因子（GM-CSF）和粒细胞集落刺激因子（G-CSF）等与抗真菌药物具有协同作用，对耐药菌株仍有较好的杀菌效果，有望成为抗真菌药物治疗的重要辅助手段。

3. 并发症的处理：

新型隐球菌脑膜炎常见并发症为颅内压增高，因此，需要对其进行颅内压监测，并采取相应的处理。

表3-3-5 美国感染疾病学会关于艾滋病伴发并发隐球菌脑膜炎出现颅内压增高时的处理指南

检查	处理	推荐等级
治疗前		
局灶性神经系统体征，反应迟钝	腰穿前进行神经影像学检查，除外腰穿禁忌证	BⅡ

续表

检查	处理	推荐等级
脑脊液压力正常	开始抗真菌药物治疗，2 周后复查腰穿	AⅠ
脑脊液压力>250mm H_2O	腰穿引流脑脊液，使压力≤200 mm H_2O，或脑脊液初压的50%	AⅡ
复查脑脊液压力增高	每日重复引流脑脊液，直至压力稳定	AⅡ
脑脊液压力持续增高	腰穿引流脑脊液，脑室-腹腔分流术	BⅡ

4. 艾滋病并发新型隐球菌脑膜炎的预防：

艾滋病患者是新型隐球菌脑膜炎的高危人群。目前许多随机对照试验结果表明在 CD4 细胞计数减少的艾滋病患者中使用氟康唑（200～400mg/日）或伊曲康唑（200mg/日）进行一级预防，可显著降低新型隐球菌脑膜炎的发病率。因此临床推荐 CD4 细胞计数减少的艾滋病患者进行一级预防。

【预后】

隐球菌病作为一种深部真菌病，主要侵犯中枢神经系统，约占隐球菌感染的 80%，预后严重，死亡率高。

治疗隐球菌能否成功的最重要的预测因素是患者基础疾病是否能够成功控制。实际上，癌症患者的生存时间要短于艾滋病患者。对接受器官移植的隐球菌感染患者，预后仍有争议，一些研究认为患者预后与没有基础疾病的患者相似，而另一项研究报告接受器官移植的隐球菌感染患者的死亡率为 42%。

隐球菌脑膜炎的预后研究提示，预后不良与脑脊液墨汁染色强阳性、多糖抗原滴定水平高（1∶1024）以及脑脊液中炎性反应低下（<20 个细胞/μL），存在意识障碍等因素有关。此外，预后也与国家的医学水平、经济状况有关。在发达国家，隐球菌脑膜炎在病后 6～12 个月时的死亡率为 10%～25%，而在医疗资源受限的不发达国家，病后 6 个月的死亡率高达 100%。

参考文献

[1] Chayakulkeeree M, Perfect JR. Cryptococcosis. Infect Dis Clin North Am 2006, 20 (3): 507-544.

[2] Nina Singh, Olivier Lortholary, Francoise Dromer, etal. Central Nervous System Cryptococcosis in Solid Organ Transplant Recipients: Clinical Relevance of Abnormal Neuroimaging Findings. Transplantation, 2008, 86 (5): 647-651.

[3] Hajjeh RA, Conn LA, Stephens DS, et al. Cryptococcosis: population-based multistate active surveillance and risk factors in human immunodeficiency virus-infected persons. Cryptococcal Active Surveillance Group. J Infect Dis 1999, 179 (2): 449-54.

[4] Tihana Bicanic, Harrison TS. Cryptococcal meningitis. British Medical Bulletin 2004, 72: 99-118.

[5] Brouwer AE, Rajanuwong A, Chierakul W, et al. Combination antifungal therapies forHIVassociated cryptococcal meningitis: a randomised trial. Lancet 2004, 363 (9423): 1764-7.

[6] Sloan D, Dlamini S, Paul N, Dedicoat M. Treatment of acute cryptococcal meningitis in HIV infected adults, with an emphasis on resource-limited settings. Cochrane Database Syst Rev. 2008, 8; (4): CD005647.

[7] Saag MS, Graybill RJ, . Larsen RA, etal. Practice Guidelines for the Management of Cryptococcal Disease. Clin Infect Dis 2000; 30: 710-718.

[8] Baddour LM, Perfect JR, Ostrosky-Zeichner L. Successful use of amphotericinB lipid complex in the treatment of cryptococcosis. Clin Infect Dis 2005, 40 (Suppl 6): S409-13.

[9] Chen SC. Cryptococcsis in Australia and the treatment of cryptococcal and other fungal infections with liposomal amphotericin B. J Antimicrob Chemother, 2002, 49 (S1): S57-61.

[10] 殷凯生，王彤，廖万清，等．国产注射用两性霉素B脂质体治疗深部真菌病的疗效与安全性的临床研究．中华医院感染学杂志，2004，14 (8): 850-854.

[11] Chang LW, Phipps WT, Kennedy GE, Rutherford G. Antifungal

interventions for the primary prevention of cryptococcal disease in adults with HIV. Cochrane Database of Systematic Reviews 2005，3. Art. No.：CD004773. DOI：10.1002/14651858.CD004773.pub2.

（陈　葵）

第四节　朊蛋白病

朊蛋白病（prion disease）是一类由异常朊蛋白（prion protein，PrP^{Sc}）所致的、累及多种动物和人类中枢神经系统（CNS）的致死性、变性性、感染性疾病。由于该类疾病具有传染性，也称为可传播性海绵状脑病。朊蛋白是目前已知的唯一没有核酸的、具有感染力的蛋白质病原体。人类朊蛋白由第 20 号染色体短臂上的 PRNP 基因编码，由 253 个氨基酸组成，分子量30～33kD。

动物朊蛋白病包括羊瘙痒病、牛海绵状脑病（俗称疯牛病）、传染性水貂脑病、麋鹿和骡鹿慢性消耗性疾病等。人类朊蛋白病主要包括克-雅病（Creutzfeldt-Jakob 病，CJD）、Gerstmann-Straussler-Scheinker 病（GSS）、震颤（Kuru 病）及致死性家族性失眠症（fatal familial insomnia，FFI）。这组疾病的共同特点是：①除变异型 CJD 外，多为中年以上发病；②以快速进展性痴呆为核心症状，同时伴有癫痫、肌阵挛、共济失调以及视觉障碍等症状；③潜伏期长，进展迅速，预后不良，全部死亡；④病理改变主要是神经毡海绵样空泡变性、神经细胞丢失、星形胶质细胞增生和淀粉样斑块沉积，没有炎症反应。⑤本病可通过实验动物接种传递，人及动物的病变脑组织匀浆可通过颅内接种、腹腔注射、血液传播和灌胃等方式传递给实验动物，但具有种属屏障。

这类疾病发病机制的关键是宿主正常的、能被蛋白酶水解的朊蛋白 PrP^{C}（cellular PrP）转变成异常的、不能被蛋白酶水解的致病性朊蛋白 PrP^{Sc}（scrapie PrP），并以淀粉样纤维和无定型积聚物的形式在脑组织沉积；PrP^{C} 与 PrP^{Sc} 二者的氨基酸序列相同，但由于空间构象的转化，理化性质差异很大。PrP^{C} 空间构象为 α-螺旋结构，几乎不含有β-片层结构；PrP^{Sc}以β皮层结构为主，不溶于变性剂，以多聚体形式沉积在组织中，能部分抵抗蛋白酶K的水解，并通过使正常的PrP^{C}蛋白转化成PrP^{Sc}的过程使朊蛋白病具有可传播性。

尽管致病因子和发病机制一致，但是由于PrP^{Sc}的分子生物学特点及PRNP突变位点等不同，PrP^{Sc}在中枢神经系统积聚的部位和程度不同，人类朊蛋白病的临床表现、潜伏期、病程及实验室辅助检查也有很大差别，在临床中应注意掌握。

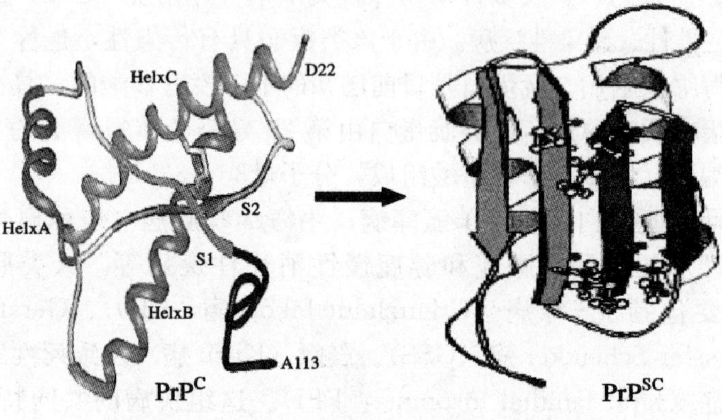

图3-4-1 朊蛋白病发病机制示意图

一、克-雅病（Creutzfeldt-Jakob病）

【疾病概论】

1. 定义 克-雅病（Creutzfeldt-Jakob disease，CJD）是人类最常见的朊蛋白病，1920年和1921年Creutzfeldt和Jakob分别报道了一种发生在老年人的累及皮层、基底节和脊髓的进展性致死性疾病，旧称皮层-纹状体-脊髓变性。

2. 流行病学

克-雅病广泛存在于世界各国，发病率低，约为每年每百万分之一。病变主要累及大脑皮质、基底节、丘脑、小脑、脑干和脊髓。以进行性痴呆、肌阵挛、锥体束、锥体外系和视觉障碍为主要临床表现。病程进行性加重，多在发病1年内死亡。根据本病的发病类型可分为散发性CJD（sCJD）、家族性CJD（fCJD）、医源性CJD（iCJD）和新变异型CJD（vCJD）。

3. 病因及发病机制　近年来研究资料表明，本病的发生是由于人类第20号染色体短臂上的PRNP基因上不同密码子突变导致PrP^{C}转化为PrP^{Sc}。虽尚无肯定的证据表明饮食（包括食脑）、手术史、输血、职业以及动物接触有明显的致病危险，但尚不能完全排除散发性CJD来自环境因素的可能性。在家族性CJD中，常见的基因突变类型有Pro102Leu，Glu200Leu，Val210Ile，Met232Arg以及朊蛋白八肽重复区插入突变等类型。CJD的发病也与PRNP基因129位点的多态性有关，129Met/Met发病率较高（在sCJD中占89%，目前已知所有vCJD和iCJD病例129位点均为Met/Met纯合子。

4. 病理学　CJD的组织病理学特征是灰质有海绵样改变，尤其是枕叶、额叶、小脑和基底节。此外还有星形胶质细胞增生和神经元丢失。无炎症性反应。确定的组织病理学确诊需要通过免疫细胞化学方法证实脑组织中存在PrP^{Sc}。

变异型CJD与其他类型CJD有明显的区别，主要表现为在朊蛋白淀粉样斑周围围绕着许多海绵样变的晕，即“花瓣样斑”。

【临床表现】

本病多为散发，无地域差异。据统计，散发性CJD约占人类朊蛋白病的85%左右，家族性CJD约占5%～15%，医源性CJD约占1%。发病无性别差异。通常可见某些前驱症状，如注意力不集中、健忘、易疲乏、抑郁、头晕、下肢无力等。

1. 散发性CJD

CJD病例平均发病年龄为65岁。本病早期最常见的症状是行为变化，工作能力减退，记忆力下降，情感反应异常和智能减退，可有持物和步态不稳。视觉障碍也不少见，如视物模糊、视力减退

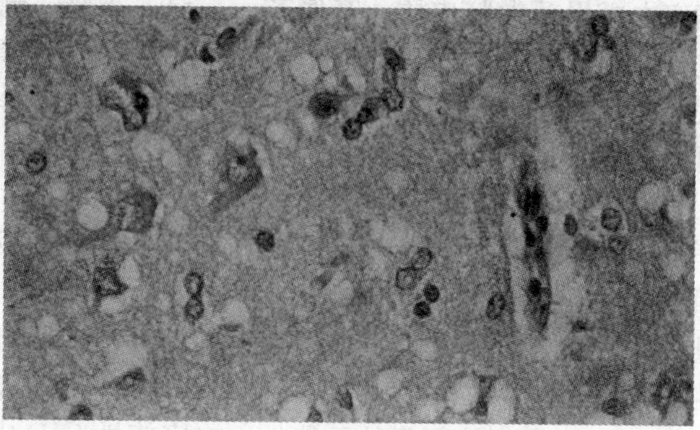

图 3-4-2 Creutzfeldt-Jakob 病脑组织海绵样变、神经元丢失、胶质细胞增生（HE×400）

（首都医科大学附属北京友谊医院 赵伟秦提供）

等。有些病例出现幻觉和妄想。一旦出现记忆力障碍和智能减退则病情迅速进展，数月甚至数周内发展为痴呆。神经系统体征最常见的是锥体束和锥体外系体征，如轻偏瘫、肌张力增高、腱反射亢进、病理征阳性、手足徐动等。小脑体征常见，如眼球震颤、共济失调、步态不稳等。病程中约 90%以上的病例出现肌阵挛，常由外界刺激诱发，如感觉刺激或声音刺激等。晚期出现尿失禁、无动性缄默、昏迷或去皮层状态。散发性 CJD 的病程较短，90%死于 1 年内，5%死于 1～2 年内。最常见的直接死亡原因是肺炎。

2. 家族性 CJD

家族性 CJD 约占 5%～15%，常染色体显性遗传，无隔代遗传现象，累及约 50%的患者子女，发病无性别差异。病理改变主要表现为大脑普遍性萎缩和基底节病变。家族性 CJD 和散发性 CJD 的区别在于，前者的发病年龄较轻（平均 43 岁，最早 23 岁），病程较长（最长 16 年），临床症状进展缓慢，以痴呆和行为障碍为主，锥体外系症状也较常见，肌阵挛的发生率较散发性 CJD 低，典型的脑电图改变仅占 45%。

3. 医源性 CJD

医源性 CJD 约占全部 CJD 病例的 1%，通过以下途径传递：

1）通过移植物传递：1974 年首先报道通过角膜移植感染 CJD，致病因子通过视神经进入脑组织，平均潜伏期 17 个月。1987 年报道了首例与使用尸体来源的硬脑膜移植手术相关的 CJD，随后确定了 68 例病例，致病因子通过硬脑膜直接进入脑组织，平均潜伏期 7.4 年，临床症状以痴呆、小脑症状、锥体外系症状多见。

2）通过组织提取物传递：已报道 98 例使用尸体来源的人生长激素和 4 例使用尸体来源的促性腺激素而患 CJD 的病例，医用生长激素和促性腺激素被 CJD 感染因子污染，而当时所用的灭活方法不足以灭活感染因子。本型潜伏期最长，平均 5～30 年，临床表现以小脑症状和痴呆为主。

3）通过外科手术器械或脑深部电极传递，致病因子直接进入脑组织，潜伏期平均 18～22 个月，临床表现以痴呆为主。

4）已证实输血可以感染 CJD。

4. 变异型 CJD（variant CJD）

1996 年在英国和法国出现了 20 多例累及年轻人的变异型 CJD。vCJD 具有特殊的临床和病理特征，其特异性传播途径尚不明确，但以进食被牛海绵状脑病（俗称“疯牛病”）神经组织污染的牛肉和牛肉制品可能性最大。截止 2002 年 11 月，共有 139 例 vCJD 患者报道。发病年龄多在 50 岁以下，平均死亡年龄为 29 岁，但病程比较长（14 个月）。早期主要是感觉症状（寒冷感、感觉异常和疼痛）和/或精神症状（退缩、抑郁和妄想）。神经系统检查可见小脑体征、眼球运动异常（主要为上视困难）和不随意运动（肌阵挛、舞蹈和肌张力不全）。

【实验室及辅助检查】

1. 脑电图对本病诊断有意义，病程早期出现弥漫性慢波，随着病情进展逐渐出现周期性高波幅三相复合波或双相尖波，诊断的敏感性为 66%，特异性为 74%。

2. 脑脊液中 14－3－3 蛋白阳性检测的敏感性和特异性分别为94%和84%。脑脊液 14－3－3 蛋白阳性也可见于急性脑梗死、单纯疱疹病毒性脑炎等疾病，故送检病例及结果分析应密切结合临床，并可结合病情动态检测。

3. 头颅 MRI 是目前 CJD 病例生前诊断的重要的无创性检查，以 DWI 和 FLAIR 技术最为敏感。散发性 CJD 病例 MRI 之 DWI 及 FLAIR 相可见大脑皮层“缎带样”高信号和尾状核头及壳核高信号。vCJD 患者 MRI（T2 加权像和质子密度像）检查可以见到丘脑枕核对称性高信号，称为“枕征”（pulvinar sign）。在丘脑背内侧核也常可见到高信号，其影像如同“曲棍球棒”（“hockey-stick”）。

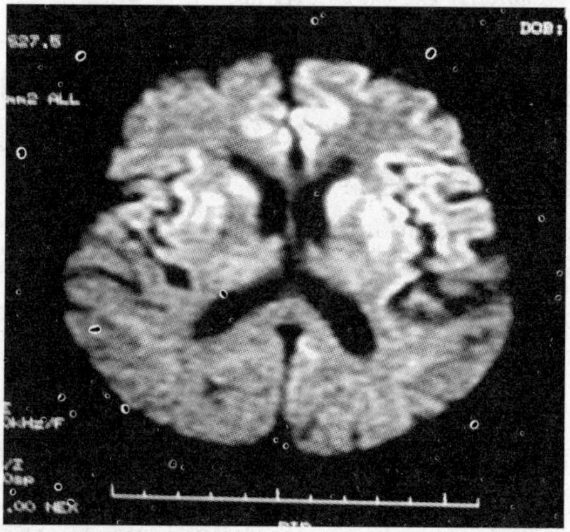

图 3－4－3　Creutzfeldt-Jakob 病例头颅核磁共振 DWI

（首都医科大学附属北京友谊医院　郭燕军提供）

4. 脑组织活检检测到 PrP^{Sc}。

5. 最新研究表明应用蛋白质异常折叠循环扩增技术可以检测到实验动物模型血液中的微量 PrP^{Sc}，该技术有望成为早期发现 CJD 的无创性检测手段。

【诊断】

1. 散发性 CJD 的诊断标准

1）确定诊断：脑组织神经组织病理学特征；免疫细胞化学和/或蛋白印迹法（western blot）证实存在具有蛋白酶抗性的 PrP^{Sc}；电镜证实存在羊瘙痒病相关纤维（SAF）。

2）可能诊断：进行性痴呆并有下列临床表现中的 2 个：①肌阵挛；②视觉或小脑症状；③锥体束或锥体外系表现；④无动性缄默症和典型的周期性 EEG 改变或 CSF 中存在 14-3-3 蛋白。

3）可疑诊断：进行性痴呆并且病程少于 2 年，以及上述 4 个临床特征中的 2 个。

2. 家族性 CJD 诊断标准

具备上述可能诊断标准；一级亲属中已有 CJD 患者；具有神经精神症状，且检测出特异性的 *PRNP* 基因突变。

3. 医源性 CJD 诊断标准

接受垂体激素治疗后或接受硬脑膜等器官移植后出现 CJD 的临床表现。

4. 变异型 CJD 的诊断标准

确诊 vCJD	IA（进行性神经精神疾病）和神经病理学证实的 vCJD[1]
可能的 vCJD	I 和 II 的 4/5 和 IIIA 和 IIIB
可疑的 vCJD	I 和 II 的 4/5 和 IIIA 或 I 和 IVA
I	A-进行性神经精神疾病
	B-病程大于 6 个月
	C-常规检查不支持其他疾病诊断
	D-无潜在医源性暴露病史
II	A-早期精神症状[2]
	B-持续性疼痛[3]
	C-共济失调

续表

确诊 vCJD	IA（进行性神经精神疾病）和神经病理学证实的 vCJD[1]
	D-肌阵挛或舞蹈或肌张力不全
	E-痴呆
III	A-EEG 无典型 sCJD 所见[4]
	B-MRI 双侧丘脑枕高信号
IV	A-扁桃体活检阳性

[1] 大脑和小脑海绵样变，广泛性 PrP 沉积和花瓣样斑（florid 斑）。

[2] 抑郁、焦虑、淡漠、退缩和妄想。

[3] 包括单纯的疼痛和不适的感觉异常。

[4] 约为 1/S 的周期性三相复合波。

【鉴别诊断】

CJD 需与桥本脑病、Alzheimer 病、进行性核上性眼肌麻痹、橄榄桥小脑萎缩和肌阵挛癫痫等疾病鉴别。

桥本脑病急性或亚急性发病，临床表现以认知障碍和行为改变最为突出，多数病例表现为以快速进展性痴呆的特点，50%病例头颅 MRI 可能没有特异性变化，易与 CJD 混淆。但桥本脑病病人血液甲状腺球蛋白抗体（ATG）和甲状腺过氧化物酶抗体（ATPO）均有程度不同的增高，脑脊液 14-3-3 蛋白多阴性，症状具有波动性，激素或其他免疫抑制剂治疗有效，应注意鉴别。

Alzheimer 病、进行性核上性眼肌麻痹、橄榄桥小脑萎缩等神经变性病临床病变进展相对较缓，很少出现肌阵挛。但国内外也有尸检证实 CJD 与 Alzheimer 病共存的个案报道。

【治疗】

CJD 病例全部死亡，目前尚无有效治疗。文献报道两性霉素 B、四环素、辛伐他汀等药物可以部分延缓实验接种动物的发病潜伏期，但在人类尚未得到证实。对症治疗可用巴氯芬（baclofen）治疗痉挛性张力增高，氯硝西泮治疗肌阵挛癫痫。

【消毒隔离】

CJD不通过常规感染传播途径传播，CJD病人不需要隔离。但是脑组织、脑脊液、硬脑膜、角膜、血液等组织和体液具有传染性，相应的神经外科手术器械及针刺电极具有传染性。医务人员应避免开放性伤口及结膜接触这类组织。朊蛋白对常规理化消毒方法（如常规高压灭菌、紫外线及福尔马林等）具有抵抗性，需采用特殊高压灭菌方法，病人体液等可用 2 mol/L 氢氧化钠或次氯酸钠（84 消毒液）浸泡等方法灭活。

二、Gerstmann-Straussler-Scheinker 病

Gerstmann-Straussler-Scheinker 病（GSS 病）也称 GSS 综合征，属罕见的家族性可传播性海绵状脑病。亦由 *PRNP* 基因突变所致，但突变位点与家族性 CJD 不尽同。常见的突变位点：Pro102Leu，Pro105Leu，Ala117Val，Phe198Ser，Gln217Arg 等，遗传方式均为常染色体显性遗传。病理特征为广泛分布于 CNS 的多中心或单中心的淀粉样斑块，尤以小脑病变显著；多数病例有脊髓小脑前后束退变。

GSS 病平均起病年龄 43 岁，临床表现常以小脑性共济失调为首发症状，伴平衡失调、意向性震颤等，以后出现智能减退、性格改变及痴呆等。病情进展较慢，病程较长，多于起病 5 年内死亡。

三、致死性家族性失眠症

致死性家族性失眠症（fatal familial insomnia，FFI）是另一种人类常染色体显性遗传性可传播性海绵状脑病。1979 年，意大利医师 Ignazio Roiter 首先报告一个家族中的两个女性死于严重的失眠，1984 年该家族的一个男性也死于相同疾病，对后者的脑组织进行研究。1986 年发现本病是一种可以遗传的、完全的失眠症（heritable total insomnia），随后被命名为致死性家族性失眠症

(fatal familial insomnia，FFI)。患者脑组织的病理学研究发现有朊蛋白（prion）聚集。至今已经报告28个家系，60多例患者。我国于2006年发现首个FFI家系，病人PRNP基因178位点突变(Asp178Asn)，且129位点为甲硫氨酸。

FFI的病理特征为丘脑萎缩，以丘脑腹前核及背内侧核受累为主，丘脑胶质细胞显著增生，而海绵状改变很少或几乎没有。大脑皮层：改变多不明显，与病程相关。免疫组化和免疫印迹法均不易检测到PrP^{Sc}，检测阳性率仅为50%左右。

平均发病年龄49岁（25～61岁），平均病程13个月（7～33个月）。典型的临床特征是严重的睡眠紊乱和自主神经病变。睡眠障碍的特征是慢波和快波睡眠相消失，伴有幻觉和记忆力减退。自主神经系统症状包括多汗、发热、呼吸和心率增快等。内分泌异常表现为儿茶酚胺和皮质醇升高，正常的昼夜节律消失。还可伴有明显的皮肤瘙痒。痴呆症状相对较轻。

FFI的临床表现不特异，基因型变异是诊断关键。

FFI病程约1年左右，无特效治疗。

四、震颤病

震颤病（Kuru病）是一种发生于巴布亚新几内亚Fore部落的可传播性海绵状脑病。Kuru在当地语言中的意思是震颤或发抖。Kuru病在当地人群中的发病率是1%，妇女和儿童发病较成年男子多见。Kuru病的病因与当地的食人风俗有关，妇女和儿童有比成年男性更多的进食亡故亲人的脑等高度污染的组织的机会。随着20世纪50年代末食人风俗被终止，Kuru病的发生逐渐消失。在食人风俗取消后出生的人群中，尽管母亲患有Kuru病，却无一发病，这提示母婴垂直传播极为罕见。Kuru病主要表现为小脑性共济失调，震颤及智能减退。

参考文献

Stephen L Hauser. Harrison's Neurology in clinical neurology（16th Edition）. United States：McGraw-Hill，2006

[1] 刘焯霖，梁秀玲，张成．神经遗传病学．2 版）．北京：人民卫生出版社，2002

Lewis P Rowland. Merritt's Neurology（10th Edition）. New York：lippincott Williams and Wilkins，2000

[2] Prusiner SB. Prions. Proc. Natl. Acad. Sci，1998，95：13363

[3] 郭燕军，韩俊，姚海兰等．四环素对朊病毒羊瘙痒因子 263K 蛋白酶抗性和感染性的研究．中华神经科杂志．2005，38（5）：313

（郭燕军）

第五节　螺旋体感染性疾病

螺旋体是介于细菌和原虫之间的单细胞生物，对人类和一些动物致病的螺旋体有以下几类：细螺旋体，致人类细螺旋体病；包柔螺旋体，致反复发热和莱姆病；密螺旋体，其中苍白密螺旋体导致梅毒；钩端螺旋体，致钩端螺旋体病。

一、神经梅毒

【疾病概论】

1. 定义

神经梅毒（neurosyphilis）是指由苍白密螺旋体侵犯脑、脊髓、脑脊髓膜或血管所导致的一组综合征，神经梅毒是梅毒的晚期表现。

2. 流行病学

苍白密螺旋体感染人体导致梅毒分为先天性与后天性梅毒两类。先天性梅毒系母体内的梅毒螺旋体经胎盘传给胎儿所致，后天梅毒患者则通过性行为感染。在未经治疗的早期梅毒患者中，有

10%最终发展为神经梅毒。在 HIV 感染者中，梅毒血清学检查阳性者占 15%，大约 1%患有神经梅毒。

随着青霉素的使用，梅毒的发生率一度下降，在美国由 1943 年的 57.9 万人降至 1987 年的 6.5 万人，下降约 88%。而近年来随着艾滋病患者和免疫力低下患者的增多，其发生率又有上升趋势。

3. 发病机制与病理

神经梅毒早期，主要以梅毒性脑膜炎为主。此时可见脑膜有淋巴细胞和单核细胞浸润，炎症还可侵犯颅神经导致神经轴索变性。在脑膜炎症后，淋巴细胞和浆细胞进一步向皮层及皮层小血管迁移，导致皮层神经元缺失和胶质细胞增生，此型患者皮层中可以检测到梅毒螺旋体。炎症侵犯脑膜小血管，促使内皮细胞增生导致血管闭塞，从而导致脑和脊髓缺血坏死。

在脊髓痨患者中，脊膜和小血管炎症伴随后根和后索变性，偶尔也可累及颅神经。

麻痹性痴呆型以皮质损害为主，表现为慢性脑膜脑炎。病理检查可见软脑膜增厚，呈乳白色不透明，与大脑皮层粘连；脑回萎缩，脑沟增宽，脑室扩大。脑室壁覆盖有沙粒样物质，称作颗粒性室管膜炎（granular ependymitis）。

【临床表现】

神经梅毒主要有以下几种临床类型，但以无症状性神经梅毒、梅毒性脑膜炎和梅毒性血管炎三种类型最为常见。

1. 无症状性神经梅毒（asymptomatic neurosyphilis）

病人无症状，但脑脊液中细胞数升高，蛋白质升高，梅毒血清学检查阳性，则为无症状性神经梅毒。

2. 梅毒性脑膜炎（meningeal neurosyphilis）

通常在感染后数周至数月内出现，多发生在未经治疗的二期梅毒。临床表现为发热、头痛、呕吐、脑膜刺激征阳性，偶可见意识障碍、抽搐、精神症状，颅神经受累可见，尤以Ⅶ、Ⅷ颅神经受累常见，出现面瘫和听力丧失。神经系统体检也可无阳性体征。晚期梅毒以亚急性或慢性起病者，以颅底脑膜炎常见，颅神经Ⅱ、Ⅲ、Ⅳ、Ⅴ、Ⅵ、Ⅷ受累多见。脑脊液循环通路受阻可导致阻塞性或交通性脑积水。此型神经梅毒症状可自行消退。

脑脊液检查可见压力增高，细胞数增高到 500×10^6/L 左右，蛋白含量增高超过 100mg/dl，糖降低，但通常不低于 25mg/dl。血及脑脊液的梅毒血清学试验 STS 呈阳性。

3. 脑膜血管梅毒（cerebralvascular neurosyphilis）

多在感染后 5～10 年发病，表现为软脑膜和蛛网膜弥漫性炎症，以及大中小血管灶性或广泛的动脉闭塞。最常见的是累及中等动脉的脑梗死，多在亚急性脑炎或脑膜炎的前驱症状（头痛、人格改变等）之后出现症状，症状可在数天内逐渐加重，而不似一般脑血管病的卒中样起病。体征取决于受累血管，可出现偏瘫、偏身感觉障碍、偏盲、失语等临床表现，也可出现癫痫、脑积水和颅神经麻痹。

4. 麻痹性神经梅毒（paretic neurosyphilis）

也称作麻痹性痴呆或梅毒性脑膜脑炎。此型神经梅毒一般于初期感染后 10～30 年发病，发病年龄以 35～45 岁多见，男性多于女性，大多隐袭起病。临床特征为进行性痴呆和神经损害征象为主，表现为记忆减退、判断力减低和情绪不稳。早期表现为性格改变，焦虑不安、易激动或抑制退缩，不修边幅，欣快和夸大妄想常较突出，时间及空间定向力障碍，记忆力、计算力、认知能力减退日趋严重，逐渐发展为痴呆。随着精神症状加重的同时，可见阿—罗瞳孔（Argyll-Robertson pupils）。约 2/3 患者出现细小或粗大的震颤，以面肌和舌肌受累多见，腱反射亢进，病理征阳性，此外还可并发卒中样发作和癫痫。如症状继续进展，最终发展为痴呆状态、痉挛性瘫痪或去皮质状态。如不治疗，存活期仅 3～5 年。

5. 脊髓痨（tabes dorsalis）

也称作运动性共济失调，病变以脊髓后索和后根为主。表现为肢体触电样剧烈疼痛、腱反射消失、进行性共济失调、深感觉障碍、括约肌功能障碍，男性患者阳痿常见。其中以下肢腱反射消失、深感觉减退和阿—罗瞳孔最突出。94％的脊髓痨患者瞳孔不规则，双侧不等大，对光反射迟钝。其中48%呈阿—罗瞳孔，表现为瞳孔对光反射消失而辐辏运动时瞳孔可缩小。

其他临床表现还有消瘦、肌张力减低、视神经萎缩和其他颅神经损害，营养障碍，出现Charcot关节和足部穿通性溃疡，肠道、膀胱以及生殖系统症状亦常见，部分患者可出现内脏危象。胃危象表现为阵发性上腹部剧痛和持续性呕吐，膀胱危象表现为下腹部疼痛和尿频等。

脊髓痨本身很少导致死亡，而无张力性膀胱可导致泌尿系感染甚至死亡。疾病进程可自行停止或经治疗后得到控制，但剧痛和共济失调可持续存在。

6. 先天性神经梅毒（congenital neurosyphilis）

梅毒螺旋体在怀孕4～7个月可由母亲传给胎儿。随着梅毒检测和治疗技术的发展，先天性神经梅毒的发生率逐渐降低，目前少见。其临床表现与成人各型神经梅毒综合征相似，但脊髓痨少见，其他表现还包括脑积水和Hutchinson三联征（间质性角膜炎、牙齿改变和听力丧失）。

【辅助检查】

1. 一般检查

脑脊液细胞数升高，一般在100×10^6/L以下，以淋巴细胞为主；蛋白含量升高，而糖含量减低或正常。γ球蛋白升高，寡克隆区带阳性，但所有这些检查均无特异性。

2. 影像学检查

头颅CT、MRI检查可见脑萎缩、脑室扩大等，增强扫描可见脑膜强化。

3. 病原学检查

非螺旋体抗体检测试验：梅毒的辅助检查主要为梅毒血清学检查（serologic test of syphilis，STS）。STS主要检测两种抗体。非螺旋体抗体主要针对心磷脂、卵磷脂和胆固醇复合物，是Wasserman补体结合试验、更灵敏的Kolmer试验、性病检查试验（Venereal Disease Research Laboratory，VDRL）及快速血浆抗体试验（rapid plasma reagin，RPR）等检测的基础。RPR 不适用于脑脊液检测。

螺旋体抗体检测试验：另一特异性更高的检测是荧光密螺旋体抗体（fluorescent treponemal antibody FTA）试验。主要有螺旋体固定试验（TPI）和荧光螺旋体抗体吸附试验（FTA-ABS）。血浆 FTA-ABS 检测阳性高度提示梅毒诊断，但却不能反应疾病活动性。另外，该试验高度灵敏，在 1ml 脑脊液中混有 0.8μl 血即可呈阳性，因此不适用于脑脊液检查。

基因检测：还可采用聚合酶链反应（PCR）检测梅毒核酸，但未大范围开展。

【诊断】

神经梅毒的临床诊断必须同时满足以下 4 点：①先天或后天感染史；②临床表现符合神经梅毒；③血中梅毒螺旋体抗体滴度异常；④脑脊液中非螺旋体抗体试验阳性。四点全部符合，方可确诊神经梅毒。

【鉴别诊断】

神经梅毒侵犯部位广泛，脑实质、脑脊髓膜、脊髓、周围神经以及脑血管等均可受累，临床应注意与各种类型的脑膜炎、脑炎、脑血管病、痴呆、脊髓或周围神经病鉴别。病史和病原学检查有助于鉴别。

【治疗】

神经梅毒的治疗应从早期梅毒开始，首选青霉素治疗。

1. 病原学治疗：

早期梅毒治疗方案较简单，卞星青霉素 G 240 万单位，每日肌内注射，10 天为一疗程，间隔 2 周再重复一个疗程。

卞星青霉素 G 对神经梅毒疗效差，推荐使用水溶性青霉素 G1200 万或 2400 万 U 每天，连用 10～14 天为一疗程。或者给予 240 万 U 每日肌注，配合丙磺舒口服，0.5 克，每日 4 次。丙磺舒可通过减少肾排泄而增强青霉素的血清效价比。在青霉素治疗的前一天，口服泼尼松，每次 5～10mg，每日 4 次，连续 3 天，可有效防止治疗过程中由于螺旋体大量死亡而导致的机体过敏反应（Jarisch-Herxheimer 反应）。

对于青霉素过敏者，可给予强力霉素 300mg/天，分次口服，连续治疗 30 天，或使用红霉素，每次 500mg 口服，每日 4 次，连用 30 天。另外，三代头孢菌素也可用于治疗神经梅毒，但经验不多。

患者须在治疗后的 1、3、6、12、18、24 个月复查血及脑脊液，直到血清学检查转阴；2 年后，每年复查血及脑脊液，如有阳性发现，重复治疗，直到连续 2 次脑脊液常规、生化检查正常，梅毒试验阴性。治疗失败率不足 4%。

以下情况认为治疗失败，须重复治疗：①临床症状持续存在；②VDRL 显示抗体呈 4 倍升高；③一期梅毒治疗 1 年后或二期梅毒治疗 2 年后 VDRL 试验仍为阳性。一般认为只有当早期梅毒治疗 2 年后脑脊液仍然正常者，才有可能控制神经梅毒发病。

2. 对症治疗：

卡马西平可用于疼痛的治疗。阿托品、胃复安、吩噻嗪类对内脏危象有效。其他对症治疗有抗癫痫治疗、抗精神症状治疗以及骨关节保护治疗等。

二、莱姆病

【疾病概论】

1. 定义：

莱姆病（Lyme Disease）是由伯氏疏螺旋体（*Borrelia burgdorferi*）感染所致的一种传染性疾病。伯氏疏螺旋体为革兰阴性病原体，对潮湿和低温条件抵抗力强，一般的灭菌处理即可杀死。

2. 流行病学

莱姆病的传播媒介为蜱，鹿和鼠是蜱的宿主。本病主要在硬蜱活动区域传播，有一定的地域特点，多为潮湿山区、林区或湿润的草地。在美国康涅狄格州莱姆地区，人群抗体阳性率大约4%。在20世纪初，欧洲医生就描述了该病的临床表现，并认为与硬蜱叮咬有关，在美国医生分离并鉴定了该螺旋体后，本病才被认为是感染性疾病。好发年龄为儿童5～14岁，成人30～49岁，多有野外工作或活动史。我国在黑龙江、安徽和新疆等地曾有过小范围的流行。

3. 发病机制

当人接触成虫蜱时可感染伯氏疏螺旋体，但由蜱的若虫传播给人最常见。人体被带菌蜱叮咬后，伯氏疏螺旋体随唾液进入人的皮肤，经3～30天潜伏期后进入血液，此时机体产生针对伯氏疏螺旋体鞭毛蛋白的抗体IgG和IgM，进而诱发机体的特异性免疫反应，从而造成多系统损害，受累系统包括皮肤、关节、心脏、肾、神经系统等。

4. 病理

莱姆病的病理主要为全身多系统的炎性改变。

病原体：在皮肤损伤部位、关节周围组织可检测到疏螺旋体。

炎性改变：皮肤、关节、眼睛等部位呈充血、渗出等炎性改变，镜下可见血管和周围组织有淋巴细胞、浆细胞浸润。

神经系统改变：脑和脊髓实质内细胞肿胀，小血管周围炎细胞浸润，并伴有血管增生，血管壁增厚。颅神经和脊神经轴索和髓鞘破坏，胶原纤维增生。全身淋巴结肿大。

【临床表现】

本病从临床表现和时间上可分为三期

1. 第一期：通常为蜱叮咬后3～32天发病，以游走性环形红斑为主要表现，红斑中心为蜱叮咬处。随后可出现小一些的第二批环形红斑伴中心硬结。本期可出现发热、头痛、肌痛、颈僵、甚至颅神经麻痹（几乎总是面神经麻痹），但通常脑脊液检查正常。环形红斑通常3～4周后消退。

2. 第二期：在环形红斑出现后数周转入第二期，本期神经系统表现和心脏症状突出。心脏情况通常为传导阻滞，也可出现心肌炎、心包炎伴左室功能不全；神经系统主要为脑膜炎表现，如头痛、颈僵、发热等，多发或单发脊神经根炎多见，表现为严重的根痛症状和局灶性力弱；颅神经（通常Ⅶ神经）受累常见。多神经炎或多发单神经炎也可出现。神经系统表现出现之前也可无游走性环形红斑或明确的蜱叮咬史。

3. 第三期：本期的特征性表现是慢性关节炎，伴 HLA-DR2 抗原阳性。通常在初次感染后数月出现，也可与神经系统症状同时出现。关节炎可能是自身免疫性疾病，虽然没能从关节腔积液中分离出螺旋体，但抗生素治疗有效。

【辅助检查】

血常规正常，血沉快，脑电图改变一般无特异性，脑脊液检查初期正常，数周后细胞数升高，淋巴为主，蛋白升高，寡克隆区带阳性，而 MBP 通常阴性。血和脑脊液中偶尔可分离到病原体，采用 ELISA 或免疫荧光抗体试验可发现血和脑脊液中螺旋体特异性抗体 IgG 和 IgM 滴度升高，对诊断有重要意义。IgG 和 IgM 滴度以 1∶64 以上为阳性，90％以上患者在 1∶128 以上。头部 CT 和 MRI 检查可发现白质内异常信号。

【诊断】

诊断依据典型的流行病学资料、临床表现和血清学检查综合判断。血或脑脊液中分离到伯氏疏螺旋体或特异性抗体阳性均有助于确诊。

【鉴别诊断】

本病累及范围广泛，包括皮肤、关节、心脏等，应注意与风湿、类风湿、结缔组织病、回归热等鉴别；神经系统表现应与其他类型脑膜炎、多发性或单发性神经根神经炎、周围神经病、面神经炎、多发性硬化等鉴别。血清或 CSF 中特异性抗体检测有助于鉴别。

【治疗】

1. 病因治疗：

（1）抗生素：早期出现游走性环形红斑时，可给予青霉素、强力霉素、阿莫西林、克拉霉素等治疗，四环素和阿奇霉素也可使用。青霉素一般每日 2000 万 U，分次静点，疗程 10 天。对于有神经系统表现者，通常给予三代头孢菌素静点，如头孢曲松钠、头孢呋辛酯等，从大部分临床观察看，疗程 2～3 周足够。抗生素的使用将神经症状的持续时间由平均 30 周缩短到 7～8 周。

(2) 疫苗：美国 FDA 已批准一个针对伯氏疏螺旋体的疫苗，该疫苗对抗螺旋体外表面蛋白 A（OspA），第二个针对相同抗原的疫苗也在审批中。这两个疫苗都需要进行三次接种，有 80%保护作用。单次接种后的保护时期不能明确，接种对象主要为在蜱流行区从事户外工作的人群，12 岁以下儿童不推荐使用。

2. 对症治疗：对有心脏和神经系统损害额患者，可以短期使用激素治疗。

三、神经系统钩端螺旋体病

【疾病概论】

1. 定义

钩端螺旋体病（Leptospirosis）是由一组不同类型的钩端螺旋体感染所导致的急性传染病。神经系统钩端螺旋体病是由于感染各种不同类型的致病钩端螺旋体所致，是钩端螺旋体病中以神经系统表现为主的病变分型。

2. 流行病学

本病是一种人畜共患病，主要在热带和亚热带流行。接触带菌动物的组织、尿液或接触被污染的地面积水、油、蔬菜等可被感染。对于患此病的孕妇，钩端螺旋体还可经过胎盘感染胎儿。发病季节主要集中在夏秋季（6～10 月份）水稻收割期间，常以 8～9 月份为高峰，青壮年农民发病率较高。在气温较高的地区，终年可见散发病例。

3. 病因和发病机制

钩端螺旋体菌体长 4～20μm，两端呈钩状。有 18 个血清型，包括170多个血清变异型。传染源为野生动物和家畜及猫、狗等，人接触带菌动物或被污染的水源后，钩端螺旋体会通过皮肤、黏膜、消化道、呼吸道和生殖系统进入人体，其对人体的损伤包括病原体增殖所造成的直接损伤和引发机体免疫反应所致的间接损伤。

4. 病理

本病的主要病变是脑底多发性动脉炎及其所引起的脑实质损害。病变主要累及脑底动脉环各分支，以大脑中动脉及大脑前动脉病变最重，病变呈跳跃性节段性分布。在基底节及其邻近脑实质内可见毛细血管及小静脉明显扩张充血，镜下见受累动脉早期为全动脉炎，晚期受累动脉内膜增厚，可引起血管管腔狭窄甚至闭塞。管壁有少量炎性细胞浸润。血管壁内可检测到钩端螺旋体。病变血管周围毛细血管代偿增生呈异常血管网。此外，还可见脑膜增厚。

【临床表现】

1. 急性期：症状通常在接触病原后1～2周突然出现，表现为寒战、高热、肌痛、头痛、假性脑（脊）膜炎等，胃肠道症状有恶心、呕吐、食欲减退、腹泻等，可出现咳嗽和胸痛，心脏表现有心动过缓和低血压，眼球结膜充血是典型症状，但不持续。还可出现咽部充血、皮肤出血或斑丘疹，肝、脾大，淋巴结肿大等。本期为菌血症期，在脑脊液中可分离到病原体。

2. 第二期：通常在急性期症状明显缓解后出现第二个症状高峰，初期症状再次出现，并可伴有脑膜炎体征。脑炎、脊髓炎、视神经炎、周围神经炎等也可出现，但较少见。在第二期，抗钩端螺旋体和免疫复合物抗体IgM出现，此期不能分离到病原体，因此临床表现被认为是免疫介导所致。

【辅助检查】

血中性粒细胞和嗜酸性粒细胞增高，补体结合实验和凝集试验阳性，钩端螺旋体培养阳性；急性期血和脑脊液中可分离到病原体；脑脊液细胞数在急性期不高，在第二期才升高，通常从10个到数百个或更多，早期以中性粒细胞为主，随后单核细胞占多数；蛋白定量一般超过100mg/dl。暗视野中查找血、尿、CSF中钩端螺旋体不可靠，血清学检查可确诊，但直到第二期才能检测到抗体。

【诊断及鉴别诊断】

本病的诊断主要依据以下几点：流行病学资料、菌血症状、多脏器受损表现、以及特异性检查包括用已知抗原检测抗体如特异性抗体检测、补体结合实验、炭凝集试验等和用已知抗体检测抗原等，病原体培养、从血、脑脊液分离螺旋体等。脑血管造影可显示血管狭窄或闭塞。

本病应与脑炎、脑膜炎、感染性脑动脉炎等鉴别。

【治疗】

多种抗生素对钩端螺旋体都有效，首选大剂量青霉素治疗，青霉素过敏者可应用庆大霉素、氯霉素等。可适当给予激素治疗。

参考文献

[1] 吴江主编．神经病学．北京：人民卫生出版社，2005

[2] 王德炳主译．哈里森内科学．15 版）．北京：人民卫生出版社，2003

[3] Hauser SL. HARRISON'S Neurology in Clinical Medicine（16th Edition），2005.

[4] 王维治主编．神经病学．5 版）．北京：人民卫生出版社，2004.

[5] Stoner BP. Current controversies in the management of adult syphilis. Clin Infect Dis. 2007 Apr 1；44 Suppl 3：S130-46

（脱厚珍）

第六节　脑囊虫病

【疾病概论】

1. 定义

脑囊虫病（cerebral cysticercosis）系猪肉绦虫的幼虫（囊虫或囊尾蚴）寄生于脑内引起的一种疾病，为中枢神经系统最常见的寄生虫病。

2. 流行病学

从世界分布看，脑囊虫病常见于热带和不发达地区，如墨西哥、中南美洲、东南亚、中国和印度。在我国以东北、华北地区多见，西北地区及云南省次之，长江以南少见。

3. 病因及发病机制

人既是猪肉绦虫的终宿主（猪肉绦虫病），也是中间宿主（囊虫病）。囊虫病是因食入猪肉绦虫卵所致。吞食猪肉绦虫卵为主要传播途径，其方式有：①异体感染，因摄入污染绦虫卵的食物而感染；②自身感染，包括两种方式，即内源性自身感染和外源性自身感染。前者是指猪肉绦虫病患者因恶心、呕吐使绦虫孕节反流入胃，虫卵在胃、十二指肠被消化液作用，六钩蚴逸出而致感染；后者是指因患者的手被自己粪便中的绦虫卵污染而食入胃中所致的感染。经由多种途径进入胃的绦虫卵，在十二指肠中孵化成囊尾蚴，钻入肠壁经肠膜静脉进入体循环和脉络膜而进入脑实质、蛛网膜下腔和脑室系统，以及随意肌和视网膜、玻璃体等部位，引起各种脑、肌肉和眼部损害。

囊尾蚴引起脑病变的发病机制主要有：①囊尾蚴对周围脑组织的压迫和破坏；②作为异种蛋白引起的脑组织变态反应与炎症；③囊尾蚴阻塞脑脊液循环通路引起颅内压增高。

4. 病理

囊尾蚴的囊内含有清亮的囊液，并有偏心存在的头节，囊的直径为4～5mm，囊壁厚0.05～0.1mm，头节大小约2～3mm，囊虫数目不一，可累及脑实质、脑室、脑膜或同时受累，多呈圆形。脑实质内囊虫多位于大脑灰白质交界区。位于脑室内囊虫可单发或多发，多位于第四脑室，直径可达3～4cm，易堵塞脑室通路，造成颅内压增高，并释放毒素刺激脉络从增加脑脊液的分泌而致脑积水。累及脑膜者多散在于软脑膜和蛛网膜下腔，常位于脑底池和外侧裂池，形状较大，直径最大可达5cm。造成粘连，影响脑脊液循环。囊虫如位于蛛网膜下腔，囊虫吸附于脑室壁，可致颗粒性室管膜炎，相邻部位胶质增生。软脑膜同时受累，逐渐出现交通性脑积水。蛛网膜炎可致血管炎，形成腔隙梗死。如大动脉受累，则可形成大的梗死。

【临床表现】

脑囊虫病多见于青壮年。男多于女男女病例约为2～5：1，脑囊虫病发病率颇高，约占囊虫病的80％以上，临床症状极为复杂多样，主要取决于虫体寄生的位置、范围、数量、囊尾蚴生活状态、周围组织反应的改变、血液循环至脑脊液循环障碍的程度。通常有三大症状：癫痫、颅内压增高及精神障碍。据其临床表现可分为以下几种临床类型：

1. 癫痫型：最多见。以癫痫发作为其突发症状，发作类型常见的有全身性强直阵挛发作（大发作）及其连续状态，部分性运动发作和复合性部分性发作（精神运动性发作）等，一个病人可有两种以上发作形式。发作多于出现皮下囊虫结节半年之后，亦可于多年后始有发作。

2. 颅内压增高型：主要表现有头痛、呕吐、视力减退、视乳头水肿及脑脊液压力增高等突出症状，可伴有癫痫发作、意识障碍甚至昏迷。如出现偏瘫、偏盲、失语等局限性神经体征可称为类脑瘤型。少数患者在当头位改变时突然出现剧烈眩晕、呕吐、呼吸循环功能障碍和意识障碍，称Brun综合征，系囊虫寄生于脑室内的征象，是为脑室型。另一部分病人脑室造影可发现颅底蛛网膜粘连，造成脑积水。

3. 癫痫合并高颅压型：癫痫发作合并颅内压增高症状。

4. 精神障碍型：以精神错乱、幻听、幻视、语言障碍等为突出症状，严重者可产生痴呆。

5. 癫痫合并高颅压及精神障碍型：癫痫发作、高颅压及精神障碍三种症状并存。

6. 脑膜脑炎型：系囊虫刺激脑膜和脑弥散性水肿所致。急性或亚急性起病，主要表现为头痛、呕吐，发热，还常同时有精神障碍，颈项强直、脑膜刺激征阳性，脑脊液有炎性改变。

7. 神经症型：失眠、多梦、紧张、头晕、烦躁不安、情绪不稳、记忆力减退、工作能力下降。客观检查 CT、MRI 证实脑部有囊虫寄生，血或脑脊液免疫学检查阳性。

8. 脑卒中型：类似缺血性脑卒中或短暂脑缺血发作，表现偏瘫、失语、感觉障碍等。

9. 假脑瘤型：表现为缓慢进展的头痛、抽搐、瘫痪。

10. 隐匿型：临床无症状，CT 或 MRI 或经手术证实脑实质有活囊虫。

11. 脊髓型囊虫病：脊髓型囊虫病临床上较少见，囊虫在椎管内压迫脊髓而引起类似前角灰白质炎或侧索硬化的症状。

【实验室及辅助检查】

1. 血常规

白细胞总数多正常，嗜酸性粒细胞升高，可达15％～50％。

2. 脑脊液

压力升高，白细胞数可正常或轻度增加，且嗜酸性粒细胞占优势，蛋白定量正常或轻度升高，糖、氯化物正常。

3. 免疫学检查

ELISA、间接血凝试验及补体结合试验检测血清和/或脑脊液囊虫 IgG 抗体对诊断本病有定性意义，以 ELISA 法敏感性和特异性最高。

4. 脑电图

主要在额、中央、顶、颞区出现较多量的不规则混杂慢波，有癫痫发作者可描记出尖波、棘波、棘慢综合波等。癫痫型患者阳性率较高，另外对监测观察治疗效果及判定预后疗效有一定的价值。

5. 头颅 CT

典型影像有单发或多发圆形低密度灶，0.5～1.5cm 大小，可见头节，或多发高密度灶，大小同前；强化后呈单或多结节或点环状病灶。脑表面或脑池内葡萄状囊肿，脑室内为囊性病灶。

6. 头颅 MRI

对本病诊断有非常重要意义，可清晰反映囊虫所在部位、病程和数目。可分为脑实质型、脑室型、脑膜型和混合型四种。

1）脑实质型：根据脑囊虫发育的不同阶段的病理变化，可分为活动期、蜕变死亡期、非活动期和混杂期。①活动期 MRI 表现为脑实质内多个散在分布的小圆形或卵圆形长 T1 长 T2 囊状信号，囊壁较薄，囊壁内偏于一侧可见一点状头节，FLAIR 像头节显示清晰，Gd-DTPA 增强扫描见囊壁及头节轻度增强；②蜕变死亡期表现为稍长 T1 稍长 T2 异常信号，增强后明显环状增强，病灶周边可见水肿区无增强，此期头节消失，囊壁变厚，周围水肿加剧；③非活动期指囊虫钙化，表现为 T1、T2 加权像均为低信号，增强后病灶不增强或轻度环状增强；④混杂期为上述 3 期病灶合并存在。

2）脑室型：虫体较大，囊壁较薄，呈长 T1 长 T2 异常信号，FLAIR 像囊壁及头节显示清晰，常伴有梗阻性脑积水。

3）脑膜型：表现为脑表面或脑池内葡萄串囊状信号影。增强后可见软脑膜或纤维分隔轻度增强或不增强。

4）混合型：以上各型混合存在。

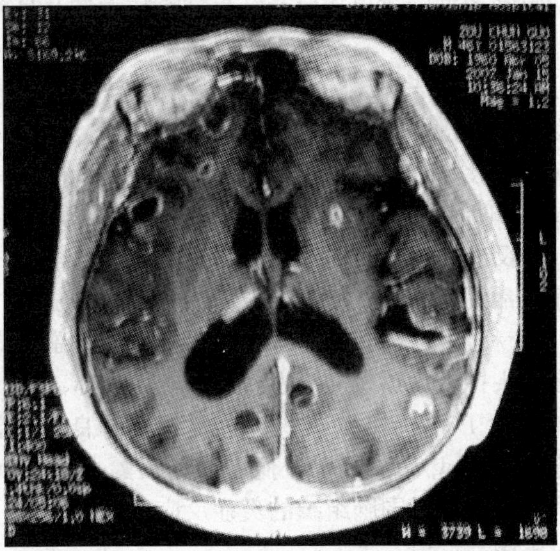

图 3-6-1　脑囊虫病头颅 MRI 增强

（首都医科大学附属北京友谊医院　郭燕军提供）

【诊断】

脑囊虫病诊断标准：①有相应的临床症状和体征，如癫痫发作、颅内压增高、精神障碍等脑部症状和体征，基本上排除了需与之鉴别的其他疾病；②免疫学检查阳性（血清和/或脑脊液囊虫IgG抗体或循环抗原CAg阳性）；脑脊液常规生化正常，或有炎性改变，白细胞增高，特别是嗜酸性粒细胞增多；③头颅CT或MRI显示囊虫影像改变；④皮下、肌肉或眼内囊虫结节，经活检病理检查证实为囊虫者；⑤患者来自绦囊虫病流行区，粪便有排绦虫节片或食“米猪肉”史，可作为诊断的参考依据。

凡具备4条以上者即可确诊；或者具备1、2、3或1、2、5或1、3、5条者亦可确诊。

【鉴别诊断】

多发囊虫病变应与多发性脑转移瘤、多发性腔隙性脑梗死及中枢神经系统结核鉴别；孤立脑囊虫应与巨大单发蛛网膜囊肿或脑脓肿鉴别；脑膜脑炎型脑囊虫病应与结核性、病毒性及真菌性脑膜脑炎鉴别。

【治疗】

1. 病因治疗　常用的药物有：

1）丙硫咪唑：广谱抗蠕虫药物。作用机制可能与其抑制虫体对糖原的吸收和抑制丁烯二酸还原酶有关。疗效确切，显效率达85%以上，副反应轻，为目前治疗脑囊虫病的首选药物。现多采用多疗程治疗，常用剂量为每日15～20mg/kg·d，连服10天。脑型患者3～5疗程，疗程间隔2～3个月。常见的毒副反应有皮肤瘙痒、荨麻疹、头昏、发热、癫痫发作和颅内压增高。

2）吡喹酮：广谱抗蠕虫药物，对囊虫亦有良好的治疗作用。常用的剂量为180mg/kg，3天分服。服药后囊虫可出现肿胀、变性及坏死，导致囊虫周围脑组织的炎症反应及过敏反应，严重者甚至发生颅内压增高危象。

3）甲苯咪唑：常用的剂量为100mg，3次/d，连续三天，常见的毒副反应有腹痛、腹泻、皮肤瘙痒和头痛等。

4）治疗中应注意的几个问题：①脑囊虫病病人必须住院治疗；②囊虫病合并猪肉绦虫病者，通常先驱绦治疗，以免发生严重反应而影响囊虫病的治疗；③杀虫治疗前务必检查有无眼囊虫病，如有眼囊虫病，务必先行眼科手术治疗摘除囊虫，因杀虫治疗过程中囊虫死亡所引起的过敏、免疫反应可致失明；④为了减免杀虫治疗过程中囊虫在体内大量死亡所引起的过敏反应，应酌情应用肾上腺皮质激素等；⑤根据病情脱水降低颅内压治疗，如发生严重颅内增高，除及时停用抗囊虫药物及脱水、抗过敏处理外，还可应用颞肌下减压术，以防止颅内压增高危象。

2. 对症治疗

癫痫型脑囊虫病根据癫痫发作类型选择抗癫痫药物。不能简单地以癫痫症状存在作为持续应用抗囊虫治疗的依据，若临床和影像学检查显示病原学治愈时，停用抗囊虫治疗，仅采用抗癫痫治疗。

3. 手术治疗

确诊为脑室型者应手术治疗。其次，对颅内压持续增高，神经系统体征及 CT 证实病灶十分局限的患者亦可考虑手术治疗。

4. 驱绦虫治疗

对肠道仍有绦虫寄生者，为防止自身再次感染，应行驱绦虫治疗。常用的药物为南瓜子、槟榔，服药后应予泻药一次以排出节片及虫卵，应注意检查头节是否排出。

【预防】

脑囊虫病的传染源是猪肉绦虫患者，故预防囊虫病的首要措施是根治猪肉绦虫患者，以预防他人和自身感染囊虫病。

附　脑囊虫病病例

【病例精选】

患者×××，男性，47 岁，河北农民。主因发作性意识丧失伴抽搐 2 年、智能减退半年入院。

患者近 2 年发作性意识丧失伴肢体抽搐，口吐白沫，二便失禁，每次3～5分钟，可自行缓解，2～3次/月，未予诊治。近半年发作频繁，10～15次/月。家人发现患者反应迟钝，记忆力减退，交流日渐困难，生活自理能力差，近1个月间断低热，头痛，未呕吐。为进一步诊治收入院。

既往史：有可疑食“米猪肉”史。否认心脏疾病、高血压病、糖尿病、肝炎、结核等病史。家族史无特殊。

查体：T：37.5℃，P：90次/分，R：18次/分，BP：135/90mmHg。神志清楚，言语欠流利，淡漠、反应迟钝，定向力、计算力、记忆力均减退。双侧瞳孔等大同圆，眼球活动各向正常，对光反射灵敏，无面部感觉障碍，双侧额纹对称，鼻唇沟等深，听力粗测正常，咽反射存在，伸舌居中。四肢肌力5级，肌张力正常，左侧指鼻试验略欠稳准，深浅感觉检查欠配合，腱反射对称存在，病理反射（-），颈强直，三横指，双克氏征（+）。四肢皮下可扪及数个皮下结节，直径0.5～1cm，质硬，活动度良好，无压痛。

辅助检查

血常规：WBC 11.4×109/L，嗜酸性粒细胞15%

脑脊液：压力240mmH_2O，WBC 40×10^6/L，RBC 0；蛋白1.2g/L，糖、氯化物正常；

血清囊虫抗体ELISA检测阳性，OD值1.42。

脑脊液囊虫抗体ELISA检测阳性，OD值1.99。

头颅MRI平扫及增强：双侧大脑半球可见多发异常信号，T_1WI为低信号，T_2WI为高信号，病变周围有不同程度水肿，脑室不大，增强后脑内病变为环形强化，病变主要位于颞叶、顶叶、枕叶，部分病灶内可见明确头节征象。

【病例分析】

1. 病例特点

（1）中年男性，河北农民，慢性起病，进行性加重，有可疑食“米猪肉”史。

（2）癫痫发作2年，智能减退半年，近1个月间断低热伴头痛，未呕吐。

(3) 查体：神志清楚，言语欠流利，淡漠、反应迟钝，定向力、计算力、记忆力均减退。颅神经大致正常。四肢肌力、肌张力正常，左侧指鼻试验略欠稳准，脑膜刺激征阳性。四肢皮下可扪及数个皮下结节，直径0.5～1cm，质硬，活动度良好，无压痛。

辅助检查：血常规嗜酸性粒细胞明显升高；脑脊液压力240mmH_2O，WBC 40×10^6/L，蛋白1.2g/L；血清及脑脊液囊虫抗体ELISA检测阳性；头颅MRI平扫及增强：提示脑囊虫病。

2. 诊断和诊断分析

(1) 诊断：脑囊虫病混合型（癫痫型、脑膜炎型、精神障碍型、高颅压型）

定位分析：

查体：神志清楚，言语欠流利，淡漠、反应迟钝，定向力、计算力、记忆力均减退。左侧指鼻试验略欠稳准，脑膜刺激征阳性。结合头颅MRI，定位于广泛大脑皮层、脑膜及左侧小脑。

定性分析：中年男性，河北农民，慢性起病，进行性加重。近2年反复癫痫发作，智能减退半年，近1个月间断低热伴头痛。有可疑食“米猪肉”史。查体：神志清楚，言语欠流利，淡漠、反应迟钝，定向力、计算力、记忆力均减退。左侧指鼻试验略欠稳准，脑膜刺激征阳性。辅助检查：血常规嗜酸性粒细胞明显升高；脑脊液压力高，WBC、蛋白升高；血清及脑脊液囊虫抗体检测阳性；头颅MRI提示脑囊虫病，故诊断考虑为脑囊虫病混合型（癫痫型、脑膜炎型、精神障碍型、高颅压型）。定位于广泛大脑皮层、脑膜及左侧小脑。

(2) 鉴别诊断：

脑转移瘤：也可以继发性癫痫、颅内多发病灶为首发临床表现；但多有原发肿瘤病灶，脑脊液多无炎性改变，头颅MRI多有明显水肿，明显强化等。本患者脑脊液有炎性改变，囊虫免疫学检测阳性，四肢皮下可扪及皮下结节（囊虫结节），故可除外。

结核性脑膜炎：多有慢性结核中毒症状如发热盗汗等，头痛症状比较突出，脑脊液白细胞数较高，蛋白明显升高，糖、氯化物明显降低，影像学可见脑实质、脑膜病变。本患者脑脊液白细胞数、蛋白相对较低，糖、氯化物正常，囊虫免疫学检测阳性，故可除外。

3. 诊疗计划

病因治疗：丙硫咪唑 20mg/kg·d，连服 10 天，因本患临床表现复杂，头颅 MRI 提示颅内囊虫感染量大，预计杀虫治疗 3～4 疗程；

对症治疗：①脱水降低颅内压，防止颅内压增高危象；②应用肾上腺皮质激素（地塞米松 7.5mg，tid）降低杀虫治疗所引起的过敏反应；③抗癫痫治疗：患者为癫痫大发作，首选丙戊酸钠治疗。

杀虫治疗前注意事项：①杀虫治疗前请眼科会诊，除外眼囊虫病；②便查虫卵除外合并猪肉绦虫病。

4. 住院经过及其转归

该患者入院后经 10 天系统治疗，体温正常，头痛减轻。经治疗 3 疗程后，癫痫发作次数明显减少，认知水平明显改善，皮下结节消失。第三次住院复查腰穿脑脊液压力、常规、生化大致正常。复查头颅 MRI 病灶明显减少，但出现幕上脑室扩张。考虑本患也有脑室内囊虫。

5. 小结

患者中年男性，河北农民，慢性起病，进行性加重。以癫痫发年作 2，智能减退半年，间断低热伴头痛 1 个月入院。有可疑食“米猪肉”史。查体：神志清楚，言语欠流利，淡漠、反应迟钝，定向力、计算力、记忆力均减退。左侧指鼻试验略欠稳准，脑膜刺激征阳性。辅助检查：血常规嗜酸性粒细胞明显升高；脑脊液压力高，WBC、蛋白升高；血清及脑脊液囊虫抗体检测阳性；头颅 MRI 提示脑囊虫病，故诊断考虑为脑囊虫病混合型（癫痫型、脑膜炎型、精神障碍型、高颅压型）。定位于广泛大脑皮层、脑膜及左侧小脑。住院后予以系统杀虫治疗 3 疗程及对症治疗，病情好转。

6. 重点讨论

（1）诊断标准：①有相应的临床症状和体征，如癫痫发作、颅内压增高、精神障碍等脑部症状和体征基本上排除了需与之鉴别的其它疾病；②免疫学检查阳性（血清和/或脑脊液囊虫 IgG 抗体或循环抗原 CAg 阳性），脑脊液可有炎性改变，白细胞增高，特别是嗜酸性粒细胞增多；③头颅 CT 或 . MRI 显示囊虫影像改变；④皮下、肌肉或眼囊结，经活检病理检查证实为囊虫者；⑤患者来自绦囊虫病流行区，粪便有排绦虫节片或食“米猪肉”史，作为诊断的参考依据。

（2）鉴别诊断：脑囊虫病应与多发性脑转移瘤、结核真菌性脑膜脑炎鉴别。孤立脑囊虫应与巨大单发蛛网膜囊肿或脑脓肿鉴别。特别要注意应结合病史、免疫学检测结果进行诊断和鉴别诊断。

（3）治疗中应注意的几个问题：①脑囊虫病病人必须住院治疗；②囊虫病合并猪肉绦虫病者，通常先驱绦治疗，以免发生严重反应而影响囊虫病的治疗；③杀虫治疗前务必检查有无眼囊虫病，如有眼囊虫病，务必先行眼科手术治疗摘除囊虫，因杀虫治疗过程中囊虫死亡所引起的过敏、免疫反应可致失明；④为了减免杀虫治疗过程中囊虫在体内大量死亡所引起的过敏反应，应酌情应用肾上腺皮质激素等；⑤根据病情脱水降低颅内压治疗，如发生严重颅内增高，除及时停用抗囊虫药物及脱水、抗过敏处理外，还可应用颞肌下减压术，以防止颅内压增高危象。

参考文献

[1] 甘绍伯．全国囊虫病学术研讨会会议纪要．中国寄生虫病防治杂志，2002，18（1）：134.

[2] 蒲传强，吴卫平，朗森阳．神经系统感染免疫病学．北京：北京科学技术出版社，2003.

[3] 吴恩惠，戴建平，张云亭．中华影像医学．中枢神经系统卷．北京：人

民卫生出版社，2004.
[4] 李梦东，王宇明．实用传染病学．3 版）．北京：人民卫生出版社，2004.
[5] 贺联印，许炽彪．热带医学．2 版）．北京：人民卫生出版社，2004.

（郭燕军）

第四章　中枢神经系统脱髓鞘疾病

中枢神经系统脱髓鞘疾病是病因不同、临床表现复杂但具有共同的病理特征的一大类疾病。其病理特征是中枢神经内神经纤维的髓鞘脱失而轴突和神经元胞体相对甚少受累，故主要累及脑和脊髓的白质。根据病因、生化和病理特点分为遗传性和获得性两种。遗传性主要指脑白质营养不良，是遗传原因导致髓鞘形成障碍，不能正常发育，此种儿童多见。例如：异染性白质营养不良、球状细胞白质营养不良、肾上腺白质营养不良等。获得性又分为原发性脱髓鞘疾病和继发性脱髓鞘疾病。原发性脱髓鞘疾病包括多发性硬化、视神经脊髓炎、急性播散性脑脊髓炎、急性出血性白质脑炎、弥散性硬化、同心圆硬化等。继发性脱髓鞘疾病主要是理化因素、缺血缺氧、感染性以及营养障碍所致，如放射性白质脑病、皮层下动脉硬化性脑病、进行性多灶性白质脑病及脑桥中央髓鞘溶解症等。

第一节　多发性硬化

【疾病概论】

1. 定义

多发性硬化（multiple sclerosis，MS）是以中枢神经系统白质多灶性炎性脱髓鞘为主要病变的自身免疫性疾病，时间和空间上的多相性是其最重要的临床特点。

2. 流行病学

MS 的发病年龄跨度很大，第一次发作年龄 2～70 岁，明确诊断多在少年或成年早期，小于 10 岁的患儿，多数第一次发作时被诊断为视神经炎或急性播散性脑脊髓炎，平均 6 年后方确诊为 MS。3/4 的患者集中在 20～50 岁，男女比率为 1∶2～10，女性显著多见。

发病率和患病率国人尚无详细的流行病学调查记录，协和医院的临床资料显示：1949—1977 年 MS 患者占同期住院患者的 1.2%，1978—1979 年占 2.7%。小规模的不同地区、不同时间的患病率调查：云南 1986 年，2/10 万、北京 1992，2.2/10 万、广东 1996，10/10 万、香港 2002，0.77/10 万。中国依旧是 MS 的低患病区，但似乎有增高的趋势，也可能与诊断技术的进步有关。

3. 发病机制

MS 的确切病因和发病机制目前尚未明确。公认的大框架是具有遗传易感性的人群在特定环境下感染某种微生物诱发自身免疫反应，从而导致 MS 的发病。MS 是细胞免疫和体液免疫共同参与的主要累及中枢神经系统的自身免疫性疾病，与免疫相关的某些基因决定患者的易感性，患者在某一时期与环境中的某些致病因子接触，通过分子模拟机制，激活体内的抗自身髓鞘的免疫细胞，这些免疫细胞进入中枢后，与抗原呈递细胞呈递的靶抗原结合，引起炎症反应，导致 MS 的发生。

（1）遗传易感性：对不同地区、不同种族的流行病调查发现其患病率有相当大的差别，非洲黑种人 MS 罕见，亚洲有完整的统计学资料的日本全国患病率 0.7/10 万～8.9/10 万，北欧斯堪第纳维亚人 75/10 万～132/10 万，俄罗斯西伯利亚人患病率低，与日本相仿，而俄罗斯族人患病率明显要高，说明患病率有随纬度增高而增高的趋势。但近期英伦三岛的资料，苏格兰人患病率 145～193/10 万，英格兰人和威尔士人 74～112/10 万，已经成为患病率最高的地区，纬度学说并非绝对。高加索种欧洲白人患病率明显高于其他族群，即便移居北美后，其患病率仍显著高于当地印地安人和移居去的黑人。这些流行病学资料清楚的说明不同的族群对 MS 具有相对不同的遗传易感性。

对 MS 家系的流行病学调查发现 20% 的 MS 患者有家族史，其姐妹患病的可能性最大。患者一级亲属的发病率比人群发病率高 15～30 倍，而被 MS 家族收养的非血亲其发病率与人群发病率相当。双胞胎中一个患 MS，另一个罹患的可能性：纯合子为 28%；杂合子为 2.5%；其余兄弟姐妹为 1.9%。纯合子中，另一个即便未发病，约 20%MRI、诱发电位或 CSF 免疫学检查可以发现亚临床病灶。这说明遗传背景对 MS 相当重要，但不符合孟德尔遗传定律，也不符合单基因遗传病的遗传规律。

对其遗传方式的研究发现 MS 与主要组织相容性复合体（Major Histocompatibility Complex，MHC）中 DRB1 * 1501，DQA1 * 0102，DQB1 * 0602 等与免疫相关的基因座有关。MHC 复合体是与抗原呈递、免疫识别及免疫反应等多种免疫功能相关的基因组，可以编码与免疫有关的蛋白质分子。MHC 分子是蛋白质分子，一端在细胞膜上，另一端游离。游离端上有由不同氨基酸组成的不同的结合位点，这些位点构成抗原抗体结合沟槽，与不同抗原的相应的氨基酸结合，形成 MHC-抗原复合物，激活免疫应答反应。同一个 MHC 分子可以与带有相应的氨基酸序列的不同肽段结合。MHC 复合体具有多个基因座，同一个基因座中又含有多个等位基因编码 MHC 分子，形成 MHC 分子的多态性。这种多态性造成不同类型的 MHC 分子与同一抗原的结合能力有差异，其激活的免疫应答反应强弱不一，形成不同个体的 MS 易感性的差别。

目前的研究还证实：细胞因子 γ-干扰素的调节基因的多态性与具体产生的单倍型的 γ-干扰素之间的关系与性别相关的 MS 的基因易感性有关。此外，载脂蛋白 E（Apolipoprotein E，APOE）对于 MS 患者，预防神经元的进一步损害和损害神经元的修复有一定的作用，其等位基因 APOEe2 能够减轻家族性 MS 女性患者的神经功能缺损。APOEe4 与女性进展型 MS 和男性 MS 患者的认知功能损害有关。这些研究部分解释了非 X 染色体但性别相关的 MS 的病因学和基因表型。

（2）环境因素：对 MS 患者患病环境，包括理化因素、微生物接触的流行病学调查，尤其是移民对发病率的影响最具说服力，10～15 岁之前移居的其患病率与出生地相当，之后移居的与当地一致。大规模的移民进入可以导致 MS 流行。法罗群岛英军进入之前MS罕见，1941年英军入住，1943年MS达到历史最高发病率，由此推测英军带入了致MS的因素，虽然并未发现肯定致病原。微生物对MS的影响可能系多方面的。病毒可能触发带有易感基因的个体发生MS，部分MS患者首次发病前有感染诱因。MS病情加剧常与呼吸道感染或胃肠道病毒感染有关，病毒的长期潜伏可能与MS临床上复发-缓解过程相关。曾报道过的病毒有麻疹病毒、I型人类T淋巴细胞白血病淋巴瘤病毒、EB病毒、人类疱疹病毒6型、艾滋病病毒、狗瘟病毒、Theiler病毒等很多种病毒，大量研究证实MS患者血清或脑脊液中病毒的抗体滴度明显高过正常对照，但病灶中未发现病毒颗粒和病毒基因序列以及许多试验缺乏可重复性使得至今还未有一致公认的致病病毒。病毒学假说推测：神经细胞反复感染的频率累积或慢性持续性感染导致组织抗原的释放并引起相应的自身免疫反应应答。Theiler鼠脑脊髓炎病毒引起的慢性炎症性脱髓鞘提供这样一个疾病发生发展的模型。

其他微生物也与MS有关。近来肺炎衣原体被认为与MS的发生密切相关，肺炎衣原体在MS病人CSF的培养液中分离率是64%，对照组是11%，对肺炎衣原体抗体的检出已用来评估MS的复发-缓解和进展情况。不动杆菌属细菌和绿脓杆菌近来在MS病人体内检测到，在一项研究中对MS病人不动杆菌属细菌的检测显示，醋酸钙不动杆菌、11171不动杆菌和鲁菲不动杆菌抗体滴度远远高于其他神经疾病病人和健康对照组。

还有其他一些理化因素可能与MS有关。暴露在阳光下，补充VitD可以减少其发病，这也部分解释了随纬度增高发病率增高的现象。有机溶剂和微量重金属元素可能与发病有关，但目前证据尚不充分。吸烟对复发有很重要的影响，吸烟者比不吸烟者复发率高3.6倍。

（3）自身免疫反应：MS的自身免疫损害机制目前尚未完全明了，多种因素参与髓鞘破坏过程。

1）细胞免疫：参与炎症反应的免疫细胞，它们的效应及免疫调节功能多通过释放细胞因子（Cytokine，Ck）而实现。细胞因子是免疫反应效应期产生的特异性低分子量可溶性蛋白质，介导和调节免疫及炎性过程。Ck 在 MS 的发病中发挥重要作用，既可调节异常的自身免疫反应，又可介导髓鞘破坏。免疫细胞与分子之间形成复杂的调节网络，此网络中的细胞与分子可分为两大类，一是辅助 T 淋巴细胞 1（Th1）及由它们产生的 Th1 类 Ck，即促炎性 Ck；二是辅助 T 淋巴细胞 2（Th2）以及由它们产生的 Th2 类 Ck，亦称抑炎性细胞因子。Th1 细胞主要产生迟发型过敏样反应，产生淋巴毒素（Lymphotoxin LT）、α-肿瘤坏死因子（α-Tumor Necrosis Factor，α-TNF）和 γ-干扰素（γ-Interferon，γ-IFN）等，而 Th2 细胞则主要协助 B 细胞增殖，可产生白细胞介素（Interleukin，IL），IL-4、IL-6、IL-10 和 β-转化生长因子（β-Transforming growth factor，β-TGF）等。Th1 和 Th2 细胞可以相互作用，彼此调整。此外，尚有辅助 T 淋巴细胞前体细胞（Th0）亚群可产生混合的 Th1 和 Th2 类 Ck。MS 可能由 Th1 细胞介导。

α-TNF 为促炎性细胞因子，多由巨噬细胞产生。离体和在体研究均发现 α-TNF 在 MS 发病中起重要作用。在试验性变态反应性脑脊髓炎（Experimental Allergic Encephalomyelitis，EAE），α-TNF 水平与临床体征的严重程度平行。MS 复发期 α-TNF 显著性升高，缓解期显著减少。γ-IFN 是一种典型的淋巴因子，主要由 TH1 表型的 $CD4^+$ T 淋巴细胞产生，主要靶细胞是单核吞噬细胞（MPC）或单核/巨噬细胞。γ-IFN 激活单核细胞，使这些细胞受刺激而产生一些“炎性介质”，但这些介质产生过量时可引起局部组织破坏。在 MS 病灶中，γ-IFN 通过对 MPC 样细胞的激活作用，促进淋巴毒素或 α-TNF 等介质的释放，引起脱髓鞘。γ-IFN 可能是 MS 的另一关键致病因子。在 MS 患者外周血及 CSF 中 T 细胞 γ-IFN、mRNA 表达皆明显增加，其水平与疾病严重程度大致平行。中、重度 MS 和 MS 复发期患者 γ-IFN 分泌性细胞增加，表明 γ-IFN 作为一种诱导因子在 MS 发病中起重要作用。用抗 γ-IFN 抗体治疗后可阻止 EAE 的发生。用 γ-IFN 治疗 MS 引起病情加重。

用β-IFN或α-IFN治疗可通过抑制γ-IFN而阻止MS进展。

β-TGF是Th2类细胞因子，可能是内生性的Th1类细胞因子的调节因子，它既有促炎性效应又有抑炎性效应，取决于其他细胞因子的浓度和T细胞激活状态，研究发现β-TGF通过髓鞘蛋白脂蛋白（Myelin Proteolipid Protein，PLP）-脾细胞和抑制Th1型细胞因子水平来抑制EAE，低剂量的β-TGF（100pg/ml）即可显著性抑制EAE，只有β-TGF抑制了PLP特异性淋巴结细胞和脾细胞的增殖，应用抗β-TGF抗体可以加重EAE。β-TGF可抑制巨噬细胞的活化，并能阻止白细胞黏附于内皮细胞。在EAE中β-TGF可抑制疾病的表现，主要通过调节血脑屏障的炎性变化。

IL-10是免疫调节性和免疫抑制性细胞因子，主要由T细胞和单核细胞产生，人的IL－10由Th0、Th1和Th2样$CD4^+$ T淋巴细胞产生，激活的外周血中$CD8^+$ T细胞也可以产生，IL-10可以有效抑制T细胞和抑制细胞因子合成的作用，如鼠的IL-10能显著抑制Th1型细胞产生γ-IFN的作用，对IL-2的产生也有抑制作用，但对Th2型细胞产生的细胞因子（IL-4、IL-5）没有抑制作用，人的IL-10通过降低单核细胞抗原呈递能力可以抑制抗原特异性T细胞、Th1、Th2和Th0细胞的作用。IL-6、IL-12和α-TNF可以上调IL-10水平，IL-10又可以抑制IL-6、IL-12和α-TNF的产生以负反馈方式下调自身水平。IL-10还可以抑制Th1反应介导的巨噬细胞对CNS的组织破坏作用，快速下调多种促炎性细胞因子，在MS和EAE中可以发挥调控疾病的作用，可以用于治疗MS。IL-10在单独存在下不能起到主要下调疾病的作用，IL-10在下调EAE中的作用复杂，既有加重又有保护作用，产生何种作用取决于IL-10给予的时间、方式及存在的其他细胞因子的类型，在恢复期和对自身抗原反应的启动和诱导期IL-10起下调疾病的作用，IL-10mRNA表达在恢复期升高，治疗有临床症状的过继转移EAE小鼠在不同时期给予IL-10显示不同结果，有时无效有时加重病情。在EAE预期发病前1天到预期发病的第5天连续脑室内注射IL-10有效抑制了EAE病情，但同期腹膜内注射IL-10无效。

自然杀伤细胞（Natural Killer Cell，NK 细胞）均表达 CD16、CD56 及 CD2 抗原，CD56 和/或 CD16 被认为是人类 NK 细胞的标志。NK 细胞可溶解靶细胞如特异性肿瘤细胞株和受细胞内病原体感染的细胞，还可通过分泌炎性介质参与 T 细胞的分化，而控制 T 细胞反应。MS 患者 NK 细胞数目和活性降低，进展型 MS 的 NK 细胞数比 NK 细胞活性更敏感。MS 患者的 NK 细胞活性与 NK 细胞百分率明显相关，而健康对照组的该相关性不明显。MS 患者 NK 细胞数目、活性降低及对 IFN 的低反应性提示 NK 细胞功能异常在 MS 发病机制中可能起重要作用。

对 MS 不同治疗组的研究发现在 MRI 影像学病变进展的 6 周前，外周血白细胞中 NK 细胞数目减少，分析很可能由于外周血白细胞中 NK 细胞从血中迁移并与内皮细胞相互作用增加可促使其数量减少。MS 患者 NK 细胞从血中迁移至 CNS 中，此时 NK 细胞可分泌促炎症性细胞因子，通过直接介导细胞毒性杀伤和免疫调节作用引起病理性脱髓鞘，导致 MS 的发生。

大多数缓解期 MS 患者，NK 细胞表面高度表达 $CD95^+$（＞36％），缓解期的 $CD95^+$ 高的和 $CD95^+$ 低的病人体内采集外周血单核细胞，当＋刺激耗竭 $CD56^+$ NK 后的 $CD95^+$ NK 高的外周血单核细胞病人发现，有效浓度的 $CD4^+$ T 细胞（1/2000～1/200）迅速反应性分泌 γ-IFN，但在 NK 细胞存在下这种反应不能被检测到，在缓解期的 $CD95^+$ 低的病人和健康受试者这种反应也未被检测到。耗结 $CD16^+$ NK 后这种反应也被检测到，推测在这些 NK 细胞高度表达 $CD95^+$ 的缓解期患者体内，NK 细胞可能有效地抑制了潜在致病的自身免疫性 T 细胞活性从而使疾病处于缓解期。

细胞黏附分子（Cellular Adhesion Molecules，CAMs）是位于细胞膜表面的大分子糖蛋白，介导细胞与细胞，细胞与细胞外基质间黏附作用，促使白细胞贴壁、外渗、游走、凝聚，免疫细胞间抗原提呈，信号传递及效应细胞激活。主要分为免疫球蛋白超家族、整合素家族、选择素家族、钙离子依赖性家族、其他未分类分子如 CD44 等，以配体相对应的形式发挥作用。近年来的研究发现

CAMs 在介导炎细胞黏附、穿越血脑屏障、侵入 CNS 等起着极为重要的作用。正常 CNS 中 CAMs 的表达非常少，但在 MS 病理状态中的表达水平显著增高。研究认为在 MS 病理机制中，免疫活性细胞迁入 CNS 引发免疫损伤过程中，CAMs 起着至关重要的作用。在正常情况下，血循环中的中性粒细胞、淋巴细胞等免疫活性细胞处于静止状态，缺乏黏附性。EAE 发病初期在前炎性因子的调节下 CAMs 表达上调。选择素和它们的配体介导 T 淋巴细胞与血脑屏障、内皮细胞松散可逆的结合，使 T 细胞在内皮细胞表面滚动。随后，整合素和免疫球蛋白超家族介导 T 淋巴细胞与血脑屏障、内皮细胞形成非可逆性的稳定黏附，使 T 细胞通过血脑屏障进入 CNS 实质中。经过免疫细胞（如 T 细胞、单核细胞）和 CNS 的细胞（如星形胶质细胞、小胶质细胞）间一系列复杂的相互作用，免疫活性细胞到达损伤局部引起免疫损伤的发生。CAMs 还有抗原提呈作用，小胶质细胞、脑中的巨噬细胞等具有较强的抗原提呈能力，它们因表达 CAMs 通过增强细胞与细胞间的亲和力或通过淋巴细胞上的配体传递刺激信号来激活 T 细胞造成免疫损伤的发生。

2）体液免疫：分泌抗体的 B 细胞是 $CD5^+$ 的 B 细胞。免疫球蛋白由重链和轻链组成，重链决定抗体的亚类，重链和轻链的超变区决定抗体的特异性。MS 与体液免疫的关系主要表现在重链和轻链的基因表达。

MS 患者 CSF 中的 IgG 明显增高的占 88%，IgA 增高的占 15%，很少 IgM 增高。CSF 中的 IgG 的增高具有亚类限制性，以 IgG1 升高明显，而 IgG2 相对降低，中枢神经系统内合成的主要是 IgG1。

MS 体液免疫异常的一个重要特征是 CSF 中的 IgG 明显增高，而血液中的 IgG 正常，为证实 CSF 中的 IgG 来自于中枢神经系统即鞘内合成，而非自血液渗入，研究者们设计了近十种公式或图表，其前提条件是假定当血脑屏障完好时，鞘内外的白蛋白比值恒定。目前最常用的是 IgGDelpech 指数和 Tourtellotte 合成率，其升高说明中枢神经系统自身有免疫球蛋白合成。免疫组化证实MS斑块内炎症细胞早期以T细胞为主，晚期以B细胞为主。含有IgG的浆细胞斑块内比斑块外明显增加。炎性细胞的浸润是鞘内IgG的主要来源，且持续驻留和表达，并分泌免疫球蛋白。

寡克隆区带（Oligoclonal，OB）是指两个或两个以上的细胞克隆活化造成不连续的IgG带群。MS患者的抗原克隆选择浆细胞，通过基因编码合成偶联不同寡糖的IgG，其类型由遗传基因决定，对于同一个患者，CSF中OB类型长时间不变，且可终身携带。

3）髓鞘脱失和轴索损害机制：MS急性病灶中以脱髓鞘损害为主，轴索也有损害，分子模拟（molecular mimicry）学说认为，MS患者感染的病毒与CNS髓鞘蛋白组分或少突胶质细胞间存在共同抗原，病毒感染后体内的T细胞被激活，活化的T细胞通过血脑屏障，与抗原呈递细胞（Antigen Presenting Cell，APC）呈递的靶抗原结合后引起炎症反应从而引起CNS脱髓鞘病理改变。这一过程首先是CNS中的巨噬细胞吞噬髓磷脂，由细胞内酶进行分解，与小神经胶质细胞/类巨噬细胞表达的HLA-Ⅱ类分子共同作用，将抗原呈递给特异性活化的α/βT淋巴细胞，α/βT淋巴细胞具有髓鞘碱性蛋白（Myelin Basic Protein，MBP）PLP和髓磷脂少突胶质细胞糖蛋白（Myelin Oligodendroglia Glycop-rotein，MOG）特异性。激活的α/β T淋巴细胞释放γ-INF，γ-INF进一步吸引淋巴细胞、激活巨噬细胞并刺激产生α-TNF、IL-1、IL-6、白三烯、氧自由基和蛋白溶解酶等，直接或通过损伤少突胶质细胞而间接造成髓鞘损伤。γ/δT淋巴细胞是一种细胞毒性T淋巴细胞，也以克隆方式增殖，通过识别表达少突胶质细胞表面热休克蛋白来溶解和破坏少突胶质细胞。T淋巴细胞使B淋巴细胞转变成浆细胞，产生自身免疫性抗体，如MBP、PLP和MOG抗体引起髓鞘损害。

近年来多方面研究发现轴索损害起自MS的早期，并已开始造成功能缺损。MS早期甚至临床上还没有出现功能缺损时5N-乙酰天冬氨酸（轴索损害的特异性指标）水平就开始减低，随着疾病进展该比值继续减低。淀粉样前体蛋白（Amyloid Protein Precursor，APP）这一敏感的急性轴索损害标志物的沉积不只见于活动性脱髓鞘病灶，亦可见于髓鞘再生以及不活动的脱髓鞘性病灶。受损轴索上 APP 的表达与病灶中巨噬细胞和 $CD8^+$ 淋巴细胞数目相关，但与 α-TNF 或诱导型一氧化氮合酶等炎症性因子的表达无关。轴索损害与脱髓鞘有关，尤其是炎症反应比较严重时，但也不完全依赖炎症的作用。炎症性损伤是 MS 病灶中轴索的急性损伤的原因，而急性炎症病灶附近的轴索损害可能来自 Wallerian 变性和细胞体的变性。

4）细胞凋亡：细胞凋亡是指为维持内环境稳定，由基因控制的细胞自主的有序的死亡。细胞凋亡与细胞坏死不同，细胞凋亡不是一件被动的过程，而是主动过程，它涉及一系列基因的激活、表达以及调控等的作用，它并不是病理条件下，自体损伤的一种现象，而是为更好地适应生存环境而主动争取的一种死亡过程。清除 CNS 内的炎症细胞对于保护 CNS 免受炎症的损害有很大作用，细胞凋亡与 MS 发病有很大关系，尤其在修复和免疫耐受形成中起重要作用，其中 T 淋巴细胞的凋亡在 MS 发生中尤为重要。

在正常个体，活化的自身反应性 T 细胞（大部分是 $CD4^+$）的清除机制是属于凋亡，如果这种凋亡不能正常发生，就会导致自身免疫性疾病。体外研究显示，MS 患者的 MBP 特异性 T 细胞的凋亡性清除存在功能性紊乱，还观察到来源于这些患者的多克隆 T 细胞的凋亡功能异常。在缓解期 MS 患者的脑脊液中检测到 β-TGF，能诱导 T 细胞凋亡的细胞因子水平升高。有学者观察到在复发-缓解型和活动型 MS 患者的血清中可溶性 Fas 水平显著升高，这种可溶性 Fas 蛋白具有阻滞凋亡的特性，由此可见，MBP 特异性 T 细胞的凋亡性清除机制异常可能在 MS 发病的自身免疫调控中起重要作用。T 细胞凋亡的可能机制包括 Fas 介导的细胞凋亡和内源性皮质醇诱导 T 细胞凋亡，糖皮质激素可直接诱导抗原特异性 T 细胞凋亡。然而也有人认为目前临床上用高剂量类固醇等免疫抑制剂治疗 MS，可能是通过 Fas 途径介导了 T 细胞的凋亡。T 细胞凋亡的过程复杂，除上述机制外可能尚有未知机制参与。细胞凋亡对 MS 患者的类型有重要影响，有学者发现 EAE 早期凋亡细胞数较少，但在临床恢复时细胞凋亡达高峰。凋亡性巨噬细胞则见于急性 EAE 体征最明显时和临床恢复的早期。巨噬细胞凋亡和 T 细胞凋亡均有助于 EAE 的下调。随着对凋亡机制研究的深入，干预凋亡过程很可能成为治疗 MS 的新选择。

5）雌激素的作用：雌激素有缓解和稳定症状作用。其对免疫应答有某种调节：介导胸腺萎缩，抑制 T 细胞反应，降低 NK 细胞毒性，促使 B 细胞向体液免疫反应方向转移等，从而影响 MS 的病情进展。雌激素在生理周期中水平变化很大，其不同浓度时对 MS 的免疫调节作用还不是很清楚，但对雌激素水平低的患者，补充雌激素可能改善和缓解临床表现。

4. 病理生理

（1）MS 的病理特点：大体标本可以见到脊髓、小脑和视神经的多发性硬化的斑块。脑片可以见到两侧脑室旁的白质内多发的轮廓清楚、形状不规则、浅灰色半透明的斑块状病灶，胼胝体结构破坏、萎缩，侧脑室轻度萎缩。脊髓内斑块长轴与脊髓平行，长短不一，可以累及脊神经的前后根。

MS 的硬化斑块光镜下可分为：急性期的新生斑块、亚急性斑块、静止性慢性斑块、活动性慢性斑块、髓鞘再生的斑块和异常的髓鞘再生。

1）急性期的新生斑块：斑块内成片的大量的吞噬类脂的巨噬细胞，小血管周围或狭窄带状吞噬髓鞘的巨噬细胞浸润，血管周围淋巴细胞套。

2）亚急性斑块：急性斑块 2～3 个月后，转化为亚急性斑块，出现大量增大的星形细胞和胞体内含有髓鞘破坏产物的巨噬细胞。还可见早期的髓鞘再生和轴索的包鞘现象。

3）静止性慢性斑块：斑块内细胞成分相当少，大量髓鞘脱失。前角神经元的尼士体溶解，皮层神经元多保存且形态多正常。斑块内小静脉明显增厚，淋巴细胞和浆细胞侵润。

4）活动性慢性斑块：在慢性斑块病变内可见髓鞘的进行性破坏，在斑块的边缘上有含有髓鞘破坏产物的巨噬细胞和新鲜的破坏的髓鞘。

5）髓鞘再生的斑块：又称影斑，显示髓鞘密度减少，但在再生斑中，髓鞘的厚度与正常一样，还有轻微的胶质增生，髓鞘染色的切片才能区别。

6）异常的髓鞘再生：在缺乏活动性脱髓鞘的病变中出现异常的再生，虽有相当多的少突胶质细胞，但无新的髓鞘形成。

MS的电镜观察可见髓鞘崩解、薄髓鞘及郎飞节节间距变短，吞噬细胞内可见破碎髓鞘结构。

（2）MS的电生理异常：MS的电生理异常是非特异性的，取决于其损害部位，电生理反应神经传导通路上的病理情况。病灶导致神经传导出现异常，部分损害在急性期明显，缓解后有可能恢复。累积效应或完全性破坏可导致传导通路不可逆的损害。同时电生理异常的恢复往往早于临床症状和体征的缓解，因此可以用来客观的判断患者病情的变化以及新疗法的有效性。MS的电生理异常包括脑电图、眼震电图、诱发电位以及瞬目反射异常。

1）脑电图（Electroencephalogram，EEG）：神经细胞突触后电位是脑电波形成的基础，大量神经元电活动同步化，即在时间及空间上的总和即形成脑电活动，间脑的网状激活系统对脑电活动节律的形成有重要作用。皮层下白质或间脑网状结构损害导致EEG异常，MS脑电图异常在急性期重，异常率也高，缓解期相对要好。主要表现为脑电活动的规律性下降，低幅慢波或弥散性慢波，可以有尖波、棘波等癫痫波出现。

2）眼震电图（Electronystagmography，ENG）：前庭神经传导通路、前庭小脑联系纤维以及视觉对前庭神经的抑制异常皆可导致ENG异常。MS患者ENG的异常率很高，60%～80%。即便临床没有症状和体征，ENG也可以异常。可以用来发现亚临床病灶。

3）诱发电位（Evoked Potential，EP）：依据刺激部位和传导通路不同诱发电位可分为脑干听觉诱发电位（Brainstem Auditory Evoked Potential，BAEP）、视觉诱发电位（Visal Evoked Potential，VEP）、体感诱发电位（Somatosensory Evoked Potential，SEP）和运动诱发电位（Motor Evoked Potential，MEP）。①BAEP 正常的BAEP由7个波组成，来自于听觉传导通路不同的部位，其波峰潜伏期、峰间潜伏期延长以及波幅降低或消失、Ⅴ波与Ⅰ波波幅之比小于0.5说明听觉传导通路损害。BAEP可以用来检测脑干的亚临床病灶，确定陈旧性脑干损害的存在以及非特异性脑干症状的定位。对于非脑干孤立性病变的BAEP异常的患者，1～3年后确诊为MS的可能性是BAEP正常者的4倍，但其正常并不能除外MS。②VEP的异常在MS患者主要表现为P100潜伏期延长超过正常均值加三个标准差或P100潜伏期延长的同时伴有其波幅的降低，单纯的波幅降低不能视为异常，双侧潜伏期相差10毫秒以上，长侧视为异常。当然P100的消失是最严重的异常。VEP可以发现视觉传导通路上亚临床的损害，在没有视觉临床表现的MS患者中，VEP异常率达54%～70%。VEP是检查视觉传导通路是否存在脱髓鞘的最具价值的手段。③SEP可以通过刺激正中神经和胫神经引出，主要检查非感觉性单病灶是否存在有感觉传导通路的损害，确定神经系统检查感觉损害不肯定的感觉传导通路损害。异常表现在波峰潜伏期、峰间潜伏期延长以及波幅降低或消失，潜伏期延长超过正常均值加三个标准差视为异常，单纯的双侧波幅降低不能视为异常，波幅差超过50%，低侧可能系髓鞘或轴索损害。但如果异常侧同时伴有锥体束损害时，不能视为存在另一个病灶，因为非常可能同一个病灶即损害锥体束又累及SEP传导通路。SEP检出亚临床病灶的可能性达25%～40%，下肢的检出率更高。④MEP是应用磁刺激技术刺激运动传导通路不同部位从而记录相应水平兴奋后引出的肌电反应。其异常主要包括起始潜伏期延长、反应波幅降低或消失以及中枢传导时间的延长，中枢传导时间超过正常均值加2.5个标准差视为延长。临床出现肢体无力或锥体束征时，相应的MEP几乎全部异常，非运动性病灶时可以发现 20%的患者 MEP 异常，即运动系统受累。

4）瞬目反射（Blink Reflex，BR）：电刺激眶上神经可以引出瞬目反射，电生理学方法记录下来的瞬目反射包括两个成分 R1 和 R2，R1 仅在刺激侧记录到，R2 双侧皆可记录到。由三叉神经第一枝传入至三叉神经感觉主核和三叉神经脊束核，再至面神经核，引起闭眼动作。瞬目反射的异常主要为 R1 或 R2 的潜伏期延长。非脑干病变的 MS 患者中 R1 的异常率为 60%。随着诱发电位检查技术的发展和普及，瞬目反射对 MS 的诊断作用已大不如以前。

【临床表现】

1. 相关定义的说明

（1）发作：系指出现神经系统症状，有或无阳性体征，且持续 24 小时以上。但持续时间短暂的症状，典型如 Lhermitte 征不能视作发作。

（2）缓解：症状和体征的减轻或消失至少维持一个月，视为缓解。

（3）亚临床表现：病史中没有相关症状的描述，无功能障碍及相应的神经系统阳性体征，但实验室检查包括 CSF 寡克隆区带，IgG 指数和 24 小时 IgG 合成率增高、诱发电位检查异常，MRI 发现阳性体征难以解释的病灶等均可被视为出现亚临床表现。

（4）病变的多灶性：症状和体征不能用单一病灶来解释，明确存在不同部位的损害时，方能认为存在两个以上的病灶。应尽量定位于单一病症，例如同时或短暂间隔发病的双侧球后视神经病变即便除外视交叉肿瘤或血管瘤压迫，也应首先考虑同一病变累积双侧视神经，而不能视为存在两个以上的病灶。

2. 一般临床资料

（1）起病形式：根据起病到症状发展至最严重时的时间间隔，一周内为急性，一周至一个月为亚急性，一月以上为慢性。国人 MS 以急性和亚急性起病为主，约占 70%～90%，慢性起病相对较少仅占 10%左右。

（2）发病诱因：约50％的患者发病前有一定诱因，最常见的系上呼吸道感染，其次系劳累和应急反应包括手术、外伤，其他如女性月经、妊娠及分娩等亦是常见诱因。

（3）发热：多见于起病和复发初期，国人约12％～50％患者合并发热。热度从低热至高热，不据规律性，最极端病例报告高热39℃以上持续三个月，MS缓解后体温方恢复正常。

3. 临床症状和体征 MS的临床表现多种多样，涉及中枢神经系统多个解剖部位，且病史较比漫长，故症状和体征复杂。

（1）首发症状：起病常见的首发症状报道不一，中枢神经系统功能障碍的任何一种表现均可成为起病的首发症状。国人MS首发症状统计资料不一，综合各家资料肢体无力、感觉障碍和视觉障碍三者占首发症状的70％左右，其次为行走不稳、构音和吞咽障碍以及Bell麻痹等。以意识障碍和精神异常起病的相对较少（＜2.5％）。约一半的患者以发作的形式起病，有时类似TIA发作，持续超过24小时才有意义。

（2）主要的症状和体征：由于MS的临床特点是在空间和时间上的多发性，故认真识别这两方面的证据显得特别重要。病史中发作性症状尤其应引起注意。虽然MS累及中枢神经系统多个解剖部位，但并非随机分布，有一定的组合特点可遵循，有利于对其的鉴别。MS主要涉及大脑、脑干、视神经、脊髓和小脑，表现出相应的症状和体征。

1）锥体束损害：锥体束走向上任何部位的损害皆可出现，表现出相应部位的无力：单瘫、截瘫、偏瘫及四肢瘫，发生率77％～88％。常出现周围其他神经组织损害的相应症状，如累及脊髓出现感觉障碍和尿便障碍甚至脊髓半切综合征、累及半球出现偏盲和失语等。或仅有体征而无症状，病理征阳性、腹壁反射减弱或消失，但无肢体无力表现。锥体束损害的临床表现轻重不一，随病情进展逐渐加重。晚期多出现痉挛状态。国人的锥体束损害以轻截瘫最多见，约占26％～40％。

2）感觉障碍：MS累及感觉系统的约占63％～84％，以其为首发症状的约占 32%～40%。最常见的感觉异常为麻木、发凉、瘙痒感及束带感。依感觉传导通路损害部位出现相应的感觉障碍，如：感觉平面、偏身感觉障碍、阶段性感觉障碍等。传导束型感觉障碍较多见，音叉震动觉和关节位置觉不同程度的减退。四肢远端末梢型感觉障碍并不罕见，约 7%左右。累及脊髓后索或大脑顶叶感觉区时，出现感觉性共济失调、复合感觉障碍和体相障碍，严重时出现感觉性麻痹，当症状与体征不相符时，很难与功能性疾病相鉴别。脊髓丘脑束受累时可出现偏身烧灼性疼痛。痛性抽搐不多见，病灶位于神经根进入脊髓处。

Lhermitte 征是指当患者前屈颈部时感觉到发麻或刺痛从肩部放射至上肢和双手，或沿脊柱放射至下肢，或遍及四肢和躯干，持续性或一过性，或重复几次后消失，以后还可以再次出现。其可以作为首发症状，并不伴有运动或感觉症状。在 MS 患者中发生率约 7%左右。Lhermitte 征对 MS 的诊断有一定的指示意义，但并非确诊依据，其他神经系统疾病如：运动神经元病、亚急性联合变性、脊髓空洞症、Friedreich 共济失调以及脊髓型颈椎病时亦可以出现。

3）视觉障碍：MS 视觉障碍的发生率约 51%～67%，20%左右为首发症状。一般为一侧先出现，间隔 2～3 周后另一侧再累及，同时双眼受累少见。若双眼同时受累且无其他神经系统受累的证据应首先考虑视神经本身病变而非 MS。依据视觉传导通路不同部位受损出现相应的视觉障碍，以球后视神经炎最多见，表现为视力下降、中心暗点、视物模糊、不同程度的视野缺损、严重时失明，且常伴有眼球或眶内疼痛。轻者仅表现为色觉异常，以红色视觉异常多见。其他视束、视交叉及视放射损害所致的同向性偏盲、双颞侧盲及象限盲少见，双颞侧盲见于 20～50 岁的女性 MS 患者，预后相对较好。

Uhthoff 现象是指体温升高后出现视力下降，可出现在发热、运动和热水浴后。视为一种亚临床表现。

对于怀疑 MS 的非视觉障碍的患者，应进行详细的眼科检查，一部分患者可发现视力、视野和视乳头的轻微异常，有助于MS的诊断。

4）眼球运动障碍：眼外肌麻痹造成的复视在MS患者中发生率约17%～31%，作为起病首发症状的约2%左右。可以是核性、核间性及核上性眼肌麻痹。双侧核间性眼肌麻痹对MS的诊断有一定的提示意义，但并非确诊依据。还可见于脑梗死、脑干肿瘤、Wernicke脑病等。

当眼球运动与前庭神经联系通路受到损害时，出现钟摆样眼球震颤，眼球快速小幅度的钟摆样震动，患者视力正常，此为MS特征性眼震。

5）颅神经障碍：颅神经功能障碍病变部位在脑干中枢部分，而非颅神经本身。三叉神经受累约10%，主要表现为三叉神经痛。面神经受累9%，主要是周围性面瘫，同时伴同侧味觉障碍和听觉过敏，一般可恢复。位听神经受累主要表现为眩晕和听力下降，约5%。眩晕常呈急性位置性眩晕，患者平时正常，当头部处于某一位置时发作，同时伴有眼震，离开这一位置后，眩晕和眼震消失，此为小脑前庭通路的损害，可反复发作。部分患者出现自发的持续性眩晕，运动后加重，并伴有眼球震颤和共济失调。后组颅神经障碍相对较少，<3%，胸锁乳突肌麻痹和舌肌麻痹可见。当患者表现为轻度球麻痹而无其他神经系统症状体征时，要首先考虑其余运动神经原损害。

6）小脑功能障碍：MS累及小脑的发生率约44%～68%，首发症状约10%左右。常表现为急性小脑性共济失调，以四肢为主，伴意向性震颤。一部分患者表现为躯干性共济失调，患者不能端坐，头部摇晃，伴或不伴构音障碍。Charcot三联征即意向性震颤、眼球震颤和暴发性语言并不多见，且常伴有上肢的肌张力降低和复杂运动不能。

7）括约肌功能障碍：国人统计资料MS患者膀胱直肠功能障碍率43%。多数见于脊髓损害伴锥体束征者。膀胱功能障碍早期以尿频、尿急、尿潴留为主，晚期以尿失禁为主，脊髓下部病变使膀胱逼尿肌失去控制所致。单纯的排尿障碍应除外泌尿系统问题。MS患者尤其是女性患者合并泌尿系统感染时常有尿痛尿急、背痛、发热、尿液化验阳性以资鉴别。突然的膀胱排空意味着额叶后部病变。直肠功能障碍以便秘为主，大便失禁少见。

性功能障碍：男性多见，23%～75%，女性相对少见仅5%。勃起障碍最多，亦有一部分患者表现为异常勃起。随疾病进展，神经功能缺失加重，男性性功能障碍有加重的趋势，可能与大小便障碍，截瘫、痉挛以及心因性障碍有关。

8）发作性症状：MS发作性症状并不少见，甚至可能是首发症状。主要有脑干发作性症状、痛性痉挛和癫痫。脑干发作性症状常见的是复视、眩晕、构音障碍、共济失调等，可在短期内反复发作。服用卡马西平有效是其特点。借以与椎基底动脉系统供血不全相鉴别。痛性痉挛表现为肢体或躯干的强直发作伴剧烈疼痛，主要出现在脊髓病变所致的四肢或双下肢轻截瘫的患者。运动诱发，不伴有意识障碍。机理是因为髓鞘脱失，神经纤维电活动横向扩散导致神经纤维不正常接触所致。癫痫发作以部分性发作较多，全面性发作较少。由于癫痫的人群发病率较高，MS与癫痫是偶和的？还是MS导致癫痫发作？目前普遍认为是MS所导致的。证据是此类发作，卡马西平控制有效后两个月便不再发作，MRI证实脑内有硬化斑块。国人MS患者痛性痉挛的发生率约10%左右。癫痫发生率约3%。

9）高级皮层功能障碍：MS主要涉及皮层下白质，导致注意力难以集中、记忆力下降等认知功能障碍和情感运动障碍。皮层所司的言语、失用等症状不明显。注意力障碍最早出现，远近记忆均可受损，以近记忆损害更著。MS患者约34%～65%神经心理学检查发现有认知功能障碍，极个别患者以智能障碍为主，不伴有其他神经系统症状和体征，为正确诊断带来极大困难。严重的痴呆不多见。

情感运动障碍主要是人格障碍和情绪障碍，人格障碍早于认知功能障碍，往往合并情绪改变以及不同程度的智能障碍所致的冷漠，在疾病后期患者原有的人格特征更被器质性脑病的表现所掩盖。情绪障碍包括情绪性质异常和情绪控制与表达异常，以抑郁和欣快最多见，抑郁以情绪低落为主要表现，出现不同程度的悲观，对生活失去乐趣和信心，常伴有注意力不集中，记忆力减退、困难学习等。目前对其确切的机制尚不明确，可能与疾病本身对心理的冲击作用、MS脑内多发的硬化斑块所致的脑实质性损害及药物的应用如：长期大量的肾上腺皮质激素、抗精神病药物不良反应等有关。欣快是MS患者情绪障碍最多见的，也称硬化症欣快症，患者尽管已有比较严重的神经功能缺失，但自觉健康颇佳，精神和体力良好，不伴有思维奔溢，活动增多，有别于躁狂，且常伴有智能障碍。目前认为MS的欣快症主要与中枢神经病变相关，亦可能与药物不良反应有关，与心理因素关系不大。

10）疲乏：MS患者的疲乏感相当普遍，与肌肉无力、痉挛等引起的疲乏感不一样，与肌力情况不相符。表现为轻微活动即感觉极度疲劳需要休息。对其机制目前尚无合理解释。

11）罕见症状：少数MS患者急性起病，意识障碍，CSF中淋巴细胞增多，EEG广泛重度异常，MRI示脑室周围多发病灶，易首诊为脑炎，但昏迷持续几日或几周后清醒后，再次发作。极少数患者出现发作性睡病的临床表现，难以抑制的发作性睡眠、猝倒和睡瘫，可以缓解-复发，用发作性睡病不好解释。此两种情况应考虑MS可能。

12）高度提示MS的临床表现：强调这些临床表现并非是MS所特有的，但出现时应高度怀疑MS的可能，主要有双侧核间性眼肌麻痹、Lhermitte征、Uhthoff现象及脑干躯体的发作性症状。

4. 临床分型　MS的临床分型有三种方法。按预后分型：良性MS为起病15年内完全恢复者，恶性MS是进展迅速，起病后短时间内多处受累造成严重神经功能缺失或死亡者。按受累部位分型：视神经型、脑干型、脊髓型、大脑型等。由于MS空间上的多样性以及亚临床病灶的存在，此种分型意义不大。重点介绍按起病模式和病程分型。

按起病模式和自然病程分型有助于对疾病的严重程度和预后的认识。不同的临床亚型，其不同的疾病进程预示着损害机制和修复机制之间不同的相互作用。按不同的亚型，结合细胞因子等标志物治疗，有助于客观的判定疗效和预后。Lublin 依此将 MS 分为四个亚型：

（1）复发-缓解型（Relapsing-Remitting MS，RR-MS）多次复发，可完全恢复或遗留不同程度的病残，发作间期无疾病进展的证据，包括临床症状和体征。

（2）原发性进展型（Primary-Progressive MS，PP-MS）起病后持续进展加重，进展过程可快可慢，中间可以有相对的稳定期甚至轻度的缓解，但无明显的缓解复发趋势。

（3）继发性进展型（Secondary-Progressive MS，SP-MS）起始为缓解-复发型，数次缓解后进入缓慢进展阶段，可伴有相对稳定阶段，间或有突出的加重或轻度的缓解。

（4）进展复发型（Progressive-Relapsing MS，PR-MS）起病后即为进展性，有明显的复发，有完全或不完全的恢复。其与复发-缓解型的区别点是发作间期呈进展性。

【辅助检查】

1. 实验室检查

（1）脑脊液检查 CSF 压力正常，外观无色透明。

1）细胞学检查：MS 患者的 CSF 细胞正常或轻度增高，一般不超过 50×10^6/L，细胞数的变化与疾病病程相关，发作时细胞数增高，缓解后持续约 3 个月方恢复。从细胞学分类来讲，出现正常不应出现的浆细胞或激活的单核细胞。淋巴细胞亚群分析，Th 细胞增多，Th/Ts 比值上升，细胞学的改变随病情缓解而趋于正常。

2）生化检查：糖、氯化物正常。约 25%的患者蛋白轻中度增高。CSF 中的蛋白成分，正常情况下主要由白蛋白和球蛋白组成，远少于血浆蛋白。MS 患者的血脑屏障遭到破坏，血浆蛋白顺浓度梯度进入 CSF，以及 IgG 存在鞘内合成导致蛋白增高。

3）免疫学检查：关键在于证实 IgG 存在鞘内合成。①Delpech 指数＝（IgG_{csf}/IgG_s）/（$白蛋白_{csf}/白蛋白_s$），即便血脑屏障破坏，其比值应不变，正常值 0.7。超过正常值，说明 IgG_{csf}的增高不仅有顺浓度梯度进入 CSF 的血浆成分，还有鞘内自身合成的。MS 患者的异常率约 90%左右。②Tourtellotte 鞘内 IgG 合成率（mg/d）＝［（$IgG_{csf}-IgG_s/369$）－（$白蛋白_{csf}-白蛋白_s/230$）×$IgG_s/白蛋白_s$×0.43］×5，其升高说明鞘内有 IgG 合成。国内文献报道其 MS 的阳性率约 60%。③寡克隆区带：只有在 CSF 中寡克隆区带阳性，而血浆中阴性时才有意义。国内文献报道其 MS 的阳性率约 50%左右。

国人 MS 患者的寡克隆区带和 Tourtellotte 鞘内 IgG24 小时合成率与西方相比要低一些，但与日本相差不多，可能与 MS 的种族和地域差别有关。两者同时检查阳性率可提高至 75%左右。

Delpech 指数与 MS 的临床活动性无关。评价病情变化和疗效时鞘内 IgG24 小时合成率更有意义。糖皮质激素及 ACTH 可以降低 24 小时合成率。

4）髓鞘损害标志物：MS 患者在急性期和进展期髓鞘损害严重时，可在 CSF 中检出正常情况下不存在的髓鞘成分，包括组成髓鞘的部分脂类和蛋白类成分。MBP 和 S_{100} 蛋白是目前常用的髓鞘损害标志物。MBP 在发作期明显增高，缓解 2 周后基本恢复正常，进展期轻度增高，是 MS 活动性的较好标志物。S_{100} 蛋白是胶质细胞中的一种酸性钙结合蛋白，其检出率相对较低，浓度的明显增高预示着预后不良。

（2）其他检查：目前在尿液中发现一种 17kD 的蛋白成分，具有胶质细胞毒性，其在尿液中的检出对 MS 的诊断很有意义，敏感性 91%，特异性 97%，且对 MS 有很强的特异性，其他髓鞘损害的疾病，如：脑桥中央髓鞘溶解、脑内角质细胞瘤、格林-巴利等均不出现，对其进一步研究很有意义。

2. 影像学检查

MS 的影像学检查主要是 MRI 和 CT 检查，其他一些影像学检查处于发展之中，其临床应用还有待时日。

（1）MRI 检查：MRI 是诊断 MS 最敏感的检查方法，敏感性 96%，其不仅能对 MS 作出定位及定性诊断，还能通过观察 MS 斑的转归，对病情的变化和疗效作出客观的评价。其主要表现为：

1）脑室周围类圆形或融合斑块，长、短或等 T1、长 T2 信号，大小不一，主要见于前后角周围，重者相互融合并累及侧脑室体部（图 4－1－1）。

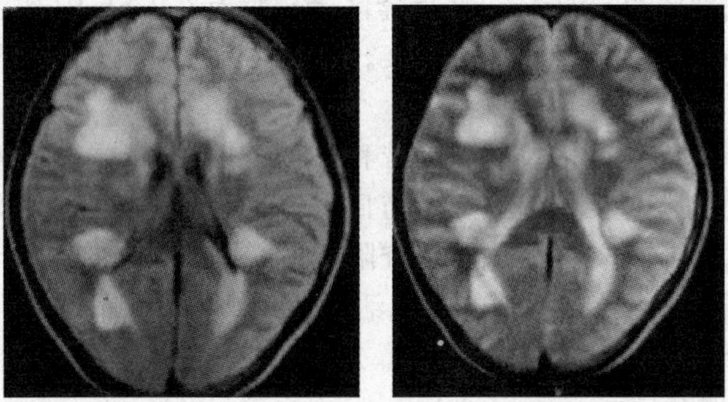

A　　　　B

图 4－1－1　MRI 示 A T1 相，B T2 相脑室前后角周围类圆形或融合斑块，短 T1、长 T2 信号

2）半球白质周围部如半卵圆中心、胼胝体等处可见类圆形或融合斑块，长 T1、长 T2 信号，大小不一。单个病灶一般小于 1CM，融合的成串的斑块往往呈线状与侧脑室垂直。

3）脑干、小脑、脊髓亦可见斑点状不规则 MS 斑。脑桥最多见。脊髓病灶多位于颈胸段，长度不超过两个椎体，横截面不超过一半脊髓。

4）重者或后期可见脑萎缩。

5）急性期斑块可见强化，同一患者新旧 MS 斑块，脑萎缩可同时存在，无占位效应。

MRI 与病理过程相关，连续进行 MRI 扫描同时强化可以发现动态的病理变化，早期血脑屏障破坏，T1 相出现强化，T2 相和质子相高信号，Flair 相最明显，随着炎症反应的消退和髓鞘再生，T1 相强化、T2 相和质子相高信号消失。复发时再次出现。，长 T1、长 T2 病灶持续存在，意味着硬化斑块。

MRI 技术的进步，如：扩散张量技术、磁场反转成像技术、MRI 频谱技术等使得直接观察髓鞘损害及其程度成为可能，MS 诊断更依赖 MRI。

MRI 对判断病情变化有极为重要的意义，MS 的病情取决于中枢神经系统内脱髓鞘斑块的多少与变化，因此 MRI 可用来判断病情。常用的方法有：直接计算斑块的大小数量积分；直接计算斑块的体积总和；脑室与脑的比值及胼胝体大小等。但临床症状与 MRI 并不完全相符，因为临床症状还取决于损害的部位和修复情况。故即便临床恢复，MRI 可能依旧异常，MRI 检查可能需要动态多次，才能基本勾勒出病情的全貌。

（2）CT 检查：MS 的 CT 检查阳性率相比 MRI 要低很多，急性期和恶化期强化 CT 阳性率相对高一些，可有 60%左右。MS 斑在 CT 扫描上呈低密度灶，CT 值不超过 10，边界清楚或略模糊，无占位效应，多位于脑室周围和皮层下白质，急性期和恶化期新病灶可被强化。晚期可见脑萎缩及脑室扩大。CT 对于较小的病灶，以及小脑、脑干、脊髓的病灶检出率远不及 MRI。

（3）其他医学影像学检查：一些新的影像学检查方法对 MS 的病情判读有很大帮助，如：光学相干体层摄影术等新技术的发展使髓鞘的病变及 MS 的预后得到更好的预测，但其临床应用有待进一步研究。

3. 电生理检查

MS 的电生理检查包括 EEG、ENG、BR、EP 等。

（1）EEG：EEG 检查对 MS 来讲是非特异性的，怀疑癫痫的 MS 患者 EEG 有重要的意义，对病情的变化观察，作用有限。

（2）ENG：MS 患者的 ENG 阳性率较高，可以发现传导通路异常和亚临床病灶。

（3）BR：发现瞬目反射通路的异常和亚临床病灶，随着诱发电位检查技术的发展和普及，BR对MS的诊断作用已大不如以前。

（4）EP：包括VEP、BAEP、SEP和MEP，其主要异常表现为潜伏期延长、波形异常和波幅降低。早期轻度损害仅有潜伏期延长，随损害加重，出现波幅和波形异常，且不同的EP指示不同的传导通路，其异常意味着不同的损害部位，有相当的定位意义。对判断病情变化、发现亚临床病灶和评价神经功能缺失有极大价值。

MS的辅助检查各有其临床意义，联合应用能够明显提高诊断的敏感性和准确率，更精确的把握病情变化。

【诊断】

MS诊断除强调临床表现的时间和空间的多发性以外，还特意强调影像学和CSF化验支持。目前较比普遍使用的诊断标准是2001年国际多发性硬化诊断专家组制定的新的诊断标准亦称McDonald标准，其更注重MRI、化验和电生理检查来证实患者时间或空间上的多发性。McDonald标准分为MS，可能MS和非MS三种。新标准分类相对Poser标准要简单，易掌握和理解。（表4-1-1）

【鉴别诊断】

1. 与其他脱髓鞘疾病相鉴别

（1）急性播散性脑脊髓炎：与MS的第一次发病鉴别有一定困难。

急性播散性脑脊髓炎多为单一时像，但空间上呈多相性，可累及中枢神经系统多个部位，大脑、小脑、脑干和脊髓。一般在病毒感染或疫苗接种后1～2周后发病，起病急，病情较重，较轻的患者与MS难以鉴别。急性播散性脑脊髓炎全身症状明显，头痛、发热，神经系统可有意识障碍、精神异常等全脑损害的症状，亦可有局灶的症状和体征，脑膜刺激征可阳性。CSF检查白细胞和蛋白增高较MS明显，MBP和IgG增高。影像学检查可见多发的脱髓鞘病灶，经常融合成大片病灶。鉴别困难时可能需临床观察，但考虑其与MS急性期治疗的一致性，鉴别的重要性并非极大。

表4-1-1 McDonald（2001）多发性硬化诊断标准

临床表现	附加证据
2次或2次发作（复发） 临床证据提示2个以上不同部位病灶	不需要附加证据
2次或2次发作（复发） 临床证据提示1个病灶	有证据支持空间上的多发性（具备其中一项） 1. MRI显示病灶在空间上多发性 2. 2个以上MRI病灶及一个CSF指标阳性 3. 累及不同部位的发作
1次发作 临床证据提示2个以上不同部位病灶	有证据支持时间上的多发性（具备其中一项） 1. MRI显示病灶在时间上多发性 2. 第2次临床发作
1次发作 临床证据提示1个病灶 同时有证据支持时间上的多发性（具备其中一项）	有证据支持空间上的多发性（具备其中一项） 1. MRI显示病灶在空间上多发性 2. 2个以上MRI病灶及一个CSF指标阳性 1. MRI显示病灶在时间上多发性 2. 第2次临床发作
原发性进展型多发性硬化	需同时具备 1. CSF检查异常 2. 有证据支持空间上的多发性（具备其中一项） ①MRI示9个以上大脑病灶；②2个以上脊髓病灶；③4～8个大脑病灶加1个脊髓病灶；④MRI示4～8个大脑病灶加VEP异常；⑤4个以下大脑病灶加1个脊髓病灶和VEP异常；

续表

临床表现	附加证据
原发性进展型多发性硬化	3. 有证据支持时间上的多发性（具备其中一项） ①MRI 显示时间上多发性；②病情持续进展超过 1 年

注：1. 发作：指神经功能障碍持续 24 小时以上，可为主观感觉或回忆资料，需除外体温升高、感染等所致的假发作。两次发作间隔至少 30 天。

2. 临床证据：指症状体征，强调客观证据。

3. CSF 指标：CSF 中寡克隆区带阳性或 IgG 指数升高。

4. MRI 空间多发性（1 个脊髓病灶相当于 1 个大脑病灶）复合以下任意 4 项：①1 个 Gd 强化病灶或 9 个长 T2 信号病灶；②至少 1 个幕下病灶；③至少 1 个近皮层病灶；④至少 3 个室旁病灶。

5. MRI 时间多发性：①若发病 3 个月后首次 MRI 扫描，显示与初始症状无关的非责任病灶强化；或无强化病灶，3 个月后复查出现强化病灶或出现新的 T2 病灶。②若发病 3 个月内首次 MRI 扫描，发病 3 个月后复查 MRI 出现新的强化病灶；若无强化病灶，再于首次扫描后 3 个月后进行第 3 次复查，出现强化病灶或 T2 信号病灶。

（2）弥散性硬化：又称 Schilder 病，多在 10 岁以前起病，主要累及半球白质，可急性、亚急性或慢性起病。儿童型常见智力下降、人格改变等。青年型以局灶性症状起病，持续加重，极少缓解。CSF 化验与 MS 难以鉴别。MRI 示半球皮层下白质大片状异常信号，长 T1 长 T2。可能系 MS 的不同表现。

（3）同心圆硬化：又称 Balo 病，多急性起病，可呈卒中样起病。发病年龄较 MS 偏小，临床表现与 MS 不同，主要表现为占位性病变或精神症状。既往认为迅速进展，不缓解，很快死亡，新近的观点认为患者可以有很好的缓解。MRI 有其特点，半球内多发圆形或椭圆形病灶，髓鞘脱失层和正常白质层相交互呈同心圆样排列。

（4）脑白质营养不良：一大类以髓鞘生成障碍为特征的家族性遗传性疾病，是形成髓鞘的脂类代谢异常所致。主要在婴幼儿期或童年期起病，临床表现多为发育迟缓、智力障碍、惊厥和局灶性体征，往往有家族史，确诊需病理和生化酶学检查，与 MS 鉴别不困难。

2. 与其他疾病相鉴别：其他一些疾病也有可能出现类似 MS 的时间或空间上的多样性，如神经系统变性病、脊髓疾病以及系统性疾病累积中枢神经系统时如红斑狼疮等，此时实验室检查有助于鉴别诊断。

【治疗】

MS 治疗方法的选择取决于 MS 的临床分型，即缓解-复发型和各种进展型，其主要目的再于抑制炎症脱髓鞘病变的进程，防止急性期病变的恶化进展和缓解期的复发。对症治疗和支持治疗，尽量减少神经功能缺失给患者带来的痛苦也是十分必要的。注意 MS 有自然缓解的特性。

1. 缓解-复发型的治疗

缓解-复发型的治疗着重于急性期的有效缓解，缩短病程，减少病损。缓解期，避免复发，或尽量减轻复发症状。

（1）糖皮质激素和 ACTH：MS 急性发作和复发期的主要治疗药物，有免疫调节和抗炎作用，缩短急性期和复发期病程。目前主张大剂量短程疗法，近期缓解率 80%左右，对远期病程尚未明确。①甲泼尼龙（methylprednisolone）起效快，不良反应较轻，对急性发作的恢复优于其他皮质类固醇和 ACTH，1g 溶于 5%葡萄糖溶液，静脉点滴 3～4 小时，1 次/d，连用 3～5 天，之后泼尼松 60mg/d 口服，12 后逐渐减量停药。②ACTH 以 80mU/d 静脉点滴或肌注 1 周，之后 3～7 天减半，逐渐停药。③泼尼松（prednison）80mg/d 口服 1 周，5～7 天减量 10～20mg，4～6 周为一疗程。④地塞米松（dexamethasone）30～40mg，溶于 50ml 生理盐水，缓慢静脉推注，间隔 2～3 天一次，连续 5～7 次，或 20mg 溶于 500ml 生理盐水静脉点滴，连续 10～15 天，之后减半，3～4 周后改口服泼尼松相应剂量。没有证据表明皮质类固醇可以预防复发，故症状缓解后应迅速减量，如疗效不佳应考虑其他治疗方式。不宜长期应用。

（2）IgG：IgG 治疗 MS 的作用机制目前尚未十分明确，可能是通过封闭和中和体内自身抗体而起作用。静脉输注大剂量

IgG400mg/kg·d，连续3～5天，对于急性期缓解有很好的疗效，根据病情亦可以每月加强治疗一次，可能对抑制复发有一定的作用。

（3）血浆置换疗法（PE）：血浆置换治疗的作用机制与清除自身抗体有关，主要用于对糖皮质激素不敏感，或不良反应严重不能耐受的急性发作期和急性进展型患者，每次按每Kg体重交换50ml血浆计算，1～3次/周，连续交换10～20次为一疗程。后继以泼尼松口服，40～60mg/d，亦可以直接和糖皮质激素及免疫抑制剂联合应用可能效果更佳。

（4）β-IFN：可明显增强非特异性抑制细胞的抑制作用，起免疫调节作用。主要用于缓解-复发型MS的缓解期治疗。临床试验证实β-IFN可显著降低复发率，每年减少30%左右，同时MRI也证实其比对照组病灶数目有确定意义的减少。目前上市的重组β-IFN有IFN-β1a和IFN-β1b两种。两种的治疗效果相当，耐受性也较好。β-IFN的缓解期治疗尚有一些问题有待解决，研究发现IFN-β1b的保护期可长达5年，但约30%左右患者出现抗IFN-β抗体，随时间延长出现率增高。出现抗体或6个月效果不佳是停药指征。具体用法是IFN-β1a30μg/周，肌注。或IFN-β1b50μg/隔日，肌注。主要不良反应是上感症状、发热、恶心、肝功能异常和白细胞减少等，少数患者出现抑郁症状。

（5）合成的髓鞘碱性蛋白类似物：人工合成的MBP相似物，与抗MBP抗体有更高的亲和力，作为诱饵清除抗体，乙酸20mg/d，皮下注射。出现抗乙酸抗体并不影响疗效。可减少早期缓解-复发型MS患者复发的可能性。

2. 进展型的治疗

进展型的MS患者与缓解-复发型相比较，治疗效果要差很多，糖皮质激素和ACTH、IFN-β、血浆置换疗法和IgG效果不好。免疫抑制剂是可行的选择，但长期使用免疫抑制剂所面临的潜在风险应予以考虑。

（1）甲氨蝶呤（methotrexate）：抑制二氢叶酸还原酶，从而抑制细胞和体液免疫，并有抗炎作用。继发进展型效果更好。7.5mg/周，可使病情恶化减轻。

（2）环磷酰胺（cyclophosphamide）：是一种细胞毒及免疫抑制剂，对快速进展型MS，特别是甲氨蝶呤治疗无效的患者，口服50mg，2次/d，维持1～2年。

（3）硫唑嘌呤（azathioprine）：抑制细胞免疫和体液免疫，2～3mg/Kg·d口服可降低复发率，但不能延缓残疾的进展。长期应用有可能面临新生物的危险。

（4）环孢素（cyclosporine）：强力免疫抑制药，对慢性进展型患者可延缓完全致残率，有相当的保护作用。但不良反应发生率偏高，肾毒性明显，口服，2.5～10mg/kg·d，可分为2～3次服用。注意监测血清肌酐。

3. 症状治疗

MS的临床症状来源有三：原发性，MS直接导致的；继发性，病变引起的并发症；后续症状，功能障碍引起的躯体和精神症状。这些症状使患者十分痛苦，严重影响生活质量，应尽量给予积极处理。

（1）常规症状治疗：足够的休息和康复治疗，防止过度的疲劳和感染。对残疾患者应尽量使用可能的辅助工具改善生活质量，延缓绝对卧床期。绝对卧床患者采取特殊措施避免褥疮。

（2）疲劳：MS特殊的疲劳感可使用盐酸金刚烷胺100mg，Bid.或苯妥英钠200mg，Qd。近来更多使用莫达非尼（modafinil），效果较好，且耐受性好，200mg/d。

（3）痉挛性截瘫和痛性痉挛：MS患者行走困难的主要原因。首选巴氯芬（baclofen），皮质脊髓束$GABA_B$受体激动剂，抑制脊髓水平的突触反射，从而减轻肌强直程度和痛性痉挛发作的频率，宜从小剂量开始，5mg，Tid，逐渐增量，不超过100mg/d。严重者睡前加用1次可以提高疗效。使用1个月无效或出现惊厥和幻觉等严重不良反应时，应停药。卡马西平，起始剂量100mg，Tid，可逐渐加至800～900mg/d。替扎尼丁（tizanidine），α_2-肾上腺素受体激动剂，通过抑制棘水平和棘上的突触反射起作用，初始剂量2mg/d，逐渐增加剂量，不超过36mg/d，分3～4次服用，药效较巴氯芬强，作用时间短。安定和氯硝安定，主要为晚间应用，改善夜间痉挛情况，安定10mg，QN，氯硝安定1mg，QN，长期应用可产生依赖性和耐药性。硝笨呋海因（dantrolence），能有效的降低肌张力，但可导致肌无力，初始剂量25mg/d，缓慢增至50mg/d，分3～4次给药。

如果药物治疗效果欠佳，亦可手术治疗，神经根切断术、脊髓切开术等可获长期缓解。

（4）膀胱直肠功能障碍：较比难以处理，药物治疗效果欠佳。尿潴留可应用拟胆碱药物，氯化氨甲酰胆碱或氯化乌拉碱，5mg，Qid，无效时宜采取间断导尿法处理。尿失禁可应用抗胆碱药物，丙咪嗪，10mg，Qid。便秘者宜间断灌肠。

（5）震颤：静止性震颤使用安坦，2mg，Bid，亦可使用左旋多巴，250mg，Tid。意向性震颤可选用心得安，10～20mg，Tid。严重的单侧震颤，亦可手术治疗，行丘脑腹外侧核切开术。

【预后】

确诊MS后，其复发频率、复发后是否缓解、缓解程度及持续进展所造成的神经功能缺失很难预测。进展型快者可数月内严重致残甚至死亡，缓解-复发型，缓解后可长达30年不复发。起病后最初几年复发率较高，约2年复发1次。20%左右的患者起病后呈慢性进行性加重。以复视、眩晕、视神经炎及感觉障碍起病的预后相对较好。共济失调和肢体瘫痪起病的预后较差。高龄发病的预后较差。国人没有MS的预后统计资料。高加索人种资料，起病15年后，30%的患者仍在工作，39%的患者依旧可步行。死亡主要原因依次为MS合并症、伴发恶性肿瘤、自杀和心脑血管疾病。

参考文献

[1] 魏岗之．神经病学．第16卷．神经系统脱髓鞘性疾病．北京：人民军医出版社，2003.

[2] 毛悦时，吕传真．多发性硬化的流行病学．国外医学神经病学神经外科学分册，2004，31：328-331.
[3] 许贤豪．多发性硬化的研究进展．中华神经科杂志，2004，37：3-9.
[4] Giovannonia G，Culter GR，Lunemann J et al. Infectious causes of multiple sclerosis. Lancet Neurol，2006，10：887-94.
[5] Kantarci O，Wingerchuk D. Epidemiology and natural history of multiple sclerosis：new insights. Curr opin Neurol，2006，3：248-54.
[6] Parat A，Antel J. Pathogenosis of multiple sclerosis. Curr opin Neurol，2005，3：225-30.
[7] Banwell B，Ghezzia A，Barora A. Multiple sclerosis in child-ren：clinical diagnosis，therapeutic strategies，and future directions. Lancet Neurol，2007，10：887-902.
[8] Chawal PS. Eneironmental risk factors in multiple sclerosis. WMJ 2008，2：76-83.
[9] Miller DH，Leary SM. Primary progressive multiple sclerosis. Lancet Neurol，2007，10：903-912.
[10] Frohman E，Costello F，Zivadinov R. Optical coherence tom-ography in multiple sclerosis. Lancet Neurol，2007，10：903-912.

（王　琳）

第二节　视神经脊髓炎

【疾病概论】

1. 定义

视神经脊髓炎（Neuromyelitis Optica，NMO）又称德威克病（Devic disease），是一种主要累及视神经和脊髓的中枢神经系统脱髓鞘疾病。以视神经和脊髓相继或同时受累，出现相应临床症状和体征为特点，呈进行性或缓解-复发病程。

2. 流行病学

1894 年 Devic 首先命名并形成本病的初步概念，但是否是一个独立疾病，还是 MS 的一个亚型一直存有很大争议，单纯的 NMO 是一个独立疾病的看法目前似乎占上风。东亚包括中国、日本，MS 涉及视神经和脊髓的比率明显高于高加索人种。国人 MS 患者 20％～40％的首发症状为视神经炎，26％为 NMO，台湾省一组资料显示高达 76％。高加索人种资料 90％的视神经炎患者最终发展为 MS。但以 NMO 起病的仅占 0.6％。30％左右的 NMO 患者为单时相病程，不再复发。60％～70％呈多相病程，缓解复发。观察 NMO 复发显示：55％的复发在 1 年内，78％在 3 年内，90％在 5 年内，复发时若伴有脑干、小脑等其他中枢神经系统损害时，诊断非常可能更改为 MS。

3. 发病机制

NMO 的病因和发病机制目前尚不清楚。对人口统计学、疾病谱、临床事件索引、视神经炎和脊髓炎的特点、血清学的研究、神经影像学的特点和长期病程的评估，提示 NMO 和 MS 有所不同。复发型视神经炎和脊髓炎可能系 NMO，而不是 MS。NMO 普遍存在的自身抗体与结缔组织病有密切的相关性，提示存在自身体液免疫缺陷。NMO 的种族相关易感性提示可能与主要组织相容性复合体有关。

4. 病理生理

NMO 的病理改变为神经纤维脱髓鞘。视神经损害主要累及视神经和视交叉。脊髓损害好发于下颈段和上胸段，多呈弥散性，可累积数个脊髓节段。镜下主要表现为髓鞘脱失和炎性细胞浸润，与 MS 不同的是急性期常有破坏性病灶，导致坏死和空洞形成，甚至可能侵及灰质。

【临床表现】

1. 发病年龄　NMO 发病年龄跨度较大，5～60 岁，集中在 20～40 岁的青少年。性别差异不大。

2. 起病形式和诱因　以急性和亚急性起病多见，在数小时、数日或 1 各月内达高峰。慢性起病少见。部分患者起病前有发热、上呼吸感染、腹泻、情绪因素及月经、妊娠等诱因。

3. 眼部症状　以先出现一侧，间隔数日或数周之后发展至双侧最多见。亦可双眼同时受累。仅单眼者很少。发病早期仅眼部不适、疼痛伴视物模糊等，之后出现视力下降、视野缩小，轻者中心暗点，重者象限盲、偏盲或全盲。

眼底改变可为早期视盘改变，晚期继发性视神经萎缩，或早期球后视神经炎改变，晚期原发性视神经萎缩。

4. 脊髓症状　脊髓损害多见不对称和不完全的播散性损害或不全脊髓横贯性损害，亦可表现为上升性脊髓横贯损害，严重者表现为脊髓休克。如病变在颈髓，常出现痛性痉挛和 Lhermitte 征，少数可出现 Horner 征。括约肌障碍多见，常随肢体功能恢复而好转。

视神经症状和脊髓症状的发生多有时间差，间隔少者数日，多者可达数年。

【辅助检查】

1. 实验室检查　绝大多数 NMO 患者的 CSF 检查类似 MS。压力、外观、糖和氯化物正常。脊髓病变发作时期，包括单项病程和复发患者，CSF 白细胞轻度增高，一般不超过 100×10^6/L，以淋巴细胞和单核细胞为主。蛋白轻度增高，免疫球蛋白分析 IgG、IgA 增高，可见寡克隆区带。当脊髓病变严重，肿胀明显或累积蛛网膜可导致不全椎管梗阻 Quec-kenstedt Test 阳性。蛋白极度增高，可达数克/L。

2. 电生理检查　主要是 VEP 异常，表现为 P100 潜伏期的延长和波幅降低。当脊髓受累时，SEP 和 MEP 出现异常。对仅有视神经炎表现的患者，SEP 和 MEP 可发现亚临床病灶，以明确脊髓受累。

3. 影像学检查　CT 阳性发现较少。MRI 可在发病或复发后 2 周内发现增粗的视神经并可被强化。8 周内脊髓 MRI 异常率可达 94%，一般为长 T1、长 T2，以脊髓背侧和外侧居多，可见脊髓增粗，急性期可被强化。矢状面见病灶常涉及 3 个以上脊髓节段。晚期可见局灶性脊髓萎缩。

【诊断】

典型病例诊断并不困难，起病前有呼吸道或消化道感染史，急

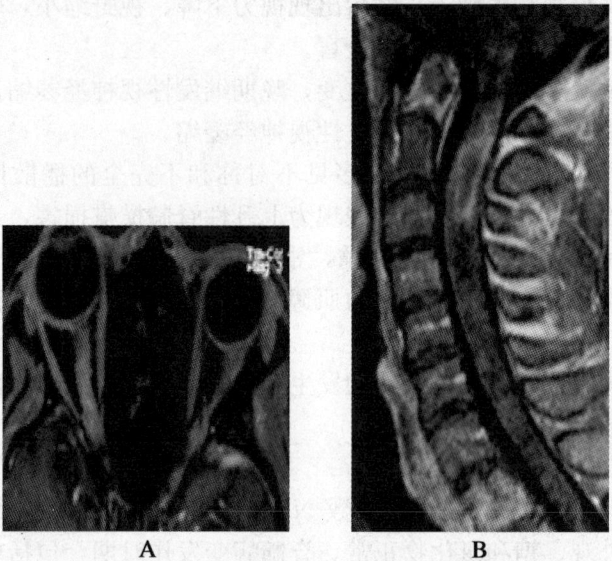

图 4-2-1　A 显示左侧增粗的视神经。B T1 相颈髓增粗，髓内混杂信号

性或亚急性起病，除视神经、脊髓损害以外无其他中枢神经系统受累，影像学和 CSF 化验支持即可确诊。

目前主要使用 Wingerchuk 等提出的 NMO 诊断标准，主要包括：绝对标准：①视神经炎；②急性脊髓炎；③无临床证据证明在视神经或脊髓外存在神经系统的病灶。主要支持标准：①发病时脑 MRI 正常；②脊髓 MRI 异常信号为 3 个或超过 3 个脊髓节段；③脑脊液白细胞增多大于 50 个/ml 或中性粒细胞大于 5 个/ml。次要支持标准：①双侧视神经炎；②严重的视神经炎，至少有 1 只眼睛视灵敏度持续小于 20/200；③1 个肢体或多个肢体严重的、固定的、与发作有关的无力。具备绝对标准和 1 个主要支持标准或 2 个次要支持标准可诊断 NMO。

【鉴别诊断】

1. 急性视神经炎　主要包括视盘炎和球后视神经炎，其临床表现与 NMO 的视神经炎一致，但无脊髓症状。关键在于复发性急性视神经炎应注意脊髓症状，必要时应行 SEP 和 MEP 检查，以发现亚临床病灶，明确脊髓是否受累。用以鉴别间隔较长时间出现脊髓症状的 NMO。

2. 急性脊髓炎　起病更急更重，无视神经受损的表现，也无缓解复发。必要时应行 VEP 检查，以发现亚临床病灶，明确视神经是否受累。用以鉴别间隔较长时间出现视神经症状的 NMO。

3. 急性播散性脑脊髓炎　多为单一时像，但空间上呈多相性，可累及中枢神经系统多个部位，大脑、小脑、脑干和脊髓。一般在病毒感染或疫苗接种后 1～2 周后发病，起病急，病情较重。且全身症状明显，头痛、发热，神经系统不仅有视神经和脊髓受累的症状和体征，还可有意识障碍、精神异常等全脑损害的症状，脑膜刺激征可阳性。影像学检查可见脑内多发的脱髓鞘病灶，经常融合成大片病灶，这是鉴别要点。

4. 多发性硬化　经典型 MS 表现为时间、空间上的多相性，缓解复发，累及中枢神经系统多个部位，大脑、小脑、脑干和脊髓，CSF 检查、电生理检查和影像学检查各有其特点，诊断并不困难。以视神经和脊髓起病的 MS，早期确诊很困难，应努力寻找其他证据。关键是复发型 NMO，复发时依旧局限于视神经和脊髓，无临床证据证明在视神经或脊髓外存在神经系统的病灶，同时 NMO 的 CSF 寡克隆区带阳性率不高，其 MRI 的脊髓纵向损害交 MS 为长，一般超过 3 个以上脊髓节段。当然出现其他中枢神经系统损害，以及发现其他的亚临床证据时，应考虑以视神经和脊髓损害起病的 MS。

【治疗】

NMO 的治疗与 MS 相似，主要使用大剂量糖皮质激素。①甲泼尼龙（methylprednisolone）起效快，不良反应较轻，1g 溶于 5%葡萄糖溶液，静脉点滴 3～4 小时，1 次/d，连用 3～5 天，之后泼尼松 60mg/d 口服，12 后逐渐减量停药。②ACTH 以 80mU/d 静脉点滴或肌注 1 周，之后 3～7 天减半，逐渐停药。③泼尼松（Prednison）80mg/d 口服 1 周，5～7 天减量 10～20mg，4～6 周为一疗程。④地塞米松（Dexamethasone）30～40mg，溶于 50ml 生理盐水，缓慢静脉推注，间隔 2～3 天一次，连续 5～7 次，或 20mg 溶于 500ml 生理盐水静脉点滴，连续 10～15 天，之后减半，3～4 周后改口服泼尼松相应剂量。如疗效不佳应考虑其他治疗方式。

血浆置换疗法（PE）：每次按每 kg 体重交换 50ml 血浆计算，1～3 次/周，连续交换 10～20 次为一疗程。后继以泼尼松口服，40～60mg/d。亦可以糖皮质激素及免疫抑制剂如环磷酰胺、硫唑嘌呤和甲氨蝶呤等联合应用，可能效果更佳。

对于复发型 NMO 患者由于存在阶梯性的神经功能损害，需采取有效的预防措施保护神经功能，可联合硫唑嘌呤和泼尼松作为复发型 NMO 患者的一线预防用药。硫唑嘌呤起始剂量为 50 mg/d，每次增加 50 mg，数周后增加至 3mg/kg・d，同时加用泼尼松 60～80mg/d，直至化验结果显示硫唑嘌呤起效（白细胞数持续轻度减少，平均红细胞容积值增大）后缓慢减量，持续数个月。这种联合治疗需要持续监测血常规和肝功能，注意骨钙流失和感染，同时避免接种活疫苗。

【预后】

NMO 患者的结局有 3：①急性或亚急性起病，持续进展至一定阶段停止，遗留严重的病残，或持续进展致死亡。②急性或亚急性起病，呈缓解复发，可完全缓解，也可部分缓解遗留一定的病残。③30%～40%的患者呈单时相病程，缓解后不再复发。

尽管单时相 NMO 患者发作时病情更严重，但长期预后较多时相患者好，不复发，且遗留的神经功能障碍不再进展。22%单时相患者至少有一眼遗留视力障碍，大多数患者会永久遗留中等程度的至少一个肢体力弱和括约肌功能障碍，单瘫或截瘫的发生率为 31%。单时相 NMO 患者 5 年生存率约 90%，死因与 NMO 损害脊髓颈段导致呼吸肌麻痹及之后的感染有关。半数以上复发型 NMO 患者至少一眼永久遗留有严重的视力损害，或者发病后 5 年内因截瘫或单瘫导致无法行走。复发型 NMO 的自然病史和经典型 MS 有所，不同多数 MS 患者视力受累症状于首次发作后恢复较好或痊愈，且在继发进展阶段之前视力损伤均相对较轻。NMO 较少表现为进展性的病程，且不同 NMO 患者的复发频率也不相同。缓解期可只持续数周，也可长至十年以上。

参考文献

[1] 魏岗之．神经病学．第 16 卷．神经系统脱髓鞘性疾病．北京：人民军医出版社，2003.

[2] Wingerchuk DM. Neuromylitis optica：new findings on patho-genosis. Int Rev Neurobiol，2007，79：665-88.

[3] Matieo M，Jacob A，Wingerchuk DM. Neuromylitis optica. Curr opin Neurol，2007，3：255-60.

[4] Wingerchuk DM. Diagnosis and treatment of neuromyelitis optica. Neurologist，2007，1：2-11.

[5] Wingerchuk DM，William F，Peter C，et al. The clinical course of neuromyelitis optica（Devic's syndrome）Neurology，1999，53：1107-1114.

（王 琳）

第三节 脑白质营养不良

脑白质营养不良是一组由遗传因素导致的中枢神经系统髓鞘形成障碍为病理基础的临床综合征，神经系统广泛受累，突出累及脑白质，表现为高级认知力下降、视听力缺陷、运动障碍、共济失调等症状。常见的脑白质营养不良有异染性脑白质营养不良、肾上腺脑白质营养不良、正染性脑白质营养不良、球形细胞型脑白质营养不良和膜性脂肪营养不良，均属于遗传代谢性疾病。遗传因素导致的多种代谢酶的缺陷或功能异常，进而导致髓鞘发育不良，在疾病的不同时期表现不同程度的先天性或获得性智能障碍，并且呈进行性下降。本章主要描述肾上腺脑白质营养不良和异染性脑白质营养不良。

一、异染性脑白质营养不良
（Metachromatic leukodystrophy，MLD）

【疾病概论】

1. 定义：异染性脑白质营养不良是一种神经鞘脂沉积病，又称脑硫脂沉积病，属于溶酶体贮积性疾病。MLD是由于芳基硫酸酯酶A（Arylsulfatase-A，ASA或ARSA）缺乏使脑硫脂不能转化为脑苷脂，因此造成脑硫脂在组织中贮积。病理检查时脑白质内异常沉积的脑硫脂颗粒和蓝色甲苯胺染料作用后变为红色的异染性颗粒，故而得名。

2. 流行病学：本病十分罕见，首次由Alzheimer于1910年报道。儿童中多见，成人少见，男性多于女性，亦有家族性发病。发病率约为0.8/10万～2.5/10万，该病为常染色体隐性遗传病。

3. 发病机制：本病是22号染色体上芳基硫酸酯酶A基因缺乏，导致芳基硫酸酯酶A形成不足，芳基硫酸酯酶A或神经鞘脂激活蛋白B（SAP-B）的缺乏使溶酶体内脑硫脂不能完全水解，从而沉淀在中枢神经系统的白质、周围神经和其他内脏组织内，如肝、胆和肾中。ARSA基因已经定位于22q13.31，迄今为止分析发现有超过40种不同的基因突变。1989年Stein克隆并测序了人类ARSA的全长cDNA，包涵8个外显子，约7kb，表达产物为含507个氨基酸的多肽，分子量为53kD。ARSA-PD等位基因现已发现两个突变，均由A→G所致。芳基硫酸酯酶A活性正常的部分MLD患者，遗传缺陷在于神经鞘脂激活原蛋白（Prosaposin）基因（PSAP）突变，迄今为止有4个位点的基因突变。这种蛋白是由第10号染色体的一个基因编码，这个基因由15个外显子和14个内显子组成，不同的基因突变导致了神经鞘脂激活原蛋白缺乏和神经鞘脂激活蛋白B缺乏。神经鞘脂激活原蛋白基因编码65～70kDa多肽蛋白，SAP是一个分子量较小的糖基化蛋白，后者为神经鞘磷脂降解所必须。有些脑硫酯酶活性低，并不产生异染性脑白质营养不良的临床症状，这些人称之为芳香硫酸酯酶 A 假性缺乏症。成人型 MLD 可能属于杂合子突变。

4. 病理：肉眼观察脑的外观无改变，有时仅能见到轻度萎缩伴脑室扩大。水平和冠状切面上脑白质变色，呈灰白色条纹状，比正常脑组织硬。显微镜下大脑白质和周围神经呈现广泛脱髓鞘改变，少突胶质细胞减少，但无炎性细胞浸润。在少突胶质细胞、施万氏细胞和巨噬细胞中有大量异染性颗粒（遇甲苯胺蓝反应呈红色颗粒，异染性）堆积。不仅 PAS 染色呈阳性，而且苏丹黑染色也呈阳性。脊髓和外周神经鞘中也可见到异染性颗粒，神经纤维束之间的少突胶质细胞呈现原发变性。电镜下脑组织中有多种包涵体，异染性颗粒呈致密的髓鞘素小体，而在周围神经内呈现鱼雷样结构。1973 年 Leroy 研究发现患病的胎儿中，大的有髓纤维的施万细胞内的包涵体比小的纤维中多，但包涵体的多少与周围神经脱髓鞘程度无关。

【临床表现】

MLD 在幼儿期发病多见。发病前智力、运动发育基本正常，起病后已经获得的运动、语言能力逐渐丧失，运动功能和智能呈进行性衰退。进行性运动障碍、语言和智力倒退是本病的主要临床特征。不同基因突变位点导致不同的临床亚型，一般将 MLD 分为三型。

1. 晚期婴儿型：一般于 12～24 个月发病，早期症状为易啼哭，易激惹，逐渐进行性肌肉无力、行走困难、步态异常、膝过伸，周围神经受累表现肌张力降低、腱反射减弱，可持续 1～2 个月；随后出现中枢性瘫痪或周围性瘫痪、智力衰退，语言减少或消失、尖叫或卧床不起，目光呆滞；之后出现各种类型的癫痫发作、视神经萎缩并视力下降、眼震、斜视、上肢意向性震颤，可持续 1 至数年；晚期延髓麻痹，吞咽困难。此型多见，也最严重，一般在 5 岁前死亡。

2. 少年型：4～14 岁发病，常以精神障碍、性格行为异常、记忆力减退等首发，进展缓慢。年龄较大者以学习能力降低、成绩下降为主。初起表现共济失调、痉挛步态、智能逐渐减退、情感淡漠，1～2年内语言功能丧失；晚期出现痴呆，中枢性瘫痪或周围性瘫痪，视力障碍。

3. 成人型：少见。常于15岁以后发病，症状较轻，进展也缓慢，初期表现为精神异常、幻觉、夸大妄想、易冲动，继之出现智能衰退，数年后出现锥体束损害和小脑症状而表现运动障碍，多发性周围神经损害以及进行性痴呆。

成人型MLD有时表现很不典型，获得性智能障碍和进行性发展的记忆力、判断力下降，以及异常的行为举止和神经心理学检查结果，很容易误诊为精神分裂症和Alzheimer病。在疾病出现的早期，许多患者表现明显的额叶损害症状，包括失抑制、强迫性动作、低判断力、情感不稳定、社会行为能力降低和注意力损害，学习能力下降，空间感觉能力下降明显，书面表达能力比口语表达差，计算能力比阅读能力下降更明显，对外界的反应速度和运动速度大大降低，但晚发成人型一般不表现失语或者长期记忆障碍。

【辅助检查】

尿中芳基硫酸酯酶A明显缺乏，脑硫苷脂明显升高。

采用改良的Baum法只需微量白细胞匀浆测定白细胞中ASA活性，MLD患者ASA水平在正常平均值15%以下，杂合子ASA水平一般在正常平均值25%以上。

脑脊液中蛋白可升高，晚期甚至高达2g/L。成人型MLD蛋白增高常为0.3～0.6g/L，很少超过1g/L。

EMG检查早期可以发现周围神经受损改变，运动及感觉传导速度减慢；电测听显示感音性传导性耳聋；诱发电位中，BAEP：Ⅰ～Ⅳ和Ⅰ～Ⅴ波潜伏期延长，SEP中，N9～N13延长，T12～P40延长。

头颅CT扫描可见两侧半球对称性白质病灶，无占位效应，不强化。MLD典型MRI表现为双侧半卵圆中心和侧脑室周围白质内对称T2高信号T1低信号病灶，早期皮层下白质不受累，胼胝体膝部和压部受累为重要征象，另外的征象包括脑干皮质脊髓束和内外囊受累及“虎纹斑”样征象。在成人痴呆患者中，功能影像学提示早期出现丘脑和皮层低代谢，要意识到 MLD 的可能。1993 年 Kruse 等对 7 名 MLD 患者（包括成人和婴儿）进行了质子磁共振波谱分析发现 N-乙酰天（冬）氨酸峰值下降，乳酸和肌醇峰值增高。

周围神经（腓肠神经）活检可以确诊本病，周围神经施万细胞胞浆内异染性物质沉淀，并见典型硫脂包涵体。直肠黏膜活检 Alcin blue-PAS 染色，光镜下见到肠黏膜上皮及腺上皮胞浆内粉红色 PAS 阳性物质，极少量细胞可见浅蓝色的胞浆内包涵体，可以作为特异性的诊断标志。

【诊断】

婴幼儿期出现进行性运动障碍、视力减退和精神异常智能下降，可能的类似疾病家族史，CT 或 MRI 提示两侧半球白质内对称性病灶且无占位效应，尿液芳基硫酸酯酶 A 活性明显降低，即可临床确定诊断。

尿液中脑硫苷脂阳性、以及白细胞、血清和培养的成纤维细胞中 ASA 缺乏均可助本病诊断。培养的成纤维细胞和羊水细胞中 ASA 活性测定可以帮助诊断基因携带者和进行优生优育为目的的产前检查。

进一步的定性诊断，取决于脑组织和周围神经病理检查中见到异染性颗粒和 ASA 活性测定，分子生物学技术的应用为寻找疾病的基因突变位点提供了诊断上的帮助。和其他脑白质营养不良的鉴别取决于异染性颗粒和 ASA 活性测定。

【鉴别诊断】

成人型 MLD 因为发病比较晚，故而常需要与 Alzheimer's 病鉴别，特别对于那些有痴呆家族史的成年痴呆患者。MLD 患者多有痴呆家族史，早期表现额叶和广泛白质受累症状，以隐袭的精神症状首发多见，早期记忆力和认知一般受累不明显，而 Alzheimer's 病则以早期出现记忆力和认知下降为特点。脑 MRI 可以给二者很好的鉴别，后者脑白质内无明显病灶，仅表现为广泛的脑萎缩和脑室扩大，特别是海马萎缩。

【治疗】

目前无特效疗法，主要以支持治疗和对症治疗为主。骨髓移植在某些病例有一定的疗效，能够缓解病情，减轻症状，延长生存期，但不能从根本上治愈本病，未能达到理想的治疗效果。基因治疗是用腺病毒等载体将芳基硫酸酯酶 A 基因转染 MLD 患者骨髓细胞，可能是有效的治疗措施，尚有一些问题需要解决，如基因导入还无法保证其高效、持续表达，其稳定性也存在一定的问题，因此尚处于探索阶段。目前还是以产前检查，避免纯合子表型出现为主。由于维生素 A 是合成硫苷酯的辅酶，故而临床上需向患儿叮嘱避免或者限制摄入富含维生素 A 的食物。

动物试验表明人类重组的 ASA 替代疗法结果令人满意，并且表现疗效剂量依赖关系。动物实验表明，4mg/kg 人类重组 ASA 可以有效减少 MLD 小鼠肾脏和周围神经蓄积的脑硫苷脂但不能降低中枢神经系统内的沉积，当剂量达 50mg/kg 时可以分别有效的清除大脑和脊髓内沉积脑硫苷脂的 34%和 45%。

【预后】

本病预后极差。婴幼儿发病后 1～3 年常因四肢瘫痪和痉挛而卧床不起，伴有严重的语言和认知功能障碍，可存活 5～6 年；少年型病情较婴儿型轻，呈缓慢进展性，病情发展 1～3 年后言语不能、无理解力、全面性痴呆、四肢瘫痪等，一般存活 5～10 年。成人型起病隐袭，进展更加缓慢，但预后亦差。

二、肾上腺脑白质营养不良
（Adrenoleucodystrophy，ALD）

【疾病概论】

1. 定义：ALD 又称嗜苏丹脑白质营养不良伴皮肤色素沉着和肾上腺萎缩症，是一种脂质代谢障碍病，呈 X 性连锁隐性遗传，基因定位在 Xq28。

1912 年 Schilder 首先记载此类疾病征象，1970 年 Blaw 首次用肾上腺脑白质营养不良一词来描述本病，1981 年 Moser 首次发现 ALD 患儿及其基因携带者血浆重饱和非分枝长链脂肪酸呈不同程度增高。

2. 流行病学：目前全世界报道约 2000 余例，几乎均为男性，多于 2～14（4～8）岁发病，绝大多数患者病情进行性加重直至死亡，一般不超过 9 年。男性新生儿发病率为 1/2 万，种族无差异，可有家族史。

3. 发病机制：本病为性连锁隐性遗传。为一种过氧化物酶体病，患者体内极长链脂肪酸的过氧化酶体的氧化受阻，造成极长链饱和脂肪酸（VLCFA，C23～30）在神经系统的白质和肾上腺皮质贮积。当 VLCFA 沉积于肾上腺皮质时，影响了皮质激素受体的功能，使肾上腺对垂体分泌的促皮质激素敏感性下降，肾上腺相继萎缩。致病基因位于染色体 Xq28，由 ABCD1 基因突变所致，紧靠色觉基因。ABCD1 基因长 21kb，由 10 个外显子组成，编码 745 个氨基酸组成的 ALDP 蛋白。现已报道的基因突变位点 500 多种，其中错义突变占 57.6%（291），移码突变占 24.4%（123），无义突变占 9.1%（46）。我国 ALD 患者大部分存在 ABCD1 基因突变，无突变热点。不同个体常有不同的突变点，检测到的突变率为 70%，突变型和表型之间无特殊的相关关系。

施晓容等研究 ALD 患者的基因外显子 1、5 及其侧翼序列，发现 1 例 ALD 患者基因外显子 5、内含子 5 交界处发生 1875G→A 突变，这种突变可能导致外显子 5 和 6 剪接异常，合成异常蛋白，从而使极长链脂肪酸在脑白质、肾上腺及血浆内增多聚集，导致疾病发生。因此，ALD 基因内含子 5 的 5' 剪切点突变，可能是性染色体隐性遗传肾上腺脑白质营养不良的发病原因之一。潘虹等研究提示 ALD 发病基因错义突变为最常见类型，H283D、S404P、N509I、R518Q 四种错义突变是国际首次报道。最新研究表明 ALD 患者组织中成淋巴细胞在极长链脂肪酸蓄积并影响细胞膜功能的过程中起到调控作用。

4. 病理：脑外观大体正常，脑白质呈灰色变硬，尤以枕叶明显，额叶轻微，一般两侧对称，视神经、视束、穹隆、胼胝体受累，弓状纤维不受影响。脑切片可见枕叶、顶叶、颞叶白质内对称的大片状脱髓鞘病灶，光镜下脑白质大片脱髓鞘，轴索相对保存，散在的吞噬细胞含有脂质颗粒或 PAS 阳性物质。胶质细胞增生，血管周围炎性细胞浸润，局限于髓鞘脱失中央区域，这区别于多发硬化的病理特点。电镜下吞噬细胞含有板层线状脂质包涵体，由 VLCFA 组成。双侧肾上腺皮质萎缩，睾丸间质纤维化和输精管萎缩。脊髓的组织病理改变最显著的是整个皮质脊髓前束和后束明显髓鞘脱失。

【临床表现】

通常在 4～8 岁发病，有时可能稍晚些，一般男性发病，属 X 性连锁疾病。肾上腺功能低下和脑部损害导致的智能下降都可以作为首发表现，病程进展缓慢。首发症状多为神经精神症状，如情绪行为异常、学习成绩下降和进行性智能减退，儿童起病者 74%的患儿神经症状早于肾上腺症状；Schaumburg 报道 17 例肾上腺脑白质营养不良患者中有 11 例（64%）无肾上腺皮质损害的症状，但综合文献报道大约一半以上的患者或早或晚出现肾上腺皮质功能不足的表现。ALD 最常见突出的症状是全面性进行性痴呆，运动障碍如步态紊乱多发生于早期，相继出现四肢瘫和去脑强直；皮质盲、视神经萎缩、耳聋也不少见；癫痫发生率 22%，多在晚期；皮肤黑色素沉着。神经症状的严重程度和病程、年龄、家族史、肾上腺皮质功能障碍程度无明显关系。

本病临床分类复杂混乱，依据临床变异结合 Moser 分类，大致分为 7 型，①儿童或少年型 ALD：3～13 岁发病，80%的患儿在肾上腺功能不全之前出现神经系统症状，90%有神经系统症状的患儿伴有色素沉着和 ACTH 水平升高。早期出现行为异常和注意力不集中，此时患儿智力检查大致正常，以后逐渐出现空间定向力障碍和其他神经系统的症状如步态不稳、说话不清和吞咽困难，1/3 的患儿有局灶性或全身性癫痫发作，平均 3～5 年发展到卧床不起的植物状态。周围神经受累较少。②成年型 ALD：常见于21岁以后发病的男性，常常以痴呆作为疾病的首发症状，但进展缓慢。③肾上腺脊髓神经病型：发病年龄15～53岁，脑部症状不突出，1/3患者脑白质受累，主要影响脊髓和周围神经。早期出现下肢笨拙僵硬，进展缓慢，膀胱、性功能障碍出现早；以后出现双下肢截瘫，合并深感觉障碍。多于50%的ALD患者都有不同程度的周围神经损害证据。④单纯 Addison 型：仅有肾上腺皮质功能减退的表现，而无神经系统症状。⑤无症状型 ALD：无神经系统症状和肾上腺功能改变，仅有 ALD 生化改变。⑥有症状的杂合子：发病年龄30～40岁女性，表现轻度的脊髓受累症状如锥体束征和排尿障碍，一般没有周围神经损害和肾上腺功能减退的表现。⑦新生儿 ALD：男女均可发病，为常染色体隐性遗传，发病年龄早且严重，表现为肌张力低下，肢体无自主运动和惊厥发作，数月内夭折，个别成活1～3岁。

重症病例可见痴呆、癫痫发作和去大脑强直。

【辅助检查】

患者血清和尿中 ACTH 和皮质类固酮类（17-羟，17-酮）减少，由肾上腺皮质功能不全引起。最具有特征性的实验室检查是血浆中 C22 以上的 VLCFA 含量增高，尤其是 C26 脂肪酸增多、C26∶C20 的比例增大更具有诊断意义。

ALD的CT表现大致分为3种类型：Ⅰ型、Ⅱ型，以及两种类型的混合型。Ⅰ型是最具有特征性的类型，CT表现为两侧侧脑室三角区周围对称性大片低密度区域，低密度区域周围可见到带状或环状强化。Ⅱ型没有三角区周围低密度区，而在若干白质结构内如内囊、胼胝体、大脑脚和放射冠区有明显的强化。三角区周围出现钙化伴有或不伴有周围低密度区，对ALD有特征性诊断意义。

ALD的MRI扫描表现为双侧脑室后角周围、顶枕叶白质区呈对称性蝶翼状长T1、长T2信号，胼胝体压部受累使左右两侧的病变区连成一片，病变向前累及双侧内囊后肢和颞叶，向下累及脑干。Gd-DTPA 静脉增强后病变边缘强化，说明病灶属活动期，局部有炎症和血脑屏障破坏，晚期病灶呈长 T1、长 T2 信号，不强化。

脑脊液中蛋白含量升高，甚至高达 2g/L，以 γ-球蛋白为主。脑电图检查显示双侧半球后部电活动减慢，有大量 δ 波出现。

【诊断】

男孩出现精神情感障碍、行为异常、步态不稳、偏瘫、皮质盲和耳聋等，缓慢进行性加重，神经影像学提示双侧脑室旁白质内对称性蝶翼状病灶，应考虑本病的可能。如伴肾上腺皮质功能减退表现，ACTH 试验异常可助本病临床诊断。本病由于各型临床表现差异较大，单纯依靠临床症状很难作出正确诊断，特别是与 MLD 鉴别时。神经影像学检查大脑白质内蝶翼状病变提示本病的诊断，但不能仅靠影像学资料诊断。目前最可靠的诊断依据是实验室检查，患者血和尿中 ACTH 和皮质类固酮类（17-羟，17-酮）含量减少，血浆中 C22 以上的 VLCFA 含量增高，尤其是二十六烷酸的含量增加、C26/C20 的比例增大具有确定诊断意义。

对疑似患儿除做详细的家系病史采集、24 小时尿 17-羟和17-酮测定外，应及时到有条件的医院做血浆 VLCFA 测定。联合 VLCFA 测定和基因突变两种方法，能显著提高肾上腺脑白质营养不良的确诊率。

【鉴别诊断】

需要与以下疾病鉴别：

1. ALD 晚发型常常首先以进行性智能下降为首发，故需要与 Alzheimer's 病（AD）相鉴别：AD 中老年发病，早期以近记忆障碍为主，晚期出现全面智能下降，但很少出现皮质盲，头颅 MRI 检查提示广泛大脑萎缩，脑室扩大，白质内无明显的对称性病灶，可以帮助鉴别。

2. Alexander 病：又称 Alexander 巨脑性脑白质营养不良。常发于婴儿期，呈头部进行性增大、癫痫、进行性精神运动障碍和痉挛性截瘫，大多死于病后 4 年。显著的 CT 表现为双侧对称性界限清楚的脑白质内密度降低，额部为主。尾状核、丘脑、穹隆前柱、额角周围实质、视放射可有对称性增强。低密度区可扩展至室管膜下外侧区域、尾状核、豆状核和内囊前肢区域。生化检查可以和ALD鉴别诊断。

3. 异染性脑白质营养不良：本病为常染色体隐性遗传疾病，男女均可发病，MRI表现为脑室周围和放射冠白质内长T2信号病变，病变边缘不强化，病初异常信号局限在脑室后角周围顶枕叶白质内，此时CT无改变。本病脑组织和周围神经中出现异染性颗粒，检测外周血白细胞中ASA活性异常降低，以及尿中脑硫脂含量增加；培养的成纤维细胞中ASA活性测定也是比较可靠的方法，而ALD血清或皮肤培养成纤维细胞中长链脂肪酸含量高于正常。

4. Canavan病：本病为常染色体隐性遗传性疾病，基因定位于染色体17p13。病理特点是中枢神经海绵样变性，生化特点为天冬氨酸酰基转移酶缺陷导致脑内和尿内N-乙酰天冬氨酸增多。MRI显示弥漫性白质病变，呈短T1、长T2信号，病变进展时可有脑室扩大。

【治疗】

目前暂无有效治疗手段，综合治疗中，以对症和调整患者的免疫状态为主，如激素、免疫球蛋白和干扰素等，疗效也不肯定。调整饮食中脂肪酸比例，限制VLCFA摄入，改用油酸（lorenzo）即三油酸甘油酯和三芥酸甘油酯4∶1混合物饮食，可以有效地降低血浆中VLCFA水平，但不能逆转已经发生的神经系统损害。骨髓移植对婴儿型有一定稳定病情的作用。肾上腺皮质激素替代治疗可能延长患者生命，减少色素沉着，偶可缓解神经系统症状，但不能阻止和修复髓鞘破坏。

近年来内源性造血干细胞移植治疗性连锁的ALD取得了一定的疗效，但仅局限于那些在出现严重神经症状以前的部分患者，且处于研究阶段。

应该重视患者和家系的临床症状、影像学检查和血浆VLCFA随访工作，做好患儿血缘女性妊娠的产前检查（性别取向和羊水中细胞 VLCFA 测定)。

【预后】

本病预后差，一般在出现神经系统症状之后的 1～3 年死亡，多死于并发症。

参考文献

[1] 贾建平主编，神经病学.6 版).北京：人民卫生出版社，2008 年.

[2] 王新德总主编，梁秀龄主编 神经病学 神经系统遗传性疾病分册 北京：人民军医出版社，2001 年.

[3] 刘焯林等主编 神经遗传病学.2 版).北京：人民卫生出版社，2002 年.

[4] 蒋雨平主编.临床神经疾病学.上海：上海医科大学出版社，1999 年.

[5] Semmler A，Köhler W，Jung HH，et al. Therapy of X-linked adrenoleukodystrophy. Expert Rev Neurother. 2008；8 (9)：1367-79.

[6] Kuchař L，Ledvinová J，Hřebíek M，et al. Prosaposin deficiency and saposin B deficiency (activator-deficient metachromatic leukodystrophy)：Report on two patients detected by analysis of urinary sphingolipids and carrying novel PSAP gene mutations. Am J Med Genet A. 2009，6.

[7] Matzner U，Lüllmann-Rauch R，Stroobants S，et al. Enzyme Replacement Improves Ataxic Gait and Central Nervous System Histopathology in a Mouse Model of Metachromatic Leukodystrophy. Mol Ther. 2009，27.

(李军杰)

第四节 同心圆硬化

【疾病概论】

1. 定义 同心圆硬化 (Concentric Selerosis) 又称 Balos 病，是一种原发性大脑白质脱髓鞘性疾病，其特征性改变是病理切片和 MRI 显示病变区髓鞘脱失带与相对正常的髓鞘呈同心圆型交替排列。犹如树木的年轮。且仅累积白质，不涉及灰质。

2. 病因和发病机制 虽然距第一例病例报告已 100 年，但目前病因和发病机制尚未明了。最新的研究发现患者 CSF 中细胞因子增高，提示可能与细胞因子介导的免疫炎症反应有关。MRI 的研究推测同心圆中相对正常的白质可能是一种炎症性屏障，能够在一定程度上限制病变的发展，而穿通这种屏障形成新的髓鞘脱失带可能与遗传有关。

Balos 病的同心圆病灶和 MS 的硬化斑可在同一患者同时存在，并且随时间改变同心圆病灶可转化为典型的 MS 硬化斑。Balos 病是一个独立的疾病，还是 MS 的一个变异型，目前尚未定论。

3. 病理　特征性病理改变是同心圆病灶，主要位于大脑白质，脑干、小脑和脊髓很少受累。病灶大小不一，直径 0.2～5cm，呈灰白相间同心圆型。同心圆病灶可以是规则的、也可以是不规则的、部分性或者 1/4 象限性、甚至呈花叶状或类平行线状排列。镜下髓鞘脱失区髓鞘崩解、脱失，少突胶质细胞明显减少。相对正常的髓鞘保留区，髓鞘亦不完整。

【临床表现】

1. 年龄、性别与起病形式　好发于青壮年，平均年龄 33 岁，似乎女性占多数。急性或亚急性起病，亦可以慢性起病。首发症状多为性格、行为改变，也有以癫痫、步态障碍、吞咽障碍起病的。国人资料以沉默寡言等性格、行为改变起病的占 60%左右。

2. 主要症状和体征　可以出现多种的临床症状和体征，绝大多数患者有精神症状，表现为沉默不语、情感淡漠、反应迟钝；其次为锥体束损害，肢体瘫痪，吞咽障碍，肢体强直痉挛，严重者去皮层状态；括约肌功能障碍亦不少见；约 10%左右出现癫痫发作。

【辅助检查】

CSF 常规检查压力、外观、糖和氯化物正常。CSF 白细胞和蛋白可轻度增高，可见寡克隆区带。IgG 合成率多正常。

EEG 一般为中、高度弥漫性异常。

EP 约半数患者异常，VEP 可见一侧或双侧 P_{100} 延长，BAEP 出现Ⅰ-Ⅴ、Ⅲ-Ⅴ波间潜伏期延长，SEP 中枢传导时间延长。近期的研究显示，病情改善后，EP 可随之好转。

CT 显示病灶远不及 MRI，MRI 多为多发病灶，大片状圆形或椭圆形（水平切面）边界较清的长 T1、长 T2 信号，与正常信号交互排列呈同心圆状，早期病灶周边呈环形或半环型强化。同心圆影像改变多在病后 110 个月。

【诊断】

MRI 技术的进步使得 Balos 病的生前诊断成为可能，1997 年 Sekijima 提出诊断同心圆硬化的必备条件是：进行性加重的大脑损害症状，MRI 上大脑白质可见急性期 T2 相病灶中心类圆形高信号和周边较高信号构成似煎鸡蛋样（Fried Egg Like）的病灶，T1 相呈低和较低信号，亚急性期（发病后约 1 个月）中央区 T2 相高信号渐淡化，病灶内高低信号相互交叠，排列成层状，即同心圆病灶。但目前有学者认为 Balos 病临床症状并非诊断关键，MRI 上具有上述典型改变才是诊断的重要指标。

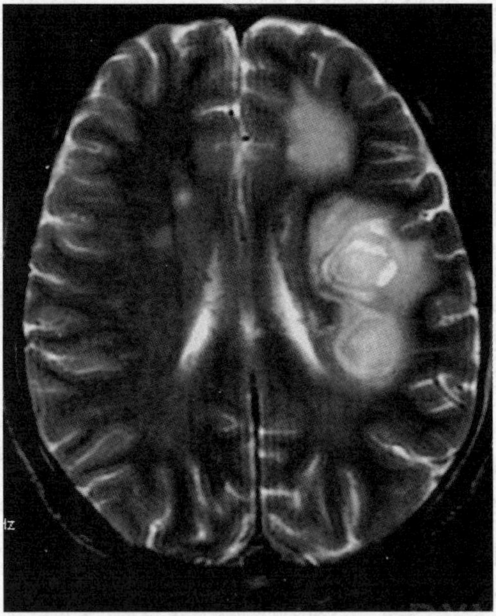

图 4-4-1　T2 相，右顶，病灶中心类圆形高信号和周边较高信号构成不完整的同心圆病灶

【鉴别诊断】

Balos 病临床表现无特异性，早期与急性播散性脑脊髓炎和病毒性脑炎鉴别很困难，国内资料显示约 70%左右的患者急性期诊断为非特异性脑炎。MRI 出现典型同心圆病灶时，诊断当无困难。

【治疗】

多数对皮质类固醇激素治疗有效，但起效慢，激素使用时间要长，有的治疗数月方可见效，也可配合其他免疫抑制剂，激素治疗无效者，可采用血浆置换。

【预后】

以往认为本病的自然病程呈进行性恶化，20 世纪 80 年代资料显示绝大多数患者无缓解，预后极差，但近年来研究显示患者可以缓解，且有一定的自限性，回访复发率并不高，多数呈单项病程，预后良好。这种预后统计上的差异，可能与早期的诊断有一定的关系。

参考文献

[1] 魏岗之．神经病学．第 16 卷．神经系统脱髓鞘性疾病．北京：人民军医出版社，2003.

[2] 戚晓昆，钱海蓉，王湘庆等．同心圆硬化的临床、影像及病理特点．中华神经科杂志，2004，37：15-19.

[3] Sekijima Y，Tokuda T，Hashimoto T，etal. Serial magnetic re-sonanceimaging (MRI) study of a patient with Balo. s concentric sclerosis treated with immunoabsorption plasmapheresis. Mult Scler，1997，2：291-294.

[4] Karaarslan E，Altintas A，SenolU，etal. Balo. s concentric sclerosis：clinical and radiologic features of five cases. A JNR Am J Neuroradiol，2001，22：1362-1367.

[5] MooreGR，Neumann PE，SuzukiK，etal. Balo. s concentric sclerosis：new observations on lesion development. Ann Neurol，1985，17：604-611.

（王　琳）

第五节　急性播散性脑脊髓炎

【疾病概论】

1. 定义：急性播散性脑脊髓炎（acute disseminated encephalomyelitis，ADEM）是一种继发于感染或免疫接种后出现的脑和脊髓白质损害为主的中枢神经系统内急性炎症性脱髓鞘反应。也称急性血管周围髓鞘脱失，或播散性血管髓鞘病。病理特征为多灶性、弥漫性髓鞘脱失。发生在狂犬病、牛痘等疫苗接种后的称为接种后脑脊髓炎（postvaccinal encephalomyelitis，PVE），发生在感染性疾病（尤其是出疹性疾病）如麻疹、风疹、牛痘、水痘和流行性腮腺炎后的称为感染后脑脊髓炎（postinfectious encephalomyelitis，PIE）。部分患者病前无明显的疫苗接种或者感染史。

2. 流行病学：目前尚无准确发病率的报道，其发病率随着促发因素不同而有较大波动。多见于儿童和青壮年，老年人亦可发病，罕见于 3 岁以前的患者。男女比例大致接近，四季均可发病，散发多见。感染后脑脊髓炎的发病率约为 1/800～1/2000，病死率约为 10%～20%。

3. 病因和发病机制：确切的发病机制目前并不清楚，来自实验室和临床的资料表明急性播散性脑脊髓炎可能和病毒感染/疫苗接种后激活的神经系统内过度免疫有关，也有人认为疲劳、受凉、轻微感染以及分娩、外伤手术等非特异性因素影响了机体的免疫状态也可能参与了本病的病理过程。

机体在病毒感染、疫苗接种或者服用某些特定药物后，这些致病因子攻击中枢神经系统，改变了机体某些组织如正常髓鞘的抗原性；或者是这些致病因素的侵犯导致了隐蔽抗原释放，机体不能够有效识别自身抗原，从而导致机体启动了对自身神经系统髓鞘碱性蛋白免疫攻击而“误杀”。分子模拟机制认为病毒蛋白上的某些肽段与髓鞘蛋白、髓鞘脂质蛋白的结构相似，他们致敏的 T 细胞通过血液循环，在黏附因子作用下黏附于 CNS 血管内皮细胞，同时释放炎性细胞因子，改变了血脑屏障的通透性，致敏细胞更容易通透，继而趋化因子募集更多淋巴细胞到中枢神经系统内，导致免疫损害，属于T细胞介导的自身免疫性疾病。也有人研究表明病毒感染脑内星形胶质细胞以及小胶质细胞，引起了组织相容性复合物（MHC）分子表达，单核-巨噬细胞作为抗原呈递细胞摄取抗原并处理其中的某些肽段，与MHC形成复合物，从而发挥抗原呈递细胞的作用，同时分泌IL-1等细胞因子，诱导T细胞产生其他细胞因子，这些细胞因子进一步激活B细胞和细胞毒性T细胞，间接导致病毒感染后髓鞘脱失。基质金属蛋白酶由单核/巨噬细胞、T细胞、中性粒细胞、小胶质细胞、星形细胞和少突胶质细胞等多种细胞产生，对多种组织具有破坏作用，可以促进中枢神经系统中脱髓鞘反应、前炎症因子产生和轴索损伤，基质金属蛋白酶一旦激活，将受到金属蛋白酶抑制物的调控。在疾病发生发展的过程中，黏附因子、趋化因子以及基质金属蛋白酶等细胞因子相互作用，相继激活，构成了严格的基因调控模式，相互影响，在急性播散性脑脊髓炎发生发展过程中发挥重要作用。

PIE虽然有明确的病前病毒感染史，但和脑脊髓出现症状之间存在着一段时间，而且病理改变与病毒性脑炎之间存在显著差别，因此有比较充分的理由认为感染后脑脊髓炎与病毒性脑脊髓炎有本质差别，前者是免疫介导引起而后者是病毒直接侵犯中枢神经系统引起。在麻疹病毒感染之后的脑脊髓炎患者中并没有发现鞘内针对麻疹病毒的抗体升高，说明本病的发生并不依赖于中枢神经系统内病毒复制。

实验性过敏性脑脊髓炎（experimental autoimmune encephalomyelitis，EAE）模型提供了很好使我们认识急性播散性脑脊髓炎的病理机制的机会，给实验动物接种无菌脑组织和增强佐剂之后的8～15天，诱发实验动物发生类似于PIE和PVE的病理表现：在小静脉周围有大量炎性细胞浸润以及中枢神经系统脱髓鞘改变。这也进一步证实急性播散性脑脊髓炎可能和T细胞介导的针对自身神经系统髓鞘碱性蛋白或少突胶质细胞的免疫异常有关。Johnson

证实了 EAE 和播散性脑脊髓炎具有相似的发病机制，他研究了 19 例普通麻疹病毒感染后并发感染后脑脊髓炎的患者，接受实验的 17 例患者早期即在 CSF 中出现髓鞘损伤的代表物 MBP 的升高，以及淋巴细胞增生反应，类似的炎性反应也出现在狂犬病疫苗接种以及水痘病毒、风疹病毒感染后的脑脊髓炎患者中，这提示他们具有共同和普遍的病理发病机制。经典理论认为绝大部分本病是一单相疾病过程，也有研究提示本病可能也存在复发的问题。单发病程取决于病灶是否稳定于该区域，复发病程提示病灶在时间和空间上向周围继续播散。

上述各种实验室和临床证据提供的研究结果究竟是真正的病因机制还是仅仅作为疫苗接种或病毒感染后的效应现象，目前尚无定论。来自实验室的证据还显示不但细胞免疫参与了本病过程，B 细胞介导的体液免疫在疾病过程中也有重要作用。

4. 病理：肉眼观察受累脑组织呈粉色或者灰黄色，坏死严重时形成液化。病变范围广泛，散布于大脑、脑干、小脑、脊髓以及周围神经，主要病理改变为静脉周围有大量炎性细胞浸润，并出现炎性脱髓鞘改变。病变以白质为主，灰质也可受累。脑部病灶好发于皮质深部髓质、脑桥腹侧、丘脑、下丘脑、黑质、内外侧膝状体，脊髓病灶好发于腰段和骶段腹外侧。病灶直径在 0.1～1mm 之间，呈袖套样包围在中小静脉周围。髓鞘脱失区域的炎性细胞以多形性小胶质细胞、淋巴细胞和单核细胞为主，也可见巨噬细胞，以中小静脉为中心，形成血管套样结构。严重时血管周围呈现出血坏死样改变，胶质细胞反应增生明显。神经元、轴索很少受累。不同患者脑膜受累差别较大，亦重亦轻，轻时甚至脑膜无病理改变，急性坏死出血性脑脊髓炎时呈现严重得多灶性炎性细胞浸润。

【临床表现】

本病好发于青壮年和儿童，多发生于感染或者疫苗接种后的 1～2 周，无季节性差异和男女性别差异。脑脊髓炎常见于感染性皮疹后 2～4 天，皮疹刚好消退或者疫苗接种后反应好转之时，突然再度出现高热、并伴有头晕、头痛、恶心呕吐、全身酸软乏力、背部僵硬，甚至出现癫痫大发作和癫痫持续状态、昏睡或者深度意识障碍。短时间内很快出现各种神经系统病征，脑干、小脑、脊髓、脑神经和脊神经根性症状以及周围神经损害的体征，此阶段检查可见不同程度的脑膜刺激征，各种程度的意识障碍，记忆力减退，轻偏瘫、偏身感觉障碍、惊厥发作、肌阵挛、截瘫，视觉障碍等；锥体外系及小脑受累时出现肌张力障碍，手足徐动与肌强直，共济失调等。病情轻重的临床表现差别较大，轻症病例甚至仅仅脑部 MRI 表现白质内多发异常的亚临床病灶，重症爆发病例起病急剧，快速进展，数日内出现深度意识障碍和癫痫持续状态，膀胱直肠括约肌功能障碍，精神错乱，甚至很快死亡。

1. 预防接种后脑脊髓炎：人们最早认识本病可以追溯到 19 世纪末期，在接受狂犬疫苗注射的患者中，很快出现或轻或重的神经系统并发症，患者出现高热以及大脑、小脑以及脊髓损害的症状，表现为脑脊髓炎。时至今日，由兔脑培养的灭毒狂犬病病毒而生产的狂犬病疫苗接种后仍能见到脑脊髓炎的发生，其发病率约为 1/750，其中四分之一的病例是致命的，而鸭胚胎或者人二倍体细胞培养的疫苗则很少发生神经系统的并发症，这也间接说明神经系统自身髓鞘抗原识别异常在疾病发生过程中的作用。

PVE 常急性起病，大多发生在疫苗接种后的 6～25 天内，早期表现为全身倦怠疲乏、头痛头晕、恶心呕吐，偶有惊厥发生，典型病例在中枢神经系统症状出现后不久即出现脊髓损害的症状，四肢周围性瘫痪，腱反射减退或消失，病理反射阳性，括约肌功能障碍和小脑症状。眼外肌麻痹和瞳孔改变说明病变波及脑干，木僵和深度意识障碍多提示广泛而严重的半球损害，预后极差。存活患者当中残留有运动、智能和感觉等方面的后遗症。

PVE 根据受累部位不同一般分为四种类型，①脑膜炎、脑膜脑炎或脑炎型，预后差；②脊髓炎型；③上升性麻痹型；和④周围神经炎型，或亦表现为球后视神经炎。

2. 感染后脑脊髓炎：感染后脑脊髓炎最常见于出疹性病毒感染后，有疹退病起的特点，麻疹病毒、牛痘病毒和腮腺炎病毒感染后多见，发病率为1/800～1/2000。一般于病毒感染之后的1周内发病，男女无别。当初次病毒感染症状消退时突发再次出现高热、精神行为异常、意识障碍、惊厥抽搐以及括约肌功能障碍，提示感染后脑脊髓炎可能；轻症患者常常仅有轻微头痛、全身倦怠乏力，数日或数周后好转。因为有病前感染史，且感染史与发病有先后时间上的关联和顺序发生，有时临床上很难鉴别是病毒直接感染导致的病毒性脑脊髓炎还是病毒感染后脑脊髓炎。

3. 急性出血坏死性白质脑脊髓炎：又称出血坏死性白质脑炎，有人认为是急性播散性脑脊髓炎的爆发型。病前1～2周有上呼吸道或者肠道感染史，偶见于支原体肺炎后，常见于青壮年发病，起病急骤，病情凶险，进展迅速，症状体征于2～4日内达高峰，死亡率极高，常于起病1周内死亡。主要表现为高热、颈项强直、深度意识障碍、癫痫持续状态，或者快速出现的偏瘫、四肢瘫和脑干快速受累表现如球麻痹。脑脊液检查发现压力增高，细胞数增多，呈现急性炎症表现。CT检查可见大脑、小脑和脑干内部规则的低密度病灶，可强化，占位效应显著，脑室受压，脑沟回饱满。MRI检查优于CT发现异常。

【辅助检查】

1. 外周血常规检查显示白细胞轻度升高，血沉增快。在急性坏死出血性脑脊髓炎患者外周血白细胞显著升高，甚至高达$30\times10^9/L$。

2. 脑脊液检查：除外横贯性脊髓炎因急性脊髓肿胀而造成椎管阻塞外，脑脊液压力正常或轻度升高，动力学检查正常。脑脊液细胞数轻度升高，以淋巴细胞为主，脑脊液蛋白轻度升高。神经根受累明显时蛋白可明显升高。部分患者的IgG升高，IgG合成率和IgG指数升高，并且可见寡克隆IgG区带和MBP升高，提示细胞免疫参与。糖和氯化物基本正常。急性坏死出血性脑脊髓炎患者脑脊液压力明显升高，细胞数明显升高，早期以多形核细胞为主，含有数量不等的红细胞（非穿刺伤），蛋白明显升高，甚至高达5～10g/L。

3. 神经影像学检查：除典型病例外，CT 检查对急性播散性脑脊髓炎并不敏感，病初甚至正常表现。数日后头颅 CT 扫描可见双侧半球白质内散在低密度病灶，大小不一，偶见占位效应，部分强化。急性坏死出血性脑脊髓炎 CT 表现明显，并可有点状出血征象。MRI 检查对于本病诊断优于 CT 检查，表现为脑和脊髓白质内散在多发的异常信号，T1 的信号，T2 高信号，边缘呈波浪形，边界清楚。类似异常信号亦可见于脑干、丘脑和脊髓，注射造影剂后可见强化病灶。

4. 电生理检查：大部分患者可见异常的脑电图特征，多为弥漫性异常，以额叶、颞叶明显，多为 δ 和 θ 波，也可见棘波和棘慢综合波。脑干诱发电位检查和脊髓体感诱发电位检查可以提供诊断脊髓和脑干损害的证据，但往往敏感性高而特异性低。肌电图检查可以发现周围神经损害的证据，如 F 波缺失和传导速度减慢。

【诊断和鉴别诊断】

根据感染后或者疫苗接种后 1～2 周内出现的急性弥漫性脑、脊髓实质损害的症状，伴有发热，脑脊液呈炎性改变，脑电图广泛中度异常，头颅 CT 或 MRI 显示脑和脊髓内多发散在的病灶，可以作出本病的临床诊断。

如前所述，除非症状肯定地发生在感染的后期或者发生在疫苗接种之后，否则很难在临床上鉴别本病与病毒性脑炎。二者具有相类似的病史以及相似的临床症状和体征，特别是那些脑部或者脊髓症状体征不典型的 PVR 和 PIE 患者，脑组织或者 CSF 中分离出病毒是二者的根本鉴别点。

感染后的脑脊髓损害有时不是真正的 PIE，而是继发于感染的血管病如血栓性静脉炎、缺氧性脑病或者脑病内脏脂肪变性综合征(Reye Syndrome)。Reye 综合征虽然也在感染后表现中枢神经系统损害的症状，但是其血清 ALT 和血氨升高。

急性播散性脑脊髓炎也有部分患者可以表现复发病程，约有 10%，易与多发硬化相混淆。需要注意的是前者病程反复是在原发病灶的基础上，而非出现新鲜其他病灶，而后者是在其他神经系统部位出现新的病灶。神经影像学可以提供鉴别。

【治疗】

前述 ADEM 的发病因素，因此改进疫苗的制备方法可以减少本病的发生。如接受狂犬疫苗注射时最好选择用胚胎或者人二倍体细胞培养的灭毒狂犬病疫苗，减毒的麻疹和其他疫苗也可以大大减少 PVE 的发生。

针对急性播散性脑脊髓炎可能的发病机制以及发病后的脑实质损害症状，本病的治疗应该从两个方面进行。

1. 针对免疫发病机制的治疗

（1）激素疗法：大剂量的皮质类固醇激素可以抑制疾病发展，改善神经局灶症状。激素有利于减低脑、脊髓实质水肿，降低炎症反应程度，消除自由基损伤，恢复血脑屏障功能从而减少血浆蛋白渗出以及抑制过多免疫因素参与；激素具有膜稳定作用，可以有效减少内源性致热源释放，对抗机体的过度免疫损害。常用的方法为地塞米松 20mg/d 静脉滴注，维持 7～10 天，之后逐渐减量；也可以大剂量甲泼尼龙 1g/d 静脉滴注，维持 3～5 天后减量或改为口服甲泼尼龙 1mg/kg/d。然而双盲对照实验来研究这种治疗方法的有效性并没有得出乐观的结论，一旦急性播散性脑脊髓炎的病理过程启动，几乎没有什么措施那能够改变这一病理过程。

（2）免疫球蛋白治疗：越来越多的临床研究表明免疫球蛋白对免疫异常机制导致的本病具有肯定的疗效。丙种免疫球蛋白能够封闭致病性抗体和 T 细胞受体，调节免疫抑制反应，还可以增强非特异性免疫力，对于不适合激素治疗或者激素副作用明显而不耐受的患者可以试用。开始剂量为 400mg/kg/d，维持 3～5 天，之后改为每周 1～2 次。

（3）血浆置换疗法：可以有效地消除血液当中的致病因子，疗效各方报道不一，有待于进一步研究。

（4）抗病毒治疗：针对感染后脑脊髓炎可以选择静脉注射阿昔洛韦 500mg/日，连续 7～14 天。

2. 对症治疗与支持治疗　患者表现高热、高颅压、惊厥甚至癫痫持续状态以及后续的电解质紊乱，均需要对症处理，以帮助患者度过疾病危险期。注意维持稳定的生命体征，保证热量和水分摄入，保证患者高热量、高蛋白、高维生素饮食，不能进食者早期给予鼻饲摄入，预防肺部感染和褥疮感染。应用广谱的抗癫痫药物，及时、足量、规律的抗癫痫治疗，防止癫痫持续状态的出现是减少急性期死亡率的关键之一。对于躁动不安者，在有心肺监护的情况下可以给予适当的镇静抗惊厥治疗，甚至采用冬眠疗法。高热患者，一方面补足水分的同时要给予物理降温，如冰毯和冰帽，头部保持低温状态是脑功能康复的基础前提治疗，还要根据感染性质选用适当的抗生素治疗。有头痛呕吐等颅内压增高患者要给予甘露醇脱水治疗。恢复期可以给予脑复康、胞二磷胆碱等改善脑功能的药物，能量合剂以及安宫牛黄丸等中药亦可使用，对有肢体功能障碍的患者康复治疗与理疗应该尽早进行。

【预后】

急性播散性脑脊髓炎绝大多数是单相病程，急性期历时数周，预后与发病诱因、病情轻重以及急性期治疗是否得当直接相关，大多数患者神经系统功能大部分能够恢复，甚至能够痊愈。因病情轻重和诱发因素的区别，死亡率约为10%～30%，病毒感染后脑脊髓炎死亡率较高。部分幸存者或多或少遗留有部分神经系统功能障碍如智能下降、精神行为异常以及不同频率的癫痫发作，或者肢体功能障碍。适当、全面和及时处理急性期并发症、正确的对症治疗是降低ADEM急性期死亡率、减少恢复期残留智能障碍的关键。

参考文献

[1] 贾建平主编．神经病学．6版）．北京：人民卫生出版社 2008年．

[2] 王新德总主编．魏岗之主编．神经病学．神经系统脱髓鞘性疾病分册．北京：人民军医出版社，2001年．

[3] 王新德总主编．梁秀龄主编．神经病学．神经系统遗传性疾病分册．北京：人民军医出版社，2001年．

［4］陈清棠主编．临床神经病学．北京：北京科学技术出版社，2000 年．
［5］蒋雨平主编．临床神经疾病学．上海：上海医科大学出版社，1999 年．
［6］史玉泉，周孝达主编．实用神经病学．3 版）．上海：上海科学技术出版社，2004 年．
［7］Victor M，Ropper AH. Adams-Victor's principle of neurology，7th edition，2001，北京：科学出版社
［8］Marchioni E，Tavazzi E，Minoli L，et al. Acute disseminated encephalomyelitis. Neurol Sci. 2008；29 Suppl 2：p286-8.
［9］Noorbakhsh F，Johnson RT，Emery D，et al. Acute disseminated encephalomyelitis：clinical and pathogenesis features. Neurol Clin. 2008；26（3）：759-80.
［10］Young NP，Weinshenker BG，Lucchinetti CF. Acute disseminated encephalomyelitis：current understanding and controversies. Semin Neurol. 2008；28（1）：84-94.

（李军杰）

第六节　脑桥中央髓鞘溶解症

【疾病概论】

1950 年，Adams 和 Victor 观察一例酒精戒断青年患者入院后快速发生了四肢瘫痪和假性球麻痹，随后的尸检证明死者脑桥基底部大部分区域呈现对称性脱髓鞘为主的损害。随后的几年里又有 3 例（其中 2 例嗜酒，1 例为硬皮病患者）出现类似的病理现象，随后在 1959 年 Adams 以脑桥中央髓鞘溶解症（central pontine myelinolysis，CPM）命名此种病例。当时 Adams 之所以如此命名，是基于两个方面的考虑，一是明确说明了病变的部位是发生在脑桥，二是本病的病理特点为有髓纤维的髓鞘对称性溶解。

1. 定义：多种原因引起的以脑桥基底部对称性脱髓鞘为病理特征的致死性疾病，而神经元和轴索相对完好。

2. 流行病学：本病主要累及成人，儿童也可发病，男女发病率无差异。许多病例来自于尸检报道，准确的发病率尚无统计，

Victor 等连续尸检 3548 例成人病例发现其占尸检病例的 0.25%。

3. 病因和发病机制：本病确切的病因和发病机制目前尚无定论，最早发现的病例是酒精中毒晚期的患者，所以认为酒精中毒是本病的原因，随后陆续发现严重肝、肾衰竭，肝移植、恶性淋巴瘤、恶病质、败血症、急性出血性胰腺炎以及水电解质紊乱的患者也容易发生脑桥中央髓鞘溶解，也有文献报道低磷血症、低钾血症也可以诱发 CPM。但大多数学者认为 CPM 发生与患者低钠血症有密切关系，特别是当低血钠快速纠正时更容易发生 CPM。当低钠血症时脑组织处于低渗状态，补充钠盐过量和过快，使得血浆渗透压迅速升高，引起脑组织快速脱水和血脑屏障破坏，Laureno 有关狗的低血钠快速纠正模型已经充分证明了这种观点，单纯的低钠血症或者缓慢纠正低钠血症（第一个 24 小时小于 15meq/dl）并不诱发 CPM 发生。

一些 CPM 患者并不存在低血钠，也无其他有关的影响因素如高血钠、高血糖和氮质血症，所以 CPM 的发生和这些因素并不相关，所以也有学者认为脑桥基底部可能存在对代谢紊乱比较敏感的区域，在低血钠快速纠正和过度纠正或者渗透压增高时特别容易受到损害，故而容易在此发生髓鞘脱失。

4. 病理：本病的病理特征是脑桥基底部呈对称性分布的神经纤维脱髓鞘，而神经元和轴索相对保留，病灶边界清晰，直径达数毫米或者融合成片状，占据整个脑桥基底部，甚至影响到脑桥背盖部，向后外发展影响到脑桥臂，向上到达中脑水平，脑桥最下部与延髓交界处常不被累及。病灶以脑桥中央中缝处为中心向外周扩展时呈现连续性而非跳跃式形成第二个病灶。所有神经纤维除起始和终止部位外，其髓质均被破坏，包括皮质脊髓束、皮质延髓束、脑桥皮质束以及三叉神经脊束。

在光镜下，可见病变部位神经纤维髓鞘脱失，但脱失并不完全，有时只是病变区域染色稍浅，甚至有些纤维的髓鞘根本不受影响。CPM 的髓鞘脱失主要累及长束，也可以累及脑桥神经核。从轴突上脱离的髓鞘最初像包含肥大细胞的团块，最终变成格子细胞，充满了嗜苏丹紫染色脂肪组织。少突胶质细胞数量减少，神经元和轴索结构相对完整，病灶中心的神经元和轴索损害比较明显，神经细胞表现形态变大、变圆，也有报道称轴索皱缩、消失。电镜下可见轴索裸露及水肿，其中充满致密物质和多层小体。一般不见大量炎性细胞浸润，仅见少量吞噬细胞和星形胶质细胞增生。

有些 CPM 病例的脱髓鞘病变病变局限在脑干，还出现在脑桥以外的脱髓鞘损害，约占尸检病例的 10%。脑桥外的病灶同样呈现对称性损害的特点，包括双侧丘脑、内囊、纹状体、皮质下白质、小脑脚、前连合、视束和内侧纵束等。CPM 脱髓鞘的主要特征是没有随之而来的脑桥小脑束或皮质脑干束的华乐变性。

【临床表现】

本病为散发，任何年龄均可发生，男女发病几近相等，与遗传无关。本病显著的临床特点是患者常为慢性酒精中毒晚期或伴发严重的威胁生命的疾患，或者曾经发生过低钠血症的快速纠正。CPM 的临床表现各异，视受损的部位和严重程度而定，但大多表现意识障碍、球麻痹和四肢瘫痪。意识障碍可以从清醒到昏迷；病程可以从数日到数周死亡，也可以临床痊愈。

患者在原发疾病的基础上突发四肢瘫痪，咀嚼及吞咽困难，眼震及眼球凝视障碍，可呈完全或不全闭锁综合征。早期可以出现各种不同程度的意识障碍，如神志朦胧、嗜睡、昏迷等，取决于损害的部位。随后出现四肢弛缓性或者痉挛性截瘫，由于下肢的传导束比上肢的更远离中线结构故而上肢瘫痪一般重于下肢。当病变从前向后扩展影响到眼动神经核团时出现眼动麻痹，影响到脑桥侧视中枢时出现凝视障碍，当影响到上升性网状结构时出现意识障碍。假性球麻痹导致患者言语不能或者构音障碍，强苦强笑也不少见。若巨大 CPM 病灶时可以出现完全闭锁综合征。没有意识障碍的患者可以早期表现精神行为异常，如烦躁、妄想和抑郁状态。43%的患者出现尿失禁，与皮质脊髓束损害有关。随着病情好转，患者可以出现肌张力增高，震颤麻痹，这与纹状体损害有关。癫痫发作罕见。

Karp 提出髓鞘溶解的病理过程并将临床症候分为两个阶段，第一阶段是低钠血症引起的一般性脑病，第二阶段是脱髓鞘引起的神经综合征，典型的临床表现发生在低钠血症纠正后的 2～3 天。纠正低钠血症可以引起 4 种 CPM 临床类型，第一类型：低钠血症纠正后，低钠性脑病症状迅速好转，但很快发生 CPM，再次出现神经系统症状加重，呈现双峰病程过程；第二类型：低钠性脑病与随后的 CPM 症状叠加交错出现，整个病程呈逐渐加重的过程；第三类型：随着低钠血症的纠正，仅出现轻微和短暂的神经症候，提示微小的 CPM 病灶；第四类型：无症状性 CPM，仅在尸检时发现 CPM 病灶。

【辅助检查】

1. 神经影像学：以往的 CPM 仅于尸检时发现，随着神经影像学技术的发展，CPM 的临床诊断大大提高，除发现脑桥损害外还可以发现脑桥外髓鞘脱失病灶，病灶一般呈对称性分布。脑桥外的病灶包括丘脑、内囊、纹状体、皮质下白质、小脑、膝状体、穹窿、外囊等。MRI 对病灶的检出率明显优于 CT 检查。特征性的 MRI 表现是水平位脑桥基底部蝙蝠翅状病灶，或者称“十字征”，TI 低信号，T2 高信号，无增强以及占位效应。

弥散加权成像（DWⅠ）是探测水分子运动最敏感的手段，最近研究表明 DWⅠ可发现超早期的 CPM 病灶，发病 24 小时内即可在 DWⅠ上发现脑桥的异常信号，表明细胞内水分增多和水分子扩散受限，这一表现支持“细胞内低渗”的假说。弥散张量成像（DTⅠ）可以从量和方向两个方面反映成像体素的弥散变化，因此在 CPM 的早期即可以发现白质纤维束异常，几乎与临床症状同步变化。

影像学病灶的大小与神经受损的临床症状并不完全一致，患者影像上显示比较大的髓鞘溶解病灶而完全没有临床症状或者很轻的临床症状。影像学上的病灶可以随着病程变化而变化，CPM 发生数月后 CT 上仅仅表现边界模糊的病灶。CPM 急性期过后 MRI 显

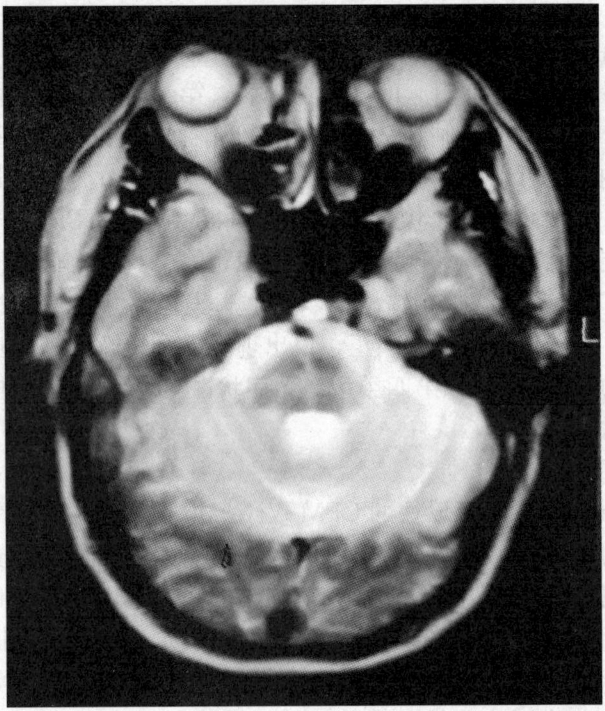

图 4-6-1　脑桥中央髓鞘溶解症的 MRI 扫描 T2 相脑桥基底部的特征性“十字征”病灶，呈对称分布的长 T2 信号，无增强效应

示病灶变小，而且边界清晰。

2. 电生理检查：脑电图无特异。脑干听觉诱发电位有助于确定脑桥病变，但不能确定病灶的范围和性质。其主要表现是Ⅰ-Ⅴ波潜伏期延长，反映了脑干听觉通路上的损害。由于诱发电位的不稳定性和缺乏特异性，故而对临床诊断的帮助有待于进一步研究。

3. 脑脊液检查：髓鞘碱性蛋白明显升高，总蛋白亦可升高，但细胞数等常规检查一般均正常。

【诊断】

慢性酒精中毒、严重全身性恶性疾病以及低钠血症纠正过快的患者，近期突然出现意识障碍、四肢弛缓性瘫痪、假性球麻痹，数日内进展为完全或不完全闭锁综合征，应该高度怀疑 CPM 的可能诊断。CT 或者 MRI 检查，特别是 DWⅠ和 DTⅠ检查有助于提高临床诊断，通常于临床病程发病 2～3 周时，异常信号最明显。

【鉴别诊断】

本病应与脑桥其他病变相鉴别，特别是脑桥病灶不显著而脑桥外病灶为主时，早期诊断也有一定的难度。切记本病的 MRI 表现特点是：脑桥基底部翅翼样或十字样病灶，无占位效应，病灶对称，不符合血管分布，随着病情好转可以恢复正常。结合可靠而准确的病史，这些影像特征将有助于帮助鉴别脑桥血管病、肿瘤、多发硬化和脑干炎症。

【治疗】

目前对已经诊断 CPM 的患者以积极对症处理和治疗基础疾病相并重为原则。

1. 低钠血症的处理：鉴于临床报道的 CPM 有超过 50％是由于不适当的纠正低钠血症而引起的，故而正确纠正低钠血症是预防和治疗 CPM 的关键。尚未完全纠正的低钠血症主张用生理盐水缓慢纠正，一般认为每天纠正血钠小于 12mEq/L/24h 较少发生 CPM，但 Soupart 研究发现纠正低钠血症过快过慢均可导致 CPM 发生，一般在 10～15mEq/L/24h 之间为好。特别是纠正低钠血症时补钠速度小于 10mEq/L/24h，又合并低钾血症、严重肝肾功能不全以及酒精中毒晚期患者同样容易诱发 CPM 的发生。因此在纠正低钠血症时要严密监测血钠浓度变化和上升速度变化。

2. 免疫丙种球蛋白：零散的个案报道均称静脉注射丙种球蛋白 400mg/kg/日连续 5～7 天有效，缺乏大样本多中心研究的循征医学证据来说明其疗效。其较好的临床疗效可能与减少髓鞘破坏的物质以及促进髓鞘再生密切相关，也可能与提高机体非特异性免疫能力有关。

3. 激素疗法：早期大剂量皮质类固醇激素冲击治疗可能抑制本病发展，推荐剂量地塞米松 20mg/kg/日，连续 1～2 周为 1 疗程，之后逐渐减量，但应该密切注意并且预防激素副作用发生。

4. 其他疗法：文献报道多种个案有效措施，包括促甲状腺激素释放激素（0.6mg/日，6 周/疗程）、高压氧、血浆置换、哌甲酯等，均缺乏大样本研究，有待于进一步观察。

【预后】

CPM 患者预后差异很大，大多数患者预后较差，死亡率高，数日或数周内死亡。少部分患者存活后遗留有痉挛性四肢瘫、闭锁综合征等严重神经功能缺损，偶有完全康复者。其预后与急性期神经功能缺损程度、神经影像学结果无相关性。虽然本病缺乏有效的治疗，但若能积极适当的处理基础疾病和并发症，如坠积性肺炎、上升性泌尿系感染、深部静脉血栓、败血症等，可增加患者的存活率。

参考文献

[1] 贾建平主编．神经病学．6 版）．北京：人民卫生出版社，2008 年．

[2] 陈清棠主编．临床神经病学．北京：北京科学技术出版社，2000 年．

[3] Victor M，Ropper AH. Adams-Victor's principle of neurology，7th edition，2001，北京：科学出版社．

[4] 袁辉，祈吉．桥脑中央髓鞘溶解症的 MRI 诊断进展 山东医药 2008，48（2），107-8.

[5] 闫欣，贾建平．脑桥中央髓鞘溶解症并脑桥外溶解症 1 例 中国神经精神疾病杂志 2008，34（9）：571.

[6] Kumar S，Fowler M，Gonzalez-Toledo E，et al. Central pontine myelinolysis，an update. Neurol Res. 2006；28（3）：360-6.

[7] Sterns RH，Silver S，Kleinschmidt-DeMasters BK，et al. Current perspectives in the management of hyponatremia：prevention of CPM. Expert Rev Neurother. 2007；7（12）：1791-7.

[8] Martin RJ. Central pontine and extrapontine myelinolysis：the osmotic demyelination syndromes. J Neurol Neurosurg Psychiatry. 2004；75 Suppl 3：p22-8.

（李军杰）

第五章　运动障碍性疾病

第一节　帕金森病

【疾病概论】

1. 定义

帕金森病（Parkinson disease，PD），又名震颤麻痹（shaking palsy，paralysis agitans），是一种常见于中老年的神经变性疾病，临床上呈缓慢进展性，以静止性震颤、运动迟缓、肌强直和姿势步态障碍为主要特征。于 1817 年由英国医生 James Parkinson 首先系统描述。

2. 流行病学

据统计，帕金森病患病率，在 50 岁以上人群约 500/10 万，65 岁以上人群患病率为 1000/10 万，男性稍高于女性。流行病学调查显示中国北京、上海、西安三个地区 PD 患病率为 1.7‰（其中男性为 1.7‰，女性为 1.6‰）。

3. 发病机制

帕金森病的病因尚未完全明确，现代研究发现，引起此病的原因是脑部纹状体-黑质的变性。黑质是产生并储存纹状体所需的神经递质——多巴胺的场所，并经黑质-纹状体环路向纹状体输送多巴胺。多巴胺为纹状体的抑制性神经递质，而乙酰胆碱为纹状体的兴奋性神经递质。在正常情况下，这 2 种神经递质处于一种动态的平衡状态。帕金森病患者的黑质细胞大量坏死而消失，导致多巴胺的减少，而乙酰胆碱的作用相对亢进，进而破坏其平衡状态。但是近年的研究表明，遗传因素在帕金森病的发病中起着重要的作用，然而至今仍然无法从基因的角度阐明该病的发病原因。更多的研究认为，PD系遗传易感性与一种或多种环境“触发因素”共同作用的结果，环境因素和遗传因素的共同作用对引发帕金森病有着更为重要的病因学意义。

（1）神经系统老化：帕金森病主要发生于中老年人，40岁以前发病少见，提示年龄与发病有关。有资料显示30岁以后，随年龄增长，黑质多巴胺能神经元开始呈退行性变，多巴胺能神经元渐进性减少，纹状体多巴胺递质逐年减少，多巴胺D1和D2受体密度减低。尽管如此，其程度并不足以导致发病，老年人群中患病者也只是少数，所以衰老只是帕金森病的促发因素。

（2）遗传因素：帕金森病的发病与遗传密切相关，其致病基因的成功定位和克隆分析为揭示帕金森病的发病机制带来了新的希望，是遗传学研究的重大进展。最近的研究已证明的致病基因主要包括α-synuclein（PARK1）、Parkin（PARK2，6q25.2-27）、泛素碳末端脱氢酶-L1（UCH-Ll）（PARK5，4p14）、PINK1（PARK6）、DJ-1（PARK7，1p36）、LRRK2（PARK8，12pll.2-q13.1）基因。α-synuclein和LRRK2基因突变呈常染色体显性遗传，Parkin、PINK1、DJ-1基因突变呈常染色体隐性遗传。绝大多数上述基因突变未在散发性病例中发现，只有LRRK2基因突变见于少数（1.5%～6.1%）散发性帕金森病。目前认为约10%的患者有家族史，绝大多数患者为散发性。

1）α-synuclein基因（PARK1）：α-synuclein基因是一种突触前蛋白基因，是α-synuclein家族中的一员。它位于第4号染色体q21～q23。由于基因错义突变改变分子的空间结构，打破其原来α螺旋结构并使β折叠延长，使其易发生自身异常沉积，当沉积过度，超过细胞自身蛋白酶的抗聚集能力，异常的α-synuclein蛋白则聚集成丝状结构并最终形成Lewy小体及Lewy轴突。线粒体复合物Ⅰ的功能紊乱和氧化应激都会使促进α-synuclein蛋白堆积。而且微管相关蛋白tau与α-synuclein相互作用，促进α-synuclein蛋白的堆积并引起神经功能退化。α-synuclein蛋白的纤维化和积聚是帕金森患者神经元死亡和神经功能障碍的重要原因。

2）Parkin 基因（PARK2）：Parkin 基因被定位于 6q25.2～q27 上，位于遗传标记 D6S305 和 D6S253 之间。Parkin 蛋白在正常人的大脑中特别是黑质区有丰富表达，而常染色体隐性遗传青少年 PD 患者脑内却缺乏 Parkin 蛋白的表达。Parkin 蛋白在泛素-蛋白水解酶复合体通路中发挥重要作用，是一种多用途的神经保护剂。Parkin 基因的病理性突变常导致 Parkin 蛋白缺失，功能障碍，酶活性减弱或消失，造成细胞内异常蛋白的累积，最终导致多巴胺能神经元细胞死亡。

3）UCH-L1 基因（PARK5）：UCH-L1 基因定位于染色体 4p14，是一种脑中含量最丰富的蛋白质，它属于泛素 C 端水解酶家族，水解泛素分子和其他蛋白质之间的肽键。UCH-L1 既具有泛素水解酶活性，又具有泛素-泛素连接酶活性，高度特异性地分布于神经元，特别是见于黑质。UCH-L1 基因突变后其水解泛素间肽键的能力下降 50%，往往导致蛋白水解通路不畅，异常蛋白质聚集，引发神经元变性。

4）DJ-1 基因（PARK7）：DJ-1 基因突变定位于染色体 1p36，是继 Parkin 基因发现之后另一个常见的 PD 遗传性致病基因，其编码的 DJ-1 蛋白是氢过氧化物反应蛋白，参与机体氧化应激反应。DJ-1 基因突变后，DJ-1 蛋白水平下降，导致过氧化物质对神经元的损伤明显增加。

5）PINK1 基因（PARK6）：PINK1 基因定位于染色体 lp35-36，是与常染色体隐性遗传早发性 PD 有关的致病基因。PINK1 编码与线粒体功能相关的蛋白，其突变可导致线粒体呼吸链衰竭及氧化应激。该类 PD 患者临床表现与 PARK2 相关 PD 患者的临床表现相似，发病年龄介于 30～40 岁，病程进展缓慢，对 L-dopa 反应良好，但经常出现药物引起的异动症。PARK6 患者数远少于 PARK2 患者，仅占早发性 PD 的 1%～2%。该类患者的病理改变情况尚未见报道。

6）LRRK2 基因（PARK8）：LRRK2 是新近发现的 PD 的致病基因，定位于染色体 12p11.2-q13，长 144 kb，包括 51 个外显

子。LRRK2 的生理功能并不清楚，因分子中含有一个蛋白激酶结构域，故可能与细胞内信号转导有关。PARK8 突变是常染色体显性遗传性 PD 最常见的原因，目前已发现 4 种不同的突变。PARK8 相关 PD 发病年龄介于 50～60 岁，对 L-dopa 反应良好，其临床症状与典型的散发性 PD 非常相似，这为拉近 PARK8 基因突变与散发性 PD 的联系提供了支持依据。PARK8 相关 PD 的病理改变呈现多样化的特点，既可以有 Lewy 小体的形成，也可以有 Tau 蛋白的聚集等。

（3）环境因素：流行病学调查显示，长期接触杀虫剂、除草剂或某些工业化学品等可能是帕金森病发病的危险因素。目前研究最多的环境毒性物质是与 MPTP 相关的一类物质。MPTP 的活性代谢物是 1-甲基 4-苯基吡啶离子（MPP^+），多巴胺转运体（dopamine transporter，DAT）能够选择性地摄取毒性物质，如 MPP+ 进入神经元，除了抑制线粒体呼吸链复合体 I 的功能外，MPP^+ 还对囊泡单胺转运体 2 有高度亲和力，能与之结合并被转运至多巴胺能神经元的囊泡中。因此，除了耗竭胞内的 ATP 储备外，MPP^+ 还能引起多巴胺在胞质中的再分布，增强多巴胺依赖性氧化应激。与 MPP+结构相似的百草枯、代森锰、鱼藤酮及其他吡啶类物质，即 MPTP 样物质，在农村用作除草剂、杀虫剂，均具有与 MPTP 相似的神经毒性作用。此外，还发现在自然环境中存在着与诱发 PD 有关的异喹啉类化合物，它们广泛存在于日常食物、动物体内及人体内，虽然现在还没有它们导致 PD 产生的直接证据，但这类化合物的体外试验的毒性作用与鱼藤酮非常相似，提示环境因素不但可以通过职业接触引发 PD，而且也能通过饮食习惯的方式引发 PD。

（4）其他：许多研究结果证实氧化应激和自由基生成、线粒体功能障碍、兴奋性氨基酸的毒性作用、钙离子的细胞毒性作用、免疫和炎性机制以及细胞凋亡在 PD 的发病过程起作用。

目前认为帕金森病并非单一因素所致，而是多因素交互作用。除基因突变导致少数患者发病外，基因易感性可使患病几率增加，但并不一定发病，只有在环境因素及衰老的共同作用下，通过氧化应激、线粒体功能衰竭、免疫炎症反应、钙超载、兴奋性氨基酸毒性、细胞凋亡等机制导致黑质多巴胺能神经元大量变性、丢失，以致发病。

4. 病理生理

（1）组织病理：主要表现两大病理特征，其一是黑质多巴胺能神经元及其他含色素的神经元大量变性丢失。黑质致密区（substantia nigra pars compact，SNc）多巴胺能神经元丢失最严重，出现临床症状时丢失至少达50%以上。其他部位含色素的神经元，如蓝斑、脑干的中缝核、迷走神经背核等也有较明显的丢失；其二是在残留的神经细胞质内出现嗜酸性包涵体，即路易小体（Lewy body），由细胞质蛋白质所组成的玻璃样团块，其中央有致密的核心，周围有细丝状晕圈（filamentous halo）。α-synuclein是路易小体的重要成分。另外，纹状体内多巴胺D1和D2受体出现超敏现象，且密度增加。蓝斑（Locus ceruleus，LC）中去甲肾上腺素（noradrenaline，NA）能神经元、壳核、苍白球等组织中5-羟色胺（5-hydroxytryptamine，5-HT）能神经元亦大量变性丢失。

（2）生化病理：黑质致密部多巴胺能神经元从血流摄入左旋酪氨酸，在细胞内酪氨酸羟化酶（TH）作用下转化为左旋多巴（L-dopa），再经过多巴脱羧酶（DDC）作用转化为多巴胺（DA）。DA通过黑质-纹状体束作用于壳核和尾状核突触后神经元。释放的DA最后被神经元内单胺氧化酶（MAO）和胶质细胞内的儿茶酚-氧位-甲基转移酶（COMT）分解成高香草酸（HVA）而代谢。本病主要生化改变是酪氨酸羟化酶的减少，至晚期多巴脱羧酶也减少，伴随着黑质神经元的逐步缺失，黑质-纹状体系统的多巴胺递质浓度显著降低，出现临床症状时纹状体多巴胺浓度一般降低80%以上。多巴胺递质降低的程度与患者的症状严重度相一致。蓝斑中去甲肾上腺素能神经元的大量丧失，导致黑质、伏隔核、下丘脑和边缘系统等部位NA含量明显减少。基底节中其他递质或神经肽，如5-羟色胺（5-HT）、P物质（SP）、脑啡肽（ENK）、生长抑素（SS）亦有改变。

纹状体中多巴胺与乙酰胆碱（ACh）两大递质系统的功能相互拮抗，两者之间的平衡对基底节运动功能起着重要调节作用。纹状体多巴胺含量显著降低，造成乙酰胆碱系统功能相对亢进。这种递质失衡与皮质-基底节-丘脑-皮质环路活动紊乱和肌张力增高、动作减少等运动症状的产生密切相关。中脑-边缘系统和中脑-皮质系统的多巴胺浓度的显著降低可能是智能减退、情感障碍等高级神经活动异常的生化基础。多巴胺替代治疗药物和抗胆碱药物对帕金森病的治疗原理正是基于纠正这种递质失衡。

【临床表现】

本病多于60岁以后发病，偶有30岁以下发病者。隐匿起病，缓慢进展。症状常始及一侧上肢，逐渐波及同侧下肢，再波及对侧上肢及下肢。

1. 静止性震颤（static tremor）：常为首发症状，通常从一侧上肢远端开始，以拇指、示指及中指为主，典型表现是拇指与屈曲的示指间呈“搓丸样”（pill-rolling）动作，频率为4～6Hz，震颤通常出现在静止时，睡眠时消失，紧张焦虑时加剧，自主运动时一侧震颤减轻而另一侧加剧，行走时上肢震颤可加剧。在发病早期患者不太在意震颤，往往是手指或肢体处于一个特殊体位的时候出现，当变换一下姿势时消失。令患者一侧肢体运动如握拳或松拳，可使另一侧肢体震颤更明显，该试验有助于发现早期轻微震颤。后期震颤逐渐扩展到同侧下肢和对侧肢体，晚期可波及下颌、唇、舌和头部。静止性震颤可以不同的严重程度影响不同的肢体，且不同肢体间并无同步性。研究结果提示帕金森病的静止性震颤是由多个振动环路以相似的频率发动而产生的。少数患者可不出现震颤，一个帕金森病人身上也可以看到其他类型的震颤。

2. 肌强直（rigidity）：病变的早期多自一侧肢体开始，感觉到某一肢体运动不灵活，有僵硬感，甚至做一些日常生活的动作都有困难。症状轻微时可通过“头坠落试验”、“路标现象”等方法检查。病变逐渐进展，可导致屈肌与伸肌张力同时增高，关节被动运动时阻力大小始终一致，而且阻力大小基本不受被动运动的速度和力量的影响，类似弯曲软铅管的感觉，故称“铅管样强直”（lead-pipe rigidity）；同时伴有静止性震颤的患者中可感到在均匀的阻力中出现断续停顿，如同转动齿轮感，称为“齿轮样强直”（cogwheel rigidity）。因患者全身肌肉受累，肌肉张力增高，静止时屈肌张力较伸肌高，故病人出现特殊姿势：头前倾、躯干略屈、上臂内收、肘关节弯曲、腕略伸、指掌关节弯曲而指间关节伸直，拇指对掌，髋及膝关节轻度弯曲。

3. 运动迟缓（bradykinesia）：指随意动作减少，动作缓慢、笨拙。早期表现为手指精细动作如解纽扣、系鞋带等动作缓慢，逐渐发展成全面性随意运动减少、缓慢，晚期因合并肌张力增高致起床、翻身均有困难。体检可见面容呆板，双眼凝视，瞬目减少，呈现“面具脸”（masked face）；口、咽、腭肌运动障碍，语速变慢，语音低调，严重时可导致进食困难、饮水呛咳；书写时字越写越小，呈现“写字过小征”（micrographia）；做快速重复性动作如拇、示指对指时可表现运动速度和幅度进行性降低。

4. 姿势步态障碍：指平衡功能减退、姿势反射消失引起的姿势步态不稳、易跌跤。这一症状是病情进展的重要标志，对治疗反应不佳，是致残的重要原因。在疾病早期，表现为走路时患侧下肢拖曳，上肢摆臂幅度减小或消失。随着病情的进展，步伐逐渐变小变慢，启动、转弯或跨越障碍时步态障碍尤为明显，自坐位、卧位起立困难。有时行走中全身僵住，不能动弹，称为“冻结（freezing）”现象。有时迈步后，以极小的步伐越走越快，不能及时止步，称为前冲步态或慌张步态（festinating gait）。

5. 帕金森病相关的非运动症状：包括神经精神症状、自主神经功能障碍、睡眠障碍及嗅觉障碍等。

（1）神经精神症状：30%～50%患者伴有抑郁、焦虑、淡漠，15%～30%的患者在疾病晚期发生痴呆。

（2）自主神经功能障碍：消化道蠕动障碍引起顽固性便秘；皮脂腺、汗腺分泌亢进引起溢脂性皮炎（脂颜）、多汗；交感神经功能障碍导致直立性低血压、性功能障碍等。

(3) 睡眠障碍：约50%患者伴有失眠、白天嗜睡、不安腿综合征（RLS）、REM期睡眠行为障碍（RBD）等睡眠障碍。

(4) 嗅觉障碍：可表现为嗅觉减退或缺失以及幻嗅等。

【辅助检查】

1. 生化检查：患者脑脊液和尿中高香草酸（HVA）含量降低。

2. 功能性脑影像PET或SPECT检查：有辅助诊断价值。

(1) 多巴胺能神经元突触前功能性显像：又分为多巴类显像、多巴胺转运蛋白（dopamine transporter，DAT）显像和2型囊泡单胺转运体（type 2 vesicular monoamine transporter，VMAT2）显像。在疾病早期甚至亚临床期即能显示其功能显著降低。

(2) 多巴胺能神经元突触后功能性显像：主要为多巴胺D1、D2受体显像。其活性在早期呈失神经超敏，后期低敏。

(3) 葡萄糖代谢显像：以为^{18}F标记的脱氧葡萄糖（^{18}FDG）为显影剂，有助于PD和帕金森综合征的鉴别诊断，还可预测患者对左旋多巴L-DOPA的治疗反应。

3. 基因检测技术：可能在少数家族性PD患者中发现基因突变。

【诊断】

中老年发病，缓慢进行性病程，并具有下列特点：

1. 可确诊为原发性帕金森病：①静止性震颤表现于双上肢或四肢（不对称），震颤的幅度中等以上，持续存在，可有间断；②肌僵直表现于颈、躯干、肢体（不对称），手的轮替运动缓慢笨拙，小碎步；③运动徐缓（运动减少）：表现为动作缓慢，精细动作障碍（写字越写越小或不能写，扣衣扣、系鞋带困难），日常生活能力障碍，穿衣、洗漱时间长或难以完成；④姿势异常和姿势反射障碍：头、躯干前倾，两手位置上移；当突然向后拉病人双肩时，病人后退站立不稳甚至跌倒。以上四项明显即可确诊为原发性帕金森病。此外尚有面部表情呆板、张口、流涎、语言不清等。脑脊液中多巴胺及代谢产物含量降低。正电子断层扫描示纹状体区放射性同位素浓聚减少。

2. 初步诊断为帕金森病：①轻度但肯定的静止性震颤，幅度中等，至少一侧上肢明显；②肌僵直，至少一侧肢体肌张力增高，双手轮替运动减慢；③运动迟缓，日常生活能力降低；④姿势异常和姿势反射障碍，向后拉肩时倒退 2 至 3 步但能自动恢复。以上四项主要症状中至少有两项症状或体征比较明显，可初步诊断为原发性帕金森病。左旋多巴治疗有效支持原发性帕金森诊断。

3. 有可能诊断为帕金森病：有静止性震颤、肌僵直、运动徐缓三项症状中的任何一项者要考虑帕金森病的可能。

4. 否定为原发性帕金森病：①脑 CT、MRI 等检查有脑血管疾病、脑肿瘤、炎症等影像学改变者；②有明确滥用抗精神病药物治疗、中毒者；③脑脊液内有明显的常规、生化学异常者；④有锥体束征、小脑损害症状、眼球活动障碍等神经系统局灶体征者；⑤以明显的痴呆为主，锥体外系症状不突出或不典型者；⑥用抗帕金森病药物治疗无效或疗效不佳者。

【鉴别诊断】

主要需与其他原因引起的帕金森综合征鉴别（表 5－1－1）。在所有帕金森综合征中，约 75％为原发性帕金森病，约 25％为其他原因引起的帕金森综合征。帕金森病的临床与病理诊断符合率约为 75％～80％。

表 5－1－1　帕金森病与帕金森综合征分类

1. 原发性
原发性帕金森病
少年型帕金森综合征
2. 继发性（后天性、症状性）帕金森综合征
感染：脑炎后、慢病毒感染
药物：神经安定剂（吩噻嗪类及丁酞苯类）、利血平、甲氧氯普胺、α－甲基多巴、锂、氟桂利嗪、桂利嗪

续表

毒物：MPTP及其结构类似的杀虫剂和除草剂、一氧化碳、锰、汞、二硫化碳、甲醇、乙醇
血管性：多发性脑梗死、低血压性休克
外伤：拳击性脑病
其他：甲状旁腺功能异常、甲状腺功能减退、肝性脑病、脑瘤、正常颅压性脑积水
3. 遗传变性性帕金森综合征
常染色体显性遗传路易小体病、亨廷顿病、肝豆状核变性、Hallervoden-Spatz病、橄榄脑桥小脑萎缩、脊髓小脑变性、家族性基底节钙化、家族性帕金森综合征伴周围神经病、神经棘红细胞增多症、苍白球黑质变性
4. 多系统变性（帕金森叠加征群）
进行性核上性麻痹、Shy-Drager综合征、纹状体黑质变性、帕金森综合征-痴呆-肌萎缩性侧索硬化复合征、皮质基底节变性、阿尔茨海默病、偏侧萎缩—偏侧帕金森综合征

1. 继发性帕金森综合征：共同特点是有明确病因可寻，如感染、药物、中毒、脑动脉硬化、外伤等，相关病史是鉴别诊断的关键。继发于甲型脑炎（即昏睡性脑炎）后的帕金森综合征，目前已罕见。多种药物均可引起药物性帕金森综合征，一般是可逆的。拳击手中偶见头部外伤引起的帕金森综合征。老年人基底节区多发性腔隙性梗死可引起血管性帕金森综合征，患者有高血压、动脉硬化及卒中史，步态障碍较明显，震颤少见，常伴锥体束征。

2. 伴发于其他神经变性疾病的帕金森综合征：不少神经变性疾病具有帕金森综合征表现。这些神经变性疾病各有其特点，有些有遗传性，有些为散发性，除程度不一的帕金森症状外，还有其他症状，如不自主运动、垂直性眼球凝视障碍（见于进行性核上性麻痹）、直立性低血压（Shy-Drager综合征）、小脑性共济失调（橄榄脑桥小脑萎缩）、发病早且伴严重的痴呆（路易小体痴呆）、角膜色素环（肝豆状核变性）及皮质复合感觉缺失和锥体束征（皮质基底节变性）等。另外，所伴发的帕金森症状，常以强直、少动为主，静止性震颤很少见，对左旋多巴治疗不敏感。

3. 其他：早期患者需与特发性震颤、抑郁症、脑血管病鉴别。特发性震颤较常见，1/3 有家族史，各年龄段均可发病，姿势性或动作性震颤为唯一表现，无肌强直和运动迟缓，饮酒或用普萘洛尔后震颤可显著减轻。抑郁症可伴有表情贫乏、言语单调、随意运动减少，但无肌强直和震颤，抗抑郁剂治疗有效。早期帕金森病症状限于一侧肢体，患者常主诉一侧肢体无力或不灵活，若无震颤，易误诊为脑血管病，仔细体检易于鉴别。

【治疗】

（一）治疗目标

主要是延缓疾病的进展，控制疾病的症状，提高患者的生存质量。目标分 3 个层次：对年轻、早期患者的治疗目标是保持或恢复工作能力；对中、晚期患者是保持或恢复生活自理能力；对晚期患者是减轻痛苦、延长寿命。

（二）治疗原则

1. 综合治疗：应采取综合治疗，包括日常生活调整、药物治疗、手术治疗、康复治疗、心理治疗等，其中药物治疗是首选且主要的治疗手段。目前应用的治疗手段，无论药物或手术，只能改善症状，不能阻止病情的发展，更无法治愈。因此，治疗不能仅顾及眼前，而不考虑将来。

2. 用药原则：现有的抗帕金森药物都是对症治疗药物，且需终身服用，多数药物可引起一定的不良反应，所以临床应用抗帕金森药物时均应采取滴定的方法。即从小剂量起始，缓慢加量，在无不良反应或可耐受的剂量范围内达到最佳效果，并以该剂量维持治疗，以较小剂量的药物获得最佳疗效。1998 年，中华医学会神经病学学会建议药物治疗的原则为：长期服药、控制症状；对症下药、辨证加减；最小剂量、最佳效果，也就是说“细水长流，不求全效”；权衡利弊、联合用药。治疗应遵循一般原则，也应考虑个体化特点，不同患者的用药选择不仅要考虑病情特点，而且要考虑患者的年龄、就业状况、经济承受能力等因素。药物治疗的目标是延缓疾病进展、控制症状，并尽可能延长症状控制的年限，同时尽量减少药物的不良反应和并发症。

（三）帕金森病常用治疗药物

1. 抗胆碱能药：该药对震颤效果较好，通过抗胆碱能作用来纠正多巴胺和乙酰胆碱的失衡而起作用。用于以震颤为主的早期患者。常用药物有苯海索（Artane，安坦），用法1～2mg，3次/日。此外有东莨菪碱、丙环定（Kemadrin，开马君）、苯扎托品（Cogentin）、吡哌立登（Akineton，安克痉）、环戊丙醇等。不良反应有口干、便秘、排尿困难、视物模糊，严重者有幻觉、妄想。有前列腺肥大、青光眼者禁用。由于抑制中枢的乙酰胆碱可使记忆和认知功能减退，对70岁以上或有认知功能损害者应避免使用。

2. 多巴增强药：金刚烷胺（Amantadine）原为抗病毒药，后发现可用于抗震颤麻痹，作用机制是进入脑组织中促进多巴胺在突触前膜的合成和释放，减少对多巴胺的再摄取，增加突触间隙多巴胺浓度，从而增强黑质纹状体区的多巴胺作用。还可能有轻度抗胆碱能和拮抗N-甲基-天门冬氨酸（NMDA）受体的作用，与苯海索有协同作用。对少动、强直、震颤均有改善作用，约2/3病例初期应用后可改善震颤和运动减少，对异动症有一定的治疗作用。用法50～100mg，2～3次/日，末次应在下午4时前服用。不良反应有踝部水肿、网状青斑、不宁、神志模糊、幻视幻听等。大剂量使用可加重充血性心力衰竭。肾功能不全者慎用。肾功能不全、癫痫、严重胃溃疡、肝病患者慎用，哺乳期妇女禁用。

3. 多巴类药物：补充脑内多巴胺仍是治疗本病最基本、最有效的药物，对震颤、强直、运动迟缓等均有较好疗效。但多巴胺不能通过血脑屏障，只能补充其前体——左旋多巴，其在脑中脱羧变成多巴胺，再发挥作用。然而左旋多巴进入体循环后，只有1%可以进入脑内，绝大部分在外周脱羧成多巴胺，刺激外周多巴胺受体而引起恶心、呕吐、厌食等消化系统症状以及血压降低、心律失常等心血管症状。故目前都不主张用单一的左旋多巴，而选用复方左旋多巴，即左旋多巴加脑外多巴脱羧酶抑制剂。这类药本身不易通过血脑屏障，在应用小剂量时仅抑制外周（脑外）左旋多巴的脱羧作用，而不影响中枢脱羧作用，因而当与左旋多巴合用时，可阻止血中左旋多巴转变成多巴胺，使血中更多的左旋多巴进入脑内脱羧变成多巴胺，从而发挥治疗作用。目前临床上常用的复方左旋多巴制剂有 2 种，一种为美多芭（即左旋多巴和苄丝肼复合片）；另一种是息宁（即左旋多巴和卡比多巴复合片）。

美多芭有标准片（左旋多巴∶苄丝肼＝4∶1），125mg（含左旋多巴 100mg、苄丝肼 25mg）和 250mg（含左旋多巴 200mg、苄丝肼 50mg）；水溶片（左旋多巴∶苄丝肼＝4∶1），125mg（含左旋多巴 100mg、苄丝肼 25mg）；缓释片（Madopar-HBS）及液体型美多芭（Madopar dispersible，DM）。以前未服用过左旋多巴类药物的患者，开始服用美多芭标准片时，由 1/4 片开始，每日 1 或 2 次，随后每 3 天加量 1/4 片。左旋多巴的日剂量控制在 400～600 mg，分 4 或 5 次服用，餐前 1 小时或餐后 1 个半小时服药。固定每天 4 或 5 次服药，血药浓度相对平稳。以前曾服用单纯左旋多巴者换用美多芭标准片也应从小剂量开始，每 2～3 天调整一次，1 月内将剂量调整稳定，每日分 4～6 次服用。左旋多巴每日最大总用量一般不超过 1 600mg。美多芭水溶片主要用于出现吞咽困难、清晨僵硬、开-关现象时，可以使症状迅速缓解。

息宁标准片有 4∶1 与 10∶1 两种剂型，即含左旋多巴 200mg 和卡比多巴 50mg 与含左旋多巴 250mg 和卡比多巴 25mg。国内上市的左旋多巴/卡比多巴控释片为 4∶1 控释片（Sinemet CR），有 125mg 片（含左旋多巴 100mg、卡比多巴 25mg）和 250mg 片（含左旋多巴 200mg、卡比多巴 50mg）。其表面有“—”字刻痕，分成 2 份仍有控释作用。由于控释作用使血药浓度峰值后移，用药次数减少，血药浓度相对平稳，可减少胃肠道反应、剂末现象和开-关现象，更适合改善夜间的症状。但生物利用度较低，起效缓慢，故将标准片转换为控释片时，每日首剂需提前服用，剂量应做相应增加。

不良反应有周围性和中枢性两类，前者为胃肠道反应（如恶心、呕吐、食欲减退），在治疗初期80%患者会出现。还可见乏力、头晕、低血压、心律失常（偶见）等，数日后逐渐消失；后者包括不安、失眠、幻觉与精神症状，可有直立性低血压、心律失常等，长期应用还可出现症状波动、开-关现象、剂末现象、异动症和精神症状等。活动性消化道溃疡者慎用，闭角型青光眼、精神病患者禁用。

4. 多巴胺受体激动剂：目前大多推崇多巴胺受体激动剂为首选药物，尤其对于早期的年轻患者。其疗效可能不及多巴类药物，但能推迟多巴类药物的应用，并具有神经保护作用，因此在临床上具有一定的优势。许多研究证明，早期使用多巴胺受体激动药，因其半衰期长，避免了对纹状体突触后膜多巴胺受体产生的"脉冲"样刺激，可阻止或减轻多巴类药物治疗带来的运动症状波动，故被广泛地应用于PD早期。

多巴胺受体激动剂有两种类型，其一是麦角类，药物包括溴隐亭（bromocriptine）、培高利特（pergolide）、α-二氢麦角隐亭（di-hydroergocryptine）、卡麦角林（cabergoline）和麦角乙脲（lisuride）；其二是非麦角类，药物有普拉克索（pramipexole）、罗匹尼罗（ropinirole）、吡贝地尔（piribedil）、罗替戈汀（rotigotine）和阿扑吗啡（apomorphine）。麦角类多巴胺受体激动剂会导致心脏瓣膜病变和肺胸膜纤维化，现已不主张使用，其中培高利特已停用；非麦角类多巴胺受体激动剂没有该不良反应，可以安全使用。应从小剂量开始，渐增剂量至获得满意疗效而不出现不良反应为止。不良反应与复方左旋多巴相似，不同之处是症状波动和异动症发生率低，而体位性低血压和精神症状发生率较高。

目前国内上市的非麦角类多巴胺受体激动剂有：①吡贝地尔缓释片：初始剂量50 mg/d，每周增加50mg，有效剂量150mg/d，分3次口服，最大不超过250mg/d；②普拉克索：开始0.125mg，

3 次/日，每周增加 0.125mg，3 次/日，一般有效剂量 0.5～0.75mg，3 次/日，最大不超过 5mg/d。

5. 单胺氧化酶 B（MAO-B）抑制剂：能抑制多巴胺降解代谢和突触前再摄取，增加多巴胺作用。常用的药物有司来吉兰（Selegiline，思吉宁），是一种选择性 MAO-B 抑制剂，它通过抑制 MAO-B 的活性，使多巴胺的代谢受到阻滞，抑制了多巴胺的降解，延长外源性及内源性多巴胺的作用，与复方左旋多巴合用可增强疗效，改善症状波动，单用有轻度的症状改善作用，并可减轻症状波动，防止开-关现象出现，且患者耐受性较好，适用于 PD 的各个阶段。一般用量为 2.5～5mg，每日 2 次，应早、中午服用，勿在傍晚应用，以免引起失眠。常见的副作用有口干、胃溃疡、食欲减退及体位性直立性低血压等。禁与 5-羟色胺再摄取抑制剂（SSRI）合用。与司来吉兰相比，近年来研制的新的 MAO-B 抑制剂，如拉扎贝胺（Lazabemide）、雷沙吉兰（Rasagiline）等选择性更强，具有更高的活性，且不良反应较前者轻。

6. 儿茶酚—氧位—甲基转移酶（COMT）抑制剂：恩他卡朋（entacapone）和托卡朋（tolcapone）通过抑制左旋多巴在外周的代谢，使血浆左旋多巴浓度保持稳定，并能增加其进脑量。托卡朋还能阻止脑内多巴胺降解，使脑内多巴胺浓度增加。与复方左旋多巴合用，可增强其疗效，改善症状波动。有效剂量每次 100～200mg，服用次数与复方左旋多巴次数相同，单独使用无效。stalevo 是由恩他卡朋、左旋多巴、卡比多巴组合成的一种制剂，服用便利，疾病早期首选治疗可能预防或延迟运动并发症的发生。不良反应有腹泻、头痛、多汗、口干、转氨酶升高、腹痛、尿色变浅等。托卡朋偶致肝坏死，用药期间须监测肝功能。

7. 神经保护剂：原则上，帕金森病一旦被诊断就应及早进行保护性治疗。目前临床上作为保护性治疗的药物主要是单胺氧化酶 B 型（MAOB）抑制剂。曾报道司来吉兰与维生素 E（即 deprenyl and tocopherol antioxidation therapy of parkinsonism，DATATOP）合并治疗可推迟使用左旋多巴，延缓疾病发展（约 9

个月），但事实上司来吉兰是否具有神经保护作用仍未定论。有几项临床试验提示多巴胺受体激动剂和辅酶 Q_{10} 也可能有神经保护作用。

（四）帕金森病的分期治疗

1. 早期治疗

（1）用药时机：疾病早期若病情未对患者造成心理或生理影响，应鼓励患者坚持工作，参与社会活动和医学体疗，可暂缓用药。若疾病影响患者的日常生活和工作能力，则应开始药物治疗。

（2）选药原则：

老年前期（<65 岁）患者不伴智能减退，可有如下选择：①多巴胺受体激动剂；②司来吉兰，或加用维生素 E；③复方左旋多巴合用儿茶酚一氧位一甲基转移酶（COMT）抑制剂；④金刚烷胺和（或）抗胆碱能药：震颤明显而其他抗帕金森病药物效果不佳时，选用抗胆碱能药；⑤复方左旋多巴：一般在①、②、④方案治疗效果不佳时加用。但对于某些患者，如果出现认知功能减退或因特殊工作之需，需要显著改善运动症状，复方左旋多巴也可作为首选。

老年期（>65 岁）患者或伴智能减退，首选复方左旋多巴，必要时可加用多巴胺受体激动剂、MAO-B 抑制剂或 COMT 抑制剂。尽可能不使用苯海索，尤其是老年男性患者，除非有严重震颤，明显影响患者的日常生活或工作能力。

2. 中期治疗

患者在早期阶段如果首选了多巴胺受体激动剂、司来吉兰、金刚烷胺或抗胆碱能药治疗，发展至中期阶段时症状改善往往已不明显，此时应添加复方左旋多巴治疗；若在早期阶段首选低剂量复方左旋多巴治疗的患者，症状改善往往也不显著，此时应适当增加剂量或添加多巴胺受体激动剂、司来吉兰、金刚烷胺、COMT 抑制剂。

3. 晚期治疗

晚期帕金森病的临床表现极其复杂，其中有药物的不良反应，也有疾病本身进展因素参与。晚期患者的治疗，一方面继续力求改善运动症状，另一方面需处理一些伴发的运动并发症和非运动症状。

（1）运动并发症的治疗：运动并发症（症状波动和异动症）是晚期患者在治疗中最棘手的情况，治疗包括药物剂量、用法等治疗方案调整和手术治疗（主要是脑深部电刺激术）。

1）症状波动的治疗：症状波动（motor fluctuation）有两种形式：①疗效减退（wearing-off）或剂末恶化（end of dose deterioration）：指每次用药的有效作用时间缩短，症状随血液药物浓度发生规律性波动，原因是黑质纹状体多巴胺能神经元进行性减少，影响外源性左旋多巴的代谢和储存。“清晨运动不能”是剂末现象的一种典型表现；②“开-关”现象（on-off phenomenon）：指症状在突然缓解（“开期”）与加重（“关期”）之间波动，“开期”常伴异动症。多见于病情严重者，发生机制不详，与服药时间、血浆药物浓度无关。

症状波动的处理方法：①减少日间饮食中蛋白质的含量，应用胃肠动力药，促进胃肠运动，改善左旋多巴吸收；②增加复方多巴类药物的服药频度，或应用缓释剂型，或加用COMT抑制剂以稳定左旋多巴血浆浓度；③加用MAO-B抑制剂、中枢COMT抑制剂及多巴胺受体激动药以增加纹状体多巴胺浓度；④脑深部电刺激（DBS）手术。

2）异动症的治疗：异动症（abnormal involuntary movements，AIMs）又称为运动障碍（dyskinesia），常表现为不自主的舞蹈样、肌张力障碍样动作，可累及头面部、四肢及躯干。主要有三种形式：①剂峰异动症（peak-dose dyskinesia）：常出现在血药浓度高峰期（用药1～2小时），与用药过量或多巴胺受体超敏有关，减少复方左旋多巴单次剂量可减轻多动现象，晚期患者需同时加用多巴胺受体激动剂；②双相异动症（biphasic dyskinesia）：在剂初和剂末均可出现，机制未详，治疗较困难。可尝试增加复方左旋多巴每次用药剂量及服药次数，或加用多巴胺受体激动剂；③肌张力障碍

(dystonia)：表现为足或小腿痛性肌痉挛，多发生于清晨服药之前，可在睡前服用复方左旋多巴控释剂或长效多巴胺受体激动剂，或在起床前服用弥散型多巴丝肼或标准片；发生于剂末或剂峰的肌张力障碍可对复方左旋多巴用量作相应的增减。

（2）非运动症状的治疗：帕金森病的非运动症状包括精神障碍、自主神经功能紊乱、睡眠障碍等。对它们的治疗必须遵循一定的原则。

1）精神障碍的治疗：精神症状表现形式多种多样，如生动的梦境、抑郁、焦虑、错觉、幻觉、欣快、轻度躁狂、精神错乱和意识模糊等。治疗原则是：首先考虑依次逐渐减少或停用如下抗帕金森病药物：抗胆碱能药、金刚烷胺、司来吉兰、多巴胺受体激动剂。若采取以上措施患者症状仍存在，则将复方左旋多巴逐步减量。对经药物调整无效的严重幻觉、精神错乱、意识模糊可加用抗精神病药如氯氮平、奥氮平、奎硫平等。对于认知障碍和痴呆，可应用胆碱酯酶抑制剂，如石衫碱甲、多奈哌齐（donepezil）、利斯的明（rivastigmine），但是临床应注意其副作用，并合理使用。

2）自主神经功能障碍的治疗：最常见的自主神经功能障碍包括便秘、泌尿障碍和体位性低血压等。对于便秘，增加饮水量和高纤维含量的食物对大部分患者行之有效，停用抗胆碱能药，必要时应用助便药。有泌尿障碍的患者需减少晚餐后的摄水量，也可试用奥昔布宁、莨若碱等外周抗胆碱能药。体位性低血压患者应增加盐和水的摄入量，睡眠时抬高头位，可穿弹力裤，不要快速从卧位起来，α-肾上腺素能激动剂米多君治疗有效。

3）睡眠障碍的治疗：主要有失眠、不安腿综合征（RLS）、REM 期睡眠行为障碍（RBD）。失眠若与夜间的帕金森病运动症状相关，睡前需加用复方左旋多巴控释片。若伴有 RLS 者，睡前加用多巴胺受体激动剂，或复方左旋多巴控释片。若伴有 RBD，可加用氯硝西泮。

（五）手术及干细胞治疗

早期药物治疗显效，而长期治疗疗效明显减退，同时出现异动症者可考虑手术治疗。需强调的是手术仅是改善症状，而不能根治疾病，术后仍需应用药物治疗，但可减少剂量。手术须严格掌握适应证，非原发性帕金森病的帕金森综合征患者是手术的禁忌证。对处于早期帕金森病、药物治疗显效的患者，不宜手术治疗。手术对肢体震颤和（或）肌强直有较好疗效，但对躯体性中轴症状如姿势步态异常、平衡障碍无明显疗效。手术方法主要有神经核毁损术和脑深部电刺激术（DBS），DBS 因其微创、安全和可控性高而作为主要选择。手术靶点包括苍白球内侧部、丘脑腹中间核和丘脑底核。

有临床试验显示将异体胚胎中脑黑质细胞移植到患者的纹状体，可纠正多巴胺递质缺乏，改善帕金森病的运动症状，但此项技术存在供体来源有限及伦理问题，正在兴起的干细胞移植结合基因治疗有望克服这一障碍，是正在探索中的一种较有前景的新疗法。

（六）中医、康复及心理治疗

中药、针灸和康复治疗作为辅助手段对改善症状也可起到一定作用。对患者进行语言、进食、走路及各种日常生活训练和指导，日常生活帮助如设在房间和卫生间的扶手、防滑橡胶桌垫、大把手餐具等，可改善生活质量。教育与心理疏导也是帕金森病治疗中不容忽视的辅助措施。

【预后】

帕金森病是一种慢性进展性疾病，目前无根治方法。多数患者在疾病的前几年可继续工作，但数年后逐渐丧失工作能力。至疾病晚期，由于全身僵硬、活动困难，终至卧床不起。最后常死于肺炎、骨折等各种并发症。

参考文献

[1] 贾建平．神经病学．北京：人民卫生出版社，2009.

[2] 中华医学会神经病学分会运动障碍及帕金森病学组．帕金森病治疗指南．中华神经科杂志，2006，39：408-409.

[3] 中华医学会神经病学分会运动障碍及帕金森病学组．帕金森病治疗指南．

中华神经科杂志，2006，39：409-412.
[4] 王维治．神经病学．北京：人民卫生出版社，2006.
[5] 吴江．神经病学．北京：人民卫生出版社，2005.
[6] Lewis，P. R著，高旭光主译．MERRITT'S神经病学．沈阳：辽宁科学技术出版社，2002.
[7] Pankratz N，Nichols WC，Uniacke SK，et al. Significant Linkage of Parkinson disease to chromosome 2q36-37. Am J Hum Genet，2003，72：1053-1057.
[8] Dawson TM，Dawson VL. Rare genetic mutation shed light on the pathogenesvs of Parkinson disease. J Clin Invest，2003，111：145-151.
[9] Feany MB. New Genetic Insights into Parkinson's disease. N Eng J Med，2004，351（19）：1937-1940.

（李　宁）

第二节　小舞蹈病

【疾病概论】

1. 定义：小舞蹈病（chorea minor）又称Sydenham舞蹈病（Sydenham chorea）、风湿性舞蹈病，1684年由Thomas sydenham首先描述，是风湿热在神经系统的常见表现。本病多见于儿童和青少年，其临床特征为舞蹈样动作、肌张力降低、肌力减退和（或）精神症状。

2. 流行病学：风湿热流行时，本病见于30%以上的风湿热患者，通常见于10%～20%的风湿热患者。1960年以来本病随风湿热减少而逐步下降。

3. 发病机制

本病被认为是由A族β-溶血性链球菌感染引起的自身免疫反应所致。可在A型β-溶血性链球菌感染后1～6个月发病，约30%的病例在风湿热发作或多发性关节炎后2～3个月发病。部分患儿咽拭子培养A族溶血性链球菌呈阳性，血液和脑脊液中可查到抗神经元抗体，该抗体能与尾状核、丘脑底核及其他部位神经元上的抗原结合。血清中的抗神经元抗体滴度随着舞蹈症的好转而降低，随着病情加重而升高。这些资料提示，机体针对链球菌感染的免疫应答反应中产生的抗体，与某种未知基底节神经元抗原存在交叉反应，引起免疫炎性反应而致病。此类抗体现已得到 Kirvan 等的验证。Bronze 等应用免疫荧光法在中枢神经系统的许多部位（如大脑皮层、尾状核、丘脑下核）检测到有活性的该类抗体。本病好发于青春期，女性较多，怀孕期或口服避孕药患者可复发，提示与内分泌改变有关。部分病人有家族史，可能与控制免疫反应的基因有关。

4. 病理生理

病理改变主要为黑质、纹状体、丘脑底核、小脑齿状核及大脑皮质充血、水肿、炎性细胞浸润及神经细胞弥漫性变性，有的病例出现散在动脉炎、点状出血，有时脑组织可呈现栓塞性小梗死，软脑膜可有轻度炎性改变，血管周围有少量淋巴细胞浸润。90％尸解病例中发现有风湿性心脏病。

【临床表现】

1. 多见于 5～15 岁，男女之比约为 1∶3。无季节、种族差异。病前常有上呼吸道感染、咽喉炎等 A 族 β-溶血性链球菌感染史。大多数为亚急性或隐袭起病，少数可急性起病。早期表现情绪激动、行为变化、注意力不集中、学习退步，可有手足活动不协调、字迹歪斜、持物易落、步态不稳，症状日趋明显，表现舞蹈样动作和肌张力改变等。

2. 舞蹈样动作：可以是全身性，也可以是一侧较重，约 20％患者为偏侧或局限性，主要累及面部和肢体远端。常起自一侧肢体，然后波及对侧，上肢症状多较下肢重，表现为不时的出现手指屈伸，翻举旋臂、踢腿屈膝等动作。面肌的不自主动作可见挤眉弄眼、张口吐舌等，犹如做鬼脸。躯干部肌肉可出现突腹挺胸、脊背歪扭等动作。不自主舞蹈样动作可干扰随意运动，导致步态笨拙、持物跌落、动作不稳。若影响吞咽、构音及呼吸肌时可致吞咽困难、构音障碍、暴发性言语及呼吸不规则。严重者几乎整日不停，影响日常生活和无法行立坐卧。患儿可能会用有意识地主动运动去掩盖不自主运动。以上不自主动作在情绪激动时加剧、安静时减轻、睡眠时消失。舞蹈症常在发病 2～4 周内加重，3～6 个月内自发缓解。约 20%的患儿会复发，通常在 2 年内。少数在初次发病 10 年后再次出现轻微的舞蹈症。

3. 肌张力减低和肌无力：可有明显的肌张力减低和肌无力，与舞蹈样动作、共济失调共同构成小舞蹈病三联征。当患儿举臂过头时，手掌旋前（旋前肌征）。检查者请患儿紧握检查者的第二、三手指时能感到患儿手的紧握程度不恒定，时紧时松，称为挤奶妇手法（milkmaid grip）或盈亏征（wax-waning sign），膝反射减弱或消失。有时肌无力可以是本病的突出征象，以致患儿在急性期不得不卧床。

4. 精神障碍：患儿常伴某些精神症状，如焦虑、抑郁、情绪不稳、激惹、注意力下降、偏执-强迫行为等。有时精神症状先于舞蹈症出现。随舞蹈样动作消除，精神症状也很快缓解。

5. 其他：约 1/3 患儿可伴其他急性风湿热表现，如低热、关节炎、心瓣膜炎、风湿结节等。

【辅助检查】

1. 血清学检查白细胞增多，血沉加快，C 反应蛋白效价升高，抗链球菌溶血素“O”滴度增加。由于本病多发生在链球菌感染后 2～3 个月，甚至 6～8 个月，故不少患儿发生舞蹈样动作时链球菌检查常为阴性，因此 ASO 滴度的增高不能作为小舞蹈病确诊的依据，有数据显示至少有 25%以上的小舞蹈病患者的血清 ASO 滴度正常。

2. 咽拭子培养可检出 A 组溶血性链球菌。

3. 脑电图为轻度弥漫性慢活动，无特异性。

4. 影像学检查多数患儿的头颅 CT 显示尾状核区低密度灶及水肿，MRI 显示尾状核、壳核、苍白球 T2 加权像信号增强，随临床好转而消退。SPECT 显示尾状核头，尤其壳核脑血流灌注减低。PET 显示纹状体葡萄糖代谢过盛，随症状缓解恢复正常。

【诊断】

诊断主要依据儿童或青少年起病、有风湿热或链球菌感染史、亚急性或急性起病的舞蹈症，伴肌张力低下、肌无力和（或）精神症状应考虑本病。合并其他风湿热表现及自限性病程可进一步支持诊断。

【鉴别诊断】

对无风湿热或链球菌感染史、单独出现的小舞蹈病须与其他原因引起的舞蹈症及有类似症状的疾病相鉴别。

（1）习惯性痉挛：多见于儿童，无风湿病典型症状。特点是动作刻板而重复，局限于同一肌肉或肌群，无肌力、肌张力异常及共济失调等。

（2）抽动-秽语综合征（Tourette syndrome）：好发生于男性儿童，病程慢性持久而症状则有波动。表现快速、刻板的反复不规则多发性肌肉抽动，常累及头面部、颈肌肌群和咽喉肌，可有不自主发声以及语言动作异常，如猥亵性言语和动作。

（3）肝豆状核变性：多在青少年时起病，也可表现有舞蹈样不自主动作，但起病缓慢，进行性加重，有铜代谢障碍以及家族遗传史等可资鉴别。

（4）青少年型亨廷顿病：慢性或亚急性起病，进行性加重，肌张力障碍是突出表现，常以强直替代舞蹈样动作，多有遗传史和痴呆。

（5）扭转痉挛：常见于儿童期，有时扭转痉挛动作较快可误认为舞蹈样动作。儿童期扭转痉挛常持续存在，无自限性，肢体扭动是肌张力增高，停止是正常。

（6）神经棘红细胞增多症：可见口舌痉挛样运动障碍、发音障碍、轻度智能减退、癫痫发作、周围神经病变和肌萎缩等，有时出现帕金森病特点。

（7）各种原因（药物、感染、脑缺氧、核黄疸）引起的症状性舞蹈病：可找到相应的病因。

【治疗】

1. 一般处理：患者应卧床休息，避免声、光等环境因素的刺激，保护因不自主动作可能带来的意外损伤，进富含营养及易消化的饮食。

2. 病因治疗：在确诊本病后，无论病症轻重，均需应用抗链球菌治疗，目的在于最大限度地防止或减少小舞蹈病复发及避免心肌炎、心瓣膜病的发生。一般应用青霉素 80 万单位肌注，2 次/日，1～2 周为一疗程。同时给予水杨酸钠或泼尼松，症状消失后逐渐减量停药。以后可给予长效青霉素 120 万单位肌注，每月 1 次，以防治或减少复发。如果不能使用青霉素，可改用其他链球菌敏感的抗生素，如头孢类。

3. 对症治疗：对舞蹈症状可用地西泮 5mg，硝西泮 7.5mg，或丁苯那嗪（tetrabenazine）25mg，每日 2～3 次口服；泰必利 50～100mg 或氯丙嗪 12.5～25mg，每日 2～3 次；亦可用氟哌啶醇 0.5～1mg，每日 2～3 次。后 3 种药物易诱发锥体外系不良反应，需注意观察，一旦发生，需减少剂量。

4. 免疫疗法：鉴于患儿患病期间体内有抗神经元抗体，故理论上免疫治疗可能有效。可应用糖皮质激素，也有报道用血浆置换、免疫球蛋白静脉注射治疗本病，可缩短病程、减轻症状。

【预后】

本病为自限性，即使不经治疗，3～6 个月后也可自行缓解；适当治疗可缩短病程，多在 2～3 个月内完全恢复。少数可遗留一些轻微神经体征，如突发的随意动作、动作不协调等。约 1/4 患者可复发。

参考文献

[1] 贾建平．神经病学．北京：人民卫生出版社，2009.
[2] 王维治．神经病学．北京：人民卫生出版社，2006.
[3] 吴江．神经病学．北京：人民卫生出版社，2005.
[4] Lewis，P. R著，高旭光主译．MERRITT'S神经病学．沈阳辽宁科学技术出版社，2002.

（李　宁）

第三节　亨廷顿病

【疾病概论】

1. 定义：亨廷顿病（Huntington disease，HD）又称亨廷顿舞蹈病（Huntington chorea）、慢性进行性舞蹈病（chronic progressive chorea）、遗传性舞蹈病（hereditary chorea），于 1842 年由 Waters 首报，1872 年由美国医生 George Huntington 系统描述而得名，是一种常染色体显性遗传的基底节和大脑皮质变性疾病，临床上以隐匿起病、缓慢进展的舞蹈症、精神异常和痴呆为特征。本病呈完全外显率，受累个体的后代 50%发病。

2. 流行病学：HD 是一种全球性疾病，在各种族中都有发病。其中欧洲和北美族群的发病率最高，约为（5～10）/10 万；而亚洲和非洲人群的发病率最低，国内亦较少报道。男性与女性的患病率大致相等。

3. 发病机制：本病是常染色体显性遗传性疾病，其外显性完全，是由显性型单体杂种常染色体基因而致病，受累个体后代 50%发病。1983 年 Gusella 等借助限制性片段长度多态性（RFLP）技术将 HD 致病基因定位于第 4 号染色体。此后对 HD 的研究不断取得重大突破。其中最具里程碑意义的事件莫过于 1993 年 Huntington 舞蹈病协作研究组（Huntingtonps Disease Collaborative Research Group）通过采用外显子扩增和 cDNA 克隆技术完成了对该基因的分离与识别。这个被称作 IT15（interesting transcript 15）的基因由 67 个外显子构成，位于染色体 4p16.3 上标记物 DS4S127 和 DS4S180 之间。其编码产生一个约 350KDa 称为 huntingtin（htt）的蛋白。在 IT15 基因外显子 1 的起始密码子 ATG 下游 17 个密码子处有一段多态性的三核苷酸（又称三联体，triplet）CAG 的重复序列，它随 IT15 一同转录翻译产生一段聚谷氨酰胺（polyglutamine，polyQ）连于 huntingtin 的 N 端。HD 即由 CAG 重复序列的异常扩展突变引起，正常人为 11～34 个 CAG

重复序列，HD为40个以上。只要有遗传致病基因或早或晚会出现症状，纯合子与杂合子的临床症状无明显差异，临床亦偶见散发病例。

本病的遗传特点是早发现象（anticipation），早发现象是指遗传病的发病年龄一代比一代提前，疾病严重程度也代代增强。长期以来研究者们一直注意到早现遗传现象总是更多地来自父系传递。例如，在LaSpada等人的临床样本中，母系传递者的发病年龄未见明显变化，而父系传递者的发病年龄则平均提前近8年。绝大多数少年型发病者是来自父系传递。这一现象可能与精子发生过程中CA G重复序列的不稳定性有关。特别是有较长扩展重复序列（经对从白细胞所获DNA的分析）的个体，其自身精子间的重复序列长度存在显著的差异（即具有高度嵌合性），而卵母细胞间的变异就较小。

HD发病年龄同扩展CAG重复序列的长度之间呈现一种负性相关关系。在少数少年型发病者或是带有较长扩展重复序列的病人这种关联也较强；而对大多数成年型发病者这种关联则相对较弱。HD的症状严重程度与CAG重复序列长度之间也存在负相关。而对于疾病临床进展速度与CAG重复序列长度的关系目前尚不清楚。

4. 病理生理：

（1）病理改变主要位于纹状体和大脑皮质，黑质、视丘、视丘下核、齿状核亦可轻度受累。大脑皮质突出的变化为皮质萎缩，特别是第3、5和第6层神经节细胞丧失，合并胶质细胞增生。尾状核、壳核神经元大量变性、丢失。投射至外侧苍白球的纹状体传出神经元（含γ-氨基丁酸与脑啡肽，参与间接通路）较早受累，是引起舞蹈症的基础；随疾病进展，投射至内侧苍白球的纹状体传出神经元（含γ-氨基丁酸与P物质，参与直接通路）也被累及，是导致肌强直及肌张力障碍的原因。

（2）生化改变纹状体传出神经元中γ-氨基丁酸、乙酰胆碱及其合成酶明显减少，多巴胺浓度正常或略增加，与γ-氨基丁酸共存的神经递质脑啡肽、P物质亦减少，生长抑素和神经肽Y增加。

【临床表现】

本病好发于30～50岁，5％～10％的患者于儿童和青少年发病，10％于老年发病。患者的连续后代中有发病提前倾向，即早发现象（anticipation），父系遗传（paternal descent）的早发现象更明显，绝大多数有阳性家族史。起病隐匿，缓慢进行性进展，起病后平均生存期为15年。无性别差异。

1. 锥体外系症状：以舞蹈样不自主运动最常见、最具特征性，通常为全身性，程度轻重不一，典型表现为手指弹钢琴样动作和面部怪异表情，累及躯干可产生舞蹈样步态，可合并手足徐动及投掷症。随着病情进展，舞蹈样不自主运动可逐渐减轻，而肌张力障碍及动作迟缓、肌强直、姿势不稳等帕金森综合征渐趋明显。

2. 精神障碍及痴呆：精神障碍可表现为情感、性格、人格改变及行为异常，如抑郁、激惹、幻觉、妄想、暴躁、冲动、反社会行为等，注意力减退、记忆力降低、认知障碍及智能减退，呈进展性加重。

3. 其他：快速眼球运动（扫视）常受损。可伴癫痫发作，遗传性共济失调、偏头痛等。舞蹈样不自主运动大量消耗能量可使体重明显下降，常见睡眠和（或）性功能障碍。晚期出现构音障碍和吞咽困难。

4. 青少年型亨廷顿病：20岁前起病约10％，4岁前起病约5％。临床症状与成人不同，病程进展较快，肌张力障碍是突出表现，常以强直替代舞蹈样动作。

【辅助检查】

1. 基因检测：CAG 重复序列拷贝数，正常人不超过38个，大于40具有诊断价值。至今未发现重叠现象，该检测若结合临床特异性高，诊断价值大，几乎所有的病例可通过该方法确诊。

2. 脑电图：EEG 呈弥漫性异常，无特异性。

3. 影像学检查：CT及MRI显示对称性尾状核萎缩，侧脑室前脚尾状核区呈球形向外膨起，呈“蝴蝶症”。文献报道尾状核萎缩是HD特征性的改变。随病情进展，可出现大脑皮层和皮层下的萎缩，脑室扩大。MRI的T2加权像示壳核信号增强。MR波谱（MRS）示大脑皮质及基底节乳酸水平增高。

4. PET检查：发现尾状核及壳核葡萄糖代谢减低，先于尾状核萎缩等形态学改变，有利于HD的早期诊断。

【诊断】

诊断根据发病年龄，慢性进行性舞蹈样动作、精神症状和痴呆，结合家族史可诊断本病，基因检测可确诊，还可发现临床前期病例。

【鉴别诊断】

鉴别诊断本病应与小舞蹈病、良性遗传性舞蹈病、发作性舞蹈手足徐动症、老年性舞蹈病、肝豆状核变性、迟发性运动障碍及棘状红细胞增多症并发舞蹈症鉴别。

【治疗】

1. 目前尚无有效治疗措施，通常在起病后10～20年死亡。应告知病人此病的遗传风险，可用基因标志物检测出症状前HD。

2. 药物治疗：

（1）多巴胺D2受体阻滞剂：氟哌啶醇0.5～4mg，每日3次；氯丙嗪12.5～50mg，每日3次；奋乃静2～4mg，每日3次；硫必利0.1～0.2mg，每日3次；以及呱咪清等。均应从小剂量开始，逐渐增加剂量，用药过程中应注意锥体外系不良反应。

（2）中枢多巴胺耗竭剂：利血平0.1～0.25mg，每日3次；丁苯那嗪25mg，每日3次。

（3）其他可试用苯二氮䓬类以及左旋多巴等。

【预后】

本病尚无法治愈，病程10～20年，平均15年。

参考文献

[1] 贾建平．神经病学．北京：人民卫生出版社，2009.
[2] 王维治．神经病学．北京：人民卫生出版社，2006.

［3］吴江．神经病学．北京：人民卫生出版社，2005.
［4］Lewis，P. R著，高旭光主译．MERRITT'S 神经病学．沈阳：辽宁科学技术出版社，2002.

（李　宁）

第四节　肝豆状核变性

【疾病概论】

1. 定义

肝豆状核变性（hepatolenticular degeneration，HLD）于1912年由 Wilson 作了详细报道，故也称 Wilson 病（Wilson disease，WD）。本病是常染色体隐性遗传的铜代谢障碍疾病，特征是铜蓝蛋白合成不足以及胆道排铜障碍。临床特点是好发于青少年、肝硬化、脑部尤其是基底节变性、角膜 K-F 环、肾损害等。

2. 流行病学

本病的患病率各国报道不一，一般在 0.5/10 万～3/10 万，欧美国家罕见，但在某些国家和地区，如意大利南部和西西里岛、罗马尼亚某些地区患病率较高。在亚洲的日本和中国均不少见，日本的患病率约 1 人/2 万～3 万人口。

【病因和发病机制】

本病是常染色体隐性遗传铜代谢障碍疾病，阳性家族史达25％～50％。致病基因位于13q14.3，编码一种含 1411 个氨基酸的蛋白，属 P 型 ATP 酶家族，称为 ATP7B 基因，主要在肝脏表达，表达产物 P 型铜转运 ATP 酶位于肝细胞 Golgi 体，负责肝细胞内的铜转运。该基因含 3 个功能区，即金属离子结合区、ATP 酶功能区、跨膜区，目前发现本病的基因突变位点都位于 ATP 酶功能区，且有多种突变型。

铜作为辅基参与多种重要生物酶的合成。正常成人体内含铜总量为 100～200 mg，平均 150 mg 左右，肝和脑组织各占总量的10％。每日从饮食摄入的铜约 2.5～4mg，其中 30％左右被吸收入血，吸收部位主要在胃、十二指肠和空肠上端。正常人从肠道吸收入血的铜大部分先与白蛋白疏松结合，然后进入肝细胞。在肝细胞中，铜经P型铜转运ATP酶转运到高尔基复合体，再与α2-球蛋白牢固结合成铜蓝蛋白（ceruloplasmin，CP），然后分泌到血液中。铜蓝蛋白具有氧化酶的活性，因呈深蓝色而得名。循环中的铜大约90%～95%结合在铜蓝蛋白上。约70%的铜蓝蛋白存在于血浆中，其余部分存在组织中。多余的铜主要以铜蓝蛋白的形式从胆汁排出体外。患者由于P型铜转运ATP酶缺陷，造成肝细胞不能将铜转运到Golgi体合成铜蓝蛋白，引起血清铜蓝蛋白水平低下，铜不能经胆道排出而聚积在肝脏。由于游离铜离子潜在的毒性作用，聚集到一定程度后引起肝细胞破坏，肝脏损害；又因为肝脏的损害而使得血循环中与白蛋白和组氨酸疏松结合的铜离子无法有效进入肝细胞得到处理，加上肝细胞破坏后释放入血液的铜，代偿性地沉积于脑（尤其是基底节区）、肾、角膜及关节等部位造成相应的损害而致病。

【病理】

病理改变主要累及肝、脑、肾和角膜等处。

1. 肝　病变明显者呈结节性肝硬化表现，病程进展快可呈亚急性黄色肝萎缩，光镜下可见肝假小叶外周肝细胞胞浆内有铜样（褐色颗粒状）沉积物，肝细胞脂肪变性、玻璃样坏死或胞核呈空泡状。特征性的病理改变是大多数病人在肝硬化期出现马洛里小体（Mallory body），体型较大，圆形或不规则形，可能是受损肝细胞胞浆内的一种嗜酸性透明蛋白小体。电镜下见：早期过氧化体增大，基质呈絮状，线粒体基质密度增加，线粒体嵴减少或消失，后期主要是溶酶体改变，在溶酶体内有粒状的电子致密质。

2. 脑部　病变主要在基底节，以壳核最明显，次为苍白球及尾状核。其他如大脑皮质、丘脑、红核、黑质、齿状核、脑桥、小脑均可受累。壳核皱缩，严重者形成空洞。光镜下见神经细胞变性坏死，胶质细胞反应性增生及胶质小结形成，可见Alzheimer Ⅱ型及Ⅰ型细胞，以及Opalski细胞，这些细胞代表了星形胶质细胞高度增生的结果。基底节神经细胞变性肿胀，并有胶质细胞增生和水肿。电镜下观察豆状核细胞呈变性坏死结构，细胞质膜断裂，核膜内陷或断裂，核破碎。染色质崩解，胞质中大量的尼氏体溶解呈空泡状。大部分线粒体嵴断裂。

3. 肾　大体解剖和光镜下未见异常。电镜下见肾曲管上皮细胞间隙明显增大，细胞连接减少，部分微绒毛弯曲呈分支状，且出现融合现象。粗面内质网减少。

4. 角膜　在角膜边缘后弹力层及内皮细胞质内，有棕黄色的细小铜颗粒沉积。

【临床表现】

本病多发生于10～25岁，可早至2岁（个案报道），迟至62岁才发病，男比女稍多。起病多数缓慢，少数患者由于外伤、感染或其他原因呈急性发病。以肝病首发者平均年龄为11.4岁；以脑症状首发者平均在18.9岁；以精神症状首发者平均20～25岁，晚发型在40～62岁发病。10岁以下以肝脏损害多见，10岁以上以神经损害多见。少数病例以急性溶血性贫血、皮下出血、鼻出血、软骨病、关节炎、肌痛、皮肤色素沉着为首发症状。

1. 神经系统症状　由于铜在中枢神经系统的过量沉积主要在基底节，因而临床上突出表现是锥体外系病症。最早最常见的症状是肢体震颤，多是单侧肢体尤以上肢先出现，可呈静止性、意向性或姿势性震颤。往往是几种震颤形式混合出现，震颤幅度可细小或粗大，当震颤以上肢近端明显时，形成所谓“扑翼样震颤”。随病情进展，四肢、头颅、下颌均可见震颤。构音障碍也是常见症状，由于咽喉、舌及面部肌强直所致，患者讲话缓慢，声音低沉含糊且无变化，断断续续，严重时发不出声。流涎和吞咽困难很常见，严重时不能吞咽，这是因咽喉肌和吞咽的肌肉发生肌强直所致。肌张力障碍累及面部及口部肌肉时引起面具样脸、苦笑貌、怪异表情或口面部不自主运动。肌强直累及肢体及躯干时产生肢体强硬、动作缓慢、转变姿势困难等。步态异常普遍存在，表现为起步困难、步履僵硬、拖曳而行，也有类似帕金森病的慌张步态和前冲步态。其他锥体外系症状如舞蹈样动作、手足徐动症等也不少见。

除了锥体外系症状以外，WD患者还有其他神经损害，如小脑损害导致共济失调、小脑性语言障碍；少数有锥体系损害，出现腱反射亢进、病理反射阳性、假性延髓麻痹等；皮质功能损害引起进行性智力减退、注意力不集中、思维迟钝，还可有情感、行为、性格异常，常无故哭笑、不安、易激动、对周围环境缺乏兴趣等，晚期可发生幻觉等器质性精神病症状。下丘脑损害可产生肥胖、持续高热、高血压、发作性昏迷等。约2%～6%的WD患者有癫痫发作，多见于年轻患者。临床上，典型的上运动神经元或下运动神经元损害、感觉丧失、括约肌功能障碍均少见于WD患者，而且WD患者罕有眼球震颤和脑神经损害。

2. 肝症状　本病的病理生理过程是大量的铜首先堆积在肝，然后沉积在中枢神经系统、眼、肾和其他器官，因而本病的肝损害出现较早。大约80%患者发生肝症状，尤其是亚洲患者。大多数表现非特异性慢性肝病症状，如倦怠、无力、食欲缺乏、肝区疼痛、肝大或缩小、脾大及脾功能亢进、黄疸、腹水、蜘蛛痣、食管静脉曲张破裂出血及肝性脑病等。10%～30%的患者发生慢性活动性肝炎，少数患者表现无症状性肝、脾大或转氨酶持续升高而无任何肝症状。因肝损害还可使体内激素代谢异常，导致内分泌紊乱，出现青春期延迟、月经不调或闭经，男性乳房发育等。

还有少数患者以急性暴发型肝炎引起急性肝功能衰竭伴肝性脑病以及急性溶血性危象起病，可能由于患者肝细胞内的铜向溶酶体转移的速度过快，引起溶酶体损害，导致肝细胞坏死，肝衰竭。大量铜从坏死的细胞中释出，进入血液，破坏红细胞结构，产生严重的Coomb阴性溶血性贫血，这两种情况导致相当高的死亡率。除此而外，还可伴肾衰竭、心律失常等急性铜中毒症状，重症者于数周内死亡。

3. 眼部损害　K-F环是本病最重要的体征，95%～98%患者有K-F环。绝大多数见于双眼，个别见于单眼。大多出现神经症状时就可发现此环，位于角膜与巩膜交界处，在角膜的内表面上，呈绿褐色或金褐色，宽约1.3mm，光线斜照角膜时看得最清楚，但早期常需用裂隙灯检查方可发现。少数患者可出现晶体浑浊、白内障、暗适应下降及瞳孔对光反应迟钝等。

4. 肾症状　铜在肾沉积主要损害近端肾小管，因肾小管重吸收功能障碍，出现肾性糖尿、氨基酸尿、磷酸盐尿、尿酸尿、高尿钙，偶有蛋白尿和肾钙质沉积症。此外，部分患者还可发生肾小管性酸中毒。

5. 肌肉骨骼症状　WD患者的骨骼及肌肉损害不少见，尤其是亚洲患者。肌肉症状主要表现为肌无力、肌痛、肌萎缩。骨质疏松见于2/3患者，其他如骨及软骨变性、关节畸形、X形腿、自发性骨折、肾性佝偻病等也可发生。四肢的关节均可发生病变，尤以膝关节多见，常有关节痛及僵硬。采用微探子光谱测定法发现关节滑膜内有铜和铁的沉积。

6. 血液系统症状　少数患者发生急性血管内溶血，也可发生鼻衄、牙龈出血、皮下出血等。约有10%～15%的WD患者以溶血性贫血为首发症状，有作者提出，对于有不能解释的非球形红细胞性、Coomb阴性的贫血患者应该考虑有无WD可能。

7. 其他　部分患者皮肤色素沉着，皮肤较黑，尤以面部及双小腿外侧明显，当症状好转时可见色素沉着减轻。少数患者有鱼鳞癣。部分患者还有心律失常、葡萄糖耐量异常、甲状腺功能低下等。

【辅助检查】

1. 血清铜蓝蛋白（CP）和铜氧化酶活性　低血清CP是诊断本病重要依据之一，但血清CP值与病情、病程及驱铜治疗效果无关。正常人CP值为0.26～0.36g/L，本病患者显著降低，甚至为零。应注意正常儿童血清铜蓝蛋白水平随年龄改变有特殊变化，新生儿只有成人的1/5，以后迅速升高，在2～3个月时达到成人水平。12岁前儿童血清铜蓝蛋白的矫正公式为：矫正后铜蓝蛋白值＝血清铜蓝蛋白测定值×［（12－年龄）×1.7］。血清铜氧化酶活性强弱与血清铜蓝蛋白含量成正比，故测定铜氧化酶活性可间接反映血清铜蓝蛋白含量，其意义与直接测定血清铜蓝蛋白相同。但应注意血清铜蓝蛋白降低还可见于肾病综合征、慢性活动性肝炎、原发性胆汁性肝硬化、某些吸收不良综合征、蛋白-热量不足性营养不良等。

2. 人体微量铜　①血清铜：正常人血清铜为 14.7～20.5μmol/L，本病患者 90%血清铜降低。诊断意义较铜蓝蛋白略低。血清铜也与病情、治疗效果无关。由于饮食对血清铜的影响较大，故血清铜对 WD 的诊断价值比之尿铜及肝铜相对较小。②尿铜：高尿铜也是本病的显著生化异常之一，尿铜的测定对本病的诊断帮助较大，并可作为观察用药效果以及估算体内组织含铜量多少的参考指标。大多数患者 24 小时尿铜含量显著增加，未经治疗时增高数倍至数十倍，服用排铜药物后尿铜进一步增高，待体内蓄积铜大量排出后，尿铜量又渐降低，这些变化可作为临床排铜药物剂量调整的参考指标。正常人尿铜排泄量少于 50μg/24h，未经治疗患者多为 200～400μg/24h，个别高达 1200μg/24h。对一些尿铜改变不明显的可疑患者可采用青霉胺负荷试验。口服青霉胺后正常人和未经治疗的患者尿铜均明显增高，但患者比正常人更显著，可作为本病的一种辅助诊断方法。③肝铜量：被认为是诊断 Wilson 病的金标准之一，但因患者不易接受肝穿刺，故目前仍不能成为常规检查方法。如经体检及生化检查仍未能确诊的病例，测定肝铜量是必要的。绝大多数患者肝铜含量在 250μg/g 干重以上（正常 50μg/g 干重）。此外，肝铜含量增高还可见于慢性活动性肝炎、原发性胆汁性肝硬化以及任何原因造成的肝外胆管长期阻塞的患者。

3. 肝肾功能　以锥体外系症状为主要表现的患者，早期可无肝功能异常。以肝损害为主要表现者可出现不同程度的肝功能异常，如血清总蛋白降低、γ-球蛋白增高等；以肾功能损害为主者可出现尿素氮、肌酐增高及尿蛋白等。

4. 影像学检测　WD 患者头颅 CT 总异常率为 85%左右，脑型者阳性率约 90%～100%，肝型者为 33%～50%。CT 显示双侧豆状核区低密度灶，大脑皮质萎缩；头 MRI 检查对显示 WD 脑部病变 MRI 显示优于 CT。高培毅（1995）分析了国内外对 WD 患者的 MRI 研究结果，异常信号常见于基底节，其次在丘脑、脑干和齿状核，T_1加权像见病变部位多表现为低信号和稍低信号，T_2加权像和质子密度像则可表现为高信号，其出现与胶质增生及局部水肿有关。而 T_2加权像低信号则为本病较具特征性的改变，其出现与铜及铁沉积有关。约 96％患者的骨关节 X 线平片可见骨质疏松、骨关节炎或骨软化等，最常见受损部位在双腕关节以下。

5. 离体皮肤成纤维细胞培养　经高浓度铜墙养液传代孵育的患者皮肤成纤维细胞，其胞质内铜/蛋白比值远高于对照组。

6. PET　据国外研究，WD 患者的 PET 扫描结果显示脑局部葡萄糖代谢率（rCMRG）普遍降低，以豆状核最明显。rCMRG 的改变早于 CT 的改变，其对 WD 的诊断价值更高。

7. 基因诊断　Wilson 病具有高度的遗传异质性，致病基因突变位点和突变方式复杂，故尚不能取代常规筛查手段。利用常规手段不能确诊的病例，或对症状前期患者、基因携带者筛选时，可考虑基因检测。

【诊断】

临床诊断主要根据 4 条标准：①肝病史或肝病征/锥体外系病征；②血清铜蓝蛋白显著降低和（或）肝铜增高；③角膜 K-F 环；④阳性家族史。符合①、②、③或①、②、④可确诊 Wilson 病；符合①、③、④很可能为典型 Wilson 病；符合②、③、④很可能为症状前 Wilson 病；如符合 4 条中的 2 条则为可能 Wilson 病。

【鉴别诊断】

本病临床表现复杂多样，鉴别应从肝及神经系统两个主要方面症状及体征考虑，本病常误诊为下列疾病：

1. 肝损害　误诊为急性、亚急性、慢性肝炎，黄疸型或无黄疸型肝炎、病毒性肝炎、肝硬化，肝、脾大待查，Banti 综合征，脾功能亢进等。

2. 神经系统损害　锥体外系症状明显易误诊为帕金森综合征、小舞蹈病、亨廷顿病、原发性肌张力障碍；如震颤明显者误诊为帕金森病、甲状腺功能亢进、神经官能症、癔症；讲话及吞咽障碍误诊为脑干病变、后组脑神经损害、重症肌无力、慢性咽炎。还有误诊为肌炎、肌营养不良、脑动脉硬化等。

3. 精神异常　误诊为精神分裂症、躁狂症、抑郁症、神经官能症、智能发育不全等。

4. 肾脏损害　误诊为急慢性肾炎、肝肾综合征。

5. 血液系统损害　误诊为血小板减少性紫癜、溶血性贫血。

6. 骨关节损害　误诊为风湿性关节炎、类风湿性关节炎、佝偻病等。

【治疗】

治疗的基本原则是低铜饮食、用药物减少铜的吸收和增加铜的排出；治疗愈早愈好，对症状前期患者也需及早治疗。

1. 低铜饮食　应尽量避免食用含铜多的食物，如坚果类、巧克力、豌豆、蚕豆、玉米、香菇、贝壳类、螺类、蜜糖、各种动物肝和血等。此外，高氨基酸、高蛋白饮食能促进尿铜的排泄。日常适宜摄食的含铜量低的食物如精白米、精面、鱼、猪肉、瘦鸡鸭、小白菜、藕、芹菜、橘子、苹果、桃子、牛奶等。

2. 阻止铜吸收

（1）锌剂：通过竞争机制抑制铜在肠道吸收，促进粪铜排泄，尿铜排泄也有一定增加。作用机制是：①促进肠黏膜细胞内 MT（金属巯蛋白）的合成，后者对铜的结合力大于锌，MT 结合铜后滞留于肠黏膜细胞内，随细胞脱落而排出体外；②竞争性抑制铜在肠道的吸收，使粪铜排出增加；③MT 又是一种羟自由基清除剂；④新近有报道，锌剂可阻止脂质过氧化而增加体内的谷胱甘肽，逆转 WD 患者体内的氧化型和还原型谷胱甘肽的失衡而达到治疗的效果。由于锌剂具有毒性低、副作用少、起效慢（4～6 个月）等特点，临床较常用于症状前患者、儿童、孕妇以及慢性患者的维持治疗。常用为硫酸锌 200mg，3 次/日，醋酸锌 50mg，3 次/日，葡萄糖酸锌 70mg，3 次/日，以及甘草锌等。不良反应轻，偶有恶心、呕吐等消化道症状。

（2）四硫钼酸铵（ammonium tetrathiomolybdate，TM）：在肠黏膜中形成铜与白蛋白的复合物，后者不能被肠黏膜吸收而随粪便排出；另能限制肠黏膜对铜的吸收。剂量 20～60mg，每日 6 次，3 次在就餐时服用，另 3 次在两餐之间服用。由于过量的钼可能滞留在肝、脾及骨髓内，故不能用作维持治疗。不良反应较少，主要是消化道症状。

3. 促进排铜　各种驱铜药物均为铜络合剂，通过与血液及组织中的铜形成无毒的复合物从尿排出。

（1）D-青霉胺（D-penicillamine）：是治疗 Wilson 病的首选药物，药理作用不仅在于络合血液及组织中的过量游离铜从尿中排出，而且能与铜在肝中形成无毒的复合物而消除铜在游离状态下的毒性。动物实验还证明，青霉胺能诱导肝细胞合成金属铜硫蛋白（copper metallothionein），该硫蛋白也有去铜毒的作用。成人量 1～1.5g/d，成人每日用量从 250mg 开始，逐渐加量（每 3～4 天加 250mg），直到剂量达 750～1500mg/日，分 3～4 次口服，少数重病例可达 2000mg/日、极少数可用至 2 500mg/日，也分 3～4 次服。儿童为 20mg/（kg·d），分 3 次口服，需终生用药。有时需数月方起效，可动态观察血清铜代谢指标及裂隙灯检查 K-F 环监测疗效。少数患者可引起发热、药疹、白细胞减少、肌无力、震颤，极少数可发生骨髓抑制、狼疮样综合征、肾病综合征等严重毒副作用。首次使用应作青霉素皮试，阴性才能使用。

青霉胺的不良反应如下所述：①常见恶心、呕吐、食欲不振、皮疹、发热、淋巴结肿大、关节病。②血液系统的损害如白细胞减少、血小板减少、再生障碍性贫血、急性淋巴细胞性白血病。③自身免疫性疾病，如类风湿性关节炎、肾病综合征、红斑狼疮、甲状腺炎、重症肌无力、多发性肌炎和淋巴瘤等。④长期用药还可出现罕见的不良反如皮肤脆弱易擦伤，象皮样皮病，味觉缺乏等。⑤青霉胺是维生素 B_6 的抗代谢剂，长期服用使维生素 B_6 从尿中大量排出，引起维生素 B_6 缺乏症。预防青霉胺的不良反应主要是密切观察患者用药后的反应；定期检查血液和尿液、肝肾功能等；每日口服

维生素 B_6 30～50mg。也可加用小剂量激素治疗以减轻不良反应。

（2）三乙基四胺（triethyl tetramine）：也是一种络合剂，其疗效和药理作用与D-青霉胺基本相同。成人用量为1.2g/d。不良反应小，可用于青霉胺出现毒性反应的患者。

（3）二巯丁二钠（Na-DMS）：是含有双巯基的低毒高效重金属络合剂，能与血中游离铜、组织中已与酶系统结合的铜离子结合，形成解离及毒性低的硫醇化合物从尿排出。溶于10%葡萄糖液40ml中缓慢静注，每次1g，每日1～2次，5～7日为一疗程，可间断使用数个疗程。不良反应较轻，牙龈出血和鼻出血较多，可有口臭、头痛、恶心、乏力和四肢酸痛等。

（4）其他：如二巯丙醇（BAL）、二巯丙磺酸（DMPS）、依地酸钙钠（EDTA Na-Ca）也可用于本病治疗，但现较少用。

4. 对症治疗　如有肌强直及震颤者可用金刚烷胺和（或）苯海索，症状明显者可用复方左旋多巴；精神症状明显者应予抗精神病药；抑郁症状明显者可用抗抑郁药；智力减退者可用促智药。无论有无肝损害均需护肝治疗，可选用肝泰乐、肌苷和维生素C等。

5. 手术治疗　包括脾切除和肝移植。对严重脾功能亢进患者因长期白细胞和血小板显著减少，经常出血和（或）感染，又因青霉胺也有降低白细胞和血小板的不良反应，故患者不能用青霉胺或仅能用小剂量，达不到疗效。对于此类患者，应行脾切除术。经各种治疗无效的严重病例可考虑肝移植。

【预后】

本病早期诊断并早期驱铜治疗，一般较少影响生活质量和生存期，少数病情严重者预后不良。

参考文献

[1] 贾建平．神经病学．6版）．北京：人民卫生出版社，2008.
[2] 王新德．神经病学．北京：人民军医出版社，2006.
[3] 王维治．神经病学．5版）．北京：人民卫生出版社，2001.

（卫　华）

第五节　肌张力障碍

【疾病概论】

肌张力障碍（dystonia）是主动肌与拮抗肌收缩不协调或过度收缩引起的以肌张力异常的动作和姿势为特征的运动障碍综合征，具有不自主性和持续性的特点。依据病因可分为原发性和继发性。原发性肌张力障碍与遗传有关。继发性肌张力障碍包括一大组疾病，有的是遗传性疾病（如肝豆状核变性、亨廷顿舞蹈病、神经节苷脂病等），有的是由外源性因素引起的（如围生期损伤、感染、神经安定药物）。在症状性肌张力障碍中，经常合并有肌张力异常以外的异常表现，如痴呆、共济失调、视神经萎缩、帕金森综合征等，通常基底节会发生病理改变，实验室检查有助于诊断。相反，原发性肌张力障碍，肌紧张异常是唯一的异常体征。

依据肌张力障碍的发生部位，可分为局限性、节段性、偏身性和全身性。一般而言，发病年龄越早，症状可能越严重，波及身体其他部位的可能性也越大。发病年龄越大，肌张力障碍越可能保持其局灶性。局限性肌张力障碍指肌张力障碍只影响到躯体的一部分，如痉挛性斜颈、书写痉挛、眼睑痉挛、口-下颌肌张力障碍等。节段性肌张力障碍累及一个以上相邻部位，如 Meige 综合征（眼、口和下颌），一侧上肢加颈部，双侧下肢等。累及一侧身体时称偏侧肌张力障碍，一般由对侧大脑半球病变所致。全身性肌张力障碍，累及至少一个节段，加上一个以上其他部位。

【病因及发病机制】

原发性肌张力障碍多为散发，少数有家族史，呈常染色体显性或隐性遗传，或 X 染色体连锁遗传，最多见于 7～15 岁儿童或少年。常染色体显性遗传的原发性扭转痉挛绝大部分是由定位在 9q32-34 的 DYT1 基因突变所致，外显率为 30%～50%。多巴反应性肌张力障碍也是常染色体显性遗传，为三磷酸鸟苷环水解酶-1（GCH-1）基因突变所致。在菲律宾 Paray 岛，有一种肌张力障碍-帕金森综合征，呈X-连锁隐性遗传。家族性局限性肌张力障碍，通常为常染色体显性遗传，外显率不完全。

有研究证实，外周创伤可诱发原发性肌张力障碍基因携带者发生肌张力障碍，如口-下颌肌张力障碍，病前有发生面部或牙损伤史。另外，过度作用一侧肢体也可诱发肌张力障碍。如各种职业性的肌张力障碍，书写痉挛、打字员痉挛、乐器演奏家和运动员肢体痉挛等，其外周因素常被认为是主要作用。故推测其病因是由于脊髓运动环路的重组或脊髓水平以上运动感觉联系的改变导致基底节功能改变所致。

继发性（症状性）肌张力障碍指凡是累及新纹状体、旧纹状体、丘脑、蓝斑、脑干网状结构等处的病变，均可引发肌张力障碍的症状出现，如肝豆状核变性、核黄疸、神经节苷脂沉积症、苍白球黑质色素变性、进行性核上性眼肌麻痹、双侧基底节钙化、甲状旁腺功能低下、中毒、脑血管病变、脑外伤、脑炎、脑裂畸形、药物诱发（L-DOPA、酚噻嗪类、丁酰苯类、胃复安、化疗药物）等。有报道眼睑痉挛可由脑干背侧缺血或脱髓鞘病变所致。

发病机制不详，曾报告脑内一些区域的去甲肾上腺素、多巴胺和5-羟色胺等递质浓度异常，但意义不明。最新研究认为局限性肌张力障碍是由基底节异常引起的，因为静态显像研究没有确定异常，借助于正电子发射断层扫描（PET）的动态显像研究则显示尾状核、豆状核以及丘脑背内侧核的额叶投射区的代谢率降低，因此基底节及额叶联系的功能紊乱被认为是肌张力障碍的主要原因。

【临床表现】

1. 扭转痉挛（torsion spasm） 于1911年由Oppenheim H首先命名，是指全身性扭转性肌张力障碍（torsion dystonia），又称畸形性肌张力障碍（dystonia musculorum deformans），临床上以四肢、躯干甚至全身的剧烈而不随意的扭转运动和姿势异常为特征。

按病因可分为原发性和继发性两型。发病多在5～15岁，有家族史者，第2代比第1代发病年龄有提早的趋向。患者中60%有遗传，其中常染色体显性和隐性遗传各占一半；40%患者为散发。东欧犹太人发病比率较高。最新研究表明：该基因定位在9q34，多数是由于3bp的GAC缺失造成。纹状体多巴胺水平低，可能与原发性肌张力障碍有关。而菲律宾的panag岛发现一种X-连锁常染色体隐性遗传的肌张力障碍。这型在20岁成年早期以后发病，症状可从腿、足开始，也可从上半身起病，50%患者发展至全身。

各种年龄均可发病。儿童期起病者多有阳性家族史，症状常从一侧或两侧下肢开始，逐渐进展至广泛的不自主的扭转运动和姿势异常，导致严重的功能障碍。成年起病者多为散发，症状常从上肢或躯干开始，大约20%的患者最终可发展为全身性肌张力障碍，一般不会严重致残。

起病初期，往往在开始行走时都会出现一侧足部不随意的足趾跖屈，行走时足跟不能着地，称之为“足趾步态”。在发病的早期，这种异常动作仅影响一些随意动作，如影响往前行走，而不影响其他方向的动作，而后退，或横行时行走就完全正常。也有表现为一侧下肢突然的弯曲或反射性的痉挛。几个月或几年后，这种不自主的异常动作，静止时也会出现，并渐进性扩展波及邻近部位的肢体，最后波及面部、颈部以至全身。面部受累表现为挤眉弄眼、歪咧嘴等动作，舌肌咽喉受累时出现舌头时而伸出、时而缩回、磨牙，伴有构音障碍及吞咽困难，颈部受累则出现痉挛性斜颈，肢体表现为伸直、屈曲或旋前、旋后。躯干及脊旁肌的受累则引起全身的扭转或作螺旋形动作是本病的特征，因此易导致肌肉肥大，脊柱前凸、侧凸，骨盆倾斜。扭转痉挛在做自主运动时或精神紧张时加重，入睡后完全消失。肌张力在扭转时增高，扭转运动停止后则转为正常或减低，变形性肌张力障碍即由此得名。严重者不能从事正常运动，晚期病例可使骨骼畸形、肌肉挛缩而导致严重残废。肌张力障碍伴有扭转成分故称扭转痉挛。

常染色体显性遗传者的家族成员中，可有多个同病成员或有多种组合的局限性症状，如眼睑痉挛、斜颈、书写痉挛、脊柱侧弯等症状，且多自上肢开始，可长期局限于起病部位，即使进展成全身型，症状亦较轻微。

扭转痉挛的诊断并不困难，根据面部、颈部、躯干四肢和（或）骨盆等奇异的扭动样不自主运动，即可作出诊断。若能排除可能引起本病的各种原因，则可诊断为原发性扭转痉挛。

2. 痉挛性斜颈（spasmodic torticollis） 于1652年由荷兰医生Tulpius首先提出，多见于30～50岁，也可发生于儿童或老年人，男女比例为1∶2。该病是因颈肌的痉挛或强直性收缩而引致头向一方强直性转动。颈部的肌张力障碍导致头部和颈部的姿势不正常，故也称颈内肌张力障碍或颈肌张力异常。

有关本病的病因长期以来有较多的争论。其中5%～10%患者往往在身体的其他部分也有轻度肌张力障碍，故可认为是肌张力障碍的一种表现。罕有家族性，也可继发于风湿热、多发性硬化、神经梅毒、疟疾、CO中毒、某些药物、脑炎、甲状腺功能亢进、Wilson病、Hallervorden-Spatz病等。

典型的临床表现是头部快速地转动和静止时头部间断性或持续性偏斜。成年起病的痉挛性斜颈，通常起病甚为缓慢，开始头不自主地转向一侧，经数日或数月后转动的频率和幅度也将逐渐增加并叠加阵挛样跳动式痉挛。颈部深浅肌肉均可受累，因受累的肌群不同故临床表现不同，但以胸锁乳突肌、斜方肌及颈夹肌的异常收缩最易表现出来。一些患者在症状明显前先表现为不自主的点头或摇头。另外，痉挛时间可长、可短、可有停顿，严重者肌肉呈强直性收缩，痉挛动作杂乱无章并且猛烈，造成头部不停的倾斜、扭转，并且扭转的方向可变。患肌可发生肥大，这种不随意运动可因情绪激动、走路、骑车时加重，平卧时减轻，睡眠中完全消失。痉挛性斜颈伴不随意收缩时可引发颈神经胀痛，重者可放射至臂部，甚至引起肌紧张性头痛。痉挛性斜颈伴发疼痛比其他局限性肌张力障碍发生率高。病情严重、长久者可导致颈部肌肉挛缩和持久变形。

急性痉挛性斜颈，可以突然起病，典型者常见于药物反应如氟哌啶醇、胃复安等所致。停止用药或给予抗胆碱能药或苯二氮䓬类药物后会逐渐恢复正常。

3. Meige综合征　于1910年由法国医生Henry Meige首先描述，主要表现为眼睑痉挛（blepharospasm）和口-下颌肌张力障碍（oromandibular dystonia），可分为三型：①眼睑痉挛；②眼睑痉挛合并口-下颌肌张力障碍；③口-下颌肌张力障碍。第Ⅱ型为Meige综合征的完全型；第Ⅰ、Ⅲ型为不完全型。临床上主要累及眼肌和口、下颌部肌肉。眼肌受累者表现为眼睑刺激感、眼干、畏光和瞬目频繁，后发展成不自主眼睑闭合，痉挛可持续数秒至数分钟。多数为双眼，少数由单眼起病，渐及双眼，影响读书、行走、甚至导致功能性“失明”。眼睑痉挛常在精神紧张、强光照射、阅读、注视时加重，在讲话、唱歌、张口、咀嚼、笑时减轻，睡眠时消失。口、下颌肌受累者表现为张口闭口、撇嘴、咧嘴、缩唇、伸舌扭舌、龇牙、咬牙等。严重者可使下颌脱臼，牙齿磨损以至脱落，撕裂牙龈，咬掉舌和下唇，影响发声和吞咽。痉挛常由讲话、咀嚼触发，触摸下巴、压迫颏下部等可获减轻，睡眠时消失。

4. 手足徐动症（athetosis）　也称指痉症或易变性痉挛（mobile spasm），是以肢体远端为主的缓慢弯曲的蠕动样不自主运动。下肢受累时，拇指常自发性背屈。面肌受累时则挤眉弄眼，扮成各种“鬼脸”。咽喉肌和舌肌受累时则言语不清和吞咽困难，尚可伴有扭转痉挛和痉挛性斜颈。不自主动作于精神紧张时加重，入睡后消失。当肌痉挛时肌张力增高，肌松弛时正常，感觉正常，智力可减退。病程可长达数年至数十年。极缓慢的手足徐动导致姿势异常颇与扭转痉挛相似，后者主要侵犯肢体近端、颈肌和躯干肌，典型表现以躯干为轴扭转。

5. 书写痉挛（writer's cramp）和其他职业性痉挛　指在执行书写、弹钢琴、打字等职业动作时手和前臂出现的肌张力障碍和异常姿势。男性多于女性，男：女约为2∶1。平均发病年龄约为39岁。书写痉挛症主要发生在利手中，因右利手的人多，故大部分病人多为右手有书写痉挛症。患者常不得不用另一只手替代，而做与此无关的其他动作时则为正常。患者书写时手臂僵硬，握笔如握匕首，肘部不自主地向外弓形抬起，腕和手弯曲，手掌面向侧面，笔和纸几乎呈平行。由于书写和职业关系，部分病人只能改为非利手书写或工作，本病可有家族史。

【诊断及鉴别诊断】

1. 诊断 根据病史、不自主运动和（或）异常姿势的特征性表现和部位等，症状诊断通常不难，但需与其他类似不自主运动症状鉴别。

2. 鉴别诊断

（1）扭转痉挛应与舞蹈症、僵人综合征（stiff-man syndrome）鉴别：扭转痉挛与舞蹈症的鉴别要点是舞蹈症的不自主运动速度快、运动模式变幻莫测、无持续性姿势异常，并伴肌张力降低，而扭转痉挛的不自主运动速度慢、运动模式相对固定、有持续性姿势异常，并伴肌张力增高。僵人综合征表现为发作性躯干肌（颈脊旁肌和腹肌）和四肢近端肌紧张、僵硬和强直，而面肌和肢体远端肌常不受累，僵硬可明显限制患者的主动运动，且常伴有疼痛，肌电图检查在休息和肌肉放松时均可出现持续运动单位电活动，易与肌张力障碍区别。

（2）痉挛性斜颈需与头部震颤、先天性斜颈相鉴别：先天性斜颈发病年龄早，可因胸锁乳突肌血肿后纤维化，颈椎的先天缺如或融合，颈肌肌炎、颈淋巴结炎及眼肌麻痹（如上斜肌麻痹）等所引起。因痉挛性斜颈常会出现不自主一下痉挛，类似头部震颤，需与原发性震颤、帕金森病相鉴别。

（3）Meige综合征应与颞下关节综合征、下颌错位咬合、面肌痉挛、神经症相鉴别：面肌痉挛亦好发于老年女性，表现为一侧面肌和眼睑的抽搐样表现，不伴有口-下颌的不随意运动。

（4）在明确肌张力障碍诊断后要尽量寻找病因：原发性肌张力障碍除可伴有震颤外，一般无其他阳性神经症状和体征。起病时即为静止性肌张力障碍、较早出现持续的姿势异常、语言功能早期受累、起病突然、进展迅速以及偏侧肌张力障碍均提示为继发性，应积极寻找病因。若伴有其他神经系统症状和体征，如肌痉挛、痴呆、小脑症状、视网膜改变、肌萎缩和感觉症状等，也提示继发性肌张力障碍。

继发性肌张力障碍的筛查手段包括：头颅CT或MRI（排除脑部器质性损害）、颈部MRI（排除脊髓病变所致颈部肌张力障碍）、血细胞涂片（排除神经—棘红细胞增多症）、代谢筛查（排除遗传性代谢疾病）、铜代谢测定及裂隙灯检查（排除Wilson病）。对儿童期起病的扭转痉挛还可进行DYTl基因突变筛查。

【治疗】

治疗措施有药物、局部注射A型肉毒毒素（botulinum toxin A）和外科治疗。对局限性或节段性肌张力障碍首选局部注射A型肉毒毒素，对全身性肌张力障碍宜采用口服药物加选择性局部注射A型肉毒毒素。药物或A型肉毒毒素无效的严重病例可考虑外科治疗。

1. 药物治疗

（1）安坦：大剂量安坦对50％的患者有或多或少的改善，但须缓慢增量，一般为2～6mg/日，以后每一至两周增加2mg，直至疗效满意而不良反应不明显。不良反应主要为视物模糊、口干、便秘，但不良反应不应作为增加药物剂量的绝对禁忌证。不良反应重者增加剂量应推迟1～2周，待不良反应减轻或完全消失后可再增加剂量。一般18岁以下平均耐受剂量为30～40mg/日，最大耐受剂量为80mg/日。

（2）对抗多巴胺功能的药物：氟哌啶醇首服每日1次0.5mg，以后逐渐增量至1mg，每日3次，若症状控制不佳，可再增量至疗效肯定而不良反应不明显。泰必利50～100mg，每日2～3次，逐渐增量至症状改善，而不良反应不明显为止。也可用哌迷清、氯丙嗪、丁苯那嗪等。

（3）苯二氮䓬类：氯硝西泮成人1～2mg，每日3次。或可用硝西泮、地西泮等。

（4）卡马西平：成人每次0.1～0.2g，每日3次，儿童酌情减量。也可与氯硝西泮或与氟哌啶醇合用。

（5）左旋多巴：对多巴反应性肌张力障碍有戏剧性效果。

2. 注射A型肉毒毒素

（1）眼睑痉挛：共注射5～6个点，上下眼睑中内1/3段交界处及中外1/3段交界处，注射点距眼缘2～3mm，共4个注射点，第5个注射点为外眦部颞侧眼轮匝肌，注射点距外眦1cm。注射后中等改善和显著改善者达90%左右，从注射到开始改善发作的潜伏期为4.2日，疗效持续时间平均为15.7周。

（2）口-下颌肌张力障碍：选择咬肌、颞肌、翼内外肌、二腹肌，每块肌肉分2～4点注射，严重者可在口腔内上腭部分5点注射，还可注射颏下肌。治疗显效率约50%～70%，疗效持续3个月，个别患者达一年。不良反应为吞咽不适、构音障碍、咀嚼无力，均为暂时性的。

（3）痉挛性斜颈：正确认定引起异常姿势和运动的肌肉和准确的注射点是治疗成功的关键，最好在EMG检查下进行，但也有报道认为在EMG检查下与不在EMG检查下，注射效果无差别。通常注射的肌肉为胸锁乳突肌、斜方肌、头颈夹肌、颈后肌及必要时颈部深层肌肉。治疗的有效率为53%～90%，其伴随的症状如震颤、肌痛也得到缓解。开始有效时间3～10日，常持续3～6个月。不良反应为颈肌无力、吞咽困难，大约占14%，通常2周内消失。重复注射有效。

（4）书写痉挛和其他局限性四肢肌张力障碍：对书写痉挛注射手或前臂肌肉时，因其肌腹薄且肌肉多交叠，如能在EMG仪监视下将注射点选择在终板区，则疗效更高。不良反应为手无力。前臂、足趾、躯干等部的肌张力障碍也可局部注射，均有一定的疗效。

3. 手术

通过电生理学和PET研究发现肌张力障碍是因为苍白球—丘脑—皮质投射系统受到破坏，这为通过阻断从丘脑到额叶运动皮质的过度兴奋的异常传入冲动来治疗肌张力障碍提供了理论基础。

（1）丘脑切开术：适用于对药物治疗无效的单侧肌张力障碍。

（2）外周手术：有3种治疗颈部肌张力障碍的外周手术，即硬膜外选择性脊神经后支切断术，硬膜外神经前根切断术和脊副神经微血管减压术。

（3）微电极导向毁损术：用于治疗扭转痉挛。

（4）脑深部电刺激治疗：有研究发现，在苍白球腹后侧立体定向植入一单电极，对脑深部作长期的电刺激，可明显改善症状。

【预后】

病程可持续数十年，约 1/3 患者可能致残。

参考文献

［1］贾建平．神经病学．6 版）．北京：人民卫生出版社，2008.

［2］刘道宽，蒋雨平，江澄川，慕容慎行．锥体外系疾病．上海：上海科学技术出版社，2000.

［3］Maurice V，Allan H. Principles of Neurology. 7th edition. New York：McGraw-Hill，2001.

（卫　华）

第六节　其他运动障碍性疾病

一、特发性震颤

【概述】

特发性震颤（essential tremor，ET）又称原发性震颤，是以震颤为唯一表现的常见运动障碍性疾病。疾病缓慢进展，但亦可长期缓解而不进展。发病机制和病理变化均未明了，目前已发现两个致病基因，分别为位于 3q13 的 FETl 和位于 2p22-25 的 ET2。

年龄是 ET 的重要危险因素，患病率随着年龄的增长而增加。在芬兰，40 岁以上患病率为 5.55％，70～79 岁为 12.6％。在美国密西西比，70～79 岁人群中的患病率是 40～69 岁人群的 10 倍。ET 是一种常染色体显性遗传性疾病，1/3 以上患者有阳性家族史，各家族的外显率不一，家族中各患者的起病年龄及临床表现亦可不同。

【临床表现】

ET 起病隐袭，缓慢进展。各年龄组均可发病，但多见于 40 岁以上的中、老年人。临床表现以震颤为主，且往往是唯一的临床症状。震颤是指部分躯体和（或）肢体的一个或数个关节不自主的节律性动作。患者通常因为偶然发现震颤或由于震颤引起工作或生活上的不便而就诊。通常不伴有其他神经系统症状与体征。

该病的震颤形式主要为姿势性震颤或动作性震颤。姿势性震颤在维持身体某一部位不动以抵抗重力保持一定姿态时出现，而动作性震颤则发生在骨骼肌的随意收缩时。多数患者同时有姿势性震颤和动作性震颤。病情严重者和老年患者还可出现静止性震颤，但静止性震颤不是 ET 的主要表现形式。震颤频率一般为 4～12 次/秒，每个患者的震颤频率基本固定，多数患者随着病程延长频率有所减慢，而震颤幅度却随着年龄增长而增大。手部震颤最常见，通常先出现在一侧，以后逐渐累及对侧。典型表现为手指的内收与外展和伸屈运动，与帕金森病类似的旋前旋后运动在部分患者亦可出现。由于手部肌肉的不自主震颤，可影响患者进食、精细动作完成及书写功能，但无“小写征”。头面部震颤是另一个较易受累的部位，虽然头、舌、软腭等可单独受累，但多数同时合并手部震颤。部分老年患者可有言语障碍。躯干和下肢通常最晚累及。部分患者饮酒后震颤可暂时减轻，情绪激动或紧张、疲劳、寒冷等可使震颤加重。

【治疗】

治疗常用普萘洛尔（propranolol）30～90mg/d，或阿罗洛尔（arotinolol）30mg/d，分 3 次口服，需长期应用。扑痫酮（primidone）100～150mg，3 次/日，或苯二氮䓬类（如阿普唑仑、氯硝西泮等）均有效，与普萘洛尔或阿罗洛尔合用疗效更佳。药物均需从小剂量开始，逐渐增量，需注意不良反应和禁忌证。少数症状严重、一侧为主，且对药物治疗反应不佳的患者可行丘脑损毁术或电刺激术（DBS）。

二、抽动秽语综合征

【概述】

抽动秽语综合征（multiple tics-coprolalia syndrome）又称 Gilles de la tourette 综合征、Tourette 综合征（Tourette syndrome，TS），于 1885 年由法国医生 Georges Gilles de la Tourette 详细描述，多在 2～15 岁间起病，平均为 7 岁，男多于女。

本病可以发生在世界范围各个地域和所有人种，流行病学调查发现地区和种族之间有一定差异，黑人患病率低而犹太人患病率高，东欧人好发该病。年发病率为 0.5/10 万～1 人/10 万人口，大约 35%～50%患者有家族史，是一种常染色体显性遗传伴外显率变异的疾病，Cornings 等则认为是一种多基因遗传病。遗传因素可能是其病因，发病机制目前尚不明了，认为与下列因素有关：

1. 纹状体系统中 DA 传导过度或 DA 受体（DR）超敏　应用 DR 拮抗剂能够有效控制抽动症状，反之应用苯丙胺 (amphetamine) 可使抽动症状明显恶化。

2. DA 代谢产物高香草酸（HVA）含量明显降低且降低的程度与症状的严重度有关。血浆色氨酸水平和脑脊液中 5－HT 代谢产物 5－羟色胺酸（5-HTP）含量明显降低，抽动的程度与 5-HT 代谢产物 5-羟吲哚乙酸（5-HIAA）浓度变化有关。表明在 TS 中存在 5-HT 代谢异常。有报道在患者脑尸检中发现大脑皮质区 cAMP 浓度降低，提示可能继发影响神经信号传递而出现神经功能紊乱。

3. 过度营养作用　在脑发育早期，由于兴奋性氨基酸和性激素的过度营养作用，引起兴奋性神经元持续去极化，兴奋性氨基酸和性激素可能使得细胞内钙离子超载，基底节和边缘系统某些部位的神经元异常增加及神经元突触的过度派生，而产生一系列临床症状。TS大多数发生在青春期前，男性多于女性，提示主要和雄激素的作用有关。

【临床表现】

本病临床表现主要有以下几点：

1. 动作性抽动　是本病早期的主要临床症状，一般首发于面部，表现为眼、面肌迅速、反复不规则的抽动，如眨眼、鼻子抽动、“扮鬼脸”，以后出现其他部位的运动性抽动，如甩头、点头、颈部快速而短促的伸展、耸肩，症状可逐渐向上肢、躯干或下肢发展，出现肢体或躯干短暂的、暴发性的不自主运动，如上肢投掷运动、踢腿、下跪、屈膝、顿足或躯干弯曲、扭转动作等。有的患者甚至无目的地打人（自己或别人），触摸自己或别人的身体，以及怪异地模仿他人的动作。抽动的频率疏密不等，频繁者一日可达十几次甚至几百次。

2. 发声性抽动　发生率为79%～98.5%，常出现在病程的1～2年，可以为单纯性发声性抽动，也可以发出怪异的声音，表现为喉部干咳样声响，如“嘿嘿”、“啊哼”声，或发出令人难以承受的如犬吠声、咕哝声、“咂舌”等声响。鼻部抽动则出现频繁的喷鼻、气喘、哽咽声等。当不自主发声性抽动呈现为咒骂状时即为秽语症。患者多具有良好的自知力，但难以自我控制。发声性抽动时常在与人交谈中发生，尤其在讲话的停顿处容易出现。患者有时可以短时间内自我抑制抽动，而激动、紧张则使其加重，睡眠中消失。当患者受情感的影响或涉及与人格和性有关的内容时，抽动出现的频率尤其高。1/3患者为了掩盖其发声性抽动的症状，常以某些特殊方式变换其表达的语言，结果适得其反使所讲的语言呈现口齿不清，语音强弱不均等特点。某些患者唯恐其语意表达不清而出现语言重复，产生了临床上的重复性语言。病初出现的抽动可能与不适的思维感受有关，以后进展至无任何意识参入的情况下孤立发生的特点。

3. 行为紊乱　见于30%～60%的病例，轻者表现躁动不安、过分敏感、易激惹或行为退缩；重者则呈现难以摆脱的强迫行为，常常自身难以抗拒地重复某一动作，例如反复洗手、数数字及检查门锁等行为。有些患者表现出心烦意乱、多动、情绪不稳、坐立不安，称之注意力缺乏多动症（attention deficit hyperactivity disorder，ADHD）。也有些患者存在破坏行为，表现出突然发生不能自制的冲动行为，如过度挑衅行为，甚至可以有暴力行为和自伤行为。例如咬伤自己的嘴唇和面颊、用头撞击坚硬物体等。约75％患者存在学习问题，学习能力下降，对阅读、书写、作文等感知困难表现尤为突出，甚至不能完成正常的学业。学习问题与ADHD有关。

【辅助检查】

脑电图检查可表现为高幅慢波、棘波、棘慢综合波等，动态脑电图异常率可达50％，但对诊断无特异性。单光子发射断层扫描（SPECT）显示部分患者颞、额、基底节等部位存在局部脑血流灌注减低，正电子发射断层扫描（PET）也发现相应部位脑的葡萄糖利用率降低。头颅CT/MRI显示部分患者脑组织有轻微的结构异常，如基底节不对称、左侧尾状核较右侧大、侧脑室轻度增大，MRI有时可见双侧尾状核、豆状核的平均体积较正常者缩小。

【诊断和鉴别诊断】

本病诊断可参照美国《精神疾病诊断统计手册》第四版（DSM-IV）的诊断标准：①18岁前发病；②在疾病期间有时存在多发性的运动和一种或多种发声抽动；③抽动一天内发作许多次（通常是一阵阵），几乎是每天或一年多期间间歇性地发作，在此期间从未有连续超过3个月的无抽动发作；④疾病造成患者很大的痛苦或严重影响患者的社交、学习和其他重要能力；⑤疾病不是由于兴奋剂或其他疾病（如亨廷顿病或病毒性脑炎）的直接生理性反应所致。

本病应与小舞蹈病和习惯性痉挛鉴别。习惯性痉挛也见于5～10岁的男孩，但多动表现单一而局限，一般没有行为紊乱。小舞蹈病亦见于儿童，但症状表现为舞蹈样动作、随意运动不协调、肌张力降低、肌力减退，不出现发声性抽动，同时有风湿活动的实验室证据。

【治疗】

药物治疗联合心理疏导是治疗本病的有效措施。主要药物有氟哌啶醇、舒必利、硫必利、利培酮等，应从小剂量开始，逐渐增加至有效剂量，症状控制后，应逐渐减量，并维持一段时间（3个月或更长），可使许多患儿恢复正常。其他药物有哌咪清、可乐定、丁苯那嗪、丙戊酸钠、氯硝西泮及三环类抗抑郁药或选择性5-羟色胺再摄取抑制剂等。

1. 氟哌啶醇　小剂量每日0.25mg开始，数日后为2或3次/日，逐渐增量至症状缓解，大部分患者在每日2mg或稍高剂量时就能取得较好疗效，尤其对抽动症状的控制较好。维持剂量应持续一段时间（通常为1～3个月）。对于氟哌啶醇的用药剂量，应视患者的具体情况而定，不同个体对其反应不尽相同，中国人的用量明显低于国外的推荐剂量。大剂量应用易产生锥体外系不良反应，如肌张力增高、动作徐缓、流涎等。可以加用安坦对抗其不良反应。

2. 可乐定　除了对抽动有明显疗效外，对抽动伴发的ADHD也有效。开始剂量为0.05mg睡前服用，每隔数日加量0.05mg，直至抽动得到满意控制而无明显不良反应。大部分患者可用到0.1mg，每日3次。当可乐定单一用药疗效不佳时，加用氟奋乃静或氯硝安定会有助于控制症状。常见不良反应有疲劳、口干、过敏、眩晕、头痛和失眠。当药效不理想需要换用其他药物时应该逐渐减量，每隔数日减少0.05mg，避免出现该药物潜在的戒断现象如心动过速、高血压等。

3. 泰必利　具有与氟哌啶醇相似的作用，但其不良反应较少。小剂量开始50～100mg/日，分3次口服，逐渐加量至症状改善。

4. 舒必利0.1～0.2g，每日3次，对抽动症状有效。另外，也可用匹莫齐特（哌迷清），0.5mg/日开始，逐渐加量至8～9mg/日。

5. 丙戊酸钠　通过抑制GABA转氨酶和谷氨酸脱羧酶，增加脑内GABA含量对于抽动症状有一定治疗作用。一般口服剂量每日 30～40mg/kg。

6. 利培酮　作为治疗精神分裂症的一线药物，近有作者认为利培酮有望取代或部分取代氟哌啶醇和可乐定而成为治疗 TS 的有效药物。剂量从 0.25mg/日开始，逐渐递增，每隔 2 天递增 1 次，每次递增 0.25～0.5mg/日，治疗剂量 1～3mg/日，有效者继续服原治疗剂量 4 周，以后逐渐递减至治疗剂量的 1/3～1/2 作为维持剂量。

有作者报道其他可以改善抽动症状的药物有氯硝西泮、丁苯那嗪和钙通道拮抗剂。

7. 伴有难以摆脱的强迫行为　在抗抽动药物治疗的基础上，可以加用氟西汀 20mg 晨服。氯丙咪嗪、氟伏沙明和纳洛酮治疗强迫观念和行为也同样有效。

8. 伴有眼睑痉挛或颈部痛性肌张力障碍性抽动的患者，局部注射 A 型肉毒毒素可使抽动症状得到明显的改善。

9. 心理和行为治疗　应用催眠疗法、松弛训练、生物反馈治疗等心理和行为方法治疗 TS 都有一定的疗效。

【预后】

本病虽是一种慢性疾病，但预后良好，大多数患者可用药物控制发作，约 3%患者可自行缓解。在用药及时控制抽动症状的同时配合心理疏导，减轻其心理负担，纠正不良行为，对 TS 的预后十分有益。家庭、社会的影响对患者疾病的转归起着十分重要的作用，改善家长的教育方式，减少患者社交中可能会遇到的各种负面压力也是一个不容忽略的问题。许多临床回顾总结表明在药物治疗的同时，调动患者自身的能动性，使得医患之间相互沟通和理解，建立良好的医患关系，通过生理-心理-社会这一新的医学模式的综合治疗可取得满意的疗效。

三、迟发性运动障碍

【概述】

迟发性运动障碍（tardive dyskinesia，TD）又称迟发性多动症，于1968年由Crane首先报道，是抗精神病药物诱发持久的刻板重复的不自主运动，常见于长期（1年以上）应用抗精神病药（多巴胺受体拮抗剂）治疗的精神病患者，减量或停服后最易发生。本病偶见于长期服用抗抑郁药、抗帕金森病药、抗癫痫药和抗组胺药的病人。

TD是当今抗精神病药治疗所引起的最严重、最棘手的一种锥体外系反应，发生率相当高，尤其那些使用长效抗精神病药的病人，发生率大约为50%，而口服普通抗精神病药的发生率为20%~40%。

【发病机制】

发病机制尚不清楚，一般认为TD是由于长期（1年以上）服用大剂量抗精神病药物，尤其是酚噻嗪类（如奋乃静）和丁酰苯类（如氟哌叮醇）等，使纹状体多巴胺（DA）能受体超敏，引起黑质纹状体DA功能相对增高所致。但是，最近研究发现许多新型的抗精神病药物，如氯丙嗪、利培酮、奥氮平等长期应用也会导致TD的发生。由于抗精神病药长期阻滞突触后DA受体，使得突触前DA合成和释放反馈性地增加，长期如此，使突触后DA受体处于"去神经超敏状态"，对DA的敏感性增高，致使生理量的DA即可引起运动障碍。Silvestri等用PET研究进一步证实长期使用抗精神病药物患者的纹状体DA D_2受体明显上调。最近有学者提出线粒体功能障碍在TD的发病过程中起着重要的作用，他们认为抗精神病药物可能干扰正常线粒体的功能，使患者的基底节区线粒体超微结构发生变化，而导致TD。

【临床表现】

本病多发生于老年患者，尤其女性。临床主要特点为不自主、有节律的重复刻板式舞蹈-手足徐动样运动。最早期的表现是舌震颤或流涎，老年人以口部运动具有特征性，肢体受累常见于年轻患者。最常见为口—舌—颊三联症或颊、舌、咀嚼综合征：表现为口唇及舌重复地、不可控制地运动，如吸吮、转舌、舔舌、咀嚼、撅嘴、鼓腮、歪颌、转颈等，有时舌头不自主地突然伸出口外，称为捕蝇舌征，严重时构音不清、吞咽障碍。其他有肢体的不自主摆动、无目的地抽动、舞蹈指划样动作、手足徐动或四肢躯干的扭转性运动等。也可涉及其他部位的肌肉，偶有胃肠道型迟发性运动障碍，在突然停药后出现胃部不适，恶心和呕吐。其严重程度具有波动性，在情绪紧张或激动时加重，睡眠时消失，部分患者可与迟发性静坐不能、迟发性肌张力障碍、药源性帕金森综合征等同时并存，并且症状往往被掩盖，而在减药或停药时暴露出来。

【诊断】

首先必须有服用抗精神病药物的病史，运动障碍发生于患者服用药物中或停药后 3 个月内，运动障碍的特征是节律性、异常、刻板重复的不自主运动。本病应与药源性帕金森综合征、亨廷顿病、Meige 综合征及扭转痉挛鉴别。

【治疗】

目前尚无较好的防治办法，而本病的发生与长期服用抗精神病药物关系密切，故需在医师的指导下合理、慎重地使用抗精神病药物，对预防 TD 的发生十分重要，应尽量小量、短程用药，药物假日（drugholiday）对预防 TD 有一定的意义。TD 一旦诊断明确，应及时减药或停药，一般在停药后数月或 1～2 年内运动障碍可逐渐地缓解或消退，如需继续治疗可换用锥体外系不良反应小的药物，如氯氮平、甲硫哒嗪、舒必利等。

1. 抗组胺药　异丙嗪 25～50mg，每日 3 次，尤其每日肌内注射 1 次，连续注射 2 周时，可使超敏的 DA 受体逐渐减敏，效果较好。

2. 作用于 DA 系统的治疗　DA 耗竭剂如丁苯喹嗪、利血平可有短期效果，可用小剂量利血平 0.25mg，每日 1～3 次，剂量应逐渐增加。DA 受体阻滞剂，如小量氟哌啶醇，2～4mg，每日 1～3 次，低剂量氯氮平 100～200mg/日，使 DA/Ach 递质系统再以低水平趋向平衡。

3. 作用于 γ-氨基丁酸（GABA）系统　有人认为 GABA 功能低下与 TD 有关，用 GABA 增效剂可能有效，如丙戊酸钠、卡马西平、地西泮等。

4. 抗焦虑药　地西泮 2.5～5mg，每日 2 或 3 次，普萘洛尔 10～20mg，每日 2 或 3 次，可稳定患者的情绪，从而达到减轻症状的目的。

5. 抗氧化剂　由于氧自由基对 TD 的发生和发展有着重要的作用，因此，使用抗氧化剂，如维生素 E、褪黑激素等也取得了一定的疗效。

6. 肉毒毒素注射　对于局限性运动障碍有效。

【预防】

尽管许多文献报道 TD 有多种治疗方法，但是真正有效的却寥寥无几，因此对于 TD 患者早期预防、及时发现和治疗早期或潜在的 TD 症状显得尤为重要。应尽可能缓慢加药，尽量避免长期或大剂量应用抗精神病药；避免两种或两种以上抗精神病药的联合应用；尽量少用或不用抗帕金森病药物；停用或更换抗精神病药时，应逐渐减量，而不要骤然停药；年老体弱或伴有脑器质性病变者，应给予最低剂量；非必要时不用或少用抗胆碱能药；早期发现，早期治疗，一旦出现症状应将抗精神病药减量或换用其他药，必要时停药。

四、肌阵挛

【概述】

肌阵挛（myoclonus）是一种以肌肉急促跳动收缩为主要表现的异常不自主运动。肌阵挛可以像震颤一样有节律性，也可以像舞蹈动作一样散乱而不规则。肌阵挛可以从不同角度进行分类。根据诱发因素可分为自发性、运动性及反射性肌阵挛；根据分布特征可分为局灶性、节段性、多灶性和全面性肌阵挛；根据神经生理机制可分为皮质性、皮质下性和脊髓性肌阵挛，也可分为癫痫性和非癫痫性肌阵挛；根据病因可分为生理性、原发性、继发性肌阵挛。

【临床表现】

根据肌阵挛的起源可分为皮层、脑干、脊髓或周围神经源性肌阵挛。①皮层性肌阵挛起源于感觉-运动皮层中的高度兴奋病灶，表现为肌肉自发性抽动，多累及上肢、下肢或面部，有时局限于身体的一部分。②脑干性肌阵挛，起源于脑干的肌阵挛有惊跳发作、软腭肌阵挛和网状反射性肌阵挛。惊跳发作表现为未预料的突然声音刺激时全身轴性的肌肉抽动和其他运动反应，电生理显示脑干弥散性异常。软腭肌阵挛为节律性、1.5～3Hz的软腭运动，常伴有咔嗒声，肌阵挛在睡眠中可持续存在，电生理显示脑干病变影响中央被盖束的齿状-橄榄通路而导致异常放电。网状反射性肌阵挛多表现为全身近端性抽动，从低位脑干支配的肌肉开始，向两端扩散。③脊髓性肌阵挛有两种表现形式：节段性肌阵挛和脊髓固有性肌阵挛。脊髓节段性肌阵挛表现为身体的某一部分的肌肉抽动，有时呈节律性，累及数个脊髓节段，由脊髓局灶病变引起异常放电所致；脊髓固有性肌阵挛产生于胸段脊髓，全身轴性的肌肉抽动，通常从腹部肌肉开始，向躯干上下扩展。④周围性肌阵挛源自周围神经系统损害，包括脊神经根、神经丛或周围神经，局限于身体一个节段的局灶性肌阵挛抽动，多累及肢体近端肌肉、躯干肌、面神经支配的肌肉（偏侧面肌痉挛）。

依据肌阵挛的病因可分为：①生理性肌阵挛（physiologic myoclonus），如睡眠肌肉跳动、呃逆、良性婴儿肌阵挛，一般很少需要治疗。②原发性肌阵挛（essential myoclonus），是一种常染色体显性遗传病，以肌阵挛和肌张力障碍为特点，通常被认为是一种良性疾病，该病与7q21上epsilon-sarcoglycan（SGCE）基因突变有关。③癫痫性肌阵挛（epileptic myoclonus），癫痫发作是本病的主要症状，如婴儿肌阵挛、肌阵挛性失神发作、青少年肌阵挛性癫痫等。④进行性肌阵挛性癫痫（progressive myoclonic epilepsy，PME），是一组由不同病因引起的以癫痫、肌阵挛和进行性神经功能障碍为特点的变性病，包括神经元蜡样褐脂质沉积病、Lafora体病、MERRF（伴破碎红纤维肌阵挛癫痫）、MELAS（线粒体脑肌病，乳酸血症及卒中样发作)、唾液酸沉积症及 Unverricht-Lundborg 病。⑤症状性肌阵挛（symptomatic myoclonus)，可出现于心脏骤停后（缺氧后肌阵挛)、外伤、代谢性脑病或药物中毒后以及多种变性病中，如 Huntington 病、Alzheimer 病、帕金森病、皮层-基底神经节变性、多系统萎缩、亚急性硬化性全脑炎等。

1985 年，Hallett 认为癫痫性肌阵挛是癫痫的一部分并具有相应的脑电图改变，此点区别于非癫痫性肌阵挛，通常癫痫性肌阵挛与脑电的相关性可以应用与肌肉抽动锁时的脑电平均技术检测到。癫痫性肌阵挛包括皮层性肌阵挛，原发性全面性肌阵挛和网状反射性肌阵挛。癫痫性肌阵挛的神经生理学特点为：①肌阵挛动作所产生的肌电活动爆发时间为 10～100ms；负性肌阵挛肌电图静息期为 50～400ms；②伴随拮抗肌的同步性肌电爆发或静止；③常规表面脑电图或肌肉抽动锁时的脑电平均技术可探测到相关脑电图的改变。与肌肉抽动锁时相关的脑电图异常见于皮层性肌阵挛、原发全面性癫痫性肌阵挛，网状反射性肌阵挛无相关的 EEG 改变。

肌阵挛需与抽动、舞蹈动作、震颤、肌张力障碍及偏侧面肌痉挛相鉴别。①肌阵挛可能与简单运动性抽动相似，抽动表现为突然、自发、无目的的简单和复杂的运动或发声，典型的情况是在抽搐前常伴有一种想动的冲动感，并且完成抽搐后则常会有一种轻松感。抽动呈短暂性，但可以人为地被暂时抑制，而肌阵挛不具有这一特征。抽动比肌阵挛慢，经常表现为刻板性和重复性。②肌阵挛与舞蹈动作的主要差别在于后者运动模式复杂多变。舞蹈动作通常是一种快速、不规则、非节律性、非持续性的不随意运动，运动的时间、方向及分布均不恒定，是随机变化的，典型的舞蹈动作常表现为从一个肢体或身体某一部分随机地波及到其他部位。舞蹈动作通常与手足徐动症样运动同时存在，而这一点不是肌阵挛的特点。舞蹈动作可以部分被控制，舞蹈病患者总试图把舞蹈动作与随意动作结合在一起，此点在肌阵挛患者中罕见。③姿势性或运动性震颤可能与急促重复的节律性肌阵挛相似。震颤是由拮抗肌交替性或同步性收缩而引起的身体某一部分的节律性震动，通常明显地比肌阵挛慢。震颤频率为确定其病因提供了依据。两种临床最常见的特发性和帕金森病性震颤的频率范围通常是4～8赫兹。小脑及其传出通路疾病的震颤，其频率是2～3赫兹。生理性震颤的频率更快，通常是8～10赫兹。但是震颤偶尔也可能呈抽动性及不规律性，很像肌阵挛，需行电生理检查来鉴别两者。④肌张力障碍及面肌痉挛均表现肌肉较长时间的持续收缩，与肌阵挛的快速、短促肌收缩明显不同，但在早期可能仅表现短暂阵挛样收缩，此时需借助EMG来帮助鉴别。

需要注意的是不同类型的肌阵挛可同时存在，同一患者可以既有肌阵挛又有其他类型的不自主运动。例如，反射性和运动性肌阵挛可同时出现、累及同一部位；多灶性自发性肌阵挛常在运动时加重；遗传性肌阵挛肌张力障碍患者同时有肌阵挛和肌张力障碍存在；HD也可有运动性及反射性肌阵挛出现。

【治疗】

肌阵挛需要药物治疗。肌阵挛治疗中最重要且首要的步骤是明确肌阵挛的类型、病因及起源。与癫痫的治疗不同，抗肌阵挛通常需联合用药，很少仅靠一种药物就能获得完全的控制，这些药物包括丙戊酸、氯硝安定、吡拉西坦等。目前一种新型的抗癫痫药物左乙拉西坦对于治疗皮层性肌阵挛，尤其是缺氧后肌阵挛患者有效。有报道左乙拉西坦对癫痫性负性肌阵挛也有很好的效果。γ-羟基丁酸（GHB）在某些欧洲国家用来治疗酒精戒断症以及维持戒酒状态，GHB曾被列为Ⅰ类麻醉药物，最近被美国批准用来治疗发作性睡病患者的猝倒发作。有报道应用GHB成功地治疗了酒精敏感性的肌阵挛—肌张力障碍。对于进行性肌阵挛癫痫，应用Zonisamide（唑尼沙胺）治疗有效，最近的一项研究应用水合氯醛治疗进行性肌阵挛癫痫患者有较好的疗效。对特发性肌阵挛患者重频经颅磁刺激治疗有效。

参考文献

[1] 贾建平．神经病学．6版）．北京：人民卫生出版社，2008.

[2] 刘道宽，蒋雨平，江澄川，慕容慎行 . 锥体外系疾病 . 上海：上海科学技术出版社，2000.
[3] Victor M，Ropper AH. Adams and Victor's Principles of Neurology. 7th ed. New York：McGraw-Hill，2001.
[4] Gelisse P，Crespel A，Genton P，et al. Dramatic effect of levetiracetam on epileptic negative myoclonus. Acta Neurologica Scandinavica. 2003，107 (4)：302-303.

（卫　华）

第六章 脊髓疾病

第一节 急性横贯性脊髓炎

【疾病概论】

1. 定义

急性横贯性脊髓炎（acute transverse myelitis）是一组病因不明的脊髓局部炎症性疾病，炎症区域的神经元和穿行其中的运动、感觉和自主神经纤维通路结构和功能损害，导致病变平面以下肢体瘫痪、各种感觉缺失、膀胱和直肠为主的自主神经功能障碍。

2. 流行病学

任何年龄均可发病，但存在两个明显的发病年龄高峰：10～19岁和30～39岁，年发病率约为4.6例/100万。男女发病机会均等，没有明显的季节发病倾向。

30％～60％的病例在发病前3周左右存在一些非特异性的前驱症状，包括发热、呕吐、肌痛等“感冒”症状或腹泻。

3. 发病机制

目前认为特发性横贯性脊髓炎是由于异常或过度的免疫激活和效应机制所导致的脊髓炎症和损伤。主要发病机制有：

（1）直接感染　30％～60％的特发性横贯性脊髓炎病例存在呼吸道、胃肠道或全身的前驱感染表现，脊髓神经损伤可能由于①微生物感染的直接损伤；②微生物感染伴发针对病原体的免疫介导损伤；③远隔感染，继发全身反应，导致神经损伤。

（2）分子模拟机制　人类神经组织的细胞壁上存在数种神经节苷脂组分，神经节苷脂中一种特征性的成分是唾液酸，也存在于空肠弯曲杆菌的脂多糖外表面层，作为一种表面抗原激发机体的交联免疫反应。

（3）微生物超抗原介导的炎症损伤　微生物超抗原是一类多肽，在极低浓度（1～10ng/ml）时即可诱发最大的免疫应答效应，刺激大量的T细胞激活，产生各种细胞因子，进而激活巨噬细胞及其他免疫细胞，导致脊髓神经损伤。目前发现的超抗原主要有：金黄色葡萄球菌肠毒素A～I、中毒休克综合征毒素-1、链球菌致热外毒素，一些病毒也可产生超抗原。

（4）体液免疫机能紊乱　近年的研究发现许多复发性脊髓炎病例体内存在自身抗体，提示存在多克隆性免疫紊乱，这些自身抗体可启动针对神经元的直接或选择性损伤。

4. 病理改变

脊髓实质和血管周围间隙单核细胞和淋巴细胞浸润，星形细胞和小胶质细胞激活。脊髓灰质和白质均受累及，神经元变性，显著的白质脱髓鞘、轴索损害。急性期活检发现：CD4＋和CD8＋淋巴细胞浸润伴有单核细胞增多。亚急性期活检显示：显著的单核细胞和巨噬细胞浸润。

【临床表现】

急性或亚急性起病，首发症状多为双下肢麻木、无力，病变相应部位的背痛，病变节段有束带感，病程多在2～3天内进展至高峰。表现为：

1. 运动障碍：病变水平以下肢体瘫痪，开始为弛缓性瘫痪，肌张力低下，腱反射消失，病理反射引不出，尿潴留（无张力性神经元性膀胱），为脊髓休克。一般休克期约为2～4周。如无重要并发症，3～4周后进入恢复期，瘫痪肢体的肌张力开始升高，肌力开始恢复，腱反射逐渐增高，病理反射出现。膀胱容量开始缩小，尿液充盈到300～400ml时即自动排尿（反射性神经元性膀胱）。

2. 感觉障碍：病变水平以下各种感觉缺失，最常见病变节段为中胸段，儿童常累及颈段。

3. 自主神经功能障碍：直肠膀胱括约肌功能障碍，尿急、尿

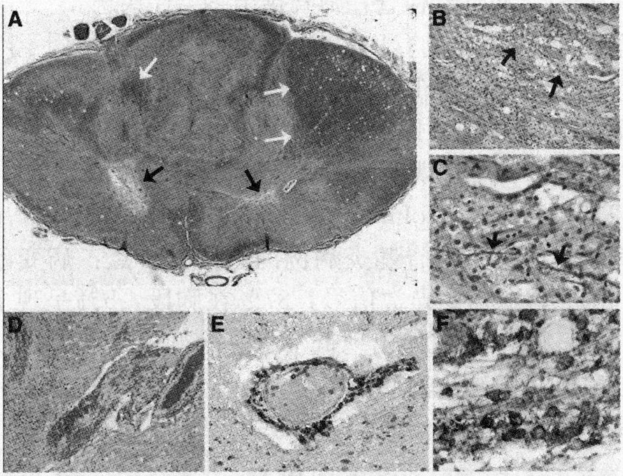

图 6-1-1　横贯性脊髓炎的病理改变

A. 少许区域髓鞘存留（白色箭头），脊髓前角细胞局部囊样变性（黑色箭头），其余脊髓呈慢性炎症和脱髓鞘（LFB/HE 染色）。B. 显示活动性的髓鞘和纤维变性（LFB/HE 染色）。C. 显示在活动性炎症区域，少许有髓纤维（LFB/HE 染色）。D. 显示急性炎症，血管周围炎性细胞聚集（HE 染色）。E. 血管周围 T 淋巴细胞浸润（抗 CD3 分子免疫组化染色）。F. 炎症区域巨噬细胞浸润（抗 HLA-Dr 免疫组化染色）。

失禁，排空困难或不能，便秘。损害平面以下皮肤营养障碍（皮肤水肿或干燥脱屑、指甲松脆）、少汗或无汗。病变累及副交感神经（S2～S4）和交感神经（T10～L2）可出现性功能问题：男性勃起和射精障碍。

【辅助检查】

1. 脑脊液检查：脑脊液压力多为正常，动力学检查显示椎管通畅，脑脊液外观无色、透明，42%的病例白细胞增高，在 38±13/μl（0～950），50%病例脑脊液蛋白水平升高，在 75±14g/dl。IgG 指数升高。

2. 血液抗核抗体谱、抗 ENA 抗体谱和抗中性粒细胞胞浆抗体筛查：筛查排出结缔组织疾病。

3. 血液或脑脊液梅毒、HIV、莱姆病、支原体、人类嗜 T 淋巴细胞病毒-1、病毒学检查，筛查排出感染性疾病。

4. 脊柱X线摄片或CT检查：多无异常，但可用于除外骨转移性肿瘤、骨结核、脊柱病变、髓外肿瘤。

5. 脊髓核磁共振成像：可明确脊髓病变的部位、性质、范围和程度，表现为：急性期可见病变脊髓节段水肿增粗，髓内呈片状长T1、T2异常信号。Johns Hopkins横贯性脊髓炎治疗中心报道了170例特发性横贯性脊髓炎病例的影像学特点：病变部位分布为：44％为颈段长T2异常信号，37％在胸段，5％呈现多灶性病变，6％的病例T1加权像出现低信号。病变累及范围从仅累及一个脊髓节段至病变波及整个脊髓（2例）。74％出现长T2异常信号病变的病例，注药后强化。

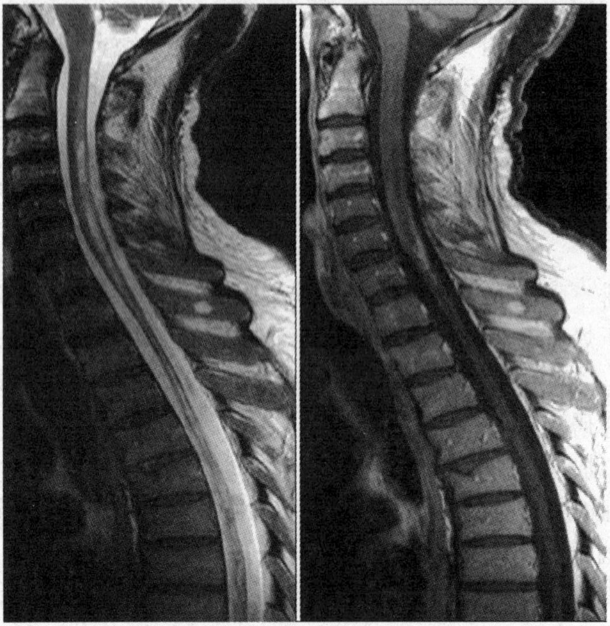

图6-1-2　反复性急性脊髓炎：急性期颈段病变呈长T2信号，注药后强化，陈旧胸段病变，脊髓萎缩，信号异常。

【诊断】

急性横贯性脊髓炎的诊断标准

1. 纳入标准

（1）运动、感觉，或自主神经功能障碍，符合脊髓病变的临床特征；

（2）双侧体征和/或症状；

（3）明确的感觉缺失平面；

（4）炎症证据：脑脊液白细胞增高或 IgG 指数升高或脊髓 MRI 病变注药后强化；

（5）发病后 4h～21d 病程进展达到高峰．

2. 排除标准

（1）过去的 10 年内有脊柱的放射治疗史；

（2）病变呈明确的动脉分布特征，符合脊髓前动脉血栓形成的临床表现；

（3）神经影像学发现轴外压迫性病变；

（4）脊髓表面异常血液流空影，符合动静脉畸形；

（5）血清学或临床的结缔组织疾病证据，如结节病、白塞氏病、干燥综合征、系统性红斑狼疮、和混合性结缔组织病（诊断为结缔组织病相关的横贯性脊髓炎）；

（6）临床存在明显的视神经炎病史（诊断为视神经脊髓炎）；

（7）梅毒、莱姆病、HIV、HTLV－1、支原体，或者其他病毒感染如 HSV－1、HSV－2、水痘-带状疱疹病毒、Epstein-Barr 病毒、巨细胞病毒、人类疱疹病毒-6 和肠病毒等（诊断为感染性脊髓炎）；

（8）脑和脊髓 MRI 异常改变，脑脊液出现寡克隆区带提示为多发性硬化（提示横贯性脊髓炎与 MS 有关）。

【鉴别诊断】

1. 急性吉兰-巴雷综合征：二者均表现为快速进展的四肢感觉和运动功能丧失，临床极易误诊。鉴别点见表 6－1－1。

表 6-1-1　横贯性脊髓炎与吉兰-巴雷综合征的鉴别诊断

临床特征	横贯性脊髓炎	吉兰-巴雷综合征
运动功能	截瘫或四肢瘫痪	上升性肌无力（早期下肢重于上肢）
感觉功能	通常可确定脊髓感觉平面	上升性感觉丧失（早期下肢重于上肢）
自主神经	早期丧失膀胱和直肠功能	心血管系统功能障碍
颅神经	不受累及	眼外肌麻痹或面瘫
电生理检查	EMG/NCV 可正常或者 SEP 潜伏期中枢传导延长	EMG/NCV 确定周围神经病变：运动和/或感觉神经传导速度减慢，远端潜伏期延长，传导阻滞，H 反射减少
MRI	通常为局部脊髓 T2 高信号伴有或无强化	正常
脑脊液	通常脑脊液白细胞增多和/或 IgG 指数增高	通常脑脊液蛋白升高，而白细胞不升高

2. 非炎症性脊髓病：脊髓前动脉梗死临床表现为突发性运动、感觉症状，而脊髓后索功能相对保留，易于识别和诊断。但是脊髓静脉性梗死或脊髓血管畸形的临床诊断较为困难，与脊髓炎易于混淆。对于临床表现或血清学检测提示存在血栓前状态：深静脉血栓形成、肺栓塞、皮肤网状青斑、抗磷脂抗体、因子Ⅴ Leiden 突变、抗原呈递细胞抵抗或前凝血酶基因突变，应该疑诊脊髓静脉性梗死。如果神经影像学发现脊髓内出现血液流空信号或者出血，则应高度提示为脊髓血管畸形（硬脊膜动静脉瘘、动静脉畸形、海绵状血管瘤）。

纤维软骨性栓塞是一种罕见的急性脊髓病，病前存在突然增高的胸内或腹内压增高、外伤等。由于显著增高的压力，椎间盘髓核垂直疝入椎体骨髓窦内，进而通过血管进入脊髓实质内。临床表现为在胸或腹内压急剧增高病史后数小时，突发性脊髓病，病程迅速达到高峰，影像学显示：椎间盘破坏，对应的椎体和脊髓内异常长T2信号。

放射性脊髓病是在射线照射后15年内任何时间均可发生或进展，病理学研究显示：病变优先累及髓鞘组织和血管，少突胶质细胞和血管内皮细胞的死亡是出现临床症状的直接病理基础。临床表现为缓慢进展的痉挛、肌无力、腱反射亢进、尿急。脊髓MRI发现对应于射线照射部位的异常T2信号，但不出现强化。

3. 多发性硬化：横贯性脊髓炎可以是多发性硬化临床表现的一部分。最终诊断为多发性硬化的病例具有一些特征：临床表现常不对称，感觉症状为突出表现，而运动系统相对不受累及。脊髓MRI检查显示病灶跨度不超过2个脊髓节段，且存在脑内异常病灶。脑脊液存在寡克隆区带。

【治疗】

1. 静脉注射类固醇激素

在横贯性脊髓炎急性期常常静脉注射皮质激素，皮质激素具有多种作用机制，包括：抗炎、免疫抑制、和抗增殖作用。目前还没有随机双盲、安慰剂对照研究证据支持这种治疗方法，但是相关免疫疾病的应用经验以及脊髓炎临床实践仍然支持该疗法。另外，文献报道一些小型临床研究支持给予横贯性脊髓炎患者静脉皮质激素：一研究比较了5例严重横贯性脊髓炎儿童（接受甲泼尼龙1g/1.73m^2/d，持续3～5天，继之口服泼尼松）与10例对照病例，结果发现：恢复行走能力的中位数时间分别为23d和97d，完全康复的比例分别为80%与10%，病程1年时完全运动功能康复分别为100%与20%。

推荐的治疗方法为：静脉注射甲泼尼龙1000mg或地塞米松200mg，持续3至5天，对于是否继续使用激素或者加入新的治疗，取决于激素使用5天后临床病程特点和MRI表现。

2. 血浆置换

血浆置换常常应用于中重症的横贯性脊髓炎（例如不能行走、

显著的自主神经障碍、显著的下肢感觉缺失)，以及静脉注射类固醇激素 5～7 天后临床症状没有任何改善者。血浆置换在下列情况可得到良好反应：早期启动治疗（发生症状后 20 天以内)、男性患者、临床表现提示为不完全性病变（如下肢还存在一定的运动功能，腱反射存在或活跃)。

3. 其他免疫调节治疗

对于静脉注射皮质激素后临床症状继续恶化的患者，考虑使用静脉环磷酰胺冲击治疗，500mg～1000mg/m^2，但是目前没有双盲安慰剂对照试验的证据支持。

脑脊液过滤是一种新的治疗方法，机制为将脑脊液中的炎性因子（如炎性细胞、补体、细胞因子和抗体）过滤后重新回输给病人，一项随机性试验比较了脑脊液过滤与血浆置换对急性炎性脱髓鞘性多发性神经根神经炎的疗效，结果发现脑脊液过滤具有更好的耐受性，以及与血浆置换相同的疗效。

对于复发型横贯性脊髓炎患者，应该考虑长期的免疫调节治疗，最理想的治疗方案仍未知，一些国外研究机构推荐：对于有 2 次或更多次发病的横贯性脊髓炎患者，考虑 2 年期的口服免疫调节剂，如硫唑嘌呤 150～200mg/d，氨甲蝶呤 15～20mg/wk，麦考酚酯 2～3g/d，或环磷酰胺 2g/kg/d。

【预后】

大部分病人在病程第 8 周开始出现不同程度的神经功能恢复，在病后 3～6 个月恢复较快，之后以较慢速度恢复，可持续至 2 年。长期随访研究显示：大约 1/3 病人完全恢复不留后遗症，1/3 遗留中度永久性功能障碍，1/3 存在严重残障。

参考文献

[1] 王维治．神经病学．5 版)．北京：人民卫生出版社，2004.

[2] 吴江．神经病学．北京：人民卫生出版社，2005.

[3] Transverse Myelitis Consortium Working Group. Proposed diagnostic criteria and nosology of acute transverse myelitis. Neurology，2002，59：499-505.

[4] Minagar A, Alexander JS, Inflammatory Disorders of the Nervous System: Pathogenesis, Immunology, and Clinical Management. Humana Press Inc. 2005.

[5] Ropper, AH, Brown RH, Adams and Victor's principles of neurology, Eighth edition. McGraw-Hill, 2005

（张在强）

第二节　脊髓压迫症

【疾病概论】

1. 定义

脊髓压迫症（compressive myelopathy）是由于椎管内的占位性病变而产生脊髓受压的一大组病症。病变呈进行性发展，最后导致程度不同的脊髓横贯损害和椎管阻塞。

2. 病因与发病机制

1）造成脊髓压迫症的病因归纳起来大致有下列几方面：

（1）脊柱病变　最常见的是外伤和结核病变，其次为肿瘤和椎间盘脱出。①脊柱外伤以骨折、脱位多见；②脊柱肿瘤包括：脊柱本身如肉瘤、血管瘤等，脊柱转移瘤，多来自肺、乳腺、甲状腺、前列腺、胃肠、子宫、肾等器官的恶性肿瘤；③由于骨质增生、椎间盘病变，后纵韧带钙化、黄韧带肥厚或先天发育障碍而导致椎管狭窄。

（2）脊膜病变　由于其他部位的化脓性病灶血行播散造成硬脊膜外脓肿是急性脊髓压迫症的常见原因。血管畸形可造成硬膜外或硬膜下血肿。蛛网膜粘连可导致神经根、脊髓血管或脊髓本身受压。脊膜瘤、白血病、淋巴瘤、寄生虫、蛛网膜囊肿、梅毒性硬脊膜炎、转移性肿瘤如脑脊膜癌病等均可造成脊髓受压。

（3）脊髓和神经根病变　最常见的是肿瘤，如神经纤维瘤、脊髓胶质瘤、室管膜瘤、脊髓内血管畸形、出血，大的脊髓空洞症等。

2）发病机制和病理生理

脊髓受压时，早期可通过移位，排挤脑脊液及表面静脉的血液从而得到代偿。此时脊髓的外形虽已有明显改变，但由于神经传导径路并未中断，因此可不出现神经功能缺损。后期，代偿作用可能表现为骨质吸收造成局部椎管扩大，但此时大多已有明显的神经系统症状和体征。脊髓压迫症的代偿功能经常受以下几种因素的影响：

（1）压迫产生的速度　脊髓急性受压迫，往往在极短时间内达高峰，代偿机制不能充分发挥作用，造成的脊髓损伤常十分严重；慢性脊髓压迫则能充分得到代偿，预后较好。

（2）病变与脊髓的关系　髓内的占位性病变直接侵犯神经组织，压迫症状出现较早。髓外硬膜内占位性病变，首先从一侧压迫脊髓，临床常表现脊髓半切综合征，症状进展较缓慢。硬脊膜外占位性病变，由于硬脊膜的阻挡，对脊髓的压迫作用相对轻微，症状往往发生在脊腔明显梗阻之后。

如根动脉受压可引起分布区脊髓缺血，回流静脉受阻产生静脉高压，可导致局部脊髓组织水肿以及血浆蛋白渗出，由此造成脊髓损害。少数病例由于脑脊液循环梗阻或脑脊液蛋白含量增高，影响脑脊液吸收，从而合并颅内压增高。

【临床表现】

急性脊髓压迫多数表现为脊髓横贯性损害，常伴有脊髓休克。慢性脊髓压迫的症状是进行性的，通常可分为三个时期。①刺激期：主要表现神经根和脊膜刺激症状；②脊髓部分受压期：可出现半侧横贯损害的表现；③脊髓完全横贯损害。

1. 神经根症状　受累平面的后根因受病变刺激而产生其分布区自发性疼痛，性质如刀割、火烧或电击样，夜间疼痛加剧。每于咳嗽、喷嚏、转体、负重等用力动作时可诱发疼痛或使之加剧，改变体位时可使症状减轻。有时可出现相应节段的“束带感”。神经根症状往往从一侧开始，也可有双侧性，是髓外硬膜内肿瘤尤其是神经纤维瘤最常见的首发症状。客观检查可发现局部感觉过敏带，以后，后根被病变破坏而呈节段性各种感觉障碍。如病变压迫脊髓前根则表现该节段的肌束颤动和肌肉萎缩，神经根症状对确定病变水平有较大价值。

2. 感觉障碍　如上行的脊髓丘脑束受压，早期可出现病变水平以下对侧躯体难以形容的烧灼样疼痛，客观检查表现该区域的痛、温度觉缺失。如为髓外病变，感觉障碍常自下肢远端开始，逐渐发展至受压节段。髓内压迫性病变早期可出现病变节段支配区分离性感觉障碍，以后侵及脊髓丘脑束则出现病变水平以下对侧躯干和肢体痛、温度觉缺失，但其感觉障碍自病变节段向下发展，“鞍”区（S3～5）感觉保留至最后才受累，称为“马鞍回避”。此点对于鉴别髓内、外病变有一定价值。如病变自后方压迫后索；或从前方向后推使后索受黄韧带压迫，均能产生病变水平以下同侧深感觉缺失。脊髓压迫症晚期则表现为脊髓横贯性损害，病变水平以下各种感觉缺失。

3. 运动障碍　脊髓前角和前根受压引起病变节段支配区肌肉弛缓性瘫痪，伴肌肉萎缩和肌束颤动。锥体束受压引起的运动障碍表现为病变节段以下同侧肢体痉挛性瘫痪，如病变侵及双侧锥体束则双侧肢体均呈痉挛性瘫痪。初期双下肢呈伸直样痉挛性瘫痪，晚期则多呈屈曲样痉挛性瘫痪。急性脊髓压迫症则早期表现“脊髓休克”，病变水平以下肢体呈弛缓性瘫痪。

4. 反射异常　经过病变节段的腱反射减弱或消失。锥体束受损则损害水平以下同侧腱反射亢进，病理反射出现，腹壁反射和提睾反射消失。“脊髓休克”时各种反射，包括病理反射均不能引出。

5. 自主神经功能障碍　双侧锥体束受压时可出现尿潴留和便秘，晚期出现反射性膀胱。马尾、圆锥受压时可出现尿、便失禁。瘫痪肢体可因血管运动功能和泌汗功能障碍呈现皮肤干燥、脱屑、少汗甚至无汗，由此可引起体温调节障碍。

6. 脊膜刺激症状　多数由硬膜外病变引起，表现为脊柱局部自发或叩击痛，运动受限如颈部抵抗和直腿抬高试验阳性等。

【辅助检查】

1. 腰穿：对脊髓压迫症的诊断有重要意义。最常见的异常是蛋白含量增高而细胞数正常。蛋白含量如超过 10g/L 时，脑脊液呈黄色，流出后自动凝结，称 Froin 综合征。梗阻部位越低，蛋白含量增高越明显。髓外硬膜内肿瘤引起蛋白量增高最明显，硬脊膜外或髓内压迫病变的蛋白含量可轻度增高。压颈试验（Queckenstedt 试验）往往显示椎管有严重梗阻。如压颈试验正常尚不能排除不全梗阻，必要时，可用血压带法测试。有时在梗阻平面以下进行腰穿，取出脑脊液后可使临床症状加重，如根痛、力弱、尿潴留等在腰穿后明显加重，这是由于肿瘤移位加重了脊髓压迫的结果。如临床疑为硬脊膜外脓肿，切忌在脊柱压痛部位及其附近进行腰穿，否则易将病原菌带入蛛网膜下腔，造成化脓性脑脊髓膜炎。

2. 脊柱 X 线平片：可发现脊柱外伤、脱位、脊柱结核、血管畸形以及骨质增生或椎管狭窄，或占位病变造成的椎管扩张，后者表现为椎弓根变扁、间距加宽，椎体后缘呈现弧形向前之凹陷，一侧椎间孔扩大等等。

3. 脊髓造影：可显示椎管梗阻界面。但在椎管完全阻塞时，顺行（下行性）造影只能显示压迫性病变的上界，逆行（上行性）造影时只能显示压迫性病变的下界。

4. CT 或磁共振成像（MRI）：可显示病变的部位和特性。

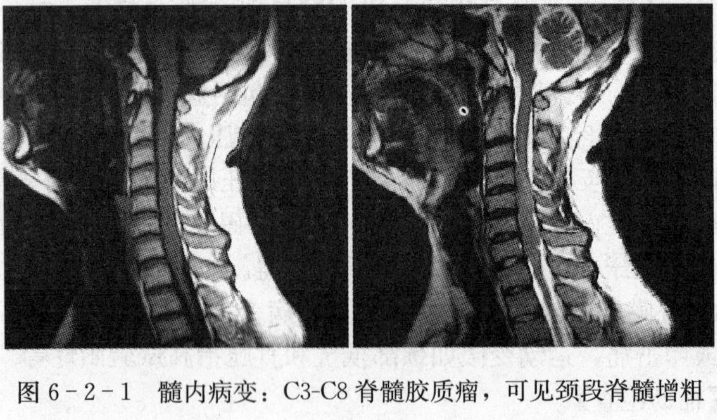

图 6-2-1　髓内病变：C3-C8 脊髓胶质瘤，可见颈段脊髓增粗

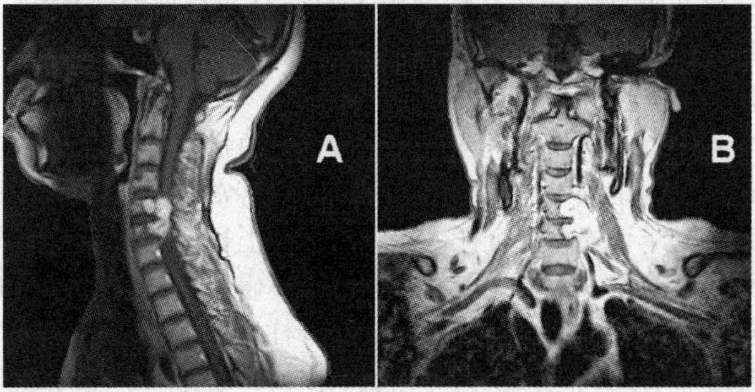

图 6-2-2　髓外病变：C5-C6 神经鞘瘤

【诊断】

慢性脊髓压迫症的特点通常是病灶从脊髓一侧开始，早期可有单侧神经根刺激症状，逐渐出现脊髓部分受压症状，进而成为横贯性脊髓损害症状。在较长时间内两侧症状可不对称，或瘫痪不完全。急性压迫通常表现为横贯性脊髓损害，早期呈现脊髓休克。

脊髓压迫症的临床诊断，应包括病变的定位、定性诊断：

1. 定位诊断

（1）节段平面的定位诊断（纵定位）：脊髓压迫性病变的定位，通常分为上颈髓、颈膨大、胸髓、腰膨大、脊髓圆锥及马尾。临床上根据感觉障碍的水平、感觉障碍的皮节分布特征、根性疼痛的部位、肌萎缩的肌节分布位置、深浅反射改变及棘突压痛或叩击痛等体征，可以推断病变的节段。还可以通过脊髓 MRI 或 CT 发现病变的部位，从而确定纵定位。

（2）横向定位诊断（横定位）：确定病变在横断面上系位于髓内、髓外硬膜内或硬脊膜外。

髓内病变时神经根刺激症状相对少见，症状多为双侧性。感觉障碍通常呈下行性进展，常出现分离性感觉障碍。受压节段支配的肌肉萎缩明显，括约肌功能障碍较早出现且程度严重。椎管梗阻程度较轻，脑脊液蛋白含量增加不明显，脊柱 X 线平片较少阳性发现，脊髓造影显示病变区蛛网膜下腔变窄或局部脊髓增粗。MRI常可清楚显示脊髓髓内病变的部位和结构特性。CT可显示髓内血肿影像。

髓外硬脊膜内病变时神经根刺激或压迫症状发生率甚高，可能在较长时间内是唯一的临床表现。脊髓损害常自一侧开始，早期多表现为脊髓半切损害综合征。感觉障碍呈上行性进展，受压节段支配的肌肉萎缩相对不明显，括约肌功能障碍出现较晚，椎管梗阻程度较重，脑脊液蛋白含量增高明显。脊柱X线平片可有阳性发现，脊髓造影常可见到边缘锐利的充盈缺损或肿瘤轮廓，同时脊髓移向病变对侧。MRI常可显示椎管内占位病变的部位及大小。

硬脊膜外病变可有神经根刺激症状，但更多伴随局部脊膜刺激症状。脊髓损害的症状较晚发生，常出现在椎管已有明显或完全梗阻之后。感觉障碍亦呈上行进展，受压节段支配的肌肉萎缩不甚明显，括约肌功能障碍出现较晚。脑脊液蛋白含量增高不显著。脊柱X线平片常有阳性发现，脊髓造影可显示梗阻平面但边缘不锐利，CT检查有助于发现硬脊膜囊受压移位。

2. 定性诊断

（1）髓内病变：慢性髓内占位性病变多为肿瘤或囊肿，主要为室管膜瘤、星形细胞瘤、血管网状细胞瘤和少突胶质细胞瘤，也可发生先天性肿瘤和转移性肿瘤。急性髓内压迫病变多数为脊髓出血，由于血管畸形破裂或肿瘤出血引起。

（2）髓外硬脊膜内占位性病变：绝大多数为神经鞘瘤和脊膜瘤，其他肿瘤包括：神经纤维瘤、副神经节瘤、转移瘤、脂肪瘤、炎性肉芽肿等。

（3）硬脊膜外压迫性病变：其性质或组织起源比较复杂，包括骨及软组织肿物，外伤性占位病变，感染性肿物包括寒性脓肿或结核性肉芽肿等。硬脊膜外肿瘤多数为恶性，可为骨及椎管外软组织肿瘤侵犯，早期即出现局部明显疼痛，但神经系统症状进展较硬膜外脓肿及血肿相对稍缓。骨折、脱位和硬脊膜外血肿起病急骤，并有明显的外伤史。硬脊膜外脓肿起病急性或亚急性，常伴有感染灶及全身中毒症状。

(4) 椎管狭窄症：部位以颈段多见，正常成年人颈段椎管前后径平均为17～18mm，如因先天发育异常，或因椎间盘膨出、椎间盘变性、颈椎骨质增生、后纵韧带骨化、黄韧带肥厚等原因，均可造成椎管狭窄而影响脊髓的血液供应。如椎管前后径小于9～10mm时，将会出现神经根、脊髓受压的种种临床症状，常易误认为椎管内占位性病变。除先天性椎管狭窄外，本病多见于50岁以上，病情进展缓慢，常见的首发症状包括颈痛、臂痛或麻木、无力，可伴有一侧或双侧下肢无力。神经系统体征多种多样，可见根性疼痛、根性痛觉减退，锥体束和（或）后索受损的体征，有的甚至表现为脊髓半切征。脑脊液蛋白含量可增高，椎管可部分梗阻。脊髓造影、CT扫描或MRI可明确诊断。

【鉴别诊断】

1. 椎管内其他病变

(1) 急性脊髓炎：急性起病，数日内即出现双下肢截瘫及括约肌障碍，呈横贯性脊髓损伤的体征。其病情进展较髓外或髓内肿瘤快。急性期脑脊液蛋白含量可增高，椎管偶有部分梗阻，影像学检查可显示病变节段脊髓增粗，酷似髓内肿瘤。但随着病情好转，脊髓水肿可完全恢复，此点可资鉴别。

(2) 脊髓血管畸形：可引起脊髓出血或缺血，多发生在脊髓下段。急性起病，常见的首发症状为沿坐骨神经方向的放射性疼痛，卧位时加重，可合并下肢力弱或瘫痪。脊髓造影、CT扫描和MRI可帮助诊断。

(3) 脊髓粘连性蛛网膜炎：可继发于结核性或梅毒性脑脊髓膜炎，或继发于非特异性炎症，如病毒性脑脊髓膜炎。也可由于较严重的椎管狭窄，如多个椎间盘病变，或多次椎管内注射药物，如皮质激素、抗生素、造影剂等，或多次作椎间盘手术、脊髓麻醉等均可造成脊髓蛛网膜粘连，影响脊髓的血液供应。常先后出现脊神经根、脊髓膜和脊髓内传导束受损的症状和体征，尤其是感觉障碍常呈根性、节段性或斑块状不规则分布，两侧不对称。病程中常有明显波动，遇有发热、感冒或其他疾病影响时常有加重趋势。压颈试验可有梗阻，蛋白含量亦常增高，脊髓造影可显示造影剂呈油滴状分布，提示有蛛网膜粘连。

2. 椎管以外的疾病　某些疾病如胸膜炎、心绞痛、肾结石、十二指肠球部溃疡、腰肌劳损、神经炎等等均在可能与早期的神经根刺激症状混淆。

【治疗】

首先是病因治疗。能手术者应及早进行手术，包括切除椎管内占位性病变及开放椎管和硬脊膜囊等。急性脊髓压迫的手术治疗尤其需要抓紧时机，一般争取在发病内 6 小时内减压。硬脊膜外脓肿应紧急手术并给予足量抗生素。脊柱结核可行手术同时施行抗结核治疗。某些恶性肿瘤或转移瘤手术后需进行放射治疗、化疗等措施。有的不宜手术治疗者可进行放疗和（或）化疗。手术后对瘫痪肢体应进行康复医疗，如积极进行功能锻炼及预防合并症。

【预后】

脊髓压迫症的预后首先取决于压迫的病因及其可能解除的程度。如髓外硬脊膜内肿瘤多为良性，手术切除后预后良好；髓内肿瘤则预后较差。其次是与脊髓受压时间的长短、功能障碍的程度有关。一般而论，受压时间越短则脊髓功能损害越少，恢复的可能性越大；反之则越小。慢性压迫者因脊髓能发挥其代偿功能，预后通常较急性压迫为好。

参考文献

[1] 王维治．神经病学．5 版）．北京：人民卫生出版社，2004.
[2] 吴江．神经病学．北京：人民卫生出版社，2005.
[3] Ropper，AH，Brown RH，Adams and Victor's principles of neurology，Eighth edition. McGraw-Hill，2005.

（张在强）

第三节　脊髓空洞症

【疾病概论】

1. 定义

脊髓空洞症（syringomyelia）是一种缓慢进行性的脊髓变性疾病，由于不同的病因导致脊髓内形成充满脑脊液的空腔或瘘管，出现相应的临床症状，病变节段分离性痛、温度觉丧失及病灶支配区的肌肉萎缩与营养障碍。脊髓空洞症存在以下几种类型：①脊髓空洞与第Ⅳ脑室交通：占10%；②脑脊液循环受阻导致脊髓空洞（与第Ⅳ脑室无交通）：占50%以上，主要由于后颅窝病变，导致脑脊液循环受阻，最常见的为Arnold-Chiari畸形，其他原因包括：颅底蛛网膜炎（感染后、放射治疗和蛛网膜下腔出血），扁平颅底或内陷，脑膜癌病，蛛网膜囊肿，枕部脑膨出等；③脊髓损伤导致脊髓空洞：不足10%属于此类型，机制包括：脊髓创伤，放射坏死，动脉瘤、血管畸形或肿瘤瘤体出血，脊髓脓肿；④脊髓髓内肿瘤导致脊髓空洞：肿瘤细胞分泌液体堆积或瘤体出血，常见的肿瘤为室管膜瘤和血管网状细胞瘤；⑤脊柱裂导致脊髓空洞；⑥特发性。

2. 流行病学

据估计，脊髓空洞症的患病率约为8.4/100 000。无明显地域性区别。男性略多于女性，通常于30～40岁出现临床症状。有家族性病例报道。

3. 发病机制

脊髓空洞症的发病机制尚不明确，归纳起来有下列几种学说：

（1）Gardner流体动力学异常学说　由于Magendie孔受阻，妨碍了脑脊液从第Ⅳ脑室进入脊髓中央管，搏动性脑脊液压力经由第Ⅳ脑室与脊髓中央管之间的交通，呈“水锤”样传递，使得中央管不断扩张、破裂而形成空洞。

（2）Willian理论　该理论提出，在咳嗽或Valsalva动作过程中，静脉压力增高，颅内蛛网膜下腔液体压力增高。由于枕骨大孔处病变的阀门样作用，使得颅内压与脊髓内压形成差异，促使脊髓瘘管的形成（特别是Chiari畸形患者），

（3）Oldfield理论　借助动态MRI可观察到：在心脏收缩期，小脑扁桃体向下运动。这种随着心脏收缩-舒张期的小脑扁桃体的运动产生活塞样效应，在脊髓蛛网膜下腔产生压力的波动，作用于脊髓表面，促使脑脊液通过血管周围间隙和组织间质进入脊髓的中央管或瘘管，使脊髓髓内压升高，瘘管扩张膨胀，压迫上下行的长束神经传导通路、神经元和微循环，导致临床症状的发生。

4. 病理改变

脊髓空洞最常见于颈膨大，常向胸髓扩展，腰髓较少受累及。典型的颈膨大空洞多先累及后角基底部，可对称或不对称地侵及前角和灰质前连合，然后累及脊髓白质。组织学改变：脊髓灰质空洞形成，早期囊壁常不规则，有蜕变的神经胶质和神经组织。长期空洞病变的周围出现胶质细胞增生，形成致密的囊壁。空洞内有清亮的液体，成分与脑脊液相似。其他病理改变包括：肿瘤、血管畸形和感染。

空洞可发生于延髓，呈纵裂状，有下列三种类型：①空洞从第四脑室底部舌下神经核外侧向前侧方伸展，破坏三叉神经脊束核、孤束核及其纤维；②空洞从第四脑室中缝扩展，累及内侧纵束；③空洞发生在锥体和下橄榄核之间，破坏舌下神经纤维。延髓空洞还可侵犯网状结构、迷走神经核、副神经核、前庭神经核、脊髓丘系以及锥体束等。

【临床表现】

脊髓空洞症病程通常进展缓慢，临床表现与病变部位密切相关。发病年龄一般为20～30岁，男性多见于女性。

1. 感觉症状和体征

（1）分离性感觉障碍：病变破坏脊髓前连合，病变节段痛觉、温度觉丧失，而轻触觉、振动觉和位置觉完整或相对保留。

(2) 病变累及脊髓后索，足部和下肢的位置觉和振动觉丧失，双手实体感觉缺失（astereognosis）。

(3) 痛觉和温度觉丧失：病变侵及脊髓丘脑束，出现单侧或双侧上肢痛觉和温度觉丧失，或者累及肩部、上部躯干前后面呈披肩样分。

(4) 感觉迟钝性疼痛（dysesthetic pain）：常见表现，通常累及颈和肩部，也可呈根性分布，累及躯干或上肢。

2. 运动症状和体征

病变扩展波及脊髓前角，损害运动神经元（下运动神经元），导致肌无力、肌肉萎缩和肌束颤动，常常从双手小肌肉开始，逐渐向近端发展，累及前臂和肩带肌。可出现爪样手。累及颈胸脊髓前角，可出现呼吸功能不全，通常与体位改变相关联。病变累及锥体束，出现病变水平以下锥体束征。

3. 自主神经症状和体征

(1) 颈胸段病变损害交感神经通路，可产生 Horner 综合征。

(2) 晚期可出现神经源性膀胱、大小便障碍以及性功能障碍。

(3) 病变节段可有出汗功能障碍，出汗过多或出汗减少。

4. 营养障碍及其他

(1) 夏科关节（Charcot 关节）：关节的痛觉缺失引起关节面磨损、骨皮质萎缩、骨质脱钙和关节肿大畸形，多侵犯上肢关节，不伴有疼痛，活动时有响声，这种神经源性关节病称为 Charcot 关节。

(2) 莫旺征（Morvan 征）：皮肤营养障碍，包括青紫、过度角化、皮肤增厚，病变区域皮肤痛觉缺失，手指或足趾常受伤而形成顽固性溃疡，甚至指、趾节末端发生无痛性坏死、脱失，称为 Morvan 征。

(3) 合并先天性畸形：颈枕区畸形，隐性脊柱裂，脊柱侧弯，弓形足。

5. 脊髓空洞的延伸

瘘管延伸累及延髓，产生延髓空洞症（syringobulbia）。常常为单侧，侵及疑核出现同侧软腭和声带麻痹，饮水呛咳，吞咽困难和构音障碍；前庭小脑通路受累则出现眩晕、眼球震颤和步态不稳；舌下神经核受侵出现同侧舌肌无力、舌肌颤动和萎缩；三叉神经脊束核受侵犯，同侧面部痛、温度觉丧失，呈核性分布。网状结构受累及，出现同侧不完全性 Horner 综合征。

【辅助检查】

1. 脑脊液检查：由于可能导致脊髓下疝，不推荐作为常规检查。可有下列特征：①CSF 压力通常正常，偶可升高。蛛网膜下腔可完全梗阻。②细胞数不超过 10/mm³。③半数病患 CSF 蛋白轻度升高。④蛛网膜下腔完全梗阻者，CSF 蛋白增高，超过 100mg/dl。

2. 影像学检查

（1）X 线平片：可发现颈部椎管增宽，关节面磨损，Charcot 关节，扁平颅底，颈枕区畸形和其他畸形。颈屈伸位拍片可观察脊柱的稳定性。

（2）CT：有助于评估脊柱和椎管结构改变。

（3）CT 脊髓造影：蛛网膜下腔注入水溶性造影剂后即刻联合延迟 4～24 小时的高分辨率的 CT 扫描，可显示高密度的空洞影像。

（4）核磁共振成像：从纵、横断面上清楚显示空洞的位置、大小和范围，对疑诊肿瘤者应作 Gadolinium 强化。

（5）脊髓血管造影成像：怀疑脊髓空洞症与血管病变有关时，血管造影术可显示脊髓血管的异常，如动静脉瘘、动静脉畸形等。

（6）电生理检查：体感诱发电位和运动诱发电位可用于评估脊髓功能障碍。

【诊断】

青年发病，起病隐袭，进展缓慢，临床表现有节段性分离性感觉障碍，手部或上肢肌肉萎缩，及皮肤、关节营养障碍，可合并颈枕区畸形、脊柱侧弯等先天性缺陷，高度疑诊为脊髓空洞症。MRI 可确定诊断。

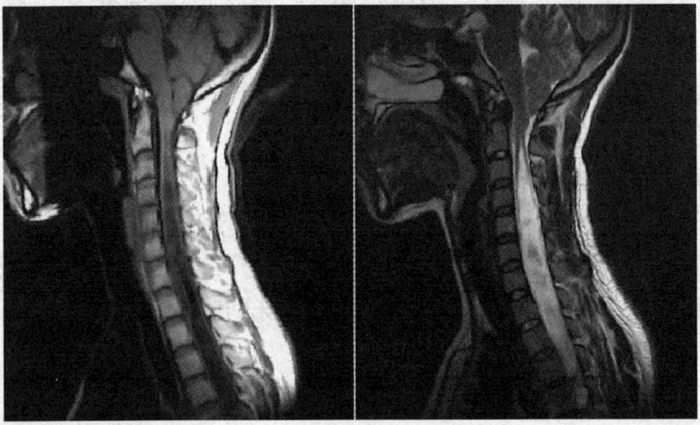

图 6-3-1　MRI 矢状位显示颈胸段脊髓空洞形成伴 Arnold-Chairi 畸形

【鉴别诊断】

1. 脊髓内肿瘤：可类似脊髓空洞症，尤其是位于下位颈髓的肿瘤。但肿瘤病变累及的节段短，进展相对较快，膀胱功能障碍出现较早，而皮肤、关节营养障碍少见。脑脊液蛋白含量增高，脊髓造影和 MRI 可资鉴别。

2. 肌萎缩侧索硬化症：二者均可出现手部或上肢肌肉萎缩，但是肌萎缩侧索硬化症发病年龄一般为中年人，整个病程中病变只累及运动神经元，感觉系统不受累及。

【治疗】

本病目前无特殊疗法，确定空洞形成的病因十分重要。大多数需要外科治疗。神经康复有利于保护残存的神经功能，防止肢体瘫痪所致的感染和肢体溃疡等并发症。

1. 外科治疗

（1）枕下和颈部减压术：包括枕骨下颅骨切除术，C1、C2，有时 C3 椎板切除术，和硬脊膜成形术。

（2）椎板切除术和瘘管切开术（背外侧脊髓切开术）：减压术后，瘘管的液体通过脊髓外侧与后索之间背根进入脊髓处的纵切口，进入蛛网膜下腔。切口通常位于 C2～C3 水平。

（3）分流术：①脑室腹膜分流术：指征为脑室扩大，脑压升高；②腰部脊髓腔-腹腔分流术：有增加枕大孔疝的风险，较少采用；③脊髓空洞-蛛网膜下腔分流术；④脊髓空洞-腹腔分流术。

（4）第四脑室造瘘引流术

（5）经皮针穿刺术

（6）神经内镜外科：通过一小脊髓切口将纤维内镜插入，可探测髓内空腔，特别是可评估和治疗多个分开的瘘管，通过机械或激光方法将瘘管的分隔打开，然后引流到蛛网膜下腔。

2. 药物治疗

（1）镇痛药物：主要为非甾体类抗炎药物，如布鲁芬（Ibuprofen）、阿司匹林、萘普生、吲哚美辛、甲芬那酸和吡罗昔康。

（2）肌肉松弛剂：美索巴莫（Methocarbamol）。

【预后】

预后取决于病因、神经功能缺失程度、脊髓空洞的部位和扩张状况，目前由于外科手术干预和对并发症的处理，死亡率显著减低。患者教育内容应包括：①避免高冲击力的锻炼，如跑步和跳跃；②避免采用 Valsalva 动作的活动。

参考文献

[1] 王维治. 神经病学. 5版）. 北京：人民卫生出版社，2004.

[2] 吴江. 神经病学. 北京：人民卫生出版社，2005.

[3] Hassan AHA，Galhom AA. Syringomyelia，emedicine. medscape. com

[4] Lin JW，Lin MS，Lin CM，Tseng CH，Tsai SH，Kan IH. Idiopathic syringomyelia：case report and review of the literature. Acta Neurochir Suppl，2006，99：117-120.

[5] Rusbridge C，Greitz D，Iskandar BJ. Syringomyelia：current concepts in pathogenesis，diagnosis，and treatment. J Vet Intern Med. 2006，20：469-479.

（张在强）

第四节　亚急性联合变性

【疾病概论】

1. 定义

由于各种原因造成维生素 B_{12} 缺乏引起的脊髓病。其主要的病理改变为脊髓后索和侧索白质变性，临床表现为下肢深感觉缺失、感觉性共济失调、痉挛性截瘫和周围神经病变。

2. 流行病学

由于导致维生素 B_{12} 缺乏的病因多种多样，而且测定方法（放射分析法或化学发光法）不一，确切的患病率难于评估。使用放射分析法并将界值定为 200pg/ml，美国维生素 B_{12} 缺乏患病率为 3%～16%，欧洲为 1.6%～10%。我国的患病率目前尚无具体数据。维生素 B_{12} 缺乏一般伴有高同型半胱氨酸血症，一般人群高同型半胱氨酸血症的患病率约为 5%～10%，超过 65 岁的人群高同型半胱氨酸血症的患病率可达到 30%～40%。恶性贫血患者存在胃癌和胃类癌的高风险，1 型糖尿病和自身免疫性甲状腺病存在发生恶性贫血的高风险。

3. 病因和发病机制

（1）维生素 B_{12} 在机体的储存　机体维生素 B_{12} 的总储存量为 2～5mg，其中半量储存在肝。推荐维生素 B_{12} 的每天摄入量为：成人 2μg/d，妊娠和哺乳期妇女 2.6μg/d，儿童 0.72μg/d，少年 2μg/d。

（2）维生素 B_{12} 的吸收生理学　摄入食物进入胃后，低浓度的胃内盐酸将维生素 B_{12} 从食物蛋白中裂解出来，自由维生素 B_{12} 与唾液中的 R 蛋白结合形成复合物。该复合物到达十二指肠和空肠后，被胰肽酶消化而再次释放出维生素 B_{12}，自由维生素 B_{12} 与胃内因子（intrinsic factor，IF）结合。胃内因子是胃壁细胞分泌的一种分子量为 50kd 的糖蛋白，其分泌量与胃内盐酸浓度密切相关，如果胃内盐酸缺乏，IF 分泌减少，可导致维生素 B_{12} 缺乏。体内 99%的维

生素 B_{12} 吸收需要 IF 的参与，约 1%的自由维生素 B_{12} 在回肠末端被动吸收。

一旦与 IF 结合，维生素 B_{12} 可避免被进一步消化。IF-维生素 B_{12} 复合物到达回肠远端后，与特异性黏膜刷状缘受体 cublin 结合，促进 IF-维生素 B_{12} 复合物的细胞内摄过程。进入细胞后，IF 被移去，维生素 B_{12} 与转运蛋白Ⅰ、Ⅱ和Ⅲ（TCⅠ、TCⅡ、TCⅢ）结合，80%维生素 B_{12} 与 TCⅠ/Ⅲ结合，TCⅠ/Ⅲ在维生素 B_{12} 代谢中的作用仍不清楚；20%维生素 B_{12} 与 TCⅡ结合，这种生理性的转运蛋白由内皮细胞产生，其半衰期只有 6～9 分钟。然后，维生素 B_{12}-TCⅡ复合物被分泌释放入门静脉血液中，从而被肝、骨髓和其他组织利用。在这些组织细胞的胞浆内，通过溶酶体降解作用，维生素 B_{12} 从复合物中分解出来，通过胞浆甲基化作用形成甲钴胺或者通过线粒体腺苷化作用形成腺苷钴胺。

(3) 维生素 B_{12} 在周围神经和中枢神经系统的作用　在细胞胞浆内，甲钴胺充当甲硫氨酸合成的辅助因子，将 5-甲基-四氢叶酸酯的甲基转移给同型半胱氨酸，形成甲硫氨酸和脱甲基四氢叶酸。甲硫氨酸进一步被代谢为 S-腺苷甲硫氨酸（SAM）。SAM 作为甲基供体，参与多胺合成和转甲基反应。甲基化反应对髓鞘维持和合成至关重要，如果 SAM 缺乏，可导致磷脂异常甲基化，造成神经髓鞘缺陷和神经传导异常，出现脑病和脊髓病。此外，SAM 影响 5-羟色胺、去甲肾上腺素和多巴胺的合成。

腺苷钴胺作为一种线粒体辅助因子，参与 L-甲基丙二酰辅酶 A 转变为琥珀酰辅酶 A 过程，维生素 B_{12} 缺乏导致 L-甲基丙二酰辅酶 A 水平增高，后者被转变为 D-甲基丙二酰辅酶 A 和水解为甲基丙二酸。甲基丙二酸水平升高导致髓鞘形成异常，神经传导障碍。

(4) 维生素 B_{12} 缺乏的原因

1) 内因子缺乏：①自身免疫机制：体内产生抗胃内因子的抗体或者针对胃壁细胞 H^+/K^+ ATP 酶的抗体；②内因子分泌障碍：常染色体隐性遗传，致病基因位于染色体 11q13；③胃切除或胃幽门螺旋杆菌感染，破坏胃黏膜。

2）维生素 B_{12} 摄入不足：严格素食主义者，素食母亲人乳喂养的婴儿。

3）回肠末端疾病：热带口炎、乳糜泄、肠炎、渗出性肠病、肠切除、Whipple 病、回肠结核和 cublin 基因突变。

4）存在维生素 B_{12} 吸收的竞争因素：盲袢综合征或鱼绦虫；

5）胃酸缺乏症：萎缩性胃炎、胰腺疾病，使用离子泵抑制剂，和卓-艾综合征（Zollinger-Ellison 综合征）。远端小肠的酸度不适合维生素 B12-IF 复合物与 cublin 结合。

6）药物：秋水仙碱、新霉素和对氨基水杨酸；

7）转运蛋白异常：包括转运蛋白Ⅱ缺乏（常染色体隐性遗传，染色体 22q11.2 上 TCN2 基因异常）和 R 蛋白缺乏；

8）细胞内维生素 B_{12} 代谢异常：这些疾病导致甲基丙二酸血症和婴儿同型半胱氨酸尿。

4. 病理改变

脊髓大体观：前后径变小，后、外侧索呈灰白色。镜下：后、外侧索的白质多灶性空泡变和脱髓鞘。病程早期髓鞘肿胀，但轴索正常；主要累及最大的神经纤维。脱髓鞘从上位胸髓的后索中央开始，然后病变向外侧和头侧扩展，损害颈段和延髓的皮质脊髓束。髓鞘崩解、泡沫样吞噬细胞和血管周围淋巴细胞浸润。随着脱髓鞘和空泡增加，轴索变性。胶质增生见于陈旧病变。

【临床表现】

多于中年发病，男女发病率无明显差异。起病呈亚急性或慢性。多数患者在神经症状出现前有贫血、痛性舌炎、倦怠、腹泻等表现，但一部分病例神经症状在贫血症状之前出现。神经系统症状包括：

1. 首发症状　常常为四肢远端感觉异常，如刺痛、麻木、烧灼样感觉，多为持续性和对称性，从足趾开始向近端发展，逐渐出现手套、袜套样分布的感觉减退。

2. 脊髓后索病变　步态不稳，如踩棉花样感觉。检查可见步

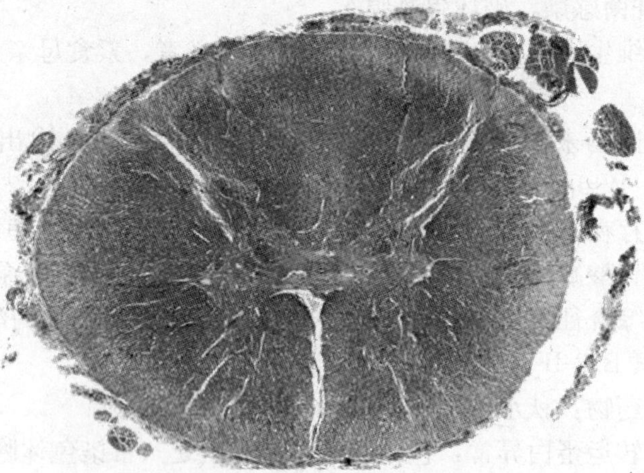

图 6-4-1　脊髓后索和侧索脱髓鞘和变性

态蹒跚、基底增宽、深感觉缺失、闭目难立征阳性。

3. 脊髓侧索病变　主要为皮质脊髓束损害，表现为不完全性痉挛性瘫痪，下肢肌张力增高，腱反射亢进，病理征阳性。可有膀胱括约肌障碍。

4. 大脑病变　出现精神异常，如易于激惹、淡漠、嗜睡、多疑、抑郁、认知能力减退等。累及视神经可出现视神经萎缩。

【辅助检查】

1. 血清维生素 B_{12} 水平测定：包括放射分析法和化学发光法，两种测定方法的参考值分别为 170～900pg/ml 与 250～1100pg/ml。

（1）维生素 B_{12} 水平降低：检测抗壁细胞抗体和抗内因子抗体，90%的恶性贫血患者存在抗壁细胞抗体，60%的患者存在抗内因子抗体。如果两种抗体均阴性，检查血清胃泌素水平，如果胃泌素水平升高，可考虑为恶性贫血，如果正常，可进一步作 Schilling 试验。

（2）如果维生素 B_{12} 水平呈临界水平，而临床表现符合维生素 B_{12} 缺乏的特征：检测同型半胱氨酸和甲基丙二酸水平。维生素 B_{12} 缺乏时，同型半胱氨酸和甲基丙二酸水平均升高，而叶酸缺乏时，甲基丙二酸水平正常，同型半胱氨酸水平升高。甲基丙二酸参考值为

70～350nM/L；同型半胱氨酸参考值：<60 岁为 5～15μM/L，>60 岁截止值为 20μM/L。

2. Schilling 试验：用于内因子抗体正常而维生素 B_{12} 缺乏患者的病因确定。

（1）第一阶段　患者空腹，给予放射性核素^{57}钴标记的维生素 B_{12} 0.5～2.0 mCi 口服，1 至 6 小时后，给予未标记的维生素 B_{12} 1000μg 肌肉注射，使钴胺素转运蛋白到达饱和，清除肝脏存储。测量 24 小时尿标本内放射核素标记的维生素 B_{12} 所占的百分比值。24 小时尿分泌的正常参考值为 10～35%。维生素 B_{12} 尿分泌减少，不足 7～9%，而肾功能正常，支持为口服维生素 B_{12} 吸收减少。如果维生素 B_{12} 尿分泌量低，可进行到第二阶段；

（2）第二阶段　重复第一阶段作法，同时给予猪内因子 60mg，如果维生素 B_{12} 吸收正常化，可推测诊断为恶性贫血，如果吸收仍差，进行到第三阶段；

（3）第三阶段　在重复第一阶段作法之前，给予 5 天的四环素，以排出盲袢综合征；

（4）在重复第一阶段作法时，同时给予胰酶，以排出胰腺疾病。

3. 常规的血液学和生化检查

维生素 B_{12} 缺乏可产生典型的巨幼红细胞性贫血，平均红细胞体积大于 100fL，网织红细胞计数和正常或降低。血间接胆红素和乳酸脱氢酶水平可升高。

4. 神经影像学

（1）脊髓 MRI：在 T2 和 FLAIR（fluid-attenuated inversion recovery）序列可显示：主要在胸段脊髓后索可见高信号病变，可延伸到脑干。慢性病例则表现为脊髓萎缩。

（2）脑 MRI：T2 和 FLAIR 序列显示大脑白质和第四脑室周围高信号病变。

5. 电生理检查

体感诱发电位可发现 L3－P27 潜伏期延长，视觉诱发电位可见P100延长。65%的未经过治疗的患者存在周围神经病，80%以上患者表现为轴索性感觉运动神经病，典型电生理改变为：传导速度减慢，复合肌肉动作电位和感觉神经动作电位波幅降低，肌电图发现失神经电位。

【诊断】

中年以上起病，出现脊髓后索、侧索和周围神经病的临床症状和体征，可有精神症状，应考虑本病的可能。血清中维生素 B_{12} 水平降低，或存在恶性贫血的证据，神经影像学和电生理检查存在典型的脊髓和周围神经病变，可明确诊断。

【鉴别诊断】

主要与HIV-1相关的空泡性脊髓病、莱姆病、多发性硬化、神经梅毒、药物中毒性神经病、人类嗜T淋巴细胞病毒-1脊髓病（热带痉挛性截瘫）、铜缺乏脊髓神经病等相鉴别，根据疾病的各自特点，筛查HIV抗体、莱姆抗体、抗HTLV-1抗体、脑脊液寡克隆区带和IgG指数、血尿毒物筛查等，有助于鉴别诊断。

【治疗】

1. 饮食　如果维生素 B_{12} 缺乏的原因是摄入减少，推荐患者进食富含维生素 B_{12} 的食物，如肉、蛋、奶酪、和酸奶酪等。

2. 标准的治疗方法

（1）肌肉注射：维生素 B_{12} 1000μg/d，连续5天；或者1000μg，每周2次，持续2周。然后每周1000μg肌肉注射，持续5周，之后每月肌肉注射100～1000μg，终生使用。

（2）口服给药：1000～2000μg，每天一次，终生服药。

3. 合并恶性贫血：给予叶酸5～10mg，每天3次。

【预后】

本病如未经治疗，在发病2～3年后可进展至死亡。但如在发病后3月内积极治疗，常可获得完全恢复。因此早期诊断、及时治疗是决定本病预后的关键。

参考文献

[1] 王维治．神经病学．5版）．北京：人民卫生出版社，2004.

[2] 吴江．神经病学．北京：人民卫生出版社，2005
[3] Metz J. Cobalamin deficiency and the pathogenesis of nervous system disease. Annu Rev Nutr. 1992;，12：59-79.
[4] Hemmer B，Glocker FX，Schumacher M，et al. Subacute combined degeneration：clinical，electrophysiological，and magnetic resonance imaging findings. J Neurol Neurosurg Psychiatry. 1998，65：822-827.
[5] Vasconcelos OM，Poehm EH，McCarter RJ，Campbell WW，Quezado ZM. Potential outcome factors in subacute combined degeneration：review of observational studies. J Gen Intern Med. 2006，21：1063-1068.

（张在强）

第五节　脊髓血管病

一、脊髓梗死

【疾病概论】

1. 定义

脊髓梗死（Spinal cord infarction）是由于各种原因使脊髓前、后动脉血液供应减少或中断，导致脊髓缺血综合征，出现病变平面以下的运动、感觉和自主神经功能障碍。

2. 流行病学

与脑梗死相比，脊髓梗死的发病率低，Blackwood 总结 3737 例神经系统疾病的尸检病理结果后发现，只有 9 例脊髓梗死，占 0.23%。据估算，脊髓梗死约占所有卒中病例的 1.2%，年发病率约为 12/100 000。近年的报道脊髓梗死发病呈上升趋势，影响因素包括：心胸手术、硬膜外麻醉、各种脑脊膜感染、药物（如治疗偏头痛药物佐米曲坦）。

3. 发病机制

（1）脊髓的血管解剖

供应脊髓血液的动脉主要有 3 种来源：①脊髓前动脉　起自两

侧椎动脉的颅内部分，在延髓腹侧合并形成一支不连续的动脉，沿着脊髓全长的前正中沟下行。发出一系列的沟连合动脉。血管造影容易看到颈髓和腰膨大节段的脊髓前动脉，非选择性血管造影很难看到胸段的脊髓前动脉，尤其是上胸段的血管最为细小。②脊髓后动脉　起源于两侧椎动脉的颅内部分，左右各一，沿着脊髓全长的后外侧沟下行。③根动脉　起源于颈部椎动脉、颈甲状腺动脉、颈肋动脉、锁骨下动脉、肋间动脉、腰动脉、髂内动脉。这些动脉在不同的水平发出节段动脉（segmental artery），节段动脉分为前、后支，每个后支分出脊髓根动脉通过椎间孔、穿过硬脊膜，分为脊髓前、后根动脉，供应脊神经节、神经根、脊膜、椎体和周围韧带的血液。大部分前根动脉细小而不供应相应节段脊髓的血液，只有大约6～9根（变异较大）的前根动脉较大，以不同的间隔距离加入脊髓的血液供应，与脊髓前吻合构成脊髓的冠状动脉网。前根动脉可分为功能分布区相对独立的3组：①上组（颈胸段）　供应包括颈髓和上2～3节段胸髓。血液供应来源包括：上3或4个颈髓节段由颅内椎动脉发出的脊髓前动脉供血；颈髓中段由椎动脉在颈部上升段发出的分支供血；颈髓下段和上2～3节段胸髓主要由颈甲状腺动脉干和颈肋动脉干发出的分支供血。②中间组（中胸段）　胸4～胸8节段脊髓通常由单一的胸根动脉供血，该动脉来自腹主动脉，一般在胸7椎体水平进入脊椎管内。③下组（胸腰段）　下位3或4个节段的胸髓、腰骶膨大由最大而且最为恒定的根动脉，称为根大动脉或Adamkiewicz动脉（来自腹主动脉）供血，大约75%的人群该动脉是伴随第10、第11或第12胸神经根进入脊椎管内，到达脊髓表面后分为较细的上升支和较粗的下降支。圆锥和马尾由髂内动脉发出的上升分支供血。由椎动脉分支供血的区域与由胸腹主动脉分支供血的区域之间存在一过渡区，一般位于T2～3脊髓节段，易于发生缺血性损害。

后根动脉细小，但数量多，自上而下较为均匀地分布，与脊髓后动脉一起形成脊髓后动脉网，在颈腰脊髓水平常可见到成对的纵行血管丛，在胸段脊髓水平血管网变异较大。脊髓前、后动脉网吻

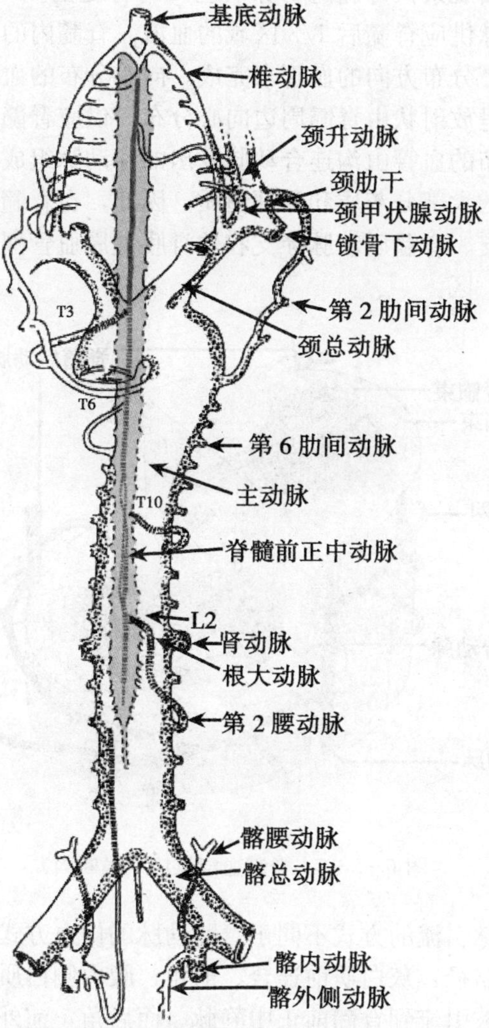

图 6－5－1　脊髓的血液供应

合形成软脊膜髓周血管网，这种血管网在脊髓圆锥水平最为突出，构成血管袢。

从横断面观察，脊髓前动脉供应大约脊髓前 2/3 区域的血液，而脊髓后动脉供应脊髓后 1/3 区域的血液。脊髓内的血液供应由向心和离心两个分布方向的血管来完成。向心分布的血管为软脊膜髓周血管网，呈放射状由脊髓周边向心分布，供应脊髓周边白质和后角，离心分布的血管由沟连合动脉发出的穿动脉组成，供应除了脊髓后角之外的大部分灰质和深部白质。因此，在脊髓实质内存在沟连合动脉穿支、脊髓后动脉穿支和软脊膜髓周血管网分支之间的供血“分水岭”区。

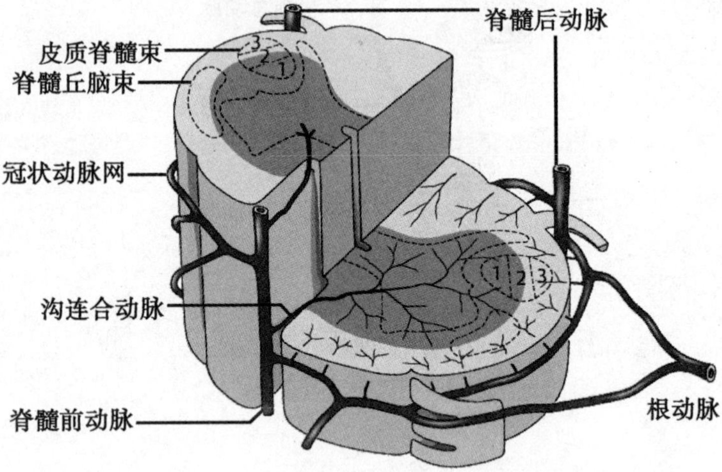

图 6-5-2　脊髓血液供应（横断面）

脊髓静脉引流的方式不同于脊髓动脉的供血方式，髓内静脉引流存在两种路径：灰白质前连合、前角、腹内侧白质的血流经脊髓中央沟静脉被引流到脊髓前正中静脉；而后角，前外侧、外侧和背侧白质的血流呈放射状被引流到软脊膜内冠状静脉丛。软脊膜内的静脉通过 8～12 支根髓静脉引流入硬膜静脉丛。硬膜静脉丛通过椎周静脉丛与奇静脉、半奇静脉、腔静脉、盆腔静脉丛、颅内静脉窦（Batson 静脉丛）相交通。静脉丛无瓣膜、未经过肺过滤，可成为感染和恶性肿瘤转移入颅的潜在通路。

（2）病因和发病机制

1）突然的全身血流动力学障碍　见于严重的低血压、心脏骤停。脊髓损害主要位于胸 4 水平以下，与中胸段以下脊髓血液供应缺陷、侧支循环差有关。缺血性坏死发生于动脉供血的分水岭区，损害方式具有相当的特征性。病变开始于中胸段，出现对称性柱状分布组织坏死，累及后角的腹侧部分和前角的背外侧部分。在下胸段和腰段，病变范围逐渐增大，累及后角的大部分和前角的全部，而灰质前连合不受累及。在该水平以下，灰质前连合也被累及。

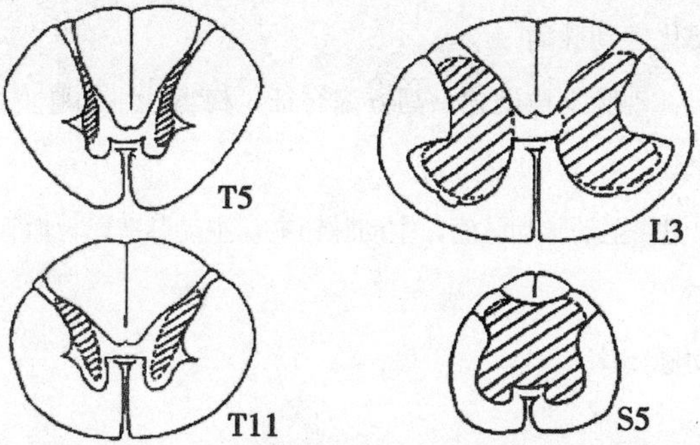

图 6－5－3　全身血流动力学障碍所致脊髓病变：
斜线充实部分为脊髓梗死部位。

2）主动脉及其主要分支损害　见于主动脉外科手术（特别是在肾动脉水平以上主动脉横形钳闭）、主动脉夹层动脉瘤、主动脉外伤破裂、主动脉造影术、急性主动脉血栓形成、主动脉栓塞。急性主动脉损伤的脊髓损害方式类似于突然的全身血流动力学障碍的方式，优先累及脊髓灰质而白质相对不受累及。

3）脊髓前动脉闭塞　见于梅毒血管炎、糖尿病、动脉粥样硬化、纤维软骨性栓塞、颈椎病，脊髓外伤、脊髓动脉造影术、脊髓粘连性蛛网膜炎、脊髓鞘内注射药物、脊椎麻醉。

4）椎动脉闭塞　椎动脉由于动脉粥样硬化、颈部外伤、夹层动脉瘤等发生急性闭塞或缺血，可导致上位颈段脊髓缺血性损害。

5）脊髓髓内血管病变　主要见于胶原血管炎，如系统性红斑狼疮、肉芽肿性血管炎、巨细胞动脉炎等。

6）其他　脊髓软脊膜或硬脊膜静脉血栓形成或栓塞，减压病，腹部手术（特别是交感神经切除术）、开胸手术、椎管内肿瘤压迫、椎间盘脱出、硬膜外或硬膜下脓肿、脊髓动静脉畸形、真性红细胞增多症、治疗偏头痛使用药物佐米曲坦。

表 6－5－1　脊髓梗死的病因

1. 主动脉疾病
动脉粥样硬化性动脉瘤
主动脉夹层：动脉粥样硬化，马方综合征，梅毒性主动脉炎
主动脉缩窄
外科手术：切除主动脉动脉瘤，主动脉钳夹，主动脉造影，血管内介入治疗
2. 椎动脉疾病
外伤性椎动脉闭塞
动脉夹层
3. 肋间动脉、腰动脉或骶动脉疾病
肺部手术
交感神经切除术
4. 脊髓动脉或其分支疾病
脑膜血管梅毒
细菌性脑膜炎
真菌性脑膜炎
寄生虫感染
结节病

续表

莱姆病
巨细胞动脉炎
镰状细胞病
动脉粥样硬化
结节性多动脉炎
系统性红斑狼疮
干燥综合征
椎间盘半脱位压迫脊髓动脉
脊椎病/骨刺压迫脊髓动脉
鞘内药物注射
放射治疗
原发性或转移性肿瘤压迫
外伤
骨关节炎伴有脊柱后侧突
高凝状态
5. 血流动力学障碍
心脏骤停
休克
血液透析
6. 栓塞
心源性栓塞
胆固醇栓塞
纤维软骨性栓塞
减压病

【临床表现】

1. 脊髓短暂性缺血发作　表现为间歇性跛行。典型间歇性跛行是在行走一段距离后出现单侧或双侧下肢沉重感、无力甚至瘫痪，可伴有锥体束征和括约肌功能障碍，休息后可缓解，间歇期基本正常。非典型间歇性跛行表现为非行走诱发的发作性下肢无力或瘫痪，反复发作，可自行缓解。

2. 脊髓梗死　脊髓前动脉梗死多见于中胸段或下胸段，大于80％的病例出现病损水平根性疼痛，在数小时时间内受累节段水平以下发生截瘫，病程初期为弛缓性瘫痪，腱反射减低，数天乃至数周后演变为痉挛性瘫痪，出现锥体束征；伴有痛、温度觉缺失，大小便障碍，但深感觉保留。脊髓后动脉极少发生梗死，临床表现可为急性根痛，但根痛较为少见，病变水平以下深感觉缺失，痛、温度觉和肌力保留。

【辅助检查】

1. 血管病危险因素筛查　糖尿病（空腹和餐后血糖）、高血压、高脂血症（高密度脂蛋白、低密度脂蛋白和极低密度脂蛋白）、抗磷脂抗体综合征（激活的部分凝血激酶时间、抗磷脂抗体滴度）、易栓症（蛋白C和蛋白S缺乏）、血栓性血小板减少性紫癜（血小板计数）。

2. 感染因素　梅毒筛查：快速血浆反应素试验（serum rapid plasma reagin，RPR），性病研究实验室试验（Venereal Disease Research Laboratory test，VDRL）。病毒学筛查：单纯疱疹病毒、水痘带状疱疹病毒、EB病毒、人类嗜T淋巴细胞病毒-1、HIV和乙型肝炎病毒。

3. 自身免疫疾病　血沉、抗核抗体、补体、抗中性粒细胞胞浆抗体等。

4. 影像学　脊髓MRI可显示脊髓病变，脊髓梗死可表现为脊髓增粗，中央髓质区长T2信号。弥散加权成像（DWI）对缺血性病变敏感，早期表现为DWI成像呈高信号，表观弥散系数（ADC）呈低信号。梯度回波成像可发现髓内或蛛网膜腔微出血改变，有助于血管病的诊断。

5. 选择性脊髓血管造影　可显示闭塞的血管，动静脉畸形或硬脊膜动静脉瘘的部位和类型。

6. 肌电图和神经传导检测　脊髓缺血早期发生 H 反射和 F 波异常，之后出现运动神经复合肌肉动作电位波幅下降以及失神经改变。

【诊断】

诊断路径

1. 出现典型的临床表现，尤其是 T4～T8 节段以下病变，应疑诊为急性脊髓梗死，包括出现反复间歇性跛行，脊髓前动脉综合征或脊髓后动脉缺血征象。

2. 系统病史回顾和辅助检查寻找脊髓缺血性梗死的病因或易感因素，常见的病因包括：主动脉夹层、主动脉手术钳夹时间超过 25 分钟、动脉造影术、严重低血压或心脏骤停、动脉炎等。

3. 脊髓 MRI 对脊髓缺血病变的定性有一定参考价值：

①脊髓增粗，病变节段呈长 T2 信号，不具有特异性；

②连续数个节段中央性相对对称性髓内病变，如果发现相应节段的椎体缺血性病变，可确立脊髓梗死的诊断；

③脊髓缺血性梗死的早期 DWI 呈高信号，ADC 呈低信号；随着病程发展，均演变为高信号。

4. 选择性血管造影术可发现闭塞的血管。

【鉴别诊断】

1. 脊髓压迫症　脊髓肿瘤、硬膜外或硬膜下脓肿、肉芽肿、硬膜外或硬膜下血肿、脊髓髓外肿瘤（脑膜瘤、神经纤维瘤、淋巴瘤、转移癌），以及椎间盘突出等可压迫脊髓，出现临床症状，也可累及脊髓动脉出现病程的突然发作或加重，因此应该首先加以排除。多模式脊髓 MRI 加增强有助于鉴别诊断。

2. 急性脊髓炎　病前常有上呼吸道或胃肠道感染的前驱症状，经过一段潜伏期后，亚急性起病，出现脊髓横贯性损害，病变水平以下感觉、运动和自主神经均受累及。脑脊液白细胞增高或 IgG

指数升高或脊髓 MRI 病变注药后强化。

3. 急性吉兰-巴雷综合征　与脊髓梗死急性期类似，出现弛缓性瘫痪，但是急性吉兰-巴雷综合征通常不出现膀胱功能障碍，没有感觉平面，而且感觉障碍主要累及肢体远端。

4. 脊髓 TIA 与血管性间歇性跛行、马尾性间歇性跛行的鉴别

血管性间歇性跛行表现为下肢间歇性疼痛、无力、苍白，病变侧下肢皮肤温度低，足背动脉搏动减弱或小时，超声多普勒检查有助于诊断。马尾性间歇性跛行是由于腰骶椎管狭窄，椎间盘突出，压迫 L5～S1 神经根，常有腰骶区疼痛，行走后症状加重，休息后减轻，腰前屈时症状减轻，后仰时加重，有间歇性足下垂。

【治疗】

由于本病发病率低，目前没有脊髓梗死药物治疗的直接临床研究。许多治疗原则沿用急性缺血性脑卒中的共识或临床指南。

1. 一般治疗　推荐皮下注射低剂量肝素或肢体功能康复，预防周围血栓性静脉炎和肺栓塞。持续肌张力高或痉挛状态，可使用巴氯芬、替扎尼定和安定；如果无效可考虑肌肉内注射肉毒素，或通过蛛网膜下腔泵鞘内使用巴氯芬。

2. 针对病因的治疗　低血压者应纠正血压和血容量；血管危险因素的管理：糖尿病、高血压、高脂血症、自身免疫性血管炎；

3. 抗血小板治疗　阿司匹林 81mg，qd 至 325 mg，bid/qid；氯吡格雷 75 mg，口服，qd。

4. 溶栓治疗　目前还没有脊髓梗死的溶栓治疗报道。

【预后】

脊髓缺血性梗死可为脊髓组织不可逆性损害，症状发生后第一个月，短期死亡率约为 20%～25%。由于各类血管性疾病、感染和其他病理状况，脊髓梗死患者的整体寿命跨度减低。

参考文献

[1] Shinoyama M, Takahashi T, Shimizu H. Spinal cord infarction demonstrated by diffusion-weighted magnetic resonance imaging. J Clin

Neurosci. May 2005；12（4）：466-8.

[2] Weidauer S，Nichtweiss M，Lanfermann H. Spinal cord infarction：MR imaging and clinical features in 16 cases. Neuroradiology. Oct 2002；44（10）：851-7.

[3] Zhang J，Huan Y，Qian Y. Multishot diffusion-weighted imaging features in spinal cord infarction. J Spinal Disord Tech. Jun 2005；18（3）：277-82.

[4] Masson C，Pruvo J P，Meder J F. Spinal cord infarction：clinical and magnetic resonance imaging findings and short term outcome. J. Neurol. Neurosurg. Psychiatry 2004；75；1431-1435.

二、脊髓出血

【疾病概论】

1. 定义

脊髓出血（spinal cord hemorrhage）包括脊髓髓内出血，脊髓蛛网膜下腔、硬脊膜下腔、或硬脊膜外腔出血，常见于外伤、血管畸形和出血性血液病，通常急性起病，病变部位出现剧烈疼痛，迅速出现脊髓病变的临床症状和体征。

2. 流行病学

脊髓出血发病率低，脊髓蛛网膜下腔出血发病率不足整个蛛网膜下腔出血发病率的1%，脊髓硬膜外出血发生几率为硬脊膜下出血的4倍。男性脊髓髓内出血、脊髓蛛网膜下腔出血、脊髓硬膜外出血发病率高于女性，而女性硬脊膜下腔出血更为常见。脊髓硬膜外出血有两个发病年龄高峰：儿童期和50～60岁。儿童病例多累及颈段，成年人主要累及胸腰段。

3. 病因和发病机制

脊髓髓内出血可向病变部位的上下纵向撕裂脊髓，灰质破坏程度重于白质。脊髓蛛网膜下腔出血多由于动静脉畸形、出血性疾病和长期使用抗凝药物，血液进入蛛网膜下腔，撕裂脊髓和神经根鞘。脊髓硬膜下、硬膜外出血可产生脊髓压迫症。

表 6-5-2　脊髓出血的病因学

1. 脊髓髓内出血

外伤，血管畸形，出血素质，抗凝药物，肿瘤内出血，静脉梗死

2. 脊髓蛛网膜下腔出血

脊髓血管瘤，脊髓动脉瘤，颅内动脉瘤，出血素质，抗凝药物，结节性多动脉炎，肿瘤出血，外伤，腰穿，外伤

3. 脊髓硬膜外出血

自发性出血，外伤，肝病伴有门静脉高压，出血素质，腰穿，硬膜外麻醉，硬膜外血管畸形

4. 脊髓硬膜下出血

出血素质，抗凝治疗，外伤，腰穿，血管畸形，脊髓外科手术，自发性

【临床表现】

1. 脊髓髓内出血　①突然、剧烈、局限性后背痛伴有或没有根性疼痛；②出现偏瘫、截瘫或四肢瘫痪；③病变水平以下感觉缺失；④膀胱括约肌功能障碍；⑤表现为 Brown-Séquard 综合征、脊髓中央损伤综合征、脊髓横切综合征、脊髓圆锥综合征，伴有或不伴神经根病。

2. 脊髓蛛网膜下腔出血　①突然、剧烈、局限性后背痛伴有或没有根性疼痛，头痛；②查体：Brown-Séquard 综合征、脊髓中央损伤综合征、脊髓横切综合征、脊髓圆锥综合征，伴有或不伴神经根病，颅神经病，视乳突水肿，可见皮肤血管瘤。

3. 脊髓硬脊膜外、下出血　①突然、剧烈、局限性后背痛伴有或没有根性疼痛；②出现偏瘫、截瘫或四肢瘫痪；③病变水平以下感觉缺失；④膀胱括约肌功能障碍。

【辅助检查】

1. 实验室检查　血小板计数，凝血酶原时间和活化部分凝血激酶时间，排出出凝血机制障碍疾病。腰穿脑脊液检查发现：血性脑脊液或黄变，蛋白水平升高。

2. 影像学：脊髓 MRI、CT 和椎管造影可显示血肿的部位和范围，选择性脊髓血管造影可显示血管畸形的部位和类型。

（1）脊髓椎管造影：脊髓椎管造影可发现有无脊髓增粗、椎管有无梗阻，部分可见碘柱内粗细不均、扭曲状附着于脊髓表面的透亮条形影，透视下可见到畸形血管搏动征。但由于椎管造影难以确切显示畸形血管全貌，且碘剂本身可诱发蛛网膜粘连，故现已少用。

（2）脊髓 CT：平扫可见脊髓局限性增粗、髓内密度增高的血肿，而对血管畸形诊断价值不大，仅用于排除有无脊髓压迫等：但增强时可见异常扩张迂曲走行或多环状畸形血管，粗大的供血动脉及引流静脉。椎管造影 CT 平扫可见脊髓表面点条状边缘欠清的充盈缺损，此检查可提高阳性率。

（3）选择性脊髓血管 DSA：DSA 可直接观察畸形血管的发生部位、类型及范围，对确定供血动脉的来源，判断畸形血管和脊髓的关系具有重要价值。因 DSA 对脊髓隐匿性血管畸形及晚期已形成血栓、血管闭塞等情况下常为阴性发现，且为有创伤性，可并发脊髓损伤，故需慎重选择。

（4）脊髓 MRI：MRI 和以上各项检查相比具有如下优点：①能清楚地显示血肿部位、大小及脊髓受损情况；②多节段、多方位成像显示血管畸形病变的占位征象及相邻脊髓关系，有助于血管畸形分类；③显示其他检查方法难以显示的脊髓亚急性、慢性出血及畸形血管内血栓形成；④能显示在 DSA 上阴性的隐匿性血管畸形，如海绵状血管瘤；⑤具有无创性，便于随访观察。

【诊断】

脊髓出血的诊断标准是：①青壮年急性起病，有中重度胸背痛或肩颈痛；②起病后数小时内疼痛停止，迅速出现双下肢瘫痪或四肢瘫痪；伴有病变水平以下感觉障碍和自主神经功能障碍；③CSF 呈血性或黄变；④脊髓 MRI 检查或脊髓血管造影显示有出血征象或血管畸形。

【鉴别诊断】

主要与脊髓外伤、脊髓肿瘤、硬脊膜外脓肿、脊髓梗死相鉴别。

【治疗】

急性期应绝对卧床休息，给予各种镇静止痛剂。如果出血的原因为凝血机制障碍，逆转出血倾向至关重要。华法林诱导的出血可输注新鲜冷冻血浆和维生素 K，肝素诱导的出血可给予硫酸鱼精蛋白，血小板减少可输入血小板，凝血因子缺乏如血友病和 Christmas 病可给予成分凝血因子或新鲜冷冻血浆。

外科手术治疗：脊髓硬膜下和硬膜外出血应行手术治疗清除血肿。脊髓蛛网膜下腔出血应卧床休息、手术切除髓外的血管瘤或者通过介入手段栓塞治疗。脊髓动静脉畸形还可考虑局部进行伽马刀或冷光子刀治疗。

对于脊髓病变水肿是否应用甘露醇或激素，尚缺乏随机、双盲对照研究证据。

其他：脊髓出血后肌痉挛可给予巴氯芬、替扎尼定和安定；脊髓出血后疼痛可给予加巴喷丁、阿米替林和卡马西平。膀胱功能障碍可给予抗胆碱能药物。

【预后】

有报道一旦脊髓血管畸形发生出血，在第一个月内再出血率约 10%，一年内再出血约 40%，直接死于出血者至少 17.6%。

参考文献

[1] Leech RW, Pitha JV, Brumback RA. Spontaneous heamtomylia: a necropsy study. J Neurol Neurosurg Psych, 1991, 54 (2): 172.

[2] Karavelis A, Foroglou G, Petsanas A, Zarampoukas T. Spinal cord dysfunction caused by non-traumatic hematomyelia. Spinal Cord. May 1996; 34 (5): 268-71.

[3] Weisberg LA. Vascular diseases of the spinal cord. In: Rowland LP, ed. Merritt's Textbook of Neurology. 10th ed. Baltimore, Md: Lippincott Williams & Wilkins; 2001: 271.

[4] Geldmacher DS, Bowen BC. Spinal cord vascular disease. In: Bradley WG, Daroff RB, Fenichel GM, Marsden CD, eds. Neurology in Clinical

Practice Principles of Diagnosis and Management. 4th ed. Philadelphia, Pa：Butterworth-Heimann；2004：1313-22.
[5] Karavelis A，Foroglou G，Pestanas A，et al. Spinal cord dysfunction can by non-traumatic hematomyelia. Spinal Cord，1996，34（5）：268.

（张在强）

第七章 癫 痫

第一节 癫痫发作和综合征的诊断与治疗

【疾病概论】

1. 定义 癫痫是由多种病因引起的慢性脑部疾患，是一组疾病和综合征，以大脑神经元反复突然过度放电所致的间歇性中枢神经系统功能失调为特征，是一种起源于大脑，并反复发作的运动、感觉、自主神经、意识和神经状态不同程度的功能障碍，具有发作性、反复性和自然缓解性等特征。因此，仅有一次痫性发作不能称之为癫痫。一个癫痫病人可以有一种以上癫痫发作形式，不同发作类型可以交替出现。由于异常放电神经元的位置不同，放电和扩散的范围不等，患者发作可表现为感觉、运动、意识、精神、行为、自主神经功能障碍或兼而有之。每次发作称为痫性发作，持续存在的癫痫易感性所导致的反复发作称为癫痫；在癫痫中，由特定症状和体征组成的、特定的癫痫现象称为癫痫综合征。

癫痫是一个伴随人类产生就有的古老的疾病。追溯到 4000 年前的汉穆拉比法典就有癫痫的记载；在公元前 5 世纪医学之父希波克拉底（Hippocrates）在《on the sacred Disease》一书中对癫痫大发作、小发作等做过详细定义性描述。公元 175 年希腊医学家盖伦（Galen）明确指出是脑部疾病导致癫痫发作；1861 年英国医生杰克逊（Haghlings Jackson）首先提出癫痫是由于脑灰质异常结构的过度放电所引起。随之革瓦斯（Willian Gowers）又详细描述了大量临床综合征，开创了人类对癫痫科学认识的新纪元。对癫痫学影响最大的是德国精神病学家 Hans Berger 在 1929 年发表的成果。他在健康人头发上记录到自发电活动，并发现在癫痫发作间期的电活动变化。1931年Jackson强调癫痫发作的特点为“高度不稳定的细胞突然一过性过度发作”或“某部分的大脑灰质的过度发作”。他们的成就和理论使癫痫的研究步入现代科学的殿堂，直到今天还是公认的研究癫痫的基础理论。

2. 流行病学　癫痫的患病率在发达国家、经济转轨国家、发展中国家、不发达国家癫痫的患病率分别为0.5%、0.61%、0.72%、1.12%，以此估计，全球大约有5 000万癫痫病患者，我国癫痫患者总数约900万。这是一个非常可观的数字，目前认为，癫痫已经成为神经系统疾病中仅次于脑卒中的第二大常见病，癫痫性猝死也日益引起学者的关注。

（1）不同国家癫痫的发病率、患病率和死亡率

1）癫痫发病率：发达国家癫痫的年发病率在50/10万左右（40/10万～70/10万）。美国明尼苏达罗彻斯特的研究提示，1983～1984年癫痫的年发病率比较恒定，平均年发病率为44/10万（35/10万～47/10万）。非洲和南美洲国家如智利、坦桑尼亚癫痫年发病率超过100/10万，这可能与当地某些寄生虫病，如脑囊虫、疟疾、盘尾虫病等流行有关。

2）癫痫患病率　发达国家癫痫的患病率一般在4‰～8‰之间，美国明尼苏达罗彻斯特1984～1990年癫痫的患病率上升趋势。活动性癫痫（5年内复发的非诱发性发作）患病率1940年为2.7‰，1980年上升至6.8‰，终生患病率从3.00‰上升至8.2‰，1990年以后患病率随着年龄的增长而升高，其中老年组上升最多。

南美洲的患病率较高，在10‰～30‰之间，巴拿马最高（57‰）。非洲国家以利比亚和尼日利亚的患病率最高，分别为43‰和37‰。其他非洲国家一般在5‰～10‰之间。近年来，亚洲国家的患病率报道增多，一般在5‰～10‰之间。在非洲，不同地区甚至同一区域内癫痫的患病率存在明显的差异，例如坦桑尼亚11个乡村的调查结果差异很大，最低的村患病率为5.1‰，最高的村达到37‰。

3）癫痫死亡率　发达国家研究表明，即使是控制良好的癫痫，

其死亡危险显著高于非癫痫人群。Massey Schoenberg 曾汇集 30 多个国家癫痫年死亡率，从总体上看，癫痫的年死亡率有下降趋势，1951～1958 年癫痫年死亡率为（1.1/10 万～4.6/10 万），1967～1973 年癫痫年死亡率为 0.6/10 万～4.0/10 万。

4）死亡原因　癫痫患者死于肺炎的较多（20%～30%），直接由于癫痫发作致死的约占 6%～19%，死于意外事故，特别是溺水占 10%～20%。部分癫痫患者死于原因不明突然死亡（SUDEP），约占 10%，其原因可能与抗癫痫药产生的精神衰退作用或其致癌作用有关。年轻人 SUDEP 的发生率比正常人群高 40 倍。自杀也是癫痫患者超额死亡的原因之一，国外报道癫痫人群自杀率较高，是一般人群的 2～10 倍。

（2）中国癫痫发病率、患病率　癫痫发病率城乡比较，城市略高于农村。农村和少数民族地区的调查显示了发病率的地区间差异。高发地区有新疆、陕西、云南等地区，而福建、浙江、贵州等地区发病率较低。不同地区之间患病率存在明显差异，如陕西省癫痫患病率为 6.6‰，浙江省为 1.5‰。此外，不同民族的患病率也存在差异，如蒙古族、维吾尔族少数民族高于汉族平均患病率，回族显著高于汉族。居住在同一地区的土家族、苗族癫痫患病率显著高于侗族，究其原因可能与遗传因素有关。

3. 发病机制　癫痫的发病机制复杂，迄今为止尚未完全阐明。但不论是何种原因引起的癫痫，其电生理改变是一致的，即发作时大脑神经元出现异常的、过度的同步性放电。不同原因导致异常放电的机制可能不尽相同。

（1）继发性癫痫　在癫痫病灶内，利用微电极记录到单个神经元在发作期间出现高电压 细胞膜去极化，称为“发作性去极化漂移”（paroxysmal depolarization shift，PDS），将近发作时，PDS 后超极化不再发生，代之以高频率的动作电位群，并通过突触联系和强直后易化作用引发外围和远处的神经元同步放电。这种发作性痫性活动是由生理、生化诸多因素综合产生的，涉及细胞膜结构的缺损、细胞内外离子含量的异常、兴奋性氨基酸或神经递质的增多，以及抑制性神经元功能的减退。

（2）遗传 目前已有3种呈常染色体显性遗传的原发性癫痫的基因已被克隆，这些基因均是编码离子通道蛋白的。常染色体显性遗传夜间发作性额叶癫痫（autosomal dominant nocturnal frontal lobe epilepsy）是由于位于20q13.2的神经元烟碱乙酰胆碱受体α-4亚单位编码配体门控钙离子通道基因（CHRNA4）突变所至。至今已发现2种突变形式，一种为248号氨基酸的色氨酸被苯丙氨酸取代，另一种为碱基对插入突变（776in53），钙离子经突变的受体通道内流减少，导致突触前末梢释放抑制性神经递质GABA减少，突触抑制功能降低而引起癫痫发作。良性家族性新生儿惊厥（benign familial neonatal convulsion）为位于20q13.3和8q24编码钾通道的KCNQ2、KCNQ3基因突变所至，钾电流减弱、钾依赖的复极受到损害而诱发发作。伴热性发作的全身性癫痫（generalized epilepsy with febrile seizures plus）与编码电压门控钠通道β亚单位（SCN1B）基因的突变有关，该基因突变后，阻碍了亚基调节通道门活性的作用，使钠通道失活过程异常，不能限制去极化神经元的持续性放电而导致发作。良性家族性婴幼儿惊厥（benign familial neonatal convulsion）的基因已被定位于19q，青少年肌阵挛癫痫已发现3个基因位点，分别被定位于6p21.3、15q14和8q24。儿童失神癫痫的基因也被定位于8q24。

4. 发病原因

（1）儿童和青少年期 癫痫是儿童和青少年最常见的神经系统疾病之一，小儿癫痫发病率大约为成人的10倍，其中50%以上在10岁以内发病。文献报道婴幼儿的癫痫主要与产前及围生期因素、代谢障碍或遗传因素有关，儿童和青少年期癫痫则主要与中枢神经系统感染、颅脑损伤、皮质发育障碍等有关。

1）产前及围生期因素：孕妇在妊娠期间，尤其是妊娠早期若发生感染、不合理地使用药物、接受大量放射线照射，或合并有妊高征、胎盘早剥、胎盘老化等疾病均会影响到胎儿，若影响到神经系统发育，发生如脑回畸形、胼胝体缺如、灰质异位等先天异常，则很可能发生癫痫。此外分娩时各种产伤、严重窒息、产钳助产等也均可致胎儿脑缺血缺氧，造成大脑损伤以至后来发生癫痫，国外资料显示约44.44%的婴幼儿癫痫与围生期因素有关，且有围生期脑损害的婴幼儿约26.7%的脑电图异常。

2）遗传因素或代谢障碍　癫痫患者中约40%与遗传有关，在儿童癫痫中甚至更高，此外，营养代谢性疾病如苯丙酮尿症、氨基酸尿症、脑脂质沉积症、甲状旁腺功能低下、维生素B6缺乏症等也可通过影响大脑皮层的发育而引起癫痫发作。

3）中枢神经系统感染：如脑炎、脑膜炎、脑脓肿、脑囊虫病等各种中枢神经系统感染时由于皮质血管内的血栓形成、脑水肿、病原体及其代谢产物的积聚等均可使神经细胞坏死、变性及炎性细胞浸润，从而影响到神经细胞膜的稳定性，使神经细胞的通透性和正常功能受到影响，产生异常放电而引起癫痫，此外痊愈后形成的瘢痕及粘连也可能成为癫痫灶，这可能与小儿的血脑屏障功能发育不完善有关。

4）热性惊厥　热性惊厥为儿童常见病，可能是由于患儿脑发育不成熟，神经细胞结构简单，皮层分化不全，髓鞘生成缺乏，神经元的树突发育不完整等造成惊厥阈值降低，常在3个月～5岁在发热同时出现惊厥症状，可分为单纯性热性惊厥和复杂性热性惊厥。文献报道热性惊厥大部分预后好，只有约1/3的会反复发作形成复杂性热性惊厥，这部分患儿若同时合并有神经系统的器质性病变，且有惊厥家族史的，日后发展为癫痫的可能性较大，故应避免感冒、扁桃体炎、肺炎等导致的发热，如体温超过正常，应及时对症处理。

5）颅脑外伤：颅脑外伤亦为继发性癫痫的重要病因，外伤后癫痫发作通常分为3种类型：急性癫痫发作、早期癫痫发作和晚期癫痫发作，急性癫痫发作通常指伤后24h内的发作，早期癫痫发作指伤后1周内的发作，晚期癫痫发作通常指外伤后超过1周的发作。

6）先天性脑发育不全：先天性脑发育不全是引起小儿癫痫的

主要病因之一，在脑发育的不同时期，可形成不同的疾病，以Demyer分类法分为细胞源性疾病、组织源性疾病、器官源性疾病三大类。

（2）成年期　成人癫痫发病率约为20％～25％，其病因多为肿瘤、血管畸形、系统性疾病、代谢异常或内分泌功能障碍等。

1）脑肿瘤　脑肿瘤是成年期癫痫的常见病因，文献报道约25％～40％的脑肿瘤可致癫痫，癫痫常是脑肿瘤的唯一或首发的症状。肿瘤的类型与癫痫的发生有关，其中脑胶质瘤致癫痫率为60％，少突胶质瘤为45％，而脑膜瘤致癫痫率则明显低于脑内含胶质细胞的肿瘤。此外，肿瘤的性质对癫痫的发生也有很大影响，恶性肿瘤的致痫率为28.2％，而良性肿瘤为9.6％，有报道生长较快的肿瘤较少引起癫痫发作，而生长缓慢的肿瘤则易引起发作，需长期服药，具体机制不明，可能与肿瘤的长期刺激及脑血流的改变等多因素有关。文献报道肿瘤引起的癫痫日后多发展成为难治性癫痫，而新型的抗癫痫药物可减少耐药性，降低与抗肿瘤药物的相互作用，从而有效控制发作，提高患者的生活质量。

2）脑血管畸形　脑血管畸形是血管形态发生学上的异常，系先天性脑血管发育异常，临床上有多种类型，其中以脑动静脉畸形多见，癫痫发作为其常见的临床表现，约占30％～40％，可能的机制为血管畸形引起神经胶质细胞增生、局部出血、含铁血黄素沉积等均可改变局部神经元的内环境，从而破坏细胞膜的稳定性，导致异常放电而引起癫痫发作。

3）代谢异常或内分泌功能障碍

①水钠代谢失常及酸碱平衡失调：水中毒时由于细胞外液水分过多和钠浓度降低，呈低渗状态，使细胞水肿，如脑细胞水肿后导致颅内压增高，大脑皮层受到刺激则易导致癫痫发作；而高钠血症时由于细胞外高渗，脑细胞失水引起神经细胞内环境的改变也可导致癫痫发作。代谢性碱中毒时由于蛋白结合钙增加，游离钙减少，乙酰胆碱释放增多，神经肌肉活动增加，且血红蛋白对氧亲和力增强，导致组织缺氧，以脑缺氧表现最明显，故可出现癫痫发作。

②低血糖：各种原因引起的低血糖可引起癫痫发作，葡萄糖为脑部主要能量来源，且脑组织几乎无葡萄糖的储备，一旦发生低血糖，则脑功能最先受损，受损从大脑皮质开始，顺延波及皮层下，可致神经元异常放电，诱发痫性发作，且其发作与血糖下降速度有关。

4）全身或系统性疾病　各种全身或系统性损害如毒物、药物中毒、缺氧、妊高征、心脏传导阻滞、高血压脑病、多发性硬化、重症肌无力、系统性红斑狼疮以及各种血液系统疾病等，若引起脑组织缺血缺氧、水肿，改变了脑神经细胞膜的稳定性，使惊厥阈值降低则易发生异常放电，从而导致癫痫发作。

(3) 老年期　老年性癫痫的病因与儿童青少年及成年人有所不同，病因复杂且大多数明确，脑血管病、糖尿病和脑萎缩为老年人的常见病因。

1）脑血管病　老年人癫痫的病因中以脑血管病最为常见，主要包括脑出血及脑梗死，国外资料统计脑血管病后癫痫发生率相差较大，从2.3%～43%，病后1年左右开始发生癫痫的约有2.5%，5年后增加到4.4%，且病情越重发生率越高。一般认为，脑梗死早期由于局部脑组织缺血、缺氧导致钠泵衰竭，改变了细胞膜的稳定性，Na^+进入神经细胞内，使其发生过度去极化，这种致病因素随着脑梗死的进展而愈加明显，容易诱发癫痫。而脑出血早期出现癫痫主要是由于出血刺激脑血管痉挛及局部脑水肿，使受累大脑皮质缺血、缺氧、代谢障碍而致大量神经元异常放电所致。

2）糖尿病　糖尿病引起的低血糖、高血糖、糖尿病酮症酸中毒及脑血管并发症等都可引起癫痫发作。糖尿病引发癫痫的机制可能为糖尿病患者易出现大血管并发症，多有不同程度的脑动脉硬化等，可能是易发癫痫的基础，有文献报道糖尿病还可导致体内兴奋性氨基酸及抑制性氨基酸的平衡失调，而诱发癫痫。临床上常以局限性运动性发作为多见，其次还有强直-阵挛发作和癫痫持续状态等。

3）脑萎缩　脑萎缩是指由于各种原因导致脑组织本身发生器

质性病变而产生萎缩，起病较为缓慢，呈进行性加重。脑萎缩是否为癫痫的一个独立病因，现在仍有一些争论，但已有很多学者认为脑萎缩，尤其是局限性萎缩可引起癫痫发作，不过还没有文献阐述脑萎缩具体的致痫机制。除以上常见病因外，类肿瘤综合征也是癫痫的一个病因，1999 年 Shavit 报道了 3 例抗 Hu 阳性的患者出现典型的连续部分性癫痫综合征，其中 2 例后来发现是小细胞肺癌，因而在临床上连续部分性癫痫综合征患者原因不明时，要警惕类肿瘤综合征的存在，并进行相关的检查。此外，少儿长时间沉湎于电子游戏等过度的脑力劳动也可诱发大脑皮层的异常放电，而成为诱发癫痫的重要原因，因此必须形成一个良好的生活习惯。

【临床分类和表现】

癫痫的分类非常复杂，目前有几种分类方案并存使用。一种是 1981 年国际防治癫痫联盟提出的癫痫发作的分类方案，着重描述每一种癫痫发作的形式及脑电图的改变。1989 年国际防治癫痫联盟根据引起癫痫的病因和解剖部位又推出了癫痫和癫痫综合征的分类，从整体上将癫痫作为一个疾病进行分类。2001 年 5 月在国际抗癫痫联盟，提出了最新的“癫痫发作和癫痫患者的诊断方案建议”。癫痫发作（seizure）是指癫痫病人每一次或每一种具体的临床表现，一个病人可以只有一种类型的发作，如反复发作则称为癫痫症（epilepsy）。因该分类临床上存在争议，目前临床比较常用的分类仍为 1981 年和 1989 年的分类，而 2001 年分类主要用于学术交流和科研中应用。本文主要介绍 1981 年和 1989 年的分类。

1. 癫痫发作的分类

1981 年国际分类将癫痫分为三大类，即部分性发作、全面性发作和不能分类的发作。后者是指因资料不充分或不完全，分类标准无法将其归类的发作。本章主要介绍前面 2 类发作。

（1）部分性发作

该类发作起始时的临床表现和脑电图改变提示发作源于大脑皮质的局灶性放电。根据有无意识改变及是否继发全身性发作又分以下三类。

1）单纯部分性发作　可起病于任何年龄，发作时患者的意识始终存在，异常放电局限于皮质内，发作时的临床表现取决于异常放电的部位，可分为运动性、感觉性、精神性或自律性。

皮质运动区病灶诱发的局灶性运动性癫痫表现为身体某特定部位的阵挛和强直。痫性放电按人体运动区的分布顺序扩展时则称为Jackson发作，如抽搐从面部开始逐渐累及上肢和下肢。如局灶性运动性发作后，出现暂时性肢体的无力，称为Todd瘫痪，可持续数分钟至数日。病灶在第二运动区、辅助运动区时，发作表现为头或躯体转向病灶的对侧、一侧上肢外展伴双眼注视外展的上肢。也可能表现为突然失音或不自主发音。

不同感觉中枢的痫性病灶可诱发相应的临床表现，如针刺感、麻木感、视幻觉、听幻觉、嗅幻觉、眩晕、异常味觉等。

边缘皮质和额叶病灶常可诱发各种发作性精神症状，表现为记忆障碍、识别障碍、情感障碍、错觉、结构性幻觉。

自主神经症状的发作包括上腹部不适感、呕吐、面色苍白、潮红、竖毛、瞳孔散大或尿失禁。

2）复杂部分性发作　虽可起病于任何年龄，但以儿童和青壮年始发者为多。发作时均有意识改变，病人此时突然凝视不动，与周围环境失去接触或保持部分接触，少数病人仅有上述意识障碍。多数患者尚出现自动症，如反复咀嚼、吞咽、吸吮、抚弄衣服、拍打自身或桌子；也可能表现为笨拙的继续原来正在进行的活动，如驾车、言语、走动、洗涤等。有的病人可保持部分反应能力，发作时仍可回答简单问题。每次发作持续时间一般不超过2分钟，发作后常有疲惫、头昏、嗜睡，甚至定向力不全。发作大多起源于颞叶内侧面的海马、海马回、杏仁核等结构，少数始于额叶。

3）继发性全身性强直-阵挛发作　可由单纯部分性发作或复杂部分性发作进展而来，也可能一起病即表现为全身性强直-阵挛发作，此时易误诊为原发性全身性强直-阵挛发作。但仔细观察病人可能会发现一些提示脑部局灶性损害的依据，如病人的头转向一侧或双眼向一侧凝视、一侧肢体抽搐更剧烈，脑电图痫性放电双侧不对称。

(2) 全身性发作

临床表现和脑电图都提示大脑半球两侧同时受累，意识常受损并可能为首发症状。

1）失神发作　起病于儿童期，典型失神发作表现为突然发生和突然终止的意识丧失，病人中断正在进行的活动，如吃饭、做作业、走路。每次发作持续时间极短，一般只有几秒钟。除意识丧失外，有的病人偶有肌阵挛和自动症的表现如舔唇、吞咽、抚弄衣服或无目的行走。发作后立即清醒，病人无任何不适，继续先前的活动，甚至根本不知道刚才发了病。脑电图上可见典型的双侧对称的每秒 3Hz 棘-慢复合波，背景活动正常。每天可能发作数十次，多的上百次。预后良好。

不典型失神发作的起始和终止均较典型失神发作缓慢，常伴肌张力降低，脑电图上为不规则的棘-慢复合波，双侧常不对称，背景活动异常。患儿常合并智能减退，预后较差。

2）肌阵挛性发作　表现为快速、短暂、触电样肌肉收缩，可能遍及全身，也可能限于某个肌群，常成簇发生。脑电图示爆发性高幅多棘-慢波或棘-慢波。

3）全身性强直-阵挛发作　为最常见的发作类型之一，过去称为大发作，以意识丧失和全身对称性抽搐为特征。发作时，病人突然倒地，双眼球上窜，神志不清，全身肌肉强直性收缩，如影响呼吸肌可发出尖叫或喘鸣声，持续往往不到半分钟即转入阵挛性收缩，频率由快变慢，最后一次强烈阵挛后，抽搐突然终止，所有肌肉松弛。发作过程中病人可出现面色青紫、瞳孔散大、对光反应消失、舌被咬伤、口鼻喷出泡沫或血沫、血压增高、汗液、唾液分泌增多，整个发作历时 5～10 分钟。清醒后常感到头昏、头痛和疲乏无力，部分病人发作后进入深睡状态。

4）强直性发作　表现为四肢肌肉的强直性收缩，往往使肢体固定于某种紧张的位置。呼吸肌受累时，面色可由苍白变为潮红、继而青紫。

5）阵挛性发作　全身性惊厥发作有时无强直发作，仅有全身性的肌肉阵挛，但较少见。

6）失张力发作　于儿童期发病，肌张力突然丧失，可导致头或肢体下垂，严重时病儿跌倒在地，多见于有脑弥漫性损害的儿童。

2. 癫痫和癫痫综合征的分类

上述癫痫发作的分类仅仅描述了每一种癫痫的发作形式而不是对癫痫（综合征）本身进行分类。一个病人可以同时存在几种发作形式，如患 Lennox-Gastaut 综合征的病人常同时具有强直性发作、失张力性发作、肌阵挛性发作和强直-阵挛性发作。因而为了弥补这个缺陷，1989 年国际癫痫防治联盟又推出了癫痫和癫痫综合征的分类。该分类将癫痫分为四大类，即部分性癫痫和癫痫综合征、全身性癫痫和癫痫综合征、未能区分为部分性或全身性癫痫和癫痫综合征和特殊综合征。以下介绍前面两大类。

（1）部分性癫痫（综合征）

是指发作时的症状、体征和实验室检查提示发作为局部起源的痫性疾病。导致部分性癫痫的原因既可能是遗传因素，也可能是脑损伤，以后者多见。

1）特发性癫痫　均在儿童期起病，发病与遗传因素密切相关。无神经系统体征或智能改变，影像学检查无异常发现，但发作形式和脑电图改变提示局灶性异常。一般预后良好。

①具有中央-颞部棘波的良性儿童期癫痫（benign childhood epilepsy with centro-temporal spike）：好发于 3～13 岁之间，9～10 岁为发病高峰，男性明显多于女性。常在夜间发病，表现为嘴角及一侧面部抽动，偶可累及对侧肢体，甚至进展为全身性强直-阵挛性发作。发作稀疏，每月一次或数月一次，可不经治疗于 16 岁前自愈。脑电图上在中央-颞区可见一侧高波幅棘波，并有向对侧扩散的倾向。

②具有枕区放电的良性儿童期癫痫（childhood epilepsy with occipital parosysms）：儿童期发病，发作始以视觉症状，如黑矇、

闪光、视幻觉或错觉，随之出现一侧阵挛性抽动及自动症。约1/4的患儿发作后出现头痛。脑电图示一侧或双侧半球枕区或颞区阵发性高波幅棘-慢波或尖波，反复以节律性形式发放，仅在闭眼时见到。

2）症状性癫痫（symptomatic epilepsy）

①颞叶癫痫（temporal lobe epilepsy）：由颞叶病灶诱发的癫痫，发作形式可为单纯部分性发作、复杂部分性发作及继发性全身性发作，或这些发作的混合。单纯部分性发作主要表现为自主神经性和精神症状，复杂部分性发作常有消化道症状及口部的自动症，发作持续时间超过1 min，发作后意识模糊或嗜睡。

②额叶癫痫（frontal lobe epilepsy）：与颞叶癫痫一样，可以表现为单纯部分性发作、复杂部分性发作、继发性全身性发作或这些发作的合并出现。其发作的特征为每次发作的时间非常短暂，常为强直性或姿势性发作，易于全身化，多在夜间发作；复杂部分性发作持续时间一般不超过1 min，发作后往往无意识混浊现象。

③枕叶癫痫（Occipital lobe epilepsy）：主要为单纯部分性发作，发作时可为视觉的阴性症状如盲点、偏盲、黑矇，也可为阳性症状如闪光、火花、幻视，常伴有头眼偏向一侧、眼睑抽动，偶尔放电扩散至对侧，导致继发性全身性发作。

④顶叶癫痫（pariatal lobe epilepsy）：单纯感觉性部分性发作，表现为发作性感觉障碍，如麻木、感觉缺失、触电感，偶可出现浅表烧灼样疼痛感。此外还可出现视幻觉、眩晕、感觉性失语等症状。旁中央小叶发作易演变成继发性全身性发作。

（2）全面性癫痫综合征

起始症状表明两侧大脑半球同时受累，脑电图改变也提示发作双侧是同步的。

1）特发性癫痫　除上述特点外，病人发作间期良好，无神经系统体征或影像学异常。

①良性家族性新生儿惊厥（benign neonatal familial convulsion）：为常染色体显性遗传性疾病。于出生后第三天发病，表现为阵挛或

呼吸暂停，脑电图无特异性改变。约 14%的患儿成年后发展为癫痫。

②良性新生儿惊厥（benign neonatal convulsion）：出生后第五天发病，发作频繁，表现为阵挛或呼吸暂停，脑电图上可见尖波和 θ 波交替出现。

③良性婴儿期肌阵挛性癫痫（benign myoclonic epilepsy in infancy）：1～2 岁发病，常有癫痫或惊厥家族史，发作特征为短暂爆发的全身性肌阵挛。脑电图睡眠期可见短暂广泛的棘-慢波暴发。

④儿童期失神癫痫（childhood absence epilepsy）：6～7 岁起病，与遗传因素密切相关，女孩多见。发作表现为频繁的短暂失神，每天可发作数次至上百次。脑电图在正常背景上出现双侧同步对称的每秒 3Hz 棘-慢波。预后良好。

⑤青少年期失神癫痫（juvenile absence epilepsy）：青春期前后发病，发作频率明显少于儿童期失神癫痫，很少每天发作，多伴发全身性强直-阵挛发作。

⑥青少年期肌阵挛性癫痫（juvenile myoclonic epilepsy）：又称前冲性小发作，常在晨起后发病，表现为双上肢不规则的抽动或弹跳，多合并全身性强直-阵挛发作和失神发作。脑电图为广泛的不规则棘-慢波及多棘-慢波。

⑦觉醒时全身强直-阵挛发作性癫痫（epilepsy with generalized tonic-clonic seizure on awaking）：多在 10～20 岁起病，常在觉醒后不久或傍晚休息时发作。剥夺睡眠易于诱发。

2）隐源性或症状性癫痫　隐源性癫痫被推测是症状性的，但病史及现有的检测手段未能发现致痫原因。

①West 综合征：又称婴儿痉挛症，出生后一年内发病，男孩多见，以频繁发作的全身痉挛、智能发育迟滞和脑电图上高峰节律失常为特征性三联症。痉挛表现为点头、双上肢处展、下肢和躯干屈曲，偶尔下肢也可为伸直状。症状性 West 综合征多见，往往有肯定的脑损伤证据，预后不良；隐源性者较少见，未能发现明确的

病因，少有智能障碍，早期用 ACTH 或类固醇激素治疗，疗效较好。

②Lennox-Gastaut 综合征：起病于学龄前，具有多种发作形式，其中以强直性发作最常见，其他依次为失张力性发作、肌阵挛性发作、失神发作和全身性强直-阵挛发作。发作频繁，每天可多达数十次，容易出现癫痫持续状态。多数患儿曾患过脑病，发作难以控制，常伴有智能障碍，预后不良。

3）症状性癫痫　多见于儿童，发作形式可为肌阵挛、强直性或失张力性。临床、神经心理学及影像学均提示脑部存在弥漫性损害。可以是许多疾病状态的主要症状之一。

【辅助检查】

1. 脑电图　是诊断癫痫最常用的辅助检查方法之一，脑电图对癫痫的诊断具有重要的、不可取代的作用。脑电图在癫痫的诊疗方面可以提供以下有用的信息：①确定发作性事件的性质是属于癫痫发作还是有其他原因所致的非癫痫样发作；②如果是癫痫，帮助医生判断属于什么类型的发作；③判断有的癫痫类型属于哪种综合征；④寻找癫痫病人突然认知功能到退的原因；⑤确定发作起源的部位；⑥评估病人有无癫痫外科的适应证；⑦估计首次癫痫发作后再次发作的可能性；⑧估计停用抗癫痫药物后癫痫复发的风险。40%～50%的癫痫病人在发作间歇期的首次脑电图检查可见到尖波、棘波、尖-慢波或棘-慢波等各种痫样放电，其中失神发作、肌阵挛和婴儿痉挛症有特征性脑电表现，结合相应的临床发现不难诊断。癫痫发作患者出现局限性、痫样放电提示局限性癫痫；普遍性痫样放电则提示全身性癫痫。重复脑电检查和应用过度换气、闪光刺激、剥夺睡眠等激活方法可提高痫样放电的检出率。有痫性发作的成年病人最好尽早进行剥夺睡眠后的脑电检查或长时间的活动状态下脑电检查。但有一小部分癫痫病人尽管多次进行脑电图检查却可始终正常。而有 1%～3%的正常成年人也可以记录到痫样放电，2%的健康儿童可记录到局灶性棘波或尖波，大约 2%的正常成年人可出现与闪光刺激频率同步的弥散性阵发放电。因此，决不能仅依据间歇期脑电的异常或正常而确定或否定癫痫的诊断。由于抗癫痫药（antiepileptic drugs，AEDs）对某些非癫痫性发作亦有效，所以也不能单凭抗癫痫药是否有效而诊断或排除癫痫。对诊断困难的病例应采用电视录像-脑电同步监控系统进行长时间观察有助于鉴别癫痫与非痫性发作以及确定痫性放电的起始部位。

2. 脑影像学检查

（1）CT　20 世纪 70 年代头颅 CT 开始应用于临床，为癫痫病因的诊断提供了一定的帮助。CT 的优点在于低价、快速、方便，图像对于大多数病人相对可靠。由于技术的进步，目前 CT 可在几秒内快速成像，清晰度得到显著提高。虽然 CT 对脑内出血等疾患较敏感，但 CT 对颞叶内侧海马硬化难以检出，且由于骨伪影的干扰，对颅中窝和颅后窝的病变显示不清。位于半球深部及 1cm 以下的小病灶 CT 不能很好显示。

（2）MRI　癫痫磁共振成像为癫痫的病因诊断提供了直观、清晰的解剖形态学图像。其中主要包括磁共振成像（MRI）、功能磁共振（fMRI）、磁共振波谱（MRS）。

1）MRI　能清楚地区分脑白质、灰质和深部灰质；对髓鞘发育不良、髓鞘脱失等病变显示清晰，对于诊断脱髓鞘病、脑炎、脑缺血、早期脑梗死和低分化胶质瘤等，MRI 明显优于 CT。MRI 图像上既能显示脑组织病变，又能看到畸形血管及狭窄，能有效地显示新生儿期难治性癫痫所致的后遗脑白质病变，如足月新生儿矢状旁脑软化、早产儿脑白质旁软化、难治性癫痫或核黄疸后遗留的基底节变性等。

2）fMRI　近年来出现的血氧水平依赖的功能磁共振成像（blood oxygenation level dependent functional MRI，BOLD-fMRI）具有无创、高空间分辨率、可重复性好等优点。由于局部脑活动可引起相应部位脑血流的改变，而 fMRI 是应用血氧水平依赖（BOLD）技术探测脑血流动力学改变。所以，可据此定位癫痫病灶或脑功能区。fMRI 提供了除颈动脉内异戊巴比妥试验（IAT）之外确认语言优势区的另一种有效方法，可以通过选择合适的刺激任务定位颞叶和额叶切除后可能受损的具体语言功能区，对于详尽制订手术计划具有重要意义。Jokeit 等依赖个体半球间的 fMRI 活动的差异对 90%的癫痫发作侧进行了正确地分类，敏感性达 90%，特异性达 88%。由于 EEG 具有良好的时间分辨率，而 fMRI 具有良好的空间分辨率，其两者结合而成的脑电触发 fMRI 和脑电监测的 fMRI 技术表现了很好的互补性。而新出现的数据驱动的 fMRI 模式对癫痫活动的定位可以弥补 EEG-fMRI 不能检测的深部发放灶的定位。

3）MRS MR 波谱（magnetic resonance spectroscopy，MRS）分析是近年应用于癫痫研究的新技术，能够对活体状态下脑内生化物质如代谢产物氮-乙酰天门冬氨酸 NAA）、肌酸（Cr）及胆碱复合物（Cho）的浓度进行相对定量分析，直接反映神经细胞的代谢变化，从而间接证实病灶内组织病理学改变，尤其对颞叶癫痫的定侧、定位比较敏感。现常用 NAA/（Cho+Cr）比值降低到正常下限以下作为定位诊断标准。Cross 等认为两侧颞叶 NAA/（Cho+Cr）值相差 0.05 就可以确定病变侧，我国学者研究证实取 0.05 假阳性率较大，认为以 0.107 作为定侧的价值比较合适。有研究对 15 例病人的回顾性分析，MRS 定位准确 12 例，另 3 例为阴性，结合 MRI 可对 13 例准确定位，显示了 MRS 良好的应用前景。

成年期起病的癫痫病人、儿童期起病的局限性癫痫病人（不包括良性局限性癫痫）、有神经系统异常体征或脑电图提示局灶异常慢波者均应进行脑影像学检查。经积极治疗而发作不能缓解的难治性癫痫也应行 MRI 检查，扫描时最好加做冠状位和 flair 相扫描，对于一些先天性病变磁共振可以帮助诊断；某些特殊病变如海马硬化、海绵状血管瘤、结节性硬化等有诊断意义；近几年来功能磁共振的发展给癫痫的诊疗带来了很大帮助，如磁共振波谱、语言和运动区的定位对癫痫手术的定位有很大帮助。

3. 脑磁图（MEG） MEG 是反映活动神经元内部电流所产生的微弱磁场变化的一种无侵袭性测定脑细胞活动的技术。脑磁通过头部各层组织时不被衰减、扭曲，因而在致痫灶发放的定位上准确度很高。MEG 具有毫米级的空间分辨率，它高达 1 ms 的时间分辨率可将原发灶放电和镜灶区分开来，并且可以区分出放电起始区（pacemaker area）和快速继发的全面癫痫放电，这是普通头皮 EEG、VEEG 等检查难以做到的。MEG 表现出对颞叶新皮质癫痫特别有效，定位符合率达 90%以上。通过对刺激正中神经产生体感激活区（somatosensory evoked fields SEFs）的探测，MEG 可判断出感觉皮质、中央沟及运动皮层的位置，也可以通过对运动激发的皮质区探测来定位运动区。通过对 MEG 与 MRI 的融合所形成的新的图像称之为磁源性成像（MSI），它可以直观地把致痫灶或功能区显示在解剖影像上，为手术入路的选择和术中周围功能皮质的保护提供参考，还可引导伽马刀进行癫痫的治疗。MSI 还可以发现由于病变而引起的皮质功能区的重塑，如感觉区、听觉区的重塑，把它们考虑进行手术计划中会对病人的术后生活质量大有帮助。其在语言的定侧和定位方面和 Wada 实验有很高的一致性。MSI 技术还可以对病灶和功能区位置关系的分析来评估手术的风险和并发症，119 例胶质瘤病人通过上述评估，其中 46%不建议手术，剩余 54%的病人接受了手术治疗，其中仅有 6%出现神经功能受损，远远低于先前报道的 17%～20%的神经功能缺失率，当 MEG 提示痫性棘波源比较集中时，预示着切除该区域后会有很理想的效果，如果提示痫性棘波源比较分散，就必须用 ECoG 进行评估了，如果它们分散在不可切除的功能区，术后很可能仍有癫痫的残留发作。MSI 的 landmarkers 还可以和影像引导的立体定向方法结合，实现术中更加精确的导航，Schiff bauer 等人运用上述神经导航的方法测出术前的 SEF 定位和术中刺激定位在三维空间上存在 21±2 mm 的偏差。MSI 和侵袭性脑电 ECo G 的比较：有报道称发作期 MEG 对致痫灶的定位和 ECoG 的检查结果几乎完全吻合，更有报道说 MSI 和 PET 或 SPECT 的联合有可能取代侵袭性脑电检测，但是目前还没有令人信服的证据。但是 MEG 设备昂贵，检查费用高，不利于普及。因为 MEG 要检测的是脑细胞发出的非常微弱的磁场，所以对磁性物质非常敏感，容易造成伪差。MEG 检查需要较长时间，需要病人的高度的配合，数据采集时受检者的运动，特别是头部的运动，将会影响结果的可用性。连续的头部位置的监测技术，将会增加定位结果的准确性，特别是在儿科的检查中。

4. 正电子发射计算机断层扫描（PET） PET 是把含有放射性核素的化学物质作为示踪剂注入体内，通过这些物质参与机体的生化、代谢反应的同时释放正电子，正电子在湮灭过程中释放出方向相反的两个光子，探测器对光子的时间、位置、方向、数量进行检测，通过计算机对信息转化为图像，反映出人体的生化、代谢、功能、血液、灌注、神经受体等，FET 检查癫痫灶可以是高或低代谢灶，在发作期或发作后早期多为高代谢灶，发作间期主要表现为低代谢灶，但由于发作期较难捕获，且由于安全和可操作性问题，大多数 PET 都是发作间期显像，国内 110 例的实验表明阳性检出率为 88.2%，与 ECoG 或 DEEG 相比，PET 对致痫灶的检出灵敏度为 92%，定位准确性为 87%，表明 PET 对癫痫外科手术及放射定向外科均有价值。但是它和 SPECT 一样，时间和空间分辨率都比较低，很多脑功能信号都无法测到，不能区分癫痫的原发灶与继发灶。

5. 单光子发射计算机断层扫描（SPECT） SPECT 是一种把放射性核素应用于计算机断层扫描的诊断技术，其原理是把能放出 γ 光子的放射性核素，如^{99}m Tc-HMPAO，^{123}I-MP 和^{99}m Tc-ECT 等核素注入或吸入人体内，通过接收的射线检查机体的生理、生化、病理过程的三维功能显像，主要是反映局部脑组织的血流情况。可在发作间期和发作期分别检查，脑血流在发作期表现为高灌注，发作间期表现为低灌注。有报道称通过发作间期的检测，SPECT 的癫痫阳性率达到 88.68%，经术中皮质脑电图检查证实 SPECT 定位致痫灶的准确率达 83.33%，若与 EEG、MRI 联合分析则其定位准确率提升至 95.8%（23/24）。发作期 SPECT 剪影 MRI 融合技术（subtractionictal single photon emission computed

tomography registered to MRI，SISCOM)：是把 SPECT 发作间期的影像从发作期的影像中减去，而后再与 MRI 影像融合而成新图像的技术，它对 86％（19/22）的局部皮质发育不良引起的癫痫作出了定位，对 10 个 MRI 无阳性发现的病人，SPECT 成功地定位出 8 个。SISCOM 还可以对致痫灶定位以引导 ECoG 电极的植入，从而提高 ECoG 的阳性检出率，可以对癫痫术后结果作出预测。由于发作期的阳性率要高于发作间期的，但自然发作不好捕捉，且注射放射性药物的时间要求比较严格，所以近年来有对诱发发作癫痫 SPECT 扫描的可行性研究的报道，实验中 8 个受试者全部出现诱发发作期高灌注，其中 5 个高灌注区与立体脑电描记（SEEG）的致痫灶相重叠，1 个受试者高灌注区和 SEEG 描记的多个致痫灶之一重叠。总的来说本方法结果是令人满意的，有一定的临床意义，由于 SPECT 仅测定血流量和代谢量，不可能测定自发的脑电信号。SPECT 的时间分辨率在数分级、空间分辨率在数十毫米级，难以区分癫痫原发灶和继发灶，且发作期检查有一定难度，故限制了它的应用。

6. 生化检查

针对首次出现抽搐发作的患者通常要进行生化检查排除一些系统性疾患造成的抽搐；要抽血进行生化、血氨、血钙、尿酮体、甲状腺、甲状旁腺功能等检查寻找抽搐的病因，有条件可以对儿童可以进行尿的有机酸筛查和血的连锁筛查，除外代谢性疾病。怀疑脑囊虫的患者还要进行腰穿检查，查脑脊液囊虫抗体，以明确癫痫的病因，并针对不同的病因进行指导治疗。

7. 血药浓度监测

治疗药物血药浓度监测可提高抗癫痫药的疗效和安全性。一般在开始抗癫痫药治疗、增加或撤除与之有相互作用的其他药物、发作反常的增加或表现有抗癫痫药毒性症状时，有必要进行血药浓度监测，对患者依从性的考察也可进行血药浓度监测。需要强调的是，血药浓度监测虽有助于给药剂量个体化，但应结合患者个体的具体情况（包括病理生理及用药情况）合理解释测定结果。传统抗癫痫药的药代动力学存在明显的个体差异，由于治疗指数低，治疗量与中毒量很接近，有些中毒症状与疾病症状不易区别。常规的血药浓度监测有助于临床医师针对每个患者进行个体化给药和剂量调整，大大提高了传统抗癫痫药的治疗效果，避免或减少了可能产生的毒副反应。大多数新型抗癫痫药的临床有效的血药浓度范围很广，且有效浓度与出现毒性浓度和无效浓度常有交叉。但有些药物药代动力学表现出个体间及个体内很大的可变性，提示可能有监测的必要。新型抗癫痫药的有效血药浓度范围尚未明确，对一些临床有特殊情况的遴选病例，尤其是那些依从性差或因疾病和所用药物引起药代动力学改变的患者，血药浓度监测对他们的个体化治疗是有益的。因此，有必要建立每种药的血药浓度范围参考值，以便在药代动力学参数发生改变时能据此进行剂量调整。

8. 其他　对于癫痫定位还有临床神经心理评估、Wada 实验、经颅磁刺激、体感诱发电位等。对于怀疑脑血管畸形造成的癫痫还可进行头颅 MRA、CTA、DSA 检查进行确诊。由于癫痫外科学的发展，促进了癫痫的神经病理学诊断的发展，对病因学诊断很有帮助；遗传学检查可以帮助确定家族遗传性癫痫的患者，对癫痫的病因诊断提供帮助，并能提供遗传学咨询；药物耐药基因的检查对药物治疗也提供了帮助，对确定耐药基因的患者有针对性的选用相应的抗癫痫药。

【诊断】

癫痫的诊断需遵循三步原则：首先明确是否为癫痫；在明确是癫痫的基础上再区别哪种类型的发作或癫痫综合征；最后明确引起癫痫的病因，并尽可能对癫痫患者的残障程度作出正确的估计。

1. 首先要确定是否为癫痫发作　这是癫痫诊断的首要问题。癫痫患者就诊时均在发作以后，而且体格检查多数无异常发现，因此病史是诊断癫痫的主要依据。全身性强直-阵挛发作易引起注意，因此患者大都会即刻就诊。但相当多的部分性发作或失神发作在刚起病时很可能被病人或家属忽视。所以大多数情况下，要依据详细的病史以了解首次发作的时间和情况。但除单纯部分性发作外，患者本人很难表述清楚，因此需向目睹者了解整个发作过程，包括当时环境，发作时程，发作时的姿态、面色、声音，有无肢体抽搐和其大致顺序，有无怪异行为和精神失常等；还要了解病人的起病年龄，首次发作和各类发作的可能触发因素、发作的频率、发作间隙期有无异常等，以及家族史，怀孕期、分娩期、产后生长发育情况，有否热性惊厥、严重颅脑外伤、脑膜炎、脑炎、寄生虫感染史等。了解发作时有无意识丧失对诊断全身性强直-阵挛发作是关键性的，间接依据为咬舌、尿失禁，可能发生的跌伤和醒后的头痛、肌痛等。同时须作脑电图检查，发作期的脑电图可以帮助确定是否为癫痫并能帮助确定发作的类型；发作间期的脑电图痫样放电的检出阳性率为 50%左右，因此发作间期脑电图阴性不能除外癫痫，需要反复性脑电图检测来帮助诊断；视频长程脑电图并加多种诱发及蝶骨电极对脑电图检出阳性率的提高很有帮助。对有些反复发作而发作间期脑电图阴性的患者，可以先试验性治疗；倘若先后两种抗癫痫药的单药治疗都失败，就应再次对病人进行评估，并要重复脑电图和高分辨的 MRI 检查。

2. 其次要确定病人的发作类型以及可能归属于何种癫痫综合征　根据临床表现、发作的时间规律性及诱发因素、起病年龄、家族史、EEG 特征、神经系统检查及影像学检查综合判断。

3. 最后确定癫痫的病因　若为首次发作，必须考虑排除可能引起急性症状性发作的各种内科或神经科情况，如低血糖症、高血糖症、高渗状态、低钙血症、低钠血症、高钠血症、肝衰竭、肾衰竭、高血压脑病、卟啉病、脑膜炎、脑炎、脑脓肿、脑瘤等。如考虑 Lennox-Gastaut 综合征必须进行全面的代谢性检查。如体格检查显示一侧肢体略小或短于另一侧，则提示对侧大脑半球已存在很长时间的病损；发现牛奶咖啡色斑、脱色斑、鲨鱼皮斑或面部血管瘤则提示斑痣性错构瘤病（phakomatoses）。为探讨脑部疾病的性质，一般需做 CT、MRI、放射性核素脑扫描或脑血管造影等检查。多种药物或毒物也可引起发作，如异烟肼、氨茶碱、哌替啶、阿米替林、多塞平、丙咪嗪、氯丙嗪、氟哌啶醇、甲氨蝶呤、卡莫司叮、环孢素、苯丙胺等。

4. 诊断前需注意的问题

癫痫有两个特征，即癫痫的临床发作和脑电图上的痫样放电。仅有脑电图上的痫样放电不能诊断为癫痫。因为在正常人群中约有1%的人脑电图上可能有痫样放电，痫样放电还可出现在其他非癫痫性疾病中。仅有临床发作也不要轻易下癫痫的诊断。

(1) 癫痫的临床特征及脑电图表现

癫痫的临床发作有两个主要特征：①共性：癫痫的共性是指所有癫痫都有的共同特征，即发作性、短暂性、重复性、刻板性。发作性指癫痫突然发生，持续一段时间后迅速恢复，间歇期正常；短暂性指患者发作持续的时间都非常短，数秒钟、数分钟，除癫痫持续状态外，很少超过 5min；重复性指癫痫都有反复发作的特征；刻板性指就某一患者而言，发作的临床表现几乎一致；②个性：即不同类型癫痫所具有的特征。是一种类型的癫痫区别于另一种类型的主要依据。如全身强直阵挛性发作的特征是意识丧失，四肢抽动；失神发作的特征是突然发生和中止的意识丧失；复杂部分性发作的主要特征是以短暂性意识障碍为突出表现的部分性发作，如自动症等；单纯部分性发作的临床特征是没有意识障碍。癫痫发作的共性和特殊类型的个性共同组成了癫痫最为重要的诊断依据。

(2) 脑电图表现：癫痫发作期和发作间期脑电图有不同的表现，但主要特征仍然是突出于背景的暴发性活动，临床上最常见、最具特征的是棘波、尖波、棘慢复合波、尖慢复合波和发作节律波。有癫痫发作的临床表现，脑电图上有符合这种发作类型的痫样放电、如是癫痫综合征则有符合 1989 年或 2001 年国际抗癫痫联盟提出的癫痫综合征的临床表现和脑电图特征即可确诊。有癫痫发作的临床表现，但脑电图没有记录到相应的痫样放电或有符合 1989 年或 2001 年国际抗癫痫联盟提出的癫痫综合征的临床表现，但没有记录到相应的脑电图特征，则为临床可能。

【鉴别诊断】

癫痫可以表现为多种发作形式，与许多非痫性发作性疾病某些方面有相似之处，因而临床上很容易误诊，故对一个尚待确诊的病人，或是用抗癫痫药物治疗效果不佳者，应想到是否为非痫性疾病。

1. 假性癫痫发作（pseudoepileptic seizures） 又称假性发作或心因性发作、癔症性发作，可表现为运动、感觉、自动症、意识模糊等类似癫痫发作的症状。多在精神受刺激后发病，发作中哭叫、闭眼、眼球躲避、瞳孔正常等为假性发作的特点，且发作形式不符合癫痫发作的分类标准，发作时脑电图上无癫痫样放电，录像脑电监测系统对鉴别假性发作很有意义。但应注意10%假性发作病人同时合并癫痫，而癫痫伴有假性发作者为10%～20%。

2. 晕厥（syncope） 为脑血流灌注短暂全面降低、缺氧所至的意识瞬时丧失，应与全身性强直-阵挛发作鉴别。一般有明显的诱因，常见为久站、剧痛、见血、情绪激动、过分寒冷、急剧胸内压力增高，如咳嗽、抽泣、大笑、用力、憋气、排便等。常有恶心、头晕、眼花、无力等先驱症状。发作时面色苍白，脉搏不规则。但如意识丧失时间短，不一定有面色苍白。患者摔倒时不像癫痫发作那样突然，而是比较缓慢。偶尔晕厥者也可能伴有抽动、尿失禁甚至咬破手指。但晕厥时的抽搐与强直-阵挛发作不同，强直症状相当于去脑强直，表现为肢体过度伸展，阵挛期也较短；惊厥也不会有强直-阵挛发作的强度和持续时间。但仅靠临床症状有时难以区别复杂的晕厥与癫痫，需借助脑电图和心电图监测。

3. 偏头痛（migraine） 偏头痛与癫痫的鉴别要点有以下几个方面：①后者头痛程度较轻，且多在发作前后出现，前者则以偏侧或双侧剧烈头痛为主要症状；②癫痫脑电图异常为阵发性棘波或棘-慢综合波：偏头痛仅少数病人有局灶性慢波，偶尔在头痛同侧的颞区有尖波；③二者均可出现视幻觉，但癫痫视幻觉复杂，形象模糊；偏头痛者则以闪光、暗点、视物模糊为主要特征；④癫痫发作多有突然发生、很快终止的意识障碍，且以突然、短时为特点；偏头痛者多无意识障碍。

4. 短暂性脑缺血发作（TIA） TIA发作若表现为一过性记忆

丧失、幻觉、行为异常和短暂意识丧失，则易与复杂部分性发作相混淆，但患者既往无反复发作史，有动脉硬化，年龄偏大及脑电图无痫样波等特点可资鉴别。

5. 发作性睡病　青少年多发，可以表现为白日过度嗜睡、猝倒、入睡前幻觉和睡眠瘫痪四联症。白天嗜睡为白天不可控制的睡眠发作，入睡直接进入快动眼睡眠，可持续数分钟至数十分钟，余无异常。鉴别可通过多导睡眠图进行鉴别。

6. 抽动秽语综合征　多在少年儿童发病，表现为身体的全部或一部分快速地抽动，例如眨眼、皱眉、缩鼻、努嘴、舔舌，以及做怪相、扭脖子、躯干身体抖动等，可以伴有喉部的各种不自主声响或秽语，患者能够在很短的时间内主动控制发作，睡眠中抽动消失。

7. 一过性全面遗忘症（TGA）　是一种成年人中发生的情况，发作时记忆丧失，存在一定程度的逆行性遗忘，发作可持续数小时，没有局灶性神经系统症状和体征。发作时患者反复提问发生了什么和对当前环境感到莫名其妙，其他行为均正常。发作后患者可意识到记忆中出现了一段时间的空白，可能与全脑的供血不足或双侧边缘系统短暂的功能障碍有关。

8. 眩晕　前庭系统周围与中枢功能障碍引起的一种运动性错觉，发作性周围的物体出现旋转、倾斜和移动感，多伴有恶心、呕吐、耳鸣等，可以持续数分钟、数小时或更长的时间。

此外，在儿童、青年、成人尚存在许多非痫性发作，如屏气发作、遗尿、梦魇、腹痛、肌张力障碍、睡眠障碍、面肌痉挛等；多数通过病史询问和检查可以鉴别。脑电图特别是视频脑电图对于鉴别癫痫发作与非癫痫发作有非常重要的价值。

【治疗】

对于新诊断的癫痫患者应根据具体的分型选用不同的抗癫痫药，目前国际上通用的治疗方法为先选用一种抗癫痫药治疗，如果无效再选用第二种药物治疗，仍然无效可以选用第三种单药或分别采用两种以上药物联合治疗，如果仍然无效可选用三种药物或进行外科手术评估，对于外科手术不能解决的难治性癫痫的患者还可选用迷走神经刺激术、颅神经刺激术、经颅磁刺激术、生酮饮食等进行治疗，总之80%的癫痫患者药物是可以控制的，另外20%的患者可以采用其他的方法治疗，下面分别介绍如下：

1. 癫痫的药物治疗

成人癫痫药物治疗应遵循的基本原则：控制癫痫发作，改善患者的生活质量是癫药物治疗的主要目的。当完全控制发作不能实现时，最佳治疗是尽量减少发作频率和保持药物不良反应在可以承受的范围内，能基本维持正常生活而不降低生活质量是治疗求其次的目标。癫痫患者往往需要长期服药，迄今尚未找到无不良反应的药物。如果将非癫痫患者误诊为癫痫进行治疗，不仅患者要承担可能出现的药物不良反应风险，而且还带来不必要的经济负担，由于没有疗效，可能误导医生做出难治性癫痫的诊断，采取些损伤性的措施。因此需要仔细与非痫性发作性疾病鉴别，明确诊断后才能开始抗癫痫的药物治疗。取得患者及其家属的合作，让癫痫患者了解用药的必要性、长期性，规律服药以及药物可能产生的不良反应是治疗成功的前提。药物治疗失败的患者不低于50%是不遵医嘱所引起。药物治疗是控制癫痫发作的主要手段，无明确病因或虽有病因但不能根除者及病因治疗后仍有发作的患者，都需药物治疗。

（1）发作间期的治疗应遵循以下基本原则

1）起始用药　尽管部分癫痫患者有自发性缓解倾向，但大多数患者一旦明确诊断，就应该选择合适的药物治疗。对首次发作或1年以上发作1次者，在告之患者及家属抗癫痫药副作用和不治疗可能的后果情况下酌情选择用药。但对于有下列情况的首发患者应开始用药：①如果首次发作患者过去有过有诱因的发作（如热性惊厥），或有癫痫家族史；②脑电图有明确痫样放电者；③有明确病因，如灰质发育异常、颅内血管畸形、颅内占位性病变、产伤、脑外伤、中枢神经系统感染等；④家长或本人强烈要求用药时也应给予抗癫痫药，因为患者是否复发难以预测。

2）合理选药　选择抗癫痫药物应依据发病类型和癫痫综合征，

并根据患者的年龄、性别及药物不良反应大小、药物来源、价格等进行个体化治疗。其中最主要的依据是癫痫发作类型，可选用传统药，也可选用新的抗癫痫药，选药不当不仅治疗无效而且可能加重癫痫的发作。由于抗癫痫治疗需要较长时间用药，因此药物治疗应取得患者或家属的配合。

80%左右的患者用上述药物能得到满意的控制，但对10%～20%称为难治性癫痫的患者需选用新的抗癫痫药物治疗或转到专科医师处进行处理。在选药时还需考虑药物不良反应的大小，有疗效但不良反应明显的药物并不一定比疗效稍差但没有不良反应的药物好。药物治疗的价效比也是选药中应注意的问题。合理决定药物剂量从小剂量开始，逐渐加量，达到即能有效控制癫痫发作又没有明显不良反应为止。如不能达此目的，宁可只满足于部分控制而不出现严重的不良反应，是抗癫痫药物剂量原则的核心。

3）单药和合理的多药治疗　单一药物治疗是应遵守的基本原则，如治疗无效，可换用另一种单药，但换药期间应有一定的过渡期。在多数情况一下联合用药并不能提高临床疗效还可增加药物不良反应和加重患者的经济负担。一旦出现不良反应，也影响医生对不良反应来源的判断，不利于进一步的治疗。下列情况下可考虑联合用药：①有多种类型的发作；可考虑选用多种针对不同类型发作的抗癫痫药联合应用；②针对药物的不良反应：如用苯妥英钠治疗部分性发作时出现失神发作，除选用广谱抗癫痫药物外，也可合用氯硝西泮治疗由苯妥英钠引起的失神发作；③针对患者的特殊情况如月经期癫痫的患者在月经前后可加用乙酰唑胺，以提高临床疗效；④由于癫痫是一种由多种病因所引起的综合征，成因复杂，因而在单药治疗无效的患者，必要时也可考虑联合用药。

联合用药应注意：①尽量避免将药理作用相同的药物合用，如扑米酮进人体内后可代谢成苯巴比妥，故在一般情况下不能将扑米酮与苯巴比妥合用；②尽量避开有相同不良反应药物的合用；③不能将多种药物联合作广谱抗癫痫使用；④一般情况下，联合用药不宜超过3种。

4）合理服药　根据药物的性质可将每日剂量单次或分次服用，半衰期长的药物可 1～2 次/日，如丙戊酸钠缓释片、苯巴比妥等，半衰期短的药物可 3 次/d，如丙戊酸钠普通制剂、卡马西平等。由于多数抗癫痫药为碱性，因而饭后服药可减轻胃肠道反应。

5）正确处理和观察不良反应　多数抗癫痫药都有不同程度的不良反应，因而，除定期随访，常规体检。用药前查肝、肾功能，血、尿常规外，用药后还需每月复查血常规，每季度复查肝、肾功能，至少持续半年。例如苯妥英钠用药后引起的恶心、呕吐、厌食、齿龈和毛发增生、体重减少，对疗效无明显影响可以不处理，眼震、言语不利、共济失调往往是药物过量的表现，减量可好转。如出现严重的皮疹或肝肾功能、血液系统损伤，则需停药，用其他药物进行治疗。

6）合理决定终止治疗的时间　除癫痫患者有自发性缓解的倾向外，还有相当部分患者经正规治疗后终身不再复发，因而，多数患者不需终身服药。一般说来，全面强直阵挛性发作完全控制3～5年后，失神发作停止 1～2 年后可考虑停药。但决定停药后应有一个缓慢减量的过程，一般不应少于 1～1.5 年。复杂部分性发作可能需要长期服药。

（2）发作期的治疗

1）单次发作　痫性发作有自限性，多数患者不需特殊处理。强直阵挛发作时可扶持患者平或侧卧，防止跌伤或伤人。托住下颌防止舌咬伤并注意不要强行在口中塞东西。需解开衣领、腰带，以利呼吸通畅。抽搐发生时，在关节部位垫上软物可防止发作时的擦伤；不可强压患者的肢体，以免引起骨折和脱臼。惊厥停止后，可将患者头部转向一侧，让分泌物流出，防止窒息。对表现为自动症的患者，在保证安全的前提下，不要强行约束患者，以防伤人和自伤。

2）癫痫持续状态见下一节。

2. 癫痫药物介绍：

（1）传统的抗癫痫药物　有卡马西平、丙戊酸钠、苯妥英钠、苯巴比妥类和苯二氮䓬类四种。

1）丙戊酸（Valproate，VPA） 1962 年由法国人 Eymard 发现，作用机制及药理学特性如下：

①通过增加合成，减少降解以及增强突触后膜的反应性，加强脑内抑制性神经递质 γ-氨基丁酸（GABA）功能。

②直接作用于神经元膜，改变钾离子转运而降低其兴奋性。

③降低脑内兴奋性神经递质天门冬氨酸的浓度。

④口服后迅速完全吸收，1～4 小时达到峰浓度，血浆蛋白结合率高达 90%，主要在肝与葡萄糖醛酸结合代谢，抗癫痫谱广，毒副反应少。

迄今为止仍是原发性全身强直阵挛发作、肌阵挛发作、失神发作的首选药物；对复杂部分性发作、单纯性部分性发作也有一定的疗效，但不及卡马西平，宜作为二线药物。血浆半衰期 9～21 小时，平均 12～13 小时。成人初始剂量 400 mg/d，维持量 600～1800 mg/d，儿童每天 20～30 mg/kg，分 2 次服用。鉴于血药浓度与发作控制之间无相关性，有人提出一次顿服，也不必监测血药浓度。该药是目前剂型最多的一类抗癫痫药，其针剂是癫痫连续状态十分有效而且安全的药物。长期应用要警惕其肝毒性及高氨血症等特应性反应，另外震颤、脱发、体重增加、血小板下降都是较常见的不良反应，对于女性患者较常见的反应为多囊卵巢、月经周期紊乱、怀孕的妇女早期服用还易造成胎儿畸形。2006 年国际抗癫痫联盟推荐该药用于全面性发作的首选用药，适用于多种发作形式；针对怀孕的妇女要慎用；针对生育期的妇女要充分的考虑用药的利与弊。

2）卡马西平（carbamazepine，CBZ） 为一种三环结构化合物，20 世纪 70 年代用于临床，作用机制及药理学特性如下：

①与阻滞钠通道；

②抑制 NMDA 受体所激活的钠及钙内流；

③增强 GABA 抑制功能有关；

④口服吸收慢且不稳定，进食同时服用可增加吸收，主要在肝

代谢，代谢产物卡马西平 10，11 -环氧化物具有同样的抗痫活性。因有肝药酶自身诱导作用（3 周左右达到顶峰），同一个体可能有两个呈递减趋势的坪浓度，所以成人初始剂量以 100～200 mg/d 为宜，待自身诱导产生（7～14 天）后酌情增量，维持量 300～600 mg/d，必要时可用至 1200 mg/d，儿童每天 10～20 mg/kg，分2～3 次服用。有效血药浓度为 4～12μg/ml。不良反应呈剂量相关性，多与其环氧化物有关，毒性反应相对较低，但严重者可致骨髓抑制和剥脱性皮炎。需要检测血药浓度、肝功及血常规。

多个循证医学实验证实卡马西平是一种优秀的抗癫痫药物，是复杂部分发作、单纯部分发作及继发全身发作的首选药物；对全身强直阵挛发作、强直发作、阵挛发作也有效，但相对而言不如丙戊酸，建议作为次选。对肌阵挛发作、失神发作、非典型失神发作及失张力发作不仅无效反而加重。2006 年国际抗癫痫联盟推荐该药用于成人部分性发作的首选用药。

3）苯巴比妥　主要用于强直阵挛性发作及阵挛性发作，也可用于其他部分性发作，但对单纯失神小发作无效，还可用于治疗新生儿惊厥及预防热性惊厥复发。副作用为嗜睡和困倦，对儿童来讲更常见是兴奋不安，活动过多。近年来由于对癫痫患者的生活质量的关注，发现长期应用该药物可造成患儿的认知功能损害。

4）苯妥英钠　它用于强直阵挛性发作、强直发作及部分性发作，不适用于失神发作，它的不良反应较多，与药物剂量有关的毒性反应如胃肠道不适，恶心、呕吐、胃痛、便秘等，神经系统反应也较多，如头痛、眩晕、眼球震颤、失眠、精神错乱、运动失调、视觉模糊甚至发作增多。不良反应在减药和停药后可以消失。长期服用可以发生慢性毒性反应，引起牙龈增生、皮肤粗糙、多毛症、软骨病、免疫功能障碍。慢性中毒还可以使记忆力减退、注意力不集中、小脑萎缩、言语障碍、人格改变等，它的过敏反应为皮肤瘙痒、皮疹、肝功能受损、血小板减少、贫血等。

（2）新型抗癫痫药物

1）托吡酯（Topiramate，TPM）　1995 年首先投入英国市场，

1999 年在中国上市，为一种含有磺胺基团的单糖衍生物，结构上与传统抗癫痫药物迥然不同，实验研究表明具有多重抗癫痫作用机制，包括：

①阻断电压依赖性钠通道；

②拮抗红藻氨酸/AMPA 亚型谷氨酸受体；

③通过非苯二氮䓬机制增加 GABA2A 型受体 GABA 的活性；

④抑制碳酸酐酶；

⑤钙离子通道阻滞。口服吸收完全迅速，血浆蛋白结合率低（9%～17%），半衰期长（19～23 小时），呈线性代谢动力学，酶抑制和酶诱导作用较弱，70%～97%以原型由肾清除。

首先用于难治性部分性发作的添加治疗，取得了良好的疗效，后拓宽适应证，对全面性发作，除失神发作外，均显现了较好的控制率。可喜的是对最顽固的 Lennox-Gastaut 综合征也显示了一定疗效。成人剂量以 25 mg/d 开始，每周递增 25mg，目标剂量 200 mg/d。儿童以每天 0.5 mg/kg 开始，每周增加 0.5～1 mg/kg，直至达到每天 4～8 mg/kg。不良反应主要与中枢神经系统有关，包括头昏、嗜睡、协调障碍，其他有体重下降、少汗，对认知功能的影响目前受到关注。

2）拉莫三嗪（Lamotrigine，LTG） 1991 年首先在爱尔兰上市，1999 年进入中国市场。其抗癫痫机制：

①阻断电压依赖性钠通道；

②抑制兴奋性氨基酸谷氨酸和天门冬氨酸的释放。

抗痫谱较广，加用或单药治疗对全面性发作和部分性发作均有效，尤其对失神发作（典型，非典型）及失张力发作有效，也可用于 Lennox-Gastaut 综合征、West 综合征及其他顽固性癫痫。口服吸收快，血浆蛋白结合率 55%，几乎全部在肝代谢，无酶诱导作用。成人有效剂量 100～200 mg/d。儿童每天 5～15 mg/kg，均宜小剂量开始，分 2 次服用，缓慢加量，当合用高蛋白结合以及具有酶抑制作用的药物丙戊酸钠时，应相应减少剂量，而与酶诱导剂（卡马西平、苯妥英钠、苯巴比妥）合用时，应适当增量。不良反应有头晕、头痛、复视、共济失调、眼震、疲劳，多呈剂量相关性，特应性不良反应主要是皮疹，急性肝功能衰竭最近见诸报道。

3）奥卡西平（Oxcarbazepine，OCBZ） 由瑞士诺华公司开发，1991 年在丹麦首先上市，2004 年问鼎中国，化学结构与卡马西平类似，为其 10-酮衍化物，因此具有相似的抗痫作用机制及抗痫谱，本身虽无活性，但口服吸收后迅速代谢为主要的抗癫痫活性成分 HCBZ，结构的少许改变，体内过程却有明显的优势，因无酶诱导作用，半衰期相对稳定，药物间相互作用较少见，调整剂量简单。由于不经由环氧化物代谢，耐受性改善，严重副作用显著降低。临床主要用于部分性发作的单药治疗或添加治疗，疗效与卡马西平相当，但对其中难治性癫痫也显示了较好的疗效，尤其可以改善精神症状及认知。成人平均有效剂量 600～1200 mg/d，儿童每天 25～30 mg/kg，初始剂量分别为 300 mg/d 及每天 10 mg/kg，然后每周缓慢递增，不良反应类似卡马西平，但少见而且较轻，变态反应性皮疹罕见。

4）左乙拉西坦（levetiracetam） 该药是比利时 UCB 公司研发的具有个新抗癫痫机制的抗癫痫药物与其他抗癫痫药物相比具有独特的抗癫痫机制、较好的药代动力学特点。左乙拉西坦的抗癫痫作用机制：

①与脑内突触囊泡蛋白 SV2A 结合，实验表明脑膜及缺乏 SV2A 的纯化小鼠突触囊泡不与氚标记的左乙拉西坦衍生物结合；表明 SV2A 为左乙拉西坦结合的必须条件，左乙拉西坦与 SV2A 在脑内有很高的亲和性（但与 SV2B、SV2C 的作用反之），且与抑制痫性放电密切相关。

②抑制海马 CA1 区锥体神经元高电压激活的 N-型钙通道；

③通过解除负性变构剂对 GABA 能和甘氨酸能神经元的抑制，间接增强中枢抑制作用；

④阻断人脑皮层 GABA 受体下调，并将下调的受体滞留于海马而增强 GABA 对神经元回路的抑制作用。

左乙拉西坦是一种安全而且有效的添加治疗，对部分性发作、难控制的全身强直阵挛均有效。单药治疗青少年肌阵挛癫痫疗效很好，可作为一线药物。左乙拉西坦对失神发作、新生儿癫痫均有明显的疗效。治疗从小剂量开始，10mg/kg/d，逐渐加量可以加到50mg/kg/d，左乙拉西坦的安全性和耐受性好，不良反应少见。常见的为中枢神经系统反应如疲乏、头昏、嗜睡、头痛儿童可有兴奋、易激惹等表现，缓慢加量可能避免。研究结果显示不良反应发生率为10%，多为轻中度（疲乏、嗜睡、头痛、头昏、流感样症状等），新生儿、婴幼儿及老年人亦可耐受，嗜睡为最常见的不良反应，可能机制为左乙拉西坦可减少日间活动，提高神经动作电位，但对夜间睡眠的总时间和睡眠质量无明显影响；有报道认为左乙拉西坦可导致情绪障碍，甚至自杀倾向。

5）加巴喷丁（Gabapentin，GPB） 美国辉瑞公司研制，1994年美国 FDA 获准上市，是一种 GABA 类似物，作用机理尚不清楚。口服吸收迅速，不受食物影响，基本不与血浆蛋白结合，不经肝脏代谢，无药物间相互作用，耐受性好，因此有较好的药代动力学特性，但抗痫谱较窄，适用于部分性发作及继发性全身发作，而且对难治性癫痫部分性发作有效。成人剂量 900～1800 mg/d，儿童每天 30～40 mg/kg，最高可达每天 100 mg/kg。因半衰期短，宜分 3～4 次服用。副作用少，主要有疲乏、头晕、嗜睡，且与剂量有关。

6）非尔氨酯（Felbamate，FBM） 结构上类似甲丙氨酯，1993 年在美国上市。作用机制可能与激动 GABA 受体及阻滞 NMDA 受体有关。因此成为第一个对大脑兴奋性和抑制性有双重作用的抗癫痫药物。抗痫谱广，耐受性好。单药或联合治疗部分性发作、全身性发作、少年肌阵挛癫痫、West 综合征及 Lannox-Gastaut 综合征有效，曾经一度看好，后来因严重的致死性毒副作用急性肝功能衰竭及再生障碍性贫血限制了其临床应用，目前美国食品与药物管理局正在重新评价，前景未卜。

7）噻加宾（Tiagabine，TGB） 系哌啶甲酸衍生物，亲脂性高，易穿透血脑屏障，抑制突触间隙 GABA 再摄取。1997 年美国食品与药物管理局获准用于成人部分性发作的添加治疗，可减少其发作频率，对儿童难治性癫痫部分性发作也有效。临床主要用于部分性发作及继发性全身性发作。对肝药酶无影响，因此药物间相互作用少，但半衰期短，需要多次服药。一般常用剂量 8～56 mg/d，儿童每天 1～2 mg/kg，分 3～4 次服。耐受性较好，常见不良反应主要是头晕、嗜睡、激惹。

8）氨己烯酸（Vigabatrin，VGB） 结构上类似 GABA，通过选择性抑制 GABA 转氨酶，减少 GABA 降解，从而提高脑内 GABA 浓度发挥抗痫效应。1997 年美国食品与药物管理局批准临床使用。适用于部分性发作及继发性全身强直阵挛发作，尤其是难治性复杂部分性发作，对 Lennox-Gastaut 综合征及 West 综合征也有效。几乎不与血浆蛋白结合，非肝所代谢，半衰期虽然很短，但因酶抑制的滞后效应，药效时间很长，因此有较好的药代动力学特征。起始剂量 500mg/d，有效剂量 1000～3000 mg/d，儿童常用剂量每天 40～80mg/kg。但遗憾的是有较高的管状视野发生率。

抗癫痫新药的出现给一些应用传统药物难以控制发作的癫痫患者带来了福音，但是目前的研究尚未发现新药在单药治疗或者联合治疗方面明显优于传统抗癫痫药物，只是在癫痫患者不能耐受传统抗癫痫药物的副作用时，或者不能耐受传统抗癫痫药物时，新的抗癫痫药物才显示出其优越性，而且应用新的抗癫痫药物治疗会使患者的费用大大增加。因此，临床上传统的抗癫痫药物治疗仍是癫痫治疗的主要手段，合理的正规治疗，可使大部分新诊断癫痫病人的发作得到有效控制，然而这要取决于一些先决条件，如正确的诊断、正确的分型、合理的选择药物。内科药物治疗一直以来存在着困境，约 33.5%的癫痫患者会由抗癫痫药物产生各种毒副作用。约 25.3%的成人患者及 13.4%的儿童癫痫患者对药物产生抵抗，成为顽固性癫痫；另外由于药物的不良反应也可以导致患者不能继续服药。癫痫的治疗周期长，一般在 3～5 年，长期的用药也会影响认知功能，可能导致智力减退，影响学习和工作能力。研究发现，传统抗癫痫药物中，苯巴比妥对患者认知功能的影响最为严重，而新型抗癫痫药物，以妥泰对于认知损害更为突出。

（3）妊娠与抗癫痫治疗　孕妇如规则服用抗癫痫药物，避免诱发因素如睡眠不足、情感冲动等情况，则妊娠对癫痫发作影响不大。但妊娠期间常见血药浓度降低，主要为药量相对不足、代谢加快、肾脏排泄增多所致。孕妇应每月监测血药浓度，酌情加大剂量。接受抗癫痫药物治疗的女性患者所生婴儿的畸形发生率约为7%，较一般人口为高，后者为2%～3%。动物实验表明苯妥英钠、苯巴比妥、卡马西平和丙戊酸钠有致畸作用，多药合并使用者致畸率更高，故妊娠时强调单药治疗。妊娠期间如强直-阵挛性发作不能控制，建议终止妊娠。鉴于丙戊酸钠致神经管发育畸形比率较高，建议妊娠患者最好服用卡马西平、奥卡西平或拉莫三嗪。对于多年未发作的病人，根据以往发作的症状决定减量或停药。妊娠患者必须要用丙戊酸钠时，妊娠头3个月应小剂量单用此药，并补充叶酸。妊娠16～18周后测定α-胎蛋白，如其升高，表明有畸形产生，此时可通过超声检查证实。如超声检查正常，可进行羊膜穿刺和α-胎蛋白以及乙酰胆碱酯酶测定来判断神经管发育情况。如果胎儿有畸形，考虑终止妊娠。如服药期间怀孕，则妊娠的头3个月是致畸的最危险时间。应采取小剂量多次服药，血药浓度控制在有效浓度的最低限。

（4）其他药物对抗痫药之间的相互作用

不少药物可通过影响抗痫药的吸收、代谢、血浆蛋白结合、排泄等机制而影响抗痫药的血浓度，从而导致抗痛药的疗效下降或中毒。

1）影响抗癫痫药的吸收：含钙、镁、铝的抗酸药可降低肠道对苯妥英钠的吸收，从而降低苯妥英钠的疗效。

2）抑制抗癫痫药的代谢：某种药物与抗癫痫药利用相同代谢途径时可抑制后者的代谢，如磺胺、氟烷、利他灵等。另外，抑制苯妥英钠代谢的药还有异烟肼、氯霉素、氯丙嗪、心得安等。

3）干扰抗痫药与血浆蛋白的结合；大部分抗癫痫药在血浆内处于与血浆蛋白结合状态，另一种药物如果也容易与血浆蛋白结合，就可在结合部位发生竞争，从而把抗痛药从血浆蛋白结合的部位置换出来，如磺胺噻唑、口服抗凝药、口服降糖药、三环抗抑郁剂等与苯妥英钠或丙戊酸钠等合用时，可提高后二者的血浆游离药浓度，也会出现中毒症状。

4）诱导抗痛药的代谢：有些药物可诱导肝微粒体酶增生从而加速抗癫痫药的代谢，降低抗癫痫药的血浓度。除抗癫痫药物互相诱导代谢外，安定、酒精都可明显降低苯妥英钠的血浓度。

5）影响癫痫药的排泄：能改变尿的酸碱性的药物可影响抗癫痫药的排泄，如苯巴比妥为弱酸性，口服碳酸氢钠等制酸剂可使小便呈偏碱性，这时可加速苯巴比妥的排出，而降低苯巴比妥的血浓度。乙酰唑胺也有类似作用。用稀盐酸等酸性药物或服蛋氨酸、扁桃酸治疗尿路感染时则可使尿偏酸性，因而抑制苯巴比妥的排泄，使血中苯巴比妥浓度增加，有时会出现中毒。

3．癫痫的外科治疗

（1）癫痫的外科治疗的历史　自从一百多年前 Horsley 开创性地进行了针对癫痫症状的 3 例开颅手术以来，癫痫的外科治疗大致经历了三个时期：第一个时期为 1886～1935 年，由于对癫痫的病理及发生发展所知甚少，癫痫灶的定位只能根据临床症状，因此手术的成功率有限，死亡率较高，此期为摸索开创阶段。第二时期为 1935～1975 年，脑电图的发明和应用，使人们对癫痫的认识有了长足的进步，但由于缺乏统一的判定标准，使该时期的手术效果变得良莠不齐。第三个时期为 1975 年至今，随着近年来 CT、MR、PET、多导视频脑电图、脑磁图等高科技设备的应用，癫痫的外科治疗呈现出加速发展的趋势。根据 WHO 估计，全球约有癫痫患者 5000 万；我国流行病学调查显示约有癫痫患者 600 万，且每年有约 40 万的新发病例。70％～80％的癫痫患者如经过正规的内科抗癫痫药物治疗后发作可得到完全控制或显著减少，但仍有20％～25％难以控制而进展成药物难治性或顽固性癫痫。根据我国多个癫痫治疗中心手术量的统计，我国顽固性癫痫的年手术量约为 2000 例，由于癫痫治疗的复杂性也由于经济的原因以及世俗的偏见，癫痫的外科治疗存在巨大的缺口。

(2) 难治性癫痫的术前评估　外科手术治疗难治性癫痫有三个重要的先决条件：①癫痫必须是药物难治性的；②手术必须具有可行性，即致痫灶能被准确定位并能安全切除；③不引起严重神经功能障碍；④患者身体强壮，心理素质好，能胜任局部麻醉下进行开颅手术；⑤估计术后癫痫患者的发作可能得到很好控制，并能改善患者的生活能力；⑥患者及家属坚决要求手术治疗。

充分而完善的术前评估包括详细的临床发作病史、全面的神经系统检查、脑电生理学监测、神经心理学评价和影像学检查。但是，对于存在脑结构性病变的患者，无需完全符合难治性癫痫的标准，有条件手术者应尽早手术；对于年幼患者，原则上应早期手术，以尽早阻断癫痫发作对大脑发育和功能的影响，提高治疗效果。若癫痫患者有以下情况，则手术应暂缓或不宜考虑：①年龄幼小脑尚未发育成熟，癫痫发作的趋向不明显，发作类型尚未定型，或病人年龄过大，脑部已有明显的退行性病变表现，估计手术效果不佳者。②有明显与癫痫发作无关的精神症状，如偏执狂、忧郁症、精神分裂症等。③病人的智商低于 60，术后效果多不佳，故不宜于手术。

术前评估最关键的步骤是致痫灶的准确定位，这是能否手术治疗的前提。定位方法分为以下几种。①神经电生理检查：常规头皮脑电图仍是癫痫诊断中最基本的检查，发作间期脑电图仅能提供初步的定位，致痫灶定位必须进行长程视频脑电图监测以获得发作期的脑电变化，且至少要记录到 3 次以上与平时发作一致的自然发作，这样不仅可大大提高痫样放电的检出率，且能确定脑电表现与临床发作的关系；在头皮 EEG 不能提供准确的癫痫灶定位信息时，常需行侵袭性颅内电极监测，包括深部电极和埋藏电极，可以更容易地区分脑电信号的异常起源和范围，还可通过电刺激对皮层运动区和语言区进行精确定位，防止术中损伤功能区。近年来，随着难治性癫痫手术治疗病例的不断增加，颅内埋藏电极的应用比例也逐渐增高，有些癫痫治疗中心已达 30%；②核磁共振成像（MRI）：

能够发现皮层结构的细微改变和组织信号强度的变化，为癫痫最重要的影像学检查方法，在海马硬化所致的颞叶癫痫中，约90%的患者可检出硬化灶；磁共振成像波谱分析（MRS）是近年来应用于癫痫定位研究的新技术，目前多用于颞叶癫痫的定侧诊断；功能磁共振成像（fMRI）是在MRI基础上发展起来的能反映特定脑功能活动或血流动力学变化的脑组织的实时功能性成像技术，目前主要用于判断语言、情感、视觉、运动等功能区的部位，有助于合理选择手术方式；③单光子发射计算机断层扫描（SPECT）：主要反映局部脑组织血流情况，发作间歇期癫痫灶为低灌注，发作期常表现为高灌注，在发作期检查其致痫灶定位率很高；④正电子发射计算机断层扫描（PET）：可显示病变部位能量代谢的变化，目前常用的主要是反映葡萄糖代谢的FDG-PET检查，在绝大多数颞叶癫痫中多为发作间期的代谢减退；⑤偶极子定位：该技术是研究脑电磁场信号的脑功能图像技术，它将生理功能与解剖结构融合在一起，可用于了解脑部病灶及各种发生源的部位、强度和方向，从而进行精确的时空定量研究，其临床准确率高达70%。上述各种检查方法应互为补充，并紧密结合临床表现。

（3）难治性癫痫的手术方法

按手术学原理，难治性癫痫的治疗方式可分为以下几种：①致痫灶切除术：适合颞叶癫痫、癫痫灶位于大脑皮层的运动或感觉型局限性癫痫与婴儿脑性瘫痪伴难治性癫痫，所采用的手术方法分别为大脑皮层癫痫灶切除术、前颞叶切除术与大脑半球切除术；②破坏或阻断癫痫灶和癫痫冲动的传导通路：包括胼胝体切开术、多软膜下横切术等，用于治疗失张力（运动不能）发作、强直发作、强直一阵挛性发作，以及致痫灶位于重要功能区不能直接切除的癫痫；③脑立体定向毁损术：采用立体定向技术或γ-刀对颅内特定靶区进行毁损，对多种类型的癫痫，包括原发性癫痫中的大发作、小发作和婴儿痉挛与颞叶癫痫等均有效，所选择的靶点有：海马、杏仁核、Fore-H区、苍白球、豆状核、壳核、胼胝体、穹隆等结构；④电刺激术：包括小脑慢性电刺激术、迷走神经刺激术、丘脑电刺激术、尾状核电刺激术等。通过调整中枢的主动抑制来达到控制癫痫发作的目的，适合于各种发作类型的癫痫。

1）致痫灶切除术　对于难治性癫痫患者，外科手术是一个更佳的选择。难治性癫痫患者有一半可以通过手术治愈或者手术后再辅以抗癫痫药物从而有效地控制癫痫发作，我国每年有 2.5～3 万的癫痫患者需要手术治疗。癫痫灶切除术是目前主要的癫痫外科手术，包括脑皮质癫痫灶切除术、前颞叶切除术、选择性杏仁核、海马切除术、大脑半球切除术等。致痫灶切除术以颞叶癫痫的术后效果最好，60％以上的患者可以获得理想的结果，癫痫发作控制良好，生活质量得到明显改善。前颞叶切除术是一种经典且最为常用的手术方法，被认为是所有癫痫手术中疗效最确切、效果最佳的术式，其手术有效率可达 90％。脑皮质切除术适用于定位明确的非重要功能区的局灶性癫痫、切除后不会产生严重神经功能障碍的患者，术中行皮层脑电描记，确定异常放电的部位及范围，指导手术切除。如果病灶靠近或与重要功能区重叠，则应该进一步行皮层体感诱发电位和皮层电刺激确定功能区，在严密地神经电生理监测下实施限制性的皮质切除术。如结合多处软膜下横纤维切断术，则手术疗效更高。目前经典解剖性大脑半球切除术已被改良大脑半球切除术和功能性大脑半球切除术所取代，这样大大减少了晚期并发症如脑表面含铁血红素沉积症、进行性神经功能障碍和脑积水等的发生。

2）阻断癫痫异常放电的传播和癫痫灶相互影响的手术

①胼胝体切开术　胼胝体是癫痫放电向对侧传导的主要连接纤维，将其切断的目的就是将癫痫放电牵制在异常的一侧、并对其放电有一定的抑制作用，使癫痫发作局限。此手术较适用于致痫灶广泛、多发或位于重要的功能区不能切除者。对频繁跌倒发作、特发性全身性癫痫、全身性强直—阵挛发作等效果较好，60％～70％的患者可望改善。术后仅 5％～10％停止发作，65％～75％明显改善。

②多处软膜下横纤维切除术　手术在多处软膜下切断神经元的

横向纤维，以阻断癫痫病灶神经元同步放电的扩散，主要适用于重要功能区的难治性癫痫。

③立体定向手术　立体定向射频毁损术主要适用于不能行致痫灶切除的难治性癫痫，效果较为肯定的是杏仁核和Forel-H区毁损，前者主要针对有精神症状（攻击行为）的癫痫患者，后者对部分全面性发作有效。此手术优点是不需开颅、对脑组织损伤小，对定位的精确性要求较高。手术的目的是通过立体定向破坏有关的神经核团和癫痫放电扩散的神经纤维。

3）慢性脑深部电刺激术　也是当前常用的外科手术之一。脑内的某些部位受到刺激后，可产生弥漫性的脑电活动，降低大脑皮质的兴奋性，抑制痫性发作。丘脑核团、下丘脑核、尾状核、小脑、海马、大脑皮层等均可作为电刺激靶点。电刺激丘脑中央核对于全身性强直-阵挛发作的控制效果较好，而对于部分性发作的治疗效果不佳，但电刺激治疗可以在一定程度上改善癫痫患者的认知功能。单独或联合刺激丘脑底核，也可控制癫痫发作，被认为是有发展前景的技术之一。慢性小脑电刺激治疗癫痫有一定的效果，Velasco等做了双盲随机对照研究，发现电刺激小脑皮层可以有效地改善患者的运动性发作。

4）颅神经刺激术　也是治疗癫痫的一种有效的尝试。

①迷走神经刺激术（vagal nerve stimulation，VNS）是目前唯一被批准用于临床治疗的刺激性手术。VNS机制尚不清楚，可能与升高脑脊液中GABA等抑制性神经递质的浓度有关。研究发现，VNS可以使得大部分患者发作减少，但是仅有小部分的患者能够最终获得发作停止，但值得注意的是应用VNS治疗癫痫需要昂贵的费用。

②电刺激三叉神经　治疗癫痫目前仍在观察之中，有限的一些资料显示三叉神经电刺激具有良好的耐受性，可以减少发作，但是其安全性和有效性尚需进一步研究。Patwardhan等观察了电刺激舌咽神经对于癫痫狗的作用，同样显示了其抗癫痫作用。

颅神经刺激术不会引起认知功能损害、脑组织损害等副作用，在治疗癫痫方面有其独特的优势，从而此项治疗难治性癫痫将有着广泛的前景。

5）经颅磁刺激（Transcranial magnetic stimulation，TMS）是一项神经生理刺激技术，由 Barker 等在 1985 年创立，其首先将磁刺激运用于中枢和周围神经系统，并阐述了其临床应用。但是目前关于经颅磁刺激治疗难治性癫痫的效果尚不十分肯定，正在探索的过程中，我院在这方面也做了一些工作。

6）γ-刀放射外科（gamma-knife surgery，GKS） 是一种非直接创伤性的治疗方法，采用立体定向放射技术一次性聚焦 γ 射线摧毁脑内靶区。近年来 GKS 治疗由动静脉畸形、海绵状血管瘤和下丘脑错构瘤等颅内占位性病变引起的继发性癫痫取得良好效果，有时甚至可用于没有明确致痫灶的癫痫患者。GKS 主要抗痫机制可能和致痫神经元对射线的高度敏感性和射线对兴奋性神经递质的抑制作用有关。一个多中心研究经过 2 年的随访证实：GKS 能使 65%的中央颞叶癫痫患者根除癫痫，除个别患者视野受损外，其他的神经功能未见受损，而且接受手术后癫痫患者的生活质量较术前提高。放射治疗的效果和放射剂量相关，高剂量可以使得患者出现认知功能损害、肿瘤等远期并发症，因此为达到理想的治疗效果，需要术前明确致痫区范围和术中严格控制放射剂量。一般说来，GKS 只适用于致痫区切除受到常规手术限制、脑深部肿瘤占位的继发性癫痫的患者，其安全性和有效性尚需要进一步探讨。

外科治疗同时存在着一些缺陷，主要表现在：①手术本身会对身体造成一定的损害，开颅手术对人体的损害尤其严重，如偏瘫、言语障碍、视觉障碍、记忆障碍、精神心理损害等。②随着新的检查和治疗技术的不断出现和在癫痫领域的逐步应用，癫痫患者的治疗费用也相应增加，经济负担随之加重。③一些患者即使通过手术也难以彻底控制发作。

（4）癫痫的其他治疗

1）生酮饮食　作为一种治疗癫痫的饮食疗法始于 20 世纪初

期，并在20年代风行一时。随后的研究发现，生酮饮食治疗癫痫发作有效率大多在30%～50%。以后随着传统抗癫痫药物的不断问世，生酮饮食受到了冷落，只有为数不多的医生仍然应用生酮饮食。和饮食疗法相比，抗癫痫药物的应用更加方便，但是药物治疗会带来很多的副作用。近年来生酮饮食再次受到关注，人们认为生酮饮食可以在难治性癫痫的治疗方面发挥疗效，但应用此治疗方案时需要有经验丰富的营养师来指导治疗。生酮饮食可以改善患儿的睡眠质量，同时也提高了患儿的生活质量。Peterson 等评价了生酮饮食治疗应用于癫痫的治疗，发现其可以减少发作，但同时影响青少年的生长发育。目前还缺少关于生酮饮食治疗方法的双盲对照研究来评价其治疗效果。总之，生酮饮食的治疗还有待于进一步的研究。

2）低温冷却疗法　该疗法的疗效逐步被人们重视起来，并用来治疗神经系统疾病。低温可以在神经肌肉接头处降低终板电位，减少乙酰胆碱在突触前膜的释放，抑制 Na-K ATP 酶，阻止癫痫大鼠的癫痫放电在突触间的传递，从而抑制癫痫发作。低温疗法目前尚未应用于癫痫患者，现有的资料多来自于动物实验。随着对于低温基础理论和临床应用研究的进展，在不久的将来，低温疗法将有可能成为一种良好治疗难治性癫痫的方法。

3）癫痫灶内局部灌注抗癫痫药物　基础实验证实癫痫灶内局部灌注抗癫痫药物可以抑制癫痫发作，使癫痫大鼠的 ADT 增加，抑制癫痫放电的传播。Boison 等尝试了脑室内持续灌注腺苷来治疗癫痫，每天20～50ng，发现其可以控制痫性发作，但这项治疗需要依靠腺苷释放细胞移植，目前尚未应用于临床。Stein 等观察了癫痫大鼠致痫灶内灌注安定，发现治疗组痫性放电和痫性发作的持续时间显著缩短。癫痫灶内给药可以大大减少抗癫痫药物的用量，同时可以避免系统给药所导致的一些不良反应。

4）现代分子生物学的发展及基因工程技术、胚胎干细胞移植术　这些方法的临床应用，为癫痫治疗开辟了另一途径。将胚胎干细胞移植到脑内特殊部位，使其分泌抑制性神经递质阻止痫性放电，从而达到治疗癫痫的目的。关于这一治疗癫痫的手段目前只是处于动物实验阶段，应用于癫痫患者仍有待时日。基因治疗将是替代内科药物治疗和外科手术治疗的方法之一，神经递质受体和离子通道为基因治疗提供了靶点，但是病毒载体转导模式和基因表达模式会极大地影响到治疗结果，基因治疗的研究还任重道远。

【预后】

目前癫痫的治疗仍以应用抗癫痫药控制发作为主。经过正规而充分的治疗，70%～80%的患者可以控制发作，其中约50%停药后不再发作。但是不同的发作类型，不同的癫痫综合征预后有很大的差异，因此提高疗效的前提是正确诊断。现在国内在治疗癫痫方面有很多不规范之处，如：用药量过小，多种药物（甚至6～7种）小剂量联合应用，缓释剂、控释剂当普通剂型应用，频繁换药，应用20世纪初已淘汰的溴剂，在所谓“中成药”中暗添西药，还有各种未经临床验证的其他疗法。这些不规范的治疗对患者造成很大危害，疗效差易造成医源性难治癫痫，不良反应多，尤其是暗中加西药不但侵犯了患者的知情权，在出现不良反应时难以处理。由于这些治疗方法价格虚高，增加患者不必要的经济负担。未经治疗的癫痫病人，5年自发缓解率在25%以上。60%～80%的病人可被抗癫痫药完全控制发作，控制3～5年后，特发性全身性癫痫复发的机会较少。儿童期失神癫痫通常药物治疗2年可望停止发作。青年期失神癫痫发展成全身性惊厥的可能性较大，需要更长时间的治疗。青年期肌阵挛癫痫虽然易被丙戊酸钠控制，但停药后极易复发，同样需要更长时间的治疗。

总之，癫痫的治疗目前仍然是停留在控制发作上，无论是内科治疗还是外科治疗，都还尚不足以解决所有的癫痫患者的发作问题。随着新技术和新的治疗方法的不断出现和进一步成熟，在不久的将来，会有更多的癫痫患者免受发作之苦。

（刘爱华）

第二节　癫痫持续状态

【疾病概况】

1. 定义　至今一般仍沿用旧定义，即一次癫痫发作持续 30 min 以上或连续多次发作，而期间意识未完全恢复达 30 min 以上者称癫痫持续状态（status epilepticus SE）。近年认识到 SE 病理生理改变是一个动态和渐进演变的过程，以全面性惊厥性持续状态为例，临床可分为：即将来临的 SE 或称潜在的 SE，指惊厥持续或间发多次惊厥而期间意识未完全恢复达 5 min 以上者；已成 SE，指临床或脑电发作持续 30 min 以上，而期间意识未完全恢复者，它与潜在的 SE 之间可能连续、至多可能有个大致的时间参数；细微的 SE，指 SE 后期临床与脑电发作均已不明显的呆僵状态。而且临床 90%以上的癫痫发作持续时间都短于 2 min，故沿用的 30 min 有逐渐缩短至 20 min、10 min 到 5 min 所谓操作性定义的趋势。

任何一种癫痫发作类型都可产生癫痫持续状态，但临床上常见的为全身性强直-阵挛性发作持续状态，又称惊厥性全身癫痫持续状态，是神经科常见的急诊之一，若处理不及时，轻者可造成不可逆性脑损害，重者危及生命。包括全面性癫痫持续状态、部分性癫痫持续状态。2001 年国际抗癫痫联盟提出，SE 应指一次癫痫发作持续时间超过该发作类型大多数患者的平均持续时间，或在同样时间内反复发作而期间 CNS 功能未恢复到病前基线者。所以现代癫痫持续状态的定义包含三种情况：①多次发作，两次发作间意识障碍不恢复超过 30 分钟以上或持续发作持续 30 分钟以上；②连续的惊厥发作超过 10 分钟；③一小时之内 3 次孤立的惊厥发作。非惊厥癫痫持续状态的定义是：意识障碍或反应性障碍而无惊厥，持续至少 30 分钟，EEG 应有持续性癫痫样活动或意识障碍持续 1 小时；EEG 应有持续性发作活动，对静脉应用抗癫痫药（AEDs）有可见的临床及 EEG 效果。2001 年 Claassen 提出难治性非惊厥癫痫持续状态的定义是：持续 60 分钟以上，用合适剂量的苯二氮䓬类及第二种 AEDs 均无效。

2. 流行病学　癫痫持续状态（SE）是小儿时期最常见的神经科危急重症，年发病率为 0.386/万～3.80/万，呈婴幼儿与老年期的两极高峰分布，且与种族有关，瑞士的统计为 10/10 万/年，美国的统计为 41/10 万/年。美国每年发生癫痫持续状态 50 000－250 000 人次。10%～25%的癫痫病人有一次癫痫持续状态发作，其中 21%发生在 1 岁之内，64%发生在 5 岁之内。最近报道 31d～15 岁年发病率估计为 3.88/万，1 岁内为 15.6/万。

小儿 SE 病死率为 3%，难治性 SE 病死率为 16.0%～43.5%；惊厥性 SE（CSE）的永久性中枢神经系统（CNS）损害与癫痫发生率为 4%～40%。美国的统计为 22%，瑞士的统计为 7.6%。文献报道癫痫持续状态超过 60 分钟死亡率为 32%，短时间癫痫持续状态死亡率为 2.7%～3%。70%的成人癫痫持续状态的死亡与缺氧有关。

儿童和成人在临床表现方面各有其特点。资料显示，病因方面，成人慢性病因（癫痫病、肿瘤、糖尿病脑病等）占比例较儿童大，而儿童以急性病因（颅内感染、中毒、中毒性脑病等）为主，许多疾病可引起癫痫持续状态，死亡率和病因密切相关。

【发病机制】

对此的认识至今还不完善，而且大多源自动物实验或成人的惊厥性 SE。一般认为 SE 是由于 γ－氨基丁酸（GABA）介导的、作用于 GABAA 受体的正常抑制途径失效、兴奋性反馈环激活，导致大量神经元反复同步点燃，而进一步降低了 GABA 功能所致。SE 的突出特点之一是自我延续，动物实验模型反复证明：用电或化学方法间断刺激清醒状态下鼠的兴奋性谷氨酸途径之后，即使停止刺激，其脑电与行为发作仍继续可长达几小时，而最终成为发作不明显的呆僵状态，与人类全面性惊厥性持续状态的临床过程相似。另一特点是药物阻抗发生的时间依赖：苯二氮类（BZDs）在 SE 早期有效，30 min 后的效力降低 20 倍；苯妥因（PHT）作用相似，而较慢。而发作 10～15 min 使用无效的 N－甲基－D－天冬氨酸（NMDA）阻滞剂却在SE后期有效。

动物模型中从单次发作到SE的延续过程中，GABAA受体从突触膜移向细胞质而失掉功能，用来结合GABA或GABA能药物的GABAA受体数目减少，从而可部分解释上述BZDs发生时间依赖性药物阻抗以及发作变为自我延续的趋势。同时，α-氨基-3-羟-5-甲基-4-isoxazolepro-pionic acid（AMPA）与NMDA受体亚单位从突触下部位移向突触膜进一步引起过度兴奋，也可解释SE后期保留的对NMDA阻滞剂的敏感。SE使脑发生广泛而复杂的病理生理与生物化学的改变。在前几秒，主要是神经介质与调节剂的释放、离子通道的激活与失活以及受体磷酸化和敏感性降低。在接着的几秒到几分钟内，主要是GABA与谷氨酸受体的适应，受体从突触膜进入核内体或从储存地被动员到突触膜，此过程由于突触裂隙里抑制受体数的减少和兴奋受体数的增加使兴奋性急剧增高。在几分钟到几小时内，神经肽调节剂常增加惊厥前神经肽的表达和减少抑制性神经肽（如dynorphin，galanin，somatostatin等）的有效性使兴奋性持续。发作过久，线粒体释放死亡蛋白，导致脑神经元死亡，基因表达发生长期改变。动物实验表明，持续发作触发多种生物化学过程，包括细胞外钙的内流、膜磷酸酯酶活化以及游离脂肪酸、二酰基甘油酯、eicosanoids、过氧化脂与自由基的释放，这些脂质代谢产物和离子稳定异常都可能与神经细胞损伤和死亡有关。

3. 诊断

1985年中华医学会第一届全国癫痫学术会议根据1981年ILAE建议的发作分类所拟定的癫痫发作中把临床癫痫持续状态分为：①全身强直阵挛发作癫痫持续状态；②失神发作癫痫持续状态；③复杂部分性发作癫痫持续状态；④部分性发作癫痫持续状态。

2001年国际抗癫痫联盟对癫痫持续状态分类为：①全面性癫痫持续状态，包括：全身强直阵挛发作癫痫持续状态、阵挛性癫痫持续状态，失神性癫痫持续状态、强直性癫痫持续状态、肌阵挛性癫痫持续状态；②局灶性癫痫持续状态，又包括：Kojevnikov 部分性癫痫持续状态、持续性先兆、边缘性癫痫持续状态（精神运动性癫痫持续状态），伴有轻偏瘫的偏瘫抽搐状态。实际上临床主要分为惊厥性癫痫持续状态和非惊厥性癫痫持续状态。

国际上对 SE 时间的定义存在争议，从 30 到 20、10min 不等，1997 年国际 SE 大会上提议以 5min 作为 SE 定义的时间标准，并在相继的几年中得到很多国家的认同，成为诊断 SE 的重要标准。动物实验、临床研究都发现 SE 治疗越早，疗效越好，发作时间愈长，控制愈困难，死亡率愈高。这可能与 SE 的发生会减少时间依赖的突触 GABAA 受体，增加患者对苯二氮䓬类等抗惊厥药物的耐药性有关。因此，及早治疗是控制 SE 的关键，院前急救非常重要。我国一直沿用传统的 30 min 作为 SE 的时间标准，往往癫痫发作 30min 才引起医护人员的重视。目前欧美国家院前抢救 SE 的时间窗限定在 5～10min 以内，推荐采取肌肉注射、直肠、鼻腔、口腔含化等安全、起效快的方式给予抗惊厥药物。我国也应当强调 SE 抢救时间窗，培养大批的社区癫痫专业医生，做好院前急救是控制 SE 的重要环节。

依据病史、病因及持续状态的过程诊断。对凡有首次非诱发性发作或首次 FS 持续时间延长（＞2～5 min）者及有过 SE 者要警惕，凡年幼又具备前述病因者也要警惕，他们都是持续状态的易感者。根据临床表现，CSE 的诊断一般不难，但需注意，未全恢复是指未恢复到此次病前的意识状态水平。不同类型惊厥发作 SE 间的鉴别，与严重弥散性皮质或上部脑干损伤引起的去皮质/皮层强直、急性肌张力不全和大剂量 AEDs 后睡眠状态的鉴别均需要 EEG 的帮助。对短暂惊厥后意识不恢复者也不能放过，需要 EEG 证实。NCSE 临床常漏诊，即使经标准治疗仍常再发，并应与精神心理障碍疾病、急性脑病及中毒等鉴别，鉴别困难时如止惊药治疗提示临床与 EEG 反应良好则有助于诊断。

【治疗】

癫痫持续状态的治疗原则是：①保持稳定的生命体征和进行心

肺功能支持；②终止呈持续状态的癫痫发作，减少发作对脑部神经元的损害；③寻找并尽可能根除病因及诱因；④处理并发症。

一般 SE 患者常见于急诊室，而难治性 SE 的治疗最好在 ICU 内进行，以保证患儿呼吸、循环、血气、生化、AEDs 血药质量浓度、心电活动及各种代谢紊乱等的全面监护与及时处理；持续监护 EEG 对了解病情变化和药物效应更是必要的。

脑保护与全身治疗　根据病情选择以下措施：①防止颅内压升高：抬高头部 30 度、以退热剂或冷却法控制体温、静脉滴注脱水剂（避免用 100 g/L 甘油）、补充 9 g/L 盐水（标准需要量的 70%）、机械呼吸，使 p（CO_2）维持在 30～35 mmHg（1 mmHg＝0.133 kPa）如能连续经皮氧分压测定监护更好（防止脑血流增加和脑水肿）；②纠正代谢性酸中毒：静推碳酸氢钠，注意不要过分积极；③监护血压使维持在 100 mmHg 以上（参考年龄），必要时用升压药维持；④维持通气，供氧维持适当的 p（O_2）或 SpO_2；⑤监护血糖及各种电解质，必要时进行纠正或补充。

止惊药的选择：临床应用有 DZP、氯硝西泮（CZP）、LZP、PB、PHT/fos-PHT、VPA、p ropofol（二异丙酚）、左乙拉西坦（LTAT）、盐酸咪达唑仑（MDZ）、利多卡因、水合氯醛、戊巴比妥、硫喷妥钠甚至溴剂等，均有一定使用价值。现常用于静脉的有 DZP、LZP、PHT/fos-PHT、LTAT、PB、VPA、MDZ；口服溶液有 DZP、LZP；经鼻的有 DZP、LZP、MDZ；经直肠的有 DZP、MDZ 舌下的有 CZP、DZP、MDZ；肌注的有 fos-PHT、MDZ。

在止惊剂的应用方面，成人首选安定静脉注射，视病情再予安定静脉滴注维持，一般都能控制惊厥。癫痫持续状态的现代治疗进展，提出癫痫持续状态止惊剂的应用程序。首选作用强大，快速起效的安定类抗惊厥药物（安定、罗拉西泮），安定和罗拉西泮两者初始的治疗效果相同，但罗拉西泮抗抽搐持续时间长（12～24 小时），而安定仅 15～30min，有条件者应首选罗拉西泮控制癫痫持续状态。静脉用安定（10～20mg）和罗拉西泮（4～8mg）发现两药具相同快速作用，终止惊厥平均时间安定为 2min，罗拉西泮

3min，在控制全身性惊厥、失神和部分性癫痫持续状态效果相同，有作用率安定79%，罗拉西泮89%。罗拉西泮0.1mg/kg以2mg/min速度静脉注入或安定0.3～0.5mg/kg静脉注入，5～10min，如发作停止和SE原因迅速纠正，可不再用其他药。苯妥因钠在下面几种情况下选用：①安定快速终止抽搐后使用苯妥因钠维持较长时间抗抽搐作用；②作为终止癫痫持续状态首选用药；③安定类无效时选用。要求开始剂量20mg/kg时以50mg/分钟最大速度静脉给药。苯巴比妥仅在安定类和苯妥因钠无效后才选用。但应给予呼吸和血压支持。德巴金静脉注射，可终止某些类型的癫痫持续状态。

难治性癫痫持续状态的治疗，对安定类、苯妥因钠或苯巴比妥无反应的癫痫持续状态认为是难治性癫痫持续状态，需更强有力的治疗。国外主张连续静脉输注麻醉剂量的咪达唑仑0.2mg/kg缓慢静注，继之0.75～10μg/kg分钟静脉维持或丙泊酚1～2mg/kg静注，继之2～10mg/kg/小时静脉维持。咪达唑仑无明显降血压效应，静脉输注特别要求维持12～24小时，之后当临床观察或脑电图提示抽搐已终止时再逐渐撤药。根据国内现有条件，我们采用硫喷妥钠每次5mg/kg静脉注射，无效可追加1～2次，控制后将硫喷妥钠125mg加入糖水静脉点滴维持，视病情维持4～8小时不等。注意用药前，先准备好呼吸机及气管插管设备。癫痫持续状态影响预后的决定因素是病因。癫痫持续状态按发作过程分为急性和慢性两类，导致癫痫持续状态的急性原因有代谢紊乱、中枢神经系统感染、脑卒中、脑外伤、药物中毒和低氧血症。该类发作常难于控制，且死亡率较高，特别对于低氧血症和年龄较大患者更是如此。低氧血症后的肌阵挛癫痫持续状态预后特别差，按其他类型癫痫持续状态的常规治疗常收不到应有的效果。引起癫痫持续状态的慢性病因包括以前存在癫痫，癫痫持续状态仅是突然发作，或因中断抗癫药物引起，一般来说，由慢性病因所致的癫痫持续状态对治疗反应良好，可从急性发作完全恢复。

比较国内外抗惊厥治疗方案。欧洲SE指南推荐首选静脉注射

4mg 罗拉西泮或者 10mg 地西泮后，以 15～18mg/kg 苯妥英或等量磷苯妥英静脉维持。10min 未控制者重复罗拉西泮或地西泮注射。国内首选静脉地西泮或肌肉注射苯巴比妥治疗 SE。肌肉注射苯巴比妥虽然安全，但是起效慢，加用安定静推后易出现意识、呼吸抑制。对于一线和二线抗癫痫药物（地西泮、罗拉西潘）均不能控制的难治性癫痫持续状态（RSE）患者推荐早期麻醉治疗。我国患者家属对麻醉认识不够，担心风险，在短期内不能接受麻醉治疗，使得麻醉开展不及时，很多患者在麻醉治疗前已经出现呼吸抑制，疗效差。可喜的是我们使用丙戊酸静脉制剂能快速控制 SE，有效率达 85%，没有明显不良反应，与一些非对照试验报道一致。

1. 具体癫痫持续状态的抢救步骤

首诊处理癫痫持续状态原则：评估和控制呼吸；监测生命体征（包括体温）；心电监测、血氧饱和度监测；快速检测血糖；建立静脉通道，给予 VitB，100mg 和 50%GS50ml；开始抗惊厥疗法。

（1）安定静脉注静成人患者安定 10mg 静脉注射，再将安定 40～60mg 加人葡萄糖注射液中静脉点滴维持，视病情维持 12～72 小时，安定最大总剂量 180mg/日。

（2）苯巴比妥静脉注射液运用于儿童患者，苯巴比妥 15～20mg 静脉注射，之后按 3～5mg/kg/d 维持。

（3）德巴金静脉注射儿童按 15mg/kg 的饱和量，静脉注射，无效时，可追加 5mg/kg。成人 400mg/次，用 2～3 次。

（4）硫喷妥钠静脉注射仅用于儿童 SE 患者。一般是在常规止惊剂无效时使用。硫喷妥钠每次 5mg/kg 静脉注射，无效可追加 1～2 次，控制后将硫喷妥钠 125mg 加人葡萄糖注射液中静脉点滴维持，视病情维持 4～8 小时不等。

2. 癫痫持续状态的并发症

（1）酸中毒　当惊厥持续时间较长时会继发一系列代谢改变，最早的变化之一是血 pH 值明显下降，这是因肌肉强烈运动所致的乳酸中毒以及呼吸性酸中毒引起的。

（2）心律失常　阵挛发作后去甲肾上腺素及肾上腺素水平急骤

升高甚至升高达40倍，可致心律失常，常为患者死亡的重要因素。

（3）脑疝　代谢紊乱、代谢性酸中毒等多因素的影响可合并脑水肿和脑细胞损伤，进一步发展可引起脑疝。

（4）呼吸衰竭　癫痫持续状态除影响气体在肺内的交换，也会影响通过毛细血管床的液体，肺血管内压明显升高导致肺水肿使呼吸系统衰竭，患者可发生猝死。

（5）循环衰竭　因严重缺氧和大量耗氧，可以导致循环衰竭出现休克状态，造成心、脑、肝、肾等全身重要脏器的缺氧性损害。

（6）下肾单位肾病　肌肉过度活动除产生大量乳酸外，还可产生肌红蛋白尿，导致下单位肾病。

（7）另外还可出现电解质紊乱、糖代谢紊乱、高热、脱水等。

【预后】

癫痫持续状态影响预后的决定因素是病因。癫痫持续状态按发作过程分为急性和慢性两类，导致癫痫持续状态的急性原因有代谢紊乱、中枢神经系统感染、脑卒中、脑外伤、药物中毒和低氧血症。该类发作常难于控制，且死亡率较高，特别对于低氧血症和年龄较大患者更是如此。低氧血症后的肌阵挛癫痫持续状态预后特别差，按其他类型癫痫持续状态的常规治疗常收不到应有的效果。引起癫痫持续状态的慢性病因包括以前存在癫痫，癫痫持续状态仅是突然发作，或因中断抗癫痫药物引起，一般来说，由慢性病因所致的癫痫持续状态对治疗反应良好，可从急性发作完全恢复。因此，应十分重视对急性原因所致癫痫持续状态的处理。

CSE和NCSE的预后不同，治疗也应该有区别，而国内没有重视治疗上无差别，可能增加NCSE的死亡。国内周东等调查中发现SE总死亡率约14.22%，其中农村患者死亡率为17.02%，高于城市患者，也高于欧美短期死亡率报道3%～5%。农村地理位置偏远，就医困难，缺乏医疗保险，经济收入低，这样社会经济环境对农村人口占绝大多数的我国来说，是SE死亡的一个重要因素。因此，应该落实世界卫生组织所倡导的关于开展癫痫社区控制的战略目标，关注、解决贫困人群的医疗问题。SE已不仅仅只是棘手的医学难题，同时也是一项应引起政府和卫生部门高度关注的重大的社会问题，建立更多的癫痫急救中心，加速我国癫痫专业人员队伍的发展，同时借鉴国外已有的指南来建立适合我国国情的癫痫临床诊疗指南，不断规范 SE 的诊治与国际接轨，使患者在社区即可得到及时规范的诊治。

参考文献

[1] 中华医学会．临床诊疗指南（癫痫病分册）．北京：人民卫生出版社，2007，59-60.

[2] 谭启富．癫痫外科学．北京：人民卫生出版社，2006. 654-661.

[3] 张震，汪孝岩，黄茂盛等．浙江省六台县农村流行病调查．中华流行病学杂志，2000，21（2）：127-131.

[4] 王文志，吴建中．我国农村社区癫痫有效控制方案的推广法试验。神经疾病与神经卫生，2002，4（2）：201-204.

[5] 国家药典委员会编．临床用药须知．2005 年版．北京：人民卫生出版社，2005：20-34.

[6] 李俭春，施毅，赵蓓蕾，等．临床合理用药指南．南京：江苏科学技术出版社，2004，235-240.

[7] Mory SB，Guerreiro CA，Li LM，et al. Idiopathic generalized epilepsies misdiagnosed as partial epilepsies [J]. Arq Neuropsiquiatr，2002，60（3-B）：788-796.

[8] Bromfield EB. Clinical use of anticonvulsants：a neurologist's perspective [J]. Harv Rev Psychiatry，2003，11（5）：257-268.

[9] Perucca E. The clinical pharmacokinetics of the new antiepileptic drugs. Epilepsia，1999，40（supple19）：7-13.

[10] ThomasSV. Management of epilepsy and pregnancy [J]. Postgrad Med，2006，52（1）：57-64.

[11] JohannessenSI，BattinoD，BerryDJ，et al. Therapeutic drugmonitoring of thenewer antiepilepticdrugs [J]. Ther DrugMonit，2003，25（3）：347-363.

[12] MontéCP，Arends JB，Tan IY，et al. Sudden unexpected death in epilepsy patient s：Risk factors. A systematic review. Seizure. 2007；16

(1)：127-135.
[13] McDonald DG，Najam Y，Keegan MB，et al. The use of lamotrigine，vigabatrin and gabapentin as add-on therapy in intractable epilepsy of childhood. Seizure. 2005；14 (2)：112-116.
[14] Biton V. Pharmacokinetics，toxicology and safety of lamotrigine in epilepsy. Expert Opin Drug Metab Toxicol. 2006；2 (6)：1009-1018.
[15] Guerrini R，Parmeggiani L. Topiramate and it s clinical applications in epilepsy. Expert Opin Pharmacot her. 2006，7 (6)：811-823.
[16] Rufo Campos M，Casas Fernandez C，Martinez-Bermejo A. Longterm use of oxcarbazepine oral suspension in childhood epilepsy：open label study. J Child Neurol. 2006；21 (6)：480-485.
[17] Pellock JM，Faught E，Leppik IE，et al. Felbamate：consensus of current clinical experience. Epilepsy Res. 2006；71 (223)：89-101.
[18]Wilby J，Kaint h A，Hawkins N，et al. Clinical effectiveness，tolerability and cost2effectiveness of newer drugs for epilepsy in adult s：a systematic review and economic evaluation. Health Technol Assess，2005，9 (15)：12157，iii-iv.
[19] Wiebe S，Blume WT，Girvin JP，et a1. A randomized，controlled trial of surgery for temporal-lobe epilepsy. N Engl J Med，2001，345 (5)：3l1-318.
[20] Clusmann H，Kral T，Schramm J. Present practice and perspective of evaluation and surgery for temporal lobe epilepsy. Zentralbl Neurochir，2006，67 (4)：165-169.
[21] Frost M，Gates J，Hetmers SL，et al. Vagus nerve stimulation in children with refractory seizures associated with Lennox-Gastaut syndrome. Epilepsia，2001，42 (9)：1148-1150.
[22] Liu KD，Chung WY，Wu HM，et a1. Gamma knife surgery for carernous hemangiomas：an analysis of 125 patients. J Neurosurg，2005，102 (Suppl)：81-83.
[23] Peter son SJ，Tangney CC，Pimental-Zablah EM，et al. Changes in growth and seizure reduction in children on t he ketogenic diet as a t reatment for int ractable epilepsy. J Am Diet Assoc. 2005，105 (5)：718-725.

[24] Aihara H，Okada Y，Tamaki N. The effect s of cooling and rewarming on the neuronal activity of pyramidal neurons in guinea pig hippocampal slices. Brain Res，2001，893 (122)：36-45.
[25] Venkataraman V，Wheless JW. Safety of rapid intravenous infusion of valproate loading doses in epilepsy patients [J] . Epilepsy Res，1999，35：147-153.
[26] Meierkord H，Boon P，Engelsen B，et al. EFNS guideline on the management of status epilepticus [J] . Eur J Neurol，2006，13：445-450.
[27] Chin RFM，Neville BGR，Scott RC. A systematic review of the epidemiology of status epilepticus [J] . Eur J Neurol，2004，11：800-810.
[28] Mayer SA，Claassen J，Lokin J，et al. Refractory status epilepticus frequency，risk factors，and impact on outcome [J] . Arch Neurol，2002，59：205-210.

（刘爱华）

第八章　周围神经疾病

第一节　颅神经疾病

一、三叉神经痛

【疾病概论】

1. 定义

三叉神经痛（trigeminal neuralgia，TGN）是三叉神经分布区内短暂的、反复发作的剧痛。又称原发性三叉神经痛。

2. 病因及发病机制

目前原发性 TGN 的发病机制尚不明确，近年来文献报道对 TGN 发病机制提出了多种学说或假设，主要归结为周围病因学说和中枢病因学说两大类。

(1) 周围病因学说

1）三叉神经根压迫：Jannetta 首先认识到血管压迫三叉神经根是 TGN 的原因之一。据报道 TGN 患者 MRI 及术中可见在靠近三叉神经进入脑桥部位的神经根局部被紊乱的动脉或静脉血管袢压迫。除去血管压迫可使大部分患者得到长期的疼痛缓解；血管减压术后感觉功能恢复。然而，临床上也发现一些 TGN 患者的三叉神经根并未受到血管的压迫；而且有些患者有时间不等的自然缓解期，这些现象都无法用血管压迫三叉神经根理论来解释。

2）原发性脱髓鞘病变：许多研究发现 TGN 患者最具特征性和代表性的改变发生于髓鞘和轴突，有作者报道三叉神经纤维脱髓鞘病变是 TGN 的主要病理改变和病因。他们观察 TGN 患者三叉神经节和神经根的切除标本，发现有严重脱髓鞘、髓鞘增殖和轴突扭曲等改变。Love 等对伴随多发性硬化症的 TGN 患者及顽固性 TGN 患者（没有血管性压迫损伤的病例）行神经切断术治疗后的标本观察发现，脱髓鞘病变沿着三叉神经根的近心端延伸，甚至到达脑桥连接处。这种现象与血管性压迫有些不同的是，在伴有多发性硬化症患者的脱髓鞘区域星形胶质细胞的突起数量多、分布范围广。

（2）中枢病因学说

1）三叉神经脊束核：早在 1853 年 Trousseau 就根据 TGN 患者疼痛发作时可在脑电图记录到癫痫样放电，用抗癫痫药物（卡马西平、苯妥英等）治疗有效等特征，从而提出三叉神经痛可能是三叉神经脊束核内癫痫样活动引起的假说。目前许多学者认为三叉神经脊束核尾侧亚核被认为是面部伤害性传导通路的二级神经元所在。由于三叉神经脊束核尾侧亚核在生理学上和解剖学上与颈髓背角是相似的，Rexed 板层结构同样适用于三叉神经脊束核。故有学者用闸门控制学说解释 TGN 的发病机制。由于三叉神经脊束核的损伤破坏了闸门细胞，使其对 T 细胞的控制作用减弱，T 细胞的活动加强，即破坏了对传入疼痛刺激的调节作用；失去了对传入冲动的闸门作用，使传入冲动很快达到总和而引起疼痛发作。Fromm 等根据实验研究结果，提出了三叉神经脊束核抑制机制的缺失在 TGN 发病机制中起了关键的作用。

2）大脑皮质参与 TGN 疼痛信息的处理?：该学说认为三叉神经痛是三叉神经中枢通路中类似癫痫样活动所致，它解释了三叉神经痛的持续发作性和扩布性，然而许多临床现象难以解释：TGN 的发作性疼痛与其他类型的癫痫也有显著不同，绝大多数患者的疼痛并不是在整个三叉神经范围内，疼痛多数发生在单侧的某一分支或某一细小分支，疼痛可因面部的扳机点刺激所激发等，都难以用中枢病因学说来解释，所以该学说有待于进一步完善。

3）其他影响因素：近年来随着分子生物学和免疫组织化学研究的进展，对神经肽、神经递质研究也更加深入，许多学者发现多种神经介质类和神经肽类物质，如 P 物质、5-HT、β 内啡肽和血管活性肠肽等与 TGN 发作有密切关系。

【临床表现】

1. 多发生于成年人和老年人，40 岁以上起病者占 70%～80%，女性与男性的发病比例约 2∶1～3∶1，多为单侧。以第三支受累最多见，其次是第二支，第一支受累最少见。

2. 疼痛限于三叉神经分布区，无预兆。为电击样、针刺样、刀割样或撕裂样疼痛，剧烈而短暂，每次发作时间数秒至 1～2 分钟；严重者伴有面部肌肉的反射性抽搐，称为痛性抽搐。可伴有面部发红、皮温增高、结合膜充血和流泪等。更有甚者可昼夜发作，夜不成眠或睡后痛醒。病程愈长，发作愈频繁。

3. 病侧面部有敏感区，触及可诱发疼痛发作，称为扳机点。诱发第 2 支疼痛发作多因碰及触发点，诱发第 3 支疼痛发作多因咀嚼、哈欠和讲话等，使患者不敢洗脸、刷牙，不敢进食和大声讲话等，表现为面色憔悴、精神抑郁和情绪低落。

4. 神经系统检查一般无局灶性定位体征。

【诊断】

根据疼痛部位、发作特点、疼痛的性质和“扳机点”等特点及神经系统无阳性体征即可确诊。

【鉴别诊断】

1. 继发性三叉神经痛　常表现为三叉神经麻痹并持续性疼痛，有面部感觉减退、角膜反射迟钝、听力减弱等阳性体征。发病年龄较小，常合并其他脑神经损害的症状与体征。可由多发性硬化、延髓空洞症、原发性或转移性颅底肿瘤如桥小脑角肿瘤等所致。可通过颅底平片、脑脊液检查、鼻咽部活检、CT 或 MRI 等检查协助明确诊断。

2. 牙痛　三叉神经痛易误诊为牙痛，有的拔牙后仍有疼痛发作才确诊。

3. 非典型面痛　多见于忧郁和神经质的中年女性，可单侧或双侧受累，表现为面和鼻根部深处的持续性疼痛，时轻时重，变化多端，无触发点。可伴有鼻塞、鼻分泌物增多、鼻粘膜和鼻甲肿胀等。情绪是唯一加重疼痛的因素。

4. 颞颌关节病　主要表现为咀嚼时疼痛、下颌关节运动受限，查体时下颌关节局部有压痛。

【治疗】

1. 药物治疗

(1) 卡马西平或奥卡西平等药物目前被认为是最有效的，奥卡西平对于三叉神经痛具有显著的止痛作用，特别是那些对于卡马西平、加巴喷丁等药物无效的患者。卡马西平的服用方法，首服0.1g，每日2次，以后每日增加0.1g，直至疼痛缓解，最大剂量为1.0～1.2g/天。疼痛停止后再逐渐减量，找出最小有效量维持，一般为0.6～0.8g/天。其有效率可达70%～80%。副作用有头晕、嗜睡、口干、恶心、消化不良、行走不稳，但多于数天后消失。偶有皮疹、白细胞减少，需停药。也有报道共济失调、复视、再生障碍性贫血、肝功能障碍等。奥卡西平的服用发法，0.3g，每日2次，

(2) 苯妥英钠：每次0.1g，每日3次口服，如无效可每日加大剂量25～50mg，数日后加至0.6g/天，或伍用氯丙嗪、苯巴比妥、利眠宁等。大约50%患者有效。

(3) 氯硝西泮：在以上两种药物无效时可用氯硝西泮，6～8mg/天，40%～50%能完全控制，25%明显缓解。副作用有嗜睡及步态不稳。偶见老年患者出现短暂性精神错乱，停药后即可消失。

(4) 巴氯芬 (Baclofen)：商品名力奥来素，有效率约70%，其余30%因不能耐受副作用而无效。30～40mg/天，副作用有恶心、呕吐和嗜睡。

2. 封闭疗法：服药无效者用无水酒精、甘油封闭三叉神经分支或半月神经节，以阻断其传导作用，注射区面部感觉缺失而获得止痛效果。封闭方法有两种：

(1) 周围支封闭（如眶上或眶下、下颌神经等）：疗效期短，

复发率高，现阶段已很少用。

(2) 半月神经节封闭：操作较难，但效果较为持久。目前常用经皮半月神经节甘油注射，该法可保存角膜反射及咬肌张力。

3. 射频热凝治疗：经皮半月神经节射频电凝疗法：在X线监视下或经CT导向将射频电极针经皮插入半月神经节，通电加热至65～75℃，维持1分钟；该方法利用传导痛觉的Aδ和C纤维与传导轻触觉和角膜反射的Aβ纤维对热的敏感性不同，达到选择性地破坏痛觉纤维来缓解疼痛。该方法早期疼痛缓解率达80%～90%，复发率为15%～30%。此疗法可有面部感觉异常、角膜炎、咀嚼无力、复视和带状疱疹等并发症。长期随访的复发率为21%～28%，但重复应用仍有疗效。

4. 手术治疗：传统的手术方法是三叉神经感觉根部分切断术，从止痛效果看，是目前首选的手术方法。近年来，开展三叉神经纤维血管减压术，手术暴露脑桥入口处的三叉神经感觉根、解除该处异常走行或扭曲的血管对三叉神经感觉根的压迫，而无须切断神经即可达到止痛效果；近期疗效可达80%以上。并发症有听力减退或丧失，面部感觉减退，滑车神经、展神经、面神经暂时性麻痹。

5. 伽玛刀治疗三叉神经痛：伽玛刀问世30多年来，已成为立体定向放射外科领域最重要的手段。伽玛刀镇痛的原理就是将伽玛射线聚焦于预选的与疼痛有关的脑部神经核团或痛觉传导通路上，一次大剂量照射毁损痛觉的传导通路、阻断痛觉的传导而达到镇痛的效果。应用这一技术治疗三叉神经痛也取得了一定疗效。

伽玛刀治疗方法：先通过影像学定位，计算出三叉神经根的三维坐标，再将聚焦的伽玛射线会聚在靶点，治疗医师通过对剂量大小的控制，可阻断痛觉的传导。治疗过程简单，患者痛苦小，易于接受。但一次治疗费用约在2万元左右。治疗三叉神经痛总体有效率在90%以上，其中一次性治愈三叉神经痛（疼痛完全缓解率）在60%左右，部分缓解率（疼痛减轻、发作频率降低）则在30%左右，复发率和无效率在1.2%左右。而且伽玛刀治疗三叉神经痛对患者身体要求不高，特别适合高龄患者以及有全身系统性疾病不适合手术的患者。在治疗后患者很少有面部麻木的感觉，即使出现此症状也会在一段时间后消失。

根据现有的临床经验，适合伽玛刀治疗的条件为：

（1）原发性三叉神经痛以及其他治疗无效的顽固性带状疱疹后三叉神经痛。

（2）诊断为继发性三叉神经痛，经影像学检查颅内有较小的肿瘤或血管畸形，可应用伽玛刀治疗其原发病变。一般随原发病变的好转，疼痛也会缓解。

【预后】

本病极少自愈，早期治疗，疗效较好。

二、特发性面神经麻痹

【疾病概论】

1. 定义

特发性面神经麻痹又称面神经炎（idiopathic facil palsy）或Bell麻痹（Bell palsy），系因茎乳孔内面神经急性非特异性炎症所致的周围性面瘫。

2. 病因与病理改变

周围性面瘫的病因尚不十分明了，目前有微循环障碍学说、病毒感染学说和免疫学说。而多数学者认为可能是由于风寒受凉，引起血管神经功能紊乱，致使小动脉痉挛，面神经管和茎乳孔区局部缺血。根据面神经的解剖特点看，在鼓索神经分支以下的面神经缺少侧支循环的血液供给，所以该段神经（垂直段）一旦受累，即发生神经水肿，尤以骨性的面神经管内为明显。面神经炎的早期病理改变为神经的水肿和脱髓鞘，严重者可有轴突变性。动物实验模型证实，面神经受损时，组织间隙明显增大，神经束膜下水肿以及大量的空泡变性。周围性面瘫也可作为吉兰-巴雷综合征的一个体征。

【临床表现】

1. 急性起病，症状可于数小时或者1～3天内达到高峰。

2. 任何年龄均可发病，男性略多。

3. 多为单侧性，偶见双侧。病初可伴有耳后乳突区、耳内或下颌角的疼痛，表现一侧面部表情肌的完全性瘫痪，额纹消失，不能皱额蹙眉，眼裂变大，眼裂不能闭合或闭合不全，闭眼时显露白色巩膜，称 Bell 征阳性；患侧鼻唇沟变浅，口角下垂，示齿时口角歪向健侧；口轮匝肌瘫痪使鼓气和吹口哨时漏气；因颊肌瘫痪使食物易滞留于病侧齿颊之间。

4. 起自膝状神经节的味觉纤维走行于面神经管内，继而与面神经分离，形成鼓索神经，后加入舌神经，支配舌前2/3味觉。在鼓索参与面神经处以上的病变，即可有同侧舌前2/3的味觉丧失；如在发生镫骨肌支以上受损时，可出现同侧舌前2/3味觉障碍、听觉过敏外，尚有患侧的乳突部疼痛，耳廓和外耳道感觉减退，外耳道或鼓膜出现疱疹，称为亨特综合征（Hunt syndrome），常为带状疱疹病毒感染所致。

5. 面瘫不完全者，起病1～2周后开始恢复，1～2个月内明显好转而后痊愈。完全面瘫者有少部分不能完全恢复而出现连带运动、面肌痉挛或挛缩、耳鸣和鳄鱼泪现象等并发症。

6. 肌电图的面神经传导速度测定有助于判断面神经暂时性传导障碍或永久性失神经支配。有助于选择调整治疗方案及判断预后。

【诊断】

根据起病的特点、周围性面瘫的症状和体征即可确诊。但应与以下几种疾病相鉴别。

【鉴别诊断】

1. 吉兰-巴雷综合征　可有周围性面瘫，但常为双侧性，有前驱感染史，对称性肢体运动和感觉障碍及脑脊液蛋白细胞分离现象。

2. 耳源性面神经麻痹　各种中耳炎、迷路炎、乳突炎等所致者常有感染症状和局部体征而不难鉴别。

3. 颅后窝肿瘤或脑膜炎可有周围性面瘫，但大多起病缓慢，并有邻近的脑神经受损或原发病的表现。

4. 大脑半球病变　如肿瘤、脑血管病等出现的中枢性面瘫仅限于病变对侧面下部表情肌的运动障碍，而面上部表情肌的运动正常，且伴有肢体偏瘫，不难鉴别。

【治疗】

为防止面神经病变进展为完全变性，尽早治疗很重要，早期治疗的关键是提高局部血流，纠正微循环障碍，尽早恢复供血供氧，减少后遗症。与周围性面瘫的病理改变相对应，在治疗上以改善局部血液循环，促进局部水肿消退为主。

1. 药物治疗：

(1) 皮质类固醇激素，可用地塞米松 10～15mg/d，7～10 天；或服泼尼松 1mg/kg/d，顿服或分 2 次口服，连续 5 天，以后 7～10 天内逐渐减量。

(2) 迈之灵 2 片，每天 3 次，连用 2 周。

(3) 维生素 B_1 100mg，肌肉注射，每天 1 次，维生素 B_{12} 500μg，肌肉注射，每天 1 次。一般持续治疗两周。

(4) 加兰他敏 2.5 mg，肌肉注射，每天 1 次。

(5) 如系带状疱疹感染引起的 Hunt 综合征，可口服无环鸟苷 (acyclovir) 5mg/kg，每日 3 次，连服 7～10 日。

2. 理疗：急性期茎乳孔附近行超短波透热疗法或红外线照射，或茎乳孔局部热敷等，有助于改善局部血循环，消除神经水肿。恢复期可做碘离子透入疗法。

3. 针刺疗法：恢复期针刺治疗或电针治疗可有帮助。

4. 康复治疗及功能锻炼：功能训练应尽早开始，只要患侧面肌能活动，即应进行自我训练，可对镜子做皱眉、举额、闭眼、露齿、鼓腮和吹口哨等动作，每日数次，每次数分钟，并辅以面部肌肉按摩。

5. 手术疗法：

(1) 面神经减压术：面神经减压术对特发性面神经麻痹患者的

疗效是肯定的，影响预后的主要因素是手术时间的选择，对于手术时机，有的学者主张 2 个月内，有的主张 3 个月内。McCabe 提出神经修复的最佳时机是损伤后 21 天，理由是此时神经胞体内合成代谢最旺盛，不断有新合成的蛋白质输向轴突末端，产生出新的轴突支芽。越早手术越有利于减轻面神经骨管对面神经的压迫损伤，早日解除对面神经损伤的恶性循环，可促进面肌功能康复。

(2) 病后 2 年仍未恢复者，可考虑做面神经—副神经、面神经—舌下神经或面神经—膈神经吻合术，但疗效尚难肯定，只宜在严重病例试用。严重面瘫的患者可考虑整容手术。

预防眼部合并症，因不能闭眼，不能瞬目，而致角膜长期暴露易发生感染，可用眼罩、眼药水、眼药膏等加以防护。

【预后】

1. 不完全性面瘫起病后 1～3 周开始恢复，1～2 个月有望明显恢复或痊愈，年轻患者预后好。轻度面瘫无论治疗与否，痊愈率可达 92%以上。老年患者发病时伴乳突疼痛，合并糖尿病、高血压、动脉硬化、心绞痛或心肌梗死者预后较差。

2. 病后 10 天面神经肌电图出现失神经电位通常需要 3 个月恢复。完全性面瘫病后 1 周内检查面神经传导速度可判定预后，如患侧诱发动作电位 M 波的波幅为健侧的 30%或以上，可有希望 2 个月内恢复；如 10%～30%需 2-8 个月恢复，可能出现合并症；如仅 10%以下需 6-12 个月恢复，可能遗留面瘫侧眼睑闭合不全及面肌抽搐等后遗症。

三、面肌痉挛

【疾病概论】

1. 定义

阵挛性面肌痉挛又称面肌抽搐，通常仅限于一侧面部，为不自主性阵挛性抽搐。可以是 Bell 麻痹暂时性或永久性后遗症，但更常见的是无明确原因的原发性病例。

2. 面肌痉挛的病因及发病机制

(1) 血管因素：目前已知大约有80%～90%的面肌痉挛是由于面神经出脑干处存在血管压迫所致。临床资料表明在导致面肌痉挛的血管因素中以小脑前下动脉及小脑后下动脉为主，而小脑上动脉次之。这是因为小脑上动脉起自于基底动脉与大脑后动脉交界处，位置较高，走行最为恒定。而小脑后下动脉和小脑前下动脉则相对变异较大，因而容易形成血管襻或异位而压迫到面神经。另外迷路上动脉及其他变异的大动脉如椎动脉、基底动脉亦可能对面神经形成压迫而导致面肌痉挛。以往认为面肌痉挛是由于动脉的搏动性压迫所致，近几年的研究表明单一静脉血管压迫面神经时亦可导致面肌痉挛。且上述血管可两者或多者对面神经形成联合压迫，这在一定程度上影响了面肌痉挛微血管减压手术的预后。

(2) 非血管因素：脑桥小脑角的非血管占位性病变如肉芽肿、肿瘤和囊肿等因素亦可产生面肌痉挛。其原因可能是由于

1) 占位导致正常血管的移位。

2) 占位对面神经的直接压迫。

3) 占位本身异常血管的影响如动静脉畸形、脑膜瘤、动脉瘤等。另外后颅窝的一些占位性病变也可导致面肌痉挛。如罕见的施万细胞瘤压迫面神经导致的面肌痉挛。在年轻患者中局部的蛛网膜增厚可能是引起面肌痉挛的主要原因之一。

(3) 其他因素：面神经的出脑干区存在压迫因素是引起面肌痉挛的主要原因，且大多数学者进行脑桥小脑角手术时观察到面神经出脑干区以外区域存在血管压迫并不产生面肌痉挛。但Kuroki等在动物模型中观察到出脑干区以外区域的面神经脱髓鞘病变其肌电图可表现为类似于面肌痉挛时的改变。Martinelli也报道了一例面神经周围支损伤后出现了面肌痉挛。

【临床表现】

1. 本病多发生于一侧，双侧者少见，以往认为女性多于男性，近几年统计表明，发病与性别无关，且多在中年后发病。

2. 病初多为眼轮匝肌间歇性抽搐，逐渐缓慢地扩散至同侧面

部的其他肌肉，口角部肌肉最易受累，严重者可累及同侧颈阔肌。

3. 抽搐的轻重程度不等，精神紧张、情绪波动、过度疲劳及讲话等原因容易诱发。不能自行控制，入睡后停止。

4. 神经系统检查无其他阳性体征。

5. 脑电图正常，肌电图上显示肌纤维震颤和肌束震颤波。

【诊断】

根据本病发作的特点、面肌痉挛的表现和神经系统检查无其他阳性体征即可确诊。

【鉴别诊断】

1. 癔症性眼睑痉挛　发生于中老年女性，多为双侧性，仅限于眼睑痉挛，无下半部面肌抽搐。

2. Meige 综合征　即睑痉挛-口下颌肌张力不全综合征，好发于老年女性，为双侧睑肌痉挛，且伴有口舌、面肌、下颌、喉肌和颈肌肌张力不全。

3. 习惯性抽动症：以儿童和青壮年多见，常为较明显的肌肉收缩，多为双侧性，与精神因素有关。

4. 药物所致面肌运动障碍：有新近或长期服用神经精神抑制剂如奋乃静、三氟拉嗪、氟哌啶醇等强安定剂或胃复安的病史，表现为口的强迫性张大或闭合，不随意外伸或卷缩等动作，与面肌痉挛表现不同。

【治疗】

1. 药物治疗

各种镇静、抗癫痫类药物如安定、苯巴比妥和卡马西平、苯妥英钠等对少数患者可减轻症状。氯唑沙腙等肌肉松弛剂也有一定效果。

2. 目前首选 A 型肉毒毒素（Botulinum toxin type A，BTX）此药用于多种局限性肌张力障碍性疾病的治疗，被认为是近年来神经科治疗领域重要进展之一，为局限性肌肉痉挛的治疗开辟了一个新领域。通过对眼部肌肉（眼轮匝肌、眉肌）和下部面肌的多点小剂量注射能最大程度地改善患者的痉挛症状。BTX-A 为厌氧梭状芽胞杆菌属肉毒杆菌产生的一种大分子蛋白神经毒素，其作用机理为选择性的作用于外周胆碱能神经末梢，抑制刺激性及自发性乙酰胆碱的释放，从而产生一种化学去神经作用，使肌肉松弛性麻痹，缓解面肌痉挛。此作用能持续数月，随着新的神经末梢的发芽和运动终板处的功能连结，神经传导和肌肉活动才得以逐步恢复。许多开放性及随机双盲对照临床研究都显示该治疗方法安全有效，症状改善率远高于单纯口服药物治疗。75%以上的患者治疗后痉挛症状显著改善；疗效可持续 3～4 个月甚至 6 个月。主要的副作用有眼干、睑下垂、复视、流泪等，但发生率低且程度轻。治疗 2 年及 5 年后仍有 96%及 88%的患者面肌痉挛程度改善＞50%；证明了其长期疗效。在欧美国家 A 型肉毒毒素局部注射已成为面肌痉挛的首选对症治疗手段。采用适当的肉毒毒素治疗可以推迟手术治疗，但不能根治。

病程长短、痉挛程度、药物剂量、注射部位以及患者对药物的敏感程度均为影响疗效的因素，其中正确的注射部位和合适的注射剂量最为重要。对临床症状复杂、疗效差者，应在肌电图仪监视下确定药物注射的部位。

3. 微血管减压术

自 1994 年 Campbell 和 Kendy 开始用手术治疗基底动脉瘤压迫导致的面肌痉挛以来，微血管减压术已成为治疗面肌痉挛的重要方法。其术式为枕下开颅，暴露面神经，于面神经出脑干区找到压迫血管，在其间隔以明胶海绵，肌片或 Teflon 片，达到减压目的。这一术式曾被认为是能够治愈面肌痉挛而不留后遗症的唯一方法。但近几年来随着治疗患者的增多，资料的积累及随访期的延长，对其术后的远期疗效、复发、后遗症及再手术等问题提出了进一步探讨。在长期随访中发现微血管减压术治疗面肌痉挛其远期有效率可达 60%～70%，部分患者在随访期间可有不同程度的缓解乃至痊愈，少数患者症状于术后 5 个月方可完全消失。随访表明微血管减压术治疗面肌痉挛仍存在 4%～12%的复发率，究其原因可能与以下因素有关：

（1）置入的材料：明胶海绵及肌片置入后有可能因被吸收而导致复发，Tetlon 片用于减压后有报道可形成胆脂瘤重新又对面神经形成压迫。

（2）置入物脱落：如垫片放置欠妥帖，手术时的不精细操作都可造成垫片漂移。

（3）术后蛛网膜粘连包裹面神经产生新的压迫。

（4）减压不充分：因各种原因如术者的技术，术中的意外情况及压迫血管较隐匿使减压不充分，另外血管联合压迫仅行单一血管减压术均可导致术后复发。

微血管减压术死亡率极低，但术后大多数患者会出现短暂的恶心、呕吐、听力下降、面部感觉障碍及眩晕等症状，一般可在术后两周内消失。仅少数患者可遗留永久性的后遗症如听力下降、面瘫、面部感觉障碍和脑干梗死，且这些后遗症的发生率随再次手术而相对升高。因此，选择这种方法治疗面肌痉挛尤其是再次手术时，应慎重。

四、舌咽神经痛

【疾病概论】

1. 定义

舌咽神经痛（glossopharymgeal neuralgia）是一种出现于舌咽神经分布区的阵发性剧烈疼痛。疼痛的性质与三叉神经痛相似，本病远较三叉神经痛少见，约为 1∶（70～85）。

2. 病因及发病机制

原发性舌咽神经痛的病因，迄今不明。可能为舌咽及迷走神经的脱髓鞘性病变引起舌咽神经的传入冲动与迷走神经之间发生“短路”所致。以致轻微的触觉刺激即可通过短路传入中枢，中枢传出的脉冲也可通过短路再传入中枢，这些脉冲达到一定总和时，即可激发上神经节及岩神经节、神经根而产生剧烈疼痛。近年来神经血管减压术的开展，发现舌咽神经痛患者椎动脉或小脑后下动脉压迫于舌咽及迷走神经上，解除压迫后症状缓解，这些患者的舌咽神经痛可能与血管压迫有关。造成舌咽神经根部受压的原因可能有多种情况，除血管因素外，还与小脑脑桥角周围的慢性炎症刺激，致蛛网膜炎性改变逐渐增厚，使血管与神经根相互紧靠，促成神经受压的过程。因为神经根部受增厚蛛网膜的粘连，动脉血管也受其粘连发生异位而固定于神经根部敏感区，致使神经受压而缺乏缓冲余地，引起神经的脱髓鞘改变。

继发性原因可能是小脑脑桥角或咽喉部肿瘤，颈部外伤，茎突过长、茎突舌骨韧带骨化等压迫刺激舌咽神经而诱发。

【临床表现】

舌咽神经痛多于中年起病，男女发病率无明显区别，左侧发病高于右侧，偶有双侧发病者。表现为发作性一侧咽部、扁桃体区及舌根部针刺样剧痛，突然开始，持续数秒至数十秒，发作期短，但疼痛难忍，可反射到同侧舌面或外耳深部，伴有唾液分泌增多。说话、反复吞咽、舌部运动、触摸患侧咽壁、扁桃体、舌根及下颌角均可引起发作。2%丁卡因麻醉咽部，可暂时减轻或止住疼痛。按疼痛的部位一般可分为2型：

1. 口咽型：疼痛区始于咽侧壁、扁桃体、软腭及舌后1/3，而后放射到耳区，此型最为多见。

2. 耳型：疼痛区始于外耳、外耳道及乳突，或介于下颌角与乳突之间，很少放射到咽侧，此型少见。疼痛程度轻重不一，有如电击、刀割、针刺，发作短暂，间歇期由数分钟到数月不等，少数甚至长达2～3年。一般发作期愈来愈短，痛的时间亦愈来愈长。严重时可放射到头顶和枕背部。个别患者发生昏厥，可能由于颈动脉窦神经过敏引起心脏停搏所致。

3. 神经系统检查无阳性体征。

【诊断】

根据疼痛发作的性质和特点不难做出本病的临床诊断。有时为了进一步明确诊断，可刺激扁桃体窝的“扳机点”，能否诱发疼痛；或用1%丁卡因喷雾咽后壁、扁桃体窝等处，如能遏止发作，则可以证实诊断。如果经喷雾上述药物后，舌咽处的疼痛虽然消失，但耳痛却仍然保留，则可封闭颈静静脉孔，若能收效，说明不仅为舌咽神经痛，而且有迷走神经的耳后支参与。

临床表现呈持续性疼痛或有神经系统阳性体征的患者，应当考虑为继发性舌咽神经痛，需要进一步检查明确病因。

【鉴别诊断】

临床上应与三叉神经痛、喉上神经痛、蝶腭神经痛及颅底、鼻咽部和小脑脑桥角肿瘤等病变引起的继发性舌咽神经痛相鉴别。

1. 三叉神经痛

两者的疼痛性质与发作情况完全相似，部位亦与其毗邻，三叉神经第三支疼痛时易与舌咽神经痛相混淆。二者的鉴别点为：三叉神经痛位于三叉神经分布区、疼痛较浅表，“扳机点”在睑、唇或鼻翼；说话、洗脸、刮胡须可诱发疼痛发作。舌咽神经痛位于舌咽神经分布区，疼痛较深在，“扳机点”多在咽后壁、扁桃体窝、舌根；咀嚼、吞咽等动作常诱发疼痛发作。

2. 喉上神经痛

喉深部、舌根及喉上区间歇性疼痛，可放射到耳区和牙龈，说话和吞咽动作可以诱发，在舌骨大角间有压痛点。用1%丁卡因涂抹梨状窝区及舌骨大角处，或用2%普鲁卡因神经封闭，均能完全抑制疼痛等特点可与舌咽神经痛相鉴别。

3. 蝶腭神经节痛

此病的临床表现主要是在鼻根、眼眶周围、牙齿、颜面下部及颞部阵发性剧烈疼痛，其性质似刀割、烧灼及针刺样，并向颌、枕及耳部等放射。每日发作数次至数十次，每次持续数分钟至数小时不等。疼痛发作时多伴有流泪、流涕、畏光、眩晕和鼻塞等，有时伴有舌前1/3味觉减退。疼痛发作无明显诱因，也无“扳机点”。用1%丁卡因麻醉中鼻甲后上蝶腭神经节处，5～10分钟后疼痛即可消失为本病特点。

4. 继发性舌咽神经痛

颅底、鼻咽部及小脑脑桥角肿物或炎症等病变均可引起舌咽神经痛，但多呈持续性痛伴有其他颅神经障碍及神经系统局灶体征。X线颅底拍片，头颅CT扫描及MRI等影像学检查有助于寻找病因。

【治疗】

1. 药物治疗

卡马西平为最常用的药物，苯妥英钠也常用来治疗舌咽神经痛，其他的镇静止痛药物（安定、曲马多）及传统中草药对该病也有一定的疗效。有研究发现N甲基D天冬氨酸（NMDA）受体在舌咽神经痛的发病机制中起一定作用，所以NMDA受体拮抗剂可有效地减轻疼痛，如氯胺酮。也有学者报道加巴喷丁可升高中枢神经系统5-HT水平，抑制痛觉，同时参与NMDA受体的调制，在神经病理性疼痛中发挥作用。这些药物为舌咽神经痛的药物治疗开辟了一个新领域。

2. 封闭疗法

维生素B_{12}和氟美松等周围神经封闭偶有良效。有人用95%乙醇或5%酚甘油于颈静脉孔处行舌咽神经封闭。但舌咽神经与颈内动脉、静脉、迷走神经、副神经等相邻，封闭时易损伤周围神经血管，故应慎用。

3. 手术治疗：

对发作频繁或疼痛剧烈者，若保守治疗无效可考虑手术治疗。常用的手术方式有以下几种：

（1）微血管减压术（MVD）：国内外学者行血管减压术治疗本病收到了良好的效果，因此有学者认为采用神经血管减压术是最佳治疗方案。可保留神经功能，避免了神经切断术所致的病侧咽部干燥、感觉消失和复发之弊端。

（2）经颅外入路舌咽神经切断术：术后复发率较高，建议对不能耐受开颅的患者可试用这种方法。

（3）经颅舌咽神经切断术：如术中探查没有明显的血管压迫神经，则可选用舌咽神经切断术。

（4）经皮穿刺射频热凝术：在CT引导下可大大减少其并发症

的发生。另外舌咽神经传入纤维在脑桥处加入了三叉神经的下降支，开颅在此毁损可阻止舌咽神经痛的传导通路。

【预后】

舌咽神经痛如不给予治疗，一般不会自然好转，疼痛发作逐渐频繁，持续时间越来越少，严重影响患者的生活及工作。

五、痛性眼肌麻痹综合征

【疾病概论】

1. 定义

痛性眼肌麻痹综合征亦称 Tolosa Hunt 综合征。是一种因海绵窦非特异性炎症肉芽组织引起的眼眶疼痛，并出现动眼（Ⅲ）、滑车（Ⅳ）、展神经（Ⅵ）和三叉神经第一支（V_1）功能障碍。临床上较少见，且病因多样，容易误诊。

2. 病因

本病病因不明，一般认为是发生于海绵窦、眶上裂或眶尖部的非特异性炎症或肉芽肿，有人认为其为一种变态反应性疾病，可能与病毒感染、免疫缺陷有关。也有人认为与巨细胞性血管炎、胶原组织病等有关。眼肌麻痹的原因不是肌肉本身直接被炎症浸润，而是颅神经功能损害所致。

3. 病理

病理改变包括海绵窦壁的硬脑膜增厚，眶上裂硬脑膜组织坏死，血管外有单核炎症细胞浸润，而影响邻近的颅神经（Ⅲ、Ⅳ、Ⅵ、V_1）。

【临床表现】

1. 本病发病无性别差异，以壮年至老年多发，大约70%患者病前有上呼吸道感染，咽峡炎、上颌窦炎、低热等病史。早期一侧眼球后眶区周围剧烈疼痛，可放射到额部或颞部。可有恶心、呕吐。疼痛的性质大多为持续性胀痛、刺痛或撕裂样剧痛。数天后痛侧眼肌可有不同程度的麻痹。主要以动眼神经受累为主，其次是展神经。可表现为第Ⅲ、Ⅳ、Ⅵ对脑神经全部受累，眼球固定，眼球突出，呈海绵窦综合征。眼内肌受累相当少见。

2. 病变累及视神经可出现视力改变，少数出现视神经萎缩。病变亦可使眼球、眼眶部静脉回流受限，产生眼睑水肿、结膜充血，也可有视乳头水肿。

3. 有些患者可损害三叉神经第1、2支出现相应部位的感觉障碍和角膜反射消失。尚有少数患者侵犯海绵窦段颈内动脉壁上的交感神经，出现 Horner 征，表现为上睑下垂、眼球凹陷、瞳孔缩小。

4. 复发性痛性眼肌麻痹有以下特点：

(1) 复发的时间间隔可数月到数年，以1～5年最为常见，由于复发的时间间隔可长达数年甚至10余年，因而详细询问既往病史，对诊断本综合征具有重要的临床意义。

(2) 复发时病变部位与前次发作可在同侧，也可在对侧。其中以侵犯同侧较为多见。但左右侧可交替发病亦是本综合征特征之一。

(3) 复发时症状与前次发作可相同，也可不同。

【辅助检查】

1. Tolosa-Hunt 综合征患者的外周血白细胞、嗜酸性粒细胞计数、血沉、血浆γ球蛋白、C反应蛋白可出现增高。

2. 脑脊液检查可表现为蛋白和细胞计数增高，其他各项数值正常。

3. 影像学检查头颅 MRI 较 CT 敏感，MRI 能从不同的解剖角度全面观察 THS 的病变形态和信号特征，大大提高了该病的检出率，还能动态评价其治疗效果。THS 的 MRI 表现有一定的特征性，病变侧海绵窦较健侧增宽，可见近似梭形的软组织影，T_1WI 呈等或稍低信号，T_2WI 为等或稍高信号，边缘较清楚；海绵窦周围间隙变窄或消失，在冠状位 T_1WI 上显示最清楚；轴位 T_2WI 能较好地显示 ICA 的改变，依病变范围和病程不同可表现为移位、管腔变窄等；增强扫描病灶呈较明显均匀强化。

少数患者脑血管造影表现为颈内动脉末端到虹吸部狭窄。眶静脉造影可表现为眼上静脉闭塞；形成侧支静脉；同侧海绵窦显影模糊。

【诊断】

临床诊断 THS 是一个排他性诊断，必须排除其他相关疾病和其他原因所致的痛性眼肌麻痹。本病的诊断主要依靠临床表现，并需经影像学、实验室检查等排除其他病变。临床表现的诊断要点如下：

1. 亚急性起病，一侧眶后或眶上缘持续性疼痛。

2. 以第Ⅲ、Ⅳ、Ⅵ对脑神经损害为主，可合并有 $V_{1\sim2}$ 及第Ⅱ对脑神经损害，有或无瞳孔改变。

3. 症状反复发作，可自然缓解和再发。

4. 能除外引起痛性眼肌麻痹的其他疾患。

5. 皮质类固醇激素治疗有效。

【鉴别诊断】

1. 颅内动脉瘤：可发生于任何年龄段，颅底动脉环或海绵窦及后交通动脉的动脉瘤可引起Ⅲ、Ⅳ、Ⅵ、Ⅴ对脑神经的损害。可能是梭状动脉瘤急性扩张或动脉瘤渗血、压迫、牵拉神经所致；腰穿检查可见血性脑脊液。MRA、CTA、DSA 可协助明确诊断。

2. 颅底占位：常见的有鼻咽癌、蝶窦囊肿、鞍旁肿瘤等。以上几种病变常伴有其他临床症状及体征。颅底 MRI 平扫及增强可资鉴别。

3. 眼肌麻痹型偏头痛：多在 30 岁前发病，60%有偏头痛家族史。表现为周期性一侧头痛或眶后搏动性疼痛，常累及第Ⅲ颅神经，第Ⅳ、Ⅵ颅神经很少受累及，不影响三叉神经。初期数次发作后眼肌麻痹可自行缓解，多次发病后可遗留一定后遗症。

4. 海绵窦血栓形成：可引起Ⅲ、Ⅳ、Ⅵ、Ⅴ对脑神经的损害，有时也伴有眼痛。眼运动神经受累往往较完全。因常由副鼻窦炎或面部皮肤感染引起，可有相应的临床表现。另外因血液回流受阻，常有额部头皮、眼睑、眼结膜水肿、眼球突出、视盘水肿等表现。

5. 糖尿病眼肌麻痹：多见于老年人，有糖尿病史，起病急剧但头痛不明显。

【治疗】

Tolosa-Hunt 综合征对激素治疗高度敏感。目前主张早期应用皮质类固醇，如症状明显改善，可帮助诊断。部分患者眼肌运动麻痹可在用药后 24～48 小时内有改善，眼眶周围的疼痛很快消失。强的松 60～100mg，每日 1 次，口服连续 3 天或氟美松 10mg 静脉注射，然后逐渐减量。治疗需持续至症状消失 1～2 周后，以防复发。病初可同时加用抗生素、抗病毒药物，后期配合针灸、理疗等。治疗转归常是疼痛首先消失，其后是眼突及上睑下垂的恢复，而眼肌麻痹恢复最慢。

【预后】

本病的预后良好，症状可有自行缓解和再发的倾向。仅个别患者遗留有某些颅神经功能不全。

六、前庭神经元炎

【疾病概论】

1. 定义

前庭神经元炎亦称为病毒性迷路炎、流行性神经迷路炎或急性迷路炎。常发生于上呼吸道感染后数日之内，临床特征为急性起病的眩晕、恶心、呕吐、眼球震颤和姿势不平衡。炎症仅限局于前庭系统，耳蜗和中枢神经系统均属正常，是一种不伴有听力障碍的眩晕病。

2. 病因及发病机制

病因目前仍不明确，通常认为，前庭神经元炎病人发病前常有感染病史。Shimizu 等在 57 例前庭神经元炎病例中测定血清各种病毒抗体水平，26 例显示病毒抗体效价升高达 4 倍以上，故推断此病与病毒感染有直接关系。Chen 等研究认为前庭神经元炎主要影响前庭神经上部，其支配水平半规管和前垂直半规管，而后垂直半规管和球囊的功能受前庭神经下部支配而不受影响。Goebel 等以解剖标本作研究认为，前庭神经上部的骨道相对较长，其和小动脉通过相对狭窄的通道，使前庭神经上部更易受到侵袭和可能起迷路缺血性损害。

另外，亦有报道认为，前庭神经遭受血管压迫或蛛网膜粘连，甚至可因内听道狭窄引起前庭神经缺氧变性而发病。Schuknecht 等（1981 年）认为，糖尿病可引起前庭神经元变性萎缩，导致眩晕反复发作。

3. 病理生理

病理学研究显示，一些前庭神经元炎患者前庭神经切断后，可发现前庭神经有孤立或散在的退行性变和再生现象，神经纤维减少，节细胞空泡形成，神经内胶原沉积物增加。

【临床表现】

1. 本病多发生于中年人，两性发病率无明显差异。

2. 起病突然，病前有发热、上感或泌尿道感染病史，多为腮腺炎、麻疹及带状疱疹病毒引起。

3. 临床表现以眩晕最突出，头部转动时眩晕加剧，多于晚上睡醒时突然发作眩晕，数小时达到高峰，伴有恶心、呕吐，可持续数天或数周，多无耳鸣、耳聋，也有报道约 30%病例有耳蜗症状；严重者倾倒、恶心、呕吐、面色苍白。可以一家数人患病，亦有集体发病呈小流行现象。该病一般可以自愈，可能为仅有一次的发作，或在过了 12～18 个月后有几次后续发作；每次后续发作都不太严重，持续时间较短。

4. 病初有明显的自发性眼震，多为水平性和旋转性，快相向健侧。

5. 前庭功能检查显示单侧或双侧反应减弱，部分病例痊愈后前庭功能恢复正常。

【辅助检查】

1. 眼震电图（ENG）、可以客观记录一侧前庭功能丧失的情况，但 ENG 并非必要，因在急性期自发性眼震等客观体征有助于病变定侧，患者也难于耐受检查。

2. 可行听力检查排除听力损害。

3. 头颅核磁共振（MRI），特别要注意内听道检查以排除其他诊断的可能性，如桥小脑角肿瘤，脑干出血或梗死。必要时行增强扫描。

【诊断】

根据感染后突然起病，剧烈眩晕，站立不稳，头部活动时加重，不伴耳鸣、耳聋。前庭功能检查显示单侧或双侧反应减弱，无耳蜗功能障碍；无其他神经系异常症状、体征；预后良好可诊断。

【鉴别诊断】

1. 内耳眩晕病

又称梅尼埃（Meniere）病或美尼尔综合征，本病为一突然发作的非炎性迷路病变，具有眩晕、耳聋、耳鸣及眼震等临床特点，有时有患侧耳内闷胀感等症状。多为单耳发病，男女发病率无明显差异，病人多为青壮年，60 岁以上老人发病罕见，近年亦有儿童病例报告。眩晕有明显的发作期和间歇期。发作时病人常不敢睁眼、恶心、呕吐、面色苍白、出汗、甚至腹泻、血压多数偏低等一系列症状。本病病因学说甚多，如变态反应、内分泌障碍、维生素缺乏及精神神经因素等引起自主神经功能紊乱，因之使血管神经功能失调，毛细血管渗透性增加，导致膜迷路积水，蜗管及球囊膨大，刺激耳蜗及前庭感受器时，引起耳鸣、耳聋、眩晕等一系列临床症状。梅尼埃病的间歇期长短不一，从数月到数年，每次发作和程度也不一样。而听力随着发作次数的增加而逐渐减退，最后导致耳聋。

2. 位置性眩晕

眩晕发作常与特定的头位有关，无耳鸣、耳聋。中枢性位置性眩晕，常伴有特定头位的垂直性眼震，且常无潜伏期，反复试验可反复出现，呈相对无疲劳现象。外周性位置性眩晕，又称良性阵发性位置性眩晕，为常见的前庭末梢器官病变；亦称为管石症或耳石症；多数病例发病并无明显诱因，而可能的诱因则多见于外伤；眼震常有一定的潜伏期，呈水平旋转型，多次检查可消失或逐渐减轻，属疲劳性。预后良好，能够自愈。

3. 颈性眩晕

由颈部疾病所致的眩晕。其特征是既有颈部疾病的表现，又有前庭及耳蜗系统受累的表现，冷热试验此类患者一般均为正常。其病因可能为颈椎病、颈部外伤、枕大孔畸形、后颈部交感神经综合征。颈椎病是椎动脉颅外段血流受阻的主要原因。由于颈椎骨刺及退行性关节炎、椎间盘病变，使椎动脉受压，转颈时更易受压。若动脉本身已有粥样硬化，而对侧椎动脉无法代偿时即出现症状。眩晕与头颈转动有关，可伴有枕部头痛、猝倒、视觉闪光、视野缺失及上肢麻痛。颈椎核磁共振检查可以协助诊断。

4. 药物中毒性眩晕

以链霉素最常见。其他有新霉素、卡那霉素、庆大霉素、万古霉素、多粘菌素 B、奎宁、磺胺类等药物。有些药物性损害主要影响前庭部分，但多数对前庭与耳蜗均有影响。链霉素中毒引起的眩晕通常于疗程第四周出现，也有短至 4 天者。在行走、头部转动或转身时眩晕更为明显。于静止、头部不动时症状明显好转或消失。前庭功能检查多无自发性眼震，闭目难立征阳性。变温试验显示双侧前庭功能均减退或消失。如伴耳蜗损害，尚有双侧感音性耳聋。眩晕消失缓慢，需数月甚或 1～2 年，前庭功能更难恢复。

5. 桥小脑角肿瘤

特别是听神经瘤，早期可出现轻度眩晕、耳鸣、耳聋。病变进一步发展可出现邻近颅神经受损的体征，如病侧角膜反射减退、面部麻木、复视、周围性面瘫、眼震、同侧肢体共济失调。至病程后期，还可出现颅内压增高症状。诊断依据单侧听力渐进性减退、耳鸣；听力检查为感音性耳聋；伴同侧前庭功能早期消失；邻近颅神经（Ⅴ、Ⅶ、Ⅷ）中有一支受累应怀疑为听神经瘤。头颅核磁共振检查可以协助诊断。

【治疗】

临床治疗原则是急性期的对症治疗、皮质激素治疗和尽早的前庭康复治疗。一项小规模的对照研究发现治疗前庭神经炎，皮质激素比安慰剂更有效。最近的一项临床研究比较了甲基强的松龙、阿昔洛韦和甲基强的松龙＋阿昔洛韦三种治疗方法的疗效，结果表明，甲基强的松龙可明显改善前庭神经炎的症状，抗病毒药物无效，两者联合无助于提高疗效。

临床常用治疗方法如下：

1. 一般治疗　卧床休息，避免头、颈部活动和声光刺激。

2. 对症处理　对于前庭损害而产生的眩晕症状应给予镇静、安定剂，眩晕、呕吐剧烈者可肌注盐酸异丙嗪（12.5～25mg）或地西泮（10～20mg）每4～6小时1次。症状缓解不明显者，可酌情重复上述治疗。对长时间呕吐者，必要时行静脉补液和电解质以作补充和支持治疗。

3. 皮质类固醇激素，可用地塞米松10～15mg/d，7～10天；或服泼尼松1mg/kg/d，顿服或分2次口服，连续5天，以后7～10天内逐渐减量。注意补钾、补钙、保护胃粘膜。

4. 维生素 B_1 100mg，肌肉注射，每天1次，维生素 B_{12} 500μg，肌肉注射，每天1次。治疗2周后改为口服。

5. 前庭康复治疗

前庭神经炎的恢复往往需要数周的时间，患者越早开始前庭康复锻炼，功能恢复就越快、越完全。前庭康复锻炼的目的是加速前庭康复的进程，并改善最终的康复水平。前庭康复计划一般包括前庭-眼反射的眼动训练和前庭-脊髓反射的平衡训练。早期眼震存在，患者应尝试抑制各方向的凝视眼震。眼震消失后，开始头-眼协调练习。患者应尝试平衡练习和步态练习。症状好转后应加运动中的头动练习，开始慢，逐渐加快。前庭康复锻炼每天至少2次，每次数分钟，只要患者能够耐受，应尽可能多进行锻炼，并少用抗晕药物。

七、多颅神经损害

临床上经常会遇到多颅神经损害后造成的麻痹。这些损害可在病程中全部出现，尤其是急性疾病，有些多颅神经损害是在亚急性或慢性病程中逐渐表现出来。多颅神经损害出现时首先要鉴别这些颅神经损害是脑干的核性损害，还是出脑干后的核下性损害。脑干内的损害常常有交叉性的感觉或运动损害，病变往往在颅神经损害侧，对侧躯干或肢体有感觉和（或）运动障碍，构成交叉性偏瘫。

出脑干后的多颅神经损害可构成一些综合征，每一综合征的临床特点、累及的部位和常见的病因见表 8－7－1。每一综合征并不是一成不变的，有些可以随着疾病损害范围扩大，临床表现不典型。

表 8－7－1　常见的颅神经损害综合征

综合征	受累脑神经	病变部位	临床表现	常见病因
海绵窦（Foix）	Ⅲ、Ⅳ、Ⅵ和Ⅴ1、Ⅴ2、Ⅴ3	海绵窦	同侧眼球突出、上下眼睑、球结膜充血和水肿。眼睑下垂，眼球各方向活动受限，瞳孔散大，三叉神经支配区感觉障碍，角膜反射减弱或消失	面部感染后的海绵窦血栓形成、外伤性海绵窦动静脉瘘、肿瘤、颅骨骨折及骨膜炎等
眶上裂（Rochon-Duvigneaud）	Ⅲ、Ⅳ、Ⅵ和Ⅴ1	眶上裂	同侧眼肌完全麻痹，额部皮肤感觉减退和角膜反射减低或消失，可见 Horner 征	眶上裂骨折和骨膜炎、鼻窦炎蔓延、蝶骨嵴脑膜瘤、脊索瘤和动脉瘤
眶尖（Rollet）	Ⅱ、Ⅲ、Ⅳ、Ⅵ和Ⅴ1	眶尖	同侧视力障碍，其他表现同眶上裂综合征	外伤、炎症、肿瘤、血管病等
岩尖（Gradenigo）	Ⅳ、Ⅴ	颞骨岩部尖端	眼球内斜和复视，患侧面部感觉异常或减退等	中耳炎、慢性乳突炎、局限性脑膜炎、肿瘤及外伤等

续表

综合征	受累脑神经	病变部位	临床表现	常见病因
脑桥小脑角（Cuhing I）	Ⅴ、Ⅶ、Ⅷ，有时伴有Ⅵ、Ⅸ、Ⅹ	脑桥小脑角	持续性耳鸣、眩晕、眼球震颤和平衡功能障碍；病侧周围性面瘫；面部感觉缺失、疼痛、同侧角膜反射减弱和消失；可有高颅压症状、同侧小脑性共济失调及同侧轻偏瘫和偏身感觉障碍，Ⅵ、Ⅸ、Ⅹ受损症状	听神经瘤、胆脂瘤、胶质瘤、脑桥小脑角脑膜瘤或蛛网膜炎、蛛网膜囊肿、结核性脑膜炎、血管畸形和动脉瘤
Avellis	Ⅹ	延髓	同侧软腭及喉肌瘫痪，构音障碍和声音嘶哑	肿瘤、炎症、外伤、血管病等
Schmidt	Ⅹ和Ⅺ	周围神经	同侧软腭及喉肌瘫痪；吞咽困难及喉部感觉障碍；对侧转颈和同侧耸肩困难	肿瘤、外伤、炎症及血管病等
Jackson	Ⅹ和Ⅺ和Ⅻ	延髓	患侧舌肌萎缩无力，伸舌向患侧偏斜，同侧Schmidt综合征	肿瘤、外伤、炎症及血管病等
Tapia	Ⅹ和Ⅻ	周围神经	声音嘶哑、患侧舌肌萎缩无力，伸舌向患侧偏斜	外伤，下颌角后部外伤
颈静脉孔（Vernet）	Ⅸ、Ⅹ和Ⅺ	颈静脉孔	同侧软腭和咽部感觉障碍，舌后1/3味觉缺失；声音嘶哑及咽反射消失；对侧转颈及同侧耸肩不能	肿瘤、外伤、炎症及血管病等

参考文献

[1] 贾建平主编．神经病学［M］北京：北京大学出版社，2004.

[2] 王燕樽，张淑香，许华，等．Bell's 面瘫 164 例观察［J］．中华耳鼻咽喉科杂志 1996；31（6）：334-337.

[3] 胡兴越，朱先理，章士正，等．三叉神经痛病因诊断的影像学研究［J］．中华神经科杂志，2000，33（6）：346-348.

[4] 侯群，陈眉，黄晓明，等．弥可保和维生素 B12 治疗周围性面瘫的疗效比较［J］．中国新药杂志 2000；9（12）：839-841.

[5] 赵云富，姜晓钟，刘渊，等．三叉神经痛患者血浆血管活性肠肽的观察［J］．华西口腔医学杂志，2002，20（1）：746-748.

[6] 李世亭，潘庆刚，王成元，等．三叉神经痛发病机理研究［J］．中华神经外科疾病研究杂志，2003，2（3）：248-251.

[7] 陈兵，王德辉，王正敏．面神经液压与面神经电图的相关性研究［J］．中华耳鼻咽喉科杂志 2003；38（4）：270-271.

[8] 王文宇，刘红娟，张立新．大鼠原发性三叉神经痛脑神经递质的实验研究［J］．中国老年学杂志，2005，25（3）：320-321.

[9] McCaBe B F. Facial nerve grafting.［J］. Plast Reconstr Surg，1970，45：70-75.

[10] Bertif，Ominic，Longiaved. The mode of action of aescin and release of prostaglandins. Prostaglandins，1977，14（2）：241-249.

[11] Schuknecht HF，Kitamura K，Second Louis H，Clerf lecture，Vestibular neuritis，Ann Otol，Rhinol laryngol Suppl，1981，90：1-19.

[12] Hayashi H. Differential terminal distribution of single large cutaneous afferent fibers in the spinal trigeminal nucleus and in the cervical spinal dorsal horn［J］. Brain Res，1982，244（1）：173-177.

[13] Kreysel HW. A possible role of lysosomal enzymes in the pathogenesis of varicosis and the reduction in their serum activity by Venostation［J］. Vasa，1983，12（4）：377-382.

[14] Bazzoni G，Dejana E，Del Maschio A. Platelet-neutrophil interactions. Possible relevance in the pathogenesis of thrombosis and inflammation.［J］. Haematologgica，1991 Nov-Dec；76（6）：491-9.

[15] Arbit E，Krol G. Percutaneous radiofrequency neuroly-sis guided by

computed tomography for the treatment ofglossopharyngeal neuralgia [J]. Neurosurgery, 1991, 29 (4): 580-582.

[16] Shimizu T, Sekitani T, Hirata T, et al. Serum viral antibody titer in vestibular neuronitis [J]. Acta Otolaryngol Stockh, 1993, 503 (Suppl): 74-78.

[17] Guillaume M, Padioleau F. Venotonic effect, vascular protection, anti-inflammatory and free radical scavenging properties of horse chestnut extract. Arzneim-Forsch Drug Res 1994; 44: 25-35.

[18] Resnick DK, Jannetta PJ, Bissonnette D, et al. Microvascular decompression for glossopharyngeal neuralgia [J]. Neurosurgery, 1995, 36 (1): 64-69.

[19] Herdman SJ. Vestibular rehabilitation. In: Baloh RW, Halmagyi GM, eds. Disorders of the vestibular system. New York: Oxford University Press, 1996: 583-597.

[20] Miles JB. Eldridge PR, Haggett CE, et al. Sensory effects of microvascular decompression in trigeminal neuralgia [J]. J Neurosurg, 1997, 86 (2): 193-196.

[21] Eide PK, Stubhaug A. Relief of glossopharyngeal neu-ralgia by ketamine-induced N-methyl-aspartate re-ceptor blockade [J]. Neurosurgery, 1997, 41 (2): 505-508.

[22] Kanpolat Y, Savas A, Batay F, et al. Computed to-mography-guided trigeminal tractotomy-nucleotomyin the management of vagoglossopharyngeal and genicu-late neuralgias [J]. Neurosurgery, 1998, 43 (3): 484-489.

[23] Alioglu Z, Akbas A, Sari A, et al. Tolosa-Hunt syndrome: a case reportClinical andmagnetic resonance imaging findings [J]. Neuroradiol, 1999, 26Suppl 1: 68-72.

[24] Forderreuther S, Straube A. The criteria of the international head-ache society forTolosa-Hunt syndrome need to be revised [J]. J Neurol 1999, 246: 371.

[25] Minagar A, Sheremata WA. Glossopharyngeal neuralgiaand MS [J]. Neurology, 2000, 54 (6): 1 368-1370.

[26] Kline LB, Hoyt WF. The Tolosa-Hunt syndrome [J]. J Neurol

Neurosurg Psychiatry, 2001, 71 (5): 577-582.
[27] Nurmikkol TJ, Eldridge PR. Trigeminal neuralgia-pathophysiology, diagnosis and current treatment [J]. Br J Anaesth, 2001, 87 (1): 117-132.
[28] Love S, Gradidge T, Coakham HB. Trigeminal neuralgia due to multiple sclerosis: ultrastructural findings in trigeminal rhizotomy specimens [J]. Neuropathol Appl Neurobiol, 2001, 27 (3): 238-244.
[29] Hatem J, Sindou M, Vial C. Intraoperative monitoring of facialEMG responses during microvascular decompression for hemifacial spasm. Prognostic value for long-term outcome: a study in a 33-patient series [J]. Br J Neurosurg, 2001, 15 (6): 496-499.
[30] Jost WH, Kohl A. Botulinum toxin: evidence-based medicinecriteria in blepharospasm and hemifacial spasm [J]. J Neurol, 2001, 248 (1): 21-24.
[31] Hsiung GY, Das SK, Ranawaya R, et al. Long-term efficacy ofbotulinum toxin A in treatment of various movement disorders overa 10-year period [J]. Mov Disord, 2002, 17 (6): 1 288-1 293.
[32] Samii M, Gunther T, Iaconetta G, et al. Microvascular de-compression to treat hemifacial spasm: long-term results fora consecutive series of 143 patients [J]. Neurosurgery, 2002, 50 (4): 712-719.
[33] Patel A, Kassam A, Hopowitz M, et al. Microvascular de-compression in the management of glossopharyngeal neuralgia: analysis of 217 case [J]. Neurosurgery, 2002, 50: 705-710.
[34] Chang JW, Chang JH, Choi JY, et al. Role of postoperative mag-netic resonance imaging after microvascular decompression of thefacial nerve for the treatment of hemifacial spasm [J]. Neurosur-gery, 2002, 50 (4): 720-726.
[35] Devor M, Amir R, Rappaport ZH, et al. Pathophysiology of trigeminal neuralgia: the ignition hypothesis [J]. Clin J Pain, 2002, 18 (1): 4-13.
[36] Snir M, Weinberger D, Bourla D, et al. Quantitative changes inbotulinum toxin a treatment over time in patients with essen-tial blepharospasm and idiopathic hemifacial spasm [J]. Am JOphthalmol, 2003, 136 (1):

99-105.

[37] Rusu MC. The spinal trigeminal nucleus-considerations on the structure of the nucleus caudalis [J]. Folia Morphol (Warsz), 2004, 63 (3): 325-328.

[38] Ashkan K, Marsh H. Microvascular decompression for trigeminal neuralgia in the elderly: a review of the safety and efficacy [J]. Neurosurg, 2004, 55 (4): 840-850.

[39] Strupp M, Zingler VC, Arbusow V, et al. Methylprednisolone, Valacyclovir, or the Combination for Vestibular Neuritis. The New England Journal of Medicine, 2004, 351: 354-356.

[40] Neto B, Camilli A. Trigeminal neuralgia is caused by maxillary and mandibular nerve entrapment: Greater incidence of right-sided facial symptoms is due to the foramen rotundum and foramen ovale being narrower on the right side of the cranium [J]. Med Hypoth, 2005, (65): 1179-1182.

[41] Mejia NI, Vuong KD, Jankovic J. Long-term botulinum toxinefficacy, safety, and immunogenicity [J]. Mov Disord, 2005, 20 (5): 592-597.

[42] Olesen J. The International Classification of Headache Disorders, 2nd edition: application to practice [J]. Funct Neurol, 2005, 20 (2): 61-68.

[43] Frei K, Truong DD, Dressler D. Botulinum toxin therapy of hemi-facial spasm: comparing different therapeutic preparations [J]. EurJ Neurol, 2006, 13 (1): 30-35.

[44] La Mantia L, Curone M, Rapoport AM, et al. Tolosa-Hunt syndrome: critical literature reviewbased on IHS 2004 criteria [J]. Cephalalgia, 2006, 26 (7): 772-781.

[45] Papapetropoulos S, Singer C. Botulinum toxin in movement disor-ders [J]. Semin Neurol, 2007, 27 (2): 183-194.

第二节　脊神经疾病

脊神经是通过前根与后根与脊髓相连的神经，属周围神经，共

31 对，包括颈神经 8 对，胸神经 12 对，腰神经 5 对，骶神经 5 对，尾神经 1 对。前根的主要成分是脊髓前角运动神经元发出的躯体运动纤维，T1～L3 的前根内还有来自脊髓侧角运动神经元的内脏运动交感纤维，S2～S4 节段包含内脏运动的副交感纤维。由于初级感觉神经元位于后根邻近椎间孔处的脊神经节中，中枢突构成后根，而脊神经则是其周围突，故后根内含有来自各种感受器的感觉纤维。

脊神经逐渐延续为神经丛、神经索、神经干、神经末梢。是四种成分（躯体运动、躯体感觉，内脏运动和内脏感觉纤维）的混合神经，离开椎管后分为前支和后支，前支粗大分布于躯干前部、四肢和会阴的皮肤、关节、韧带和肌肉；前支在起始处由灰、白交通支与交感神经节相连。后支细短，按节段分布于背部的皮肤、筋膜、韧带和肌肉。

神经干由若干神经束膜包绕的神经束集合而成，神经束外的结缔组织称为神经外膜，神经束内含有许多神经纤维。每条神经纤维由中央的轴索和其外周的施万细胞构成，施万细胞包绕轴索形成髓鞘结构的称为有髓神经（多为运动和深感觉纤维），每个细胞髓鞘形成的节段性结构称为郎飞结（Ranvier node）。髓鞘起绝缘作用，还使神经冲动在 Ranvier 结间呈跳跃性传布，有利于神经冲动的快速传导，神经冲动的传导速度与有髓纤维的外径成正比。无髓鞘纤维（痛温觉和自主神经）则是数个轴突包裹在一个 Schwann 细胞内，没有髓鞘环绕，神经冲动沿着神经纤维表面依次传导，因此传导速度较慢。

脊神经的基本病理改变有沃勒变性、轴索变性、脱髓鞘三种。沃勒变性指神经断伤后远端的轴索和髓鞘崩解消失；轴索变性指轴索坏变，病变由远端向近端发展，因此又称为逆死性改变，严重者可继发髓鞘破坏和神经元死亡；脱髓鞘指首发于髓鞘破坏的变化，而轴索相对保持完好。但轴索变性和脱髓鞘由于经常相继发生，往往不易区分。

周围神经疾病的症状和体征：感觉障碍主要表现为感觉缺失、

感觉异常、疼痛、感觉性共济失调；运动障碍包括运动神经刺激和麻痹症状。刺激症状主要表现为肌束震颤、肌纤维颤搐、痛性痉挛等，而肌力减低或丧失、肌萎缩则属于运动神经麻痹症状。另外周围神经疾病患者常伴有腱反射减低或消失，自主神经受损常表现为无汗、竖毛障碍及直立性低血压，严重者可出现无泪、无涎、阳痿及膀胱直肠功能障碍等。

周围神经疾病的分类标准尚未统一。通常可分为遗传性和后天获得性，后者按病因又分为营养缺乏和代谢性、中毒性、感染性、免疫相关性炎症、缺血性、机械外伤性等；根据其损害的病理改变，可将其分为主质性神经病（病变原发于轴突和神经纤维）和间质性神经病（病变位于神经纤维之间的支持组织）；按照临床病程，可分为急性、亚急性、慢性、复发性或进行性神经病等；按照累及的神经分布形式分为单神经病、多发性单神经病、多发性神经病等；按照突出症状分为感觉性、运动性、混合性、自主神经性等种类；或按照病变的解剖部位分为神经根病、神经索病、神经丛病或神经干病。

遗传性周围神经病中最常见的类型为腓骨肌萎缩症，又称遗传性感觉运动神经病，在本书第十二章中介绍。周围神经损害可作为内科系统疾病的神经系统并发症，如系统性红斑狼疮、糖尿病、肿瘤，更详细地在本书第十五章介绍。

一、急性炎症性脱髓鞘性多发性神经根神经病

【疾病概论】

1. 定义

急性炎症性脱髓鞘性多发性神经根神经病，又称吉兰-巴雷综合征（Guillain-Barre syndrome，GBS）是累及周围神经和神经根的自身免疫性疾病，临床特点是急性或亚急性肢体软瘫，不同程度的感觉障碍，可伴有自主神经症状和呼吸衰竭。病理特点是髓鞘脱失和小血管周围淋巴细胞、巨噬细胞浸润。

2. 流行病学

国外资料显示与年龄呈正相关，并出现双峰现象，年发病率约在（0.6～1.9）/10万人。在发展中国家发病率比较高，各组年龄均可发病。发病有明显的季节性，多在7、8、9月份。

3. 病因和发病机制

目前较为公认的是GBS为一种感染后免疫介导的疾病，“分子模拟学说”最为著名：微生物与周围神经的髓鞘抗原具有共同或相似的抗原决定簇，感染后针对病原微生物的保护性免疫反应在神经组织引起交叉反应，破坏髓鞘结构。细胞免疫是GBS重要的发病机制，由激活的T淋巴细胞分泌的TNF-α和IL-2，是引起炎症和周围神经髓鞘损伤的重要递质，它们与激活的炎症细胞可直接对Shwann细胞发挥细胞毒作用。

病因不明，相关的感染性病原包括巨细胞病毒（CMV）、非洲淋巴细胞瘤病毒（EBV）、肺炎支原体（MP）、乙型肝炎病毒（HBV）和空肠弯曲杆菌（CJ），上述感染因子总共占GBS病前感染因子的2/3。其中CJ是研究最充分的感染因子，常引起轴索变性，致残率高、预后差。

4. 病理

脊神经根、周围神经、脑神经水肿，继而髓鞘和轴索变性，淋巴细胞浸润，施万细胞增生，血管周围可见淋巴细胞袖套。个别病例脑干、小脑等也有轻度改变。

【临床表现】

1. 约半数患者病前1～3周有发热、呼吸道、肠道等前驱感染史，或受凉、劳累、手术、创伤等非特异诱因。少数有免疫接种史。

2. 急性或亚急性起病，表现为进行性四肢无力，为下肢重于上肢的迟缓型瘫痪，少数无力症状可不对称、近端重于远端。颅神经可受累，甚至为首发症状，以舌咽、迷走、面神经多见，其他颅神经也可受损，但视神经、听神经几乎不受累。可合并自主神经功能障碍，如心动过速、高血压、低血压、血管运动障碍、出汗多，可有一时性排尿困难等。重型患者可球麻痹、呼吸肌麻痹。

3. 起病迅速，病情呈进行性加重，常在数天至1、2周达高峰，4周左右停止发展，稳定，进入恢复期。

4. 神经系统查体显示腱反射减弱或消失，尤其是远端常消失。感觉障碍主诉较多，客观检查相对较轻，可呈手套、袜套样感觉异常或无明显感觉障碍，少数有感觉过敏，神经干压痛。

根据临床、病理和电生理表现可将GBS分为以下类型：①急性炎症性脱髓鞘性多发性神经病（AIDP）：即经典吉兰-巴雷综合征。②急性运动轴索型神经病（AMAN）：纯运动型，病情重，24～48h内迅速出现四肢瘫，肌萎缩出现早，多伴呼吸肌受累，预后差，病残率高。③急性运动感觉轴索型神经病（AMSAN）：病情严重，预后差。④Fisher综合征：吉兰-巴雷综合征变异型，表现为眼外肌麻痹、共济失调和腱反射消失。⑤不能分类的吉兰-巴雷综合征：包括全自主神经功能不全和复发型吉兰-巴雷综合征。

按临床病情轻重来分型以便于治疗：

Ⅰ. 轻型：四肢肌力3度以上，可独立行走。

Ⅱ. 中型：四肢肌力3度以下，不能行走。

Ⅲ. 重型：Ⅸ、Ⅹ和其他脑神经麻痹，不能吞咽，同时四肢无力到瘫痪，活动时轻度呼吸困难，但不需要气管切开人工呼吸。

Ⅳ. 极重型：在数小时至2天，发展到四肢瘫，吞咽不能，呼吸麻痹，必须立即气管切开人工呼吸。伴严重心血管障碍或暴发型亦并入此型。

Ⅴ. 再发型：数个月（4～6个月）至10多年可有多次再发，轻重如上述症状，应加倍注意，往往比首发重，可由轻型直到重型症状。

Ⅵ. 慢性型或慢性炎症脱髓鞘多神经病：由2个月至数月乃至数年缓慢起病，经久不愈，颅神经受损少，四肢肌肉萎缩明显，脑脊液蛋白持续增高。

Ⅶ. 变异型：包括纯运动型、感觉型；多颅神经型；全自主神经功能不全型；Fisher综合征，少数GBS伴一过性锥体束征和小脑共济失调等中枢神经受累的症状。

【辅助检查】

1. 脑脊液检查，白细胞常少于 10×10^6/L，1～2 周蛋白升高呈蛋白细胞分离，如细胞超过 10×10^6/L，以多核为主，则需排除其他疾病。细胞学分类以淋巴、单核细胞为主，并可出现大量吞噬细胞。

2. 电生理检查，约 80%的患者显示 NCV 减慢或阻滞，通常低于正常的 60%，但因斑片样受累，并非所有神经均受累；远端潜伏期延长可达正常 3 倍，F 波反应是神经干近端和神经根传导减慢的良好指标。

3. 腓肠神经活检：非诊断所必需，可见炎细胞浸润和巨噬细胞介导的有髓纤维脱髓鞘。

【诊断】

GBS 诊断以临床为主：①病前 4 周内感染史；②急性或亚急性起病；③两侧对称性运动和感觉性多发性周围神经病的症状：四肢弛缓性瘫痪，可有手套、袜子样感觉障碍、可有脑神经损害；④脑脊液蛋白细胞分离现象；⑤神经电生理异常表现等。

怀疑诊断的特征：①明显的持续不对称性力弱；②严重的膀胱或直肠功能障碍；③发病时就有膀胱或直肠功能障碍；④CSF-MNC 数 50×10^6/L 以上；⑤CSF 出现多形核白细胞；⑥出现明显感觉平面。

【鉴别诊断】

1. 脊髓灰质炎　起病时常有发热，肌力减低常不对称，多仅累及一侧下肢的一个或数个肌群，呈节段性分布，无感觉障碍，肌萎缩出现早。脑脊液蛋白与细胞在发病早期均可升高，细胞数较早恢复正常，病后 3 周左右也可呈蛋白—细胞分离现象。确诊常需病毒学证据。

2. 急性脊髓炎　病变部位在颈髓时可表现四肢瘫痪，早期肌张力减低呈弛缓性，但有水平面型深、浅感觉消失，伴尿便潴留。脊髓休克期过后表现四肢肌张力升高，腱反射亢进，病理反射阳性。

3. 低血钾性麻痹　为急性起病的两侧对称性肢体瘫痪，病前常有过饱、饮酒或过度劳累病史，常有既往发作史，无感觉障碍及脑神经损害，发作时血钾低及心电图呈低钾样改变，脑脊液正常。补钾治疗有效，症状可迅速缓解。

4. 重症肌无力　全身型可表现两侧对称性四肢弛缓性瘫痪，但多有症状波动，如休息后减轻，劳累后加重即所谓晨轻暮重现象，疲劳试验及新斯的明试验阳性，脑脊液正常。重复电刺激低频时呈递减反应，高频时正常或递减反应，血清抗乙酰胆碱受体抗体阳性。

【治疗】

1. 激素疗法：曾广泛应用，目前仍有争议，国内外也有许多资料显示常规剂量激素并不能阻止其病情发展和缩短病程。

2. 免疫球蛋白疗法（IV IG）：大剂量短疗程静脉滴注免疫球蛋白治疗 GBS，已证实是有效的，应在出现呼吸肌麻痹前尽早实施。

3. 血浆置换疗法（PE）：开始于 20 世纪 70 年代，疗效已得到广泛认可，可以缩短疗程和减轻疾病的程度，常见副作用为血液传播疾病。

4. 免疫抑制剂：对于激素效果差的重症 GBS、有人主张用环磷酰胺治疗，认为能阻止病情恶化。但环磷酰胺细胞毒性大，一般不作为首选药。硫唑嘌呤是一作用较为缓和的免疫抑制剂，主要抑制 T 淋巴细胞，起效相对慢，可用于治疗慢性 GBS。急性期在其他药物效果不佳或有用药禁忌的情况下也可试用，但其细胞毒性不能忽视。

5. 其他疗法：在常规治疗基础上，加用高压氧治疗的报道。另外，中医药包括针灸在治疗 GBS 上取得了一定的疗效。

6. 呼吸肌麻痹是本病最主要的危险，经鼻导管给氧及清理呼吸道后，短时间内仍无改善者，血气分析动脉氧分压低于 70mmHg 应行气管插管或气管切开术，给予机械通气。如果患者合并Ⅸ、Ⅹ对脑神经麻痹，应更早考虑行气管插管或气管切开术。

7. 支持和对症治疗，包括维持水、电解质与酸碱平衡，可应用神经生长因子促进神经修复。预防与治疗坠积性或吸入性肺炎，预防下肢肾静脉血栓形成和由此引发的肺栓塞。重视康复治疗。

【预后】

85%患者在1～3年完全恢复，约10%患者留有长期后遗症，死亡率约为5%，常见死因为严重全身性感染，肺栓塞、心肌梗死、心力衰竭与心律失常、成人呼吸窘迫综合征等。老年患者、有严重神经轴突变性、辅助呼吸时间超过1个月或进展快且伴有严重自主神经功能障碍者预后不良。约3%患者可能出现1次以上的复发。复发间隔可数月至数十年。

二、慢性炎症性脱髓鞘性多发性神经根神经病

【疾病概论】

1. 定义

慢性炎症性脱髓鞘性多发性神经病（chronic inflammatory demyelinating polyneuropathy，CIDP）是慢性进展或复发性周围神经疾病。也称慢性 Guillain-Barré 综合征，虽然同为周围神经脱髓鞘性疾病，但临床表现和治疗完全不同。

2. 流行病学

CIDP 发病率低，国内报告占 GBS 的1.4%～4.7%。男女发病率相似，各年龄均可发病，儿童罕见。

3. 发病机制

病因不明，属免疫介导的周围神经病，主要机制是细胞免疫，抗原可能是末梢神经的髓鞘蛋白 P1L、P2 和 P0。

4. 病理生理

病理改变主要是脊神经根与周围神经节段性脱髓鞘和髓鞘再生，呈“洋葱头样”改变，少有炎性细胞浸润。

【临床表现】

1. 起病隐袭，多无前驱因素。

2. 病初迅速进展与 AIDP 相似，进展期数月至数年，平均 3 个月，起病 6 个月内无明显好转。自然病程包括阶梯式进展、稳定进展和复发-缓解等三种形式。

3. 临床表现与 Guillain-Barré 综合征相似，如对成分布的肢体远端及近端无力，自远端向近端发展，腱反射减弱或消失；呼吸肌受累较少（11%），可出现构音障碍（9%），吞咽困难（9%），面神经麻痹（2%）。大多数患者运动与感觉障碍并存，可有疼痛、痛觉过敏、深感觉障碍及感觉性共济失调。肌萎缩较轻，部分患者可较严重。少数病例可有 Horner 征、原发性震颤、阳痿（4%）和尿失禁（2%）等。

【辅助检查】

1. 脑脊液：呈蛋白细胞分离，在复发期蛋白增高较明显。鞘内 IgG 合成率升高，部分病人寡克隆带阳性。

2. 电生理检查：肌电图可有纤颤、正锐波，NCV、末端潜伏期、F 波等神经传导指标的减慢较 AIDP 严重。

3. 病理检查：腓肠神经活检可见炎症性节段性脱髓鞘及髓鞘再生形成“洋葱头样”改变等典型表现，但也有以轴突变性为主的病例。

【诊断】

主要根据症状和体征、CSF 及电生理检查，确诊有时需要神经活检。美国神经病学会（1991）的 CIDP 必备诊断标准是：

1. 临床表现：提示进展性或复发性运动或感觉功能障碍为周围神经病变，症状存在至少 2 个月，四肢腱反射减弱或消失。

2. 电生理检查：必须具备脱髓鞘病变以下 4 个主要特点中的 3 点：

（1）2 个或多个运动神经 NCV 减慢；

（2）2 个或多个运动神经部分性传导阻滞，如腓神经、正中神经或尺神经等；

(3) 2个或多个运动神经远端潜伏期延长；

(4) 2个或多个运动神经F波消失。

3. 病理：神经活检显示明确的脱髓鞘与髓鞘再生证据。

4. 脑脊液检查：CSF细胞数$<10\times10^6$/L。

【鉴别诊断】

1. 多灶性运动神经病（MMN）：是仅累及运动神经的脱髓鞘性神经病。由于CIDP与MMN都呈缓慢进展病程，电生理检查均显示多灶性运动传导阻滞（MCBs）、F波潜伏期延长和EMG纤颤波，须注意鉴别。

2. 运动神经元病下运动神经元型：由于缓慢进展病程，须与CIDP鉴别，运动神经元病肌无力分布不对称，可出现肌束震颤，无感觉障碍。NCV正常，EMG可见纤颤波，收缩时出现巨大电位。尚无有效治疗方法。

3. 复发型GBS：极少见，1个月内进展至高峰，CIDP平均为3个月；复发型GBS常见面神经及呼吸肌受累，多有病前感染因素，CIDP均少见。

4. 遗传性感觉运动性神经病：根据家族史，合并色素性视网膜炎、鱼鳞病和弓形足等可帮助诊断，确诊需要神经活检。

5. 其他：结节性多动脉炎、系统性红斑狼疮、类风湿性关节炎和硬皮病等引起小血管炎，影响周围神经血液供应，导致慢性进行性多发性神经病，血中自身抗体阳性。异常蛋白血症合并周围神经病。

【治疗】

1. 皮质类固醇：本病反应敏感，泼尼松60～100mg/d，每晨1次顿服，连用2～4周后视病情逐渐减量至每隔日5～20mg，长期维持。平均在2个月时肌力改善。

2. 免疫球蛋白：400mg/（kg. d），连用5天，在3周时或以后的病程中可根据需要重复再用。优点是较泼尼松副作用小。IVIG与小剂量激素合用使维持疗效时间延长。

3. 血浆交换（PE）：为CIDP的首选治疗，疗程6周，前3周每周 2 次，后 3 周每周 1～2 次，短期疗效与 IVIG 相近，之后可定期进行 PE 治疗。

4. 免疫抑制剂：上述治疗无效的可试用硫唑嘌呤每日 3mg/kg 或环磷酰胺 2mg/kg。

【预后】

发病年龄小、复发缓解病程以及不伴轴突损害的 CIDP 预后较好。Dyck 等对 52 例 CIDP 进行长期观察，病后 2～19 年死于各种并发症为 11%。包括死亡病例，完全恢复为 4%，轻度神经系统症状但能正常工作和生活为 60%，中度症状、能步行但不能正常工作和生活为 8%；卧床不起或需坐轮椅为 28%。

三、多灶性运动神经病

【疾病概论】

1. 定义

多灶性运动神经病（multifocal motor neuropathy，MMN）又称 Lewis-Summer 综合征。是一种免疫介导的周围神经病，表现为进行性、非对称性、以上肢远端为重的肢体无力。电生理检查以持续性、多灶性、部分运动传导阻滞为特点。部分患者伴有血清抗神经节苷脂（GM-1）抗体滴度升高。

2. 流行病学

国外资料显示，MMN 的患病率约为（1～2）/10 万。

3. 发病机制

高滴度的神经节苷脂抗体和免疫治疗有效均提示此病为免疫介导的疾病，但抗体滴度与病情以及免疫治疗的疗效无关。近年来的研究推测半乳糖脑苷脂与 MMN 发病密切相关。

【临床表现】

1. 平均发病年龄 40 岁，80%的患者 20～50 岁。男性多于女性，男女之比达 4∶1。

2. 起病缓慢，病程 2 个月～数十年，进行性进展，也可呈阶梯式发展，偶有自然缓解过程。

3. 多以一侧上肢痛性痉挛和肌束颤动首发，临床特点是进行性、非对称性肢体无力，特点是上肢重于下肢，远端重于近端。多数患者正中神经与尺神经支配区受累，约1/3患者表现桡神经支配腕、指伸肌受累。少数有轻微感觉症状。颅神经受累较少见。由单侧或双侧膈神经麻痹致呼吸衰竭者偶有报道。

4. 体征　肌肉萎缩不明显，约半数以上的患者可出现肌束震颤和肌痉挛。受累肢体的腱反射减弱或消失，20%～30%也可正常甚至活跃，但病理反射均阴性，无感觉障碍的客观体征。

【辅助检查】

1. 电生理检查　表现为多发性部分性运动神经传导阻滞，而感觉神经传导多正常。具有运动神经复合肌肉动作电位（CMAP）波幅近远端之比小于0.6；受损区域运动神经传导速度减缓，CMAP出现暂时性离散或近端CMAP时限较远端延长20%，F波异常等表现。感觉神经传导正常或轻微改变。

2. 实验室检查　80%～90%的患者血清含有高滴度（至少1∶350）GM1抗体，低滴度抗GM1抗体也可见于其他免疫性神经病，对诊断无特异性，GM1抗体阴性不能排除MMN诊断。脑脊液生化及常规正常。血清免疫电泳可见多克隆区带（polyclonal profile），无单克隆峰（nomonoclonal peak）。约2/3的病人出现轻度至中度的肌酸激酶活性增高。

3. 神经病理：MMN患者受累神经活检发现有神经脱髓鞘，很少有炎性细胞浸润，感觉神经正常或轻度异常。

【诊断】

1. 缓慢进展的纯运动神经受累。

2. 节段性运动神经传导阻滞，电生理检查为神经源性损害。

3. 血清GM1抗体滴度增高。

4. 排除其他原因所致的周围神经病。

【鉴别诊断】

1. CIDP：肢体无力常为对称性、多发性、近端常受累，受累肌肉无力和萎缩更为明显。电生理上CIDP脱髓鞘范围广而不像MMN呈局灶性改变，CIDP病人的CSF蛋白含量常增高。

2. 运动神经元病：在临床上运动障碍按脊髓节段分布，呈进行性加重，病程一般不超过6～10年，常死于呼吸衰竭。电生理即使其近端相对于远端CAMP波幅的比值降低，也是沿神经进行性发展，其肌电图常表现为广泛的失神经电位。

【治疗】

1. 大剂量静脉注射免疫球蛋白（intravenous immunoglobulins, IVIG）：目前是首选治疗，报道对70%～80%的病人有效，1周内可出现肌力改善，疗效维持数周～6个月，需反复应用。剂量为每天0.4g/kg，疗程3～5天。

2. 细胞毒性药物：口服低剂量环磷酰胺有效率约50%，可延长IVIG用药间隔，1.5～4mg/kg开始，1～3年后根据耐受情况可调至3mg/kg。由于副作用，不宜用于年轻患者和轻症患者。

3. 其他：肾上腺皮质激素、血浆置换和β-干扰素疗效不肯定。

【预后】

不影响寿命，绝大多数患者预后良好，但无力可导致劳动力丧失。

四、多发性神经病

【疾病概论】

1. 定义

多发性神经病（polyneuropathy）也称末梢性神经病，是指各种不同病因引起的以四肢对称性末梢性感觉障碍、下运动神经元瘫痪和（或）自主神经功能障碍为主要表现的临床综合征。

2. 发病机制及病理生理

病因不同，发病机制和损伤的周围神经部位不同，病理改变主要为周围神经轴索变性、节段性脱髓鞘病变及神经元变性等。最常见的病理改变是轴索变性，自远端逐渐向近端发展，表现为逆死性神经病（dying-back neuropathy）。常见于药物、化学品、重金属、酒精中毒、代谢障碍性疾病等。节段性脱髓鞘损害，轴索一般不受累，常见于吉兰-巴雷综合征（Guillain-Barré syndrome）、铅中毒等。神经元病主要损害脊髓前角细胞或后根神经节细胞，如遗传性运动感觉神经病2型（CMT2）及某些副肿瘤综合征等。

【临床表现】

周围神经损伤通常是混合性的，一般均有肢体远端对称性感觉、运动和自主神经功能障碍。受累肢体远端早期可出现感觉异常如针刺、蚁走、烧灼、触痛和感觉过度等刺激性症状，随病程进展，渐出现肢体远端对称性深浅感觉减退或缺失，呈手套-袜子形分布。病变区可有皮肤触痛和神经压痛等。肢体呈下运动神经元性瘫，远端对称性无力，可伴肌萎缩、肌束颤动等。肌萎缩上肢以骨间肌、蚓状肌、大小鱼际肌明显；下肢以胫前肌、腓骨肌萎缩显著，可出现垂腕、垂足，晚期肌肉挛缩明显可出现畸形。四肢腱反射减弱或消失，通常为疾病早期表现。

自主神经功能障碍表现为肢体末端皮肤菲薄、干燥、苍白、变冷、发绀、汗多或无汗、指（趾）甲粗糙、松脆、竖毛障碍、高血压及体位性低血压等。上述症状通常同时出现，呈四肢对称性分布，由远端向近端扩展。

【辅助检查】

脑脊液检查一般正常，个别病人有脑脊液蛋白含量轻度升高。肌电图为神经源性损害，神经传导速度可有不同程度的减低。神经活检可见周围神经节段性髓鞘脱失或轴突变性。

【诊断与鉴别诊断】

根据四肢远端为主的弛缓性瘫痪、手套袜套样对称性分布的感觉障碍以及自主神经功能障碍，电生理检查显示神经源性损害，多神经病的诊断并不难，要注意病因的甄别，以便对因治疗。

1. 中毒性周围神经病：注意询问接触史，如药物（呋喃类、异烟肼、乙胺丁醇、磺胺类、呋喃唑酮、甲硝唑、长春新碱、苯妥英钠），化学品（有机磷、丙烯酰胺、三氯乙烯），重金属（铅、汞、砷等）。可根据病史结合尿、头发、血的化验而诊断。

2. 营养障碍：B族维生素缺乏、慢性酒精中毒等。

3. 代谢性疾病：糖尿病、尿毒症、血卟啉病、甲状腺功能低下、恶病质等，根据相应的病史、体检和化验确诊。

4. 感染性：GBS、CIDP均可引起广泛而对称的多神经受累，相应的临床表现和诊断标准见本节。

5. 遗传性：遗传性感觉运动神经病特点是青少年起病、病程缓慢进展，可有相应家族史，部分可借助病理检查和基因检查结合获得诊断。

6. 结缔组织病伴发的血管炎性神经病：结节性多动脉炎、系统性红斑狼疮、类风湿性关节炎、硬皮病等可因累及滋养动脉的炎症而致周围神经病。此类疾病多伴有原发病的症状和体征、免疫功能化验异常、周围神经病变多有不对称性、多伴有疼痛。周围神经活检意义较大，可显示急性、慢性或既往的血管炎性表现。

7. 恶性肿瘤相关的神经病：周围神经原发的肿瘤罕见，但副肿瘤综合征多见，如肺癌、淋巴瘤、多发性骨髓瘤等易累及周围神经的远端轴索、感觉神经元，导致相应的症状，如POEM综合征、亚急性感觉神经病等。这部分患者多有消瘦、低热等消耗性全身表现，多呈亚急性病程，肿瘤标记物阳性。电生理和神经活检的结果不特异。

【治疗】

1. 病因治疗

（1）毒物和药物中毒者，应立即停止接触，应用特异性的解毒剂、补液促进排出。

（2）营养缺乏和代谢障碍引起者，积极治疗糖尿病、尿毒症等原发病。

（3）副肿瘤综合征在肿瘤切除后部分可缓解。

（4）免疫性周围神经病：如血管炎性神经病、CIDP等，可用肾上腺皮质激素治疗。

2. 一般治疗：各种病因引起的多发性神经病均可应用大剂量维生素 B_1、B_6、B_{12} 营养神经治疗。疼痛明显者可予止痛药对症处理，卡马西平和苯妥英钠对神经性疼痛效果较好。卧床者须加强护理防止肺炎、褥疮等并发症。康复治疗和合适的支具有利于防止肢体的畸形和挛缩。

【预后】

感染性、血管炎性和营养代谢性多发性神经病，如果早诊断、早治疗，可获大部分缓解。副肿瘤性神经病预后差。中毒性周围神经病多损伤轴索为主，恢复缓慢。

五、坐骨神经痛

【疾病概论】

1. 定义

是沿坐骨神经通路及其分布区的疼痛综合征。

2. 发病机制和病理生理

坐骨神经是由 L4～S3 神经根组成，是全身最长最粗的神经，主要由感觉神经组成，经臀部分布于整个下肢。按病因可分为：①原发性坐骨神经痛原因不明，临床较少见。②继发性坐骨神经痛，由邻近病变的压迫或刺激引起，又分为根性和干性坐骨神经痛，分别指受压部位是在神经根还是在神经干。根性多见，病因以椎间盘突出最常见，其他病因有椎管内肿瘤、椎体转移病、腰椎结核、腰椎管狭窄等；干性可由骶髂关节炎、盆腔内肿瘤、妊娠子宫压迫、髋关节炎、臀部外伤、糖尿病等所致。

【临床表现】

1. 病史及症状：多见于中老年男子，以单侧较多。起病急骤，首先感到下背部酸痛和腰部僵直感。或者在发病前数周，在走路和运动时，下肢有短暂的疼痛。以后逐步加重而发展为剧烈疼痛。疼痛由腰部、臀部或髋部开始，向下沿大腿后侧、腘窝、小腿外侧和足背扩散，在持续性疼痛的基础上有一阵阵加剧的烧灼样或者针刺样疼痛，夜间更严重。

（1）根性坐骨神经痛：起病随病因不同而异。最常见的腰椎间盘突出，常在用力、弯腰或剧烈活动等诱因下，急性或亚急性起病。患者为避免神经牵拉、受压，常取特殊的减痛姿势，如睡时卧向健侧，髋、膝关屈曲，站立时着力于健侧，坐位时臀部向健侧倾斜，日久造成脊柱侧弯，多弯向健侧。Kernig 征、Lasegue 征等牵拉坐骨神经的检查阳性；坐骨神经通路可有压痛；患肢小腿外侧和足背常有麻木及感觉减退；臀肌张力松弛，伸踇及屈踇肌力减弱；跟腱反射减弱或消失。

（2）干性坐骨神经痛：起病缓急也随病因不同而异。如受寒或外伤诱发者多急性起病。压痛点在臀点以下，Lasegue 征阳性而 Kernig 征多阴性，脊椎侧弯多弯向患侧以减轻对坐骨神经干的牵拉。

2. 体征：

（1）压痛点：沿坐骨神经分布区有压痛点如腰旁、骼点、臀点、腓点、踝点等。

（2）坐骨神经：牵扯征阳性，如 Kernig 征、Laseque 征、Bonnet 征等阳性。

（3）坐骨神经支配范围内，有不同程度的运动、感觉、反射和自主神经功能障碍。致患侧脚趾背屈力弱，小腿外侧皮肤痛觉减退，跟腱反射消失，臀部肌张力降低等。

【辅助检查】

1. 化验：血沉可增快，抗“O”类风湿因子可有异常。

2. 脊柱 X 线平片、腰椎 CT MRI：可有椎管内肿瘤、椎体转移病、腰椎结核、腰椎管狭窄等相应改变。

3. 电生理检查。

4. 如为椎管内占位病变，腰穿 CSF 检查蛋白多升高。

【诊断】

根据坐骨神经分布区域疼痛的典型临床表现和体征不难诊断，但要结合辅助检查明确病因。

【鉴别诊断】

1. 腰椎间盘突出：患者常有较长期的反复腰痛史，或重体力劳动史，常在一次腰部损伤或弯腰劳动后急性发病。除典型的根性坐骨神经痛的症状和体征外，并有腰肌痉挛，腰椎活动受限和生理前屈度消失，椎间盘突出部位的椎间隙可有明显压痛和放射痛。X线摄片可有受累椎间隙变窄，CT检查可确诊。

2. 马尾肿瘤：起病缓慢，逐渐加重。病初常为单侧根性坐骨神经痛，逐渐发展为双侧。夜间疼痛明显加剧，病程进行性加重。并出现括约肌功能障碍及鞍区感觉减退。腰椎穿刺有蛛网膜下腔梗阻及脑脊液蛋白定量明显增高，甚至出现Froin征，脊髓碘水造影或MRI可确诊。

3. 腰椎管狭窄症：多见于中年男性，早期常有"间歇性跛行"，行走后下肢痛加重，但弯腰行走或休息后症状减轻或消失。当神经根或马尾受压严重时，也可出现一侧或两侧坐骨神经痛症状及体征、病程呈进行性加重，卧床休息或牵引等治疗无效。腰骶椎X线摄片或CT可确诊。

4. 腰骶神经根炎：因感染、中毒、营养代谢障碍或劳损，受寒等因素发病。一般起病较急，且受损范围常常超出坐骨神经支配区域，表现为整个下肢无力、疼痛、轻度肌肉萎缩、除跟腱反射外，膝腱反射也常减弱或消失。

【治疗】

1. 应针对病因治疗。腰椎间盘脱出急性期卧硬板床休息1～2周常可使症状稳定。

2. 对症治疗，疼痛可用扑热息痛加可待因30mg，3～4次/d，以及其他非甾体类镇痛药，如异丁苯乙酸、萘普生等。肌肉痉挛可用安定5～10mg口服，3次/d；或环苯扎林10mg口服，3次/d，可能有效。

3. 严重病例可用地塞米松10～15mg/d静脉滴注7～10天；一般可口服泼尼松10mg，每日3～4次，10～14次为一疗程。也可用1%～2%普鲁卡因或加泼尼松龙各1ml椎旁封闭。可配合针灸和理疗，保守疗法多可缓解。疗效不佳时可用骨盆牵引或泼尼送龙硬脊膜外注射，个别无效或慢性复发病例可考虑手术治疗。

【预后】

经综合治疗一般可得到一定程度的缓解，少数患者可因受凉或过劳而复发，继发性坐骨神经痛需解除病因。

六、糖尿病性神经病

【疾病概论】

1. 定义

糖尿病性周围神经病病（diabetic peripheral neuropathy，DPN）是伴有糖尿病的各种周围神经病。超过 50%的糖尿病患者有糖尿病神经病变，最常见的是远端对称性感觉运动神经病和糖尿病自主神经病变。

2. 流行病学

全世界约有 1 亿多糖尿病患者，在美国 40 岁以上的 DM 患者中 DPN 患病率达 32.7%，并随 DM 病程增加而显著增高我国资料不详。

3. 发病机制和病理生理

DPN 与胰岛素相对不足及糖代谢紊乱有关，病因及发病机制尚未完全阐明，目前学说较多。有关 DM 并发症机制的研究始于 20 世纪 60 年代，相继被提出的经典途径主要有多元醇通路的激活、糖基化终末产物的形成、蛋白激酶 C 通路和氨基己糖通路的激活，直到 2001 年 Brownlee 等提出共同病理生理学机制认为，上述途径均是高血糖环境下线粒体内电子传递链过氧化物产生过量导致的结果。作为 DM 最常见的微血管并发症之一，DPN 的发病机制与此密切相关。

大、小神经纤维均可累及，目前大小神经纤维受累先后次序尚不清楚。

【临床表现】

早期肢体感觉异常，常累及股神经、坐骨神经、正中神经、桡神经、尺神经、腓神经及股外侧皮神经等任何周围神经，下肢多见。随着病情加剧，有麻木不适、感觉减退、蚁行感、虫爬感、发热、烧灼，疼痛呈刺痛、灼痛、钻凿痛。晚期累及运动神经、肌张力下降，以致肌萎缩和瘫痪，血管舒缩障碍，出现皮肤苍白、青紫、多汗、脱毛等。

根据临床神经表现分类如下，其中对称性多发性神经病最为常见：

1. 局灶性和多发局灶性神经病　①DM 脑神经病；②DM 单神经病；③DM 胸段神经根神经病；④DM 腰骶神经根神经病（近端神经病）。

2. 多发性周围神经病　①DM 多发性周围神经病（对称性感觉运动性周围神经病，包括伴有自主神经症状的患者）；②少见类型的 DM 神经病；③急性痛性 DM 神经病；④胰岛素治疗介导的神经病。

【辅助检查】

1. 化验：血糖、尿糖、糖化血红蛋白可不同程度增高。

2. 电生理检查：可作为独立诊断 DPN 的标准，并可早期发现亚临床型神经病变。常见表现有神经传导速度（NCV）减慢、波幅减低、F 波异常等神经源性损害，但对小纤维损害不敏感。

3. 定量感觉检查：是评价感觉功能，尤其是振动觉（大纤维）及温度觉（小纤维）异常的有效手段，能系统性地评价大、小神经纤维功能，弥补了神经电生理检查的缺陷。

4. 神经活检：一般选取外踝后方的腓肠神经，可显示不同程度的轴索或髓鞘变性、小动脉硬化性改变，但由于属创伤性检查，且神经病理改变不特异，一般不推荐为 DPN 的常规检查。

5. 皮肤活检：可采用免疫组织化学的方法标记表皮神经纤维的标志物-蛋白基因产物 PGP 9.5，观察介导痛觉及温度觉的表皮小神经纤维密度。与腓肠神经活检相比，皮肤神经活检取材方便，创伤性小，对小纤维神经病变更敏感，可用于确定临床表现和电生理无阳性发现的周围神经病的存在。

【诊断】

1. 有糖尿病史以及多发性神经病的症状、双侧跟腱反射减弱或消失。

2. 电生理检查显示 2 条以上神经 NCV、波幅明显异常。

【鉴别诊断】

1. DM 脑神经病常累及动眼神经，此时需与后交通动脉瘤、痛性眼肌麻痹等相鉴别，依据病史不难鉴别，必要时可行头 MRA 或 DSA。

2. DM 多发局灶性神经病，需与血管炎性周围神经病相鉴别，有无糖尿病史很重要，必要时腓肠神经活检，后者可发现明显的急性或陈旧的血管炎性改变，轴索病变为主。

3. DM 多发性周围神经病，需与其他原因所致的多发性神经病相鉴别，如营养障碍性、副肿瘤综合征、CIDP、淀粉样神经病等。血叶酸、维生素 B_{12} 水平、肿瘤标记物、脑脊液检查等，必要时神经活检刚果红染色可协助诊断。

【治疗】

DNP 至今尚无特异性病因治疗，目前 DPN 的治疗手段可归纳为 3 个方面：控制血糖、止痛治疗和针对发病机制的治疗。

1. 营养神经药物：大量 B 族维生素生素，包括 B_1、B_2、B_6、B_{12} 及维生素 C、烟酸等。神经节苷脂是神经细胞膜正常组分，可改善糖尿病性多发性神经病症状体征；40mg 肌内注射，每周注射 5 日，共 6 周。

2. 扩张血管、改善微循环：抑制血小板聚集，钙离子拮抗剂等，可降低外周阻力，改善微循环，促进神经传导功能的恢复。如前列腺素 E1、酚妥拉明、川芎嗪、654-2、尼莫通、丁咯地尔等。

3. 肌醇、醛糖还原酶抑制剂：应用于临床尚不成熟。

4. 疼痛治疗：①抗惊厥药物：苯妥英钠和卡马西平，但疗效不理想。亦可选用加巴喷丁，需注意副作用。拉莫三嗪是一谷氨酸受体阻滞剂，起始剂量为 25 mg/d，逐渐加至最大维持剂量 400

mg/d，可有效改善 DPN 的症状，且副作用少，安全性好；②三环类抗抑郁药如丙咪嗪、阿米替林通常有效，但可加重体位性低血压；5HT 再摄取抑制剂舍曲林、氟西汀等耐受性较好；③预防糖尿病足：加强足部护理，感觉缺失的患者应注意保护，以防发生足部无痛性溃疡。

5. 中医药：中医认为 DNP 的发病机制是气阴两虚，可选用痿痹方、补阳还五汤加味等。

【预后】

非对称性单或多周围神经病较为少见，且多可在 6 个月左右恢复。对称性多发性神经病若不及时治疗可严重影响神经功能，甚至造成远端肢体，尤其是下肢的营养障碍，糖尿病足、坏疽可导致截肢。

参考文献

[1] 崔丽英．糖尿病周围神经病的研究进展．中华神经科杂志，2006，39（7）：433-435.

[2] Brownlee M. Biochemistry and molecular cell biology of diabeticcomplications. Nature，2001，414：813-820.

[3] 袁锦楣，李海峰，格林 2 巴利综合征研究的最新进展，中国实用内科杂志，2000，1（20），38-40.

[4] 李春岩等，吉兰-巴雷综合征患者人类白细胞抗原 A、B 的基因分型，中华神经科杂志，2001，6（34）336-339.

[5] 林世和等，吉兰-巴雷综合征中枢神经系统病理改变，中国神经精神疾病杂志，2001，27（1）：13-16.

[6] van der Meche FG，Van Doorn PA，Meulstee J，et al. Diagnostic and classification criteria for t he Guillain-Barrésyndromel EurNeurol，2001，45：133-1391.

[7] Hughes RAC，Wijdicks EF，Barohn R，et all Practice parameter：immunot herapy for Guillain-Barrésyndrome：report of the Quality Standards Subcommittee of the American Academy of Neurology1Neurology，2003，61：736-7401.

［8］郭玉璞，王建明，高秀贤，等．慢性格林-巴利综合征及其变异型（附4例临床病理研究）．中华神经精神科杂志，1991，24：231-4.
［9］Dyck PJ，Bernd ML，Pat rick H，et al. Chronic inflammatory demyelinating polyradiculoneuropat hy. Neurol，1985，35：1173-4.
［10］Kieseier BC，Dalakas MC，Hartung HP. Immune mechanisms in chronic inflammatory demyelinating neuropathy［J］．Neuro logy，2002，59（Supp l 6）：7-12.
［11］RopperAH. Current treatments for CIDP［J］．Neurology，2003，60（Supp l 3）：S16-S22.
［12］Merkies IS，Schmitz PI，Van derMeche FG，et al. Comparison between impairment and disability scales in immune2mediated polyneuropathies［J］．Muscle Nerve，2003，28（1）：93-100.
［13］Yan WX，Archelos JJ，Hartung J P，et al. P0 is a target antigen in chronic inflammatory demyelinating polyradiculoneuropathy. Ann Neurol，2001，50（3）：286-292.

（徐　敏）

第九章　自主神经疾病

第一节　雷诺病

【疾病概论】

1. 定义

本病于1862年由雷诺（Raynaud）首先描述，称为雷诺现象（Raynaud phenomenon，RP），又叫“凉手综合征”（cold hands syndrome），是指由肢端阵发性对称性小动脉痉挛引起的局部缺血性疾病，多由寒冷或情感变化引起，表现为肢端（手指为主）皮肤苍白、发绀和发红，伴感觉异常。其中原因不明的称为特发性（原发性）雷诺现象，临床常称之为雷诺病（Raynaud disease，RD），又称肢端动脉痉挛病；继发于多种其他疾病的肢端动脉痉挛现象称为继发性雷诺现象，有时简称为雷诺现象。

2. 流行病学

本病并不少见，女性、年轻人及有家族史者多见，男女比例约为1∶4，居住在寒冷地区的人更易发病，居住在较温暖地区的患者在寒冷的季节易发病。不同种族的患病率基本一致，约为3%～5%。雷诺现象可作为系统性疾病的单独表现达20余年，其中约1/2的患者最终可发现有相关的系统性疾病。

3. 发病机制

机体受寒冷刺激后发生血管痉挛是一个正常的生理现象，但有雷诺现象的患者更易发生血管痉挛。血管平滑肌紧张度由内皮因子、自主神经系统和循环因子决定，目前认为血管内皮功能异常是本病的病理生理基础。

（1）神经源性　指（趾）血流主要由交感神经系统控制，受刺激时血流减少，受控制时血流增加。寒冷刺激可引起交感性指（趾）血管收缩反射，在指（趾）交感神经切除或阻断后，这一反射消失。患者周围交感神经系统中α-肾上腺素能受体的敏感性和密度均增高，周围血管神经末梢上β-突触前受体的反应性亦增高。另外，一侧手的局部振动可引起另一侧手血管痉挛；仅有躯体的寒冷刺激也可以引起另一侧手血管痉挛，提示中枢交感神经系统也参与了发病过程。降钙素基因相关多肽（calcitonin-gene-related peptide，CGRP）具有强大的血管扩张作用，支配患者指端皮肤的末梢神经中CGRP含量降低。虽然交感神经系统在雷诺现象的作用还未完全阐明，但神经系统在控制血管张力的作用确实存在异常。

（2）血液和血管壁原因　微循环血流有赖于血液中细胞成分、血浆因子及结构及功能完整的血管内皮。继发性雷诺现象患者可有血小板聚集率、红细胞变形功能减退，活化的白细胞和血浆黏稠度增高以及纤溶活性降低。患者血液中引起血管收缩的因素增加：第Ⅷ因子抗原含量明显升高；组织型纤溶酶原激活物减少；内皮素、血栓烷A2、5-羟色胺含量增加。具有血管扩张作用的一氧化氮减少。

上述血液和血管内皮的异常除第Ⅷ因子抗原含量升高见于原发性者外，大多数见于继发性者。

（3）肢端动脉本身对寒冷刺激的敏感性增加，腕部静脉血中肾上腺素及去甲肾上腺素浓度明显高于对照组，寒冷刺激后血中去甲肾上腺素浓度升高更明显。

（4）炎症和免疫反应　肿瘤坏死因子、淋巴毒素、黏附分子、转化生长因子-β和淋巴毒素可能参与了血管损伤过程，但具体作用不清。

（5）遗传因素　某些患者的家系中常有血管痉挛现象。在有雷诺现象发作家族史的人群中，其发病率超过40%。约四分之一的雷诺病患者在一级亲属中有家族史。

由于患者血管易于痉挛，当受到寒冷或情绪刺激时，肢端小动脉痉挛，毛细血管无血流进入，可导致皮肤苍白，当毛细血管扩张时引起局部血流淤滞而导致皮肤发绀，继之痉挛的血管扩张充血导致皮肤发红。

目前，药物治疗主要针对前两种机制，即血管张力和血管成分异常。

4. 病理

有关特发性雷偌现象的病理研究较少。疾病早期或病情轻者，指（趾）动脉壁可无病理改变。随着病情进展到后期或病情严重者可发现小动脉内膜增生、肌层纤维化、血管壁增厚、管腔狭窄。甚至少数患者管腔闭塞或血栓形成，并伴有局部组织营养障碍，如指（趾）溃疡，偶有坏死。随着血栓形成和机化过程进展，毛细血管呈迂曲、扭转，动脉痉挛性狭窄，静脉呈扩张性充血。继发性雷诺现象的病理表现有其原发病的特点。

【临床表现】

1. 一般特点

本病可见任何年龄，但多在 20～30 岁缓慢起病，女性多见。雷诺病全部起病于 55 岁以前，继发性雷诺现象可起病于 60 岁以后。缓慢发病，寒冷是所有患者的诱发因素，在冬季和居住在寒冷潮湿地区的人群多发，特别是手指接受低温后易发作，使得这些患者在寒冷的环境中四肢不能接触低温物体，限制了患者的出行。部分患者情感变化时亦可诱发。开始偶尔在冬季出现轻度、短时间的发作，若干年后，病情严重性和持续时间均有增加。临床表现为间歇性的肢端血管痉挛伴有疼痛及感觉障碍，典型发作的表现有 3 期：

（1）缺血期：当遇冷和或情绪变化时，肢体末端动脉痉挛后血流停滞，双手指（足趾）、对称性地从末端开始苍白变凉，同时皮肤出冷汗，系小动脉痉挛所致，伴麻木、疼痛和蚁行感。疾病早期，仅 1～2 个手指受累，后期多个手指受累并累及足趾。拇指因有来自桡动脉的丰富血液供应，常不受累。苍白到掌指关节水平明显消失。

（2）缺氧期：局部缺血期继续，仍有感觉障碍和皮温降低，毛细血管扩张淤血，血氧饱和度低导致指（趾）端发绀，肢端呈青紫状，界限清楚，压之消失，伴疼痛，可持续数小时至数日。

（3）充血期：指（趾）动脉舒张，管腔开放充血，皮温上升，色泽转为潮红，可伴有烧灼、跳痛感，以后恢复正常。

约60%的患者有以上的典型发作。发作突然，每日可发3次以上，每次发作持续数分钟至数小时，多数患者15分钟内肢端血流恢复正常，约1/3病例持续1小时以上。一般情况下发作自行终止，或因回到温暖环境而终止，亦可通过揉擦、挥动患肢及浸入温水使发作终止。发作结束后，指（趾）可有搏动感和麻木感。发作间期除指（趾）有寒冷感和潮湿外，无其他异常，有的患者可主诉长期手脚发冷。

雷诺现象的 Taylor-Pelmear 分期分级见表 9-1-1。

表 9-1-1　雷诺现象的 Taylor-Pelmear 分期分级

期	级	表现
0	—	无发作
1	轻	偶发，累及一个或多个指尖
2	中	偶发，累及一个或多个指尖及指中部（极少累及指底部）
3	重	常发，累及大多数手指的全部
4	极重	同第3期，伴指尖皮肤损害和可能的坏疽

2. 其他特点

大多数病人仅累及手指，不到1/2的患者可同时累及足趾，但仅累及足趾的患者极少，鼻尖、外耳、面颊、胸部、舌、口唇及乳头亦可累及。有雷诺现象的患者偏头痛和心绞痛的发病率高，寒冷刺激后也可发生肺、食管、心肌和肾灌注不足，提示这些部位也有血管痉挛。苍白常为唯一的颜色变化，也有开始即出现青紫而无苍白或苍白后即转为青紫，也可由苍白或青紫之后即恢复正常。有的患者可能仅有一、两个手指呈非对称性受累，或只是手指的某些部分累及。晚期部分患者可发生溃疡、慢性甲沟炎、坏死、瘢痕、手指裂痕及指（趾）硬皮病，严重者甚至形成干性坏疽，但非常少见。原发性雷诺病常对称性累及双侧。由结缔组织病、药物暴露、高血黏度及内分泌疾病引起的继发性雷诺病也常累及双侧，由职业性因素及局部损伤引起的则累及单侧。

一部分早期诊断为雷诺病的患者随着病情的进展可以转为继发性雷诺现象。抗核抗体阳性、手指增粗、第一次发病年龄偏大和性别为女性的患者中，约有 30％的病例最后衍变为结缔组织疾病，从第一次雷诺现象发作到发展为继发性疾病约为 10 年左右。异常的毛细血管（巨大毛细血管，无血管区域和不规则的血管结构）是预测转变成继发性疾病的最好指标，其阳性预测值为 47％，抗核抗体的阳性预测值为 30％。人群中有雷诺现象的发生率见表 9-1-2。系统性硬化病有时以此症为首发症状，甚至为多年内的唯一症状，往往伴有多系统的雷诺现象，累及肺、肾、心脏的终末动脉。动脉粥样硬化患者较少并发此症，但 50 岁以上男性有雷诺现象患者中，动脉粥样硬化则为主要原因。

表 9-1-2　一般人群和结缔组织病患者中雷诺现象的发生率

	疾病患病率（％）	雷诺现象发生率（％）
一般人群		3-5
疾病		
系统性硬化病	0.02	90
风湿性关节炎	0.8	20
系统性红斑狼疮	0.1	30
干燥综合征	0.09	13

3. 体格检查

发作期除肤色改变外，间或发现手足发凉多汗。发作间期除指（趾）发凉、手部多汗及苍白外，多次反复发作者受累部位可发生营养障碍，表现为皮肤干燥、指端皮下组织萎缩，指腹逐渐消失，指端近指甲处出现急性溃疡或慢性角化性凹陷，指甲生长缓慢、开裂、变形，有时可见手背组织纤维化、肌肉及骨质轻度萎缩，其余正常。桡动脉、尺动脉、足背动脉及胫后动脉搏动均存在。

【辅助检查】

1. 血管无创性检查：如激光多普勒血流测定、应变计体积描记法测定手指寒冷刺激时手指收缩压。

2. 激发试验：①冷水试验：指（趾）浸入4℃冷水中1分钟，75%可诱发上述发作的颜色变化；②握拳试验：两手握拳1.5分钟，于弯曲状态下松开手指，部分病人可出现发作时的颜色变化；③将全身暴露于寒冷环境中，同时将手浸于10～15℃水中，发作的阳性率更高。激发试验阴性者不能除外雷诺现象。

3. 指动脉造影：分别在冷刺激前后做指动脉造影，如发现血管痉挛，可于动脉内注射盐酸妥拉苏林后再次造影，了解血管痉挛是否缓解。造影显示动脉管腔变小，严重者可见动脉内膜粗糙及管腔狭窄，偶见动脉闭塞。

4. 微循环检查：可用指甲毛细血管镜或检眼镜观察甲皱毛细血管，原发性者可正常，继发性者可见毛细血管数目减少，管径及形态均异常，乳头层下静脉丛较正常人更明显。检查异常者提示继发性雷诺现象，正常时无诊断意义，仅支持原发性的可能。

5. 其他检查：血沉应作为常规检查项目，如异常则支持继发性雷诺现象，并查找原因。另外，尚有C-反应蛋白、抗链“O”、抗核抗体、类风湿因子、补体、抗DNA抗体、免疫球蛋白、冷球蛋白及Coombs试验等检查。上肢神经传导速度测定有助于发现腕管综合征；手部X线检查有助于发现类风湿性关节炎。

有关雷诺现象的检查手段很多，由于结果差异大、较难诱发及环境因素影响，目前尚无一种检查可以作为金标准，应变计体积描记法测定手指寒冷刺激时手指收缩压为其最有价值者。

大多数雷诺现象患者为一良性过程，且为原发性，但如血常规、尿常规、血沉、胸部X线片检查发现异常，则应进行深入检查，以发现原发病。

【诊断】

1. 雷诺现象的诊断主要根据患者的描述而定，即典型的临床发作：发作由寒冷和情感变化等因素诱发；发作性的出现指（趾）节颜色变化，即使苍白、发绀和潮红，伴有麻木疼痛等感觉变化。

2. 雷诺病的诊断标准

（1）发作由寒冷或情感刺激诱发；

（2）双侧受累；

（3）一般无坏疽，即使有仅限指尖皮肤；

（4）指甲毛细血管正常；

（5）红细胞沉降率正常；

（6）血清学检查阴性，尤其是抗核抗体阴性；

（7）病史 2 年以上，未发现任何致病原因。

3. 继发性雷诺现象的诊断标准：

（1）发病急，且很快发生溃疡和坏死；

（2）发病年龄在 50 岁以上者；

（3）单侧发病，特别是限于 1～2 指者；

（4）在温暖环境中仍有血管痉挛发作；

（5）动脉搏动减弱或消失；

（6）有明显关节疼痛、手指肿胀和其他风湿病的症状；

（7）有发热、贫血、血沉增快和抗核抗体阳性等实验室异常。

4. 原发性和继发性雷诺现象的鉴别诊断见表 9－1－3。

表 9－1－3　原发性和继发性雷诺现象的鉴别诊断

特点	原发性	继发性
起病	10～20 岁或以上	30～40 岁
性别	75%～90%为女性	多数为女性，男性发病较原发性者多
严重程度	较轻	疼痛，较严重
组织坏死	罕见	常见

续表

特点	原发性	继发性
分布	对称，双手或双足	非对称性
甲皱毛细血管	正常	扩张，管腔不规则，袢增大
自身抗体	阴性或滴度低	常出现
药物治疗	偶尔	一般需要
预后	良好	较差
病因	不明	结缔组织病、血液病、高凝状态、肿瘤、药物、损伤及职业性等

继发性雷诺现象可见于多种疾病，如血栓闭塞性脉管炎可继发雷诺现象，患者几乎均为男性，多有吸烟史，病程较长，足背动脉不对称性搏动减弱或消失；雷诺现象可为硬皮病的晚期并发症，上臂、面部、颈胸部皮肤和皮下组织明显萎缩，病变不对称，皮肤出现硬化样改变；使用气锤工具作业者如矿工、采石工和筑路工等患气锤病，也可出现雷诺现象。其他易出现雷诺现象的疾病包括皮肌炎、系统性红斑狼疮、结节性多动脉炎、脊髓空洞症、多发性骨髓瘤、真性红细胞增多症、前斜角肌综合征、聚氯乙烯中毒及铅、砷中毒性周围神经炎等（详见表 9-1-4）。

由于雷诺现象可作为系统性疾病的单独表现，对每一例雷诺现象的患者都应进行有关的实验室检查以鉴别原发性还是继发性，并进行随访，特别注意观察患者是否有关节炎、肌痛、皮疹、发热、黏膜干燥和心肺疾病。

表 9-1-4　与继发性雷诺现象有关的情况

结缔组织疾病
硬皮病
系统性红斑狼疮

续表

混合性结缔组织病
多发性肌炎、皮肌炎
干燥综合征
类风湿性关节炎
血管性
偏头痛
血栓闭塞性脉管炎
闭塞性动脉硬化
血管炎
结节性动脉炎
变异性心绞痛
神经血管性
胸廓出口综合征
腕管综合征
反射性交感性营养不良
药物性
抗组胺药
β-阻滞剂
咖啡因
细胞毒剂
麦角
避孕药
拟交感神经药
尼古丁
重金属

续表

职业性
使用振动工具
直接动脉损伤
冷损伤
接触聚氯乙烯
血液性
冷凝集素症
冷球蛋白血症
高丙种球蛋白血症
多发性骨髓瘤
真性红细胞增多症
巨球蛋白血症
其他
原发性肺动脉高压
慢性肾衰竭
肿瘤

【鉴别诊断】

1. 肢端发绀症：又称手足发绀，由于肢端小动脉痉挛，毛细血管及远端小静脉扩张，血液在毛细血管床内存留时间过长，耗氧较多所致。表现为双手、足趾端对称发绀，寒冷、情绪激动加重，温暖环境可略缓解，但不能完全消退，无界限分明的苍白、发绀和潮红变化，不会出现肢端坏死。非典型病例，以下几点供参考：雷诺现象肤色变化是阵发性的，而肢端发绀症为持续性；雷诺现象有典型的指尖苍白，而肢端发绀症苍白不明显；雷诺现象往往只累及手指，肢端发绀症则不仅整个手足均累及，有时还波及四肢远端；雷诺现象手掌皮肤一般是干的，肢端发绀症手掌则是黏黏的；肢端发绀症很少出现指尖萎缩和溃疡。

2. 红斑性肢痛症：是一种少见的、原因不明的阵发性血管扩张性疾病。其特征为肢端皮肤阵发性皮温升高、潮红、肿胀，并产生剧烈的灼热样疼痛，以足趾、足底最为显著，环境温度升高可诱发或加剧，温度降低可使疼痛缓解。

3. 遗传性冷指症：表现暴露于寒冷后几个手指出现苍白、发绀和麻木，病情很少进展，症状可改善或完全消失。

4. 冻疮：表现为红肿或青紫，通常局限于外露部位，有灼热感或瘙痒，寒冷的冬季过后会逐渐痊愈。

雷诺现象诊断及鉴别诊断途径见表 9－1－5。

表 9－1－5　雷诺现象的诊断与鉴别诊断途径

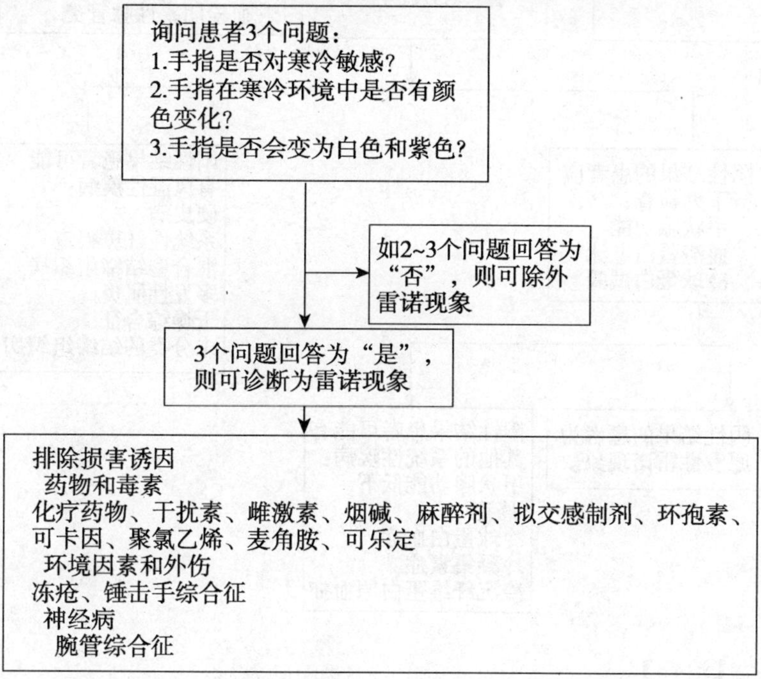

续表

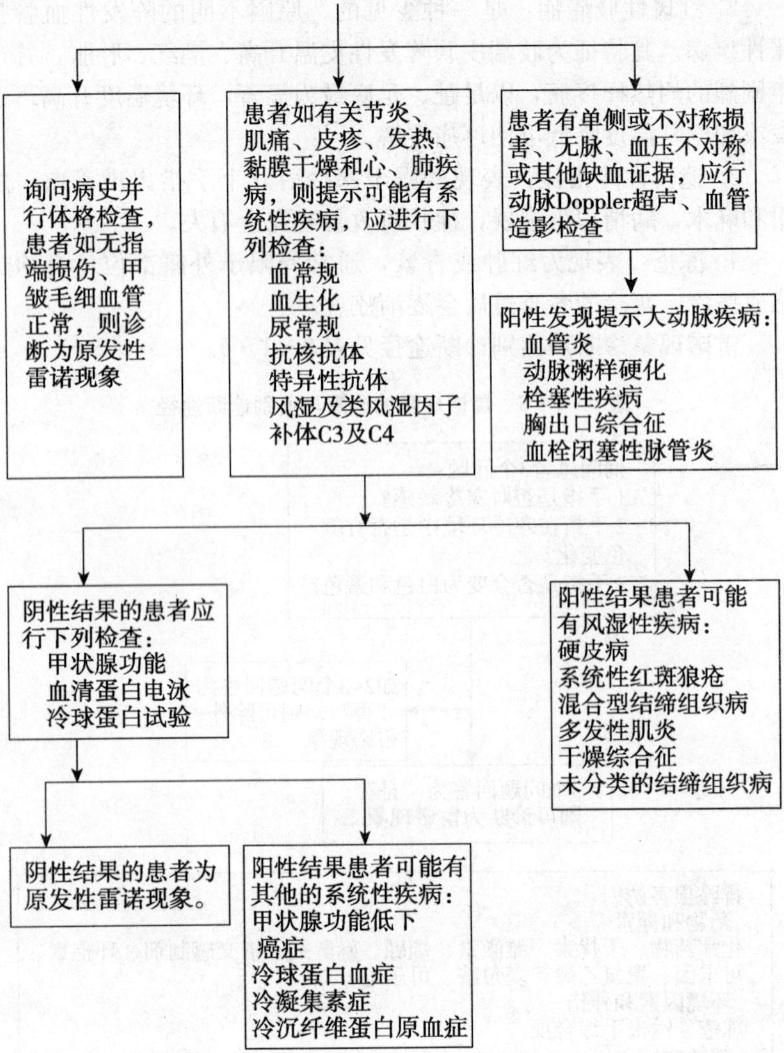

【治疗】

本病难以治愈，治疗的目的是预防发作，缓解症状，防止肢端溃疡发生。

1. 预防发作

①注意保暖，不仅限于手足，同时要注意全身保暖，尽量减少肢体暴露在寒冷中的机会，最好在气候温暖和干燥的环境中工作，冬季外出和取冷冻物品时应戴手套，特别应戴连指手套；②经常作手部按摩，改善肢端循环及营养状况，常把手高举过头，并旋转双手以加速血液循环；③保护皮肤，用乳膏防止皮肤干裂，使用刺激性化学物时应戴手套；④避免指（趾）受伤；⑤吸烟者绝对戒烟，可少量饮酒；⑥避免精神紧张、情绪激动和操作震动机器；⑦有条件时可做理疗，冷、热交替治疗，以及光疗、直流电按摩等；⑧加强锻炼，增强体质，提高机体耐寒能力；⑨避免使用β-受体阻滞剂和血管扩张药物。

2. 药物治疗

轻症患者无需药物治疗。在一般治疗无效，血管痉挛发作影响患者的日常生活或工作，以及出现了指（趾）营养性病变时应考虑药物治疗。继发性雷诺现象对药物治疗的反应相对较差，最重要的办法是针对原发病进行治疗。

（1）钙通道阻滞剂：能使血管扩张，增加血流，为目前最常用的首选药物。可使发作减少30%左右，但不减轻发作的严重程度。

①硝苯地平：为雷诺现象治疗的金标准，作用为扩张血管，使血管痉挛的发作次数明显减少，甚至可完全消失。10～40mg/次，口服，3次/日，逐步增量，直到患者能耐受的最大剂量。指（趾）溃疡者疗效差。紧急时可舌下含服。不良反应为面部潮红、发热、头痛、踝部水肿及心动过速等，为减轻不良反应可使用其缓释剂。

②尼莫地平：20～40mg/次，口服，3次/日，连用2周；

③氟桂嗪：10mg/次，口服，1次/日；

④维拉帕米：45～90mg/次，口服，4次/日，连用2周。

（2）血管扩张剂：长期以来一直是治疗雷诺现象的主要选择药物，对病情较重者疗效较差，原发性疗效较好。

①草酸萘呋胺：为5-羟色胺受体拮抗剂，具有较轻的周围血管扩张作用，0.2g口服，3次/日，可缩短发作持续时间及减轻

疼痛；

②烟酸肌醇酯：4.0g/天，可缩短发作持续时间及减少发作次数，服药 3 个月后疗效才明显。也可用烟酸 100～200mg/次，口服，3 次/日；

③利血平：为儿茶酚胺耗竭剂，0.25mg/次，口服，3 次/日；

④甲基多巴：可用于痉挛明显或踝部水肿者，250mg/次，口服，3 次/日；

⑤盐酸妥拉苏林：为 α-受体阻滞剂，直接松弛血管平滑肌，扩张周围血管，尤其是扩张小动脉和毛细血管，增加组织血流量，改善微循环不良反应是可引起体位性低血压，溃疡病、冠心病者忌用。25～50mg/次，口服，3 次/日，局部如有疼痛或溃疡形成，用药后无不良反应可加至 100mg，3 次/日；

⑥罂粟碱：30～60mg/次，口服，3 次/日；或 60～90mg 静脉滴注，1 次/日，7～10 次为一疗程；

⑦己酮可可碱：0.4g，口服，3 次/日，具有改善血液流变学的作用，对继发性者的症状有一定改善；

⑧哌唑嗪：2～8mg/天，口服。

⑨硝酸甘油软膏：可局部应用。

此类药物对病情较重的患者疗效差；对原发性者疗效较好，尤其是使用前两种药物。钙通道阻滞剂可与血管扩张剂合用，二者剂量可减少，疗效较好。

（3）前列腺素：前列环素（PGI_2）和前列地尔（PGE_1）具有较强的血管扩张及抗血小板聚集作用，对难治者疗效较好。尹洛前列素是 PGI_2 的同类药，用法为每分钟 0.5～2ng/kg，静脉滴注，需持续 5～12 小时，3～6 日为一疗程。大多数病人的疗效可持续 6 周到半年，减少发作的疗效与硝苯地平一致，是目前次选的治疗药物。

（4）充血期的治疗：此期主要以调整自主神经功能及采用中药治疗为主，常用药物包括 B 族维生素、谷维素和小剂量甲状腺素等。中药治疗以活血助阳为主。

①温经回阳通瘀汤。

②复方丹参注射液：每次 2ml，肌肉注射，每日 2 次，连用 30 日。

③毛冬青：每次 4～8g，肌肉注射，每日 1 次，连用 30 日为一疗程。

（5）血浆交换：对严重的病例可考虑进行血浆交换治疗。

（6）其他：严重坏疽继发感染者，应配合抗生素治疗。巴比妥类镇静药及甲状腺素能减轻动脉痉挛。伴发硬皮病的严重患者可应用低分子右旋糖酐静脉输入。口服氟西汀可减少发作次数及严重程度，尤其对女性患者和原发性者。

3. 物理疗法：包括条件反射和生物反馈疗法，患者双手至于 43℃水中，身体暴露于 0℃的环境下，每日约 30 分钟。治疗后，患者在暴露于寒冷环境时的手指温度明显高于正常人，并且主观感觉症状改善，疗效持续 9～12 个月。多种生物反馈疗法可用于治疗雷诺现象，均可使病情有所改善。此两种疗法对某些病例有较好的疗效，且无不良反应，可以试用。还可考虑肢体负压治疗，原理为负压使肢体血管扩张，克服了血管平滑肌收缩，动脉出现持续性扩张。

4. 交感神经切除术：对病情严重，难治性病例，可以考虑手术治疗，或应用长效普鲁卡因阻滞。上肢病变者行上胸交感神经切除术，有效率为 50%～60%，但常于 6 个月到 2 年内复发，由于疗效较差、易复发及有少汗的不良反应，目前已不主张用此法治疗。下肢病变者行腰交感神经切除术，有效率为 80%以上，疗效持续更长，有报道可通过于第 2、3 腰椎椎体的前外侧注射 6.7%石碳酸或无水酒精，行化学性腰交感神经切除，疗效较好，症状复发后可重复进行。另外，还可施行指（趾）交感神经切除术，疗效尚待观察。

【预后】

原发性雷诺现象通常经过良好，吸烟与否、药物或外科手术治疗等均不影响预后，约 15%的患者自然缓解，30%逐渐加重。约

80％的患者经内科治疗可好转缓解，有溃疡和浅表坏疽的病例较少，一般不引起肢体残废和生命危险，少数患者随病程延长，病情稍见进展或累及更多指（趾），最后达到静止期；继发性雷诺现象的预后可因原发病而不同。长期持续动脉痉挛可致动脉器质性狭窄而不可逆，但极少（小于1％）严重到需要截指（趾）者。

参考文献

［1］朱克．自主神经系统疾病．北京：人民军医出版社，2001.

［2］贾建平．神经病学．6版）．北京：人民卫生出版社，2008.

［3］王维治．神经病学．北京：人民卫生出版社，2006.

［4］陈清棠．临床神经病学．北京：北京科学技术出版社，2000.

［5］叶任高．内科学．6版）．北京：人民卫生出版社，2005.

［6］李亚琼，贾永前．雷诺现象的研究进展．华西医学，2006，21：625-626.

［7］Browne BJ，Jotte RS，Rolnick M. Raynaud's phenomenon in the emergency department. J Emerg Med，1995，13：369-378.

［8］Pope JE. The diagnosis and treatment of Raynaud's phenomenon. Drugs，2007，67：517-525.

［9］Wigler，FM. Raynaud's phenomenon. N Engl J Med，2002，347：1001-1008.

［10］Reilly A，Snyder B. Raynaud's phenomenon. Am J Nurs，2005，105：56-65.

（李晓东）

第二节　红斑性肢痛症

【疾病概论】

1. 定义

红斑性肢痛症（erythromelalgia）的英文来源于3个希腊字，即erythros（红色）、melos（肢端）和algos（疼痛），由Mitcgell于1878年提出，是一种少见的、病因不明的阵发性血管扩张性疾病，其特征是肢端皮肤阵发性非感染、非炎症性温度升高，皮肤潮红、肿胀，并产生剧烈的灼热样疼痛，以足趾、足底为著，环境温度升高时灼痛加剧，温度降低可使疼痛缓解。临床上将红斑性肢痛症分为三类：红斑性肢痛症或称血小板增高性红斑性肢痛症（erythromelalgia in thrombocythemia）、原发性红热痛症（primary erythermalgia）及继发性红热痛症（secondary erythermalgia）。

2. 流行病学

本病较为少见，国外统计每年的发病率是（2.5～3.3）/100万，患病率是（18～20）/100万。马来西亚和北美曾有过流行。我国南方在1954～1987年曾有过四次流行，都发生在冬季和早春，突然的寒流袭击，由于南方冬季室内无采暖设备，防寒措施不力，造成学生中呈流行病样发作，女性多于男性，发病年龄以12～14岁为多，这可能是由于突然的寒冷刺激导致血管舒缩功能紊乱所致。

3. 发病机制

红斑性肢痛症的病因在于血小板增多、血小板介导的血管炎症或血栓形成所致。患处的微循环存在调节障碍，毛细血管前括约肌持续收缩，动静脉短路血管开放，产生微血管动脉分流，导致局部灌注量增加，同时营养通路血管内灌注量不足，引起局部组织缺血缺氧，最终导致患处高灌注和缺血缺氧并存，引起灼热般剧痛、红肿和皮温升高，组织代谢产物使血管扩张，灌注增加，进一步加重症状。前列腺素类似物可以明显缓解症状。

除了与血小板数量有关外，血小板的生存时间比正常明显缩短，经过治疗后血小板数量下降，血小板生存时间可恢复正常。血小板计数达到$400\times10^9/L$以上时容易发生血栓性并发症，血小板计数达$1000\times10^9/L$以上可有出血性并发症。

如不伴血小板增高，但累及自主神经支配的血管可产生相似的临床症状。由于血管运动功能失调，肢端小动脉极度扩张，也可造成局部血流障碍、充血、血管张力增加，压迫或刺激邻近神经末梢。

患处及周围由于传出神经纤维的减少，神经纤维功能减弱，皮肤交感神经缺乏血管收缩活性，使得患者在患处的神经反应指标高于正常人对热的感觉阈值，而对冷的感觉阈值则低于正常人，且对感觉的敏感性增强。神经破坏治疗具有良好的治疗效果，支持红斑性肢痛症为神经系统疾病。另外，钙离子通道受阻使得钙调素蛋白信号传导受阻，钠离子通道也可能受阻，导致血管扩张，钙通道阻滞剂及钠制剂（硝普钠）等对于治疗和缓解病情有重要作用。

遗传学研究表明特发性红热痛症患者有家族遗传倾向，为常染色体显性遗传，易感基因在染色体 2q31～q32 上，进一步研究发现该病的致病基因可能为钠离子通道基因 scn9a，针对该基因进行基因敲出后的研究工作也支持这种可能性。

继发性红热痛症多见于红细胞增多症、血小板增多症等血液系统疾病，风湿性关节炎、系统性红斑狼疮等自身免疫性疾病，还可见于多发性硬化、脊髓疾病、糖尿病、AIDS 及中毒等疾病。研究测定患者血清 IgG、IgA、IgM 含量及补体结合试验的阳性率明显增高明显增高，推测本病可能是某种生物病原体引起的感染性疾病。与继发性红热痛症相关疾病见表 9－2－1。

表 9－2－1　与继发性红热痛症有关的疾病

血液系统疾病
红细胞增多症、血小板增多症
白血病
遗传性球形红细胞症
恶性贫血
血栓性血小板减少性紫癜
心血管疾病
动脉粥样硬化
高血压
代谢性疾病
高胆固醇血症
糖尿病

续表

痛风
结缔组织病
风湿性关节炎
系统性红斑狼疮
混合性结缔组织病
干燥综合征
血管炎
感染性疾病
AIDS
反复发作的细菌感染
病毒性感染
梅毒
神经肌肉病
坐骨神经痛
腕管综合征
多发性硬化
脊髓疾病
药源性
碘造影
疫苗接种
口服药物：硝苯地平、非洛地平、尼卡地平、去甲肾上腺素等
其他
肿瘤
冻疮
汞中毒

对于本病特点为站立或肢体下垂即发生下肢对称性发红、充血、皮温升高、灼痛不能行走，中医的观点认为主病在血，而关键在气。因血的运行离不开气，不断需要气的统摄功能，更依赖气的推动作用，才能循环不止，周流全身。令气虚血限，无力推举，而致血行无力，站立后血液趋下，血行缓慢，血液瘀结阻络而致下肢血管扩张及肿胀疼痛。

4. 病理

组织病理学上红斑性肢痛区域皮肤活检，可见在非特异的炎症背景基础上有相对特异的变化，即小血管或小动脉的肌纤维增生及血栓性闭塞，但却缺乏以前有血管病变的表现，血管周围水肿明显，轻度单核细胞浸润，内皮细胞中毒肿胀，血管基底膜增厚呈板层结构。

【临床表现】

1. 一般特点

多见于中青年，部分病例有家族史，原发性红热痛症患者常在儿童时期开始发病，随年龄增长病情越来越严重。夏季发病，冬季缓解，病情缓慢进展。表现为双侧肢体远端，如手、足、足趾、足底的血管极度扩张，造成局部皮肤温度增高、皮肤潮红肿胀及剧烈的肢端烧灼样痛，有时还伴有疼痛等其他症状。症状可随环境温度、局部因素、精神状态等的改变而变化。疼痛以双足最为常见，少数患者可以仅见于单侧。冬季有的可出现冻疮，女性患者可伴月经不调。患者于运动、行走、站立、肢端下垂、遇热时容易发作，喜欢温度较低的环境，不愿穿袜或戴手套，夜间发作次数较多，常喜欢把脚或小腿放在被子外面。休息、冷敷、浸入凉水、在冰冷地面上行走或抬高患肢均可使症状减轻或消失，病情严重者要在寒冷的冬天将双脚泡在冰水中以减少痛苦，严重影响患者的生活。皮温超过一定界限，疼痛可立即发作，而降低温度可缓解症状。症状可表现为阵发性或持续性，发作历时数分钟、数小时或数日，夜间明显，多数反复发作，可连续数年或持续终身。偶有因疼痛难忍，久治不愈，出现精神异常，甚至有自杀倾向。

2. 伴有真性红细胞增多症的继发性红热肢痛症患者，由于存在微血管功能调节紊乱，可以合并非典型的脑缺血发作或脑梗死、大动脉和静脉的血栓形成、心肌梗死。有报道1例30岁有真性红细胞增多症男性患者，死于心肌梗死，尸检证实血管无动脉粥样硬化改变，血管内膜显著增生导致多发闭塞，而中膜及外膜无病理改变，这种血管改变与皮肤的血管改变一致。

3. 体格检查

由于皮内小血管和毛细血管显著地扩张，局部皮肤潮红，压之红色可暂时褪色，可伴肢端或整个肢体肿胀。皮温高，在32～36℃时为"临界点"，超过"临界点"肢端红和痛会持续存在，低于"临界点"肢端红和痛即将消失。在发作间期，患处皮肤多低于对侧皮肤。足背动脉与胫后动脉搏动增强，多汗。有时皮肤萎缩，指（趾）甲变形，甚至局部皮肤溃疡，或继发感染。病变部位痛触觉过敏，无感觉减退，一般无运动、反射障碍。继发性红热肢痛症患者可有血管闭塞体征。

【辅助检查】

1. 红外线热图检查：发作时患者患部皮肤温度较正常部位明显升高。

2. 微循环检查：治疗前毛细血管管袢数目少，视野下管袢模糊，异形管袢增多，清晰度差，排列紊乱，血流缓慢，液态和血色异常者增多，部分患者出现泥流状动脉口径扩大，动脉和静脉口径扩张，较大部分毛细血管扩张，血管运动计数呈节律性扩张，运动次数增多，频率增快。治疗后管袢数目上升，清晰度明显好转，血流加快，液态和色泽异常者减少。

3. 血液流变学：全血比黏度及血浆黏度下降，体外血栓形成时间延长，血细胞比容略高，血小板黏附增加，红细胞变形能力低，红细胞电泳增快。红细胞变形能力下降是因为红细胞表面黏附的钙物质及黏附蛋白过多导致红细胞与红细胞之间发生桥连，另外，红细胞含钙物质增多增加了红细胞的脆性和硬度，严重影响了变形能力。红细胞电泳增快说明红细胞所带的电荷密度高于常人，从而加快了红细胞在体内的循环。

【诊断】

1. 共同诊断依据

（1）出现肢端对称以足为主的阵发性红、肿、热、痛。

（2）无局部感染和炎症。

（3）受热、站立、运动及用血压计的袖带打气阻止静脉回流后疼痛加剧，冷敷、抬高患肢和休息后疼痛减轻。

2. 红斑性肢痛症

（1）常于成年起病。

（2）肢端感觉异常（如足趾和手指的麻刺感、针刺感及麻木感）常常先于烧灼样疼痛感。

（3）小剂量或单一的阿司匹林能够特异而快速地减轻或消除疼痛，并且可维持数天。因而此条可作为红斑性肢痛症的特异性诊断标准。血小板减少到正常水平可消除症状。

（4）如果未治疗，红斑性肢痛症常常不断进展，受累的足趾或手指可为剧烈烧灼感、搏动感以及剥皮样疼痛，以后肢端患部可变凉发绀，甚至出现坏疽。

（5）红斑性肢痛症与血小板增高症、真性红细胞增多症密切相关，所有症状是在微循环动脉内由血小板介导的炎症和血栓所致。其中真性红细胞增多症所致的红斑性肢痛症由于血小板增高持续存在，不能通过放血来减轻症状。

（6）红斑性肢痛症区域皮肤活检的组织病理变化是非特异性的炎症掩盖相对特异的变化，即小血管或小动脉的肌纤维增生及血栓性闭塞，但却缺乏以前有血管病变的表现。

（7）血小板增高伴发的红斑性肢痛症，由于用阿司匹林可以减少血小板的数量而得到有效的治疗，而人体血管内血小板的活化与聚集能诱发症状，这表明血小板在小动脉内起着明显的作用。反应性血小板增多不会出现红斑性肢痛症，可能不仅仅是血小板的数量，而且在于血小板增高症中性质不明的血小板功能异常导致了微血管血栓的形成。除了肢体周端的血管可受累外，冠状动脉和脑小动脉也可受累。

3．特发性红热痛症

（1）儿童或青春期起病，持续终身。

（2）足趾受累及发绀现象少见，不会形成坏疽。皮肤营养改变，不是由于疾病本身所致，而是由于暴露于过冷环境的结果。

（3）有显著的遗传倾向。

（4）病理机制不清。

（5）组织病理学改变是非特异性的，缺乏特征性的表现。

（6）无有效的治疗方法。

4．继发性红热痛症

不伴有血小板增高，但能引起足和手红、肿、灼痛症候的情况，可以是药物的不良反应或其他疾病所致在药物上如钙拮抗剂、血管活性药物、甲硝唑、氨苄西林等均可引起继发性红热痛症表现，引起继发性红热痛症的疾病有原发性高血压、系统性红斑狼疮、类风湿性关节炎、糖尿病、皮肤血管炎、多发性硬化、痛风、HIV 感染后、传染性单核细胞增多症、乙醇中毒及重金属中毒（如汞中毒）。

【鉴别诊断】

对于每个首发病例，应积极排除雷诺病、血栓闭塞性脉管炎及糖尿病周围神经病。红斑性肢痛症有时是红细胞增多症、血小板增多症等疾病的首发症状，应注意鉴别。

1．雷诺病：是交感神经功能紊乱引起的阵发性肢端对称性小动脉痉挛，多见于青年女性，是由肢端局部缺血所致，寒冷是主要诱因，与本病的温热可使疼痛加剧或发作相反。临床表现为苍白、发绀、潮红及局部温度低，可分为缺血期、缺氧期和充血期。有报道雷诺病与红斑性肢痛症可以共存。

2．血栓闭塞性脉管炎：多见于中青年男性、20～40 岁之间发病，多在寒冷季节发病，主要表现为动脉缺血症状。可分为局部缺血期、营养障碍期及坏疽期。出现间歇性跛行、皮肤苍白、发绀及足背动脉搏动减弱（或消失）、足部干性坏疽、溃疡等。

3. 糖尿病周围神经病：起病缓慢，可累及任何周围神经，一般下肢重于上肢，以疼痛障碍为主，夜间明显。

4. 小腿红斑病：寒冷为发病诱因，红斑以小腿为主，无明显疼痛。

【治疗】

1. 治疗原则：根据“红斑性肢痛症”的不同类型进行治疗，即红斑性肢痛症可用阿司匹林等治疗，对特发性红热痛症的有效治疗是局部神经阻滞。对于继发性红热痛症，应消除或干预其继发的原因和疾病，如药物所致者停药，高血压所致者控制好血压，糖尿病引起者控制好血糖。

2. 一般治疗：急性期应卧床休息，避免久站，可抬高患肢，局部宜行冷敷，避免过热及其他各种引起局部血管扩张的刺激，平时不宜穿太厚的袜子和不透气的鞋。

3. 药物治疗

（1）阿司匹林：红斑性肢痛症可用此药治疗，剂量一般在每日100mg 以下，症状好转可持续数天。其他的抗血小板药物无效。

（2）血管收缩剂：可用麻黄碱、肾上腺素、甲基麦角酸丁醇酰胺等进行治疗，收缩血管以缓解症状。

（3）血管扩张药：有的患者须用异丙基肾上腺素、硝酸甘油和普萘洛尔等扩张血管治疗。

（4）糖皮质激素：短期内应用或冲击治疗有可能控制或减轻症状。

（5）调节自主神经及维生素类药物：谷维素、维生素 C、维生素 B_1 及维生素 B_{12} 等可缓解症状。可用卡马西平止痛。

（6）利血平与氯丙嗪合用：口服利血平 0.25mg 及氯丙嗪 25～50mg，每日 3 次可控制发作，作用机制可能与镇静有关。

（7）普鲁卡因静滴：用 0.15％普鲁卡因 500～1000ml，缓慢精点，每日一次，5 天为一疗程。

（8）赛庚啶及苯塞啶：具有 5-HT 及组胺的拮抗作用，对于原发性红热痛症可能效果较好。

(9) 低分子右旋糖酐加氯喹：先用低分子右旋糖酐，每日一次，静点500ml，以后改为隔日静点，同时服用氯喹每次0.5g，每日3次，一周后改为每次0.25g，每日3次，共用3～4周。

(10) 硝普钠：某些青少年的红斑性肢痛症对阿司匹林无效，但对硝普钠的治疗十分敏感。

(11) 5-羟色胺再摄取抑制剂：如文拉法辛18.75～75mg，每日2次，或舍曲林25～200mg，每日1次。部分患者对此类药物极为敏感，应用时从小剂量开始。

(12) 前列腺素：可以通过松弛毛细血管前括约肌、改善营养通路内的血液循环缓解症状，可以口服米索前列醇（misoprostol）400μg，每日2次，或PGE_1、PGI_2静点，从小剂量开始，逐步增大剂量。

4. 物理治疗：可用超声波或超短波治疗。近来有用短波紫外线照射的方法，其作用机制为：一是紫外线对患者皮肤有消炎消肿作用；二是会引起神经纤维可逆性的变性，刺激生物大分子物质合成与释放，从而调节自主神经系统。方法：给予Ⅰ～Ⅱ级红斑量，照射局部患处及相应节段腰骶椎或颈椎区，每日或隔日一次，共3～5次。治疗时间短，见效快。

5. 局部神经阻滞疗法：可选择踝上作环状封闭，或于骶部硬膜外封闭（骶管麻醉）或进行腰交感神经节阻滞，可用2%利多卡因10ml加0.25%布比卡因5 ml，再加醋酸泼尼松注射液2ml，或再加维生素B_{12} 250μg加曲安奈德（kenacort-A，丙酮缩去炎舒松）20mg加生理盐水10～5ml，取局部红斑压痛最显著之处1次多点皮下浸润注射，单足用5～10ml，稍后再行频谱照射患处20分钟，每日一次为一疗程，可取得显著效果。

6. 外科治疗：少数患者各种治疗无效，采取交感神经切除术或局部神经切除术（如踝部的神经）可起到缓解或根除症状的作用。

7. 中医药治疗

(1) 中医内服药：从现代药理分析，活血化瘀有抗血小板作用，增强纤溶活性，防止血栓形成。党参、黄芪能兴奋垂体-肾上腺系统，能增强对有害刺激的抵抗力，黄芪还能加强心脏的收缩力，从而推动血液循环，改善末梢循环，提高血管壁的耐受性，使血管坚韧，有助于抵抗不良因素对血管的刺激。故此中医治疗红斑肢痛的方剂较多，下面列举一些方剂。

龙胆泻肝汤：龙胆草、柴胡、炒栀子、黄芩、知母、丹皮各10g，当归、甘草、大黄（后下）各6g，泽泻25g，生地20g，石膏30g，赤芍，薏苡仁3g。共7剂一疗程。

解毒化瘀汤加减：桃仁、红花、乳香、没药各10g，当归、赤芍、黄柏各15克，玄参、丹参各30g，黄芪45g，银花60g。加减：麻胀痛甚者加白芍、甘草；舌质瘀斑者加苏木、刘寄奴；舌苔黄腻者加苍术、薏苡仁。

此外，还有三妙散加减，复方青黛丸，羚羊骨汤加减，凉血泻火法等方剂。

（2）中草药外敷：黄柏、黄芩、大黄各30g，青黛15g，蜂蜜调匀敷患处。

（3）外洗方：金银花、蒲公英各60g，川芎、莪术、三棱各20g，白矾15g，煎汤待冷后洗双足，每日数次，双足按摩。

（4）推拿：取穴血海、阴陵泉、三阴交、太冲、涌泉。手法：点按法：每穴用拇指点按1～2分钟，泻法为主，以患者最大耐受力为度。

【预后】

常屡次复发而不愈，晚期皮肤指甲变厚，甚至形成溃疡。也有良性型，预后较好。

参考文献

[1] 朱克．自主神经系统疾病．北京：人民军医出版社，2001.

[2] 贾建平．神经病学．6版）．北京：人民卫生出版社，2008.

[3] 王维治．神经病学．北京：人民卫生出版社，2006.

[4] 陈清棠．临床神经病学．北京：北京科学技术出版社，2000.

[5] 李谋，余利红，刘小林，等．原发性红斑性肢痛症致病基因研究进展．国外医学遗传学分册，2005，28（4），248-250.
[6] Waxman SG，Dib-Hajj S. Erythermalgia：molecular basis for an inherited pain syndrome. Trends Mol Med，2005，11（12）：555-562.
[7] Mørk C，Norway O，Kvernebo K. Erythromelalgia-a mysterious condition. Arch Dermatol，2000，136：406-409.
[8] Layzer RB. Hot feet：erythromelalgia and related disorders. J Child Neurol，2001，16：199-202.
[9] Cohen JS，Jolla L. Erythromelalgia：new theories and new therapies. J Am Acad Dermatol，2000，43：841-847.
[10] Norton JV，Zager E，Grady JF. Erythromelalgia：diagnosis and classification. J Foot Ankle Surg. 1999，38：238-241.

（李晓东）

第十章　神经肌肉接头和肌肉疾病

第一节　重症肌无力

【疾病概论】

1. 定义

重症肌无力（myasthenia gravis，MG）主要是由乙酰胆碱受体抗体（AChR-Ab）介导、T 细胞依赖、补体参与的，针对神经肌肉接头处突触后膜上乙酰胆碱受体的自身免疫性疾病，引起神经-肌肉接头处生物化学和电生理传递过程发生障碍，造成骨骼肌无力和易疲劳。重症肌无力在普通人群中的发病率为（2～8）/10 万，患病率为（30～50）/10 万。仅有 1%～4%有家族史。任何人均可发病。

2. 病因及发病机制

早在 1672 年，英国牛津的 Thomas Wills 医生首先描述了第一例重症肌无力，1934 年开始 Walker 等人通过研究观察发现用胆碱酯酶抑制剂能够治疗重症肌无力，由此推测本病的病变部位在神经-肌肉接头处，1960 年 simpson 开始正式提出重症肌无力的本质与自身免疫有关，其发病机制为“突触后膜学说”。

（1）乙酰胆碱受体抗体（AChR-Ab）介导的体液免疫是导致重症肌无力的主要原因。85%～95%重症肌无力病人血清中乙酰胆碱受体抗体增高，AChR-Ab 的增高水平与重症肌无力严重程度相关；用血浆交换或胸导管淋巴引流除去乙酰胆碱受体抗体，则重症肌无力病人的肌无力严重程度明显好转，若把患者无细胞的淋巴液、IgG 或乙酰胆碱受体抗体再输回，则病人病情加重；AChR-Ab 通过妨碍神经-肌肉接头处传导功能而致病，其致病机制是

AChR-Ab 与突触后膜乙酰胆碱受体结合，一方面可以直接和间接封闭了乙酰胆碱受体和乙酰胆碱的结合，同时也加速了乙酰胆碱受体的降解和破坏。20%重症肌无力病人血清中检测不到 AChR-Ab，其中40%～70%的 AchR-Ab 阴性的 MG 患者血清中可检测到抗酪氨酸激酶受体抗体（MuSK-Ab）[1]。MuSK-Ab 绝大部分为 IgG4，仅含少量的 IgG2，国外已将其用于 AChR-Ab 阴性的重症肌无力的诊断[2]。MuSK-Ab 阳性 MG 的神经-肌肉接头处运动终板形态学改变较 AChR-Ab 阳性 MG 少见，因而认为 MuSK-Ab 更倾向于通过非补体介导的机制致病。肌联蛋白（Agrin）存在时 MuSK-Ab 阳性血清可抑制乙酰胆碱受体的聚集，推测部分 MG 的发病与此有关。此外[3]，国内外研究显示：39%的 MG 患者血清中可以检测到连接素抗体（Titin-Ab），而在合并胸腺瘤的 MG 中 Titin-Ab 阳性率高达 95%，年龄大于 60 岁的迟发型 MG Titin-Ab 阳性率高达 90%。

（2）细胞免疫对重症肌无力的发病也有重要的影响。重症肌无力病人有胸腺中既有 T 细胞又有 B 细胞，活化的 B 细胞转化成浆细胞分泌乙酰胆碱受体抗体，T 细胞对这一过程进行调节，此外多种细胞因子也参与重症肌无力的发病。

（3）补体参与重症肌无力的发病。乙酰胆碱受体抗体与突触后膜乙酰胆碱受体结合激活补体而破坏突触后膜，在重症肌无力突触后膜可见乙酰胆碱受体抗体和补体的免疫复合物，重症肌无力活动期病人血清中补体含量减少，减少的程度与临床肌无力的程度相一致。

目前病因仍不十分清楚。内因与个体易感性有关，外因与胸腺瘤和胸腺的慢性病毒感染有关。目前较多学者认为 MG 的发病与遗传因素密切相关。家系研究表明 MG 患者的亲属发病率约为 2%～4%（远高于一般人群的发病率 1×10^{-4}），且患其他自身免疫病的概率也高于一般人群。

【临床表现】

重症肌无力可以发生于任何年龄。20～29 岁是全身型重症肌无力发病的高峰，一般女性多于男性，40 岁以后男女发病率相等，有2%～4%的家族史。

主要表现是骨骼肌的无力和易疲劳性，无力常常晨轻暮重，活动后加重，休息后减轻。首发症状以眼外肌最多见（50%～65%）可表现为眼睑下垂、眼球活动障碍、复视；也可延髓部肌肉无力（1%～3%）表现表情呆板、构音不清、吞咽困难和呼吸肌无力；肢体无力首发（16%），以肢体近端无力为重表现上楼费力、上肢上举梳头无力。

重症肌无力的伴发疾病：

1. 胸腺瘤：重症肌无力伴胸腺瘤为10%～15%，多见于40岁以上患者，有时X线检查容易漏诊，应做胸腺CT检查，易发现病灶。胸腺瘤病理上分4度：Ⅰ度：肿瘤有包膜，镜下未浸润到包膜；Ⅱ度：肿瘤浸润到周围脂肪组织和胸膜；Ⅲ度：肿瘤浸润到心包，胸腔大血管和肺；Ⅳ度：有淋巴和血性转移。对Ⅱ-Ⅳ度胸腺瘤：手术＋放射治疗。

2. 胸腺增生：约65%伴胸腺增生，胸腺增生是胸腺组织观察到生发中心，生发中心是胸腺炎的组织学特点，免疫学上把胸腺炎分为：淋巴样滤泡型和弥漫性B细胞浸润型。

3. 心脏损害：重症肌无力患者16%伴心率失常，T波、S-T改变，用新斯的明治疗有效。

4. 伴免疫系统疾病：系统性红斑狼疮、干燥综合征、多发性肌炎、甲状腺炎、类风湿关节炎、硬皮病、多发性硬化等。

5. 伴其他神经系统受损：报道伴癫痫，锥体束征，可能原因与其脑内乙酰胆碱受体的异常免疫反应有关。

重症肌无力危象，是神经科的急症，表现病人突然发生病情加重，呼吸困难不能维持换气功能，危象可分为三种：

肌无力危象，最常见，占95%。正常人乙酰胆碱受体的储存量很大，人们把这种储存叫“安全系数”，重症肌无力病人由于多种原因可能造成此种“安全系数”急骤降低，呼吸肌无力而呼吸困难，常发生在全身感染、药物应用不当（庆大霉素、镇静药等）、胸腺切除和放射治疗后，用新斯的明治疗有效。

胆碱能危象，占1.1%～6%，是抗胆碱酯酶药物过量造成，乙酰胆碱在神经—肌肉接头处积聚过多，持续作用于乙酰胆碱受体使突触后膜持续去极化、复极化过程受阻，其绝对和相对不应期延长，神经—肌肉接头处发生胆碱能阻滞而呼吸肌无力，常有短时间内应用过量的抗胆碱酯酶药物史，出现胆碱能性副作用流涎、出汗、腹痛、肌痉挛等，用阿托品注射后症状可以缓解。

反拗危象，原因和发病机制不明，占1%，呼吸困难无胆碱能性副作用，对抗胆碱酯酶药治疗无效。主要用对症疗法，及时气管插管、气管切开人工呼吸机辅助呼吸。

重症肌无力的临床分型：目前国际普遍应用Osserman分型或改良型Osserman分型：

Ⅰ型（单纯眼肌型）：单纯眼肌受累，无其他肌群受累的临床和电生理所见，也不向其他肌群发展，一般临床观察2年，无其他肌群受累，则认为是单纯眼肌型。对皮质类固醇激素疗效好，预后佳。

Ⅱ型（全身型）：有一组以上肌群受累，主要累及四肢，分轻度全身型（Ⅱa）和中-重度全身型（Ⅱb）。Ⅱa型四肢肌肉受累，常伴眼肌受累，无球部症状（嘴嚼、吞咽、构音困难），无危象，对药物治疗反应（30%）及预后一般；Ⅱb型全身骨骼肌无力较重，有球部症状（嘴嚼、吞咽、构音困难），无危象，对药物治疗有反应（25%）、预后一般。

Ⅲ型（重度激进型）：起病急，肌无力进展快，数周或数月出现球麻痹，多在半年内出现呼吸肌麻痹，对药物治疗反应差，伴胸腺瘤发生率高，高死亡率（15%）。

Ⅳ型（迟发重症型）：症状同Ⅲ型，但缓慢起病，症状从Ⅰ型～Ⅱ型持续进展，超过2年（10%）。

Ⅴ型（肌萎缩型）：很少见，以上肢和肩带肌萎缩最多见。

【辅助检查】

1. 骨骼肌的疲劳试验

令重症肌无力的病人连续、重复做某一动作，由于其相应的神经—肌肉接头处幸存乙酰胆碱受体的储存已逐渐减少，再次刺激落入相对或绝对不应期的机会增多而表现肌肉逐渐疲劳和无力。检查时可以让病人重复数次做蹲下站起动作会出现无力不能站起、甚至跌倒；令病人双眼持续上视后出现眼睑下垂；持续平举双臂后下垂。

2. 抗胆碱酯酶药物试验

(1) 腾喜龙试验　先用2mg静脉注射，若无不良反应，在30s内把剩余8mg注入，30～60s起效，病人无力好转，平均持续10min。

(2) 新斯的明试验：用新斯的明1mg肌注后，每十分钟观察一次，20～40min好转最明显。

以上两种药物试验，可能会引起支气管平滑肌痉挛和心律失常，故慎用于支气管哮喘和心律失常患者。

3. 电生理检查：骨骼肌的疲劳试验和抗胆碱酯酶药物试验受主观因素影响，难于鉴别是否阳性时，选用以下电生理检查。

(1) 低频重复电刺激：常规在面神经、尺神经或腋神经干上连续电刺激，刺激频率一般3Hz，持续时间3s，结果判断用第4或5波与第1波比较，观察波幅和面积的衰减程度，正常波幅和面积衰减程度在5%～15%，重症肌无力大于15%为检测阳性，其阳性率与重症肌无力的分型和检测肌群有关，三角肌65%～82%，小指展肌31%～50%，眼轮匝肌62.5%；单纯眼肌型17.2%，轻度全身型85.1%，重症全身型100%；服用胆碱酯酶抑制剂，影响阳性检测率，最好停用3～5小时后作此项检查，可以提高阳性检测率。

(2) 单纤维肌电图（sing fiber elecromyography；SFEMG）：是研究各不同单根肌纤维及运动终板的电活动；单纤维针电极可记录范围仅仅为1～2条肌纤维的电位（大约300m），这1～2根肌纤维属于同一最后一级末梢神经支配。当给予神经以重复刺激时，在所记录到的一系列单纤维单位中，刺激电位的潜伏期几乎相同，但又不完全一样，其差异大约十几微秒至数十微妙，这种细微的差异就叫颤抖（jitter），正常情况下，颤抖值为20～50微秒，当颤抖增大且超过 80～100 微秒时，单纤维动作电位对中的一个电位可能间歇性的不出现，即“阻滞”现象，表现在重复神经刺激检查时出现波幅递减现象，临床表现疲劳和力弱现象，不同年龄或不同肌肉颤抖值有细微的差异，但在任何一块肌肉一根以上的纤维出现阻滞或者颤抖值大于 55 微秒，就属于异常。

单纤维肌电图对重症肌无力的检测最敏感，即使在临床上患者肌无力轻且重复神经刺激检查无波幅递减现象时，单纤维肌电图也可检测到颤抖值增大或阻滞现象。

4. 乙酰胆碱受体抗体检测：重症肌无力的患者检出阳性率为 85%～95%，对单纯眼肌型乙酰胆碱受体抗体检出阳性率不高。

5. 胸腺影像学检查：胸腺是人体的免疫器官，与自身免疫性疾病密切相关，重症肌无力是一种自身免疫性疾病，常常伴有胸腺肿瘤和胸腺增生，在胸片或 CT 上可以发现。

【诊断】

重症肌无力的诊断主要是根据患者的临床表现有骨骼肌的无力、易疲劳，无力常常晨轻幕重，活动后加重，休息后减轻；抗胆碱酯酶药物试验阳性，乙酰胆碱受体抗体检测阳性，低频重复电刺激有波幅和面积的衰减现象即可确定诊断，此外，对骨骼肌肌无力轻且重复神经刺激检查无波幅递减现象时，可以对患者进行单纤维肌电图检查，检测到颤抖值增大或阻滞现象，有助于本病的确诊。

【鉴别诊断】

1. 肌无力综合征（Lambert-Eaton 综合征）是另一种神经-肌肉接头处传递障碍性疾病。1957 年 Lambert 和他的学生 Eaton 首次报道本病的电生理异常现象，低频重复电刺激运动神经诱发的复合肌肉动作电位波幅递减，当高频重复电刺激时或经一段时间大力收缩后，可见相当程度的波幅递增（一般比起始波幅上升 50%～100%，甚至 800%）。不同于重症肌无力的病理生理机制是病变部位在运动神经末梢突触前膜上，由于电压控制性钙离子通道抗体使突触前膜钙离子通道丧失，使乙酰胆碱自突触前膜释放最小释放单位的数目减少而致肌无力。男性患病多于女性，50%～70%的患者伴有恶性肿瘤，以小细胞型肺癌常见，也可伴有自身免疫性疾病如干燥综合征、甲状腺疾病。无力主要累及双下肢近端和骨盆带肌肉，病人常常上楼或从坐位站起困难，不同于重症肌无力的是在早上起床时或休息后，无力加重，而运动后有一过性的减轻。疲劳试验：患者静止无力，随用力活动增多，肌力暂时增强，继续用力又转为无力；抗胆碱酯酶药物试验：无效或甚微。

2. 肉毒毒素中毒：是肉毒梭状芽孢杆菌的外毒素所致的中毒性疾病。外毒素耐酸不耐碱，在胃液中 24 小时不被破坏，但在煮沸 10 分钟可以破坏；根据其抗原不同，可分为 A、B、C、D、E、F 和 G7 个血清型，人类肉毒毒素中毒主要是由 A、B 和 E 型毒素引起。临床有 3 种类型：食物型肉毒中毒、婴儿型肉毒中毒和创伤型肉毒中毒。

肉毒梭状芽孢杆菌孳生在土壤中，存在于家畜如牛、羊、猪的粪便中，也可附着于水果和蔬菜上，罐头、腊肉、香肠、发酵的豆制品和面制品（如豆豉、豆瓣酱、臭豆腐）被肉毒梭状芽孢杆菌污染后，在厌氧的环境中大量繁殖产生蛋白质外毒素，人摄食后引起中毒症状，为食物型肉毒中毒。婴儿型肉毒中毒大多为特发性，并非由于摄入食物中的毒素发病，一般认为是摄入的肉毒梭状芽孢杆菌在肠道繁殖，产生的毒素进入体内所致。创伤型肉毒中毒是由于伤口内肉毒梭状芽孢杆菌繁殖产生毒素引起。

肉毒毒素中毒的发病机制：肉毒杆菌外毒素经胃和小肠上段吸收，通过淋巴和血液循环到达运动神经突触和胆碱能神经末梢，其重链（H 链）与突触前膜的受体结合，然后轻链（L 链）移位于细胞内，阻止突触小泡中的乙酰胆碱释放，影响神经冲动传导，导致神经肌肉麻痹。

临床表现：潜伏期一般 1～4 天，创伤型肉毒中毒潜伏期较长为 4～18 天。前驱症状有乏力、头痛、头晕、腹胀、食欲下降、恶心、呕吐等，继而出现神经系统症状：①眼肌麻痹和调节功能麻痹症状，眼睑下垂、复视瞳孔扩大或两侧大小不等，对光发射减弱或消失。②颅神经麻痹表现，构音不清、吞咽和咀嚼无力。③四肢无力，腱反射减低或消失，重复运动有肌疲劳现象，但不如重症肌无力显著。④甚至呼吸肌麻痹，呼吸衰竭。⑤分泌障碍，汗腺分泌减少，口腔、咽喉干燥、口渴、便秘。婴儿型肉毒中毒症状隐匿，突出表现为便秘、哭声无力、吸奶减弱和上睑下垂，爆发型可以数小时发生呼吸停止。

实验室检查：

(1) 重复神经刺激（repetitive nerve stimulation；RNS）检测：特征性的异常是显示突触前神经肌肉传递障碍，低频重复电刺激时一般无递减反应或程度很轻，高频电刺激呈递增反应，但不如肌无力综合征明显；肉毒毒素中毒病情程度不同，可以出现不同的RNS反应，轻症时，复合肌肉动作电位波幅正常，低频重复电刺激的反应正常，高频电刺激出现明显递增反应；重症时，复合肌肉动作电位波幅低，低频重复电刺激出现波幅递减现象。

(2) 肉毒梭状芽孢杆菌及其毒素的检测：取可疑食物、患者的粪便和血清中的毒素，进行分离培养检测、小白鼠腹腔注射或口饲肉毒毒素，如有肉毒毒素存在，则动物出现四肢无力而死亡。

治疗与预后：

(1) 对本病初期且怀疑经口中毒者，应立即催吐、洗胃，洗胃液用清水或1∶5000的高锰酸钾溶液。创伤型肉毒中毒者立即彻底清创。

(2) 抗毒素治疗　应及早给予抗毒素血清治疗，在起病后24小时内或瘫痪前使用最为有效。每次静脉或肌肉注射5万～8万U，必要时6～8小时重复给予同样剂量，直至病情好转后逐渐减量或延长间隔给药时间。如果病人对抗毒素血清过敏，应按脱敏法治疗。对婴儿型肉毒中毒，主要为对症支持治疗，一般不用抗毒素血清治疗，可以口服或肌肉注射青霉素，以减少肠内的肉毒杆菌数量，防止外毒素的继续产生和吸收。

患者经过治疗，度过呼吸麻痹期，一般可以完全康复。

【治疗】

1. 胆碱酯酶抑制剂（AChEI）

自1934年Walker等人用胆碱酯酶抑制剂能够治疗重症肌无力

以来，本组药物仍然是最重要的治疗方法，治疗和抢救了众多的MG患者，但不能从根本上改变MG的免疫病理学过程。长期应用此类药物会加重神经-肌肉接头处的病理改变，表现为对这类药物的敏感性降低、需求量增加，并且副反应也更为明显。

常用的药物有

（1）溴吡斯的明，每次60～120 mg，每日3～4次，药物一般开始作用时间15～45min，药效高峰时间3～6h，应从小剂量开始。

（2）新斯的明（注射剂），应用于诊断试验及严重吞咽困难和肌无力危象患者。新斯的明每次1mg，药物一般开始作用时间10～30min，药效高峰时间2～3h。不良反应：毒蕈碱样作用如流涎、出汗、腹痛等；烟碱样作用如肌痉挛；中枢作用如烦躁、兴奋（可用阿托品0.5mg肌肉注射缓解毒蕈碱样副作用）。

2. 免疫治疗

（1）肾上腺皮质激素（以下简称激素）治疗，激素是公认的治疗MG的常规药物，常用给药方法有以下几种：

1）大剂量冲击、逐渐减量维持疗法　即甲基强的松龙1000mg静脉滴注，每日1次，连用3 d；随后地塞米松20 mg，静脉滴注，每日1次，连用7～10 d；此后泼尼松100mg，每日顿服1次，以后每周减20mg，直到60mg/d，每周减10mg/d，直到30mg/d，每周减5mg，以后根据病情逐渐减量，直到完全停用。

2）地塞米松中剂量冲击、泼尼松小剂量维持疗法　此疗法适用于延髓肌型、全身型和各类MG危象患者。成人地塞米松20 mg静脉滴注，每日1次，连用5～7 d，地塞米松10 mg静脉滴注，每日1次，连用10～14 d，随后改为泼尼松每日50 mg，每周减10 mg/d，直到30 mg/d，每周减5mg，以后根据病情逐渐减量，直到完全停用。

3）小剂量长程维持疗法　此疗法适用于年老体弱，或者有高血压等老年疾病的患者，有文献报道小剂量泼尼松，每日5～10 mg，连用数年，使60%～75%患者症状完全缓解或者显著改善[4]。

(2) 化学免疫抑制剂治疗，此类药物适用于伴肺结核、溃疡病和糖尿病的MG患者，胸腺切除术后及血浆交换后症状有反复的MG患者，长期应用激素效果越来越差和对激素有依赖的MG患者。

1) 硫唑嘌呤（依木兰） 通过抑制DNA和RNA合成，主要抑制T细胞功能，对B细胞功能也有较弱的抑制作用。一般从小剂量50 mg开始，逐渐加量，至每日2～3 mg/kg，分2次口服，病情稳定后逐渐减量，一般3～6个月为一疗程。副反应：白细胞减少和血小板减少、肝损害、胃肠道反应、发热、肌痛和脱发。

2) 环孢菌素-A是一种新型有效的免疫抑制剂，可能通过抑制IL-2的释放或抑制IL-2受体来抑制T辅助细胞和毒性细胞，可使AChR-Ab滴度下降。每日5mg/kg，3～6个月为1个疗程。主要副反应为肾毒性（尿素氮、肌酐增高）、高血压、肝损害等，但在减药或停药后可恢复。

3) 环磷酰胺 能够破坏细胞内DNA、抑制RNA的合成，因抑制免疫活性细胞的分泌、增殖，对B淋巴细胞尤为显著，对体液和细胞免疫均有作用，但毒性比硫唑嘌呤（依木兰）和环孢菌素-A大。环磷酰胺每日2～2.5mg/kg，口服，一般3个月为一疗程。在症状缓解时，可用硫唑嘌呤维持。环磷酰胺的副反应有胃肠道反应、脱发、肝损害、出血性膀胱炎、白细胞减少和血小板减少。

(3) 血浆交换疗法 能够减少血中乙酰胆碱受体抗体，常用于肌无力危象。一般每周交换三次，绝大多数均有效果，疗程可持续数日～数月。

(4) 淋巴细胞交换疗法 是定期用正常人血淋巴细胞来交换患者血淋巴细胞，以去除产生乙酰胆碱受体抗体的B细胞及其相应的辅助与诱导T细胞。此方法能够延长血浆交换疗法的治疗效果维持时间，但仍未能从根本上解决异常免疫应答问题，不久患者体内又出现产生乙酰胆碱受体抗体的B细胞及其相应的辅助性T细胞，导致症状复发。

（5）胸腺切除术　胸腺病变在 MG 的发病中起重要的作用。胸腺切除术可除去 MG 患者产生自身免疫反应的始动抗原，减少具有免疫活性的 T 淋巴细胞的生成，降低抗 AchR 抗体的合成，使患者获得较好的远期效果，现今认为是治疗 MG 的重要手段之一。

（6）胸腺放射治疗　胸腺对放射线的敏感性较高，胸腺放射治疗可抑制胸腺的免疫功能，使血中 T 细胞和 B 细胞降低、抗 AChR 抗体减少。近年来有人报道放射疗法能杀伤记忆细胞，消除记忆应答反应，在合适的照射剂量下，胸腺放射治疗疗效显著，副反应少，是一种很好的辅助方法。适用于 MG 伴胸腺瘤的患者术中发现对周围组织有明显浸润或者术后症状不稳定甚至继续加重者。

（7）大剂量丙种球蛋白疗法：大剂量丙种球蛋白有免疫抑制和免疫调节双重作用。用法：0.2～0.4g/kg/日，连续 5 天，每次静脉滴注时间大于 1 小时，适合治疗各型重症肌无力的患者，安全、有效，特别是老年患者、合并感染或肌无力危象者。

（8）免疫吸附疗法　适用于全身型 MG 和 MG 各类危象患者。该疗法是将患者血浆中的致病抗体经吸附泵特异性吸附后，将血浆和其他血液成分重新回输给患者的一种治疗方法。该方法是比较安全的，其安全性明显优于血浆交换疗法。该方法需要高亲和力性配体制备的过滤柱及血液分离器，通过以下 5 个阶段完成吸附过程，即采血阶段、分离阶段、血浆收集阶段、抗体吸附阶段和回输阶段。副反应有枸橼酸盐反应、过敏反应和感染并发症等。

（9）造血干细胞移植疗法　适用于严重的全身型 MG 和肌无力危象患者。造血干细胞移植治疗自身免疫性疾病是近些年来发展的一种新的治疗方法，该方法是利用造血干细胞的重建造血和重建免疫功能的特征来达到治疗自身免疫性疾病的目的。造血干细胞是人体内最独特的体细胞群，具有极高的自我更新、多向分化和重建造血的潜能，以及损伤后的修复能力。

3. 重症肌无力危象的急救治疗　当发生重症肌无力危象时，

应及时做气管插管、气管切开人工呼吸机辅助呼吸，保持呼吸道通畅，纠正通气功能使血氧保持在正常水平。

4. 重症肌无力禁用药物　在临床实践中发现许多药物都能引起 MG 症状加重，甚至恶化而引起危象。此类药物有：①抗生素类：链霉素、卡那霉素、庆大霉素、新霉素、四环素、洁霉素、氨苄青霉素、妥布霉素、多粘菌素 B 和多粘菌素 E 等。而至今尚未发现能加重 MG 的有：青霉素、氯霉素、红霉素、竹桃霉素、螺旋霉素、万古霉素和头孢类抗生素（如先锋霉素等）。②心血管药：利多卡因、奎尼丁、普鲁卡因酰胺、心得安、心得平、美多心安、氨酰心安、异搏停、咪噻芬、缓脉灵等。③抗癫痫药：苯妥英钠、乙琥胺、三甲双酮等。④抗精神病药：碳酸锂、苯乙肼、氯丙嗪、氯硝安定、安定（特别是注射剂）。⑤麻醉药：吗啡、氯仿、箭毒、乙醚。若因手术必须麻醉时可选用氟烷、氧化亚氮、环丙烷、琥珀胆碱等。⑥其他药：青霉胺、氯奎、奎宁、氯化胆碱和肉碱等。只要病情允许，应尽量不用能使 MG 加重的药物。

【预后】

单纯眼肌型重症肌无力，第一次起病后，1/4 可望自发缓解，在门诊治疗，对药物治疗疗效好，预后佳。Ⅱ型重症肌无力对药物治疗有反应，预后一般；Ⅲ～Ⅴ型重症肌无力，肌无力进展快，常常累及呼吸肌麻痹，对药物治疗反应差，伴胸腺瘤发生率高，死亡率高。

参考文献

［1］EvoliA，Tonali PA，Padua L，et al. Clinical correlates with anti-MuSK antibodies in generalized seronegative myasthenia gravis. Brain，2003，126：2304-2311.

［2］McConville J，Farrugia ME，Beeson D，et al. Detection and characterization of MuSK antibodies in seronegative myasthenia Gravis. Ann Neuro，2004，55：580-584.

［3］ROMI F，SKEIE GO，AARLI JA，et al. Muscle antibodies in subgroups of myasthenia gravis patient［J］. Neurol，2000，247（3）：269- 276.

[4] 杨明山，方思羽，阮旭中．神经科急症诊断治疗学．武汉：湖北科学技术出版社，1995. 403-416.
[5] 许贤豪．神经免疫学．北京：北京医科大学中国协和医科大学出版社，1992. 113-149.
[6] SHIBUYA N，SATO T，OSAME M，Immunoadsorption Therapy for Myasthenia Gravis ［J］．JNeurol NeurosurgPsychiatry（S0022-3050），1994，57（5）：578-581.
[7] SALZMAN D，TAMI J，JACKSON C，et al. Clincial Remission of Myasthenia Gravis in a Patient after High dose Therapy and Autologus Transplantation with CD34 Stem Cell ［J］．Blood（S0006-4971），1994，84（suppl）：206-206.
[8] 秦超，莫雪安，赖永榕，等．自体外周血干细胞移植治疗重症肌无力的并发症及其防治［J］．广西医科大学学报，2004，21（2）：249-250.
[9] 匡培根主编．神经系统疾病药物治疗学．第1版，北京：人民卫生出版社，2002.
[10] 林懋贤．多发性肌炎和皮肌炎诊治指南（草案）［J］．中华风湿病学杂志，2004，(05)：317-319.

（赵筱玲）

第二节　多发性肌炎和肌皮炎

【疾病概论】

1. 定义

多发性肌炎（polymyositis，PM）是多种原因引起的骨骼肌炎症性疾病，临床表现为对称性的四肢近端肌肉、颈肌和咽喉肌肌肉无力，伴有肌肉萎缩。若病变同时累及肌肉和皮肤，临床上肌无力的同时伴有特征性的皮疹时称皮肌炎（dermatomyositis，DM)。

2. 病因及发病机制

多发性肌炎和皮肌炎的病因及发病机制尚不完全清楚。根据临床上本病常常伴随有风湿性关节炎、系统性红斑狼疮、干燥综合征等结缔组织病，肌肉组织有单核细胞和淋巴细胞浸润，而且对激素等免疫抑制药有良好的疗效，因而迄今一般认为发病机制与自身免疫有关。有些患者的血清中可以测到肌炎特异性抗体、肌炎相关性抗体和细胞因子；外周血中激活的T淋巴细胞数目增多，激活的淋巴细胞单核细胞分布在肌纤维内、外膜和血管周围，说明体液免疫和细胞免疫在多发性肌炎和皮肌炎的发病机制中均起作用。

（1）肌炎特异性抗体：是肌炎的标记物，仅在肌炎患者中发现；最常见的是抗合成酶抗体（如抗Jo-1、抗PL-7、抗PL-12、抗Qj和抗Ej），作用于氨基酰tRNA合成，干扰肌纤维的蛋白合成；此外，针对其他分子（如信号识别颗粒蛋白、核解旋酶、延长因子、翻译因子等）作为抗原的肌炎特异性抗体有抗SRP、抗Mi-2、抗FER、抗KJ等。

（2）肌炎相关性抗体：可在肌炎和结缔组织中发现的抗体；如抗Ku和抗PM-ScL抗体常见于硬皮病-肌炎重叠综合征，抗核抗体在肌炎和结缔组织病中均阳性。

（3）细胞因子：是活化的免疫细胞和某些基质细胞分泌的一类具有非特异调节免疫应答和介导炎症反应的小分子蛋白质，能刺激淋巴细胞、巨噬细胞移动，对体液免疫和细胞免疫都十分重要。细胞因子可分为：单核因子（IL-1α、IL-1β、TNF-α）、Ⅰ型细胞因子（IL-12和INF-γ）和Ⅱ型细胞因子。

（4）细胞免疫：在多发性肌炎和皮肌炎中，浸润的淋巴细胞的种类和分布情况不同：多发性肌炎是$CD8^+$淋巴细胞和巨噬细胞，主要分布在肌内膜，肌外膜和血管周围分布少；皮肌炎肌活检组织中的炎症细胞主要是B淋巴细胞和$CD4^+$细胞，在血管周围分布最高，肌内膜分布少。

多发性肌炎和皮肌炎存在不同的免疫发病机制，多发性肌炎以细胞免疫介导为主，$CD8^+$淋巴细胞和巨噬细胞大量侵袭肌纤维，导致肌细胞坏死；皮肌炎主要是体液免疫参与，免疫攻击的靶目标是各种类型的血管，广泛坏死性血管炎，皮肌炎的肌细胞损伤和坏死轻，很大程度上与肌纤维的血管缺血有关。

此外，病毒感染、遗传和环境因素也与本病密切有关。

3. 病理：多发性肌炎肌内血管结构大多数正常或病变轻微；急性病例存在广泛的肌纤维坏死、崩解，伴有炎症细胞浸润（尤其是 $CD8^{+}$ T 淋巴细胞）和明显的肌纤维再生，再生的肌细胞胞质嗜碱性，核大呈空泡样；亚急性和慢性病例坏死的肌纤维局限于单个肌纤维，结缔组织增生显著增多；肌纤维表面组织相容性复合体-1（major histocompatibility complex，MHC-1）类分子呈弥漫性表达，$CD8^{+}$ T 淋巴细胞能够识别 MHC-1 类分子，导致肌细胞坏死，病理上存在 MHC-1/$CD8^{+}$ 复合体对诊断多发性肌炎非常重要。皮肌炎的病理是皮肤和肌肉均呈急性炎症改变；皮肤早期各层均明显水肿，伴散在或灶状淋巴细胞（多为 $CD4^{+}$ 淋巴细胞）、浆细胞浸润，真表皮交界处和真皮浅层血管周围有 PAS 染色阳性的纤维蛋白样物质沉着，晚期表皮萎缩胶原纤维增殖、硬化，皮肤血管壁增厚，色素增多；皮肌炎肌肉的炎症改变不同于多发性肌炎，是 B 细胞和 $CD4^{+}$ T 淋巴细胞浸润，浸润的炎症细胞往往聚集于肌束膜周结缔组织和血管周围，血管内皮的增生、闭塞造成肌束的低灌注状态和束周肌纤维萎缩，这是皮肌炎的特异性表现，占 75%，即使肌肉缺乏炎症性改变，束周肌纤维萎缩对皮肌炎也有诊断意义。

【分类】

根据病人的起病年龄和伴随症状情况，一般分 5 种类型，以第 1 种最为多见。

1. 原发性多发性肌炎或成年单纯性多发性肌炎。

2. 成年皮肌炎

3. 儿童多发性肌炎或皮肌炎。

4. 伴结缔组织病的多发性肌炎或皮肌炎（重叠综合征）。

5. 伴恶性肿瘤的多发性肌炎或皮肌炎。

【临床表现】

本病可发生于任何年龄，但在 5～15 岁及 50～60 岁是高峰期，后者常常伴发恶性肿瘤；女性多于男性。

本病的发病形式缓急不同，急性起病患者常常在很短时间内（数日）出现四肢疼痛、无力、皮肤水肿，甚至发热、恶心等全身不适；慢性者一般起病隐匿，无全身症状，逐渐在数十天或数月出现症状。

首发症状：大多数患者为骨骼肌无力、肌肉疼痛、皮疹或关节疼痛起病，其中下肢无力首发占30%～50%，上肢无力占25%～35%，皮疹占25%，少数患者以非特异性症状起病，表现低热或持续高热、体重下降等，此时临床诊断非常困难，大多数患者直到出现骨骼肌症状才能得以确诊。

骨骼肌和关节症状：四肢肌肉、颈肌及咽喉部肌肉均可受累。典型者表现为双侧对称型近端无力，上楼、下蹲起立困难，走路摇摆，双臂上举、外展无力出现梳头、晒衣服发生困难，累及颈部肌肉时，患者常常头部竖立无力，难于保持直立位，端坐时常常用手支撑住颈部；累及咽喉部肌肉时可有构音不清、吞咽困难；少数病情累及呼吸肌，病人出现胸闷、呼吸困难及发绀。非典型病人四肢远端与近端一样无力，或选择性的一组肌肉无力；一般不影响眼外肌、面肌和括约肌。肌肉疼痛的性质和程度可以各不相同，可呈持续性剧痛或隐痛，用力或活动时加重，触痛明显，患者常常拒按，肌肉紧张可以出现条索状硬结。晚期，可以出现肌肉萎缩、肌肉和关节挛缩变形。

皮肤表现：90%的皮肌炎皮肤受累，皮疹可以在肌无力前出现，典型的皮疹是水肿性紫红色斑，最常见于眼睑部皮肤，逐渐扩大蔓延到前额、头皮、面颊部、耳前下方，呈蝶形分布，颈部及上胸部可有红色及暗红色斑片，以后皮肤干燥，出现糠皮样鳞屑或皮肤褐色色素沉着；此外，膝、肘、踝、指、趾关节伸面出现水肿性红斑、丘疹，上有线状或块状条纹，称Gottron征；手、足可以出现雷诺现象：发绀、发白。

伴随症状：多发性肌炎和皮肌炎可以出现肺间质纤维化、胃肠功能紊乱或心脏损害；也可合并类风湿关节炎、系统性红斑狼疮、硬皮病等结缔组织病；20%的患者可以并发恶性肿瘤。

【辅助检查】

1. 化验检查：急性期血白细胞可以增高，以中性粒细胞增高为主；半数患者血沉增快、抗核抗体阳性；绝大多数患者血清酶活性显著增高，包括血清肌酸磷酸激酶（CPK）、醛缩酶（ALD）、乳酸脱氢酶（LDH），门冬氨酸氨基转移酶（AST）等，其中CPK应用最广，它来源于坏死或损伤的肌纤维，在活动期的多发性肌炎中，CPK活性升高比较稳定，一般是正常的5～20倍，在皮肌炎中，CPK活性常常正常或轻度增高，但在广泛肌纤维坏死的皮肌炎中，CPK明显增高。血清CPK水平与病情严重程度相关，能够反映疾病的活动性，一般肌力改善前，CPK降低，病情复发前，CPK增高。

2. 肌电图：肌电图是诊断多发性肌炎和皮肌炎的辅助手段，80％的患者肌电图异常，表现为肌源性损害，少数为肌源性和神经源性损害并存。

典型的多发性肌炎和皮肌炎的肌电图插入电位延长，可见肌强直样电位（占7.1％），提示肌膜兴奋性增高；肌肉松弛时出现纤颤电位、正相电位（占57.1％）；轻用力时和病理性干扰相；典型的运动单位电位是短时限、低电压的多相电位（占74.15％），在最大用力收缩时出现病理性干扰相。仅有少数慢性肌炎在病情的发展过程中除肌纤维损害外，还有神经纤维的受损和再生，可出现运动单位电位时限增宽、电压增高，最大用力收缩时出现运动单位电位数量减少。感觉和运动神经传导速度检查正常。

【诊断】

诊断多发性肌炎和皮肌炎无特异性的指标。肢体近端肌肉无力、血清酶增高和肌肉病理上的炎症细胞浸润不仅仅见于本病，也可见于肢带型或面肩肱肌营养不良的患者；肌电图也仅仅能排除神经源性损害，提示病变在肌肉，有10％患者肌电图可以正常；1/4的患者可以血清肌酶正常，少数患者肌肉病理改变上无炎症细胞浸润。目前国内诊断多发性肌炎和皮肌炎的标准如下：

1. 临床诊断条件

（1）亚急性起病的对称性肢带肌无力、颈肌无力，眼肌和面肌不受累，无家族史，无药物和毒物接触史，无内分泌疾病，无神经源性损害的症状和体征。

（2）风湿病全身性表现的一种：①肌痛或肌压痛；②关节炎或关节痛；③雷诺现象。

（3）皮肌炎典型的皮疹：眶周、眼睑皮肤蝶形水肿性紫红色斑，Gottron 征。

2. 实验室诊断条件

（1）血清肌酶升高，尤其是 CK 升高。

（2）肌电图出现插入电位延长、强直样电位、纤颤电位、正相电位，短时限、低电压的多相运动单位电位和病理性干扰相。

（3）血清学检查：血沉快，Jo-1 抗体阳性。

3. 病理诊断条件

（1）坏死性肌病的病理表现：①散在的肌纤维坏死伴吞噬现象、肌纤维和肌间质的增生。②不同时相三者可有程度不同的组合。③肌束微梗死或和束周肌纤维萎缩坏死。

（2）炎症细胞散在或灶性浸润在血管周围、肌内膜和肌束膜。

（3）肌纤维内毛细血管损害：血管内皮的增生、血栓形成及毛细血管闭塞。

临床病理确诊的多发性肌炎符合临床诊断条件中的（1）、病理诊断条件①和②；病理不确诊的多发性肌炎应符合临床诊断条件中的（1）、病理诊断条件①，而不符合（2），且经组织化学和免疫组织化学染色除外肌营养不良、代谢性肌病和神经源性损害；临床可疑的多发性肌炎应符合临床诊断条件（1）、（2）相中的一项及实验室诊断条件（1）～（3）中的一项。

临床病理确诊的皮肌炎符合临床诊断标准（1）、（3）和病理诊断条件①、②或③；临床无肌病表现的皮肌炎仅符合临床诊断标准（3）和病理诊断条件（1）～（3）中的任意一项。

【鉴别诊断】

1. 进行性肌营养不良　其中肢带型和面肩肱型肌营养不良临床上肌无力分布与多发性肌炎类似，且病理上可见炎性细胞浸润，两者难于鉴别。但以下几点支持肌营养不良诊断：①有明显的家族史；②病程长达 3～4 年以上，逐渐进展，无缓解趋势；③主要无力累及四肢近端，包括肩胛带和骨盆肌，而咽喉肌和呼吸肌不受累；④肌无力和肌萎缩均可见，部分病人出现假性肌肥大，但没有肌肉疼痛、压痛和雷诺现象；⑤病理上有肌纤维的变性、萎缩，但炎性细胞浸润少，缺乏广泛性。

2. 重症肌无力　部分仅仅是肌无力的多发性肌炎，也有肌疲劳现象，需要与重症肌无力鉴别，多发性肌炎的肌疲劳现象波动性不明显，无重复低频电刺激波幅递减现象，对抗胆碱酯酶药物无效，重症肌无力血沉和血清肌酶均正常，故两者鉴别诊断并不困难。

3. 风湿性肌痛表现为广泛的肌肉疼痛和压痛，其中以肩胛带、骨盆带和脊柱旁最明显。常常因为疼痛引起正常活动受限，因而与多发性肌炎容易混淆，但本病血沉快，CK 正常，肌电图和肌活检均正常。

4. 近端型进行性脊肌萎缩是一种运动神经元病，临床上肌无力分布与多发性肌炎和皮肌炎相似，影响颈肌、咽喉肌、肩胛带和骨盆肌，但有肌束纤颤，肌电图和病理表现是神经源性损害。

此外，多发性肌炎和皮肌炎需要与近端无力为主的肌病鉴别如：线粒体肌病、脂质沉积性肌病、糖原沉积病、内分泌肌病。一般均需要结合临床、实验室检查和肌活检病理结果综合考虑，才能明确诊断。

【治疗】

治疗的主要目的是阻止肌肉的进一步损害和肌无力的加重；治疗的目标有四项：皮疹的消退、肌肉症状的消失、CK 正常和治疗药物完全撤除；但并非每一个患者都能达到治疗的目标，临床上需要根据病情的轻重、治疗的反应进行个体化处理，有的患者只能达到以上部分治疗目标。

1. 一般治疗：急性期应注意卧床休息，适当进行一些肌肉的活动防止肌肉挛缩，有助于损坏肌肉的自身恢复。激素治疗期间采用低钠、高蛋白和高维生素饮食；皮肌炎的患者应避免直接日光照射。

2. 糖皮质激素治疗：是多发性肌炎和皮肌炎患者的首选药物，能够有效的控制疾病的发展、改善临床症状。常用的药物泼尼松剂量 1mg/（kg. d），4～8 周，根据患者无力情况的好转和肌酶下降，逐渐减量（开始每月减量小于 10mg，至每日 30m 以后，每 4～8 周减 2.5～5mg），维持量每日 5mg，维持治疗 1～2 年；注意泼尼松治疗过程中减药过快，可能导致病情复发，复发比首次发病更难于治疗；在急症和危重病人，可以给予甲泼尼松龙静脉冲击治疗，即 500～1000mg/d，静脉滴注，每日一次，连续 3 天，以后改口服用药。激素治疗有一定的副作用，可能出现库欣征、类固醇肌病、一过性高血压、血糖增高、消化道出血、骨质疏松，甚至股骨头坏死或真菌感染；治疗过程中需要及时防范，精心选择最小剂量和最小维持量治疗，同时对患者采取低盐饮食，及时补充钾、钙和使用抗酸药物保护胃黏膜。

3. 免疫抑制剂：用于激素治疗无效、有严重副反应或激素减量后疾病复发者。通常首选药物为甲氨蝶呤，其次考虑硫唑嘌呤、环磷酰胺和环孢菌素 A 等。

甲氨蝶呤（methotrexate，MTX）抑制细胞免疫和体液免疫，并有较强的抗炎作用，对多发性肌炎和皮肌炎疗效满意，口服起始剂量 5～10mg/周，逐渐增至 20～25 mg/周；也可静脉点滴 5 mg/次/周，每周增加 5mg，最大剂量 0.5～0.8mg/kg/周，临床症状和肌酶改善后，用药减量，一般每月减 1/4，或增加治疗间隔，以最低有效剂量维持较长时间。不良反应有胃肠道反应、肝功能损害、骨髓抑制、致畸及致突变作用。

硫唑嘌呤（azathioprine，AZA）抑制 T 细胞活性及抗体生成，亦有抗炎作用，对无抗合成酶抗体患者疗效较好；使用剂量 100～150mg/d，或 2～2.5 mg/kg/d，分 2 次口服，通常起效慢，1～3 个月后才有效，维持剂量为 0.5mg/kg/d，连续用 2 年；临床上一般与激素同时使用，减少激素的用量，有效率可达到 50%～70%。不良反应有皮疹、胃肠反应、骨髓抑制、白细胞下降或肝功能损害。

环孢菌素 A（cyclosporine A，Cyc-A）对体液免疫和细胞免疫均有选择性抑制作用，主要是抑制 T 细胞激活，减少细胞毒性作用。常用剂量 3～4 mg/kg/d，不良反应有粒细胞减少、脱发、肾功能损害等，但主要是肾毒性，减量或停药后可以恢复，故用药过程中宜定期检查肾功能和血常规。

4. 静脉注射免疫球蛋白（intravenous gammaglobulin，IVIG）是一种安全有效的药物，对不能耐受大剂量激素和免疫抑制剂的患者可以选用。用量 200～400 mg/kg/d，静脉滴注时间大于 1 小时，一疗程连续 5 天，4～8 周重复一疗程，尽管治疗有效，但治疗费用很高，不能作为一线治疗用药，常常和其他药物联合用药，减少激素或免疫抑制剂的用量。不良反应很少，偶有头疼、低热、寒战反应，在高血脂、高血黏度下容易发生血栓形成（如卒中、心肌梗死等）。

5. 血浆置换　适用于难治性、对激素抵抗的重症多发性肌炎和皮肌炎患者，出现呼吸肌麻痹时使用血浆置换，每周 1～2 次，有一定的疗效。

【预后】

多发性肌炎和皮肌炎在应用激素或免疫抑制药治疗后，病死率已大大下降，为 10％～14％，90％肌力有好转，60％功能恢复正常。预后与疾病开始治疗的时间有关，与病情轻重、年龄和是否伴有肿瘤有关；治疗及时的患者预后好，老年患者、合并肿瘤、有呼吸困难的患者预后差。

参考文献

[1] 杨明山，方思羽，阮旭中．神经科急症诊断治疗学．武汉：湖北科学技术出版社，1995. 403-416.

[2] 许贤豪．神经免疫学．北京：北京医科大学中国协和医科大学出版社，1992. 113-149.

[3] 匡培根主编．神经系统疾病药物治疗学．北京：人民卫生出版社，2002.

[4] 林懋贤．多发性肌炎和皮肌炎诊治指南（草案）[J]．中华风湿病学杂志，2004，(05)：317-319.
[5] 陈益和，唐福林．多发性肌炎和皮肌炎的发病机制研究进展 [J]．中华神经科杂志，2006，(04) 272-274.
[6] Tanimoto K，Nakano K，Kano S，et al. Classification criteria for polymyositis and dermatomyositis. J Rheumatol，1995，224，22 (4)：668-674.
[7] BOHAN A，PETER J B. Polymyositis and dermatomyositis (first of two parts)．N Engl J Med. 1975，2927，292 (7)：344-347.
[8] Targoff IN. Diagnosis andtreatment of polymyositis and dermatomyositis. Comprehensive Therapy，1990，(16)：16.
[9] 谢瑶，卢昕，王国春．肌炎特异性抗体在多发性肌炎和皮肌炎中的意义．中华风湿病学杂志，2005，(11) 645-649.

（赵筱玲）

第三节 进行性肌营养不良症

【疾病概论】

1. 定义

进行性肌营养不良症（progressive muscular dystrophy，PMD）是一组遗传性进行性骨骼肌变性疾病，以进行性对称性肌肉无力、萎缩为主要临床特征，没有感觉障碍，以骨骼肌细胞变性、坏死和再生为病理特点，部分患者有家族遗传史。由于分子遗传学的进步，许多类型的肌营养不良症的致病基因和缺陷蛋白已经确定。遗传方式包括 X 连锁隐性遗传、常染色体显性遗传和常染色体隐性遗传。根据遗传方式、萎缩肌肉的分布等特征，疾病进展速度和预后，PMD 可分为以下类型：抗肌萎缩蛋白缺陷型肌营养不良症（dystrophin-deficient muscular dystrophy）、肢带型肌营养不良症（limb-girdle muscular dystrophy，LGMD）、面肩肱型肌营养不良症（facioscapulohumeral muscular dystrophy，FSHD）、Emery-Dreifuss 肌营养不良症（Emery-Dreifuss muscular dystrophy，EDMD）、先天性肌营养不良症（congenital muscular dystrophy)、眼咽型肌营养不良症（oculopharyngeal muscular dystrophy，OPMD）、远端型肌营养不良症（distal muscular dystrophy）等。

2. 流行病学

抗肌萎缩蛋白缺陷型肌营养不良症包括传统上的假肥大型肌营养不良症（pseudohypertrophic muscular dystrophy）和因抗肌萎缩蛋白（dystrophin）缺陷引起的其他肌病如X连锁扩张型心肌病、肌痛、肌痉挛综合征、女性型肌营养不良等。假肥大型肌营养不良症又分为Duchenne型肌营养不良症（Duchenne muscular dystrophy，DMD）和Becker型肌营养不良症（Becker muscular dystrophy，BMD）。国外统计DMD发病率为1/3500活产男婴。我国缺乏发病率的报告。由于本病存活时间短，人群患病率较低，约为1/18000男性。约1/3为新发突变，2/3患者有家族遗传史。BMD发病率较低，约为1/20000。FSHD发病率约为（1～5)/10万～20万，男女均可发病。其他类型的肌营养不良症发病较少，缺乏流行病学研究。

3. 发病机制

各种进行性肌营养不良症的遗传方式、基因定位、突变类型和基因编码蛋白均不一样，因此其发病机制也不一样。但现代分子遗传学发现许多类型与肌膜蛋白、近膜蛋白、核膜蛋白的缺陷有关。蛋白的缺陷如何引起肌肉变性坏死，导致肌肉进行性萎缩的机制仍不清楚。主要的发病机制有：

（1）假肥大型肌营养不良症　包括DMD和BMD，是X连锁隐性遗传性疾病，致病基因为dystrophin，位于染色体Xp21，该基因是目前人类发现的最大的基因，长度约2400～3000kb，约79个外显子，编码3685个氨基酸，组成抗肌萎缩蛋白，分子量约427KD。Dystrophin蛋白位于骨骼肌和心肌细胞膜的内面，为细胞骨架蛋白，具有抗机械牵拉作用，能防止肌细胞在收缩过程中的损伤。Dystrophin与细胞膜内面、跨细胞膜区以及细胞膜外区的多种蛋白紧密结合，相互关联，在细胞膜内外组成一个整体，维系细胞膜内外的物质交换和联系，保护细胞膜的结构完整和稳定。Dystrophin 基因缺陷导致肌细胞膜上 dystrophin 蛋白缺乏或减少，使肌细胞膜不稳定而引起肌细胞坏死和功能缺失。如 dystrophin 蛋白完全缺乏，产生 DMD 表现，如仅为量的减少，则为 BMD。

(2) 肢带型肌营养不良症　LGMD 是一组临床表现和遗传特点不同的异质性肌病，分常染色体显性遗传和隐性遗传两大类型，称为 LGMD1 和 LGMD2，在此基础上根据致病基因和缺陷蛋白的不同又分为若干亚型。LGMD 的发病主要与一大组肌膜蛋白和近膜蛋白的缺陷有关，如 α、β、γ、δ-肌聚糖（sarcoglycan）之间相互连结，组成跨肌膜复合体，并与 β-dystroglycan 和 dystrophin 相互作用。基因突变导致相应肌聚糖亚单位不正确表达和不适当装配，影响肌膜的稳定性，产生 LGMD2D、2E、2C、2F。LGMD1A、1B、1C 的缺陷蛋白分别为 myotilin、lamininα2、caveolin3。LGMD2A、2B 的缺陷蛋白分别为 calpain3 和 dysferlin。

(3) 面肩肱型肌营养不良症　FSHD 基因定位于染色体 4q35，但致病基因尚未克隆，基因产物尚未分离。FSHD 为常染色体显性遗传，具有几乎完全的外显性，几乎所有的 FSHD 患者都在 4q35 区域存在 3.3kb（D4Z4）重复片段的缺失，正常人该片段重复11～150 次，而 FSHD 通常少于 11 次。这种基因重复片段的缺失并不直接破坏任何可识别的基因，而是使染色体端粒更接近着丝点，间接地增加相邻基因的表达。在细胞核内染色质不适当的相互作用可能是致病原因之一，但确切的发病机制仍不清楚。

(4) Emery-Dreifuss 肌营养不良症　EDMD 主要是性连锁隐性遗传，少数病例为常染色体显性或隐性遗传，分别称为 EDMD1、EDMD2 和 EDMD3 型。EDMD1 型基因定位于染色体 Xq28，编码核被膜蛋白 emerin；EDMD2 和 3 型基因定位于 1q21-23，称为 LMNA 基因，编码核纤层蛋白 A/C（laminA/C）。emerin 和 laminA/C 缺失引起肌病的机制尚不清楚，可能与肌核膜稳定性受损和信号调控失效有关。

（5）眼咽型肌营养不良症　OPMD 呈常染色体显性、隐性遗传或散发，致病基因为多聚腺核苷酸结合蛋白核 1 基因（polyadenylate-binding protein nuclear1，PABPN1），定位于染色体 14q11.2-13，蛋白产物为多聚腺核苷酸结合蛋白 PABPN1。OPMD 患者 PABPN1 基因 N 末端鸟嘌呤和胞嘧啶三核苷酸 GCG 重复扩展，正常人三核苷酸只有 6 次重复，而常染色体显性遗传患者有 8～13 次（大部分为 9 次）重复，隐性遗传为 7 次。三核苷酸重复增多导致肌营养不良的机制仍不清楚。

【临床表现】

1. 假肥大型　是进行性肌营养不良症中最常见的类型，包括 Duchenne 型肌营养不良症（Duchenne muscular dystrophy，DMD）和 Becker 型肌营养不良症（Becker muscular dystrophy，BMD）。

（1）DMD

1）DMD 为 X 连锁隐性遗传性肌病，女性为致病基因携带者，若与一正常男性结合，所生男婴患病的几率为 50%，所生女婴有 50%的几率为致病基因携带者。因此患者常常有阳性家族史。

2）部分患儿运动发育较正常儿童晚，如学会走路多在 1 岁半左右，且步态蹒跚，不能跑步，常无故摔倒。一些男孩在患其他疾病或查体化验时无意中发现血清肌酶如肌酸激酶、转氨酶等升高而引起注意。因骨盆带肌力弱，患儿在 3～5 岁时症状逐渐明显，不能跳跃、奔跑，上楼困难。行走姿势异常，腰椎过度前凸，骨盆向两侧摆动，呈典型的鸭步。由于腹直肌和髂腰肌无力，患儿由仰卧位起立时，必须先翻身转为俯卧位，然后伸直双臂用双手支撑地面（或床面），双腿亦伸直，逐渐用双手扶住膝部，依次向上攀附大腿部，直到立起，这一动作称为 Gower 征，是 DMD 特有的临床表现。萎缩无力的肌肉首先是髂腰肌、股四头肌、臀肌，随病情进展，累及脊旁肌、胫前肌、肩带肌、上臂肌和手肌，最后出现呼吸肌麻痹。

3）腓肠肌肥大是本病的另一个特征。除腓肠肌肥大外，还可有舌肌、三角肌、臀肌、股外侧肌等肌肉肥大。肥大之肌肉触之坚韧，病理上肌纤维萎缩，而代之以脂肪和结缔组织，因此称为假性肥大（图 10－3－1）。

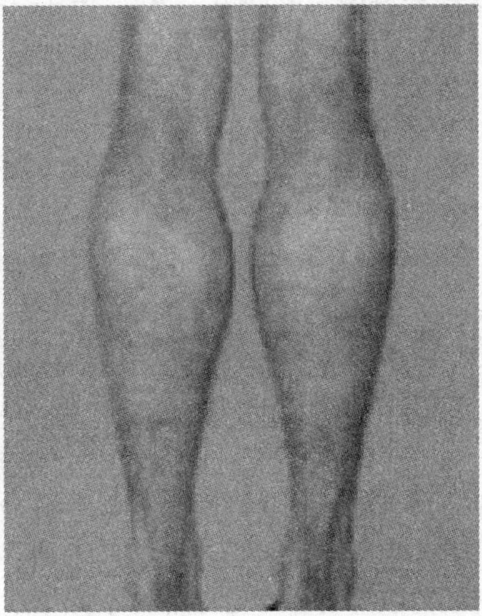

图 10－3－1　腓肠肌假性肥大

4）DMD 常伴心肌损害，累及心室、心房、传导系统。心电图表现右胸前导联出现高 R 波，左胸前导联出现深的 Q 波，窦性心动过速，窦性心律不齐等。超声心动图可见心室壁后基底部运动减退、心室内径下降。疾病晚期出现心脏扩大，心力衰竭，肺动脉高压，约 10％患者因心功能不全死亡。平滑肌受累出现呕吐、腹痛、腹泻、急性胃扩张等胃肠功能障碍。国外文献报告约 30％～50％的 DMD 患者伴有智力减退，但国内文献报告发现率较低。

5）随肌力减退明显，出现关节挛缩，常见髋关节、膝关节、跟腱、肘关节等。由于跟腱挛缩引起足下垂，患者即使在平地行走也容易绊倒。还可有脊柱侧弯畸形。疾病进行性发展，约 7～8 岁蹲下不能起立，12 岁不能行走，依赖轮椅。约 20 岁左右因呼吸肌无力、呼吸道感染，引起呼吸衰竭而死亡。

（2）BMD

为 X 染色体隐性遗传，与 DMD 一样，为 dystrophin 基因变异引起，发病率约为 DMD 的十分之一，临床表现与 DMD 类似，但起病年龄稍晚，约为 5～15 岁，病情较轻，进展速度较慢，12 岁以后仍能行走。存活期长，可接近正常寿命。

2. FSHD

（1）FSHD 呈常染色体显性遗传，部分病例为散发，发病年龄 7～27 岁。

（2）面肌力弱是首发症状，但因发病隐袭，症状较轻，常被患者忽略。表现为闭眼无力或闭眼露白，示齿时鼻唇沟变浅，不能吹口哨、鼓腮，因口轮匝肌假性肥大使嘴唇增厚而外翘，呈现典型的"肌病面容"。肩胛带肌如背阔肌、斜方肌上部、菱形肌、前锯肌力弱，向前推物或外展时出现翼状肩胛（图 10－3－2）。胸大肌萎缩力弱，导致胸部萎陷。疾病进展可累及上肢近端、下肢近端肌肉，严重病例可出现胫前肌力弱。可见三角肌等肌肉肥大。

（3）部分病例合并渗出性视网膜炎和神经性听力下降。

（4）疾病进展较慢，大部分在 50 岁左右丧失运动功能，寿命接近正常人。

3. LGMD

分常染色体显性遗传（LGMD1）和隐性遗传（LGMD2）两型，我国散发病例较多。根据蛋白缺陷发现的先后次序各亚型分别以 A、B、C 等命名。总的来说，常染色体隐性遗传型较常见，发病较早，症状较重。在儿童、青春期或成年时起病，表现为骨盆带肌和肩胛带肌的肌肉萎缩、无力，以致患者上楼困难，蹲起费力，双上肢上举困难，出现翼状肩胛，面肌一般不受累，可有腓肠肌假性肥大。膝腱反射较踝反射消失早。部分患者可有心脏受累。血清肌酶明显升高，肌电图呈肌源性损害，肌肉活检为肌营养不良病理

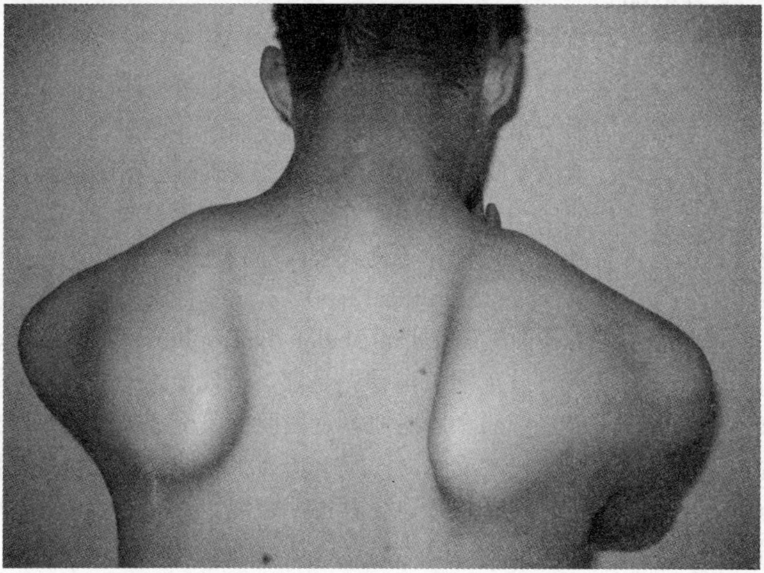

图 10-3-2　FSHD 患者的翼状肩胛

改变，各亚型的区分需依赖检测缺陷蛋白的免疫组织化学。

4．EDMD

呈 X 染色体连锁隐性遗传，偶有常染色体显性或隐性遗传。5 岁前起病，受累肌肉分布呈肱腓型。即上肢以肱二头肌和肱三头肌受累为主，下肢则以腓骨肌和胫前肌受累为著，后期可累及肩胛带和骨盆带肌，肌无力或轻或重，没有腓肠肌假性肥大。该病最主要的特点是早期出现严重的关节挛缩，累及肘、膝、踝、指、以及脊椎关节，肘关节屈曲挛缩，不能伸直，跟腱挛缩导致用踇趾走路的特殊姿势，脊椎关节挛缩使颈前屈不能，腰椎强直似强直性脊柱炎表现。约 95%的患者在 30 岁前出现心脏传导阻滞，心动过缓，心房纤颤，需要安装起搏器。约 35%的患者有扩张型心肌病。血清 CK 水平轻度升高，不超过正常值的 10 倍。病情缓慢进展，患者常因心脏病而致死。肯定诊断需行 DNA 分析，或肌肉活检免疫组织化学检测肌肉中的 emerin。

5. OPMD

呈常染色体显性遗传，起病年龄40～60岁，主要症状为双侧上睑下垂，通常为对称性，也可不对称。部分患者有不全性眼外肌麻痹。咽喉肌力弱，出现吞咽和构音障碍。面肌、颞肌、咀嚼肌也可有轻的力弱。血清CK正常或轻度增高。眼肌肌电图为肌源性改变，若肢体肌肉肌电图也出现肌源性改变更有助于诊断。病情进展缓慢，但可因吞咽困难致营养不良或吸入性肺炎死亡。

6. 远端型肌病（distal myopathies）

远端型肌营养不良（distal muscular dystrophies）即远端型肌病。表现为上肢或下肢远端肌肉首先受累，出现萎缩无力，特别是双侧手内肌，下肢胫前肌和腓肠肌，近段肌肉不受累或在疾病严重时才受累。血清CK正常或升高。肌电图为肌源性损害，肌肉活检为非特异性肌病改变，或具有边缘着色性空泡。根据遗传方式、基因定位、和临床上以手肌、胫前肌、还是腓肠肌受累为主，将远端型肌病分成多个亚型。在40岁前起病的Welander型，Markesberry-Grigg-Udd型。在40岁后起病的Nonaka型，Miyoshi型和Laing型等。

7. 先天性肌营养不良症

为一组先天性或婴儿期发病的肌肉疾病，早期表现为肌张力低下、运动发育迟滞，以后逐渐出现进行性或非进行性肌肉萎缩、力弱，合并严重的骨关节挛缩和关节畸形，有脑和眼多系统受累。肌肉病理为肌营养不良改变。根据临床表现同时结合基因及缺陷蛋白分成多个亚型。主要有merosin缺陷型、Fukuyama型、Ullrich型、肌-眼-脑型、Warker-Warburg综合征等。

【辅助检查】

1. 血清肌酶检测　主要包括血清肌酸激酶（creatine kinase，CK）、乳酸脱氢酶（lactate dehydrogenase，LDH）、肌酸激酶同工酶（creatine kinase-MB，CK-MB）、天冬氨酸氨基转移酶（asparate aminotransferase，AST）和丙氨酸氨基转移酶（alanine aminotransferase，ALT）。其中以CK为主。DMD时CK升高显

著，达正常的20～100倍以上。BMD升高达5～20倍。在疾病的不同阶段，CK水平有所变化，患儿出生后即可升高，疾病早期升高显著，至疾病晚期逐渐下降。FSHD患者CK正常或轻度升高。远端型和LGMD患者CK轻到中度升高。其他肌酶在肌营养不良进展期也可升高。

2. 肌电图　假肥大型肌营养不良症肌电图具有典型的肌源性改变。针极插入时部分肌肉可见肌强直样电活动，肌肉松弛时可见纤颤电位和正相电位。轻收缩时运动单位电位时限缩短，出现短时限、低波幅的多相电位。用大力收缩时出现电位密集的病理干扰相。在不同的肌肉或不同的疾病阶段，肌电图表现也不同，病变早期为典型改变，晚期因肌肉已纤维化，常缺乏纤颤、正相电位，运动单位电位亦减少，可呈电静息。

3. 肌肉活检　肌营养不良肌肉活检病理表现为肌纤维变性、坏死、不透明纤维和肌纤维再生，间质中结缔组织和脂肪组织增生。DMD病变的不同阶段病理改变差别很大，胎儿期表现为肌纤维大小不均匀、变性；病变早期则出现以变性、坏死为主的病理改变；病变晚期以结缔组织增生为主，大量结缔组织中残存少数变性肌纤维。BMD的病理改变一般较DMD轻，伴有肌纤维肥大，显著的肌分裂，再生现象（图10-3-3）。电镜早期可见肌膜缺陷，表现为膜的缺乏或中断，肌原纤维变性，Z线水纹状，或溶解消失，肌质网扩张，出现自噬性空泡和异常的线粒体。但电镜仅用于研究，一般不用于临床诊断。用针对缺陷蛋白的特异性抗体进行肌肉免疫组织化学检查，是目前鉴别各类肌营养不良症的重要方法。用抗dystrophin抗体可以鉴别DMD、BMD、LGMD。DMD时绝大部分肌纤维肌膜上dystrophin染色完全缺乏，而BMD表现为肌膜上染色浅淡，或一些肌纤维肌膜染色缺乏，而另一些则存在染色，呈现斑片状分布（图10-3-4），LGMD则dystrophin染色正常。用抗caveolin-3抗体，抗γ、α、β、δ-sarcoglycan抗体来检测LGMD1C、2C、2D、2E、2F等类型。抗emerin抗体可检测EDMD型。

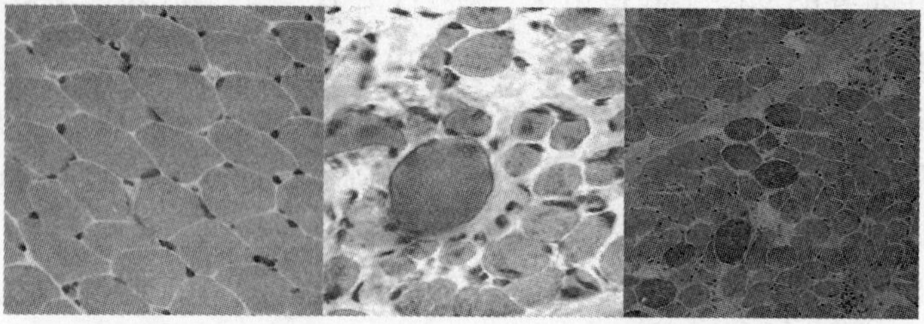

图 10-3-3　正常人（A）、DMD（B）和 BMD（C）的肌肉活检病理改变（H. E 染色）

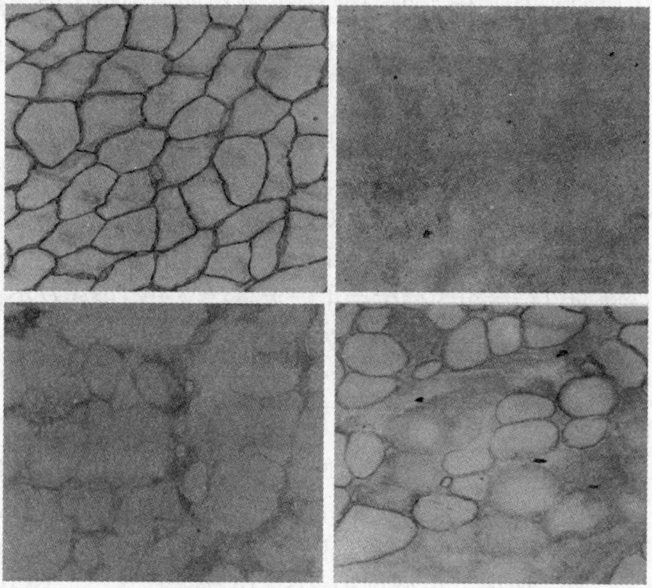

图 10-3-4　正常人（A）、DMD（B）和 BMD（C、D）的肌肉 dystrophin 免疫组化染色

4. 基因检查　应用 dystrophin 基因 cDNA 探针 Southern 印迹技术或对基因缺失热点区的外显子的多重 PCR 扩增技术均可检出基因突变，对 DMD/BMD 患者可提供基因突变的证据，对基因携

带者检出、产前诊断均具有价值。由于Southern印迹技术操作复杂，需要核素，在一般临床实验室应用受到限制，多重PCR技术十分方便，但仅能检测到基因缺失和基因重复，且阳性率约为50%左右，对于非缺失型的突变不能检出。对点突变可采用mRNA分析进行检测。应用p13E-11标记的4q35EcoR1/Bln1双重消化可检测限制性片段长度，对FSHD进行基因诊断。对于LGMD来说，由于涉及的基因多，每种亚型的基因突变缺乏热点，因此直接的基因检查比较困难，应在根据免疫组织化学结果初步分型的基础上进行DNA检测。

5. 其他检查 如胸片、心电图和超声心动图检查患者的心脏功能，了解受累的程度；肌肉CT、MRI可用来进行肌肉组织的检查，辅助了解肌肉损害的程度；骨、关节X线检查可了解骨关节畸形；肺功能检查有助于判断疾病的严重阶段。

【诊断】

根据典型的病史、遗传方式、阳性家族史、肌肉萎缩无力的分布特点，结合血清肌酶升高，肌电图呈肌源性改变，肌肉活检呈肌营养不良的病理改变，多数进行性肌营养不良症可获得临床诊断。进一步确诊或具体分型诊断依赖用抗缺陷蛋白的特异性抗体的肌肉免疫组织化学染色，以及基因分析技术。

【鉴别诊断】

1. 进行性脊髓性肌萎缩：典型的婴儿型进行性脊肌萎缩症（Werdernig-Hoffmann病）多死于18个月内，易于区别。但对于少年型（Kugelberg-Welander病）表现为下肢近端力弱，站立时腹部前凸，行走时似鸭步，与DMD临床表现相似。但肌电图呈典型的神经源性改变，血清CK正常或轻度增高，肌肉活检病理为神经源性损害有助于鉴别。

2. 酸性麦芽糖酶缺陷病：即糖原累积病Ⅱ型，其儿童型肢体近端肌肉无力为主要表现，个别患者有心脏扩大，甚至心衰，常见呼吸衰竭，于3～24岁死亡，与DMD相似。成人型缓慢进展的进行性、对称性四肢肌肉萎缩、力弱，近端比远端重，躯干肌及骨盆带肌明显，易误诊为 LGMD。肌肉病理检查可发现肌纤维中的空泡状改变，PAS 染色深染，分布不均匀，酸性磷酸酶染色强阳性。电镜下可见肌膜下、肌丝间糖原累积。肌肉组织、培养的成纤维细胞、淋巴细胞测定酸性麦芽糖酶减少可以确诊。

3. 慢性多发性肌炎：成年人对称性肢体近端无力，血清肌酶升高，是慢性多发性肌炎和 LGMD 的共同特征，但前者没有家族遗传史，病情进展较快，多有肌痛，肌肉病理符合肌炎改变，用皮质类固醇激素或免疫抑制剂治疗有效，可以进行鉴别。

4. Charcot-Marrie-Tooth 病：远端型肌病主要表现为下肢远端伸肌及屈肌萎缩力弱，因而与 Charcot-Marrie-Tooth 病（CMT）的临床表现相似。但 CMT 的典型表现为大腿及前臂下 1/3 以下的肌肉萎缩，有或无感觉减退，肌电图表现为神经源性损害，CMT1A 运动传导速度显著减慢，腓肠神经病理有髓鞘脱失以及增生性的洋葱球状改变等可以鉴别。

5. 重症肌无力：主要是与眼咽型肌营养不良区别。重症肌无力具有波动性，易疲劳性的特点，新斯的明试验阳性，肌电图重复神经电刺激低频时可见波幅递减可作出鉴别。

6. 进行性眼外肌麻痹：易于眼肌型肌营养不良混淆。进行性眼外肌麻痹为一线粒体肌病，表现为上睑下垂，眼球活动受限，可伴有四肢近端的肌无力。肌肉活检病理在改良的 Gomori 三色染色下可见肌膜下出现不规则的红色边缘，即不整边红纤维（ragged red fiber，RRF），电镜下证实为堆积的线粒体膜，进行线粒体 DNA 分析也有助于诊断。

【治疗】

进行性肌营养不良症是一大类基因突变引起的肌肉变性疾病，迄今尚无特效的治疗方法。对患者来说，适当锻炼，合理营养，采取物理治疗和矫形治疗以纠正骨关节畸形，防治关节挛缩，对尽可能长地保持运动功能具有重要作用。加强呼吸锻炼，改善呼吸功能和心脏功能，对防治呼吸和心力衰竭，较长时间维持生命有一定意义。进行心理治疗，使患者和家庭保持积极的态度也非常重要。近年来主要研究的治疗方向为基因治疗、干细胞移植、成肌细胞移植、新的治疗药物探索。

1. 基因治疗

目前的基因治疗方案包括外显子剪接（exon skipping）治疗、腺相关病毒（adeno-associated virus，AVV）载体介导的DMD小基因（minigene）治疗、越过DMD基因异常终止密码（read-through）治疗以及肌内注射全长DMD基因质粒等。外显子剪接即反义寡核苷酸（antisense oligonucleotide）分子干预治疗技术，在dystrophin基因突变位点5′-3′顺序人工合成寡核苷酸，并定向注入该突变位置，在前mRNA水平使其封闭，将突变位点上游、下游的内含子进行剪接，转录形成的mRNA分子不再包括造成突变的外显子，但阅读框架保留，产生截短的dystrophin蛋白（truncated protein），使严重的DMD转变成良性的BMD。利用AVV载体组装DMD小基因治疗mdx小鼠，在小鼠肌肉观察到dystrophin阳性肌纤维的表达超过50%，持续时间达6个月～1年，生理学研究显示肌肉收缩功能和抗损伤能力均得到改善，但AVV只能组装小于5kb的微小基因，多次注射是否会产生免疫排斥，特别是用于人体是否有效均有待进一步研究。Utrophin为dystrophin关联蛋白，在一些肌病和胚胎发育期位于肌细胞膜下，出生后则局限在神经肌肉接头和肌腱接头，在dystrophin缺失时，可上调补充dystrophin的不足，因此一些研究者试图通过上调utrophin来治疗DMD。利用药理学方法上调utrophin后使mdx小鼠的肌肉病理获得了改善，下一步需进行临床试验观察对DMD患者的效果。利用氨基糖苷类抗生素如庆大霉素或PTC124引起RNA的错读，从而在突变密码子位点插入改变的氨基酸，这种终止密码突变的read-through技术，在mdx小鼠试验中也取得了一定效果，但庆大霉素用于人体试验却并未获效，用PTC124进行的临床试验仍在进行。

2. 细胞治疗

（1）成肌细胞移植：正常骨骼肌中有卫星细胞，在肌肉损伤后进行再生，分化形成新的肌细胞。当肌细胞在体外培养时，卫星细胞可发育成成肌细胞（myoblast cell），将这些培养的大量的成肌细胞注入病变肌肉，使正常的成肌细胞与DMD的病肌细胞融合，达到治疗目的，称为成肌细胞移植（myoblast transplantation treatment，MTT）。这种治疗试验研究已有20年之久，在mdx小鼠（DMD动物模型）肌肉中出现了dystrophin阳性纤维的表达，但在试用于DMD患者时，发现dystrophin阳性纤维非常少，临床功能改善不理想，至今未能取得较好的效果。

（2）骨髓干细胞移植：已经进行包括骨髓干细胞、血源性以及肌肉源性CD133抗原细胞、肌源性干细胞、成血管细胞（mesoangioblast）、人源性周细胞（human derived pericyte）等干细胞的移植试验。由于在动物试验中显示出一些有希望的结果，为肌营养不良症的细胞治疗提供了新的可能性。

3. 药物治疗

皮质类固醇激素是目前唯一一个能够在一定时间内保持DMD患者肌力的药物。许多国家均进行了试验观察，但仅有6个双盲试验发表了最后的结果。目前多数采用，泼尼松0.75mg/kg/d，使用时间超过6个月，如出现副作用，如体重显著增加，则可将剂量减少至0.3 mg/kg/d。也有采用泼尼松0.75mg/kg/d，每月前10天用药，后20天不用，或10天用药，10天不用药的疗法，认为可减轻副作用。另外，采用Deflazacort治疗，不良反应较泼尼松少。其他正在研究的药物包括L-精氨酸、内源性抑制筒箭毒抗体、生长激素等。

【预防】

进行性肌营养不良症是一组遗传性肌病，其中假肥大型肌营养不良症症状严重，进展迅速，生命早期即丧失运动功能，且早期死亡，给家庭和社会造成很大负担，而目前尚无特效的治疗方法，因此早期检出基因携带者，对其婚配、孕育进行指导，对胎儿进行产前诊断，早期人工流产高风险胎儿显得非常重要。首先，应确定先症者的基因异常，然后采用基因技术检查确定其母亲是否为携带者，若为携带者，在怀孕以后应确定胎儿性别，若为男胎应在妊娠8～17周时取羊水细胞或绒毛膜细胞，进行基因检查，若高度怀疑为病胎，则应终止妊娠。需要注意的是，虽然携带者检出和产前诊断技术均有了发展，但仍存在许多问题，特别是涉及医学伦理学和法律方面的问题，在实际临床应用方面受到制约。

【预后】

DMD患者预后不良，在20岁左右死于呼吸衰竭或心力衰竭；LGMD的个别亚型和先天性肌营养不良症预后也较差；BMD、FSHD、眼咽型肌营养不良症和远端型肌营养不良症预后相对较好，丧失运动功能的时间较晚，部分患者寿命可接近正常人。

参考文献

[1] 沈定国．肌肉疾病（神经病学第14卷）．北京：人民军医出版社，2007.

[2] 贾建平．神经病学．6版）．北京：人民卫生出版社，2008.

[3] 王锁彬，沈定国．Dystrophin相关蛋白与肌营养不良．中华神经科杂志，2000，33：371-373.

[4] Rowland LP. Merritt's Neurology. 11th ed. New York：Lippincott Williams&Wilkins，2005.

[5] Beenakker EA，Fock JM，Van Tol MJ，et al. Intermittent prednisone therapy in Duchenne muscular dystrophy：a randomized controlled trial. Arch Neurol，2005，62：128-32.

[6] Moxley RT 3rd，Ashwal S，Pandya S，et al. Practice parameter：corticosteroid treatment of Duchenne dystrophy：report of the Quality Standards Subcommittee of the American Academy of Neurology and the Practice Committee of the Child Neurology Society. Neurology，2005，64：13-20.

[7] Manzur AY，Kinali M，Muntoni F. Update on the management of Duchenne muscular dystrophy. Arch Dis Child，2008，93：986-990.

[8] Guglieri M，Straub V，Bushby K，et al. Limb-girdle muscular dystrophies. Curr Opin Neurol，2008，21：576-584.

（王锁彬）

第四节　线粒体肌病和线粒体脑肌病

【疾病概论】

1. 定义

线粒体肌病（mitochondrial myopathy）和线粒体脑肌病（mitochondrial encephalomyopathy）是一组由线粒体 DNA（mitochondrial DNA，mtDNA）或核 DNA（nucleus DNA，nDNA）突变导致线粒体结构或功能障碍、ATP 合成不足所致的多系统疾病。如病变以侵犯骨骼肌为主，则称为线粒体肌病；若病变同时累积到中枢神经系统，则称为线粒体脑肌病。

1962 年 Luft 等首先报道 1 例 35 岁女性患者，表现为肌无力，极度不能耐受疲劳，多汗，而甲状腺功能正常，经生化研究证实病因为线粒体氧化磷酸化脱偶联，命名为线粒体肌病。1966 年应用改良的 Gomori 三色染色法在肌肉组织中发现破碎红纤维（ragged red fiber，RRF)。1971 年 Engel，1972 年 Olson 在慢性进行性眼外肌瘫痪（CPEO）肌肉中发现 RRF，并在电镜下证实为线粒体堆积，形态异常。1977 年 Shapira 首先报道了线粒体脑肌病。1981 年 Anderson 测定了人类 mtDNA 全长顺序，并提出本病为母系遗传。1988 年 Holt 首次在线粒体肌病中发现了 mtDNA 的缺失，证实 mtDNA 突变也是人类疾病的重要原因。以后对线粒体疾病的研究呈现爆炸式的增长。目前已经确定 mtDNA 上的 150 多种点突变和数百种重排方式，建立了有别于孟德尔遗传的线粒体遗传新概念。

2. 流行病学

国外文献报告线粒体疾病患病率约 11.5/10 万，国内缺乏流行病学研究报告。

3. 发病机制

（1）线粒体的结构和功能

为了更好地了解线粒体肌病和线粒体脑肌病，首先应了解线粒体的结构和功能。线粒体是一种普遍存在于真核细胞细胞质中的细胞器，各种生命活动所需的能量大部分都是靠线粒体中合成的ATP提供的，因此有细胞的“动力工厂”之称。每个线粒体具有两个功能不同的膜：外膜和内膜。线粒体外膜完整包围细胞器，与细胞膜成分一致。而内膜具有很多向内的皱褶，称为“嵴”。嵴上面有很多用于有氧呼吸和制造ATP的结构。内膜将线粒体分成两个部分：由内膜封闭形成的空间称为“基质”，而内外膜之间的部分称为“膜间隙”。线粒体通过脂肪酸、葡萄糖、氨基酸的有氧代谢合成能量，其过程包括底物转运、底物利用、三羧酸循环、电子传递链（electron transport chain）和氧化磷酸化偶联（oxidation-phosphorylation coupling）。后两者代谢的异常对人类线粒体肌病和脑肌病的发病具有重要意义。

电子传递链又称为呼吸链，存在于线粒体内膜上，包括4个辅酶（复合体Ⅰ-Ⅳ）；氧化磷酸化偶联则包含ATP合成酶。糖、脂肪、氨基酸的中间代谢产物在线粒体基质中经三羧酸循环进行最终氧化分解。在氧化分解过程中，产生NADH和$FADH_2$两种高还原性的电子载体。在有氧条件下，经呼吸链的电子传递作用，将O_2还原为H_2O；同时利用电子传递过程中释放的能量将质子从线粒体基质转移至膜间隙，在内膜两侧形成质子梯度。利用这一质子梯度，在ATP酶复合体参与下，驱动ADP磷酸化，合成ATP。氧化磷酸化还是氧自由基的主要来源，氧自由基可损害线粒体的能量产生过程。此外，线粒体在细胞凋亡过程中也起着开关作用。

（2）遗传学概念

线粒体是除细胞核之外唯一包含有遗传物质的亚细胞器，且线粒体DNA（Mitochondrial DNA，mtDNA）复制是以半保留方式进行的。每个线粒体内有2～10个拷贝的mtDNA。mtDNA为双链环状分子，由16569bp组成，包含轻重两条链，共编码37个基因，包括2个rRNA，22个tRNA和13个氧化磷酸化过程中需要的蛋白多肽。这些多肽包括呼吸链酶复合体1中的7个亚单位(ND1，2，3，4，4L，5，6)，复合体3的亚单位Cytb，复合体4

的3个亚单位（COⅠ，COⅡ，COⅢ），复合体5的2个亚单位（ATP6，ATP8）（图10-4-1）。组成氧化磷酸化系统的其余70个蛋白由核基因（nDNA）编码，核基因尚编码1000种酶蛋白，参与mtDNA复制和表达，协助一些复合物跨线粒体膜转运，以及脂肪酸和丙酮酸代谢。所以，线粒体是两个遗传系统的共同产物。

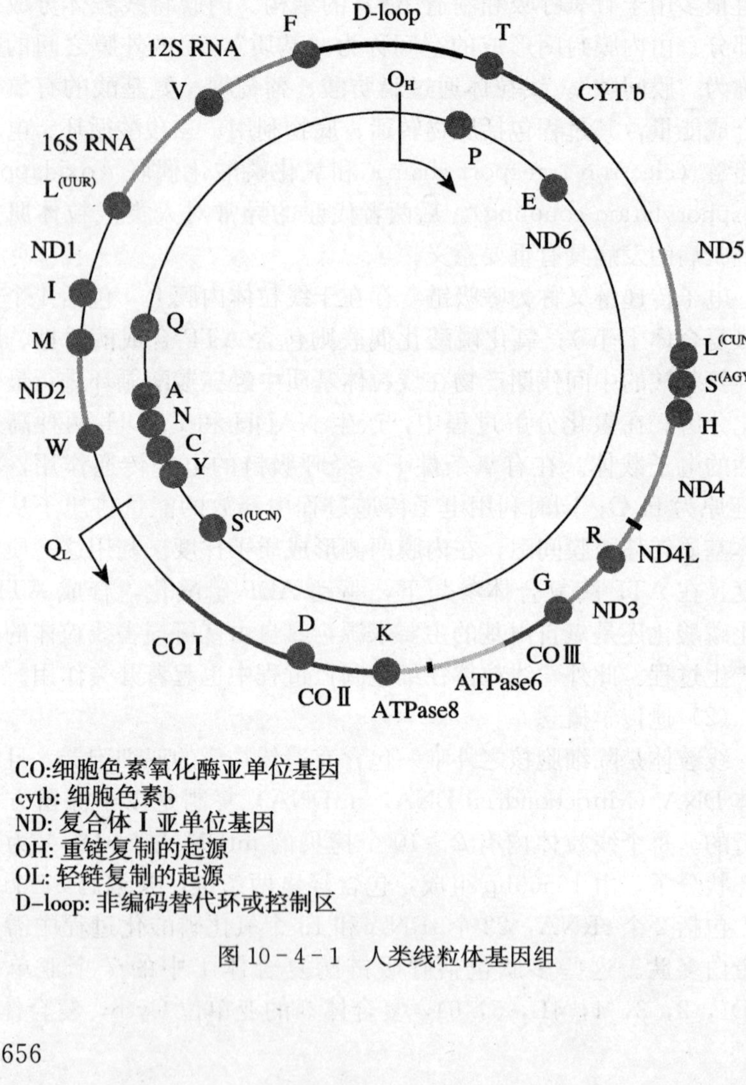

图10-4-1　人类线粒体基因组

线粒体基因组在以下几方面不同于 nDNA：①mtDNA 内不包含内含子，即不包含非编码区域；②具有母系遗传特点；③每个细胞内含数百至数千个 mtDNA 拷贝，而 nDNA 则是每个常染色体包含两个拷贝，X 和 Y 染色体含单个拷贝；④mtDNA 经历自发突变的速率比 nDNA 快。这些性质决定了线粒体肌病具有特殊的遗传特征。

异胞质性（heteroplasmy）是 mtDNA 遗传学的重要特点。每个细胞内含数百至数千个 mtDNA 拷贝，mtDNA 的改变可以出现在一部分 mtDNA 分子（即异胞质性），也可以出现在细胞内的所有的 mtDNA 分子（即同胞质性）。异胞质性的结果是有害的，mtDNA 的变异的比例有很大的差别，若比例高则临床症状重，反之，则临床症状轻。因此，患者具有同一种 mtDNA 变异，临床症状却有很大的差别。

组织的阈效应（threshold effect）是 mtDNA 变异产生的临床表现不同的另一个原因。不同的器官组织对能量依赖程度不同，脑、心、骨骼肌等为高能量需求组织，他们的线粒体功能异常发生的阈值较低，从而对线粒体代谢障碍更敏感。

mtDNA 遗传属母系遗传，这是因为受精卵中的线粒体仅来自卵细胞，因而，母亲可将 mtDNA 变异传给所有子代，但只有女儿才能将这种变异传给下一代。由于 mtDNA 遗传还具有异胞质性、阈效应和有丝分离等特点，患者子代的基因型和表现型可有很大差别，因此在询问线粒体病的家族史时，应当注意先证者母系亲属中可能有症状很轻或无症状但却存在 mtDNA 变异者。

（3）mtDNA 突变

自从 1988 年第一个 mtDNA 点突变和大片段脱失报道后，在人类线粒体疾病发现了多种 mtDNA 变异，包括重复、单个或多个脱失、以及 100 多种致病性点突变，绝大部分点突变位于 tRNA 基因。90%的 Kearns-Sayre 综合征（Kearns-Sayre syndrome，KSS）和半数慢性进行性眼外肌瘫痪（chronic progressive external ophthalmoplegia，CPEO）患者具有 mtDNA 脱失，范围在1.3kb～

7.6kb之间，其中超过1/3的患者有“普通缺失”（common deletion），长度约4977bp。80％的线粒体脑肌病伴高乳酸血症和卒中样发作（mitochondrial encephalomyopathy with lactic acidosis and stroke-like episodes，MELAS）是由mtDNA第3243位点发生A到G的点突变（A3243G）所致。该突变改变了tRNA亮氨酸基因的结构，并进一步影响了线粒体蛋白质的合成和能量产生。这个突变还见于CPEO和母系遗传的糖尿病和耳聋。除3243位点突变外，mtDNA的G1642A、A3252G、C3256T、A3260G、T3291C、T9957C等突变及大片段基因缺失和重复也被发现与MELAS的发病相关。因此在线粒体遗传学中存在着一种表现型可有多种基因型，反之，一种基因型可有多种表现型。肌阵挛性癫痫伴破碎红纤维（myoclonic epilepsy with ragged-red fibers，MERRF）是由于mtDNA上tRNA赖氨酸基因上第8344处腺嘌呤（A）到鸟嘌呤（G）的点突变所致（A8344G）。另一个突变位点T8356C与MERRF，以及MERRF和MELAS的重叠型有关。

（4）nDNA的缺陷

绝大多数线粒体蛋白质由nDNA编码，因此nDNA的变异可能是许多线粒体肌病的原因。虽然这些变异很难确定，但已经有关于呼吸链酶的多种基因变异的报道。如在Leigh综合征中发现琥珀酸脱氢酶（复合体Ⅱ）的黄素蛋白亚单位基因第1648核苷位点由C到T的变异，使得第554个氨基酸由精氨酸变成了色氨酸。在常染色体隐性遗传的线粒体脑肌病，特别是Leigh综合征中还常见由nDNA编码的复合体Ⅰ的亚单位基因缺陷。

（5）基因组间联系的缺陷

尽管大多数mtDNA基因缺陷引起的疾病是母系遗传或散发，但在一个常染色体显性遗传的进行性眼肌麻痹家系中发现多个mtDNA基因脱失，且具有孟德尔遗传的特点，考虑与nDNA变异或变异的nDNA编码因子与mtDNA基因组之间的不正常的相互作用有关。线粒体神经胃肠脑肌病（mitochondrial neurogastrointestinal encephalomyopathy，MNGIE）为常染色体隐性遗传性疾病，致病基因位于 22q13.32-qter，该基因编码胸腺嘧啶磷酸化酶。目前已经发现 12 个不同的突变，多数在 4 或 7 外显子。基因异常导致胸腺嘧啶磷酸化酶功能丧失，引起血浆中胸腺嘧啶大幅度升高，干扰线粒体中胸腺嘧啶的代谢，从而引起 mtDNA 基因缺失，导致线粒体部分酶复合体Ⅰ和Ⅳ的缺乏。

4. 病理

（1）肌肉　光镜下特征性的病理改变为破碎红纤维（ragged-red fibers，RRF），即肌活检冰冻切片经改良的 Gomori 三色（MGT）染色肌膜下可见不规则的红色边缘，主要是大量变性线粒体聚集造成。主要见于Ⅰ型肌纤维，如超过 4%则对本病诊断具有重要意义（图 10－4－2）。油红 O 染色可见脂滴堆积，PAS 染色可见糖原堆积。肌肉组织内血管壁 SDH 染色阳性有助于诊断 MELAS。电镜下可见肌膜下和肌原纤维间大量异常线粒体堆积，线粒体嵴排列紊乱，可有嗜锇小体和类结晶样包涵体。需要指出的是，一些线粒体肌病和脑肌病并没有 RRF 改变。

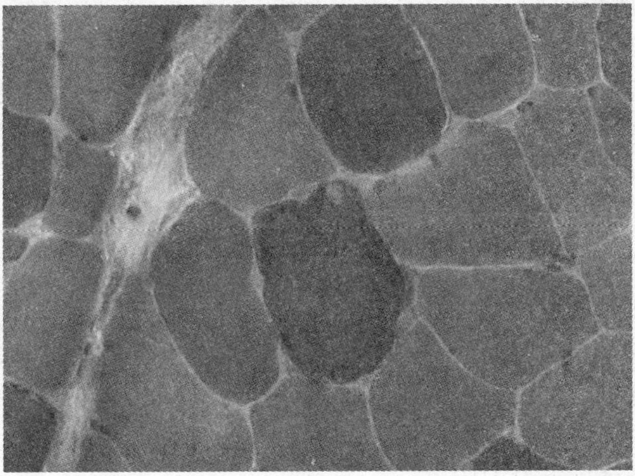

图 10－4－2　MERRF 患者肌活检病理可见 RRF（改良 Gomori 三色染色）

（2）脑　主要为海绵样改变，神经元变性丢失，灶性坏死或广泛层性坏死，星形细胞增生或矿物质沉积。可分为4种类型：①脑组织广泛受累，可伴有小脑畸形和脑室扩大，常见于尿素循环异常和伴有先天性乳酸酸中毒和脂肪酸代谢的某些酶缺陷等；②以大脑皮质灰质损害为主，多累及半球后部颞顶枕叶，以MELAS为多见。其病理特点为皮层多灶性损害，星形细胞增生和小血管增多，同时累及皮层下白质，可见神经纤维稀疏，轴索髓鞘坏变，神经细胞呈层性坏变，见于Alpers病和MELAS。此种病变具有血管性特点，但不按血管解剖血供分布，说明代谢酶的缺陷是造成此种病理改变的基础；③脑深部核团对称性损害为主，见于Leigh病，主要见于基底节、丘脑、脑干和小脑对称性部位；④海绵状脑病病理改变伴以神经纤维网区的神经纤维减少、稀疏，主要见于中央深部白质（半卵圆中心），多见于KSS。此外，脑内基底节钙化，以MELAS和KSS常见。MERRF的病理改变主要为齿状核、红核及苍白球的退行性变，下橄榄核、小脑皮质、蓝斑、薄束核、楔束核和脑桥被盖部也发生萎缩，脊髓后索传导束变性。

【临床表现】

线粒体肌病和脑肌病可发生在任何年龄，多呈慢性进展，累及多个系统，临床表现复杂多样。以中枢神经系统症状、骨骼肌无力、周围神经病、眼外肌麻痹、视力和听力障碍以及系统性疾病表现为主（表10-4-1）。临床上按受累组织和器官分类，具体介绍如下。

1. 线粒体肌病

包括显性遗传、隐性遗传、母系遗传和散发性线粒体肌肉病。儿童和成年人均可发病，主要表现为肌无力和体力活动时耐受力下降。受累肌肉主要为肢带肌和眼肌，其他肌肉也可累及，甚至出现呼吸困难。可伴有身材矮小、癫痫、神经性耳聋和高乳酸血症等。肌肉活检可见大量RRF。

表 10-4-1　线粒体肌病和脑肌病可能累积的器官组织以及可能出现的症状

器官组织	可能出现的症状
大脑	发育迟缓，智能发育迟滞，痴呆，癫痫，神经精神症状，不典型的脑瘫，偏头痛，卒中发作
周围神经	肌无力或间歇性肌无力，神经性疼痛，腱反射减弱或消失，自主神经功能障碍，胃肠功能障碍（食管反流，胃肠蠕动缓慢，腹泻，肠易激综合征，便秘，假性肠梗阻），晕厥，出汗过多或无汗
肌肉	无力，肌张力减退，肌肉痉挛，肌痛
肾	肾小管酸中毒，镁、磷、钙和其他电解质紊乱
心脏	心脏传导阻滞，心肌病
肝	低血糖，肝功能衰竭
眼睛	视网膜色素变性，视力丧失
耳	听力下降或耳聋
胰腺、甲状旁腺	糖尿病，胰酶缺乏，甲状旁腺功能不足导致低钙
其他系统性症状	消瘦，身材矮小，易疲劳，呼吸功能不足，呕吐

抗艾滋病药物迭氮胸苷（zidovudine，AZT）长期应用也可导致线粒体肌病。该药可掺入到 mtDNA 分子中阻碍其复制，导致 mtDNA 的拷贝数减少。肌活检时也可见到大量 RRF。

2. 慢性进行性眼外肌麻痹（CPEO）

任何年龄均可起病，但以儿童和青少年起病者多见，对称性上睑下垂和眼肌麻痹，眼球运动障碍。常伴咽喉肌、颈屈肌和肢体肌肉无力，一些患者可出现呼吸肌无力。可有散发、母系遗传和常染色体显性遗传等类型。

3. Kearns-Sayre 综合征（KSS）

是一种散发的线粒体病，多在 20 岁前起病，表现慢性进行性眼外肌麻痹、视网膜色素变性、心脏传导阻滞。其他特征包括小脑性共济失调、脑脊液蛋白升高超过 100mg/dl、神经性耳聋、智能减退。内分泌症状包括糖尿病、甲状旁腺功能低下、月经不调和生长激素分泌不足。患者一般在 30～40 岁死亡。

4. 线粒体脑肌病伴高乳酸血症和卒中样发作（MELAS）

典型表现包括青年人卒中样发作，一般是在 40 岁之前，可表现为偏瘫、偏盲或皮质盲；明显的脑病表现如癫痫发作和痴呆，或二者兼有；乳酸酸中毒和肌肉活检有 RRF。其他常见症状包括身材矮小、肌无力、共济失调、肌阵挛、偏头痛样发作、反复发作的恶心呕吐和听力丧失。病情逐渐加重，平均寿命 2～40 年。死于心肺衰竭、癫痫持续状态和肺病。

5. 肌阵挛性癫痫伴破碎红纤维（MERRF）

系母系遗传，多见于儿童，其特征为肌阵挛性癫痫、小脑性共济失调，常合并智能减退、视神经萎缩、神经性耳聋、周围神经病等。血乳酸升高，肌活检可见 RRF。

6. 亚急性坏死性脑脊髓病

即 Leigh 综合征。其发病与核基因及线粒体基因的突变均有关系，包括多种亚型。大多数发病在 1 岁以下，青年和成年患者也偶有报道，临床表现复杂多样，生前诊断较困难。多在出生后 3～4 个月发病，表现喂养困难、精神运动发育迟缓，吞咽困难、消瘦、肌张力低下，视力听力减退、共济失调、不自主运动、锥体束征等；另一个特征性症状是呼吸功能障碍，表现中枢性过度呼吸。病情进展快，多在 2 岁前死亡。也有病例病程较长，迁延至成年才明显恶化死亡。成年起病的患者临床变异较大，轻者症状轻微，重者伴有严重的视神经萎缩、共济失调、痉挛性瘫痪、肌阵挛和智力障碍等。

7. Leber 遗传性视神经病

为母系遗传，男女发病比例为 5∶1，最多见于年轻男性。主要表现急性或亚急性的双侧视力丧失，以中心视觉丧失为主，眼底视乳头边界模糊水肿，有视乳头周围神经纤维层毛细血管扩张的微血管病。可有色觉障碍和中心暗点。常在 2 个月内出现视神经萎缩和严重视力减退。母系家族成员可有肌张力障碍、共济失调或锥体束征等表现。肌肉活检无特征性改变，血液及脑脊液乳酸和丙酮酸值正常。

8. 线粒体神经胃肠脑肌病（MNGIE）

系常染色体隐性遗传性疾病，发病年龄多在20岁之前，平均38岁死亡。临床表现眼上睑下垂，眼外肌麻痹，胃肠道功能异常，恶病质，周围神经病和脑白质营养不良。实验室检查可发现心电图异常，血乳酸血症，脑脊液蛋白增高，血浆胸腺嘧啶核苷水平增加。肌电图可为神经源性或肌源性改变。头颅核磁发现脑白质营养不良改变。肌活检可见RRF，周围神经活检病理可见轴索脱失，也可有脱髓鞘改变。生化化验发现白细胞胸腺嘧啶磷酸化酶活性＜正常的5％。

9. 神经病、共济失调和视网膜色素变性（neuropathy，ataxia and retinitis pigmentosa，NARP）

系母系遗传，包括神经源性肢体近端无力，感觉性神经病，共济失调，色素性视网膜病，发育迟缓，痴呆和癫痫发作。在成年早期可能症状轻微，但病情逐渐加重。血乳酸正常。患者家系内，一些母系亲属可能患有Leigh综合征。

【辅助检查】

1. 生化检验

（1）血清乳酸　约80％的线粒体肌病和脑肌病患者血清乳酸水平升高，血乳酸、丙酮酸最小运动量试验阳性，运动后5分钟乳酸、丙酮酸仍不能恢复正常水平为异常。乳酸/丙酮酸比值在运动前＜7，或＞17，运动后＜7，或＞22，更有诊断意义。

（2）脑脊液化验　KSS患者脑脊液蛋白升高，一般超过100mg/dl；MNGIE脑脊液蛋白也可升高；Leigh综合征脑脊液乳酸升高，甚至较血液中升高更明显。但MELAS和MERRF脑脊液多正常。

（3）线粒体呼吸链酶复合体的活性：从新鲜肌肉分离线粒体或培养皮肤的成纤维细胞，测定呼吸链酶复合体活性降低。

2. 电生理检查

(1) 肌电图　60%以上表现为肌源性损害，少数呈神经源性损害或二者兼有之。

(2) 脑电图　在线粒体脑病如 MELAS、MERRF 中，脑电图可见全脑弥漫性异常波，也可见棘慢、尖慢综合波。

3. 神经影像学检查　KSS 患者头颅 MRI 可发现脑沟和脑室扩大，皮层下白质、大脑深部白质、苍白球、丘脑等白质弥散的信号异常，基底节钙化；MERRF 患者 MRI 检查发现广泛的脑沟、脑室扩大，苍白球钙化，小脑萎缩；MELAS 患者头颅 CT 可见低密度病灶呈现脑梗死样改变，但不符合血管供应分布。约 1/3 患者伴有基底节钙化；头颅 MRI 可见大脑半球皮质广泛长 T1 长 T2 信号，常累及一侧或双侧的颞叶、顶叶、枕叶、额叶及岛叶，呈现夹层性坏死样改变，皮层下白质受累较明显（图 10-4-3）；Leigh 综合征 MRI 可见纹状体、丘脑、黑质、橄榄下核、导水管周围灰质以及大脑、脑干和脊髓灰质长 T1 长 T2 信号，脱髓鞘改变。

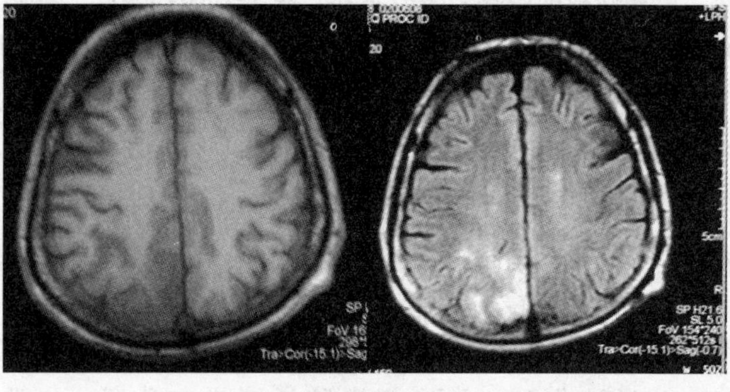

图 10-4-3　MELAS 的头颅 MRI 改变

4. 病理检查　见疾病概论

5. 基因检查　对诊断具有重要意义，阳性结果有助于确定诊断，但阴性结果并不能否定诊断。KSS 和 CPEO 均为 mtDNA 片段的缺失；80%的 MELAS 是由于 mtDNA 的 tRNA 亮氨酸基因

3243 位点点突变所致；MERRF 主要是 mtDNA 的 tRNA 赖氨酸基因 8344 位点的点突变所致。

【诊断】

根据家族史，典型临床表现，结合血乳酸、丙酮酸最小运动量试验阳性，肌肉活检组织化学染色发现 RRF，电镜下可见肌膜下异常线粒体堆积，线粒体生化检测发现生化缺陷，基因检测发现 mtDNA 和/或核基因突变，头颅 MRI 等改变可作出诊断。

【鉴别诊断】

线粒体肌病以肌无力为主要表现，可以误诊为重症肌无力、多发性肌炎、肢带型肌营养不良；线粒体脑肌病有多种表现，容易与脑血管病、肌阵挛癫痫等混淆。这些疾病血乳酸、丙酮酸水平不高，肌肉活检无 RRF，线粒体生化检测无呼吸链酶活性减低，有助于鉴别诊断。

【治疗】

目前尚无特效治疗，主要是对症治疗和代谢治疗，基因治疗仍在试验阶段。

1. 对症治疗　MELAS 和 MERRF 可给予抗癫痫药，但应当避免使用丙戊酸盐，因为该药可减少体内肉碱的储备，并对线粒体呼吸链具有直接抑制作用。若甲状旁腺功能低下或糖尿病引起电解质紊乱，应当立即纠正。甲状腺机能低下应当给予替代治疗。KSS 患者出现心脏传导障碍时则应安装起搏器。血清肌酶显著增高者也可试用皮质激素治疗。

2. 代谢治疗　针对能量代谢缺陷的治疗，如辅酶 Q10（50～100mg，3 次/日）和大剂量 B 族维生素可使血乳酸和丙酮酸水平降低；左卡尼汀（1000mg，3 次/日）可以促进脂肪代谢，改善能量代谢；双氯乙酸（dichloroacetate）可抑制丙酮酸脱氢酶特异性激酶，从而激活丙酮酸脱氢酶复合体，降低乳酸水平；线粒体氧化磷酸化通路的损害可产生大量自由基造成组织损害，因此也可给予维生素 C、维生素 E 和辅酶 Q10 来抗自由基。

3. 基因治疗　目前仍在探索阶段，主要策略包括降低突变型

mtDNA/野生型 mtDNA 的比例、错位表达、输入其他同源性基因以及利用限制性内切酶修复突变型 mtDNA 等。

【预后】

KSS 可因为完全性心脏传导阻滞突然死亡，安装心脏起搏器可挽救生命；散发的 CPEO 症状较轻，但咽部肌肉受累将引起吞咽困难，肢体无力进展可能影响行走；MNGIE 综合征病情逐渐进展，在 38 岁左右死亡，主要死于胃肠功能障碍、恶病质；MERRF 病情进行性发展，晚期患者卧床不起，缄默不语；MELAS 常反复卒中样发作，一些患者死于儿童期，另一些患者可活至 40 岁；Leigh 综合征预后不佳，多数在 2 岁内死亡。

参考文献

［1］贾建平．神经病学．6 版）．北京：人民卫生出版社，2008.

［2］沈定国．肌肉疾病（神经病学第 14 卷）．北京：人民军医出版社，2007.

［3］刘焯霖，梁秀龄，张成．神经遗传病学．2 版）．人民卫生出版社，2002.

［4］Katirji B，Kaminski HJ，Preston DC，et al. Neuromuscular disorders in clinical practice. Butterworth-Heinemann Publications，2002.

［5］Taylor RW，Schaefer AM，Barron MJ，et al. The diagnosis of mitochondrial muscle disease. Neuromusc Disord，2004，14：237-245.

［6］DiMauro S. Mitochondrial myopathies. Curr Opin Rheumatol，2006，18：636-641.

（王锁彬）

第十一章　肌肉离子通道病

离子通道是产生细胞膜电位重要结构，它产生动作电位或者改变膜电位水平，是神经细胞联系和肌肉收缩的基础。细胞兴奋时，一些通道开放，另一些关闭，相应的离子通过膜上离子通道，从而引起膜电位的变化，产生“全或无”的动作电位或者局部电位。各种离子通道如钠离子、钾离子、钙离子、氯离子等多是一个蛋白复合体大分子，它有多个亚基组成，每个亚基功能不同，并由不同的基因所决定。电压门控性通道多由3～4个亚基组成，其中α亚基是主要功能性单位，其他亚基具有调节细胞门控及表达的功能。离子通道有以下特征：①传递离子；②识别和选择离子；③特定的电信号、机械信号或者化学信号引起通道的开放及关闭。按照通道的开放方式可以分为门控及非门控通道。门控通道进一步分为直接门控和第二信使门控两种类型，它需要特定的信号“开启”，如电压门控、配体门控及质子门控等。

由于离子通道是神经肌肉系统信号传递的重要基础，因此各种原因引起的通道功能异常可以导致各种疾病，统称为离子通道病(Channelopathies)。常见的原因有自身免疫性、中毒及基因突变等。获得性离子通道病中最常见的原因为自身免疫性疾病，如重症肌无力是由于自身抗体特异性攻击神经肌肉接头突触后膜上的烟碱型Ach受体所致；其他自身免疫性疾病如Rasmussen脑炎是由于抗体攻击谷氨酸受体GluR3所致；神经性肌强直（Isaacs综合征）是由于抗体攻击周围神经钾通道所致。毒物如α-环蛇毒素可阻断烟碱型Ach受体，蝎毒可阻断钠通道的电压感受器。某些药物可特异性阻断特定的通道，如4-氨基吡啶可阻断钾通道，箭毒可阻断神经肌肉接头上的烟碱型Ach受体。遗传性离子通道病主要涉及以下疾病：钠通道病（第3型长QT综合征、高钾型周期性麻痹、先天性副肌强直、钾加重的肌强直、部分低钾型周期性麻痹等）、钙通道病（低钾型周期性麻痹、脊髓小脑共济失调、家族性偏瘫型偏头痛等）、钾通道病（发作性共济失调伴肌阵挛、第1和第2型先天性长QT综合征、少数低钾型周期性麻痹等）、氯通道病（显性和隐性先天性肌强直、先天性肾钙质沉积症等）以及其他病因不详的发作性疾病。本章节重点阐述累及肌肉的离子通道疾患。

在肌病的分类类型中将肌强直与周期性麻痹单独组合为一类疾病是近期的进展。在过去的教材和文献里肌强直一直被作为独立的肌病类型或者被认为是一种不明原因的肌萎缩特殊类型。而周期性麻痹则被认为是一种代谢性肌病。近20年自1980年Agnew和Beneski等应用神经毒标记法发现钠通道蛋白之后，神经毒标记、膜片钳及基因克隆测序技术为离子通道的结构和功能研究带来了广阔前景，Rüdel、Lehmann-horn及Ricker等相继发现了肌强直与周期性麻痹的病因，揭示了它们的关系，并且对非萎缩性肌强直进一步鉴别。迄今，我们已经了解到这类肌病均由编码氯通道、钠通道、钙通道等通道蛋白的基因突变所致，统称为肌肉离子通道病。以下各章按照不同通道类型进行一一论述。

第一节 钙通道病

钙通道可分为受体门控性通道（ROCC）和电压依赖性通道（VDCC）两类。VDCC由α1、α2、β、γ及δ五个亚基组成，其中α1亚单位与钠通道α亚单位的结构相似，与其他辅助亚单位相连形成跨膜选择孔区。α1亚基的主要生理功能有通道和电压感受器双重作用，控制着钙通道电流，是构成钙通道的主要部分。它可分为L-、F-、N-、P/Q-、R-等亚型。L-型分布最广，可被双氢吡啶阻断。有两种重要的钙通道即双氢吡啶受体型（DHPR）和理阿诺碱受体型（RyR）。DHPR型主要作用为感受膜电位变化和传递触发肌浆网（SR）钙离子释放的信息，激活位于SR上的RyR

型通道，SR释放钙离子，完成兴奋-收缩耦联过程。钙通道基因突变所致疾病分述如下。

一、低钾型周期性麻痹

【疾病概论】

1. 定义

低钾型周期性麻痹（hypokalemic periodic paralysis，hypoPP）为周期性麻痹中最常见的类型，以发作性肌无力伴发作期血钾降低、补钾后症状迅速缓解为特征。1885年Goldflan等发现此病与遗传有关。按照病因分类hypoKPP可分为原发性和继发性两大部分，前者进一步分为：散发型（SPP）及家族型周期性麻痹（FPP）；后者可分为甲状腺毒性周期性麻痹（TPP）、钾摄入不足或排钾过多（肾性排钾过多最为常见）等，常见的疾病有：Graves病、肾小管酸中毒、原发性醛固酮增多症、原发性皮质醇增多症、各类肾病性失钾、Bartter综合征、Gitelman综合征及药物使用不当等。临床上，其病因诊断较为复杂并且易被一些内科医生甚至神经科医生忽视，仅仅停留在对症处理水平，或者对部分不典型病例认识不足，往往错过了及时诊断的大好时机，延误了病情甚者误诊误治。由于人种的不同，西方人群中周期性麻痹以原发性为主并多有家族史，但在亚洲黄色人种中甲状腺毒性周期性麻痹（TPP）较常见。

2. 流行病学

关于该病的发病情况，国际上尚缺乏大宗的调查。一项西班牙人的统计显示患病率为1∶100 000。以此类推，我国应该有患者约10 000。

3. 发病机制

近年来研究发现，hypoPP的相关基因69％为电压门控钙通道CACNA1S基因（位于1_q31-32），8.6％为电压门控钠通道SCN4A基因，22.4％仍未知，最新发现极少数为KCNE-3基因缺陷。

CACNA1S基因是编码骨骼肌DHPR的α1S亚单位的基因。已在CACNA1S基因第Ⅱ和第Ⅳ结构域S4跨膜区发现了Arg528His、Arg1239His、Arg1239Gly三种突变，突变通过影响去极化信号向肌浆网RyR的传递，引起钙内流减慢，延缓了激活过程，使肌肉兴奋-收缩偶合过程减弱，产生肌无力。但是，钙离子降低如何降低细胞外钾离子浓度及如何引起肌膜异常去极化（paralytic depolarisation）尚不十分清楚，推测可能与钙内流减慢影响了K_{ir}及K_{ATP}电流有关。少数家系被发现其候选基因位于染色体17q23.1-25.3，编码骨骼肌电压门控钠通道（SCN4A）。发现的突变有Arg669His和Arg672His/Gly/Ser。新的研究进展发现在突变钠通道发现超极化漏电流，此漏电流持续存在，可能与细胞内水钠潴留进一步导致细胞外钾离子内流及肌膜异常去极化有关。

【临床表现】

本病呈常染色体显性遗传，在我国则以散发多见。任何年龄均可发病，以20～40岁多见。男性患者约为女性患者的3～4倍，病情多重于女性。诱发因素包括感染、创伤、寒冷、情绪紧张、饱餐高糖饮食等。一般在夜间入睡后或者晨起时发作，白天剧烈活动后亦可发作。发作前可有过度饥饿、多汗、干渴、腹泻、潮红、心悸、疲劳等表现。发作时瘫痪肌肉分布各异。四肢肌肉最先累及，近端重于远端，躯干肌群受累较轻。症状一般数分钟至数小时达高峰，通常从下肢开始，之后延及上肢，很少累及眼肌、面肌、舌肌、咽喉肌、咀嚼肌、膈肌等。肌张力低，深浅反射减弱甚至消失，感觉无影响。每次发作持续时间数小时至数天不等，长则1周。发作频率亦不等，少者一生只发作一次，多则一个月数次，通常在20岁左右发作较频繁，以后随年龄增长发作次数逐渐减少。极少数患者因呼吸肌麻痹或者心律时常而死亡。无肌肉强直或者感觉障碍。一部分患者长期频繁发作，可遗留持续性肢体近端力弱。

不典型表现包括单肢或者特定数群肌肉力弱，双上肢不能上举或者梳头，以及日常活动中短暂无力等。

【辅助检查】

实验室检查 发作期血清钾明显降低，常低于3.5mmol/l以下，可达1.8mmol/l。血钾降低的程度与瘫痪的程度并不呈比例。尿钾也减少。CK一般正常或者轻度升高。

电生理检查　心电图检查呈低钾性改变，QT间期延长，QRS波增宽，ST段低平，T波降低和U波出现。偶有心律不齐，传导阻滞。肌电图检查发作间期正常，发作期运动单位电位幅度下降，数量减少。完全麻痹时运动单位电位消失，电刺激亦无反应。

肌肉活检发作期可见肌浆网扩张呈空泡状，线粒体增多，肌小管积聚现象，间歇期可恢复正常。持续性肢体力弱者可见局灶性肌纤维坏死。

诱发试验　对个别诊断困难者，可行葡萄糖诱发试验。事先应取得患者及家属的理解和同意，并且在心电图的密切监测下进行。口服葡萄糖50至100g，每1小时重复一次，同时可口服2g钠盐，之后开始剧烈活动。极量为7次。肌无力发作时可以通过口服氯化钾2～4g缓解症状。

【诊断与鉴别诊断】

根据典型的呈周期性发作的短时期的下运动神经元麻痹病史，发作期血清钾降低，心电图呈低血钾表现，血清CK正常或者轻度升高，肌电图诱发电位幅度下降可明确诊断。

注意与以下疾病鉴别：

1. 吉兰-巴雷综合征 病前多有感染史，肢体力弱同时伴有周围神经性感觉障碍，脑脊液蛋白-细胞分离，肌电图示神经性受损。

2. 多发性肌炎 发病缓慢，四肢近端力弱为著，可伴有肌痛、发热、CK升高、肌源性肌电图改变，肌肉病理肌纤维再生、坏死、炎性细胞浸润。

3. 继发性低钾血症 如肾小管酸中毒、肾炎、利尿剂、呕吐腹泻等均可引起低血钾。醛固酮增多症同时表现有高血压、尿中醛固酮增多、血管紧张素、肾素升高等。

4. 甲亢性低钾型周期性麻痹 本病属于继发性 hypoPP 的一种类型。男性多见，男女之比可达 20∶1，发病年龄多在 20～40 岁之间。肌无力表现与原发性 hypoPP 相似。同时有甲状腺功能亢进的临床表现，但也可以仅为较轻的症状甚至亚临床型甲亢。甲状腺功能正常时，本病可消失。本病具体机制不祥。

【治疗与预防】

尽可能口服补钾，每天 5～10g。不能口服者静脉补钾（避免应用葡萄糖），应注意血钾浓度监测。低钠饮食、避免进食高糖食物过多、乙酰唑胺 0.25g，3 次/日均可预防发作。

二、恶性高热

恶性高热（malignant hyperthermia，MH）是骨骼肌理阿诺碱受体（RyR）或者双氢吡啶受体（DHPR）的非致死性突变引起的常染色体显性遗传肌病，自古存在。自 1960 年开始应用氟烷及琥珀胆碱麻醉后开始引起人们注意。因患者对此类药物异常反应，导致肌浆中钙离子浓度异常增高，突发肌肉代谢加速、代谢性酸中毒、肌肉僵直和高热，并可出现低血压、心律失常、呼吸急促、缺氧及 DIC 等。病情进展迅速，死亡率高（未及时治疗可达 70%）。早期应用钙拮抗剂丹曲林（dantrolene）可有效阻断 MH 的恶性发作，使病死率降至 10%左右。理阿诺碱受体（RyR）是骨骼肌及心肌兴奋收缩过程中的重要环节，MH 可在 RyR1 基因（19q13.1）和 CACNA1S（1q31-32）检测到点突变，但是以 RyR1 基因突变多见。目前已发现位于 RyR1 基因的点突变有 20 余种，如 Val2168Met、Gly341Arg、Arg614Cys、Arg2163Cys 等，最常见的点突变为 Arg614Cys。对恶性高热突变猪 Arg615Cys 和人 Arg614Cys 突变的研究发现，该突变可以增加细胞内 Ca^{2+} 浓度及兴奋-收缩偶联时的 Ca^{2+} 释放。MH 的发病机制可能有：RyR1 基因突变增加了通道对钙离子的敏感性；突变的 RyR 过多；镁离子抑制钙离子释放的作用降低等。肌肉对咖啡因敏感性增高具有重要诊断价值。

三、中央轴性疾病

中央轴性疾病（central core disease，CCD）是另一种少见的常染色体显性遗传的肌病，它是 MH 的等位基因疾病。婴儿出生时即表现为肌张力降低及力弱，以后常可提高，但是部分患者可出现进行性肌无力，以近端为著。运动可诱发肌阵挛。部分患者可同时合并 MH 的表现。肌活检可见慢收缩纤维线粒体缺乏。此病是由于位于染色体 19q13.1 的 RyR1 基因发生突变，如 Arg163Cys、Ile403 Met、Tyr522Ser、Arg2163His、Arg 2435 His 等。其中有 9 个突变可引起 MH 也可引起 CCD，另外 15 个突变只引起 CCD。发病机制可能为突变引起细胞质自由 Ca^{2+} 失控引起兴奋-收缩偶联异常。

参考文献

[1] Ober KP. Thyrotoxic periodic paralysis in the United States：report of 7 cases and review of the literature. Medicine 1992；71：109-120.

[2] Ko GTC，Chow CC，Yeung VTF，et al. Thyrotoxic periodic paralysis in a Chinese population. QJM 1996；89：463-468.

[3] Lin SH，Lin YF，Halperin ML. Hypokalaemia and paralysis. QJM 2001；94（3）：133-139.

[4] McFadzean AJ，Yeung R. Periodic paralysis complicating thyrotoxicosis in Chinese. PMJ 1967；1：451-455.

[5] Magsino CH Jr，Ryan AJ Jr. Thyrotoxic periodic paralysis. South Med J 2000；93（10）：996-1003.

[6] Ethier JH，Kamel KS，Magner PO，et al. The transtubular potassium concentration in patients with hypokalemia and hyperkalemia. Am J Kidney Dis 1990；15：309-315.

[7] Beumer HM，Bruyn GW. Hyperventilation syndrome. In：Goetz CG，

Tanner CM, Aminoff MJ, eds. Hand book of clinical neurology, vol 19. Amsterdam: Elsevier, 1993: 429-448.
[8] Fontaine B, Fournier E, Sternberg D, Vicart S, Tabti N. Hypokalemic periodic paralysis: a model for a clinical and research approach to a rare disorder. Neurotherapeutics. 2007; 4 (2): 225-232.
[9] Sokolov S, T Scheuer, and WA Catterall. Gating pore current in an inherited ion channelopathy. Nature 2007; 446: 76-78.
[10] Struyk AF, Cannon SC. A Na+ channel mutation linked to hypokalemic periodic paralysis exposes a proton-selective gating pore. J Gen Physiol 2007; 130: 11-20.

（郭秀海）

第二节　钠通道病

骨骼肌电压门控型钠通道是由约 1800～2000 个氨基酸组成的多肽，由 α、β_1、及 β_2 三个亚基组成。α 亚基是功能性单位，基因定位于 17q23，它由 4 个相似的结构域（Ⅰ-Ⅳ）通过胞内连接环相连而成。每个结构域含有 6 个跨膜片段（S1-S6）。其中 S5-S6 之间的连接环构成通道孔壁，并且决定着通道的离子选择性。S4 片段富含着正电荷残基，是通道的电压感受器，其对膜电位敏感，当膜电位去极化时可使 S4 片段跨膜移动，引起 S5-S6 通道构象变化，进而激活通道。机构域Ⅲ和Ⅳ之间的胞内连接环口上有一 IFM 结构（I1488-F1489-M1490），复极化时 F1489 堵塞通道内口，可导致通道的关闭。β1 及 β2 亚基具有调节细胞门控及细胞间相互作用的功能。

钠通道病包括以下疾病：高钾型周期性麻痹、正常血钾型周期性麻痹、先天性副肌强直、波动性肌强直、持续性肌强直及乙酰唑胺反应性肌强直等。以上疾患均定位于 17q23 的骨骼肌电压门控型钠通道 α 亚单位（SCN4A）。

肌强直与肌无力有相同的病因学机制，即骨骼肌肌纤维细胞膜的持续去极化。钠通道按基因类型分类可分为突变型及野生型。当突变型钠通道引起细胞膜去极化较弱时（5～10mV），野生型钠通道可以通过一个动作电位及复极化过程恢复到静息电位水平，突变型反复诱发细胞膜去极化导致肌肉不自主收缩即肌强直；当胞膜去极化较强时（20～30mV），未激活的钠通道处于失活状态，这是肌无力的发病基础。突变型钠通道 cDNA 的异种表达及膜片钳技术使各种通道异常的研究更加深入，发现突变改变了通道特征，如去极化后电流衰减速度、电流分段、从失活到复活的速度、平台期的位置和/或从失活到激活的解偶联水平。进一步研究表明不同突变引起的钠通道失活机制并不相同，如 Arg1448Cys/His/Pro（PC）引起电流衰竭减慢；Val1589Met（PAM）及 Met1592Val（HyperPP）突变导致一巨大持续钠电流。位于钠通道Ⅱ、Ⅳ功能区 S4-S5 连接体、S5 及 S6 段的突变可影响慢通道失活；相反在Ⅲ和Ⅳ功能区连接部、S4-S5 连接体及 S6 段的突变可抑制快速去极化，而对慢通道失活无影响。

一、高钾型周期性麻痹

【疾病概论】

1. 定义

高钾型周期性麻痹（hyperkalemic periodic paralysis，hyperPP）以发作性肌无力伴高血钾，间期可合并肌强直。由 Tyler1951 年首先报道。该病较 hypoPP 更为罕见，多为个例报道。

【临床表现】

本病呈常染色体显性遗传或者散发，目前已发现的基因突变位点有位于 SCN4A 基因的 Thr704Met，Ala1156Thr，Met1360Val，Ile1495Phe，Met1592Val 等。婴儿期或者儿童期发病多见。多在晨起时或者运动后休息时发病。肌无力多从下肢近端开始，以后逐渐累及腰背部及上肢，严重者可以影响到颈部及头面部肌肉。呼吸肌多不受累。发作期间相应的腱发射减弱或者消失。每次持续时间 15 分钟至 1 小时不等，适当的活动可以缩短恢复时间，一次发作后一两天内可遗有轻度力弱。严重者每天可有发作。成年后发作次数逐渐减少或者消失。在特定肌群，肌肉强直常与肌无力合并存在，例如腓肠肌无力时，经不断活动改善肌力的同时可以出现痛性肌球。反复发作者可遗留肢体近端力弱。

【辅助检查】

发作期血钾升高，可达5～6mmol/L，少数患者血钾水平为正常高限甚至降低。心电图呈高血钾改变。血钠可降低（由于钠离子内流，进入肌细胞所致）。随着尿钾增加，血钾逐渐回落致正常，肌肉力弱相应恢复正常。发作间期，血钾正常。可有腓肠肌肥大，血清CK轻度升高。发作期肌肉活检可见肌浆网扩张，线粒体增多，肌小管积聚。持续性肢体力弱者可见聚灶性肌纤维坏死。肌强直一般通过肌电图证实。

钾负荷诱发试验：口服2g氯化钾，每2小时重复一次，极量为8g。最好在运动后实施此试验。服药后1～2小时可出现肌无力。患者必须在心电图监测下进行，并且监测血钾浓度变化。禁忌证：肌无力发作期、肾功不全及胰岛素依赖型糖尿病。

【治疗】

轻者一般无需治疗，但应避免寒冷、过度紧张及剧烈活动等。发作期可静脉注射10％葡萄糖酸钙10～20ml或者10％葡萄糖500ml加胰岛素10～20U静滴。乙酰唑胺或双氢克尿噻可以减少发作次数。具体机理可能与降低血液pH值或者血钾浓度有关。

附：正常血钾性周期性麻痹（normokalemic periodic paralysis，normoPP）较hyperPP更罕见，曾被一度认为是周期性麻痹的以独立类型。近十年的基因研究证实该病为hyperPP的一个变异形式。有报道2例normoPP分别发生Thr704Met及Met1592Val突变，而这两个突变更常引起hyperPP。因此有认为normoPP是hyperPP的变异体而非一种独立疾病实体。该病多在10岁前发病，主要表现为晨起时突然出现四肢力弱或者选择性影响某些肌肉，如小腿肌、肩背肌。亦可累及咀嚼肌、面肌及咽喉肌群，出现表情缺失、咀嚼无力、构音障碍，甚至呼吸困难。肌无力持续时间较长，一般持续数天至20天以上。发作后可遗留有轻度力弱，症状可持续数周。间歇期长短不等。运动后休息、寒冷、补钾等均可诱发或者加重肌无力。有些患者平时有嗜盐倾向，甚至极度嗜盐。发作期血钾水平正常。补钾后肌无力症状加重，而口服大量淡盐水后症状可缓解。多数在成年后症状减轻，少数可遗留持续性肢体力弱及肌肉萎缩。可有腓肠肌肥大，血清CK轻度升高。肌肉活检与hyperPP相似。

轻者一般无需治疗，但应避免寒冷、过度紧张及剧烈活动等。发作期可口服3%氯化钠溶液1500～2000ml/天或者静滴大剂量生理盐水。乙酰唑胺250ml，2～4次，可减少发作次数。

二、先天性副肌强直

先天性副肌强直（paramyotonia congeneta，PC）是由Von Eulenberg1866年首先描述，故又名Von Eulenberg病。呈常染色体显性遗传或者散发，目前已发现的基因突变位点有位于SCN4A基因的Ile693Thr、Val1293Ile、Thr1313Met、Leu1433Arg、Arg1448Cys、Arg1448His、Arg1448Pro、Phe1473Ser等。

【临床表现】

本病多在幼年发病。主要症状为肌肉强直和肌无力，常累及舌肌、面肌、颈肌及手部肌肉。具有特征性的受凉后出现症状，患者因洗手、洗脸甚至进食冰淇淋肌强直发作，不能立即睁眼、睑裂变小、颊部皮肤变紧、鼻孔开大、口唇扭曲或者紧闭，哭笑、喊叫时固定于某一面部表情，出现面具脸，持续数秒钟。也可影响手部肌肉，表现为工作时动作僵硬笨拙，手指关节屈曲，持续数分钟。尚可累及颈肌、肩胛带肌、上肢肌甚至眼外肌引起复视。股部肌肉少有受累或者程度较轻。以上症状遇热后可缓解，轻度活动也可缓解。连续活动无明显缓解反而加重，称之为矛盾性肌强直(paradoxical myotonia)。有些患者在热环境中也可以诱发。肌无力可以累及全身，也可以仅影响局部受凉的肌群。肌无力一旦被诱发，遇热并不能马上缓解，一般持续数小时。叩击性肌强直（percussion myotonia）易见于舌肌、前臂肌、鱼际肌及股部肌肉，持续时间不等，一般数秒后消失。将手和前臂浸入冰水中约30分钟可诱发肌强直。患者体型多宽矮，有肌肥大倾向，不如先天性肌强直明显。无肌萎缩和内分泌障碍。本病多呈良性过程，成人后病情稳定或好转。少数患者与各型周期性麻痹的情况相似，可出现持续性肢体力弱及肌肉萎缩。

【辅助检查】

实验室检查 发作期血钾升高，血清肌酶活性基本正常或者轻度升高。

电生理检查 肌电图示肌肉强直放电，由正向电位组成。收缩时运动电位的时限、电压正常，用力收缩时称干扰相，持续收缩后立即放松时有轻度后放现象。运动神经传导速度正常。冷水浸浴后肌强直放电轻度增加。在冷水中握拳运动，肌电图上出现密集的运动电位，随之波幅逐渐下降，但松弛时间延长。神经重复刺激检查5Hz以下刺激诱发电位不下降，10Hz以上刺激可以出现波幅下降。在寒冷环境中神经高频重复刺激诱发电位幅度下降。

肌肉活检镜下所见与hyperPP相似。

【诊断与鉴别诊断】

根据临床表现，遇冷出现肌强直及肌无力的特点可考虑本病。如诊断有困难，可以做以下试验：

1. 冷水诱发试验 将手和前臂浸入冷水（11～13℃）中数分钟至40分钟内可出现肌强直及肌无力。

2. 钾负荷试验 口服2g氯化钾，每2小时重复一次，极量为8g。最好在运动后实施此试验。服药后1～2小时内观察能否诱发肌强直及肌无力。患者必须在心电图监测下进行，并且监测血钾浓度变化。禁忌证：肌无力发作期、肾功不全及胰岛素依赖型糖尿病。

【鉴别诊断】

1. 先天性肌强直　本病肌肥大明显，肌强直程度较重，用力后不能放松，但是反复用力后逐渐放松。一般不合并肌无力。如果两者鉴别困难，可行肌电图冷水试验：将手和前臂浸入冷水中，10 分钟后在内收肌、外展肌或者拇短肌记录肌电活动。如系先天性肌强直，稍挪动电极即可诱发强直电位发放，持续时间较室温下长，连续收缩 4、5 次后结果仍相同。如系先天性副肌强直，用力挪动电极或者强叩击也不能引起强直电位发放，连续收缩后运动电位电压明显降低，持续收缩的电活动迅速消失，并出现肌肉僵硬。

2. 高钾型周期性麻痹　本病以肌无力为主，偶有肌强直。肌无力合并肌强直的患者的在体研究显示：随着温度的降低，肌细胞的膜电位逐渐去极化直至失活，钠离子通道阻滞剂河豚毒素（tetrodotoxin）可以阻断此寒冷诱发的去极化过程。在 PC 患者，肌细胞的动作电位随着温度的降低而降低，而 hyperPP 患者无此特征。

3. 萎缩性肌强直 本病发病年龄较大，伴有肌肉萎缩和多系统功能障碍可资鉴别。基因检测可明确诊断。

【治疗】

轻者一般无需治疗，但应避免寒冷、过度紧张及剧烈活动等。

局麻药及Ⅰb 类抗心律失常药，如美心律及利多卡因类药物，对 PC 寒冷诱发的肌强直及肌无力、PAM 引起的肌强直显效，其做作用机理是阻断应用依赖性（use-dependent）钠通道，从而防止了动作电位的反复发放。美西律还可通过对失活状态超极化及减缓失活通道的恢复过程来稳定失活通道。

三、钾离子加重的肌强直

钾离子加重的肌强直（potassium-activated myotonia，PAM）呈常染色体显性遗传，表现为严重持久的肌强直或者波动性肌肉僵硬，多见于运动后20分钟后发作，食用含钾丰富的实物可以诱发肌肉强直，对寒冷不敏感。但从无肌无力现象。该病包括一大类临床症状相似的疾患，有波动性肌强直、持续性肌强直、乙酰唑胺反应性肌强直、痛性先天性肌强直等。

波动性肌强直（myotonia fluctuans）青少年发病，肌强直症状呈波动性，每天的程度均有变化。运动可以诱发，但是延缓发作。寒冷并不敏感，不伴肌无力。临床表现及电生理变化类似于先天性肌强直，但是对钾负荷非常敏感。与先天性副肌强直相区别在于本病从无发作性肌无力或者肌肉瘫痪，连续活动后症状缓解。研究发现此疾病基因突变为Gly1306Ala及Ser804Phe。

持续性肌强直（myotonia permanens）症状较重，主要特点为持续存在的严重肌强直伴肌肥大，主要累及颈肌和肩胛带肌。肌电图显示肌强直电活动。应用富钾食物时，肌强直加重可影响呼吸肌，导致呼吸麻痹。此病基因突变多为Gly1306Glu。

乙酰唑胺反应性肌强直（acetazolamide-reactive myotonia）患者10以前发病，除了肌肉强直伴疼痛外，其余表现与先天性肌强直相似。口服钾或者禁食引发肌强直，服用碳水化合物可缓解症状，寒冷仅轻微加重肌强直，碳酸苷酶抑制剂乙酰唑胺可迅速缓解症状。此病基因突变为Ile1160Val。

痛性先天性肌强直（painful congenital myotonia）该病少见，归类为PAM的一种类型，是一与疼痛有关的先天性肌强直。尤以肋间肌为著。其基因突变位点为Val445Met。

PAM防治与PC相似。

参考文献

［1］ Xiuhai G，Weiping W，Ke Z，Hongbin W，Yiling S，MaoYanling. Mutations of sodium channel alpha-subunit genes in Chinese patients with normokalemic periodic paralysis. Cell Mol Neurobiol. 2008；28（5）：653-61.

［2］ Reinhardt R，Kenneth R，F Lehmann-Horn. Genotype-phenotype correlations in human skeletal muscle sodium channel diseases. Arch Neurol 1993；50：1241-1248.

［3］Chinnery PF，Walls TJ，Hanna MG，et al. Normokalemic periodic paralysis revisited：Does it exist? Ann Neurol 2002 Aug；52（2）：251-252.

［4］George AC，GS Iyer，R Kleinfeld，et al. Genomic orgnization of the human skeletal muscle sodium channel gene. Genomics，1993，15：598-606.

［5］Mitrovic N，AL George JR，R Heine，et al. Potassium-aggravated myotonia：the V1589M mutation destabilizes the inactivated state of the human muscle sodium channel. J Physiol，1994，478：395-402.

［6］Cannon SC，Strittmatter. Functional expression of sodium channel mutations identified in families with periodic paralysis. Neuron，1993，10：317-326.

［7］Reinhardt R，Kenneth R，F Lehmann-Horn. Genotype-phenotype correlations in human skeletal muscle sodium channel diseases. Arch Neurol 1993；50：1241-1248.

［8］Fleischauer F，N Mitrovic，F Deymeer，et al. Effects of mexiletine and temperature on the F1473S Na^+ channel mutation causing paramyotonia congenita. Pflügers Arch，1998，436：757-765.

［9］Fan Z，AL George，JK Kyle，et al. Two human paramyotonia congenita mutations have opposie effects on lidocaine block of Na^+ channels expressed in a mammalian cell line. J Physiol（Lond.），1996，496：275-286.

［10］Resenfeld J，Sloan-Brown K，George AL. A novel muscle sodium channel mutation causes painful congenital myotonia. Ann Neurol，1997，42（5）：811-814.

（郭秀海）

第三节　氯通道病

氯通道由 13 个跨膜螺旋片段组成，氨基端和羧基端在细胞膜内，S8-S9 连接因糖基化位置而放在细胞外。由此引起两种不同结构可能：即 S4 片段置于细胞外，疏水核 S9-S12 跨膜多次或者 S2 片段置于胞外。编码电压门控氯通道的基因有 9 个即 CLCN1-7 和 CLCNA/B。

一、先天性肌强直

先天性肌强直（myotonia congenita，MC）是氯通道基因突变所致的肌病，它是一种少见的、婴儿期开始的遗传性骨骼肌疾患。1876 年丹麦的 Thomson 医生详细描述了其本人及其家族 4 代 20 例患者，以后引起人们注意，故又名 Thomson 病。主要特点为肌强直与肌肉肥大。按遗传方式分为 Thomson 型及 Becker 型，分别常染色体显性和隐性遗传，二者均可能由于编码骨骼肌氯通道的 CLCN1 基因突变所致。

【发病机制】

肌强直的病理生理学基础是肌膜兴奋性升高，表现为对长时限的电刺激产生一个延长的肌肉收缩反应。1993 年 Bryant 等首先从患有肌强直的山羊骨骼肌中，发现了肌浆膜上氯离子的传导性显著降低，不及正常值的 20%。对正常的山羊应用氯通道阻滞剂后，也可以诱发出肌强直现象和典型的肌强直反应（在单一刺激时产生多个重复的动作电位，并且再松弛的时间明显延缓）。以后发现人类应用某些氯通道拮抗性药物或者毒物后也可以引起一过性肌强直现象。肌膜去极化后有部分钾离子外流到细胞膜外，但在细胞间液中其作用可以忽略不计，动作电位沿肌纤维传导到达肌浆网时，则积累的钾离子可以是横管膜去极化。在生理状态下，因存在高的氯离子电导，即氯电导远远大于钾电导，这些存在于胞膜外的钾离子不会发生后去极化；但是如果氯离子电导下降，这些钾离子产生的去极化就会导致胞膜的重复放电，激发肌纤维持续收缩即肌强直。

近年来已发现在显性遗传的肌强直患者中发生 CLCN1 基因突变者约占 15%，在隐性遗传型（Becker 型）中约占 16%。该基因

定位在染色体 7_q35，迄今已发现有 30 多个点突变（如：G689A、C870G、T920C、C1443A 等）和 3 个缺失突变（1059-96、1278-81、1437-50）导致 MC。

【临床表现】

（一）显性遗传的先天性肌强直（Thomson 型）

发病率为（0.3～0.6）/100 000。呈常染色体显性遗传，或者散发。出生后至青春期均可发病，一般在 10～20 岁。本病存在先天性的证据在于刚出生的婴儿哭啼或者打喷嚏后悔在数秒钟内不能睁开眼睛。

肌强直可以波及全身肌肉，表现为肌肉主动收缩后出现强直性痉挛，肢体僵硬、动作笨拙，久坐后不能站起，久站后不能起步，握拳后不能松弛。但是重复运动后症状减轻，称之为热身现象（Warm-up phenomena）。一般下肢症状较重，起跑时开步困难，双下肢僵硬感；握拳后放松缓慢；用力闭眼后不能立即睁眼，双眼上视时可见下睑滞后（lid lag）。有些病人出现睑肌痉挛、咀嚼困难。有时突发的声音和恐吓可以导致全身僵硬而后跌倒。长期静止不动、剧烈活动、紧张、妊娠等均可诱发或者加重症状。与传统观念相反，目前大多认为寒冷并不加重肌强直，钾负荷也不会诱发本病。

其他伴随症状可见明显的全身肌肉肥大，以腓肠肌、股四头肌、三角肌、咀嚼肌为主，肌肉外貌酷似运动员。肌力正常或者增强。无肌萎缩。可有双小腿后部疼痛，情绪低落及失眠等。平滑肌和心肌不受累，智力无影响。本病至青春期后渐稳定。

（二）全身型肌强直（generalized myotonia，Becker 型）

Becker 型肌强直为全身型，其发病率为 1/（23 000～50 000），呈常染色体隐性遗传。发病较迟，一般在 10～14 岁以后发病，肌强直症状与 Thomson 型相似但更趋严重，常影响日常生活。肌强直常从下肢开始，以后逐渐累及躯干、上肢及面部。在肌肉用力后常有短暂的肌无力现象，如重物被举起时可突然滑落下来。由于下肢肌肉严重受累，出现运动困难。臀肌和下肢肌肉明显肥大，脊柱前弯，出现上下肢不匀称。

另有一类型由 DeJong 报道的肌强直，常染色体显性遗传，发病较晚在青春期开始出现症状，且症状较轻。称之为 DeJong 型肌强直。后来经 Lehmann-Horn 等证实为 CLCN1 基因突变所致，并且该突变与 Thomson 型突变一致。因此，推测此种类型为 Thomson 型肌强直的轻微型。

先天性肌强直血清 CK 值正常，偶见高于正常值 2～3 倍。

肌电图可见典型的肌强直电活动，插入电位延长，扬声器发出轰炸机俯冲般或者蛙鸣般响声。常出现短序列高频低幅发放，与强直性肌营养不良不同，后者常出现低频发放，幅度不下降。运动单位点为时限及电压均在正常范围，重收缩时可出现干扰相，但常混杂有肌强直放电。神经传导速度正常。频率大于 30Hz 的神经重复刺激可见诱发电位幅度下降。

肌肉病理可见肌纤维肥大，中心核稍有增加，亦可见成角纤维，可有肌小管聚集或者ⅡB 纤维减少。以上病理改变仅见于肥大的肌肉。

【治疗】

许多症状较轻的 MC 患者无需治疗。严重者可应用钠通道抑制剂降低细胞膜兴奋性，如美心律等。中等量激素治疗亦可减轻肌强直，但是应注意防止长期应用激素的副作用。另外，卡马西平、苯妥英钠、氯硝西泮亦有一定疗效。

参考文献

[1] Heatwole CR，Moxley RT 3rd. The nondystrophic myotonias. Neurotherapeutics. 2007，4（2）：238-51.

[2] Celesia GG. Disorders of membrane channels or channelopathies. Clinical Neurophysiology 2001，112：2-18.

[3] Hoffman EP. Voltage-gated ion channelopathies：inherited disorders caused by abnormal sodium，chloride，and calcium regulation in skeletal muscle. Ann Rev Med，1995，46：431-441.

[4] Catterall WA. Structure and function of voltage-gated ion channels. Ann

Rev Biochem，1995，64：493-531.
[5] Cannon SC. An expanding view for the molecular basis of familial periodic paralysis. Neuromuscul Disord 2002，12（6）：533-43.
[6] Rohl CA，Boeckman，TA，Baker C，et al. Solution structure of the sodium channel inactivation gate. Biochemistry，1999，38，855-861.
[7] Isom LL. Beta subunits：players in neuronal hyperexcitability? Novartis-Found-Symp. 2002，241：124-38；discussion 138-43，226-32.
[8] Dworakowska B，Dolowy K. Ion channels-related diseases. Acta Biochim Pol，2000，47（3）：685-703.
[9] Zhang J，George AL，Griggs RC，et al. Mutations in the human skeletal muscle chloride channel gene（CLCN1）associated with dominant and recessive myotonia congenita. Neurology，1996，47（4）：993-998.
[10] Zhang J，Bendahhou S，Sanguinetti MC，et al. Functional consequences of chloride channel gene（CLCN1）mutations causing myotonia congenita. Neurology，2000，54（4）：937-942.

附　肌强直综合征的鉴别诊断

肌强直是指肌肉兴奋之后肌肉松弛延迟的临床现象。可以有以下表现形式：①动作性肌强直；②反射性肌强直；③叩击性肌强直等。肌强直的程度及分布，在不同的患者肌不同的肌强直综合征中存在很大的变异性，症状多变，病人常常难以描述。肌电图显示持续放电，伴有频率和波幅的明显变化，同时可听到类似于“轰炸机俯冲”的声响。在此重点介绍几种常见的非萎缩性肌强直的鉴别。之前简要介绍几种常用的鉴别试验：

1. 高频重复刺激试验（high frequency repetitive stimulation test）：肌强直患者刺激神经后，可出现CMAP（混合肌肉动作电位）递减，其形式与神经肌肉接头传递障碍的表现不同，波幅持续递减，高频刺激则递减更为明显。递减的程度因人而异，且随着刺激频率和刺激持续时间的增加，递减程度增加。在某些病人，只在大于25Hz的刺激频率时才出现。

2. 短时间运动试验（short exercise test）：可选用尺神经刺激，小鱼际肌记录，手制动。在测试前待监测的手至少休息 5～10 分钟。每分钟记录一次 CAMP，持续大约 5 分钟，以确保休息时 CAMP 不减低。然后嘱病人最大随意等长收缩，持续 5～10 秒。方法：最大程度地伸展手指，活动后立即刺激尺神经，然后每 10 秒刺激一次，持续 1 分钟。如果 CAMP 降低，则再活动，直到 CAMP 保持稳定。可连续记录 2～5 分钟。

3. 长时间运动试验（prolonged exercise test）：方法与短时间运动试验相似，嘱病人最大程度地伸展手指，每次持续 15～20 秒，随后放松 2～3 分钟，以保证血液循环良好。4～5 分钟后每 1 分钟刺激一次并记录 CAMP。可连续记录 60 分钟。在正常人或者 MC、PC 患者，运动后 CAMP 可有小的降低或者升高，数分钟内即恢复为正常电位波形。在 hyperPP、PAM 患者，运动后 20～40 分钟内 CAMP 呈进行性降低。

4. 肌肉降温试验（muscle cooling test）：整个前臂浸入 11～13℃的冷水中，尽可能快地降低肌肉温度至 20～25℃，记录 CAMP 变化。PC 患者在数分钟～40 分钟内 CAMP 逐渐下降，但松弛时间延长。

鉴别要点：

先天性肌强直 Thomsen 型　婴幼儿发病，全身性肌强直，寒冷及钾负荷不加重或诱发肌强直。伴随有全身肌肉肥大，以腓肠肌、股四头肌、三角肌、咀嚼肌为主。肌力正常或者增强。无肌萎缩。非进行性过程。

先天性肌强直 Becker 型　发病较迟，一般在 10～14 岁以后发病，肌强直症状与 Thomson 型相似但更趋严重。肌强直常从下肢开始，以后逐渐累及躯干、上肢及面部。在肌肉用力后常有短暂性麻痹现象。臀肌和下肢肌肉明显肥大，脊柱前弯，出现上下肢不匀称。

先天性副肌强直　婴幼儿发病，常累及舌肌、面肌、颈肌及手部肌肉。主要症状为肌肉强直和肌无力，具有特征性的受凉后出现症状。存在反常性肌强直。本病多呈良性过程，成人后病情稳定或好转，少数可出现持续性肢体力弱及肌肉萎缩。

钾离子加重的肌强直　主要表现为严重持久的肌强直或者波动性肌肉僵硬，多见于运动后20分钟后发作，钾负荷可诱发肌肉强直，对寒冷不敏感。从无肌无力现象。

高钾型周期性麻痹 婴儿期或者儿童期发病多见。其临床特点为发作性迟缓性肌无力伴高血钾。每次持续时间15分钟至1小时不等，适当的活动可以缩短恢复时间，一次发作后一两天内可遗有轻度力弱。严重者每天可有发作。在特定肌群，肌肉强直常与肌无力合并存在。

各型非萎缩性肌强直的鉴别试验如下表：

非萎缩性肌强直的电生理检测和鉴别

	先天性肌强直 Thomsen 型	先天性肌强直 Becker 型	先天性副肌强直	钾离子加重的肌强直	高钾型周期性麻痹
长时间运动试验	－	－	－	＋	＋
短时间运动试验	－	＋	－	－	－
肌肉降温试验	－	－	＋	－	±
高频重复刺激试验	轻度递减	轻-中重度递减	重度递减	?	正常或易化
钾负荷试验	无力弱	无力弱	部分病人有力弱	诱发肌强直	诱发肌无力

非萎缩性肌强直（nondystrophic myotonia）的电生理鉴别诊断方案：

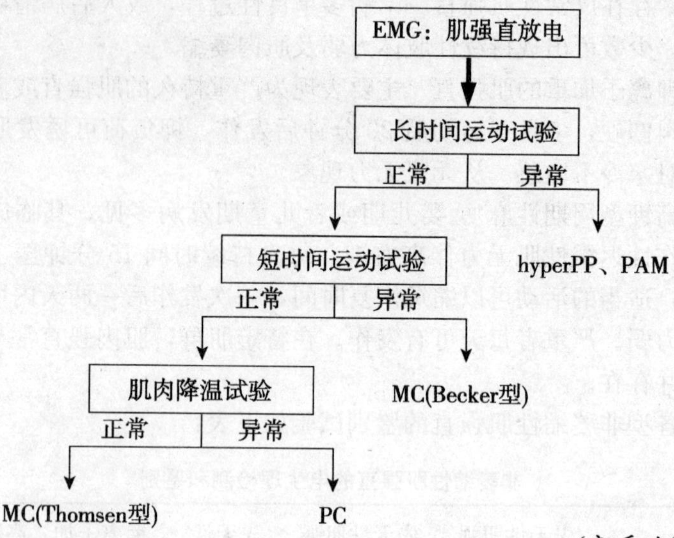
EMG：肌强直放电
长时间运动试验
正常
异常
短时间运动试验
hyperPP、PAM
正常
异常
肌肉降温试验
MC(Becker型)
正常
异常
MC(Thomsen型)
PC

（郭秀海）

第十二章 神经系统遗传性疾病

第一节 脊髓小脑性共济失调

【疾病概论】

1. 定义

脊髓小脑性共济失调（spinocerebellar ataxia，SCA），又称常染色体显性遗传性共济失调（autosomal dominant spinocerebellar ataxia，ADSA），是遗传性共济失调（hereditary ataxia，HA）的主要类型。病变部位主要在脊髓、小脑和脑干，共同特征是成年期发病，常染色体显性遗传和共济失调。

2. 分型

SCA 多是高度遗传异质性疾病，各亚型的症状相似，交替重叠。Harding 在 1993 年根据眼肌麻痹、锥体外系症状及视网膜色素变性等，将 SCA 归纳为三组，即 ADCA Ⅰ型，Ⅱ型和Ⅲ型。这为临床患者及家系的基因诊断提供了线索。由于该病基因突变的异质性和多态性造成了临床上患者表型的错综复杂，临床分型很难准确地描述各临床亚型的特点。随着遗传分子学的不断发展，1995 年，Rosenberg 提出了 SCAs 基因分型。该分型较好地解决 SCAs 不同亚型的诊断，同时也较精确地确定了在不同 SCAs 亚型之间 SCAs 基因突变位点 CAG 重复次数。现根据基因、染色体位点及生化产物分类，已扩展至 30 个亚型，包括 SCA1～SCA 30，见表 12-1-1。

3. 流行病学

ADCA 约占神经系统遗传病的 10%～15%，很多国家和地区都有发生，但不同的疾病类型其患病率有较大的差异。文献中保守的估计全世界的患病率约为3/10万。ADCA存在高度的遗传异质性，特定类型在不同的种族和人群的患病率不同，但公认的是SCA3为其中最为常见的类型，在世界范围内平均占SCA的21%，在葡萄牙血统的ADCA患者中，SCA3（MJD）占41%～78%，非葡萄牙血统的ADCA患者中占17%～55%。其次是SCA2（15%），SCA6（15%），SCA1（6%），SCA7（5%）和SCA8（3%），其余类型均比较罕见，只占5%，尚有30%为未知类型。

SCA发病可能与种族有关，SCA 1～2在意大利和英国多见，SCA 3常见于中国、德国和葡萄牙。我国自1958年首次报告ADCAs以来，以SCA3（MJD）最多见，占ADCAs的40%～46%，全国各地不同民族都有报告，次之为SCA2、SCA1、SCA7、SCA6和SCA12。

表12-1-1 常染色体显性遗传性脊髓小脑性共济失调的分类及遗传

疾病	基因	染色体位点	基因产物
SCA1	ATXN1	6p23（CAG，n：6-36，p：39-83）	Ataxin-1
SCA2	ATXN2	12q24.1（CAG，n：15-31，p：34-400）	Ataxin-2
SCA3	ATXN3	14q24.3-q32.2（CAG，n≤47，p：53-86）	Ataxin-3
SCA4	不明	16q24-qter	不明
SCA5	SPTBN2	11q13	β-IIIspectrin
SCA6	CACNA1A	19p13.2-p13.1（CAG，n≤18，p：20-33）	电压依赖性钙通道α-1A亚单位
SCA7	ATXN7	3p21.1-p12（CAG，n：4-35，p：37-≥300）	Ataxin-7

续表

疾病	基因	染色体位点	基因产物
SCA8	KLHL1AS	13q21（CTG，n：15-52，p：80-≥800）	不明
SCA10	ATXN10	22q13（ATTCT，n：10-22，p：280->4500）	Ataxin-10
SCA11	SCA11	15q14-q21.3	不明
SCA12	PPP2R2B	5q31-q33（CAG，n：7-31，p：55-78）	丝-苏氨酸蛋白磷酸酶2A 55KD 调节亚基 Bβ型
SCA13	KCNC3	19q13.3-q13.4	电压门控性钾通道
SCA14	PRKCG	19q13.4-qter	蛋白激酶 Cγ 型
SCA15	不明	3p26.1-p25.3	不明
SCA16	SCA16	3p26.2-pter	接触蛋白 4
SCA17	TBP	6q27（CAG，n：25-44，p：45-63）	TATA 盒子结合蛋白
SCA18	SCA18	7q31-q32	不明
SCA19	SCA19	1p21-q21	不明
SCA20	SCA20	11p13-q11	不明
SCA21	SCA21	7p21.3-p15.1	不明
SCA22	不明	1p21-q23	不明
SCA23	不明	20p13-p12.2	不明
SCA24	不明	1p36	不明
SCA25	SCA25	2p21-p15	不明
SCA26	不明	19p13.3	不明
SCA27	FGF14	13q34	纤维母细胞生长因子

续表

疾病	基因	染色体位点	基因产物
SCA28	不明	18p11.22-q11.2	不明
SCA29	不明	3p26	不明
未确定型	不明	16q22.1	不明

n：正常人的三核苷酸重复序列次数，P：病人的重复序列次数

4. 病因及发病机制

SCA是较常见的神经系统遗传病，分子遗传学研究已定位了30种基因型，其中SCA3/MJD基因型最常见。常染色体显性遗传的脊髓小脑性共济失调最具特征的基因缺陷是相应的基因外显子CAG拷贝数异常扩增，产物是多聚谷氨酰胺，在蛋白质水解过程中会释放出含有扩增的多聚谷氨酰胺尾的毒性片断，有利于胞浆内的多聚谷氨酰胺蛋白进入到核内发挥作用。SCA的发病机制可以分为以下几种：

（1）多聚谷氨酰胺扩增

近年来人们发现，神经退行性疾病与编码致病蛋白质中多聚谷氨酰胺序列的CAG重复扩增相关，特征性的病理标志是在亚细胞位点上出现了由多聚谷氨酰胺序列聚集形成的突起。通常这些聚集物出现在神经元的核内形成核内包涵体。这些蛋白中的一部分如果出现在细胞质中，就会导致SCA2；如果出现在细胞膜上则会引起SCA6。人们发现，这些蛋白质在细胞内重新分布，并构成泛素-蛋白酶通路的组成成分。由此人们得出假设：异常扩增的多聚谷氨酰胺序列可能引起了宿主蛋白的瀑布样毒性效应。

（2）离子通道突变

由离子通道突变引起的SCA包括发作性共济失调Ⅰ型（EA-1）、发作性共济失调Ⅱ型（EA-2）和SCA6。EA-1是由于KCNA1的K^+通道基因发生点突变造成的，其中至少包括4个错义突变和1个无义突变。这个基因被定位在12p13上，编码

Kv1.1K^+通道亚单位，而且 KCNA1 在小脑和外周神经中大量表达。SCA6 是由 19p13 上编码电压依从性钙通道 α-1 亚单位的 CACNA1A 基因中 CAG 中度重复扩增引起的。但是 SCA6 与其他的多聚谷氨酰胺疾病不同，CACNA1A 基因中 CAG 的重复要比其他正常的等位基因短，只有 4～18 次；而且扩增后也只有 20～30 次。另外，CACNA1A 对小脑浦肯野细胞具有高度选择性。因此，一旦 CACNA1A 基因受到影响就有可能导致不同程度的共济失调和小脑萎缩。导致 SCA6 的发病机制是钙通道功能障碍所致的钙内流，造成神经元内钙超载，而不是其他多聚谷氨酰胺疾病类似的机制。EA-2 是由于电压依从性钙通道 α-1 亚单位的截断，造成正常功能的钙通道数目减少和中间神经元暂时性功能障碍所致。

（3）编码非多聚谷氨酰胺的重复扩增

SCA8 是 13q21 上的一个非转录的基因 CTG/CT A 重复扩增。SCA8 基因本身不能被翻译为蛋白质，但是它与 KLHL-1 基因的转录和翻译的起始点及第一拼接点重叠，因此人们认为 SCA8 基因是通过在 RNA 水平调节 KLHL-1 基因的表达。SCA10 是由于 SCA10 基因（功能不明）的第 9 个内含子中 ATTCT 五核苷酸重复引起的，SCA10 基因定位于 22q13q 上。尽管 ATTCT 五核苷酸重复可能干扰了蛋白的转录和剪接，但具体机制还不清楚。在许多病例中这种扩增片段的大小与疾病严重性有关，且发病年龄越小，病情越严重。

（4）转录异常

ataxin 蛋白是一种转录调节因子，与多聚谷氨酰胺的相互作用可以导致转录过程受抑制。此外，ataxin 蛋白可以被隔离至多聚谷氨酰胺的聚集物中，导致转录终止，神经元死亡。

（5）磷酸化缺陷

SCA12 影响的是丝-苏氨酸磷酸酶家族，SCA14 影响的是丝-苏氨酸激酶家族，这些酶家族调控的蛋白磷酸化过程受累，可导致下游的信号传导异常。

（6）蛋白质错误折叠和伴侣蛋白的缺陷

蛋白质的折叠和结构对功能的发挥是重要的，而伴侣蛋白有利于蛋白质的正确折叠。伴侣蛋白的功能障碍导致蛋白质的错误折叠，SCA1 的发病机制可能涉及于此。

每种 SCA 亚型基因位于不同的染色体，有不同的大小和基因突变部位。例如，SCA1 基因位于染色体 6q22-23，基因组跨度 450Kb，cDNA 长 11Kb，含 9 个外显子，编码 816 个氨基酸残基组成 ataxia-1 蛋白，该蛋白位于细胞核，CAG 突变位于 8 号外显子，扩增拷贝数为 40～83，正常人为 6～38。SCA3（MJD）是我国最常见的 SCA 亚型，基因位于 14q24.3-32，至少含 4 个外显子，编码 960 个氨基酸残基组成 ataxia-3 蛋白，分布于细胞质中，CAG 突变位于 4 号外显子，扩增拷贝数为 61～89，正常人为 12～41。ataxia-3 蛋白是 SCA3（MJD）致病基因编码的含多聚谷氨酰胺的胞浆蛋白，生理功能不清。研究发现，含异常扩展多聚谷氨酰胺肽链的 ataxia-3 蛋白片段可进入细胞核内形成神经元核内包涵体，并导致细胞死亡，可能与 ataxia-3 蛋白和某种特异性“互作蛋白”发生“蛋白-蛋白相互作用”有关。SCA 共同的突变机制导致各亚型临床表现雷同，但仍有差异，如有的伴眼肌麻痹，有的伴视网膜色素变性，病理损害部位和程度也不相同，提示除了多聚谷氨酰胺毒性作用外，可能还有因素也参与发病。例如，研究发现，由于溶酶体储存障碍造成 β 甘露糖过多症，可出现 SCA 症状。

5. 病理

肉眼可见小脑半球和蚓部萎缩，小脑重量减轻；脑干萎缩变小，以脑桥及下橄榄核明显；脊髓的颈段和上胸段明显萎缩。镜下主要为小脑、脑桥、下橄榄核萎缩，细胞脱失伴胶质增生。小脑浦肯野细胞脱失，颗粒细胞数量明显减少，小脑上脚和齿状核细胞变性。基底节及脑神经运动核（Ⅲ、Ⅳ、Ⅵ、Ⅶ、Ⅻ）细胞变性脱失；脊髓 Clarke 柱、脊髓前角细胞和后柱细胞均可受累；小脑白质及三对小脑脚纤维脱髓鞘，橄榄小脑束、桥小脑束、橄榄脊髓束、皮质脊髓束及脊髓小脑束纤维脱髓鞘或轴索变性。

SCA 共同的病理表现为小脑、脑干和脊髓变性、萎缩，但各亚型也有其特点，例如 SCA 1 主要是小脑、脑桥和橄榄体萎缩，后组脑神经变性，脑干神经元丢失，脊髓小脑束和后索受损，很少累及黑质、基底节及脊髓的前角细胞；SCA 2 的下橄榄核、脑桥和小脑损害为重；SCA 3 主要损害脑桥、脊髓小脑束、黑质和脊髓前角细胞；SCA 7 的特征是视网膜神经细胞变性。

【临床表现】

SCA 是高度异质性遗传性疾病，其共同临床表现是：①30～40 岁隐袭起病，缓慢进展，也有儿童期及 70 岁起病者；以下肢共济失调为首发症状，表现为走路摇晃，步基宽，突然跌倒，伴有双手笨拙及意向性震颤、辨距不良、构音障碍、眼球震颤等，查体可见眼球慢扫视运动、腱反射亢进、病理征和远端肌萎缩，以及肌张力障碍、深感觉障碍和痴呆等。②均有遗传早现现象，同一 SCA 家系的发病年龄逐代提前，症状逐代加重，是 SCA 突出的临床特点。通常在起病 10～20 年后不能行走。

除上述共同的症状、体征外，根据基因定位的各亚型有各自的临床特点：

SCA 1：主要表现为眼肌麻痹，眼球慢扫视幅度明显增加，上视不能。成年起病，早期出现共济失调步态，进而出现构音障碍、吞咽困难、眼肌麻痹、深感觉消失、腱反射亢进、括约肌障碍、普遍性协调消失、周围神经病。部分患者有视神经萎缩，痴呆、精神障碍。发病年龄多在 30～40 岁，也可早在 4 岁、晚到 70 岁起病，病程 10～30 年。患者多因并发症死亡。

SCA 2：患病率约为 15%～20%，常见于美国、印度和意大利。尤其是在印度属于最常见的 SCAs 亚型。主要在 30～40 岁起病。典型的临床表现为早期出现的周围神经病、腱反射减弱或消失、迟发性慢（急）眼动、肌阵挛，常伴有智能障碍。锥体束征和锥体外系征则不常见。

SCA 3：又称 Machado-Joseph 病（MJD），MJD 是由 Nakano 在 1972 年首次报道了来自葡萄牙 Azores 的一个美国家系。因 SCA3 和 MJD 的疾病基因位于相同位点即 14q32.12 而合称为

SCA3/MJD。发病率为 20%～50%，在葡萄牙和巴西则高达85%，也是中国和日本最常见的 SCAs 亚型。临床表现为小脑性共济失调、构音障碍、眼肌麻痹、肌痉挛强直等锥体系、锥体外系症状以及感觉性周围神经病，可见舌面肌束震颤、肌萎缩、复视、眼睑退缩形成突眼等症状。智能通常不受损。

SCA 4：最初称为 Biemond 共济失调，是伴有感觉轴索性神经病的常染色体显性遗传脊髓小脑性共济失调。见于北欧斯堪的纳维亚人、德国及日本家系。40～50 岁起病，表现为步态不稳、构音障碍、腱反射减弱或消失。表现为痛觉、关节位置觉和振动觉丧失的感觉轴索性神经病是本病的主要特征，病程相对良性。

SCA 5：见于美国、法国和德国家系，起病年龄通常为 30～40 岁，有遗传早现现象，进展缓慢，通常不影响患病个体的寿命。临床表现为小脑性共济失调、眼肌麻痹、语言含糊不清、吞咽困难。

SCA 6：在德国、日本、美国及荷兰等较为常见。起病年龄在40～50 岁。早期大腿肌肉痉挛，下视震颤、复视和位置性眩晕，构音障碍。振动觉和关节位置觉减退，没有锥体束、锥体外系症状和认知功能障碍，病情进展缓慢。

SCA 7：SCA7 发病率为 3%～5%，在美国、南非和荷兰较为常见。又称伴有视网膜色素变性的小脑性共济失调。视网膜病变包括黄斑萎缩和椒盐样色素改变。临床主要表现为视力减退或丧失，辨色异常，为视网膜色素变性所致，心脏损害也较突出。共济失调和视网膜病变可以其中之一为重。家系内临床表现差异很大，也有无视网膜色素变性的 SCA7 的报道。患儿病情进展迅速，表现为视力丧失，共济失调，锥体束征及抽搐、肌阵挛和痴呆等，常在发病5 年后死亡。成年病人的特征是共济失调、腱反射亢进、视力下降和眼球扫视运动缓慢，发病能生存 15 年以上。

SCA 8：首发症状常见构音障碍、步态不稳，体征为小脑性共济失调、眼动异常、眼球震颤、肢体和步态共济失调、肢体强直、震动觉消失、腱反射活跃、偶见病理征。尚有感觉性神经病智能障碍的报道。SCA8 进展缓慢，呈良性病程，多不影响正常的寿命。

SCA 9：为共济失调伴癫痫发作。

SCA 10：表现为纯小脑性共济失调，可有全面性和/或复杂部分性癫痫发作。14～45 岁发病。最初报道 SCA10 表现为单纯性小脑性共济失调而被归为 ADCAⅢ型。但是陆续有锥体束征、轻度智能障碍、肢体远端感觉障碍等症状和体征的报道，故目前倾向于将其归入 ADCAⅠ型中。

SCA 11：临床表现为小脑性共济失调、眼震、构音障碍、腱反射亢进等。病程进展缓慢，症状较轻，呈良性发展，患者常可保持随意活动。

SCA 12：见于德国和印度家系。在印度，SCA12 发病率仅次于 SCA2、SCA1。起病年龄在 8～55 岁，多在 30 岁后发病。进展缓慢，表现为上肢震颤，数十年内进展到头部震颤。还可有共济失调、锥体束征、锥体外系征等。在疾病早期可以出现眼震，晚期出现痴呆。部分患者还可出现焦虑、抑郁等精神症状。SCA12 是唯一以动作性震颤为主的 SCAs 亚型。

SCA 13：目前有菲律宾家系与法国家系报道。在儿童早期发病，表现为缓慢进展的轻到中度小脑性共济失调、多有水平性眼震。可伴有轻度精神发育迟滞、运动发育迟缓。还可伴有吞咽困难、尿急、锥体束征、锥体外系征如斜颈或运动迟缓等。

SCA 14：可有缓慢进展的步态不稳、构音障碍、吞咽困难等小脑性共济失调及水平性眼震、肌阵挛发作、认知功能障碍、锥体外系征、感觉障碍等表现。

SCA 15：多数患者表现为位置性和运动性躯体及肢体的震颤。

SCA 16：起病年龄在 18～55 岁之间，多以步态不稳起病，临床表现为进行性共济失调、锥体束征、锥体外系征、痴呆、吞咽困难、痫性发作、精神症状等。可有垂直眼震和头部震颤等。亦有 Huntingt on 病样表现的报道。

SCA 17：多在 20 岁以后发病。表现为动作缓慢、肌张力障碍及腱反射活跃等，多有痴呆，偶可见癫痫。尚可出现肌无力及萎缩。

SCA 18：多在 20 岁以后发病。除感觉性共济失调外，尚可出现小脑性共济失调、锥体束征、肌无力及萎缩。

SCA19/SCA 22：SCA19 和 SCA22 在表现型上存在一定的差异，但是两者的疾病基因位于同一位点的疾病。SCA19 见于荷兰家系，表现为轻度的小脑性共济失调、腱反射减弱、额叶执行功能障碍、震颤、肌阵挛等。SCA22 缺少小脑外症状和体征，见于中国家系。

SCA 20：起病年龄在 19～64 岁。首发症状为构音障碍，此外还可有共济失调、轻度的锥体束征、发音困难、快节律扫视、运动迟缓，而腭或唇的震颤也是其特点之一。影像学检查可见小脑齿状核区域的钙化。

SCA 21：起病年龄为 6～30 岁。表现为共济失调、静止性和位置性震颤、轻度认知功能障碍、伴有或不伴有肌强直、腱反射减弱等。

SCA 23：起病较晚，年龄在 43～56 岁。病程进展缓慢，临床表现为小脑性共济失调如以步态不稳、构音障碍，慢扫视眼动。部分患者有锥体束征，下肢振动觉减弱。

SCA 24：呈常染色体隐性遗传。迟发起病，表现为共济失调、快速眼动、锥体束征、肌阵挛性抽搐、轴索性神经病、弓形足等。

SCA 25：见于法国家系。起病年龄在 17 个月～39 岁。无遗传早现现象。表现为小脑性共济失调伴显著感觉性神经病，下肢腱反射消失，类似 Friedreich 共济失调和 Charcot-Marie-Tooth 的临床表现。部分患者表现为眼震、听力下降、视觉障碍、斜视、脊柱侧凸、弓形足、面肌抽搐或肌纤维颤搐和尿急等。与 SCA18 相类似，SCA25 亦介乎 SCAs 和遗传学感觉性神经病之间的重叠型。

SCA 26：见于挪威裔美国家系。起病年龄为 26～60 岁，平均年龄是 42 岁。临床表现为缓慢进展的小脑性共济失调如躯干及肢体的共济失调、构音障碍、视觉追踪运动障碍等。无锥体束征、感觉及智能障碍。MR I 显示小脑萎缩而脑桥和延髓保留。

SCA 27：见于荷兰及德国家系。起病年龄为28～40岁，但多数患者自儿童时期开始即出现手的震颤。临床表现为头部震颤、眼震、口面部活动迟缓、认知功能障碍、记忆力减退、情绪波动、弓形足等。

SCA 28：发病年龄为12～36岁，平均为19.5岁。缓慢进展，病程为1～58年。无遗传早现现象。首发症状是站立不稳、轻度的步态不稳、肢体协调障碍，随后出现构音障碍、锥体束征、眼动异常，如眼肌麻痹、水平性和垂直性眼震、眼睑下垂、慢扫视眼动等。无智能及感觉的障碍。头部MRI可见小脑萎缩，脑干无明显萎缩。

未确定型：又称为16q22.1染色体连锁的常染色体显性遗传性小脑性共济失调Ⅲ型（16q22.1-linked ADCA type Ⅲ）。在日本发病率仅次于SCA3/MJD、SCA6和DRPLA。本型在ADCA中起病最晚，平均起病年龄为55岁。临床表现是单纯性小脑性共济失调，伴有感觉神经性耳聋。本型与SCA4在相同的基因位点上，区别在于后者除共济失调外，有明显的感觉性轴索性神经病和锥体束征，且起病较本型早。

齿状核-红核-苍白球-丘脑底核萎缩症（Dentatorubropallidoluysian atrophy，DRPLA）：在日本较为常见，其发病率在3%～16%，且日本的太平洋地区较其他地区发病率高。在其他国家和种族中，DRPLA较为罕见。主要表现为5主症：癫痫、肌阵挛、手足徐动症、痴呆及小脑性共济失调。此外，还可有肌张力障碍、帕金森综合征。

Harding根据遗传方式和临床表现进行的ADCAs分型至今仍为神经科临床及科研工作者所采用，其临床表现特点为：

ADCAⅠ型：起病年龄在15～65岁，多数在30～40岁发病。步态性共济失调常见，此外，肢体共济失调、构音障碍、视神经萎缩、痴呆、锥体外系征亦较常见，约50%患者表现为核上性眼肌麻痹。多数SCAs属于ADCAⅠ型。根据基因定位的SCAs亚型多数属于ADCAⅠ型，即SCAs 1-4，6，8，10，12，13，17，18，

19/22，20，21，23，24，25，27，28，DRPLA。

ADCAⅡ型：起病年龄在15～35岁，有视网膜黄斑色素变性，伴有眼肌麻痹、痴呆、锥体束及锥体外系征等。SCAs中的SCA27相当于ADCAⅡ型。

ADCAⅢ型：本型起病年龄较晚，多在50岁后发病。表现为单纯性小脑型共济失调，而不伴有小脑外其他神经症状和体征。SCAs中SCA 5，6，11，14-16，26属于ADCAⅢ型。

【辅助检查】

1. CT或MRI可以显示小脑萎缩，有时可见脑干萎缩，脑桥及桥臂（小脑中脚）萎缩较明显，SCA3以第Ⅳ脑室扩大为特点。PET检查可发现无症状SCA3致病基因携带者小脑、脑干和枕叶代谢明显降低，顶、颞叶代谢增高。

2. 脑干诱发电位可以出现异常。

3. 肌电图可有周围神经损害。

4. 脑脊液检查细胞数及蛋白含量通常正常。

5. 确诊SCA及区分亚型应进行分子遗传学检查，外周血白细胞PCR分析可检测相应基因的CAG异常扩增次数。

【诊断】

根据共济失调病史及家族史，构音障碍、锥体束征及其他相关伴随症状和体征，结合神经影像学的资料，排除其他累及小脑和脑干的变性病可作临床诊断。虽然各亚型具有特征性症状，但临床上仅根据症状体征确诊为某一亚型仍不准确，可用PCR法准确判定亚型及CAG扩增次数，进行基因诊断。

由于本病是一组病变复杂的综合征，具有很强的遗传异质性，且仍有相当比例的基因尚未被克隆，因此，基因诊断存在一定的局限性。阳性结果对诊断很有帮助，但阴性结果并不能排除本病。确诊必须建立在临床和实验室结果相结合的基础上。

【鉴别诊断】

不典型SCA病例鉴别诊断需要考虑非遗传性、获得性共济失调的一些病因，如酒精中毒、多发性硬化、原发性或转移性肿瘤、副肿瘤综合征、血管性疾病、CJD及感染等。

【治疗】

1. 目前本病尚无特异性治疗方法，对症治疗可以缓解症状。金刚烷胺可以改善共济失调症状；左旋多巴可以缓解强直等锥体外系症状；毒扁豆碱或胞二磷胆碱促进乙酰胆碱合成；氯苯胺丁酸（baclofen）可减轻痉挛；共济失调伴肌阵挛首选氯硝安定；可试用改善脑功能和代谢的药物，如大剂量辅酶 A2.0g 静脉滴注，ATP、肌苷和B族维生素等营养神经药。

2. 手术治疗可试用视丘毁损术。

3. 康复训练、物理治疗及辅助行走可能有助于改善生活质量。

【预后】

因无有效的治疗方法，对症治疗不能改变病程的进展，故预后不良。进行遗传咨询对了解下一代的发病情况有所裨益。

参考文献

［1］贾建平．神经病学．6版）．北京：人民卫生出版社，2008.

［2］DuenasAM，Goold R，Giunti P. Molecular pathogenesis of spinocerebellar ataxias. Brain，2006，129：1357-1370.

［3］王维治．神经病学．北京：人民卫生出版社，2006.

［4］Schuls L，Bauer P，Schmidt T，et al. Autosomal dominant cerebellarataxias：clinical features，genetics，and pathogenesis. Lancet Neurol，2004，3：291-304.

［5］朴钟源，宋琳，江新梅，等．脊髓小脑性共济失调分型进展．中风与神经疾病杂志，2008，25（4）：504-506.

［6］谭建强，袁志刚．脊髓小脑性共济失调分子遗传学进展．医学综述，2008，14（20）：3058-3060.

［7］Pierre Labaugea，Dimitri Renarda，Giovanni Castelnovoa，et al. Beta-mannosidosis：A new cause of spinocerebellar ataxia. Clinical Neurology and Neurosurgery，2009，111（1）：109-110.

（李　放）

第二节 遗传性痉挛性截瘫

【疾病概论】

1. 概述

遗传性痉挛性截瘫（hereditary spastic paraplegia，HSP）是一种家族性遗传性疾病，故也称家族性痉挛性截瘫（familial spastic paraplegia，FSP），是遗传性共济失调中较多见的类型。主要临床特征为进行性双下肢肌张力增高和无力；病理改变主要是脊髓侧柱中的双侧皮质脊髓束和 Goll 柱的轴索变性和脱髓鞘，以胸段最重。脊髓小脑束、薄束、前角、巨锥体细胞、基底节、脑干、小脑等也可有改变。根据病变部位和临床表现分为单纯型和复杂型。病程持续 10～30 年，患者多因并发其他疾病而死亡。遗传性痉挛性截瘫 1876 年由 Seeligmuller 首先报道，1880 年 Strumpell 和 1898 年 Lorrain 又分别进行了详细论述，故又称 Strumpell 病或 Strumpell-Lorrain 病。近年来，随着分子遗传学的迅速发展，已发现 21 个 HSP 疾病基因相关位点，包括痉挛性截瘫（HSP）1～20，其中已有 10 个疾病基因被克隆，从而使该病的基因诊断、基因治疗成为可能。但由于 HSP 存在极强的临床和遗传异质性，还会不断有新的基因位点被发现，故目前针对 HSP 的基因治疗仅局限在基础研究阶段，尚未在临床上实施。

2. 流行病学

据统计，本病在葡萄牙的发病率为 2.0/10 万，西班牙为 9.6/10 万，国内尚无大宗流行病学资料报道。国内文献自 1959 年报道开始个案和家系报道。陈嵘等于 1998 年总结国内文献共 117 个家系、435 例患者临床资料，为我国对遗传性痉挛性截瘫较早的临床特点总结。

【HSP 的病理】

HSP 的病理改变以轴索变性为主，可伴有脱髓鞘和神经元脱失等改变。以胸段受累最重，胼胝体、基底节、脑干、小脑等也可有改变。轴索变性主要累及脊髓内长的上、下行纤维束（皮质脊髓束及背束），特别是这些纤维束的远端。受累最严重的传导路径为传导至下肢的皮质脊髓束和来自下肢的薄束纤维；约50%的病例报道有脊髓小脑束受累；少数报道有皮质运动区Ⅴ层的贝茨细胞、脊髓胸段的克拉克细胞、小脑和基底节的神经元缺失。而脊髓前、后角细胞及周围神经少有受累。HSP病理上的特殊分布，提示HSP基因可能影响神经营养的调节、轴索细胞骨架或轴浆流动。

【HSP的遗传特点与基因定位】

1. 基因频率：据国外估计，常染色体显性遗传HSP的基因频率为1 1000，外显率为90%～95%。1985年我国广东省152318人口流行病学调查共发现HSP患者12例，患病率为0.079/10万，基因频率为0.393 1万。

2. 遗传方式　本病的遗传方式有常染色体显性遗传（AD）、常染色体隐性遗传（AR）、X连锁隐性遗传（XR）和散发形式。其中AD最常见，AR次之，XR最少见。陈嵘等统计435例患者来自117个家族，其中家族史阳性73例（62.4%），常染色体显性遗传（AD）41个家系（35.0%），常隐（AR）13个家系（11.1%），X隐性（XR）2个家系（1.7%），遗传方式不明17个家系（14.5%）；散发36例（30.8%）；不详8例（6.8%）。有文献报道HSP存在遗传早现，但未发现与CAG三核苷酸重复相关，因此尚存在争议。

3. 致病基因定位

到目前为止，已发现21个HSP疾病基因相关位点，其中常染色体显性遗传位点有11个，常染色体隐性遗传位点7个，X连锁隐性遗传位点3个。10个疾病基因已被克隆，分别是atlastin基因、spastin基因、parap legin基因、神经细胞黏附分子L1（L1CAM）基因和蛋白脂蛋白（PLP）基因、神经膜蛋白（N IPA1）基因、动力蛋白重链5A（kinesinheavy chain 5A，KIF5A）基因、热休克蛋白60（Hsp60）基因、spartin基因和maspardin基因突变（见表12-2-1）。

表 12-2-1 遗传性痉挛性截瘫致病基因定位

遗传方式	基因型	染色体定位	疾病基因
AD	SPG3A	14q11-q21	atlastin
	SPG4	2p22	spastin
	SPG6	15q11. 1	N IPA1
	SPG8	8q23-24	
	SPG9	10q23. 3-24. 2	
	SPG10	12q13	KIF5A
	SPG12	19q13	
	SPG13	2q242-34	Hsp60
	SPG17	11q12-14	
	SPG19	9q332-34	
	SPG23	1q23-q32	
AR	SPG5A	8p12-q13	
	SPG7	16q24. 3	parap legin
	SPG11	15q13-15	
	SPG14	3q27-28	
	SPG15	14q	
	SPG20	13q12. 3	spartin
	SPG21	15q22. 31	maspardin
XR	SPG1	Xq28	L1CAM
	SPG2	Xq21-22	PLP
	SPG16	Xq11. 2-23	

【HSP 的发病机制】

HSP 的病理改变主要是轴索变性，但引起该变性的具体发病机制目前尚不清楚，可能与蛋白功能缺失、呼吸链受阻、神经元发育和修复功能缺失等有关。不同类型的HSP导致轴索变性的分子发病机制各不相同，概括为以下5个方面。

1. 中枢神经系统中长轴索上的髓鞘形成障碍　主要见于SPG1型和SPG2型HSP。SPG1的致病基因为L1CAM基因，它所编码的L1CAM蛋白是黏附分子免疫球蛋白G超家族中的一员，主要存在于神经元和施万细胞，在神经元迁移、收缩、分化以及周围神经髓鞘形成和再生中有重要作用。研究证实，L1CAM可以加速神经元细胞黏附和轴突生长，且与黏附分子的免疫球蛋白超家族成员之间存在相互作用。若L1CAM基因突变，则会导致异常或无功能L1CAM蛋白的形成，从而引起神经元脱髓鞘和变性。而PLP基因为SPG2的致病基因，它所编码的蛋白（PLP）是一种内源性的髓鞘蛋白，占髓鞘总蛋白含量的50%，其主要生理功能是促进髓鞘成熟和维持膜结构的稳定。当PLP基因发生突变，PLP表达异常或无表达，影响轴索上髓鞘成熟，从而导致轴索的肿胀、变性。

2. 线粒体呼吸链功能障碍　主要见于SPG7型和SPG13型HSP。SPG7的致病基因为paraplegin基因，它所编码的paraplegin蛋白位于线粒体内，与线粒体内的ATP依赖性金属蛋白酶AFG3L1、AFG3L2、YME1L1具有高度同源性，在线粒体内膜上起蛋白分解和分子伴侣样作用，是酵母呼吸链顺利完成所必需的。paraplegin基因缺陷导致合成的蛋白质不完整以及ATP合成酶或呼吸链复合物亚基的积聚，线粒体氧化磷酸化发生障碍，轴索内有大量的异常线粒体聚集，神经细胞轴索变性凋亡，从而发生神经退行性变。SPG7患者的肌肉活检可见典型的破碎红纤维和细胞色素C氧化酶缺陷的病变纤维。SPG13的致病基因为Hsp60基因，该基因突变所引起的发病机制尚不清楚，可能是突变后引起单体型不足，降低了作为线粒体分子伴侣的Hsp60蛋白的活性，特别是在应激状态下；也可能是由于蛋白亚基间的变构协同作用受到破坏，产生显性负效应。

3. 轴浆运输障碍　见于SPG10。KIF5A基因是SPG10的致病基因，它所编码的KIF5A蛋白仅在神经元中表达，参与顺向及逆向轴浆运输，在胞浆内细胞器和大分子物质的转运中起重要作用。当 KIF5A 基因发生突变，产生异常的 KIF5A 蛋白，可能是该异常蛋白抑制 ATP 酶的活性，从而使得轴浆运输障碍，导致轴索变性。

4. 细胞骨架受损　主要见于 SPG4 和 SPG20。SPG4 的致病基因为 spastin 基因，它所编码的 spastin 蛋白含有高度保守的 AAA（An ATPase with various cellular activities）盒，是 AAA 蛋白家族的成员之一，而 AAA 蛋白家族在蛋白复合物装配、分解和功能上起分子伴侣作用，参与一系列不同的细胞活动，包括蛋白变性、蛋白转运、细胞循环、组织生长和基因表达等。有研究发现 spastin 蛋白是一种微管分离蛋白，该蛋白通过 N 端区域介导与微管细胞骨架相连后，通过 AAA 区域 ATP 酶活性调控 ATP 的水解，使得微管分解。当突变发生在 AAA 区域内，ATP 酶不能被激活，微管聚集，不能被分解，微管骨架调控系统受损，神经元变性，最终导致 SPG4。Charvin 等研究发现 spastin 蛋白仅在神经元中有丰富的表达，而不在胶质细胞中表达，spastin 基因突变相关的轴索变性是由于神经元的原发缺陷造成的。他们在对 SPG4 患者的突变分析研究中发现，不同 spastin 基因突变引起轴索变性的机制可能为：单体型不足、转录体的不稳定性、蛋白的剂量效应或显负效应，从而损害 spastin 蛋白的功能或导致突变蛋白功能的丧失，导致神经元变性。SPG20 的致病基因为 spartin 基因，它所编码的 spartin 蛋白功能尚不明确，研究发现该蛋白有 3 个功能区，2 个位于 C 端，1 个位于 N 端，与 spastin 蛋白有相似性，可能与细胞内微管相作用，参与内体的转运，但具体发病机制还不清楚。

5. 囊泡转运障碍，主要见于 SPG3A 和 SPG1。SPG3A 的致病基因为 atlastin 基因。atlastin 蛋白是三磷酸鸟苷（GTP）酶家族成员之一，与人类鸟苷酸连接蛋白 1（GBP1）有高度同源性，在囊泡转运方面起重要作用：胞膜上包涵体的形成、受体介导的胞吞作用及核内体到高尔基体的转运，而这些对神经递质和神经营养因子的转运至关重要。另外，有研究表明 GTP 酶家族成员在线粒体和细胞骨架的维持及分布方面亦起作用。Zhao 等及 Sauter 等发现 SPG3A 患者的 atlastin 蛋白改变仅发生于 N 端区域表面的氨基酸，而并不破坏 GTP 酶本身，因此他们怀疑 atlastin 基因突变改变了 atlastin 蛋白的二级结构，从而破坏 GTP 酶的活性位点或与其他蛋白的相互作用，不能使囊泡转运而导 SPG3A。近来 Zhu 等研究表明，atlastin 蛋白又称 GBP3，主要表达于脑皮质和海马的锥体细胞内，它是一种跨膜蛋白，与高尔基体相互作用，参与高尔基体的膜动力学改变及囊泡转运。Maspardin 基因是 SPG21 的疾病基因，它所编码的 maspardin 蛋白在所有组织和细胞中均有表达，定位于细胞质，部分定位于内体/转运高尔基体囊泡。该蛋白的氨基末端含有一个由 4 个天门冬氨酸组成的酸性簇，而其他几种含酸性氨基酸簇的蛋白在从内体到其他细胞器的细胞内物质转运通路中起蛋白筛选作用，因此，Maspardin 蛋白被认为在胞内蛋白转运和筛选中起作用；同时 Maspardin 蛋白是一种细胞内 CD4 配体，通过其氨基末端与 CD4 分子 C2 末端相互作用，被认为是一种负性调节因子参与 CD4 依赖性 T 细胞激活过程。Maspardin 蛋白可能是通过突变产生提前终止密码子，导致蛋白功能丧失，从而破坏了囊泡介导的物质转运和蛋白筛选而发病。

【临床表现】

1. 一般临床表现：

（1）双下肢锥体束征：遗传性痉挛性截瘫最突出的临床特征是缓慢起病、逐渐进展的双下肢痉挛性截瘫，该特征是诊断本病的最基本要求。患者逐渐感到双下肢力弱，行走困难；查体可见双下肢肌力减退，肌张力高，腱反射亢进，双侧 Babinski 征阳性，走路剪刀样步态，也可有 Hoffman 征。

（2）小脑症状：有部分患者合并小脑、脊髓小脑束或后束损害，一些病人可无肌张力增高和剪刀样步态，而呈阔基底或醉汉步态，但仍保留下肢腱反射增高和病理征阳性。多数患者从双下肢步行困难起病，而后出现眼部症状，如眼球震颤、分离性斜视、假性眼外肌瘫痪；或者出现表情淡漠、动作减少、慌张步态等锥体外系的症状和体征，极个别的家系表现为痉挛性截瘫、肌张力不全、肌肉萎缩和智能减退同时存在，而且还有轻度感觉障碍、视神经萎缩和关节畸变等。

（3）深感觉障碍：主要表现为髋关节以下音叉震动觉和关节位置觉减退，程度较轻，并不发生在所有患者。有报道发现约10%～65%的患者有感觉障碍，多表现为下肢远端位置觉和震动觉消失；

（4）括约肌功能障碍：约50%的患者有尿频、尿急现象；

（5）智能障碍：智力障碍多表现为轻微的认知功能障碍，表现为近记忆力减退，注意力、计算力和理解力障碍等，它可是HSP的唯一合并症，亦可与其他伴随症状一起出现。HSP患者智能障碍与胼胝体发育不良有关，也有的认为痴呆与胼胝体发育不良没有必然的联系，而与下丘脑病变关系更密切。

（6）癫痫：目前癫痫类型与HSP之间的关系并不十分明确，有多种癫痫类型发作的报道，包括肌阵挛发作、单纯部分性发作、复杂部分性发作和全面性发作等，且在同一家系内的不同患者可出现不同类型的癫痫发作。

（7）骨骼畸形

①弓形足是HSP的常见临床表现，国外报道阳性率为20.4%～32.7%，国内患者占36.2%；

②其他骨骼畸形还可有脊柱弯曲、平跖足、足内翻等，总的骨骼畸形率高达72.8%，可见骨骼畸形尤其是足部畸形，是HSP患者的常见临床表现，可作为本病的诊断依据之一，尤其是对家族史阴性患者具有很大的诊断意义。

2. 分型

遗传性痉挛性截瘫目前沿用1993年Harding分型，即按临床表现分为单纯型和复杂型。

（1）单纯型：只有脊髓损害的临床表现，主要表现为双下肢无力、行走不稳、剪刀步态，体检时发现双下肢肌力轻度减退，锥体束征、弓形足、上肢轻度肌力减弱等。

（2）复杂型除上述痉挛性截瘫外，还有各种脊髓外表现，如肌肉萎缩、精神发育迟滞、锥体外系症状、共济失调、癫痫及周围神经病等；还可能合并视神经萎缩、视网膜色素变性、白内障、鱼鳞病等；

按发病年龄分为早发型和晚发型

(1) 早发型最多见，多于35岁前发病，此型患者行走较迟缓，双下肢僵硬，不灵活；

(2) 晚发型患者常于40～65岁出现行走困难，临床表现类似早发型，但双下肢肌无力、深感觉障碍、括约肌障碍更常见。

3. 疾病发生过程：HSP患者可在婴幼儿时期时起病，亦可成年起病，甚至老年起病，男女均可患病，男性多于女性，但也有报道女性多于男性。起病初期常表现为双下肢僵硬、无力，行走易跌倒，逐渐发展成双下肢痉挛性截瘫，不能行走，需要拐杖、轮椅。不同遗传分型的HSP患者的临床表现、病情严重程度及病程进展各不相同，且同一家系内的不同患者其病情也不尽相同。根据国内资料统计，首发症状为双下肢僵硬、行走不稳者85.6%，一侧下肢无力、僵硬10.2%，下肢疼痛2.3%，眼球震颤1.9%。有研究发现，感觉障碍和上肢受累是HSP较晚期的表现。许多研究表明，起病年龄较早的患者（＜35岁）的病情进展缓慢，多数在数十年后亦无明显进展，仅极少数晚年需要轮椅；起病晚的患者（＞35岁）病情进展快，多数在60岁左右就丧失行走能力，需坐轮椅。单纯型HSP患者的主要表现为双下肢痉挛性截瘫，肌张力增高，腱反射亢进等，肌力正常或稍减退。其他表现有双下肢感觉减退、括约肌功能障碍、足畸形、肢体远端肌萎缩、双上肢轻微的共济失调及踝反射消失等。33%的患者出现足畸形，多发生在起病数年后；少数有下肢远端肌肉轻度萎缩，一般在起病10余年后出现。若有病例报道早期出现明显的肌肉萎缩，则应该警惕误诊的可能。少数患者上肢亦可受累，可在疾病早期出现，表现为上肢痉挛，手运动障碍。但目前尚无脑神经受累的报道。

【辅助检查】

(1) 头颅及脊髓的CT和MR I检查：常无异常发现，但有时

MR I检查可发现脊髓尤其是胸段萎缩和（或）小脑萎缩，胼胝体萎缩在复杂型者也常见。

（2）诱发电位和肌电图：大部分患者下肢诱发电位的中枢运动传导速度消失或波幅降低，约 2/3 患者的体感诱发电位检查波幅和中枢传导速度显著下降，且以双下肢为主；约 1/2 患者有脑干诱发电位异常。肌电图可发现失神经改变，但周围神经传导速度正常。

【诊断】

本病的临床诊断主要依据：①多在 10～35 岁发病，临床表现主要为双下肢无力、僵硬，行走易跌倒，而后逐渐发展成双下肢痉挛性截瘫，可伴有尿频、尿急、智力障碍，锥体外系症状，癫痫等；②神经系统检查主要为锥体束征，以下肢明显，也可有 Hoffman 征；③MR I显示脊髓尤其是胸段萎缩或胼胝体萎缩；④有或无家族史；⑤排除其他疾病。

HSP 疾病基因的克隆使得本病的基因诊断成为可能，其方法有基因探针技术、聚合酶链式反应技术、单链构型多态性、DNA 测序等。基因诊断对临床诊断 HSP 有重要参考价值，它有助于早期诊断、症状前诊断及产前诊断，对开展遗传咨询和优生优育有重要意义，并在很大程度上解决了该病临床分型困难的问题。

【鉴别诊断】

本病需要与脑性瘫痪、遗传性运动神经元病、脊髓脱髓鞘病、热带痉挛症、脑白质营养不良及某些中毒（铅、山梨豆中毒）等疾病相鉴别，特别是前两种疾病。

（1）脑性瘫痪于围产期常有宫内窘迫、难产、窒息等特殊病史，出生时即有症状，病情随年龄增大而稳定或略有好转，常有精神发育迟滞和眼外肌瘫痪，少有阳性家族史，常无弓形足，头颅 CT 和 MR I可有脑萎缩或脱髓鞘表现。

（2）遗传性运动神经元病常无弓形足，症状发展相对较快，肌电图有失神经改变和巨大电位，肌活检有神经源性肌萎缩。

散发性 HSP 与原发性侧索硬化症在临床上鉴别比较困难，两者均无家族史，进展缓慢，无明显感觉障碍，但 HSP 患者出现的共济失调、痴呆、自主神经功能紊乱、锥外系体征、足内翻、足外翻、弓形足、爪形趾、视神经萎缩、面部皮肤色素沉着、视网膜色素变性以及心脏受累等可帮助鉴别。

【治疗】

本病尚无特殊治疗，多以缓解痉挛状态等对症支持治疗为主。巴氯芬可改善肌张力，对以无力为主的患者，小剂量治疗有效，而对肌痉挛明显的患者，则需要大剂量治疗。除了巴氯芬外，丹曲林钠、乙苯呱丁酮盐酸盐等均对减轻肌痉挛有一定疗效。奥昔布宁可用来改善尿急症状。目前提倡长期的物理治疗，如按摩、理疗、针灸等，这对维持肢体的灵活度和肌肉的柔韧度，延缓关节畸形的产生起重要作用。但无论是药物治疗还是物理治疗，都不能从根本上阻止病情的发展，只有基因治疗才能解决根本问题，而疾病基因的克隆为基因治疗提供了可能。但目前基因治疗尚在实验探索阶段，存在很多问题，还有待于进一步的研究。

参考文献

[1] McDermott C，White K，Bushby K，et al. Hereditary spastic paraparesis：a review of new developments [J]. J Neurol Neurosurg Psychiatry，2000，69（2）：150-160.

[2] 陈嵘，龚黎民，梁秀龄．中国遗传性痉挛性截瘫的临床特点．中风与神经疾病杂志．1998，15（4）：226-228.

[3] Burgunder JM，Hunziker W. Hereditary spastic paraplegia：clues froma rare disorder for a common problem?. IUBMB Life，2003，55（6）：347-352.

[4] 陈嵘，梁秀龄．遗传性痉挛性截瘫．脑与神经疾病杂志，1996，4（4）：252-254.

[5] 刘焯霖，梁秀龄，潘锡榜，等，广东省部分地区152318人口神经系统遗传病流行病学调查报告．中国神经精神疾病杂志，1985，11（6）：337-339.

[6] Hazan J，Fonknechten N，Mavel D，et al. Spastin，a new AAA protein，is altered in the most frequent form of autosomal dominant spastic

paraplegia. Nat Genet，1999，23：296-299.
[7] Ueda M，Katayama Y，Kamiya T，et al. Hereditary spastic paraplegia with a thin corpus callosum and thalamic involvement in Japan. Neurology，1998，51：1751-1758.
[8] HardingA E. Hereditary "pure" spastic parap legia：a clinical and genetic study of 22 families. J Neurol Neurosurg Psychiatry，1981，44（10）：871-883.
[9] Harding A E. Hereditary spastic parap legias. Semin Neurol，1993，13（4）：333-336.
[10] 耿德勤，徐兴顺，程言博．遗传性痉挛性截瘫一家系四代 12 例．中华医学遗传学杂志，2002，19（4）：312-313.
[11] 梁秀玲．神经系统遗传病学．北京：人民军医出版社，2001.
[12] 陈昕，赵国华，唐北沙．遗传性痉挛性截瘫的病理、遗传学、发病机制和临床的研究进展［J］．临床神经病学杂志，2006，19（1）：70-72.
[13] Sperfeld A D，BaumgartnerA，Kassubek J. Magnetic resonance investigation of the upper sp inal cord in pure and comp licated hereditary spastic paraparesis［J］. Eur Neurol，2005，54（4）：181-185.
[14] 赵国华，唐北沙，罗巍，等．遗传性痉挛性截瘫的临床和遗传特点临床神经病学杂志，2003，16（1）：31-33.

（叶 静）

第三节 腓骨肌萎缩症

【疾病概论】

腓骨肌萎缩症（Charcot-Marie-Tooth disease，CMT），是一组最常见的具有高度临床和遗传异质性的周围神经单基因遗传病。国外文献报道其患病率约为 1/2500，发病率为 40/10 万。CMT 最突出的特征是对称性下肢远端肌无力与肌萎缩，典型者双下肢呈倒立酒瓶状，或称鹤腿，跟腱反射消失，足部畸形和轻度的感觉障碍。由于感觉运动均受累，也归类为遗传性运动感觉神经病（hereditary motor and sensory neuropathy，HMSN）范畴。过去根据临床和电生理特征，CMT 分为两型：CMT1 型（脱髓鞘型）

NCV 减慢（正中神经运动传导速度<38m/s），神经活检示广泛的节段性脱髓鞘和髓鞘增生形成“洋葱头”样结构；而 CMT2 型（轴索型）NCV 正常或轻度减慢（正中神经运动传导速度>38 m/s），神经活检示轴索变性，而极少有脱髓鞘改变。CMT2 型较 CMT1 型发病晚，但两型临床表现相似。最近随着分子遗传学的发展，从基因异常角度揭示了 CMT 的分子发病机理，也从基因突变和临床表型进行了新的分类。

【发病机制】

1. CMT 的分子遗传学

CMT 遗传方式可分为常染色体显性、常染色体隐性和 X 连锁遗传以及散发形式。自从 1991 年发现由 17 号染色体短臂 11.2（17p11.2）1.5Mb 的正向串联重复突变导致 CMT1A，1992 年 PMP22 基因被克隆以来的十几年内，20 个致病基因相继被克隆，其内在的分子发病机制得以逐步深入研究和阐明。

CMT 致病基因及详细突变情况可在比利时安特卫普大学设立的遗传性周围神经病突变数据库（http：//molgen www. ua. ac. be/CMTMutaions）查询。

1991 年以来的十几年内，近 30 个不同的 CMT 遗传位点被定位，20 个基因相继被克隆（表 12－3－1）。2006 年 2 月 Jordanova 等发现酪酰 tRNA 合成酶（tyrosyl-tRNA synthetase，YARS）为 CMTDIC 致病基因。2005 年 3 月 Züchener 等在来自北美、比利时和澳大利亚的 CMTD IB 家系发现了发动蛋白 2（dynamin 2，DNM2）基因突变，并证实为致病突变。2004 年克隆了三个致病基因：2004 年 4 月 Züchener 等报道了 CMT2A 位点的第二个致病基因 MFN2（Mitochondrial GTPase mitofusion 2）；2004 年 5 月 Evgrafov 等发现热休克蛋白 27（small heat shock protein27，HSP27）为 CMT2F 和 dHMN 的致病基因；2004 年 11 月唐北沙等在定位于 12q24 的中国人 CMT2L 家系发现 HSP22（small heat shock protein22）基因的致病突变 G423T，而 Irobi 等于 2004 年 5 月发现 HSP22 也是 dHMN II 的致病基因。疾病基因克隆使准确的

基因诊断成为可能，从而为患者提供正确的疾病预后和遗传咨询信息。CMT 为数众多的致病基因的发现，揭示了维持施万细胞-轴索完整结构的分子组织和维持周围神经正常功能必需的生物分子，为深入研究不同表型 CMT 内在共同的发病机制提供了分子基础。

表 12-3-1　腓骨肌萎缩症的致病基因一览表

分型	位点/基因	遗传方式	蛋白
CMT1A	17p11.2/PMP22	AD	周围神经髓鞘蛋白 22
HNPP	17p11.2/PMP22	AD	周围神经髓鞘蛋白 22
CMT1B	1q22/MPZ	AD	髓鞘蛋白零蛋白
CMT1C	16p13.12p12.3/（L ITAF/SIMPLE）	AD	肿瘤坏死因子 α 脂多糖诱导因子
CMT1D	10q21.12q22.1/EGR2	AD	早期生长反应蛋白 2
CMT2A1	1p36.2/KIF1Bβ	AD	驱动动力蛋白 1Bβ
CMT2A2	1p36.2/MFN2	AD	线粒体融合素 2（MFN2）
CMT2B	3q132q22/RAB7	AD	Ras 相关蛋白 RAB7
CMT2C	12q232q24/未克隆	AD	?
CMT2D	7p14/GARS	AD	甘酰 tRNA 合成酶（GARS）
CMT2E	8p21/NF2L	AD	神经丝轻链蛋白（NF2L）
CMT2F	7q112q21/（HSP27/HSPB1）	AD	小分子热休克蛋白 27（HSP27/HSPB1）
CMT2G	12q12/未克隆	AD	?
CMT2L	12q24/（HSP22/HSPB8）	AD	小分子热休克蛋白 22（HSP22/HSPB8）
CMT4A	8q132q21.1/GDAP1	AR	神经节苷脂诱导分化相关蛋白 1（GDAP1）

续表

分型	位点/基因	遗传方式	蛋白
CMT4B1	11q23/MTMR2	AR	肌管蛋白相关蛋白 2 蛋白（MTMR2）
CMT4B2	11p15/MTMR13	AR	肌管蛋白相关蛋白 13 蛋白（MTMR13）
CMT4C	5q232q33/KIAA1985	AR	?
CMT4D	8q24/NDRG1	AR	N2myc 下游调节因子 1 蛋白（NDRG1）
CMT4E	10q212q22/EGR2	AR	早期生长反应蛋白 2（EGR2）
CMT4F	19q13. 12q13. 3/periaxin	AR	轴突周围蛋白（periaxin）
ARCMT2A	1q21. 22q21. 3/（lamin A/C，LMNA）	AR	核纤层蛋白 A/C（lamin A/C，LMNA）
ARCMT2B	19q13. 3/未克隆	AR	?
CMTX	Xq13. 1/（CX32，GJB1）	XD	间隙连接蛋白 32（CX32，GJB1）
CMTD IA	10q24/未克隆	AD	?
CMTD IB	19P12/DNM2	AD	发动蛋白 2（DNM2）
CMTD IC	1p34/YARS	AD	酪酰 tRNA 合成酶（YARS）

2. CMT 的分子病理机制及研究进展

(1) 异常施万细胞与轴索的相互作用

髓鞘成分的改变对其包裹的轴索产生显著影响，CMT1 以脱髓鞘病变为主，但疾病的进展与周围神经的运动和感觉复合动作电位改变而不是神经传导速度改变呈正相关，说明周围神经轴索丧失是远端肌萎缩和无力临床症状的根本原因；髓鞘蛋白基因 MPZ 和 GJB1 突变还可导致以远端轴索丧失为主的 CMT2 表型；髓鞘与轴索的生存和功能依赖关系在慢性炎症性脱髓鞘性周围神经病和多发性硬化病例也表现较为突出。在上述病变，周围和中枢神经功能缺损也是长期髓鞘异常导致继发性轴索变性的有力证据。周围神经是施万细胞、神经元轴索和间质细胞（形成神经内膜、神经束膜和神经外膜）相互作用的整体，它们之间的信号转导是周围神经的正常发育和维持结构完整和损伤修复必不可少的，任何细胞成分的基因缺陷或其他损伤都将导致其他细胞成分的结构和功能缺陷，从而出现周围神经的功能障碍。研究证明周围神经髓鞘化是轴索膜蛋白（如参与动作电位形成的不同离子通道蛋白）正确分布和神经丝磷酸化以维持轴索直径所必需。在周围神经损伤时，损伤远端的施万细胞和神经内膜的成纤维细胞分泌多种神经生长因子促进轴索再生。轴索信号如β神经调节素（nuregulin）等提供施万细胞分化和长期存活、稳定髓鞘结构必需的生物信号。周围神经的细胞外基质，特别是基底膜的信号对施万细胞的定位、分化和髓鞘形成也非常重要。17 号染色体短臂 11.2 区（17 p11.2）包含 PMP22 基因的 1.5Mb 正向串联重复突变导致 CMT1A，占全部 CMT 病例的 70%，而 PMP22 基因的缺失突变导致压力易感性周围神经病（HNPP）。PMP22 为主要在施万细胞表达的跨膜蛋白，除作为髓鞘结构蛋白外，尚参与调节施万细胞的增殖、分化和凋亡。MPZ 基因突变导致 CMT2B，MPZ 是组成周围神经髓鞘的主要结构蛋白，占髓鞘总蛋白的 50%以上，MPZ 的同源聚合体在维持髓鞘致密部的结构起重要作用。CX32 基因是 CMTX 的致病基因，CX32 的周围神经表达位于郎飞结周和 Schmidt-Lanterman 切迹处，相邻细胞膜上 CX32 六聚体之间形成的间隙连接通道在施万细胞近轴索和远轴索的胞浆之间信息传递和物质交换中起重要作用。EGR2 基因突变导致 CMT1C，EGR2 又称锌指蛋白 Krox220，是施万细胞的转录调控因子，调节 PMP22、MPZ 和 CX32 等髓鞘蛋白的合成。

Preiaxin 基因是 CMT2 F 的致病基因，Preiaxin 特异表达于形成髓鞘的施万细胞，由于 mRNA 的不同剪切形成 L-Preiaxin S-Preiaxin，其中 S-Preiaxin 弥散分布于胞质，而 L-Preiaxin 位于靠基底膜侧的施万细胞膜，与肌萎缩相关蛋白 2（dystrophin-related protein 2）和营养不良聚糖蛋（dystroglycan）形成复合物，从而连接施万细胞的细胞骨架和基底膜，其生物学功能可能为稳定成熟的周围神经髓鞘。髓鞘结构的形成和维持障碍，施万细胞/轴索相互作用的分子信号异常可能是上述基因突变的内在分子发病机制。

（2）轴索运输功能缺陷

Zhao 等于 2001 年在一个日本 CMT2A 家系发现 KIF1B（kinesin - motor-protein-1-B）基因突变。KIF1B 编码驱动蛋白，属于运动蛋白家族成员，在轴索运输中起重要作用。KIF1B 有两个剪切本 KIF1Bα 和 KIF1Bβ，KIF1Bα 广泛表达，主要协助线粒体运输，KIF1Bβ 在神经元特异性表达，在突触囊泡的运输中起关键作用。kif1B 杂合子基因敲除小鼠症状类似 CMT2A，突触囊泡内 kif1B 运输的蛋白（如 synaptotagmin、synapticvesicle protein 22）含量降低。线粒体运输对远离神经元胞体的轴索能量供应非常关键，线粒体融合 2（MFN2）基因突变是大多数 CMT2A 的发病原因，线粒体融合素 2 蛋白为核基因编码的线粒体蛋白，其生物学功能主要为维持线粒体间融合和分裂的动态平衡，而有效的线粒体联系网络对平衡因线粒体基因突变导致的蛋白表达差异、平衡线粒体内外膜电位，完成细胞内均一的能量供应非常重要。Puls 等发现动力蛋白激活蛋白（dynactin）基因突变导致 HMN Dynactin。该基因突变可能是改变了蛋白结构域的正常折叠而妨碍其与微管的结合，而微管是轴索的正向和逆向运输所必需的，运动神经元通过动力蛋白 2 动力蛋白激活蛋白复合物（dynein dynactin complexes）完成快速逆向轴浆运输，将神经末端的物质运送到神经元胞体，当逆向轴浆运输受损时，物质的回收和再利用不能有效进行，可能是周围神经遗传病表现出长度依赖性轴索变性的内在原因。

（3）蛋白质转运障碍

PMP22 蛋白过度表达和低表达分别引起 CMT1A 和 HNPP，

表明其生物合成和降解受到严密的调控。研究发现施万细胞内大部分新合成的PMP22在内质网快速降解，过度表达或蛋白降解途径受抑制时PMP22在胞内形成核周聚集体，表明蛋白酶体途径在调控PMP22蛋白水平上起重要作用。Street等发现TNFα脂多糖诱导因子（LITAF）基因为CMT1C的致病基因。小鼠的该同源基因编码蛋白产物与泛素连接酶相互作用，蛋白的泛素化是介导膜蛋白到溶酶体降解的信号，由于LITAF突变引起的CMT1C表型与最常见的亚型CMT1A类似，表明施万细胞表达的蛋白（如PMP22）降解异常可能是其内在发病机制。Verhoeven等发现Rab7基因突变导致轴索型CMT2B，Rab7是小G蛋白Rab家族成员，具有调节细胞内囊泡转运到内涵体和溶酶体的生物功能，Rab7与其效应蛋白PILP通过募集动力蛋白-动力蛋白激活蛋白复合物协助溶酶体的运输。CMT4B1和CMT4B2分别由MTMR2（myotubulin related protein2）和MTMR13基因突变引起，这两型CMT的临床表型和病理特点非常相似，提示可能存在相同的发病机制。MTMR2为双重特异性磷酸酶，通过参与膜磷脂的去磷酸化而调控细胞内的膜转运。MT2MR13为假磷酸酶，不能直接参与膜磷脂的去磷酸化，可能通过调节MTMR2的磷酸酶活性或细胞内定位发挥生物学功能。

（4）小分子热休克蛋白（small heat shock proteins，sHSPs）相关的神经退行性变

HSP22和HSP27基因突变导致遗传性周围神经病的发现为CMT发病机制研究提供了新思路。人类sHSPs包含十个成员，以蛋白C端约85个氨基酸残基组成α2晶状体结构域为特点的蛋白超家族，家族成员可形成同源和异源寡聚体。sHSPs的生物学功能包括参与细胞内信号转导、抗凋亡、稳定细胞骨架蛋白和分子伴侣功能。除HSP22和HSP2 7基因突变引起遗传性周围神经病外，该家族成员α-crystallin、β-crystallin还分别是遗传性白内障（congenital cataract）、肌间线蛋白相关性肌病（desmin related myopathy）的致病基因。Benndorf等研究表明HSP22与HSP27

存在相互作用，形成异源寡聚体，提示二者突变可能存在共同的发病机制。Evgrafov 等的研究表明突变的 HSP27 可引起神经丝的异常聚集，而神经丝轻链（NFL）基因是 CMT2E 的致病基因。因此，sHSPs 可能在维持细胞骨架稳定和调节轴索运输中起重要作用。其他关于 HSP27 的研究表明 HSP27 为感觉和运动神经元损伤后修复过程所必需，hsp27 在 ALS 的 SOD1 小鼠模型的运动神经元表达上调，HSP2 7 和 β-crystallin 也是 SCA 和 AD、PD 等多种神经退行性疾病的包涵体成分。这表明 sHSPs 介导的分子通路在其他神经退行性疾病中也起到重要作用。

（5）其他：酪酰 tRNA 合成酶（YARS）和甘酰 tRNA 合成酶基因（GARS）分别为 CMTDIC 和 CMT2D 的致病基因。氨酰 tRNA 作为蛋白质合成过程的氨基酸运输工具，其合成酶基因突变引起慢性进行性的周围神经病说明蛋白合成复合体功能障碍与神经退行性变存在着密切联系。Senderek 等发现 KI2AA1985 是 CMT4C 的致病基因，该基因编码的蛋白产物及生物功能不清，序列比对表明其他种属的脊椎动物存在同源产物，该蛋白家族成员有多个 SH3 和 TPR 结构域，可能参与蛋白复合物的形。

总之，腓骨肌萎缩症是一组主要累及周围神经系统的遗传异质性单基因疾病，随着神经生物学和分子遗传学进展，已知位点的致病基因将相继克隆并可能有新位点及相关致病基因的发现。致病基因克隆及其突变蛋白的功能分析有助于揭示不同 CMT 亚型存在的共同分子发病机制，并拓宽对神经科领域其他退行性疾病如 SCA、AD、ALS 等的认识。PMP22 基因重复突变导致的 CMT1A 作为最常见的亚型，调节该基因的表达至正常水平仍将是 CMT 基因治疗的热点。

【临床表现】

CMT 最突出的特征是对称性下肢远端肌无力与肌萎缩，典型者双下肢呈倒立酒瓶状，或称鹤腿，走路呈跨阈步态，常合并弓形足、脊柱畸形、马蹄内翻足等。

1. 发病年龄：国内叶静等统计 90 例腓骨肌萎缩症患者，发病年龄：为 1～50 岁，平均 16.9 岁，其中：1～10 岁 21 例占 41.2%，11～20 岁 20 例占 39.2%，21～30 岁 3 例占 5.9%，31～40 岁 4 例占 7.8%，41～50 岁 3 例占 5.9%。

2. 起病形式：CMT 患者均为隐袭起病，缓慢进展；症状和体征多是对称的，叶静等统计 90 例患者中有 8 例不对称，6 例右侧重，2 例左侧重。

3. 双下肢无力：多为 CMT 患者首发症状。叶静等统计 90 例患者中，以双下肢无力起病占 92.2%，以手肌无力起病占 5.9%，以四肢无力起病者占 2%。

4. 肌萎缩：叶静等统计 90 例患者中，四肢肌萎缩占 60.8%，仅下肢肌萎缩占 37.2%，仅上肢肌萎缩占 2.0%。陈嵘等统计，双下肢肌萎缩 96.4%鹤腿 58.2%；双上肢远端的肌萎缩占 43.6%，上肢肌萎缩主要表现为大小鱼际肌和骨间肌萎缩，严重者形成爪形手或累及前臂，但很少超过肘部。

5. 反射减弱或消失：跟腱反射 100%有异常，其中跟腱反射消失占 76.5%，减弱 23.5%；膝反射减弱占 60.6%，正常占 25.5%，亢进 3 例占 3.9%。上肢反射可减弱、正常或亢进。

6. 双手震颤：可能与双上肢无力或并存原发性震颤有关。

7. 感觉障碍：CMT 患者四肢末端可出现末梢型感觉障碍和一系列自主神经功能障碍。叶静等统计有感觉异常症状和体征者共占 64.7%。自我感觉异常：肢体麻木者占 25.5%，末梢循环差肢体发凉者占 41.2%，踩棉花样感占 3.9%，下肢疼痛占 9.8%；感觉异常体征以四肢远端音叉震动觉减退和关节位置觉减退为主。张如旭统计感觉障碍的患者占 30%，自主神经功能障碍占 6.4%。

8. 神经根增粗：有的患者可摸到增粗的腓神经、尺神经或耳神经。

9. 骨骼畸形：叶静等统计弓形足占 62%，其中 1 家系 5 例患者合并有指或趾弯曲畸形，可合并脊柱侧弯，爪行手，张如旭统计有爪形手 9.1%。弓形足在疾病的早期可能没有，随着病情的发展而出现。

10. 合并症：家族性者可合并轻度智力障碍，1 型糖尿病，白内障等。

【辅助检查】

1. 肌电图检查：可出现插入电位延长，纤颤电位，正相电位，运动单位电位的时限增宽、波幅增高；许多患者还出现巨大电位（4 000μV 以上）。运动和感觉神经传导速度：正中神经、尺神经、胫神经、腓总神经减慢或测不出。

2. 腓肠神经活检：CMT1 型表现为节段性髓鞘脱失和施万细胞增生和/或“洋葱头”样改变，也有的石蜡切片光镜下未见异常，而半薄切片行电镜检查发现髓鞘脱失和“洋葱头”样改变，因此，建议在送神经标本时，应尽量行半薄切片检查。病情严重者有轴索变性。CMT X 型与 CMT1 型病理改变相似，只是更加严重。而 CMT2 型表现为轴索变性，极少有脱髓鞘现象。

3. 脑脊液检查：脑脊液化验可发现部分患者蛋白增高，最高 127mg/dl；有的 IgG、IgA 和 IgM 升高；IgG24 小时合成率升高；因此需要与 CIDP 鉴别。

4. 血清心肌酶学检查：可发现肌酸肌酶（CK）、肌酸肌酶同工酶（CK-MK）、乳酸脱氢酶（LDH）、谷丙转氨酶（ALT）、谷草转氨酶（AST）、a-羟丁酸脱氢酶（a-HBDH）升高。因此需要与肌病鉴别。

【诊断】

符合下列条件为典型的 CMT Ⅰ型，其中①③⑤可作为临床诊断，符合④⑥可以确诊。

①青少年隐袭起病、缓慢进展的肢体远端尤其是双下肢远端无力和肌萎缩，典型者呈“倒置酒瓶样”改变；踝反射减弱或消失，可伴有轻度感觉障碍；走路跨阈步态；②弓形足或脊柱侧（或后）弯；③肌电图显示神经源性损害，运动和感觉传导速度减慢；④神经活检证实脱髓鞘或轴索损害；⑤阳性家族史支持本病⑥基因检测作为参考。

【鉴别诊断】

1. 慢性脱髓鞘性周围神经病（chronic inflammatory demyelinating polyradiculoneuropathy，CIDP）：其慢性进展性病程，肢体对称性远端无力、萎缩，感觉障碍，肌电图显示运动和感觉传到速度降低，脑脊液蛋白增高，腓肠神经活检节段性髓鞘脱失以及“洋葱头”样改变均为CIDP与CMT的共同表现。但CIDP患者脑脊液和腓肠神经活检可见炎性细胞，很少有弓形足或脊柱侧弯，无阳性家族史，免疫治疗可缓解，可资鉴别，尤其是基因检测可以帮助区别二者。

2. 进行性肌营养不良（远端型）：二者都可以有肢体远端肌萎缩，走路跨阈步态，血清CK增高，阳性家族史，但典型的CMT双下肢鹤腿样改变，踝反射减低或消失，肌电图神经源性改变；而进行性肌营养不良（远端型）可向躯干肌发展，肌电图为肌源性改变，肌肉活检可见肌源性肌萎缩，肌肉坏死，有或无边缘空泡，可资鉴别。

3. 进行性脊肌萎缩症：该病为脊髓前角变性疾病，属于运动神经元病的一种，也有肌无力、肌萎缩，腱反射减弱，肌电图检查有巨大电位，为与CMT共同点，但进行性脊肌萎缩症发展较快，可累及躯干肌、咽喉部肌，影响吞咽及呼吸，可造成死亡，而CMT不会累及肢体以外的神经肌肉，也不影响寿命，肌电图除巨大电位外，还有运动和感觉传到速度异常。

4. 遗传性淀粉样变性神经病：该病为常染色体显性遗传，疾病进展到中晚期可有肌萎缩，腱发射减弱或消失，但感觉症状较早也较突出，早期表现为双下肢对称性痛温觉缺失，自发性疼痛；并有自主神经损害表现，如慢性腹泻、阳痿、膀胱直肠功能障碍、心律失常等，可资临床鉴别。周围神经活检可发现基底膜或血管淀粉样蛋白沉积，即可确诊。

5. 遗传性压迫易感性神经病（Hereditary neuropathy with liability to pressure palsies，HNPP）：与CMT同样是由于PMP22基因异常引起的周围神经病，但CMT1A型是PMP22基因重复次

数增多，而HNPP是PMP22基因大段缺失，因而二者临床表型不同。HNPP临床表现为反复发作的肢体麻木、无力，轻微受压或外伤后即可有周围神经萎缩，肌电图显示广泛的神经传导速度减慢，周围神经活检可见阶段性脱髓鞘伴腊肠样肥厚，与CMT不同，无葱头样改变。

【治疗】

目前尚无确实有效的治疗方法，主要是对症治疗

1. 药物治疗

（1）维生素类：可帮助神经纤维再生，如维生素B1，维生素B12，维生素E，或复合维生素，但临床改善不明显。

（2）神经生长因子，可试用，个别患者感到肌力略好转。

2. 矫形治疗：对于垂足者，可穿长筒靴、矫正鞋，改善行走，矫正走路姿势，并能降低踝关节损伤风险。

3. 目前正在研究的新方法：

（1）孕酮拮抗剂治疗CMT-1A：周围神经系统中孕酮是由Schwann细胞合成的。离体试验证明孕酮能促使PMP2 2基因的表达；在体试验也得出了相同结论，孕酮能刺激PMP2 2和髓鞘蛋白零（myelin protein zero，MPZ）的表达。而PMP2 2的过度表达是引起CMT-1A的临床表型的主要原因。Sereda等实验结果表明，孕酮拮抗剂治疗7周的CMT21A小鼠PMP2 2 mRNA含量下降15%。在mRNA水平下降15%足以减少轴索损失、增加CMT21A小鼠的运动能力；

尚存在的问题　奥那司酮或其他孕酮拮抗剂进入临床试用前需要注意它们的副作用。长期服用这类药物的CMT-1A患者会出现一些不良反应，如胃纳差、恶心、呕吐、头晕、无力、月经紊乱、乳房胀痛等。

（2）维生素C治疗CMT-1A：Schwann细胞形成细胞外基质和髓鞘时需要抗氧化剂，例如维生素C。Podratz等研究发现周围神经形成时，维生素C有两个作用：一是细胞外基质形成时合成胶原的必要的协同因子，二是抗氧化。在含N2培养基中维生素C

与B27的其他抗氧化成分（如维生素E、谷胱甘肽以及超氧化物歧化酶）共同作用最利于形成髓鞘。但目前尚无临床应用证据。

（3）神经营养因子3（Neurotrophin-3，NT-3）治疗CMT21A用药理论基础：轴索损害是神经系统疾病的共同特征，一般用神经营养因子治疗，NT23由正常的Schwann细胞合成，促进神经损伤后的再生，与胰岛素样生长因子22和血小板衍生的生长因子协同作用使失去Schwann细胞后的轴索得以修复。NT-3治疗8周后实验组小鼠神经髓鞘的密度明显高于对照组。NT23对直径小于3微米的轴索疗效更为显著用于患者感觉灵敏度增加，神经系统损伤评分下降。这是首例治疗CMT21A患者有效的报道。

尚存在的问题　注射部位有红肿、疼痛、瘙痒、感觉异常、轻度腹泻或便秘、转氨酶轻度升高、其他肝功能指标无明显异常。两名妇女月经不规律。

【预后】

CMT病程进展缓慢，不影响寿命。

参考文献

［1］Vance JM. The many faces of Charcot-Marie-Tooth disease［J］. Arch Neurol，2000，57：638.

［2］陈嵘，梁秀龄．中国腓骨肌萎缩症的临床特点［J］．临床神经病学杂志，1996，9：345-347.

［3］Harding AE，Thomas PK. The clinical features of hereditary motor and sensory neuropathy type Ⅰ and Ⅱ［J］. Brain，1980，103：259.

［4］Hattori N，YamamotoM，Yoshihara T，et al. Demyelinating and axonal features of Charcot2Marie2Tooth disease with mutations of myelin related p roteins（PMP22，MPZ and CX32）：a clinicopathological study of 205 Japanese patients［J］. Brain，2003，126：134.

［5］Sambuughin N，de Bantel A，McWilliams S，et al. Deafness andCMT disease associated with a novel four amino acid deletion in the PMP22 gene［J］. Neurology，2003，60：506.

［6］PanasM，Karadimas C，AvramopoulosD，et al. Central nervous system involvement in four patients with Charcot-Marie-Tooth diseasewith connexin 32 extracellular mutations [J]. J Neurol Neurosurg Psychiatry, 1998, 65: 947.

[7] Boerkoel CF, Takashima H, Garcia CA, et al. Charcot-Marie-Tooth disease and related neuropathies: mutation distribution and genotype phenotype correlation [J]. Ann Neurol, 2001, 51: 190.

[8] Marcel PK, Phillip FC. Inherited peripheral neurology [J]. Semi Neurol. 1999, 19: 353.

[9] DubourgO, Tardier S, Birouk N, et al. Clinical, electrophysiological and molecular genetic characteristics of 93 patients with X-linked Charcot-Marie-Tooth disease [J]. Brain, 2001, 124: 1958.

[10] Jordanova A, Irobi J, Thomas FP, et al. Disrupted function and axonal distribution of mutant tyrosyl2tRNA synthetase in dominant intermediate Charcot-Marie-Tooth neuropathy. Nat Genet, 2006, 38 (2): 197-202.

[11] Zuchner S, Noureddine M, Kennerson M, et al. Mutations in the pleckstrin homology domain of dynamin 2 cause dominant intermediate Charcot-Marie-Tooth disease. Nat Genet, 2005, 37 (3): 289-294.

[12] Zuchner S, Mersiyanova IV, Muglia M, et al. Mutations in the mitochondrial GTPase mitofusin 2 cause Charcot-Marie-Tooth neuropathy type 2A. Nat Genet, 2004, 36 (6): 449-451.

[13] Evgrafov OV, Mersiyanova I, Irobi J, et al. Mutant small Heat-shock protein 27 causes axonal Charcot-Marie-Tooth disease and distal hereditary motor neuropathy. Nat Genet, 2004, 36 (6): 602-606.

[14] Tang B, Luo W, Xia K, et al. A new locus for autosomal dominant Charcot-Marie-Tooth Disease type 2 (CMT2L) maps to chromosome 12q24. Hum Genet, 2004, 114 (6): 527-533.

[15] Tang B, Zhao G, Luo W, et al. Small heat-shock protein 22 mutated in autosomal dominant Charcot-Marie-Tooth disease type 2L. Hum Genet, 2005, 116 (3): 222-224.

[16] Irobi J, Impe KV, Seeman P, et al. Hotspot residue in small Heat-shock protein 22causes distal motor neuropathy. Nat Genet, 2004, 36 (6): 597-601.

[17] Hattori N, Yamamoto M, Yoshihara T, et al. Demyelinating and axonal

features of Charcot-Marie-Tooth disease with mutations of myelin-related p roteins (PMP22, MPZ and Cx32): a clinicopathological study of 205 Japanese patients. Brain, 2003, 126 (pt1): 134-151.

[18] Mirsky R, Jessen KR. The neurobiology of Schwann cells. Brain Pathol, 1999, 9 (2): 293-311

[19] Berger P, Young P, Suter U. Molecular cell biology of Charcot-Marie-Tooth disease. Neurogenetics, 2002, 4 (1): 1-15.

[20] Guilbot A, Williams A, Ravise N, et al. A mutation in periaxin is responsible for CMT4F, an autosomal recessive form of Charcot-Marie-Tooth disease. Hum Mol Genet, 2001, 10 (4): 415-421.

[21] Zhao C, Takita J, Tanaka Y, et al. Charcot-Marie-Tooth disease type 2A caused by mutation in a microtubule motor KIF1Bbeta. Cell, 2001, 105 (5): 587-597.

[22] Shy ME Charcot-Marie-Tooth disease: an update. Curr Opin Neurol, 2004, 17 (5): 579-585.

[23] Puls I, Jonnakuty C, LaMonte BH, et al. Mutant dynactin in motor neuron disease. Nat Genet, 2003, 33 (4): 455-456.

[24] Street VA, Bennett CL, Goldy JD, et al. Mutation of a putative protein degradation gene LITAF/SIMPLE in Charcot-Marie-Tooth disease 1C. Neurology, 2003, 60 (1): 22-26.

[25] Senderek J, Bergmann C, Weber S, et al. Mutation of the SBF2 gene, encoding a novel member of the myotubularin family, in Charcot2Marie 2Tooth neuropathy type 4B 2/11p15. Hum Mol Genet, 2003, 12 (3): 349-356.

[26] Kappe G, Franck E, Verschuure P, et al. The human genome encodes 10 alpha-crystallin-related small heat shock proteins: HspB 1-10. Cell Stress Chaperones, 2003, 8 (1): 53-61.

[27] Sun Y, MacRae TH. The small heat shock p roteins and their role in human disease. FEBS J, 2005, 272 (11): 2613-2627.

[28] Benndorf R, Welsh MJ. Shocking degeneration. Nat Genet, 2004, 36 (6): 547-548.

[29] Benndorf R, Sun X, Gilmont RR, et al. HSP22, a new member of the small heat shock p rotein superfamily, interacts with mimic of

phosphorylated HSP27（(3D) HSP27）. J Biol Chem，2001，276（29）：26753-26761.
[30] Antonellis A，Ellsworth RE，Sambuughin N，et al. Glycyl tRNA synthetase mutations in Charcot-Marie-Tooth disease type 2D and distal spinal muscular atrophy type V. Am J Hum Genet，2003，7 2（5）：1293-1299.
[31] Senderek J，Bergmann C，Stendel C，et al. Mutations in a gene encoding a novel SH3/TPR domain protein cause autosomal recessive Charcot-Marie-Tooth type 4C neuropathy. Am JHum Genet，2003，73（5）：1106-1119.
[32] 张如旭，唐北沙。腓骨肌萎缩症的分子生物学研究进展。国际神经病学神经外科学杂志，2006（33）3：270-274.
[33] 王毅，乔凯，吕传真。慢性炎性脱髓鞘性周围神经病样表现的腓骨肌萎缩症二例。中华神经科杂志，2005，38（7）：448-452.
[34] Odaka M，Yuki N，Kokubun N，et al. Axonal Guillain-Barré syndrome associated with axonal Charcot-Marie-Tooth disease. J Neurol Sci，2003，211：93-97.
[35] 叶静，翟红珍，李存江，等。腓骨肌萎缩症基因重复异常的检测中风与神经疾病杂志 2006，23（4）450-451.
[36] 叶静，贾建平，李存江，等。遗传性运动和感觉神经病临床、肌电图和病理观察。中华物理医学与康复杂志，2002，24（6）337-339.
[37] 叶静，翟红珍，廖张原，等。Charcot-Marie-Tooth 病 PMP22 基因重复异常临床表型分析。中国康复理论与实践杂志，2009，15（1）17-19.
[38] 赵圣杰，赵永波。腓骨肌萎缩症治疗研究进展。国际神经病学神经外科学杂，2007，3 4（5）：484-487.
[39] 梁秀玲．神经系统遗传病学．北京：人民军医出版社，2001.

（叶　静）

第四节　神经皮肤综合征

神经皮肤综合征（neurocutaneous syndrome）是指源于外胚层组织的器官发育异常而引起的疾病。病变不仅累及神经系统、皮肤和眼，还可以累及中胚层、内胚层器官如心、肺、骨、肾、胃、肠等。临床特点为多系统、多器官受损。目前已报道的有40余种，多为常染色体显性遗传病，常见的有神经纤维瘤病、结节性硬化症和脑面血管瘤病。

一、神经纤维瘤病

【疾病概论】

1. 定义

神经纤维瘤病（neurofibromatosis，NF）是一组常染色体显性遗传病，由于基因缺陷使神经嵴细胞发育异常导致多系统损害，出现皮肤、神经、骨和内分泌腺、有时伴有其他脏器的先天性异常，通常是良性肿瘤。根据临床表现和基因定位分为神经纤维瘤病Ⅰ型（NFⅠ）和Ⅱ型（NFⅡ）。NFⅠ由von Recklinghausen（1882）首次描述，主要特征为皮肤牛奶咖啡斑（café au lait spots）和周围神经多发性神经纤维瘤，外显率高，基因定位于染色体17q11.2，患病率为（30～40）/10万；NFⅡ又称为中枢神经纤维瘤或双侧听神经瘤病，基因定位于染色体22q。

2. 病因和发病机制

NFⅠ基因组跨度350kb，cDNA长11kb，含56个外显子，编码2 818个氨基酸，组成327 kd的神经纤维素蛋白（neurofibromin），分布在神经元；NFⅡ的致病基因为merlin（或称schawannomin）。这两个基因的产物是肿瘤抑制因子，当NFⅠ基因出现易位、缺失、重排或点突变，或NFⅡ基因缺失突变后，导致来源于神经嵴的细胞成分如Schwann细胞、黑色素细胞、神经内膜的纤维母细胞以及皮肤和神经的细胞在多个部位过度增殖，黑色素细胞功能异常而致病。

3. 病理

主要特点是外胚层神经组织发育不良、过度增生和肿瘤形成。NFⅠ神经纤维瘤好发于周围神经远端、脊神经根、尤其是马尾；

脑神经多见于听神经、视神经和三叉神经。脊髓内肿瘤包括室管膜瘤和星型胶质细胞瘤，颅内肿瘤最常见为脑胶质细胞瘤。镜下见细胞有时呈梭状排列，细胞核呈栅栏状。皮肤肿瘤的特点是表皮很薄，基底层可以色素化或非色素化。真皮层的胶原和弹力蛋白被疏松排列的延展的结缔组织细胞所取代。皮肤色素斑内的黑色素细胞数量是正常的，只是黑色素体增多。2%～5%的肿瘤有恶变的可能，在外周形成肉瘤；在中枢形成星型细胞瘤和胶质母细胞瘤。NFⅡ多见双侧听神经瘤和多发性脑膜瘤，瘤细胞排列松散，常有巨核细胞。

【临床表现】

1. 皮肤症状　1）皮肤牛奶咖啡斑：往往出生时已有，形状大小不一，边缘不整，不凸于皮面，好发于躯干非暴露部位；皮肤牛奶咖啡斑数量在 6 个以上，青春期前直径＞5mm，青春期后直径＞15mm，对 NFⅠ具有诊断价值。腋窝、腹股沟（在出生时罕见，在儿童期和青春期出现）和乳房下的雀斑样或弥漫性色素沉着，以及小圆形白点也是特征之一；2）色素沉着：面积大而色黑提示簇状神经纤维瘤，位于中线提示脊髓肿瘤；3）皮肤或皮下肿瘤：皮肤肿瘤位于皮内，形成软或硬的丘疹，大小从数毫米到数厘米不等，甚至更大，形状各异，有扁平的、无蒂或有蒂的、圆锥形或分叶状等。颜色呈肉色或紫罗兰色，丘疹顶端有黑头粉刺，按压的时候，软瘤可以陷进皮内。皮下肿瘤有两种形式：①分散附着于一条神经上的硬结节，可以移动，也可以引起疼痛、压痛、放射痛或感觉异常；②神经干及其分支弥漫性神经纤维瘤，常伴有皮下组织的过度生长，称为丛状神经纤维瘤，或称神经纤维瘤性象皮病，多分布于面部、头皮、颈部和胸部，具有局部侵袭的特点，可以出现骨侵蚀和疼痛，也可伴有明显的色素沉着或多毛症；4）NFⅡ型的皮肤症状没有或很少。

2. 神经症状　约 50%患者有神经系统症状，主要由中枢或周围神经肿瘤压迫引起，其次为胶质增生、血管增生和骨骼畸形所致。①颅内肿瘤：脑内神经纤维瘤以听神经瘤最常见，双侧听神经瘤是NFⅡ的主要特征，常合并脑膜脊膜瘤、多发性脑膜瘤、胶质瘤、脑室管膜瘤、脑膜膨出、脑积水及脊神经后根神经鞘瘤等，视神经、三叉神经及后组脑神经均可发生，少数病例可有智能减退、学习困难、发育障碍和癫痫发作等。②椎管内肿瘤：脊髓任何平面均可发生单个或多个神经纤维瘤、脊膜瘤，可合并脊柱畸形和脊髓空洞症等；③周围神经肿瘤：全身的周围神经均可累及，以马尾好发，肿瘤呈串珠状沿神经干分布，一般无明显症状，如突然长大或伴剧烈疼痛可能为恶变。若周围神经干及其分支的弥漫性神经纤维瘤伴有皮肤和皮下组织大量增生的，称为丛状神经纤维瘤，即使单发，亦有诊断价值。

3. 眼部症状　上睑可见纤维软瘤或丛状神经纤维瘤，眼眶可扪及肿块和搏动。裂隙灯下可见到虹膜上粟粒状橙黄色圆形小结节，为错构瘤，也称Lisch结节，是NFⅠ的特征性改变。使用红外线单色光眼底镜检查可见到脉络膜补丁样改变，有时也可见视网膜上瓶盖起样血管改变。视神经肿瘤的最常见症状是单侧、难以纠正的视力丧失，但是也可以仅仅出现外周视野的缺损、颜色分辨困难、视神经乳头苍白、或突眼。NFⅡ可有青少年后囊下白内障。

4. 其他系统损害　常见的先天性骨发育异常包括脊柱侧凸伴或不伴有后凸，颅骨不对称、缺损和凹陷等。肿瘤直接压迫可导致骨骼改变，如听神经瘤可引起内听道扩大，脊神经瘤可引起椎间孔扩大、骨质破坏；长骨、面骨和胸骨过度生长、长骨骨质增生、骨干弯曲和假关节也较常见。NFⅠ可以出现高血压，此时应注意是否合并有肾上腺嗜铬细胞瘤或肾动脉狭窄。也可合并脑血管损害如脑血管扩张、狭窄、Moyamoya病或动脉瘤等，偶尔有腹肌的萎缩和部分性白化病。

【辅助检查】

X线平片可见各种骨骼畸形；CT、MR、椎管造影等有助于发现中枢神经系统肿瘤。头MRI上有时见到脑实质内不明原因的T2加权高信号病灶，一般不增强，没有占位效应，随着年龄增大而渐消散，有人认为是良性错构瘤。脑干听觉诱发电位对听神经瘤有较大的诊断价值。基因分析可以确定NFⅠ和NFⅡ突变类型。

【诊断】

1. 美国NIH（1987）指定的NFⅠ诊断标准，符合2条或2条以上可确诊：①6个或以上的牛奶咖啡斑或色素沉着斑，青春期前直径＞5mm，青春期后直径＞15mm；②腋窝或腹股沟区的雀斑；③2个或以上的任一类型的神经纤维瘤或1个丛状神经纤维瘤；④视神经胶质瘤；⑤2个或以上的虹膜错构瘤（Lisch结节）；⑥骨损害；⑦一级亲属有确诊的NFⅠ患者。

2. NFⅡ诊断标准，满足下面其中一条就可以确诊：①影像学检查确诊双侧听神经瘤；②一级亲属有NFⅡ并有单侧听神经瘤或有下列中的两条：神经细胞瘤、脑膜瘤、胶质瘤、青少年后囊下晶状体混浊。

【鉴别诊断】

应同结节性硬化、脑干胶质瘤、脑膜瘤、脊髓出血、脊髓梗死、脊髓硬膜外脓肿、马尾和脊髓圆锥综合征、脊髓空洞症、骨纤维结构不良综合征和局部软组织蔓状血管瘤等相鉴别。

【治疗】

目前无特殊治疗。听神经瘤、视神经瘤等颅内及椎管内肿瘤可手术治疗，部分患者可用放疗，癫痫发作者可用抗痫药物治疗。

【预后】

大部分NFⅠ病人可以存活相当长的时间，但是当合并有高血压、脊髓损害或肿瘤恶变时，总体的预期寿命将减少15年左右。

二、结节性硬化症

【疾病概论】

1. 定义

结节性硬化症（tuberous sclerosis）又称Bourneville病，临床特征是面部皮脂腺瘤、癫痫发作和智能减退，发病率为1/10万，患病率为5/10万，男女病例约为2∶1。临床上可以见到皮肤、神经系统、心脏、肾和其他器官的多系统损害。

2. 病因和发病机制

本病以常染色体显性遗传为主，也可见散发病例。致病基因分别位于 9q34、16p13.3、12q、11q23。其中两个染色体位点已被克隆，一个是 9q34（基因 TSC 1，编码 hamartin 蛋白），一个是 16p13.3（基因 TSC 2，编码 tuberin 蛋白）。hamartin 和 tuberin 形成复合物，通过 GTP 酶-激活蛋白 Rheb 来抑制蛋白复合物 mTOR（哺乳动物的 rapamycin 靶点），后者可以调节细胞生长、细胞容积和蛋白质的合成。hamartin 和 tuberin 的基因突变会破坏这种抑制功能，导致 mTOR 激活，细胞异常增殖和错构瘤形成。一般情况下，这种异常增殖是有限的，不会向恶变方向转化。

3. 病理

脑部的主要病理改变是神经胶质增生性硬化结节，广泛出现于大脑皮质、白质和室管膜下。结节可使脑回增宽、变白、变硬，大小从 5mm 到 2～3cm 不等，断面上灰、白质分界不清，常伴有钙质沉着，可出现异位症及血管增生等。硬化结节凸入脑室内可形成特有的白色和/或粉红色的烛泪样肿块，阻塞室间孔、中脑导水管和第四脑室底时，可引起脑积水。这种结节偶可见于基底节、丘脑、脑干、小脑和脊髓。显微镜下，这些结节是由胖大的纤维性星型细胞交织排列构成。在大脑皮质和基底节处，可见到巨大或成气球样的细胞，难以分清是神经元或胶质细胞。皮肤改变主要是皮脂腺瘤，由皮肤神经末梢、增生的结缔组织和血管组成，眼部可见视网膜上的晶状体瘤，为神经元和胶质细胞所构成，其他脏器病理改变如心肝肾肺等也可发生错构瘤，骨质硬化和囊性变。

【临床表现】

患者通常是在 2～3 岁内出现明显的智能减退和癫痫发作，面部损害通常是在 4～10 岁出现，以后逐渐加重。智能减退、癫痫发作和面部损害程度可以是不平行的。

1. 神经系统损害　70%～90%患者有癫痫发作，早期是屈曲痉挛伴有脑电图高度的节律异常，以后是全面运动性和精神运动性发作或是不典型小发作。智能减退多呈进行性加重，常伴有情绪不稳、行为幼稚、易冲动和思维紊乱等精神症状，也有始终不出现智能减退的病例。少数病人有颅压增高和结节发生的部位相应脑区的症状和体征。

2. 皮肤损害　所谓的面部皮脂腺瘤，实际上是血管纤维瘤，主要分布在鼻唇沟、颏部和颊部，偶尔出现于前额和头皮处，对称蝶形分布，呈现粉红色或淡棕色表面光滑的蜡样丘疹。90%在4岁前出现，随年龄增长丘疹逐渐增大，青春期后融合成片。皮肤出现先天性岑树叶状（ash leaf）色素减退斑也具有诊断价值，85%患者出生后就有，通常是线状分布于躯干和肢体，呈椭圆形，从数毫米到数厘米不等。约20%患者10岁后在腰骶部可以见到表皮下纤维性的鲨革样斑，呈灰褐色、粗糙，直径1～10cm，略隆起，具有诊断价值。

3. 其他脏器的损害　50%患者可有视网膜处灰色或黄色的晶状体瘤。牙釉质上多发性的小凹，牙龈纤维瘤，心脏的横纹肌瘤，肺囊肿和淋巴管平滑肌瘤，肝、肾囊肿和血管肌脂瘤，胃、小肠和结、直肠错构瘤样息肉，骨囊肿，甲床下或甲周纤维瘤等。此外，可以有颅内、主动脉和腋动脉处的动脉瘤。

【辅助检查】

头颅CT或MRI可以发现室管膜下巨细胞星型细胞瘤、皮质中的结节、钙化以及血管发育异常如血管瘤的存在；定期肾脏超声检查可以评价肾的囊肿和血管肌脂瘤的改变，有助于在肾功能不全之前进行干预治疗；超声心动图可以发现心脏横纹肌瘤的存在；心电图可以发现心律失常；对怀疑有癫痫发作的患者应做脑电图检查。

【诊断】

根据常染色体显性遗传家族史，面部的血管纤维瘤损害、3个以上皮肤色素减退斑、智能减退、癫痫发作可以临床诊断。鲨革样皮损、甲下或甲周纤维瘤、视网膜上晶状体瘤、皮质结节、室管膜下结节、室管膜下巨细胞星型细胞瘤、心脏横纹肌瘤、肾脏血管肌脂瘤、淋巴管平滑肌瘤的存在均有助于诊断的确定。

【鉴别诊断】

应注意同神经纤维瘤病相鉴别，后者也累及皮肤、神经系统和视网膜。注意与原发或继发性癫痫以及脑囊虫病相鉴别。

【治疗】

雷帕霉素（rapamycin）用于对结节性硬化症相关的肾血管肌脂瘤和脑室管膜下巨细胞星型细胞瘤的治疗，尚处于试验阶段。对于癫痫的控制要根据病人的年龄、癫痫的发作类型和癫痫综合征，以及所涉及的其他器官损害来选择合适的药物。对于婴儿痉挛症的控制首选氨己烯酸，托吡酯、拉莫三嗪和ACTH/类固醇类药物也有效。药物治疗无效的癫痫患者可采用手术治疗，包括局灶性脑皮质切除，胼胝体切断术，迷走神经刺激术。若脑室管膜下巨细胞星型细胞瘤引起阻塞性脑积水或有明显的占位效应时，可考虑手术治疗。

【预后】

一般良好。

三、脑面血管瘤病

【疾病概论】

1. 定义

脑面血管瘤病（encephalofacial angiomatosis）又称为Sturge-Weber综合征或脑三叉神经血管瘤病，是以一侧面部三叉神经分布区不规则血管痣、对侧偏瘫、偏身萎缩、同侧颅内钙化、青光眼、癫痫发作和智能减退为特征的先天性疾病。发病率为1/50 000，多为散发病例，部分呈现家族性发病特点，男性较多。

2. 病因和发病机制

脑面血管瘤病的病因不清，其发病机制可能涉及了血管的结构和功能调控异常、血管的神经支配异常、细胞外基质和血管活性因子的表达异常等。神经功能障碍来源于血管瘤对周围脑组织的继发性损害，如缺血、缺氧、静脉闭塞、梗死，或血管运动异常等。

3. 病理

主要病变是软脑膜血管瘤，好发于面部血管痣的同侧枕叶和顶叶，血管瘤充填在蛛网膜下腔内，软脑膜变厚，钙质沉积在血管壁、血管周围组织或神经元内，伴有相应部位的脑组织萎缩。镜下见神经细胞变性，胶质细胞增生和钙质沉着。皮肤改变为毛细血管扩张，并非真正的血管瘤。

【临床表现】

1. 皮肤改变　出生时即可见到红葡萄酒色扁平血管痣，多沿三叉神经第Ⅰ支范围分布，也可波及第Ⅱ、Ⅲ支，严重者可蔓延至对侧面部、颈部和躯干，少数可见于口腔黏膜。血管痣边缘清楚，略隆起，压之不褪色。血管痣累及上睑和前额时，常伴有青光眼和皮损同侧的脑组织受累，仅累及三叉神经第Ⅱ、Ⅲ支者很少出现神经系统症状。皮肤血管的异常丰富可以促进结缔组织和骨的过度生长，出现面部畸形和脊柱侧凸。

2. 眼部症状　可以出现突眼和青光眼，有时伴有脉络膜血管瘤。枕叶受损出现同侧偏盲，还可有虹膜缺损、晶状体混浊、视力减退、视神经萎缩等先天异常。

3. 神经系统症状　主要表现为癫痫发作，多为血管痣对侧肢体局限性抽搐，全身大发作少见。也有对侧偏瘫、偏盲，偏侧感觉障碍、以及偏侧肢体的细小，可有智能障碍、行为异常和语言障碍。

【辅助检查】

1. 影像学检查　①2 岁以后颅骨 X 光平片可以显示颅内与脑回外形一致的特征性双轨状钙化灶；②头 CT 扫描可见颅内钙化和单侧脑萎缩；③MRI 可以发现皮质萎缩，软脑膜血管瘤，静脉窦闭塞，脉络膜静脉扩张；④DSA 可见皮质浅静脉缺乏，静脉窦充盈缺损和异常扭曲的静脉；⑤SPECT 早期见皮质高灌注，后期为低灌注；⑥PET 可见受累半球代谢减低。

2. 脑电图检查　受累半球可见背景活动减少、波幅减低和痫样放电。

【诊断】

根据面部典型红葡萄酒色扁平血管痣，伴有癫痫、青光眼、突眼、对侧偏瘫、偏身萎缩等症状之一即可确诊。头颅X线平片与脑回外形一致的双轨状钙化，头CT和MRI显示钙化、脑萎缩和脑膜血管瘤等有助于诊断。

【治疗】

主要是对症治疗，控制癫痫发作。皮肤血管痣可用激光治疗，外科治疗的指征是难治性癫痫、青光眼或脊柱侧凸。

【预后】

一般良好。

参考文献

[1] 贾建平. 神经病学. 6版）. 北京：人民卫生出版社，2008.
[2] Ropper AH，Brown RH. Adams and Victor's Principles of Neurology，8th edition. New York：McGraw-Hill，2005.
[3] 王维治. 神经病学. 北京：人民卫生出版社，2006.

（李　放）

第十三章　神经系统发育异常疾病

神经系统发育异常，包括先天性发育异常和出生后多种病因所导致的发育异常，由此所引起的疾病甚多，是小儿时期发生伤残的重要病因。无论是先天性还是后天性发育异常，病因都可能涉及遗传和环境因素。遗传学因素及机制目前还有待阐明，多数患者没有明确的家族遗传史，基因遗传多不是决定因素。宫内发育异常的非遗传学因素有感染、药物、放射线、毒素、环境污染等。出生后的发育异常可能与产伤、窒息、高胆红素血症、感染、药物、毒素等有关。目前普遍认为，在胎儿早期特别是3个月以内受到致畸因素的损害，导致神经组织及其覆盖的被膜、骨骼发育障碍进而出现结构畸形和功能异常。神经系统发育异常疾病的临床表现多种多样，以运动和智能障碍最为多见。目前，此类疾病尚缺乏有效的药物治疗，某些外科治疗可以改善神经功能，延缓病情发展，康复治疗是减轻残疾的重要手段。

第一节　颅颈畸形

颅颈畸形是指主要发生在颅底、枕骨大孔区以及上段颈椎的发育异常，即以枕骨大孔为中心的区域内发生的畸形，包括神经组织和骨性结构的异常。从胚胎发育的过程看，神经管在该区域闭合最晚，所以，该区域是神经系统发育异常最常见的部位之一。常见的颅颈畸形有环枕畸形和小脑扁桃体下疝。

一、环枕畸形

环枕畸形（congenital anowmalies of atlanto-occipital region）

是发生于颅底、枕骨大孔区以及上段颈椎的一组畸形，主要包括颅底陷入症、扁平颅底、寰枕融合、寰枢椎脱位、颈椎分节不全。环枕畸形的发病率国内文献报告为1.17%～1.5%，其中男性约占73%，女性27%，多数在青壮年发病，以颅底陷入症最为常见。环枕畸形的各个类型可以单独存在也可合并存在，有的与其他神经系统畸形或骨骼系统畸形并存。环枕畸形的病因分原发性和继发性，原发性为先天性发育异常，继发性主要是由于各种原因导致的骨代谢障碍所致。

颅底陷入症

【疾病概论】

1. 定义

颅底陷入症（basilar invagination）是环枕畸形中最常见的类型，也被称作颅底凹陷症或颅底压迹（basilar impression），是以枕骨大孔为中心的骨发育异常，病变可导致延髓、颅神经和颈神经根损伤从而引起一系列临床症状。

2. 流行病学

国内文献报道，颅底陷入症以男性为多，男女之比为1.39∶1，发病年龄7～66岁。另一组国内病例报道，发病年龄在7～60岁，其中11～40岁发病占88.73%，病程6个月～21年，合并存在的畸形有寰枕融合（44.71%）、小脑扁桃体下疝（41.98%）、颈椎融合（24.57%）、脊髓空洞症（20.48%）、颈椎脱位（10.58%）。

3. 病因及发病机制

病因并未完全明确，多为先天发育异常，可能与遗传因素有关，在有家族史的患者中，多呈AD遗传的特征。少数可以继发于佝偻病、骨软骨病、畸形性骨炎（Paget病）、成骨不全、类风湿性关节炎和甲状旁腺功能亢进等疾病。部分病人原有轻度的先天或后天发育异常，临床并无症状，但在突发的外力作用下病情会急剧加重，出现明显的临床和影像学表现。

4. 病理生理

主要病变是以枕骨大孔为中心的颅底组织和寰、枢椎发育异常，导致颅底骨向颅腔内翻，环椎向颅内陷入，枢椎齿状突向前、上方突出并进入枕骨大孔，枕骨大孔前后径缩小，颅后窝容积缩小。在上述骨性结构改变的基础上，随着年龄的增长，枕骨大孔区的结缔组织、硬脑膜、蛛网膜可因外伤、颈部不适当的活动等多种原因出现增厚、粘连，导致延髓、小脑、上段颈髓受压，后组颅神经和颈神经根被牵拉、挤压，椎动脉血流供应也可受到影响，重者可导致脑脊液循环受阻，引起梗阻性脑积水，出现颅内压增高征，甚至可以诱发枕骨大孔疝而致死。颅底陷入症也常伴发其他颅颈部的畸形和神经管畸形。

【临床表现】

颅底陷入症的临床表现差异较大，取决于畸形的程度、是否并存其他畸形。多数病人在儿童时期无异常表现或症状很轻，成年后逐渐出现症状并缓慢进行性加重，在遇到头颈外伤、颈椎退行性骨关节病时，症状可能突然加重，少数病人可始终无临床症状。颅底陷入症常见的表现有：

1. 颈神经根症状：上肢及颈肩部疼痛、麻木、活动受限，顶枕部为主的头痛，颈僵，上肢无力、肌肉萎缩、腱反射减低等。

2. 小脑受累：眩晕、眼球震颤、共济失调、行走不稳等。

3. 颅神经受累：声音嘶哑、呛水、言语不清、吞咽困难、舌肌萎缩等。

4. 延髓及上颈髓受累：四肢瘫或交叉瘫，感觉障碍，锥体束征阳性，吞咽困难或呼吸困难。

5. 后循环缺血：发作性眩晕，恶心，可伴有脑干及小脑症状。

6. 颅内压增高征：头痛、恶心，视力下降、复视等，颅内压增高征象出现提示病情危重，可能出现枕骨大孔疝，引起呼吸心搏骤停。

【辅助检查】

MRI 是颅底陷入症首选的检查手段，MRI 可清楚地显示枢椎齿状突的位置上移，小脑扁桃体或颅底其他组织疝入枕骨大孔以下水平，第四脑室或导水管受压情况，如果选择环枕部为中心进行观察，病变显示更为明确。还可以在枕大孔区行X线摄片上进行颅底测量，观察枢椎齿状突的位置，其常用参数以下：①腭-枕线（Chamberlain线）：在颅骨侧位片上，从硬腭后缘至枕骨大孔后上缘连线，枢椎齿状突应在此线以下3.6mm，如果超过此线以上3mm为颅底陷入；②基底线（McGregor线）：在颅骨侧位片上，从硬腭后缘至枕骨最低点连线，枢椎齿状突尖应在此线之上5mm以内，如果超过此线上7mm为颅底陷入；③二腹肌线（Fischgold diagastric线）：在颅骨正位开口相上，经双侧乳突根部内侧的二腹肌沟之间连线，枢椎齿状突尖在此线以下10mm，并与之成直角，当距离小于10mm或齿状突偏向一侧为颅底陷入；④乳突尖线（Fischgold bimastoid线）：在颅骨正位开口相上，在两侧乳突尖连线，正常该线通过环枕关节，齿状突尖可以平此线或低于此线，高于此线为颅底陷入。

【诊断】

临床出现颈神经根病变症状与小脑及后组颅神经受累表现并存时，若无其他病因可以解释，应高度警惕颅底陷入症，MRI是确诊的手段，在X线头颅正侧位片上进行颅底测量也可协助诊断。

【鉴别诊断】

1. 后颅窝占位：后颅窝占位同样可以出现颈神经根病变症状、小脑症状及后组颅神经受累表现并存，但后颅窝占位多数进展快，颅内占位的症状出现早，后组颅神经及小脑的症状突出。MRI是鉴别的有力手段，可以清楚的显示占位的部位、形态和对周围组织的压迫。

2. 后颅窝外伤：多有明确的外伤史，病情进展快，可在早期出现意识障碍、呼吸衰竭。头MRI可发现外伤导致的后颅窝组织受压、移位和水肿，X线及头CT可提示有无颅骨骨折，外伤后的血肿也可以通过头CT或头MRI来发现。

3. 脑干、小脑梗死：中老年发病，有脑血管危险因素，卒中样起病，快速进展，脑干、小脑的局灶症状为主，重者快速出现意识障碍和呼吸衰竭，一般无颈神经根受累的表现。头 MRI 可显示梗死灶。

4. 运动神经元病：一般无感觉障碍，无小脑症状，更无颅高压的表现，MRI 是鉴别的重要依据。

【治疗】

1. 无意中摄片发现的颅底陷入症，若患者无症状可以长期随访，无特殊治疗。

2. 症状明显且进行性加重者应进行手术。主要采用后颅窝减压术，通过手术扩大后颅窝的容积，对小脑、延髓及颈髓充分减压，术后带颈托 8 周。

3. 应给予患者生活指导，避免过度屈伸颈部，避免挤压牵拉颈部，防止颈部外伤，调整枕头使睡眠时颈部保持正常生理曲度。

【预后】

颅底陷入症的预后与病情的严重程度有关，轻症患者可无症状或症状很轻，患者只需在生活和工作中注意保护头颈部，避免意外情况。术前已经出现明显症状者虽经手术仍不能避免神经功能损伤，可能遗留残疾。少数患者会因骤发的外力影响致病情突然加重而危及生命。

寰枢椎脱位

【疾病概论】

1. 定义

寰枢椎脱位（Atlanto-axial dislocation）是多种原因造成的寰枢椎向前脱位或向后脱位，可引起高颈段椎管狭窄，脊髓或延髓受压，临床出现一系列神经功能损害。

2. 病因和发病机制

病因可分为先天性、外伤性和自发性。先天性的多为枢椎齿状突或寰椎横韧带发育不良，如齿状突分离、缺如，寰椎横韧带不健全，造成寰-枢椎关系不稳定，寰椎向前或向后脱位，形成椎管狭窄，继发出现的周围组织粘连又可使之加重，颈部不适当的活动如过屈过伸以及颈部的外伤都是诱发和加重的因素。自发性的常继发于颈部或咽喉部的感染、类风湿性关节炎、强直性脊柱炎等。

【临床表现】

临床表现主要是颈部疼痛可向肩部放射，颈项部肌肉痉挛，颈部活动受限。前脱位时可出现吞咽困难，头部姿势异常，当前脱位偏向一侧时，头偏向患侧而下颌转向健侧。当高颈段脊髓受压时可出现四肢麻木、疼痛、无力、行走不稳，椎动脉受挤压时可出现后循环缺血的表现。特别是在突发的外界暴力作用下，患者可立即出现四肢中枢性瘫痪，甚至出现呼吸肌麻痹而致死。

【辅助检查】

X线颈椎片是主要的检查手段。在颈椎正位开口片上，齿状突与寰椎两侧块之间的距离不对称，齿状突偏向一侧，一侧关节间隙消失或重叠。在颈椎侧位片上，寰椎的前弓与齿状突之间的距离成人超过 2.5mm，儿童超过 4.5mm 为前脱位。对可疑的病例，行颈部过伸、过屈位侧位片可发现寰-枢椎关系不稳定。MRI 可以显示椎管狭窄和脊髓、延髓受压情况以及椎管周围软组织的病变。

【诊断】

诊断主要依靠X线颈椎片，MRI可协助诊断。临床病史、症状及体征可提供对病因、病情程度的判断，选择治疗的方法。

【治疗】

治疗的目的在于缓解脊髓压迫，稳定颈椎关节，防止再脱位。轻症患者可采用颌枕带牵引或颅骨牵引，对脱位时间长、临床症状重的患者，经牵引治疗无效可考虑手术治疗。

扁平颅底

扁平颅底（Platybasis）是指颅底的基底角增大而导致的后颅窝畸形。蝶骨体的长轴与枕骨斜坡所构成的夹角被称为基底角，该角正常成人为 109°～145°，男性平均为 134°，女性为 132°，超过 145°为扁平颅底，也有文献把基底角的上限定为 148°。单纯扁平颅底临床多无症状，无需特殊治疗，但扁平颅底常合并存在颅底陷入症，应按颅底陷入症处理，如果临床症状明显也需要手术治疗。

寰枕融合

寰枕融合（Atlanto-occipital fusion）又称寰椎枕化，是寰椎和枕骨的发育异常，寰椎部分或全部与枕骨融合，引起寰椎移位，齿状突升高。单纯的寰枕融合无须治疗，当并发寰枢椎脱位、颅底陷入症时，可导致延髓、颈髓受压，临床出现延髓、高颈段脊髓压迫症，应考虑手术。

颈椎分节不全

颈椎分节不全也称为颈椎融合、Klippel-Feil 综合征，是颈椎先天性发育异常，主要病变为颈椎数目减少或颈椎不同程度的融合，其外貌特征是短颈畸形，发际变低，临床可见颈部活动受限。颈椎分节不全可以单独存在或与其他环枕畸形并存，单纯颈椎分节不全临床多无症状，无须特殊治疗。

二、小脑扁桃体下疝

【疾病概论】

1. 定义

小脑扁桃体下疝（chiari malformation，arnold-chiari malformation）是一种先天性后颅窝畸形，病变以小脑扁桃体、小脑下蚓部、延髓下部等后颅窝中线脑组织疝入颈椎管内为特点，临床可引起一系列的神经功能损害。

1883 年 John Cleland 医师在解剖中首先观察到这种畸形，1891 年 Chiari 医师对该畸形进行了详细地描述，Arnold 在 1894 年也发现了类似的畸形并伴有脊柱裂和脊膜膨出，Chiari 在 1896 年根据形态学表现的不同把该畸形分类为 Chiari Ⅰ、Ⅱ、Ⅲ、Ⅳ型，其中Ⅰ（CMⅠ）和Ⅱ（CMIⅡ）型最常见，迄今为止我们仍然沿用着 Chiari 的分型。

2. 流行病学

临床上 Chiari 畸形是一种相对少见的颅颈畸形，很多病例是通过 MRI 所发现的。1985 年以来学者们对 Chiari 畸形作了大量的

MRI 影像学研究，发现正常人小脑扁桃体可延伸到枕骨大孔下3mm 以内，超过 5mm 即为患者。影像学上 Chiari 畸形的发生率在0.56%～0.77%，疝入小于 5mm 者多临床症状轻微或无症状，但合并其他畸形时亦有症状。由于存在很多有 MRI 证据而无临床表现的患者使 Chiari 畸形的发病率和诊断率都降低。国内文献报告Chiari 畸形的发病年龄在 3～68 岁，男女之比为 1.15∶1。

3. 病因和发病机制

本病系先天性发育异常，确切的病因尚不明，大多数为散发，也有家族聚集的报告。发病机制可能由于胚胎期后颅窝结构发育不平衡，中线结构的脑组织生长过度，而后颅窝的容积相对较小，促使脑组织向下延伸经枕骨大孔进入颈椎管内，引起脑干、小脑的结构移位，高颈段脊髓及神经根受挤压和牵拉，第四脑室受压或正中孔闭塞引起梗阻性脑积水，注入脊髓中央管的脑脊液增多，导致中央管囊样扩张，继发脊髓空洞症。Chiari 畸形常与其他颅颈部畸形、脊髓空洞症、脊柱裂、脊膜膨出并存，这些畸形也有可能是 Chiari 畸形的始动环节。Chiari 畸形还可并存其他神经系统缺陷如多小脑回畸形（polymicrogyria）、颅顶骨面凹陷（craniolacunia）等。

4. 病理生理

Chiari 根据形态学改变分为 4 种类型，以Ⅰ、Ⅱ型为多见，Ⅰ型见于儿童和成人，Ⅱ型、Ⅳ型多见于婴儿，Ⅲ型常在新生儿期发病。

Ⅰ型（CMⅠ）：小脑扁桃体疝入颈椎管内，延髓轻度下移但不与上颈髓重叠。此型极少合并脊柱裂和脊膜膨出，但常合并脊髓空洞症。

Ⅱ型（CMⅡ）：小脑扁桃体和延髓疝入颈椎管内，重者小脑蚓部、小脑半球、脑干及第 4 脑室均可进入颈椎管内。延髓变长并与上颈髓重叠，脑桥延长并变薄，颈髓细小或变形，高颈段神经根向外上方走出椎间孔，第 4 脑室正中孔和导水管粘连导致梗阻性脑积水。此型几乎均合并脊髓空洞或脊髓脊膜膨出，还可合并大脑胼胝体发育不全。

Ⅲ型（CMⅢ）：最重，临床罕见。除了Ⅱ型的特点外，还出现颈椎裂，小脑经颈椎裂而疝出，形成枕部脑膜膨出和颈部脊膜膨出，常合并脑积水。

Ⅳ型（CMⅣ）：临床罕见。小脑扁桃体下疝伴小脑发育不全。

【临床表现】

由于病变可累及小脑、脑干、上段颈髓、颅神经、脊神经及脑脊液循环通路，临床可出现以下表现：

1. 小脑症状：眩晕、眼球震颤、共济失调、行走不稳等。

2. 颈神经根症状：枕颈部及上肢疼痛，呈锐痛或放射痛，活动后加重伴颈僵、颈部活动受限。上肢麻木无力、肌肉萎缩，上肢腱反射减低等。

3. 颅神经症状：后组颅神经受累出现声音嘶哑、呛水、言语不清、吞咽困难、舌肌萎缩等，重者可以出现多组颅神经受累的表现。

4. 延髓及上颈髓压迫症状：四肢瘫或交叉瘫，传导束性感觉障碍，伴有脊髓空洞时出现分离型感觉障碍，锥体束征阳性，吞咽困难或呼吸困难。

5. 颅内压增高征：颅内压增高征象出现提示病情危重，可能出现枕骨大孔疝，引起呼吸心搏骤停，部分病人呈慢性颅压增高的表现。

【辅助检查】

首选头 MRI，配合头 CT 及 X 线头颅摄片。头 MRI 可清楚地显示疝入颈椎管内的后颅窝组织，枕骨大孔区组织受压的情况，有无梗阻性脑积水，有无合并其他畸形等。头 CT 及 X 线头颅摄片也可辅助了解上述情况，特别是骨性结构的异常。通过上述检查可进行临床分型并可明确所伴发的其他畸形，如图 13－1－1 所示为 ChiariⅠ型伴发脊髓空洞的头 MRI 表现，而 ChiariⅡ型伴发梗阻型脑积水的头 MRI 表现可见图 13－1－2。

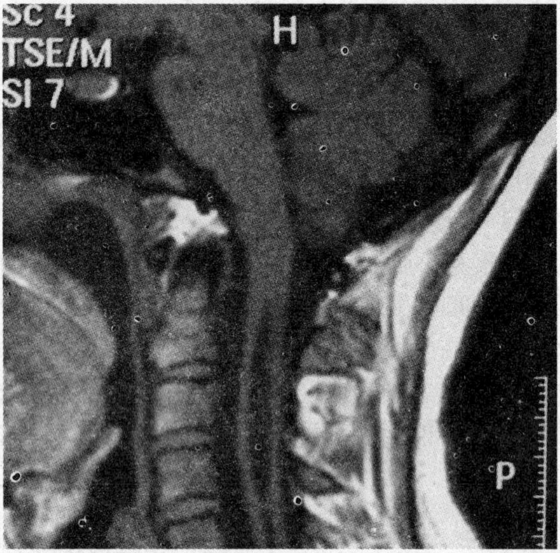

图 13-1-1 头 MRI T_1WI Chiair Ⅰ型 伴脊髓空洞

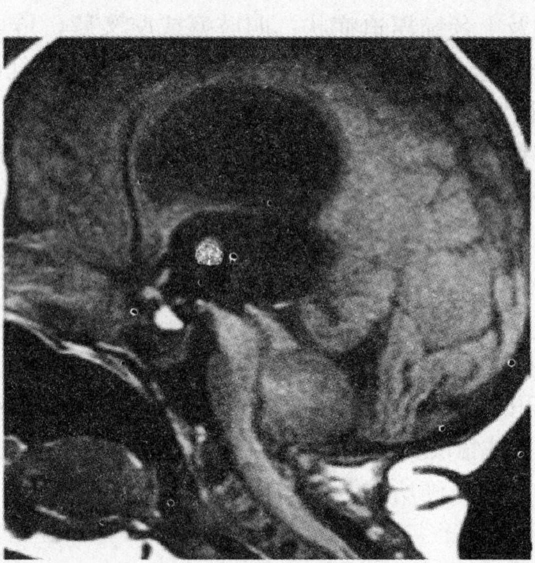

图 13-1-2 头 MRI T_1WI Chiair Ⅱ型 伴梗阻性脑积水

【诊断】

临床出现小脑、脑干及上段颈髓病变症状并存，无其他病因可解释时，高度怀疑本病存在，头 MRI 是确诊的手段。

【鉴别诊断】

鉴别诊断可参考颅底陷入症。轻症病人临床表现类似颈椎病，要及时作头 MRI 鉴别。

【治疗】

1. 症状明显，影像学证据充分，且临床病情有加重趋势者应及时进行手术。

手术的目的在于：解除神经组织压迫，重建脑脊液循环，稳定颅颈部位各骨关节的力学关系。手术主要采用：①枕骨大孔区减压术：通过手术扩大后颅窝和高颈段椎管内的容积，对小脑、延髓及颈髓充分减压；②骨融合术：可经前路或后路的方式进行，一期或分两期完成，主要术式为枕骨颈椎融合术；③其他：脊髓中央管引流术以及各种解除梗阻性脑积水的手术方式。

2. 无意中摄片发现的 Chiari 畸形，特别是Ⅰ型，患者若无症状可以长期随访，观察临床表现和影像学变化，避免盲目地进行外科治疗。

3. 应给予患者生活指导，避免过度屈伸颈部，避免挤压牵拉颈部，防止颈部外伤。

【预后】

Chiari 畸形预后与分型有关，部分Ⅰ型的患者可无症状或症状很轻，患者只需在生活和工作中注意保护头颈部，避免意外情况。部分Ⅰ型也可加重发展为Ⅱ型。Ⅱ、Ⅲ、Ⅳ预后均较差，多早期即出现明显症状，可能早期夭折，或虽经手术治疗仍不能避免神经功能损伤，可能遗留残疾。少数患者会因骤发的外力影响致病情突然加重而危及生命。

参考文献

[1] 史玉泉．实用神经病学．3 版）．上海：上海科技出版社，2004.

[2] 梁秀龄．神经病学，第 19 卷，神经系统遗传性疾病．北京：人民军医出版社，2001.
[3] 赵继宗．神经外科学．北京：人民卫生出版社，2007.
[4] 赵勇刚．小儿神经外科诊断治疗学．北京：科学出版社，2008.
[5] GK Bejjani. Definition of the adult Chiari malformation：a briet historical overview. Neurosurg focus，2001，11（1）：1-8.
[6] Shawn KH，et al. Differentiation between symptomatic chiari I malformation and asymptomatic tonsilar ectopia by using cerebrospinal fluid flow imaging：Initial estimate of imaging accuracy. Radiology，2007（245）：532-539.
[7] MoGirt MJ，et al. Correlation of cerebrospinal fluid flow dynamics and hedache in chiari I malformation. Neurosurgery，2005（56）：716-721.
[8] Rossi A，et al. Spinal dysraphish：MR imaging rationale. J Neuroradiol. 2004，31：3-24.

（冯立群）

第二节 脑性瘫痪

【疾病概论】

1. 定义

脑性瘫痪（Cerebral Palsy，CP）简称为脑瘫，是由于脑损害所引起的运动障碍为主的神经功能异常。脑瘫可见于人生的各个时期，可有多种病因，脑损害可以是进行性的或非进行性的。本节中所涉及的脑瘫是指出生前和生后一个月内的脑发育期中所发生的非进行性脑损害，临床主要表现为中枢性运动障碍和姿势异常。

脑瘫是一个临床综合征而非一个独立的疾病，脑瘫的临床表现随着年龄的增长，脑的发育和成熟而变化，但原发病因所引起的中枢神经系统损害多呈固定不变的态势。脑瘫患者除运动障碍外还可伴有智能、视力、听力、语言障碍和癫痫发作。脑瘫虽然是儿童常见的躯体残疾，但患者通常可以活到成年，神经功能损害严重地影响了他们的发育、健康、学习和职业能力，影响了他们的谋生和生存，也给家庭和社会带来一定的压力，所以脑瘫的治疗要着眼于解决患者一生中需要面对的问题。

2. 流行病学

世界卫生组织统计脑瘫的发病率为1‰～5‰，发达国家统计占出生新生儿的2‰～2.5‰，国内的一项调查显示1～6岁小儿中，脑瘫患病率为1.92‰，男：女为1.45：1。近20年来，虽然围产期新生儿死亡率显著下降，但由于早产儿和低体重儿存活率提高，脑瘫的发病率并未下降。

3. 病因及发病机制

（1）出生前因素：出生前因素主要涉及遗传方面和母体因素。约1%～2%的脑瘫患者具有遗传因素。研究显示，人类基因突变数据库内有632种与小儿脑瘫有关，这些突变基因主要通过对脑发育的影响，引起中枢神经功能异常。临床表型可表现为：神经管闭合异常、平脑回畸形（Lissencephaly）、巨脑回畸形（Pachygria）、多脑回畸形（Micropolygyria）、透明隔缺如、脑发育不全（Agensis or hypoplasis of the septum pellucidum）等。1989年Naeye的研究显示，四肢瘫的脑瘫病人中53%与先天性脑发育异常有关，非四肢瘫的脑瘫病人中35%有先天性脑发育异常。部分对称性痉挛性脑瘫患者可能为AR遗传，基因定位于$2q^{24-25}$，部分伴有小头畸形、智力低下的脑瘫家系呈X连锁遗传。母体因素方面，主要有母亲智力低下、癫痫、重度贫血、营养不良、妊高征、吸烟、酗酒、吸毒、全身性感染或局灶性感染特别是泌尿生殖系统感染、孕期用药及理化因素影响。上述因素都可能引起胎儿发育及营养障碍，宫内缺血缺氧，影响脑的发育，还可导致早产和低体重儿出现。

（2）出生时因素：出生时因素涉及围生期新生儿和母亲两方面。围生期新生儿的多种疾病都是导致脑瘫的危险因素，如新生儿窒息、产伤、颅内出血、黄疸、新生儿溶血症等，特别是产伤和新生儿窒息所导致的缺血缺氧性脑病临床最为常见。早产、过期产、低体重儿、超体重儿均可能成为诱发围产期新生儿脑损害的危险因素，因新生儿溶血症引起核黄疸而致的脑瘫近年来已明显减少，但低体重儿伴随的脑瘫却有所上升。母体的各种高危因素都可能影响到围产期新生儿，使出生时发生脑损害的风险增加。

（3）出生后因素：出生后一个月内，各种可导致新生儿脑损害的疾病都有可能脑瘫的危险因素。常见的疾病有颅脑外伤、中枢神经系统感染、新生儿硬肿症、呼吸窘迫综合征、一氧化碳中毒、新生儿溶血症、红细胞增多症、脱水、休克、抽搐、药物等。

4. 病理生理

病理变化与原发病因有关，病变可广泛累及大脑、小脑，可见弥漫性或局灶性脑皮质及白质发育不良，神经元变性，胶质细胞增生，脱髓鞘，脑叶硬化。发育异常者可发现各种不同的脑结构异常及畸形。缺血、缺氧及感染造成者在病理检查时可发现脑萎缩，脑组织软化、硬化及瘢痕形成。

【临床表现】

脑瘫的临床表现呈多样化，常见症状有运动发育落后、随意运动减少、肌张力改变、姿势及反射异常。少见症状有智力减退、语言障碍、视力或听力障碍、精神及行为异常、癫痫发作、颅面部发育异常、喂养困难等。

1. 肌无力：锥体束损害引起的肌无力为主约占70%以上。可表现为四肢瘫、三肢瘫、双下肢瘫或偏瘫。

2. 肌张力增高：肌张力多呈折刀样增高，以上肢屈肌、下肢伸肌肌张力增高为主，可出现肌痉挛，重者肢体呈挛缩状态。

3. 姿势步态异常：锥体束损害为主者可见上肢屈曲，前臂旋前，拇指内收，下肢内收、内旋，双足交叉、足踝跖屈、足跟不能着地，呈剪刀步。可逐渐出现姿势异常和骨骼畸形，如脊柱侧弯、髋关节脱位、足内翻、足外翻、扁平足、膝关节反屈等，重者四肢屈曲呈挛缩状。

4. 锥体外系损害表现：①帕金森病样表现：肌张力增高，运动减少，静止震颤等；②舞蹈手足徐动样表现：肌张力减低，运动增多，舞蹈样动作，手足徐动等；③混合性运动障碍：扭转痉挛，书写痉挛，下颌运动异常，步态异常，意向性颤动，僵人综合征样表现等。

5. 平衡障碍：可出现各种形式的共济失调，如额叶性、小脑性、感觉性或前庭性共济失调。

6. 肌萎缩：长时间的运动障碍可导致废用性肌萎缩，肌张力改变和异常的运动形式可引起肌肉、关节的挛缩。

7. 感觉异常：感觉异常很少见，有时因肌肉痉挛和姿势步态异常诱发不适或疼痛的主诉，但客观检查多是正常的。

8. 反射异常：多数为腱反射增高，病理反射阳性，某些原始反射可持续存在。

小儿处于生长发育的连续过程中，很多功能是逐步完善的，故患儿多在12～18个月才出现典型的临床表现。早诊断、早干预关系到患儿的预后，仔细的临床观察有助于早期诊断，以下表现有助于早期发现脑瘫：

1. 出生后很快出现少哭、少动、哭声低、吸吮无力、吞咽困难、喂养困难。

2. 出生后很快出现易激惹、易惊吓、反复出现惊跳动作。

3. 随意动作少，动作不协调、不对称。

4. 肌张力增高或减低，出现异常姿势或动作模式，站立时双下肢交叉、挺直。

5. 发育落后，观察不到正常婴儿生长发育各阶段中应该出现的动作。如3～4个月头不能竖立或竖立不稳，4～5个月手不会抓小棍、双手常呈握持状，不能用前臂支撑负重，6～7个月不会翻身、不会坐等。

【辅助检查】

CT和MRI是辅助诊断的重要手段，可以了解颅脑有无发育畸形，有无脑萎缩及脑白质变性，但脑瘫本身并没有特异性的影像改变。脑电图可以提供脑功能活动的信息，协助癫痫诊断。视觉诱发电位和听觉诱发电位可协助评价视觉和听觉功能。听觉诱发电位在核黄疸患儿中早期筛查听力障碍很有价值。在伴有肌肉萎缩的脑瘫患者中，作肌电图可以协助鉴别下运动神经元瘫。脑瘫患者的肌电图在大力收缩时可呈减少型，但轻收缩时运动单位电位无失神经性改变。其他检查如：内分泌功能、免疫功能、病毒抗体、TOCH、血或尿的代谢筛查等都是协助查找脑瘫病因的。

【诊断】

脑瘫的诊断主要依靠病史和体格检查。诊断脑瘫必须符合①婴儿时期出现症状；②除外进行性疾病如各种代谢病或变性病所致的中枢性瘫痪；③除外正常小儿一过性运动发育落后。

根据症状、体征，脑瘫可分成以下类型：

1. 痉挛型（Spasticity）：约占脑瘫的60%～70%，病变以锥体束损害为主，随意运动减少，肌张力增高，腱反射亢进，病理反射阳性。

2. 手足徐动型（Athetosis）：约占脑瘫的20%，主要病变在锥体外系，以不自主运动为主，伴有肌张力增高，腱反射亢进，但病理发射阴性。

3. 强直型（Rigidity）：少见，病变范围较广泛。四肢肌张力增高，呈僵硬状，自主运动减少，被动活动也难完成，常伴有智能、语言及精神异常，重者躯干也呈强直状态，甚至呈角弓反张状。

4. 肌张力减低型（Atonia）：少见，四肢、躯干呈松软状，随意及不随意动作均减少，肌张力低，运动不能。多见于脑瘫的婴儿期，而且多为重症，以后可能逐渐演变成其他型。

5. 共济失调型（Staria）：少见，以小脑症状为主。四肢动作不协调，步态不稳，步基宽，肌张力低，上肢意向性震颤。

6. 震颤型（Trevor）：少见，旧纹状体损害为主。肌张力增高，运动减少，四肢静止震颤。

7. 混合型：上述各种类型混合，但以痉挛型和其他型混合最常见，如痉挛＋手足徐动，痉挛＋共济失调等。

除上述表现外，脑瘫患者还可有很多伴随症状，如智力低下、语言障碍、认知及行为障碍、癫痫发作等。诊断脑瘫时还应做出伴随症状的诊断，并尽可能的寻找病因，作出病因诊断。致病因素可按产前、产时及产后三个时段去查找和分析，病史和辅助检查是病因诊断的重要依据，患者的某些体征也可以提供病因的线索。脑瘫程度分类与康复的选择有关，以下是欧洲脑瘫程度分类（6～12岁，运动受累）：

Ⅰ级-走路无受限，高级运动技巧受限。

Ⅱ级-无需辅助工具行走，在室外或团体中活动受限。

Ⅲ级-需移动的辅助工具行走，在室外或团体中活动受限。

Ⅳ级-自身活动受限，儿童在室外或团体活动中需要运送或是使用动力。

Ⅴ级-自身活动严重受限甚至需要辅助技术。

【鉴别诊断】

1. 智力低下：智力低下患儿常伴有运动发育水平落后于同龄儿，动作不协调，在婴幼儿期易误为脑瘫。但智力低下患儿的肌张力基本正常，无异常反射，也无姿势异常，而智力障碍突出。

2. 运动发育迟滞：某些小儿的运动发育较正常儿稍落后，如早产儿、低体重儿、营养不良、反复感染等，易误诊为脑瘫。但运动发育落后小儿的肌张力无明显改变，或仅有肌张力轻度减退，姿势和反射无异常，经过营养支持和训练，运动落后在短期内可恢复。

3. 先天性肌病：某些先天性肌病出生后即可出现肌力减退，肌张力减退，易与肌张力低下型脑瘫相混淆。先天性肌病患儿的肌肉松弛显著，但反射多正常。生后即有症状的患儿往往胎动少，出生后呼吸、吞咽障碍出现早，易反复呼吸道感染。作肌电图可发现肌源性改变，肌活检可发现与原发病相关的病理改变。

4. 进行性脊肌萎缩症：婴儿期也易与脑瘫混淆。婴儿型进行性脊肌萎缩症肌无力呈进行性加重，肌萎缩重，腱反射降低或消失，婴儿期即开始反复呼吸道感染，预后差。肌电图呈神经源性改变，肌活检表现为群组化，失神经改变。

【治疗】

①治疗目的：阻止继发性损害，促进运动功能发育，减轻残疾

程度，力争患者在成人后具有一定的劳动能力，改善他们的生存空间和生活质量；②治疗原则：早发现，早干预。按照小儿运动发育规律循序渐进，促进正常运动发育，抑制异常运动和姿势；③治疗方法：采用联合干预的方法，包括康复、药物、外科、化学和技术方式。医生指导下的患者、家长、医生相结合，医院和家庭相结合的长期治疗。

1. 康复治疗

康复治疗是脑瘫治疗中最重要的内容。康复治疗需要专业的康复师在医院进行，更需要家人和患者配合在家庭进行长期的康复训练。康复的手段包括徒手康复、器械训练、辅助运动装置和支具、各种物理治疗及针灸按摩治疗等。康复内容主要有躯体训练、技能训练和语言训练。脑瘫患者若并存认知、视力、听力障碍也应同时进行功能训练。合理地使用适应性器械如自动行走器等，可支持早期的运动系统发育，提高独立活动的能力。

2. 抗痉挛治疗

A型肉毒素（BTX-A）局部肌肉注射，口服巴氯芬、乙哌立松等降低肌张力。也有人尝试鞘内注射BTX-A或巴氯芬作为可滴定的抗痉挛的药物。但上述治疗对长期的运动功能改善没有意义。

3. 外科治疗

手术的目的主要是缓解痉挛状态，矫正异常姿势，改善运动功能。①选择性脊神经后根切除术（selective posterior rhizotomy，SPR）：是缓解痉挛状态，改善运动功能的有效手术方式，目前应用最广泛；②颈总动脉交感神经网剥脱术：通过手术剥脱支配颅内血管收缩的颈总动脉交感神经网，使颅内血管扩张，增加脑血流量，改善脑功能；③选择性周围神经切除术（selective peripheral neurotomy，SPN）：选择性切除周围神经缓解痉挛，易并发感觉缺失，较少应用；④立体定向手术：通过立体定向手术选择性破坏脑内某些结构，以达到缓解痉挛的目的，有一定风险，只能作为解除严重痉挛状态的姑息手术；⑤矫形外科手术：肌腱延长或切开术、骨关节成形术，减轻因肌腱挛缩、骨关节畸形造成的运动障碍。

4. 物理治疗

①头部低频电刺激：通过增加颅内血管的血流量，兴奋大脑皮层的运动中枢，使皮层的神经元发生可塑性改变，促进运动功能的恢复。也有人采用磁刺激的方法达到上述目的；②功能神经电刺激：脑瘫患儿存在运动时肌肉协同收缩顺序紊乱，通过一定程序的电刺激使肌肉收缩趋于协同，以降低肌张力，改善运动功能。Hufschmid 电刺激法是一种比较有效的方法。

5. 生物工程治疗

①神经组织移植术：包括胎脑移植、自体神经组织移植、神经干细胞移植等，这些治疗方法均在研究中，临床应用尚不成熟；②基因治疗：通过载体将基因导入脑内的靶细胞，基因表达对损伤组织产生修复作用，该方法目前还在研究阶段。

6. 神经保护药物治疗：应用促进脑代谢和改善神经功能的药物治疗脑瘫一直是一个美好的愿望，特别是在脑损害发生的早期和脑瘫患者的婴幼儿期。但迄今为止还没有一种药物在改善脑瘫患儿的神经功能损伤方面有充分的证据。

【预后】

目前脑瘫是不能治愈的，但大部分脑瘫患者可经过康复为主的综合治疗，改善生活质量，部分病人还可以获得谋生技能，融入社会。也有些重症患者因长期卧床、吞咽障碍、营养不良和并发感染而死亡。

参考文献

[1] 林庆. 小儿脑性瘫痪的定义、诊断条件及分型. 中华儿科杂志，1989，27：162-163.

[2] Rosenbaum P. Cerebral palsy：What parents and doctors want to know. BMJ 2003，326：970-973.

[3] Bjornson K，et al. Botulinum toxin for spasticity in children with cerebral palsy：A comprehensive evaluation. Pediatrics，2007，120（1）：49-58.

[4] Verschuren, et al. Exercise training program in children and adolescents with cerebral palsy. Arch pediatr adolesc med, 2007, 161 (11) 1075-1081.
[5] 庞国象等．头部低频电刺激对脑性瘫痪儿童运动功能及脑血流的影响．中华物理医学与康复杂志，2006，28 (2)：105-107.
[6] 江沁等．Hufschmidt 电刺激在痉挛型脑瘫儿童中的应用．中国康复医学杂志，2008，23 (2)：120-122.
[7] 胡亚美等．实用儿科学．7 版)．北京：人民卫生出版社，2002.
[8] 梁秀龄．神经病学，第 19 卷．神经系统遗传性疾病．北京：人民军医出版社，2001.
[9] 赵勇刚．小儿神经外科诊断治疗学．北京：科学出版社，2008.

（冯立群）

第三节　脑积水

【疾病概论】

1. 定义

脑积水（Hydrocephalus）是指由于各种原因引起脑脊液分泌过多、循环受阻和吸收障碍，导致脑脊液在颅内蓄积过多。脑积水发生的部位最常见的是脑室，也可见于蛛网膜下腔，临床常伴发颅内压增高，出现脑功能障碍。与脑发育异常相关的主要是先天性脑积水，后天获得性脑积水有多种病因，本节主要讨论先天性脑积水。

2. 流行病学

先天性脑积水的发病率约（4～10）/10 万，新生儿期脑积水的发病率为 0.3%～0.4%，国内报道围产儿平均发病率 0.922‰。婴幼儿中单纯先天性脑积水的发病率为 0.09%～0.15%，伴有神经管畸形（脊柱裂和脊膜膨出）的发病率为 0.13%～0.29%。

3. 病因及发病机制

脑脊液（cerebral spinal fluid，CSF）产生于脑室的脉络丛，脑脊液生成的速度新生儿期为 25ml/小时，以后为 20ml/小时左右，相当于500ml/天。脑室系统内的脑脊液约150ml，从脑脊液生成速度来推算，每日脑室内的脑脊液更新三次。脑脊液的循环通路如下：侧脑室脉络丛分泌脑脊液经双侧门罗氏孔（monroe孔）→第三脑室→中脑导水管→第四脑室→一部分经第四脑室中间孔（magendie孔）和第四脑室两个侧孔（luschka孔）进入蛛网膜下腔，一部分进入脊髓中央管并循环至脊髓蛛网膜下腔→通过蛛网膜绒毛（又称作蛛网膜颗粒）回吸收→进入脑和脊髓的静脉系统和硬膜外的淋巴系统完成循环。脑脊液循环通路上任何部位发生狭窄、梗阻都可以导致脑积水发生。脑脊液的生成和回吸收是一个动态平衡过程，产生过多或回吸收障碍同样可以引起脑积水。

先天性脑积水是最常见的脑发育畸形之一，80%与胚胎发育缺陷有关。根据脑脊液回流的情况可分为梗阻性和交通性脑积水。脑脊液通路阻塞是梗阻性脑积水的主要病因，其中中脑导水管狭窄占1/3。交通性脑积水的病因主要为脑脊液分泌过多、回吸收减少、脑池发育不良以及静脉回流障碍所致。先天性脑积水常伴有其他神经系统畸形，如Dandy-Walker畸形、颅颈畸形、神经管畸形等。部分患者与颅内感染、颅内出血等围产期因素所导致的炎症、渗出、粘连有关。与遗传有关的先天性脑积水为少数，可有多种遗传形式，XR遗传较常见，致病基因已定位于Xq^{28}的DXS52与F8c之间以及$Xq^{27.3}$的DXS548与FRAXA之间。研究发现编码LICAM（一种神经细胞黏附分子）的基因突变可导致X连锁脑积水，已经发现17种不同的LICAM基因突变。近年来的研究发现水通道蛋白4（AQP4）的异常可导致先天性脑积水，AQP4可以通过细胞膜双向转运水，AQP4的异常表达可诱发先天性脑积水，其机制与选择性抑制脑室周围组织的水分从间质转运至毛细血管内，慢性间质性脑白质水肿也与此有关。诱发因素认为与母亲的孕龄、感染、营养、精神状态和环境因素有关。

4. 病理生理

脑内的血液、组织间液和脑脊液之间存在流体静压梯度，正常时组织间液静压大于脑脊液静压，组织间液可由脑组织间隙进入脑室和蛛网膜下腔。当脑脊液的静压高于组织间液静压时，脑脊液进入组织间隙，引起间质性脑水肿。在梗阻性脑积水，脑室内蓄积的脑脊液导致脑室扩大，室壁张力增高，挤压脑室周围脑组织，引起组织水肿，颅内压升高。交通性脑积水以蛛网膜下腔扩大为主，上矢状窦压力升高，头围增大，但脑室相对扩大不明显。

脑组织水肿引起轴突变性，神经细胞脱失，胶质细胞增生。病情持续进展后可出现脑皮层萎缩，广泛的轴突变性，皮层的锥体细胞树突减少，树突曲张。脑室室管膜细胞纤毛脱落，细胞连接断裂，细胞消失，脑室表面出现胶质细胞增生。脑积水导致脑脊液的清除减慢，脑内代谢底物堆积，加上脑组织水肿，继发神经递质分泌紊乱，包括胆碱能、多巴胺能、5-羟色胺、去甲肾上腺素、GABA、谷氨酸等分泌异常。递质减少可导致投射系统的功能抑制，多巴胺能和GABA减少可导致帕金森样症状，乙酰胆碱减少可引起痴呆，5-羟色胺、去甲肾上腺素减少可出现情绪低落，并抑制长程学习增强。部分病人脑室分流术后脑室缩小，临床症状不缓解，可能与脑白质水肿及迟发性神经元坏死有关。

【临床表现】

1. 症状

按发生率来排列，脑积水有如下症状：烦躁或淡漠，易激惹，经常尖叫或哭泣，发育迟缓或运动落后，纳差、恶心或呕吐，头痛、嗜睡，癫痫发作或肢体痉挛，视力下降或复视，学习困难或行为异常，不明原因的发热等。

2. 体征

随病情进展可出现以下体征：①头围、囟门及颅缝增大，囟门饱满及张力增高，头皮变薄、头皮静脉曲张或怒张，叩颅骨可闻及“破壶音”，颅骨透照试验阳性；②颅神经功能障碍：眼球运动异常为主，表现为双眼上视不能，眼球处于下视位，眼上半部为白色的巩膜，眼球下半部沉降于下眼睑的下方呈落日状，称为“落日征”。还可以出现凝视麻痹，上下视或左右视时不同步或眼球分离，眼震。出现其他颅神经功能障碍可能与导水管阻塞后，挤压脑干神经核和传导束有关；③视网膜静脉曲张多见，重者有视乳头水肿；④痉挛性瘫，下肢重，呈“剪刀步”，少数患者出现偏瘫；⑤生长发育迟滞，智能和运动发育均出现障碍，重者体格发育也落后；⑥内分泌异常；⑦颈强直；⑧局灶性神经功能缺损；⑨意识障碍。

【辅助检查】

1. 头颅X线摄片：婴儿期可发现头颅增大，颅骨变薄，板障结构减少或消失，血管沟变浅或消失，颅缝分离，囟门扩大，颅面骨比例失调。儿童期可发现蝶鞍扩大，后床突吸收，脑回压迹加深，部分可见额骨孔。

2. B超：可测量侧脑室额角和侧脑室体部的大小，经前囟检查脑积水的存在是有效的早期诊断方法。

3. 头CT及头MRI：CT和MRI方法可靠，可显示梗阻的部位，各脑室、脑池及蛛网膜下腔扩大的情况，以侧脑室额角、颞角变钝、变圆最典型，枕角扩大较晚，但诊断意义最大，第三脑室扩大也具有重要的诊断意义。MRI可以显示扩大的侧脑室以及脑室周围脑白质受压（图13－3－1），并可发现脑室周围组织间质性水肿。MRI对导水管狭窄、阻塞的诊断最有意义，特别是在头MRI矢状位上可清楚地显示梗阻部位在导水管（图13－3－2）。婴儿外部性脑积水表现为脑池、脑裂及蛛网膜下腔扩大为主，多归类于交通性脑积水。CT和MRI的表现还有助于寻找病因，进行分类和鉴别诊断，并可以动态地观察病情进展，了解分流术的效果。

4. 脑室造影：用于交通性脑积水的诊断和鉴别。

【诊断】

脑积水的诊断主要根据临床表现并结合辅助检查而确定，头CT和MRI是确诊的主要手段。完整的脑积水诊断还应包括脑积水的病因、类型、阻塞部位和严重程度。

【鉴别诊断】

1. 未成熟儿：与躯干相比头颅增大相对较快，但脑室无扩大。

2. 佝偻病：头颅增大呈方颅，有佝偻病表现，无颅压增高

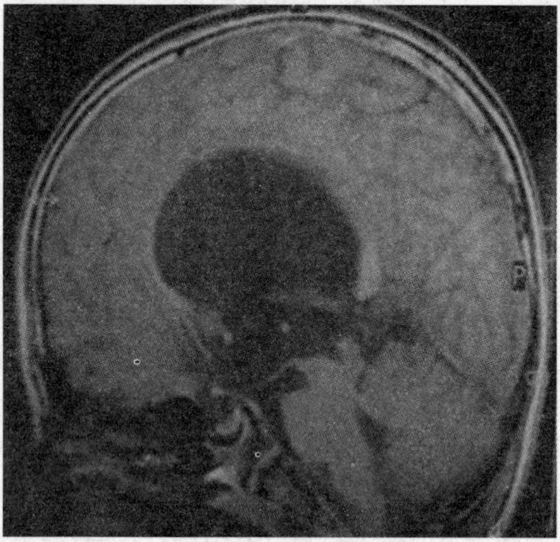

图 13-3-1　头 MRI T_1WI 先天性脑积水，导水管狭窄

表现。

3. 慢性硬膜下血肿：有外伤史，头颅增大进展慢，程度相对轻，程度头 CT 显示硬膜下腔增宽伴有异常密度影。

4. 颅内占位性病变：如肿瘤、脓肿。头颅增大进展慢，程度轻，而局灶性损害和颅高压表现相对明显，头 CT、MRI 可发现病灶。

【治疗】

1. 药物治疗

（1）减少脑脊液的生成：醋氮酰胺又称乙酰唑胺，通过抑制碳酸酐酶减少脉络丛分泌脑脊液。常用量为 25～50mg/kg/d。2 岁以内轻度脑积水首选。

（2）增加水分的排出：应用利尿药增加体内的水分排出。常用呋塞米 1mg/kg/d。2 岁以内轻度脑积水采用。

（3）渗透性利尿药：山梨醇或甘露醇，山梨醇可以经肠道给药。用于中度脑积水，近期内准备做手术者术前应用。

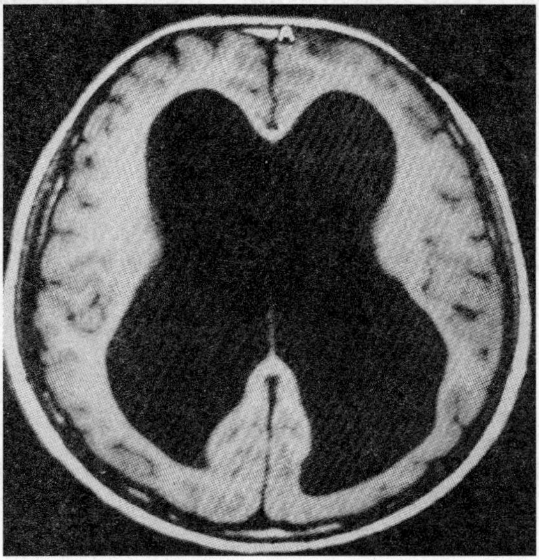

图 13-3-2　头 MRI T_1WI 先天性脑积水，
侧脑显著扩大，脑室周围白质受压

2. 手术治疗

(1) 非分流手术：内镜下第三脑室造瘘术是目前常见的非分流手术，用于治疗梗阻性脑积水。紧急情况下可快速细孔钻颅脑室体外引流术。

(2) 脑脊液分流术：用于治疗梗阻性或交通性脑积水。常见的术式有：①传统术式：侧脑室-腹腔分流术，侧脑室-胸腔分流术，侧脑室-心房分流术；②内镜下分流术：腹腔镜下侧脑室-肝膈间隙分流术，电视腹腔镜下“套管式”侧脑室-肝膈间隙分流术，脑室镜和腹腔镜联合进行的侧脑室-腹腔分流术。与常规的术式相比，内镜下进行的分流术切口小，视野开阔，创伤轻，恢复快，术后并发症少；③侧脑室-幕上池分流术：用于解决梗阻性脑积水，缓解颅高压，不能达到根治目的，也不适于治疗交通性脑积水。

分流术常见的并发症有：①分流系统阻塞；②感染；③分流量

过多或分流量不足；④小脑室综合征：长期引流后脑室缩小，引流管脑室端功能性阻塞，患者出现颅高压症状但脑室不大；⑤癫痫：可能系穿刺部位瘢痕所致；⑥其他：引流管异位、脏器穿孔、引流管腹腔端缠绕、脑脊液肚脐漏。

【预后】

预后差别很大，视病因和病变程度而定。若能早期根治梗阻，有可能痊愈，患儿生长发育也不受影响。约 1/3 的患儿病变趋于自然静止，不再发展。若梗阻难以解除，或合并其他先天畸形则预后差。

参考文献

[1] Rekate HL, et al. The importance of the subarachnoid space in understanding hydrocephalus. J Neurosug pediatrics，2008，2：1-11.

[2] Kondziella D, et al. Brain metabolism in adult chronic hydrocephalus. Journal of Neurochemistry，2008（106）：1515-1524.

[3] Bateman G. A. The pathophsiology of idiopathic normal pressure hydrocephalus：cerebral ischemia or altered venous hemodynamics. AJNR AM Neuroradiol，2008（29）：198-203.

[4] 张庆林等．脑积水的外科治疗方法改进和临床应用．中华神经外科杂志，2004（20）2：163-166.

[5] 胡亚美等．实用儿科学．7 版）．北京：人民卫生出版社，2002.

[6] 梁秀龄．神经病学，第 19 卷，神经系统遗传性疾病．北京：人民军医出版社，2001.

[7] 赵勇刚．小儿神经外科诊断治疗学．北京：科学出版社，2008.

（冯立群）

第十四章　睡眠障碍和头痛

第一节　睡眠障碍

【睡眠的生理】

人类正常睡眠分两个时相，即快速眼动睡眠（rapid eye movement，REM）和非快速眼动睡眠（non-rapid eye movement，NREM）。睡眠开始首先进入 NREM，经过一段时间后进入 REM，在整个睡眠周期中 NREM 和 REM 睡眠交替进行，一般每夜 4～6 个交替周期，其中 NREM 占 75%～80%，REM 睡眠占 20%～25%。NREM 特征是全身代谢减慢、多数神经细胞活动下降、脑电图出现慢波。根据睡眠深度分为 4 期，由浅入深为：1 期（入睡期）、2 期（浅睡期）、3 期（中度睡眠期）、4 期（深度睡眠期），也称为慢波睡眠。睡眠通常经过 NREM 之后进入 REM 睡眠。REM 睡眠脑活动和脑电图表现与 NREM1 期相似，但自主神经不稳定，肌张力进一步降低，各种感觉功能明显减退。控制睡眠的解剖结构有网状上行激活系统、中缝核、孤束核、蓝斑、丘脑网状核、下丘脑及额叶眶面皮质等。与睡眠有关的神经递质有乙酰胆碱、多巴胺、5-羟色胺、肾上腺素、γ-氨基丁酸等。各种原因造成这些解剖结构的破坏和递质传递功能障碍均能导致睡眠障碍。

一、失眠症

【失眠概论】

1. 定义：失眠症（insomnia）是以入睡及/或睡眠维持困难所致的睡眠质量或数量达不到正常生理需求而影响白天社会功能的一

种主观体验。

2. 流行病学：失眠是一种十分普遍的现象，即每个人在其一生的某一个时期都经历过失眠。失眠症的患病率很高，美国每年有6000万以上成人报告难入睡，10%～15%报告有严重和慢性失眠问题，全球失眠的平均患病率在25%左右，在我国有45%左右。这种患病率的不同与个体对生活质量的需求和主观体验不同有关，我国尚缺乏相关的流行病学资料。

与成人失眠患病率有关的人口学因素包括年龄、性别、社会经济状态和婚姻状态，女性比男性容易失眠，女性失眠发病率40%，男性约30%左右。老年人群、单身、知识人群失眠发病率高。

在瑞士进行的一个对20～21岁人群的调查表明，约15%的人偶有暂时性失眠，经7年随访结果有一半发生反复或持久性失眠；而大多数持续性和反复性失眠仍然会保持持久性和反复性失眠，说明持久性失眠是一种相对持久的障碍。

失眠症可造成注意力不集中、记忆力减退、判断力和日常工作能力下降，严重者合并焦虑、强迫和抑郁等症状。此外失眠还是冠心病和症状性糖尿病的独立危险因素。因此正确诊断与治疗失眠对人们的身心健康至关重要。

3. 病因及发病机制

1）环境因素：光线、温度、湿度、噪音、卧具等都可以干扰睡眠

2）生理因素：经常出差倒时差，倒夜班

3）心理社会因素

4）躯体疾病

5）精神疾病

6）药物

4. 病理生理

【临床表现】

1. 失眠临床可表现为入睡困难（卧床30分钟没有入睡）、易醒、频繁觉醒（每夜超过2次）、多梦、早醒或醒后再次入睡超过

30分钟，总睡眠时间不足6小时。同时伴有多梦、醒后有头昏、乏力等不适症状。

2. 社会功能受损　白天有头昏、乏力、精力不足、疲劳、昏昏欲睡及注意力不集中等症状，严重者出现认知能力下降从而影响工作和学习。

【辅助检查】

多导睡眠图作为失眠的客观指标　睡眠潜伏期超过30分钟；实际睡眠时间每夜少于6小时；夜间觉醒时间超过30分钟。

【诊断】

目前国际上对失眠症诊断有三个标准，即美国睡眠医学学会（AASM）制定的睡眠障碍国际分类（International Classification of Sleep Disorders，ICSD-2）、美国精神病学会（APA）制定的精神障碍诊断和统计手册第4版（Diagnosis and Statistical Manual，4th edition，DSM-Ⅳ）及世界卫生组织（WHO）制定的疾病的国际分类（International Classification of Diseases，10th edition，ICD-10）。根据国际标准，国内制定了中国精神障碍的分类与诊断标准（CCMD-3）。各个诊断标准不尽相同，但有以下共同点：

1. 患者主诉有失眠　包括入睡困难（卧床30分钟没有入睡）、易醒、频繁觉醒（每夜超过2次）、多梦、早醒或醒后再次入睡超过30分钟，总睡眠时间不足6小时。有上述情况1项以上，同时伴有多梦、醒后有头昏、乏力等不适症状。

2. 社会功能受损　白天有头昏、乏力、精力不足、疲劳、昏昏欲睡及注意力不集中等症状，严重者出现认知能力下降从而影响工作和学习。

3. 上述情况每周至少3次，持续至少一个月。

4. 排除各种神经、精神和躯体疾病。

5. 多导睡眠图作为失眠的客观指标　睡眠潜伏期超过30分钟；实际睡眠时间每夜少于6小时；夜间觉醒时间超过30分钟。

根据失眠持续时间将失眠分为短暂性失眠（1周内）、急性失眠（1周～1个月）、亚急性失眠（1～6个月）和慢性失眠（持续6

个月以上）。一般短暂性失眠多由于各种原因引起，如短暂性精神因素、环境因素及时差等原因，这些原因的失眠症经过一段时间的调整可以完全恢复。长期失眠多由于心理因素、长期从事夜班、生活不规律及长期饮酒等因素导致。

【鉴别诊断】

失眠既是一种疾病也是一项临床症状，很多疾病也可表现为失眠，需要临床鉴别开来。

1. 精神类疾病：如精神分裂症，抑郁症/焦虑障碍，双向情感障碍等失眠的发生率相当高，抑郁症失眠发生率可达80%～90%。这类疾病都有相应的临床特征可以与单纯失眠鉴别。

2. 老年性痴呆：有明显记忆和认知功能衰退，可以伴有不同程度的精神症状如猜疑，幻觉等，表现为简易记忆量表测定记忆和智力减退。

3. 不安腿综合征：临床表现通常为夜间睡眠时，双下肢出现极度的不适感，迫使患者不停地移动下肢或下地行走，导致患者严重的睡眠障碍，这种症状往往在夜间和休息时加重，活动后缓解，临床容易鉴别。多数患者可伴发睡眠中周期性肢体动作（Periodic movements of sleep，PMS）。

4. 周期性腿动：这类患者多数没有临床主观症状或轻度腿部不适和白天困倦，在睡眠多导图上可以监测到Ⅱ期睡眠中反复出现肢体抽动，伴腿动相关的微觉醒的增加，导致夜间睡眠不足，因而出现次日困倦现象，有些患者对夜间出现腿动现象可以完全不知晓，只有被同寝者发现后方来就医。

【治疗】

失眠的治疗包括非药物治疗和药物治疗。

1. 非药物疗法：

（1）睡眠卫生指导：让患者了解一些睡眠卫生知识，养成良好的睡眠习惯，根据自己的习惯合理安排好睡眠时间，无论在夜间睡眠多久，早晨应定时起床。尽量不要饮酒，午后和晚间不要饮茶或含咖啡因的饮料，多做一些体育活动，但睡前2小时避免做剧烈的体育运动。睡前适当进食可以帮助入睡。

（2）认知行为疗法：用正确全面地观点来纠正患者错误的睡眠认知，消除失眠带来的恐惧，同时采用一些生物技术帮助患者摆脱失眠：

1）放松疗法：主动松弛疗法、被动松弛疗法、生物反馈疗法、中国民间健身术，如气功、太极拳等、其他松弛技术，如瑜伽等。

2）睡眠限制疗法：对于比较严重的失眠患者可进行睡眠行为的控制：有睡意时方上床睡觉；不要在床上做与睡眠无关的事如看书、看电视等；白天尽量不要午睡；如果上床后15～20分钟仍未入睡则起床到另外房间做一些其他事情，有睡意时再回；使患者睡在床上的时间更有效率，即患者实际睡眠时间与患者睡在床上的时间的百分比至少在85%。

3）睡眠刺激控制疗法：如果躺在床上睡不着，应立即起床，到另一间房间去。

4）时辰生物治疗和光照治疗：用光照来调整褪黑激素的分泌，以治疗失眠。

5）其他：一些物理疗法，如磁疗、超声波疗法、音乐疗法、推拿、按摩和针灸等疗法也能帮助改善睡眠。

3. 药物治疗

治疗失眠症的药物包括第一代巴比妥类、第二代苯二氮草类及第三代非苯二氮草类。巴比妥类目前很少用于失眠症的治疗，仍有使用司可巴比妥。苯二氮草类药物是目前使用最广泛的催眠药，此类药物可缩短入睡时间、减少觉醒时间和次数、增加总睡眠时间，是安全性、耐受性较好的催眠药。缺点是比较容易形成药物依赖、停药反跳和记忆力下降等，但一般短期使用不会出现药物依赖。此类药根据半衰期长短分为3类：短效类（半衰期<6小时）：常用的有三唑仑、咪哒唑仑、去羟西泮、溴替唑仑等，主要用于入睡困难和醒后难以入睡；中效类（半衰期6～24小时）：常用的有羟基安定、氯羟安定、艾司唑仑、阿普唑仑、氯氮草等，主要用于睡眠浅、易醒和晨起需要保持头脑清醒者；长效类（半衰期24小时以

上）：常用的有地西泮、氯硝西泮、硝基西泮、氟硝西泮、氟西泮等，主要用于早醒。长效类起效慢，有抑制呼吸和次日头昏、无力等副作用。

新型非苯二氮䓬类催眠药包括佐匹克隆（zolpiclone）、唑吡坦（zopidem）和扎来普隆（zaleplon）等。这类药物具有起效快、半衰期短、次晨没有宿醉症状、药物依赖和停药反跳少等优点，是目前推荐为治疗失眠的一线药物。

由于睡眠药物多数长期服用会有药物依赖及停药反弹，原则上使用最低有效剂量、间断给药（每周2～4次）、短期用药（常规用药不超过3～4周）、减药缓慢和逐渐停药（每天减掉原药的25%）。

其他药物如抗焦虑药物、抗抑郁药物、褪黑素、中药等对失眠症也有一定的疗效。

【预后】

短期失眠容易恢复，一般对人的健康影响不大，反复发生的失眠容易形成一种持久性睡眠障碍（慢性失眠），这种持久性睡眠障碍往往不易消除。长期失眠可造成注意力不集中、记忆力减退、判断力和日常工作能力下降，严重者合并焦虑、强迫和抑郁等症。此外失眠还是冠心病和症状性糖尿病的独立危险因素。因此正确诊断与治疗失眠对人们的身心健康至关重要。

二、发作性睡病

【疾病概论】

1. 定义：发作性睡病（narcolepsy）是一种原因不明的慢性睡眠障碍，临床上以不可控制的病理性睡眠、猝倒症、睡瘫症和睡眠幻觉四大主征为特点。

2. 流行病学：通常于10～30岁起病，很少在5岁以前和50岁以后发病，男、女发病率差别不大。发病率各国报道不一，欧美大约为0.02%～0.1%，日本为0.1%～0.5%，以色列仅为

0.0002%，我国目前没有该病的流行病学资料。

3. 病因及发病机制

目前仍不清楚，但有遗传易感倾向，少数报道有逐代传递倾向。患者的一级亲属中患病危险是正常人的10～40倍。易感基因位于6号染色体上的人白细胞抗原（HLA）等位基因DQA1 * 0102、DQB1 * 0602、DRB1 * 1501。而DRB1 * 1501与某些自身免疫疾病有关，也有人认为发作性睡病是一种自身免疫性疾病，但这一观点有待于进一步证实。

此外情绪、压力、疲劳、过饱等是发作性睡病诱发因素，大笑和暴怒是目前公认的最易诱发的因素。

4. 病理生理：发作性睡病的病理生理学基础是REM睡眠异常，即在觉醒时插入了REM睡眠。研究表明，脑干的某些区域与REM睡眠的调节有关，蓝斑的去甲肾上腺素能神经元和中缝背核的5-羟色胺能神经元在REM睡眠和非REM睡眠转换中起重要作用，分别被称为REM“开”和“关”神经元。发作性睡病与“开”和“关”神经元之间的功能失衡有关。此外“REM-开”神经元不仅对REM睡眠有启动作用，而且有侧支投射经延髓到脊髓来抑制运动神经元，造成肌肉瘫痪，形成猝倒发作。其他一些活性物质也参与了REM的调节，特别是多巴胺能神经元能促使觉醒。

近来研究结果普遍认为食欲素（orexin）与发作性睡病关系密切。食欲素是丘脑下部的食欲素能神经元分泌的一种神经肽。动物和人的发作性睡病与食欲素系统的功能低下有关，在一些研究中发现部分发作性睡病患者脑脊液中食欲素水平下降，并认为本病很可能与下丘脑等部位食欲素能神经元丧失、食欲素产生缺乏有关。脑脊液中食欲素水平降低可能是发作性睡病一项敏感及特异的指标。

【临床表现】

发作性睡病临床以白天过度嗜睡、猝倒发作、睡瘫、睡眠幻觉此临床“四联症”为主要表现。

1. 病理性睡眠　也称为白天过度嗜睡症（EDS），是发作性睡病的主要症状，表现为白天突然发生不可克制的睡眠发作，可以发生在静息时，也可以在一些运动如上课、驾车、乘坐汽车、看电视等情况下发生，甚至在吃饭、走路、洗澡时都可能发生。睡眠持续时间从几分钟到数小时不等。与正常人疲劳时的睡眠不同，它不能被充分的睡眠所完全缓解。随着时间的推移或年龄的增长，症状可以减轻但不会消失。患者可以出现反应能力下降、记忆力减退。由于长时间影响学习和工作对患者精神压力较大，严重时可以出现失眠、易醒、烦躁、焦虑及抑郁等症状。

2. 猝倒发作　是本病的特征性症状，具有诊断价值。出现于病理性睡眠之后的数月到数年，表现为在觉醒时突然躯体随意肌失去张力而摔倒，持续几秒钟，偶可达几分钟，无意识丧失，这与癫痫的失神发作不同。大笑是最常见的诱因，生气、愤怒、恐惧及体育活动也可诱发。

3. 睡瘫　发生于刚刚入睡或刚觉醒时数秒钟到数分钟内，表现为肢体不能活动，不能言语，发作时意识清楚，患者常有濒死感，这种发作可以被轻微刺激所终止。

4. 睡眠幻觉　此症不常见。出现于睡眠到觉醒之间的转换过程中，也可发生于睡眠开始。幻觉内容包括视、听、触觉的成分，常常有类似于梦境般的稀奇古怪的内容。

5. 36%～63%的发作性睡病患者可产生自动行为，即患者在看似清醒的状态下出现漫无目的的单调、重复的动作，需与癫痫复杂部分发作和失神发作相鉴别。

6. 其他症状　可有睡眠时不自主肢体运动、夜间睡眠不安、记忆力下降等。有些患者伴有肥胖，需与 Kleine-Levin 综合征鉴别。

【辅助检查】

诊断发作性睡病的重要实验室检查包括白天嗜睡的多次小睡睡眠潜伏时间试验（Multiple sleep latency test，MSLT）、夜间多导睡眠仪监测、血 HLA 分型及脑脊液下丘脑分泌素检查，核磁共振检查可以排除脑内疾病。

MSLT 是测定白天嗜睡的客观方法。发作性睡病患者 MSLT

的平均睡眠潜伏期缩短，且经过充足的睡眠（至少 6 个小时）后，次日 MSLT 可见两次或两次以上的异常 REM 睡眠（SOREMP）。该检查诊断发作性睡病的敏感性及特异性均只有 70%左右。常需在前夜多导睡眠监测之后进行，目的是保证患者在 MSLT 之前有充足的睡眠，同时与其他睡眠障碍性疾病进行鉴别诊断。约一半的患者会在夜间入睡后 30 分钟之内出现异常的 REM 睡眠。

HLADR2 和 HLADQB1 * 0602 阳性支持发作性睡病的诊断，但由于特异性不强，在 ICSD－2 中已不再作为诊断标准之一。脑脊液的下丘脑分泌素（hypocretin－1）测定可作为 MSLT 及多导睡眠检测的补充诊断依据，下丘脑分泌素≤110 pg/ml 或正常值的 1/3 有临床意义。对伴猝倒的典型发作性睡病其诊断敏感性和特异性高，可达到 95%以上；不伴猝倒者只有 40%的患者存在 CSF 下丘脑分泌素低于 110 pg/ml。

【诊断】

典型的临床表现加上多次小睡潜伏期试验患者出现平均潜伏期缩短，5 次小睡中出现至少 2 次或以上的 REM 睡眠可以明确诊断。目前发作性睡病的诊断标准为：

1. 嗜睡或突然感觉肌无力。

2. 白天频繁小睡或突然进入睡眠的症状持续至少 3 个月。

3. 猝倒发作。

4. 相关症状还包括睡瘫、睡眠幻觉、自动行为、夜间频繁觉醒。

5. 多导睡眠图证实下述一项以上：睡眠潜伏期＜10 分钟；REM 睡眠潜伏期＜20 分钟；多次小睡潜伏期试验（MSLT）平均潜伏期＜5 分钟；出现两次或两次以上睡眠始发的 REM 睡眠。

6. HLA 检测证实 DQB1 * 0602 或 DR2 阳性。

7. 临床症状不能用躯体和精神方面疾病解释。

8. 可以伴有其他睡眠障碍，如周期性肢体运动或中枢性或外周性睡眠呼吸暂停，但不足以成为引起以上症状的主要原因。

上述 8 项中如符合第 2 和第 3 两项，或符合 1、4、5 和 7 项，均可诊断。

【鉴别诊断】

诊断发作性睡病时需与下列疾病相鉴别：

1. 特发性睡眠过多症　与发作性睡病相似，但白天睡眠过多并非不可抗拒；无其他伴随症状；入睡后持续时间较长伴觉醒困难；MSLT 未见 REM 睡眠，PSG 监测 REM 潜伏期正常。

2. Kleine-Levin 综合征　为一种原因不明的青少年嗜睡贪食症。周期性发作性睡眠过多，睡眠时间过长，可持续数天到数周，常有醒后兴奋、躁动、冲动等精神症状；伴善饥多食。每年发作可达 3～4 次，起病多在 10～20 岁，男性较多，成年后可自愈。

3. 复杂部分性癫痫发作　由于 50%左右的发作性睡病患者可出现自动行为和遗忘，容易被误诊为癫痫。癫痫没有不可控制的睡眠和猝倒症，多导睡眠图有利于鉴别。

4. 其他　还需要与低血糖反应性发作性睡病、低血钙性发作性睡病、脑干肿瘤所致的发作性睡病鉴别。

【治疗】

发作性睡病患者首先需保持生活规律、养成良好的睡眠习惯、控制体重、避免情绪波动、白天有意安排小憩以减轻症状。其次应尽量避免较有危险的体育活动，如登山、游泳、驾车及操作机械等。同时还要对患者进行心理卫生教育，特别是青少年患者，容易造成较大的心理压力，故应加强对本病的知识普及。

药物治疗包括传统的中枢兴奋剂和新型中枢兴奋剂。

传统的中枢兴奋剂有苯丙胺（amphetamine，安非他明）、派甲酯（methylphenidate，利他林）、马吲哚（mazindol）和匹莫林（pemoline）等。这类药物能促进突触前单胺类递质的释放和抑制再摄取，也能增强食欲素的兴奋作用。但这类药物副作用较大，特别是长期使用容易产生药物耐受和成瘾，使用时应予以注意。

目前比较推崇的是新型中枢兴奋剂-莫达非尼（modafinil）。该药主要是通过激活下丘脑觉醒中枢，兴奋下丘脑食欲素能神经元等一系列过程达到催醒作用。既能使患者白天摆脱睡意的纠缠，又不会出现异常兴奋等不良反应。常规剂量为每日200～400mg，服药后2～3小时血液浓度达到高峰，半衰期10～12小时。但该药对猝倒发作疗效不肯定。对猝倒发作疗效较好是的三环类抗抑郁药，如丙咪嗪及普罗替林，但这类药物不良反应较多。近来许多学者采用新型抗抑郁药—选择性5-羟色胺再摄取抑制剂（SSRI）和/或肾上腺素再摄取抑制剂（SNRI）治疗猝倒症，副作用小，但疗效较三环类抗抑郁药差。

其他药物还有左旋多巴及单胺氧化酶抑制剂司来吉兰（selegiline）对提高觉醒度也有一定的疗效。

【预后】

发作性睡病是一种慢性疾病，可以反复发作，甚至持续终生，但不会影响寿命。

发作性睡病的睡眠过多常在发病后几周或几个月内发展，以后保持稳定，约1/3病人的猝倒、睡眠瘫痪及幻觉随年龄增大而改善。白天过多睡眠和猝倒的发作使患儿不能保持正常学习和生活，夜间睡眠紊乱进一步影响了白天的觉醒，造成注意力不集中，学习成绩下降。由于上课不能克制的瞌睡被老师误认为病儿懒惰、厌烦学习、情感淡漠或智力迟钝，加之学校和部分医疗机构对本病认识不足，患儿甚至被认为学习不能，而中断学业。情感不稳定、易怒在儿童和青少年中尤为突出，特别是在瞌睡时，导致与老师同学关系的恶化，造成了与社会的疏远、隔离和退缩，严重影响病人的生活质量。

三、阻塞性睡眠呼吸暂停综合征

【疾病概论】

1. 定义：睡眠呼吸暂停综合征（sleep apnea syndrome，SAS）也称为睡眠呼吸暂停低通气综合征（sleep apnea hyponea syndrome，SAHS）是指在每晚的睡眠中，反复出现呼吸暂停和低通气次数30次以上，或平均每小时呼吸暂停和低通气次数5次或5次以上

（通常用呼吸紊乱指数 RDI 或呼吸暂停低通气指数 AHI 表示）。睡眠呼吸暂停是指在睡眠状态下口、鼻气流停止至少在 10 秒以上为一次呼吸暂停，睡眠低通气是指口、鼻气流低于正常 50%以上，同时伴有 3%以上的氧饱和度下降。SAHS 包括由呼吸中枢病变引起呼吸暂停和由气道解剖结构变化引起呼吸暂停，前者是由于各种原因的病变累及或直接影响到延髓的呼吸中枢，不在本节叙述范围；而后者是本节重点描述内容，临床上通常称为阻塞性睡眠呼吸暂停低通气综合征（obstructive sleep apnea hyponea syndrome，OSAHS）。

2. 流行病学：是常见的临床疾病，成人发病率约为 4%～7%，男性发病率高于女性，发病率随年龄增高而增加。

3. 病因及发病机制：主要危险因素有：①年龄增大；②男性，因其气道较女性狭长；③肥胖及颈围增粗；④鼻咽部疾病和气道解剖异常，如扁桃腺及腺样体肥大、鼻中隔弯曲、下颌后移、小下颌等；⑤长期大量饮酒及服用镇静药物；⑥内分泌疾病，如甲状腺功能减退及肢端肥大症等；⑦遗传体质和遗传疾病也明显影响该病的发生和发展，例如 Treacher-Collins 综合征、Down 综合征、Apert 综合征、软骨发育不全等。

OSAHS 的病变部位主要在咽部，咽腔自后鼻孔至会厌缺乏完整的骨性结构的支撑，主要靠咽部肌肉的收缩来调节咽腔的大小。这些肌肉包括翼状肌、腭帆张肌、颏舌肌、颏舌骨肌及胸骨舌骨肌等。这些肌肉收缩可使咽腔开放，与躯干骨骼肌比较肌纤维少、血供丰富、收缩迅速，但容易疲劳，由清醒转为睡眠时肌张力降低，加之平卧时由于重力因素，舌根及软腭后移使咽腔变窄。此外咽侧壁肥厚、扁桃腺及舌体肥大、软腭肥大、下颌后移、会厌水肿、声带麻痹、喉功能不全、颈部受压等因素均可导致咽腔狭窄或闭塞，引起 OSAHS。鼻腔疾病使鼻腔阻力增加甚至闭塞，从而导致张口呼吸，久而久之导致上述肌肉和软组织充血、水肿、肥大，进而引发 OSAHS。

遗传与变异对骨性结构、舌体大小、扁桃腺大小及咽腔的大小有极大的影响。肥胖可促使形成咽壁各个结构的脂肪沉积导致气道狭窄。下颌骨长轴变短、上颌骨位置靠后、舌骨位置不良等同样影响咽腔的大小。男性气道的长度比女性长，故发生气道塌陷的几率较大。

OSAHS 的发病机理和影响因素较为复杂，除了上呼吸道解剖、咽部肌群为主要因素外，中枢的调控能力、肺容量及从睡眠中唤醒能力均可影响 OSAHS 发病。目前的发病机制尚未完全明了，有待于进一步研究。

4. 病理生理

OSAHS 对机体的损害主要是呼吸暂停和低通气造成的低氧血症和高碳酸血症。低氧血症和高碳酸血症如果不能在觉醒后纠正，即可表现为急性呼吸衰竭，严重者可在睡眠中窒息死亡。即使无呼吸衰竭发生，反复的低氧血症和高碳酸血症可造成体循环和肺循环高压、心律失常、心力衰竭、慢性肾功能不全、慢性脑缺氧等。咽腔阻塞和长时间用力呼吸还可导致胸腔负压增加，进而造成胃和食管反流，酸性反流物可造成反射性呼吸暂停，还可导致咽部炎症使组织充血水肿进一步加重 OSAHS。咽部刺激增强可导致迷走神经兴奋性增强引起心动过缓，甚至猝死。长期缺氧还可造成红细胞增多、血液黏度增加，促进动脉硬化、冠心病和脑卒中。

OSAHS 患者反复觉醒造成睡眠片段化、睡眠结构紊乱，白天嗜睡、头晕、疲乏、注意力不集中、精神萎靡，久而久之导致认知功能障碍、焦虑、抑郁、内分泌功能紊乱，儿童生长激素分泌减少造成发育迟缓，成人性激素分泌减少可造成性欲减低、阳痿等。

【临床表现】

最常见的症状是打鼾，并伴有呼吸暂停，鼾声可时高时低，有时可完全中断，严重者可憋醒，醒后出现心慌、气短等。此外还可出现睡眠行为异常，如夜间出现恐惧、周期性肢体抽动、夜游、谵语等。在仔细询问睡眠史时，患者主述常有的睡眠障碍，如频繁的夜间觉醒、睡眠片断、窒息感、夜间排尿次数增多等；但多数病人没有入睡困难。晨起感头昏、白天疲倦、困乏，容易在开会、听课、晚间读书、看报或看电视等时睡觉。

多数患者伴有注意力不集中、记忆力减退、易怒、烦躁、性格改变、性功能减退、心悸或心律失常、高血压、肺动脉高压、水肿、红细胞增多、认知功能减退。更严重者合并心力衰竭和其他脑功能减退的症状和体征。

【辅助检查】

1. 多导睡眠图监测：通过对脑电图、眼动电图、颏下肌电图和心电图监护，记录睡眠的深度、眼运动和相应肌肉的活动以及心率和心律的变化，并可全息记录血氧饱和度，口鼻腔气流、胸腹腔呼吸运动等各种参数。记录本病严重程度，比较治疗前后各项指标的改变。

2. 鼻测压计描记法可发现鼻阻力增高。热敏电阻描记法可描记患者呼吸次数和呼吸暂停指数。

3. 纤维鼻咽镜检查：可详细观察有无阻塞性病变、病变部位与阻塞程度。

4. 影像学检查：

(1) 侧位颅骨头影测量：OSAS病人与正常人相比存在5个特点：①舌和软腭明显增大。②舌骨向下移位。③下颌骨的大小和位置可正常，但由于下颌骨体向下移位，使面部增长。④上颌骨位置偏后，且硬腭增长。⑤鼻咽部正常，但口咽以下水平气道平均缩小25%，因而加重睡眠呼吸暂停。

(2) 上气道CT扫描：发现OSAS患者的上气道截面积均小于正常人。

(3) 核磁共振：能发现大脑及神经系统疾患，使过去所谓的“原发性”睡眠呼吸障碍的患者，也找到了中枢神经系统及其血管病变。

【诊断】

典型的临床表现结合多导睡眠图监测结果可以明确诊断。多导睡眠图是诊断OSAHS的金标准。可在睡眠时记录各种生理指标，包括脑电、眼动电图、肌电、呼吸气流、胸腹式呼吸运动、动脉氧饱和度、鼾声、心电图等。根据所记录的呼吸暂停和低通气次数的结果，按 RDI 或 AHI 分为：①轻度：5～15 次/小时；②中度：16～30 次/小时；③重度：＞30 次/小时。

多导睡眠图的特点是：典型的呼吸暂停和低通气持续 10～50 秒，呼吸事件在 REM 期睡眠中可持续几分钟，多出现在仰卧位时。血氧饱和度通常在呼吸停止的 30 秒内达最低水平，并在血氧饱和度达最低后 3 秒钟内出现 EEG 微觉醒。血氧饱和度曲线随呼吸事件的反复出现，呈“锯齿状”波动；睡眠脑电图显示睡眠片段化，1 期睡眠增加，3 期、4 期和 REM 睡眠减少以及反复出现呼吸性微觉醒。

【鉴别诊断】

OSAHS 需与单纯鼾症、低通气综合征、各种中枢神经系统病变引起的中枢性呼吸暂停，陈-施呼吸综合征、发作性睡病、特发性过度睡眠、睡眠不足综合征等疾病相鉴别。

【治疗】

治疗 OSAHS 的目的主要是增加咽部气道的张力、扩大气道容积、建立旁道通气、消除呼吸暂停和低通气以改善缺氧和二氧化碳潴留，改善临床症状，提供生活质量。

1. 减少危险因素　减肥、戒烟酒、睡前勿饱食、尽量勿服安眠药、适当进行运动、尽可能侧卧位睡眠等。

2. 治疗相关疾病　对甲状腺机能减退者可补充甲状腺素；肢端肥大症者可手术切除垂体瘤或服用生长抑素；鼻塞者可使用滴鼻净或麻黄素滴鼻；鼻腔疾病或扁桃腺肿大可手术治疗。

3. 药物治疗　主要适合轻、中度患者。雌激素可用于治疗绝经期女性的睡眠呼吸暂停。有一定呼吸兴奋作用的抗抑郁药如普罗替林（protriptyline）或氯丙咪嗪（clomipramine），新型抗抑郁药 SSRI 和 SNRI 类可减少呼吸暂停次数、改善嗜睡，其主要作用机制是抑制了容易出现呼吸暂停的 REM 睡眠。

4. 经鼻持续正压气道通气（nCPAP）　是治疗中、重度 OSAHS 的一线治疗措施，对无手术指征或手术治疗疗效不佳的患者均适合，对中枢性呼吸暂停和慢性肺部疾病也有效。可以根据病情及经济条件选择各种通气机。

5. 口腔矫正器　主要使下颌前移，使咽腔开放，适合轻-中度OSAHS。

6. 手术治疗　包括悬雍垂-软腭-咽成形术（UPPP）、激光辅助腭-咽成形术、射频软组织微创成形术等，这些主要是切除扁桃腺、部分软腭后缘、悬雍垂，以扩大咽腔，或是使其组织形成瘢痕增加气道张力等。对于个别伴有严重呼吸衰竭患者可进行紧急气管造口术。

【预后】

OSAHS是一种具有潜在危险的疾病，尽早发现并及时治疗者预后良好，对于已经合并高血压、心脏病、慢性脑缺氧症状患者，经过治疗后上述症状可明显改善或消失；对于长期不治患者除合并前述合并症外，还可出现猝死及心、脑血管意外等情况。

四、不安腿综合征

【疾病概论】

1. 定义：不安腿综合征（restless legs syndrome，RLS）主要表现为静息状态下双下肢难以形容的感觉异常与不适，有活动双腿的强烈愿望，患者不断被迫敲打下肢以减轻痛苦，常在夜间休息时加重，活动后缓解。

2. 流行病学：该病最早由英国学者Willis于1672年首次报道，后在1945年由瑞典学者Ekbom进行了系统总结并首次全面描述，又称Ekbom综合征。到目前为止患病率为2.5%～5%，其中欧美患病率为5%～15%、日本4.6%、韩国12.1%，我国暂没有流行病学资料。

3. 病因及发病机制：根据有否原发病，将不安腿综合征分为原发性和继发性两种类型，继发性RLS多由一些疾病而继发，根据文献报道由Ⅲ型脊髓小脑共济失调继发者占45%、Ⅱ型腓骨肌萎缩症占37%、缺铁性贫血占24%、尿毒症占17.3%、妊娠妇女占11.5%、胃手术后占11.3%、震颤麻痹占6.7%、糖尿病占1%合并有RLS。原发性RLS具体病因不清楚，目前认为可能与遗传、脑内多巴胺功能异常有关。

发病机制目前也不清楚，主要有以下几种学说：

（1）血液循环障碍　研究发现在应用改善下肢血液循环方法治疗后不安腿综合征症状明显得到缓解，因此认为肢体血液循环障碍可能是RLS的原因之一。

（2）内源性阿片释放　应用PET研究发现，不安腿综合征病情越重，脑内内源性阿片释放越多。应用外源性阿片类物质与内源性阿片受体竞争性结合对本病治疗有效，因此认为内源性阿片释放是本病的机制之一。

（3）多巴胺能神经元损害　目前较为公认的机制之一是中枢神经系统非黑质-纹状体系统多巴胺神经元损害，如间脑A11区、第三脑室旁A14区、视上核和视交叉多巴胺能神经元以及脊髓多巴胺能神经元的损伤。补充多巴胺或多巴胺受体激动剂可明显缓解不安腿综合征的症状。

（4）铁缺乏　铁缺乏是不安腿综合征发病的一个重要原因，研究证明RLS患者体内缺乏铁，补充铁剂有效。而铁是酪氨酸羟化酶的辅酶，控制着酪氨酸的代谢，铁缺乏造成多巴胺能系统功能障碍。最近研究证明，血清铁转运至大脑功能区障碍是发病的主要原因。MRI技术和脑脊液相关蛋白分析显示，RLS患者黑质-纹状体A9区、间脑A11区和第三脑室旁A14区铁含量减少。

（5）遗传因素　55%～92%原发性不安腿综合征患者有阳性家族使，呈常染色体显性遗传，主要可疑基因位点有12q、14q、19q等。一些继发性不安腿综合征也部分具有遗传史。

虽然有很多学说，但上述任何一种理论均不能解释全部发病机制。

【临床表现】

本病任何年龄均可发病，但中老年人多见，男：女＝1：2。临床主要特征为：

1. 患者有强烈活动双腿的愿望，常伴有各种不适的感觉症状。症状在安静时明显，长时间的坐、卧及夜间易发生，活动、捶打后可缓解症状。

2. 肢体远端不适感是本病的特征之一，如麻木、蚁走、蠕动、烧灼、疼痛、痉挛等。少数患者疼痛明显，往往误诊为慢性疼痛性疾病，感觉症状可累及踝部、膝部或整个下肢，近一半患者可累及上肢。

3. 80%患者有周期性肢动（PLM)，表现为睡眠时重复出现刻板样的髋、膝、踝关节的三联屈曲致使踇趾背伸。

4. 由于夜间不适感明显，加之 PLM 影响睡眠，95%的患者合并睡眠障碍。

【辅助检查】

用多导睡眠记录仪检测入睡期的肢体运动、夜间睡眠 PLM 是目前唯一有效的客观指标。肌电图检查未见神经损害征象，肌肉活检没有特异性改变。

【诊断】

临床诊断标准按 1995 年制定的 RLS 最低诊断标准：①主述感觉异常而无法抗拒的肢体活动；②运动神经源性肌不宁；③静息时加重，活动后缓解；④傍晚和夜间加重。

【鉴别诊断】

本病需与周期性肢体运动障碍、静坐不能及周围神经病和神经根病相鉴别。RLS 具有周期性肢动，而周围神经病变没有；周围神经病没有活动的强烈愿望；神经根病变往往影像学有脊膜或神经根受压的表现，而且根痛特别明显。

【治疗】

对于一些继发性不安腿综合征首先治疗原发病，对于缺铁性贫血或铁缺乏的给予补铁，下肢血液循环不良的给予改善循环治疗。有些遗传病没有特异性治疗方法，与原发性不安腿综合征治疗相同。

对于轻度不安腿综合征患者不需要药物治疗，有时根据某些特殊情况临时给药，例如长时间旅行、静坐等。中到重度患者需要规律性用药，多巴胺能药物为首选，但与治疗帕金森病不同，治疗不安腿综合征时药物剂量很小，而且无晨间反跳现象。

1. 左旋多巴（L-dopa） 睡前 50～100mg 口服可明显改善症状，减少周期性肢动，提高睡眠质量，减少白天困倦感，由于剂量低，多数患者耐受性良好。但该药半衰期短，仅在服药后 3～4 小时内有效，所以服用左旋多巴控释片或加用儿茶酚胺-O-甲基转移酶抑制剂，如恩他卡朋 200mg，可以延长作用时间。左旋多巴加多巴脱羧酶抑制剂，如美多巴（左旋多巴＋苄丝肼）和息宁（左旋多巴＋卡比多巴），可延长作用时间，但要降低剂量，因为多巴脱羧酶抑制剂可增加左旋多巴的含量。

2. 多巴胺受体激动剂 效果很好，最早的受体激动剂是溴隐亭（bromocriptine），后来由于副作用较大，而且易引起反跳，故目前已很少应用。有学者报道普拉克索（prarnipexole）是新型非麦角多巴胺受体激动剂，选择性作用 D3 受体，可有效改善症状。卡麦角林（cabergoline）是 D2 受体激动剂，小剂量给药即可改善症状，而且无晨间反跳现象。罗匹尼罗（ropinirole）是新型非麦角类特异性 D2 受体激动剂，该药能明显降低与不安腿综合征有关的周期性肢动，明显改善睡眠。

3. 在多巴胺及受体激动剂不能耐受的患者，可以考虑应用加巴喷丁和卡马西平，特别是对疼痛明显的患者。对于使用上述两种药物不理想的患者，也可以应用或加用苯二氮卓类或阿片类药物。

4. 口服或静脉补铁 对有明确缺铁病因的患者有效，但是否对其他 RLS 都有效尚待进一步研究，目前不作为常规治疗。

【预后】

多数不安腿综合征治疗预后良好，少数患者需要长期服药，该病虽然对生命没有危害，但却严重影响患者的生活质量。

五、REM 睡眠行为异常

【疾病概论】

1. 定义：在睡眠障碍的分类中，睡眠行为异常包括一组在睡眠中发生的行为、情绪、认知、梦和自主神经系统的非期望性事件，这些事件可出现在入睡过程中、睡眠中或觉醒过程中。睡眠行为异常可出现在睡眠的 REM 期和 NREM 期，而 REM 睡眠行为异常（REM sleep behavior disorder，RBD）是在 REM 睡眠期出现的发作性肢体的不自主动作，这种动作与梦境相关，具有暴力倾向的，常常会导致患者或同宿者受伤和（或）睡眠中断。

2. 流行病学：RBD 可发生在任何年龄的人群，但以 50 岁以上的男性多见。不论是特发性 RBD 还是与神经系统疾病和其他疾病相关的症状性 RBD，都以男性多见。RBD 的人群患病率尚不清楚，有报道估计在一般人群是 0.38%，老年人中是 0.5%。

3. 病因及发病机制：REM 睡眠行为障碍可分为原发性和继发性。现有证据提示，RBD 和存在共核蛋白病变的一些神经退行性障碍存在密切的联系，如帕金森病、多系统萎缩症、Lewy 小体性痴呆等，它们共有的病理性损害是不可溶性 α-共核蛋白选择性地在易感神经元和神经胶质细胞沉积。在年龄≥50 岁的男性 RBD 患者，最终出现上述几种神经退行性障碍的情况非常常见，但常常在 RBD 发病 10 年之后。因此在最初诊断为特发性 RBD 年龄≥50 岁的男性患者，经过平均 13 年的间隔后，2/3 出现帕金森病性障碍。而以 tau 蛋白变性作为重要病理学特征的阿尔茨海默病，发生典型 RBD 却相对少见。RBD 和不同神经病理学基础的神经退行性疾病之间的关系，仍有待深入研究，这也可能有助于最终阐明 RBD 的神经病理学机制。RBD 和一些其他特殊的睡眠障碍如发作性睡病、不安腿综合征、周期性肢体运动障碍，也有比较密切的联系。

此外，继发性 RBD 可发生在多种常见神经系统疾病，包括缺血性或出血性脑血管疾病、多发性硬化、Guillain-Barre 综合征、脑干肿瘤（包括桥脑小脑角肿瘤）等。在某些抗精神病药物及抗抑郁药的治疗过程中，特别是在帕金森病、抑郁症及发作性睡病患者在给予抗抑郁药后可出现 RBD。RBD 还可见于使用去甲肾上腺素能拮抗剂（例如比索洛尔）治疗中及酒精戒断后。

4. 病理生理：有关 RBD 的病理机制还有很多细节还不清楚，动物试验研究表明，REM 睡眠中肌肉失张力状态的出现及维持需要脑干的某些结构之间相互作用。这些结构包括旁正中核、蓝斑核蓝斑下核复合体、中缝核、脚桥核及黑质纹状体系统。这些脑干结构与基底核及边缘系统之间存在解剖上的相互联系，并均参与了 RBD 发生的病理机制。

通过对 RBD 患者尸检神经病理学研究发现 RBD 患者脑干蓝斑核一蓝斑下核复合体与黑质均存在神经元缺失、色素脱失、胶质增生或 Lewy 小体等病理改变。部分患者中缝背核、迷走神经背核、巨细胞网状核与桥核亦存在相似的病理改变。SPECT 研究发现纹状体多巴胺转运体减少。PET 研究发现纹状体多巴胺纤维密度降低。比较多的研究倾向支持黑质纹状体多巴胺能系统功能障碍假说。

【临床表现】

RBD 通常 50～60 岁起病，多见于老年男性。但其他任何年龄段均可发病（尤其是症状性者）。1/4 的患者有前驱症状，包括亚临床睡眠行为障碍、梦呓、肢体抖动和抽搐等。

RBD 患者的主诉通常是与睡眠相关的对自己或对配偶的伤害性行为。由于 RBD 发生于 REM 睡眠期，因此这些异常行为通常在睡眠后大约 90 分钟后出现。RBD 发作频率从每 2～3 周一次到每晚几次不等。在 RBD 发作结束之后，患者会马上清醒，并能十分生动地讲述刚做过的梦，梦的内容充满了暴力和不快感，发作时的动作也与所叙述的梦境相关。RBD 这种与梦境相关的异常行为可以表现为简单的行为，如大笑、说话、喊叫及躯干或肢体快速抽动等。也可表现为复杂的行为，如咒骂、做手势、伸手取东西、抓取、用力挥动手臂、拍掌、踢脚、坐起、从床上跳起、爬或跑等。当频繁发作使睡眠中断达一定程度时，患者可出现日间思睡。

【辅助检查】

（一）多导睡眠图监测

PSG 检查结合时间同步视频记录是 RBD 诊断的基本辅助手段。正常人的 REM 睡眠期显著特点之一就是肌肉失张力，而 RBD 患者的多导睡眠图记录可见颏肌或肢体在 REM 睡眠期出现阵发或持续肌电活动增高，视频记录可见肢体活动显著增多，甚至记录到暴力性动作。大约 75%的患者在 NREM 期存在周期性肢体运动。RBD 患者的睡眠结构及睡眠固有的 REM 与 NREM 周期节律基本保留完好，有些患者可记录到Ⅰ期睡眠或深睡眠比例增加。

多导睡眠图监测还可发现亚临床 RBD，即患者并未主诉有睡眠相关的行为障碍，但多导睡眠图检查发现 REM 睡眠期肌肉活动增多及轻微肢体挥动或轻声喊叫等。

（二）其他检查

头颅 CT 或 MRI 检查有助于发现肿瘤、缺血性梗死等脑器质性疾病。SPECT 及 PET 检查可以发现黑质及纹状体区域代谢障碍。

【诊断】

根据美国睡眠医学会睡眠障碍国际分类标准（ICSD-Ⅱ），RBD 诊断标准如下：

1. REM 睡眠期失张力现象缺失：大量持续或间断的下颌肌肌电活动增高，或大量时相性下颌或肢体肌电颤搐。

2. 至少存在下列中的一项：

（1）有睡眠相关的伤害性行为、潜在伤害性行为或分裂行为病史。

（2）多导睡眠图记录有 REM 睡眠期的异常行为。

（3）伴呼吸急促的觉醒。

3. REM 睡眠期脑电无癫痫样异常放电，除非 RBD 可以明确地与目前任何一种 REM 相关的癫痫病区分开。

4. 患者的睡眠障碍不能用其他睡眠障碍、内科或神经科疾病、精神疾病、服用药物或其他物质来更好地解释。

【鉴别诊断】

RBD表现为睡眠相关的异常行为，需要与其他表现为睡眠期的异常行为相鉴别。这些疾病包括：睡行症、夜惊、睡眠相关的癫痫发作、夜间发作性肌张力障碍、伴REM相关觉醒的阻塞性睡眠呼吸障碍、周期性肢体运动、NREM期及REM期睡眠节律运动（包括夜间碰头症、睡眠相关分裂障碍）、诈病等。要想将RBD与这些疾病鉴别，必须进行视频多导睡眠图监测。成人睡行症及夜惊与梦样精神活动有关，但这些患者是行为及觉醒发生在NREM的慢波睡眠（Ⅲ/Ⅳ期睡眠）。睡眠相关的癫痫发作可以以梦样精神活动为先兆，不同的是，RBD发生于睡眠开始后2小时左右，而癫痫发作可见于夜间任何时候，脑电可见癫痫样异常放电，发作符合癫痫刻板样发作特点。睡眠呼吸暂停通常在REM睡眠期最严重，而此时梦境也是最强烈持续时间最长的，因此，REM期由于呼吸暂停导致的觉醒也可与梦境相关，而且伴激惹行为，但多导睡眠图可做出鉴别。周期性肢体运动持续存在于REM期，因此，亦可出现与梦境相关的激惹觉醒，并伴随觉醒后梦样行为。

【治疗】

（一）药物治疗

氯硝西泮对控制RBD患者的异常行为及相关梦境障碍均有明显效果。氯硝西泮能够抑制RBD患者的行为症状，减少REM期时相性肌肉活动，但并不能恢复REM期肌肉失张力状态。氯硝西泮通常睡前服用0.5～1.0mg即起效（常用剂量0.25～4.0mg）。通常停药后马上复发。副作用包括日间嗜睡、认知障碍及睡眠呼吸暂停加重等。但大约10%的患者对氯硝西泮无效。褪黑素对RBD患者亦有效。胆碱酯酶抑制剂（多奈哌齐与利伐斯的明）及多巴胺能药物可能有效。其他药物，如丙氧酚、咖巴喷丁、卡马西平、丙戊酸钠、及其他苯二氮䓬类药物如安定、阿普唑仑、艾司唑仑、羟基安定等亦可能药效。

（二）预防继发性损伤

在确定 RBD 诊断患者，尤其是已经发生暴力性行为或睡中自己受伤或弄伤睡伴的患者，首先应指导患者做好睡眠环境（卧室和床）的安全防范措施，包括移走卧室的材质比较坚硬的家具、选择软硬适度的床垫、降低床的高度，必要时还可在床周围铺软垫、加装比较柔软的护栏等。对发生伤害睡伴行为较频繁或潜在后果严重的患者，可以建议分床睡眠。对 RBD 发作比较频繁、药物治疗效果不佳的患者，这类防护措施是最基本的治疗。

【预后】

临床上 RBD 的病程以慢性常见，发病可以缓慢，也可以较快，病程呈进行性，自发缓解的情况非常罕见。

参考文献

［1］American Academy of Sleep Medicine. International classification of sleep disorders，2nd ed. ：diagnostic and coding manual. Westchester，Illinois：American Academy of Sleep Medicine；2005.

［2］中华医学会精神科分会编．中国精神障碍分类与诊断标准．3 版）．济南：山东科学技术出版社，2001，118-119.

［3］韩芳．发作性睡病的药物治疗。中国处方药，2006，47：10-13.

［4］杜玉琴，许芬，沃塔娜．阻塞性睡眠呼吸暂停综合征与缺血性脑卒中的临床相关研究．中国医师杂志，2006，8（8）：1081-1082.

［5］郭兮惠，郭兮恒，万英名．睡眠呼吸暂停低通气综合征临床诊断及治疗．北华大学学报（自然科学版），2004，5（8）：331-334

［6］赵忠新主编．临床睡眠障碍学．上海第二军医大学初版社，2003. 117-145.

［7］Teofilo L. Lee-chiong，Jr.，Michael J. Sateia，Mary A. Carskadon，Sleep medicine. 2002. 215-223.

（詹淑琴）

第二节　头痛

概　述

头疼（headache）是神经内科最常见的临床症状，也是神经内科门诊患者最常有或主诉的症状。神经内科的许多疾病都以头痛为主要表现或伴随症状。其部位目前教科书的定义是：指头颅上半部，包括：眉弓、耳轮上缘和枕外隆突连线以上部位。笔者认为耳后枕部、耳廓、耳道、耳前面颊及眼、鼻、口部亦应该包裹在内，因为大多数患者都不能说清明确的界限。依据发病原因的不同，头痛通常分为原发性和继发性两大类。前者是指没有明确病因或不能归因于某一确切病因，又称特发性头痛，如偏头痛、紧张型头痛等。后者有明确的致病因素，各种颅内外病变如常见的脑血管疾病、头颅外伤、颅内或颅外感染、颅脑肿瘤、发热、高血压病及其他各种全身性疾病如内环境紊乱及饮酒、吸毒等等。

头痛的发病机制复杂，通常认为是由于颅内、外痛敏结构的痛觉感受器受到刺激，经痛觉传导通路传导到达大脑皮层而引起。颅内痛敏结构包括颅底硬脑膜、静脉窦（如矢状窦）、颅内动脉近端部分及临近 Willis 环分支、脑膜前动脉及中动脉、三叉神经（Ⅴ）、舌咽神经（Ⅸ）和迷走神经（Ⅹ）、脑干中脑导水管周围灰质和丘脑感觉中继核等；颅外痛敏结构包括头部皮肤、皮下组织、帽状腱膜、颅骨鼓膜、头颈部肌肉和颅外动脉、第 2 和第 3 颈神经、眼、耳、牙齿、鼻窦、口咽部和鼻腔黏膜等。机械、化学、生物刺激和体内生化改变作用于颅内、外痛敏结构均可引起头痛。如颅内、外动脉扩张或受牵拉，颅内静脉和静脉窦的位移或受牵引，脑神经和精神经受到压迫、牵拉或炎症刺激、颅、颈部肌肉痉挛、炎症刺激或创伤，各种原因引起的脑膜刺激，颅内压异常，颅内 5-羟色胺能神经元投射系统功能紊乱等。

对头痛的分类和诊断目前普遍使用的是国际头痛协会（international headache society，HIS）标准。HIS 于 1988 年制定了头痛的分类和诊断标准，得到了各国广泛接受，并成为头痛分类和诊断的国际规范。2004 年，HIS 推出了第 2 版“头痛疾患的国际分类（the international classification of headache disorders 2nd edition，ICHD-Ⅱ）”

14-2-1

Ⅰ原发性头痛（the primary headaches）
偏头痛（migraine）
紧张型头痛（tension-type headache）
丛集性头痛和其他三叉自主神经头痛（cluster headache and other trigeminal autonomic cephalgias）
其他原发性头痛（the primary headaches）
Ⅱ继发性头痛（the secondary headaches）
头颈部外伤引起的头痛（headache attirbuted to head and neck trauma）
头颈部血管性病变引起的头痛（headache attirbuted to cranial or cervical vascular disorder）
非血管性颅内积并引起的头痛（headache attirbuted to non-vascular intracranial disorder）
某一物质或某一物质戒断引起的头痛（headache attirbuted to a substance or its withdrawal）
感引起的头痛（headache attirbuted to infection）
内环境紊乱引起的头痛（headache attirbuted to disturbance of homoeostasis）
头颅、颈、眼、耳、鼻、鼻窦、牙齿、口或其他颜面部结构病变引起的头面痛（headache of facial pain attribute to disorder of cranium，neck，ears，nose，sinuse，teeth，mouth or other facial or cranial structures）
精神疾病引起的头痛（headache attirbuted to psychiatric disorder）
Ⅲ脑神经痛、中枢和原发性面痛和其他头痛（cranial neuralgias，central and primary facial pain and other headaches）

头痛的诊断关键问题是首先区分是原发性或继发性。原发性头痛多为良性病程，继发性头痛则为器质性病变所致，一旦漏诊或误诊，将会错失救治时机，造成无法挽回的损失甚至是生命的代价。

故将头痛诊断中的注意问题，列举如下。首先是详细的询问病史，重点询问头痛的起病方式、头痛部位、性质、疼痛程度、发作时间、持续时间、发作频率、及伴随症状；注意询问头痛的前驱症状、诱发因素、能使头痛加重和减轻的因素。还应全面了解患者年龄与性别、睡眠和职业状况、既往病史和伴随疾病、外伤史、服药史、中毒史、和家族史等一般情况对头痛发病的影响。患者病程更是鉴别头痛性质的重要依据，笔者总结二十余年的临床学习与行医经验认为，头痛病史十年以上、又无其他神经系统症状者，绝大多数是原发性头痛，而病史不足五年者，应首先按照继发性头痛查找病因。详细的神经系统查体是头痛诊断必不可少步骤，眼科、耳鼻喉和口腔科的检查，同样会为头痛的诊断提供重要的帮助。例如青光眼急性发作时所导致前额部剧烈疼痛，就常常被误诊为原发性头痛。必要时可选用神经影像学如头颅 CT、MRI、DSA 或腰穿等辅助检查，以便为颅内器质性病变的诊断提供帮助。

头痛的防治的原则包括病因治疗、对症治疗、预防性治疗和患者的自我预防。对于病因明确的病例应尽早去除病因，如颅内肿瘤需手术切除或 X 线刀等、颅内感染予以相应的抗感染治疗、颅内高压者应脱水降颅压、眼耳鼻口病变则由相关科室处理。病因治疗是继发性头痛的关键；对于病因不能立即纠正的继发性头痛及各种原发性头痛急性发作，可给予止痛等对症治疗以终止或减轻头痛症状，同时亦应对头痛伴随症状如眩晕、呕吐等予以适当的对症治疗。对慢性头痛呈反复发作者应给予适当的预防性治疗，以减轻头痛的程度和减少头痛的发作频率。

一、偏头痛

偏头痛（migraine）是临床最常见的原发性头痛，患病率高，通常认为在 5%～10%左右。其临床特征是病程长、呈发作性、多为偏侧、偶为双侧或两侧交替出现、搏动样头痛、程度为中重度，一般持续数小时至 3～5 天不等，每次发作的部位、疼痛程度和持续时间可不一致，偶伴有恶心、呕吐。光、声刺击、不良情绪和日常活动均可加重头痛，安静环境、休闲尤其是睡眠，可有效缓解头痛。

【病因】

偏头痛的病因目前尚不明确，综合来看与下列因素有关：

1. 内因　偏头痛具有遗传易感性，约60%的偏头痛患者有家族史，其亲属出现偏头痛的风险是一般人群的3～6倍。家族性偏头痛（familial hemiplegic migraine，FHM）呈高度外显率的常染色体显性遗传，FHM-Ⅰ为CACNAIA基因突变，定位在19p13；FHM-Ⅱ为ATP 1A2基因突变，定位在1q21-31；FHM-Ⅲ为SCN1A基因突变，定位在2q24。本病女性多于男性，多在青春期发病，月经期容易发作，妊娠期或绝经后发作减少或停止。提示内分泌和代谢因素参与偏头痛的发作。

2. 外因　偏头痛发作可由进食某些食物和药物所诱发。如包括含酪胺的奶酪、含亚硝酸盐的肉类和腌制食品、含苯乙胺的巧克力、含谷氨酸钠的食品添加剂及葡萄酒等；药物包括口服避孕药和血管扩张剂如硝酸甘油等。环境因素如高温、寒冷、噪音、强光、强电磁辐射、过劳、应激以及应激后的放松、睡眠过度或过少、禁食水、紧张、情绪不稳等也是偏头痛的诱发因素。

【发病机制】

偏头痛的发病机制没有定论，目前有说服力的主要有以下学说：

1. 血管学说　认为偏头痛是原发性血管疾病。颅内血管收缩引起偏头痛先兆症状，如眼前发黑、视物模糊、困乏烦躁等，随后由于循环不畅，导致各种代谢产物在血管外堆积，刺激血管扩张导致搏动性的头痛产生。颈动脉压迫、血管收缩剂麦角生物碱如麦角胺咖啡因可缓解偏头痛支持这一理论。

2. 神经学说　认为偏头痛是原发性神经功能紊乱性疾病。偏头痛先兆是由扩展性皮层抑制（cortical spreading depressing，CSD）引起。CSD是指各种有害刺激引起的起源于大脑后部皮质

（枕叶）的神经电活动抑制带，此抑制带向临近皮质扩展，并伴随出现扩展性血量减少（spreading oligemia）；并非是按照脑动脉分布扩展，而是按照大脑皮质细胞构筑模式进行，向前扩展一般不超过中央沟。CSD能很好地解释偏头痛先兆症状。另外，5-羟色胺（5-HT）能神经元广泛地分布于脑中，许多有效抗偏头痛药可作为中枢性5-HT受体激动剂或部分激动剂起作用，这提示神经功能紊乱参与偏头痛的发作过程。

3. 三叉神经血管学说　是近年来最为流行并受到广泛重视的理论。其解剖生理基础是三叉神经血管复合体（trigeminovascular complex）；颅内痛觉敏感组织如脑血管、脑膜血管、静脉窦，其血管周围神经纤维随三叉神经眼支进入三叉神经节，或从后颅窝进入1、2颅神经（C1、C2）后根；两者在三叉神经节和C1、C2脊神经节换元后，发出神经纤维至三叉神经颈复合体（trigeminocervical complex），后者由三叉神经脊束核尾端与C1、C2后角构成；三叉神经颈复合体发出神经纤维，经脑干交叉后投射至丘脑。该学说的周围疼痛机制认为三叉神经节损害可能是偏头痛产生的神经基础。当三叉神经节及其纤维受刺激后，可引起P物质、降钙素基因相关肽（calcitonin gene-related peptid，CGRP）和其他神经肽释放增加。这些活性物质作用于临近脑血管壁，可引起血管扩张而出现搏动性头痛，还可使血管通透性增加，血浆蛋白渗出，产生无菌性炎症，并刺激痛觉纤维传入中枢，形成恶性循环。已有研究显示，5-HT受体激动剂曲普坦类制剂可通过作用于三叉神经颈复合体的5-HT_{1B}、5-HT_{1D}和5-HT_{1F}受体，终止偏头痛急性发作；CGRP受体拮抗剂微量渗入三叉神经颈复合体可有效抑制三叉神经血管系统痛觉信息的传递；曲普坦类微量渗入丘脑腹后内侧核后，也可通过5-HT_{1B}或5-HT_{1D}受体终止头痛发作。

【临场表现】

偏侧头痛是此病的突出症状，多自幼起病，中青年期达发病高峰，多以失眠、劳累、饮酒或不良情绪刺激为诱因，疼痛多位于头部一侧，以颞部最突出，呈波动性跳疼，以中、重度者居多，严重者因难以忍受甚至有自杀的念头和行动，多数患者伴有恶心，少数可有呕吐，持续时间为数小时至3～5天，轻者经睡眠后可以缓解，重者需经医治。此病可呈周期性发作，亦有间歇期长达数月甚至数年，女性多见，男女患者比例约为1：2～3，常有遗传背景。

2004年HIS制定的偏头痛分形见下表14-2-2

1. 无先兆偏头痛（migraine without aura）

2. 有先兆偏头痛（migraine with aura）

2.1 伴典型先兆的偏头痛性头痛（typical aura with migraine headache）

2.2 伴典型先兆的非偏头痛性头痛（typical aura with non-migraine headache）

2.3 典型先兆不伴头痛（typical aura without headache）

2.4 家族性偏瘫性偏头痛（familial hemiplegic migraine）

2.5 散发性偏瘫性偏头痛（sporadic hemiplegic migraine）

2.6 基底型偏头痛（basilar-type migraine）

3. 常常偏头痛前驱的儿童周期性综合征（childhood periodic syndromes that are commonly precursors of migraine）

3.1 周期性呕吐（cyclical vomiting）

3.2 腹型偏头痛（abdominal migraine）

3.3 良性儿童期发作性眩晕（benign paroxysmal vertigo of childhood）

4. 视网膜性偏头痛（retinal migraine）

5. 偏头痛并发症（complications of migraine）

5.1 慢性偏头痛（chronic migraine）

5.2 偏头痛持续状态（status migrainosus）

5.3 无死梗的持续先兆（persistent aura without infarction）

5.4 偏头痛性死梗（migrainous infarction）

5.5 偏头痛诱发的痫样发作（migraine-triggered seizure）

6. 很可能的偏头痛（probable migraine）
6.1　很可能的无先兆偏头痛（probabel migraine without aura）
6.2　很可能的有先兆偏头痛（probabel migraine with aura）
6.3　很可能的慢性偏头痛（probabel chronic migraine）

以下此简单介绍各种头痛：

1. 偏头痛　是最常见的偏头痛类型，约占 80%。临床表现为反复发作的一侧或双侧额颞部搏动性疼痛，疼痛持续时间不等，诱因亦不固定，常伴有烦躁、恶心、呕吐、畏光、畏声、出汗、全身不适、头皮触痛等症状。在女性患者中多与月经有明显的关系。

2. 有先兆偏头痛　约占偏头痛患者的 10%。部分患者发作前数小时至数日可有烦躁、倦怠、注意力不集中的等前驱症状。其突出的临床表现是，在头痛之前或头痛发生时，先兆是可逆的局灶性神经系统症状，多为视觉异常，其次是感觉、言语和运动的缺损。最常见为视觉先兆，为双眼同向症状（homonymous visual symptms），如视物模糊、暗点、闪光、亮点亮线或视物变形；偶为感觉症状多呈面-手区域分布；语言和动作先兆少见。先兆症状一般在 5～20 分钟逐渐明显，持续不超过 60 分钟；多为一种先兆症状，偶有不同先兆接连出现。头痛在先兆同时或 60 分钟内可发生，表现为一侧或双侧额颞部或眶眼后搏动性疼痛，常伴有恶心、呕吐、畏光或畏声、面色苍白出汗，烦躁和疲劳感，偶见颞动脉突出、颜面部水肿等。活动、言语交谈及不良情绪刺激均能使症状加重，休息尤其是睡眠可缓解。头痛可持续 4～72 小时，消退后可有疲劳、倦怠、烦躁、无力和食欲差等症状，多在 1～2 日后常可好转。

（1）伴典型先兆的偏头痛性头痛：为最常见的有先兆偏头痛类型，先兆表现为完全可逆的视觉，感觉或语言症状，但无肢体无力表现。与先兆同时或先兆后 60 分钟内出现符合偏头痛特征的头痛，即为伴典型先兆的偏头痛。若与先兆同时或先兆后 60 分钟内发生的头痛表现不符合偏头痛特征，则称为伴典型先兆的非偏头痛性头痛；当先兆后 60 分钟内不出现头痛，则称为典型先兆不伴头痛。后两者应注意与短暂性脑缺血性发作相鉴别。

（2）偏瘫性偏头痛：临床少见。先兆除必须有运动无力症状外，还应包括视觉、感觉和语言三种先兆之一，先兆症状持续 5 分钟至 24 小时，症状呈完全可逆性，在先兆同时或先兆 60 分钟内出现符合偏头痛特征的头痛。如在偏瘫性偏头痛患者的一级或二级亲属中，至少有一人具有包括运动无力的偏头痛先兆，则称为家族性偏瘫性偏头痛；若无，则称为散发性偏瘫性偏头痛。

（3）基底型偏头痛：单纯的基底型偏头痛临床更是罕见（此是教科书介绍的内容。笔者认为如果遇到此类病人，请先按照脑血管病处理）。先兆症状明显源自于脑干和（或）两侧大脑半球，临床可见构音障碍、眩晕、耳鸣、听力减退、复视、双眼鼻侧及颞侧视野同时出现视觉症状、共济失调、意识障碍、双侧同时出现感觉异常，但无运动无力症状。在先兆同时或先兆 60 分钟内出现符合偏头痛特征的头痛，常伴恶心、呕吐。

3. 视网膜性偏头痛　为反复发生的完全可逆的单眼视觉障碍，包括闪烁、暗点或失明，并伴偏头痛的发作，在发作间期眼科检查正常。与基底型偏头痛视觉先兆症状积累几双眼不同，视网膜性偏头痛视觉状况仅局限于单眼，不伴有脑干或大脑半球的神经缺失或刺激状况。

4. 常为偏头痛前驱的儿童周期性综合征　可视为偏头痛等位症，临床可见周期性呕吐、反复发作的腹部疼痛伴恶心呕吐即腹型偏头疼、良性儿童期发作性眩晕。发作时不伴有头疼，随着时间的推移可发生偏头痛。

5. 偏头痛并发症

（1）慢性偏头痛：偏头痛每月头痛发作超过 15 天，连续 3 个月或 3 个月以上，并排除药物过量及头颅其他器官病变如副鼻窦炎等引起的头痛，可考虑为慢性偏头痛。

（2）偏头痛持续状态：偏头痛发作持续时间大于或等于 72 小时，而且头痛程度较严重，但其间可有因睡眠或药物应用获得的短暂缓解期。

（3）无梗死的持续先兆：只有先兆偏头痛患者在一次发作中出现一种先兆或多种先兆症状持续 1 周以上，多为双侧性；本次发作其他症状与以往发作类似；须神经影像学排除脑梗死病灶。

（4）偏头痛性梗死：极少数情况下偏头痛先找可触发痫性发作，且痫性为偏头痛性梗死。

（5）偏头痛诱发的痫样发作：极少数情况下偏头痛先兆症状可触发痫性发作，且痫性发作发生在先兆症状中或 1 小时以内。

6. 眼肌麻痹性偏头痛（ophthalmoplegic migraine）临床表现为反复发作的偏头痛样头痛（migraine-like headache），头痛发作同时或 4 天内出现头痛侧眼肌麻痹，动眼神经最常受累，常有上睑下垂、瞳孔扩大，部分病例可同时累及滑车和展神经。眼肌麻痹性偏头痛患者头痛持续 1 周或 1 周以上，头痛至出现眼肌麻痹的潜伏期可最长可达 4 天。部分患者 MRI 增强扫描可提示受累动眼神经有反复发作的脱髓鞘改变。此类患者建议按照脱髓鞘病处理。

【诊断】

根据偏头痛发作的临床表现、神经系统查体、家族史，通常可作出临床诊断。脑部 CT、CTA、MRI、MRA、LP 检查可以排除脑血管疾病、颅内动脉瘤、占位性病变和颅内炎症等颅内器质性疾病。2004 年 HIS 制定偏头痛诊断标准如下：

1. 无先兆偏头痛诊断标准

（1）符合（2）～（4）特征的至少 5 次发作。

（2）头痛发作（未经治疗或治疗无效）持续 4～72 小时。

（3）至少有下列中的 2 项头痛特征：①单侧性；②搏动性；③中或中度头痛；④日常活动（如步行或上楼梯）会加重头痛，或头痛时会主动避免此类活动。

（4）头痛过程中至少伴有下列 1 项：①恶心和（或）呕吐；②畏光和畏声。

（5）不能归因于其他疾病。

2. 伴典型先兆的偏头痛性头痛诊断标准

（1）符合（2）～（4）特征的至少2次发作。

（2）先兆至少有下列的1种表现，但没有运动无力症状：①完全可逆的视觉症状，包括阳性表现（如闪光、亮点或亮线）和（或）隐形表现（如视野缺损）；②完全可逆的感觉异常，包括阳性表现（如针刺感）和（或）阴性表现（如麻木）；③完全可逆的言语功能障碍。

（3）至少满足以下2项：①同向视觉症状和（或）单侧感觉症状；②至少1个先兆症状逐渐发展的过程大于或等于5分钟，和（或）不同的先兆症状接连发生，过程大于或等于5分钟；③每个先兆状态持续5～60分钟。

（4）在先兆症状同时在先兆发生后60分钟内出现头痛，头痛符合无先兆偏头痛诊断标准中的（2）～（4）项。

（5）不能归因于其他疾病。

【鉴别诊断】

1. 丛集性头痛（cluster headache）是一侧眼眶周围发作性剧烈疼痛，持续15分钟至3小时，发作从隔天1次到每日8次。反复密集发作是其突出的特征，为单侧头痛，伴有同侧结膜充血、流泪、流涕、前额和面部出汗和Horner征等临床表现。

2. 紧张型头痛　是双侧枕部或全头部紧缩性或压迫性头痛，多为持续性，偶为阵发性、搏动性头痛，很少伴有恶心、呕吐。常见于青、中年女性，不良情绪刺激和其他心理因素可加重头痛症状。

3. Tolosa-Hunt综合征　传统称为痛性眼肌麻痹（painful ophthalmoplegia），临床特点是阵发性眼球后及眶周的顽固性胀痛、刺痛或撕裂样疼痛，伴有动眼、滑车和（或）展神经麻痹，眼肌麻痹可与疼痛同时出现或疼痛发作后两周内出现，MBI或活检可发现海绵窦、眼上裂或眼眶内有肉芽肿病变。本病属于良性疾病，持续数周后能自行缓解，可反复发作，糖皮质激素治疗疗效明显。

4. 症状性偏头痛（symptomatic migraine）是指由于头颈不血管性病变导致的头痛如缺血性脑血管疾病、脑出血、未破裂的囊状动脉瘤和动静脉血管畸形、颅内肿瘤、颅内感染、头颅其他器官病变等导致的头痛。这些继发性头痛在临床上也可表现为类似偏头痛性质的头痛，可伴有恶心、呕吐、但无典型偏头痛发作过程，大多有局灶性神经功能缺失或刺激症状，颅脑影像学检查可发现病灶。由于内环境紊乱的头痛如高血压危象、高血压脑病、子痫或先兆子痫等，多表现为双侧搏动性头痛，头痛的发生与血压升高密切相关，神经影像学检查可发现脑组织肿胀等改变。

5. 药物过量使用性头痛　属于继发性头痛。药物过量主要是指使用过于频繁且规则，如每月或每周有相对固定时间。临床常见每月规则服用麦角胺、曲普坦、鸦片类药物等大于或等于 10 天或单纯止痛药大于或等于 15 天，连续 3 个月以上，在上述药物过量使用期间头痛发生或明显恶化。头痛发生与药物有关，可呈类偏头痛样或同时具有偏头痛和紧张型头痛性质的混合性头痛，头痛在药物停止使用后 2 个月内缓解或回到原来的头痛模式。药物过量使用性头痛对预防性治疗措施无效。

【治疗】

治疗目的减轻和终止头痛的发作，缓解消除伴发症状，预防头痛复发。传统治疗是以药物治疗为主要手段，而现代医学更强调非药物治疗。非药物治疗主要是加强宣教，使患者了解偏头痛的发病机制和防治措施，帮助患者树立信心，确立正确的防治观念和目标，保持健康的生活方式，寻找避免各种偏头痛诱因。

药物性治疗和预防性治疗。

1. 发作期的治疗　临床治疗偏头痛应越早越好，如果能够在先兆症状发生时积极治疗，就有可能阻止头痛的发作，减轻病人的痛苦。治疗药物包括非特异性止痛药如非甾体类抗炎药（non-steroidal anti-inflammatory drugs，NSAIDs）和阿片类药物，特异性药物如麦角类制剂和曲普坦类药物（表 14-2-3）。药物选择应根据头痛程度、发作频率、患者的年龄和体重、伴随症状、既往用药反应等综合考虑，目前普遍采用的是阶梯法、分层选药，进行个体化治疗。

表 14-2-3 偏头痛治疗药物

药物	用法用量	日最大剂量	半衰期（小时）
麦角类制剂			
麦角胺	1～2mg PO/SL/PR	6mg PO/SL/PR	2
二氢麦角胺	1～2mg IM	4mg IM	2.5
	1～3mg PO	9mg PO	
曲普坦类			
舒玛曲普坦	6mg SC	12mg SC	2
	25～100mg PO	300mg PO	
那拉曲普坦	2.5mg PO	5mg PO	5.0～6.3
利扎曲普坦	5～10mg PO	30mg PO	2
佐米曲普坦	2.5～5mg PO	10mg PO	3
阿莫曲普坦	6.25～12.5mg PO	25mg PO	3.5

(1) 轻-中度头痛：单用 NSAIDs 如对乙酰氨基酚（acetaminophen）、萘普生（naproxen）、布洛芬（ibuprofen）等可有效，如无效再用偏头痛特异性治疗药物。阿片类制剂如哌替啶对确诊偏头痛急性发作亦有效，因其具有成瘾性，不推荐常规用于偏头痛的治疗，但对于有麦角类制剂或曲普坦类应用禁忌的病例，如合并有心脏病、周围血管病或妊娠期偏头痛，则可给予哌替啶治疗以终止偏头痛急性发作。

(2) 中-重度头痛：可直接选用偏头痛特异性治疗药物以尽快改善症状，部分患者虽有严重头痛但以往发作对 NSAIDS 反映良好者，仍可选用 NSAIDS①麦角类制剂：为 5-HT1 受体非选择性激动剂，药物有麦角胺（ergotamine）和二氢麦角胺（dihydroergotamine，DHE），能终止偏头痛的急性发作。②曲普坦类：为5-HT1B/1D受体非选择性激动剂，可能通过收缩脑血管、抑制周围神经和“三叉神经颈复合体”二级神经元的神经痛觉传递，进而发挥止痛作用。常用药物有舒玛曲普坦（sumatriptan）那拉曲普坦（naratriptan）利扎曲普坦（rizatriptan）、佐米曲普坦（zolmitriptan）阿莫曲普坦（almotriptan）。麦角类和曲普坦类药物不良反应包括恶心、呕吐、心悸、烦躁、焦虑、周围血管收缩，大量长期应用可引起高血压和肢体缺血性坏死。以上两类药物具有强力的血管收缩作用，严重高血压、心脏病和孕妇或者均为禁忌。另外，如麦角类和曲普坦类药物应用过频，则会引起药物过量使用性头痛，为避免这种情况发生，建议每周用药不超过2～3天。

近年来发展起来的CGRP受体拮抗剂有望成为终止偏头痛急性发作安全有效的特异性药物。

（3）伴随症状：恶心、呕吐、是偏头痛最常见的伴随症状，也是药物常见的不良反应，因此合用止吐剂（如甲氧氯普胺10mg肌内注射）是必要的，对于严重呕吐者可给予小剂量奋乃静、氯丙嗪。有烦躁者可给予苯二氮䓬类药物以促使患者镇静和入睡。

2. 预防性治疗　适用于：①频繁发作，尤其是每周发作1次以上严重影响日常生活和工作的患者；②急性期治疗无效，或因副作用和禁忌证无法进行急性期治疗者；③可能导致永久性神经功能缺损的特殊变异型偏头痛，如偏瘫性偏头痛、基底型偏头痛或偏头痛性梗死。临床用于偏头痛预防的药物（表7-4）包括：①β肾上腺素能受体阻滞剂，如普萘洛尔（propranolol）、美托洛尔（metoprolol）；②钙离子拮抗剂，如氟桂利嗪（flunarizine）、维拉帕米（verapamil）；③抗癫痫药，如丙戊酸（valproate）、托吡酯（topiramate）加巴喷丁（gabapenpin）；④抗抑郁药，如阿米替林（amitriptyline）、丙米嗪（imipramine）、氟西丁（fluoxetine）；⑤5-HT受体拮抗剂，如苯噻啶（pizotyline/pizotifen）。其中，普萘洛尔、阿米替林和丙戊酸三种在结构上无关的药物，是预防性治疗的支柱，一种药物无效可选用另一种药物偏头痛的预防包括改善生活习惯、避免不良药物、注意环境和气温变化等。

表 14-2-4　偏头痛预防性治疗常用药物

药物	用法用量	不良反应	注意事项
β肾上腺素能受体阻滞剂			
普萘洛尔	10～60mg/次，2次/日	抑郁、低血压不能耐受活动、阳痿等	应从小剂量开始，缓慢增加剂量，以心率不低于60次/分钟为限；哮喘、房室传导阻滞、心力衰竭患者禁忌
美托洛尔	100～200mg/次，1次/日		
钙离子拮抗剂			
氟桂利嗪	5～10mg/次，1次/睡前	疲劳感、体重增加、抑郁、锥体外系症状	
维拉帕米	160～320mg/d	便秘、下肢水肿、房室传导阻滞	从小剂量开始
抗癫痫药			
丙戊酸	400～600mg/次，2次/日	嗜睡、体重增加、脱发、震颤、肝功能损害	
托吡酯	25～200mg/d	意识模糊、感觉异常、认知障碍、体重减轻、肾结石	
加巴喷丁	900～1800mg/d	疲劳感、头昏	
抗抑郁药			

续表

药物	用法用量	不良反应	注意事项
阿米替林	25～75mg/d，睡前	嗜睡	
5-HT 受体拮抗剂			
苯噻啶	0.5～3mg/d	嗜睡、体重增加	

【偏头痛的预防】

临床实践证实，给予患者科学的指导和认真查找相关诱因，就能够减少或避免头痛的发作。包括改善不良生活习惯如酗酒、睡眠不足或过长、注意情绪变化等，避免服用不良药物如血管扩张药物、大量服用镇痛或神经兴奋药物、避孕药等，注意环境和气温变化如噪音、强光、时差、忽冷忽热及强烈气味等。

【预后】

偏头痛患者的预后良好。大多数偏头痛患者可随年龄的增长而症状逐渐缓解。

二、丛集性头痛

丛集性头痛（cluster headache）临床上又称为，偏头痛性神经痛，组胺性头痛，岩神经痛。是一种原发性神经血管性头痛，临床表现是一侧眼眶周围的剧烈疼痛，突出特点是反复密集的发作，往往伴有同侧自主神经症状如眼结膜充血、流泪、瞳孔缩小、眼睑下垂，以及头面部出汗等。多在一天里固定时间发作，持续时间不等，长达数周至数月。

【发病机制】

丛集性头痛的发病机制尚不明确。有证据显示与免疫反应有关，丛集性头痛患者发作期静脉血中 CGRP 明显增高，提示三叉神经血管复合体参与丛集性头痛的发病。丛集性头痛发作存在昼夜节律性和同侧颜面部的自主神经症状，普遍认为可能与日周期节律的控制中心和自主神经活动中枢——下丘脑的神经功能紊乱有关。功能神经影像学fMRI和PET研究证实丛集性发作期存在下丘脑后部灰质的异常激活，痛发生一侧的下丘脑灰质密度增加，这与丛集性头痛急性发作期的正电子发射型断层扫描术观察到的活动区域几乎完全一致，而下丘脑是与周期节律性有关的脑区部分。目前广泛开展的微创手术——下丘脑后部灰质的深部脑刺激术，使药物难以控治的丛集性头痛得到了有效治疗，更证实下丘脑神经功能紊乱是丛集性头痛的重要病因。因此，丛集性头痛可能是下丘脑神经功能障碍引起的、三叉神经血管复合体参与的原发性神经血管性头痛。

【临场表现】

平均发病年龄较偏头痛晚，约为25岁，部分患者可有家族史。以男性多见，约为女性的3～4倍。头痛突然发生，无先兆症状，几乎于每日同一时间，常在晚上发作，使患者从睡眠中痛醒。头痛位于一侧眶周、眶上、眼球后和（或）颞部，成尖锐、爆炸样、非搏动性剧痛。头痛达高峰时，患者常以手击头部、甚至以头撞墙，患者因头痛难忍而烦躁不安。头痛发作持续数十分钟，极少超过24小时。发作频度不一，从一日8次至隔日1次，疼痛时常伴有同侧颜面部自主神经功能症状，表现为结膜充血、流泪、流涕等副交感亢进症状，偶有瞳孔缩小和眼睑下垂等Horner征，较少伴有恶心、呕吐。头痛发作可连续数周至数月（常为2周～3个月），在此期间患者头痛呈一次接一次地成串发作，故名丛集性头痛。丛集发作期常在每年的春季和秋季。丛集发作期后可有数月或数年的间歇期。在丛集期，饮酒、紧张、血管扩张药均可诱发头痛发作，而在间歇期，均不会引起头痛发作。

【诊断】

根据中青年病人尤其是男性患者，无先兆症状，突然出现的发作性单侧眶周、眶上和（或）颞部严重或极度严重的疼痛，可伴有同侧结膜充血、流泪、眼睑水肿、流涕、前额和面部出汗、瞳孔缩小、眼睑下垂等自主神经症状，发作时坐立不安，易激惹，并具有反复密集发作的特点，神经系统查体无其他局灶体征，神经影像学排除引起头痛的颅内器质性病变，可作出丛集性头痛的诊断。当至少有两次丛集期持续 7～365 天，两次丛集期之间无痛间歇期≥1 个月，则称为发作性丛集性头痛（episodic cluster headache）；一旦丛集期>1 年，无间歇期或间歇期<1 个月，则称为慢性丛集性头痛（chronic cluster headache）。

【鉴别诊断】

1. 发作性偏侧头痛（paroxysmal hemicrania）女性较多见，为一侧眶周、眶上和（或）颞部剧烈头痛，可伴同侧结膜充血、流泪、鼻塞、流涕、前额和面部出汗、瞳孔缩小、眼睑下垂等。本病头痛发作持续时间为 2～30 分钟，发作频率常为每天 5 次以上，吲哚美辛（indomethacin）能完全控制头痛发作。

2. 偏头痛　好发于青少年女性，头痛前可有先兆症状，头痛常呈搏动性，常伴恶心、呕吐症状，部分有家族史等。

【治疗】

急性期的治疗　吸氧疗法因无禁忌证、安全、无明显不良反应，为头痛发作时首选的治疗措施，给予吸入纯氧，流速 7～10L/min，10～20 分钟，可有效阻断头痛发作，约 70%患者有效。5-HT1B/D 受体激动剂舒马曲普坦皮下注射或经喷鼻吸入、佐米曲普坦经喷鼻吸入，麦角类制剂二氢麦角胺静脉注射，可迅速缓解头痛，心脑血管疾病和高血压病是禁忌证。4%～10%利多卡因 1ml 经患者侧鼻孔滴入，可使 1/3 的患者头痛活得缓解，可能是通过阻断蝶腭神经节而发挥药效。对于难治性的丛集性头痛。伽玛刀疗法和对丘脑下部深度刺激疗法显示有效性，长期预后需要进一步观察。

【预防性治疗】

丛集性头痛发作疼痛程度剧烈、病人痛苦不堪，因此预防性治疗非常重要。预防性药物包括维拉帕米、锂制剂和糖皮质激素等。

维拉帕米 240～320mg/d 可有效预防丛集性头痛发作，可在用药 2～3 周内发挥最大疗效。锂制剂同样可预防丛集性头痛发作，起效较维拉帕米缓慢，治疗窗窄，仅适用于其他药物无效或有禁忌证者。锂制剂主要不良反应为甲状腺功能亢进、震颤和肾功能损害等。糖皮质激素如泼尼松 40～60mg/d，常可预防头痛的发作，第 2 周逐渐减量停药。其他用于丛集性头痛的预防药物还包括托吡酯、丙戊酸、苯噻啶、吲哚美辛和褪黑素（melatonin）等。由于丛集性头痛发作有某些诱发因素，如饮食中的牛奶、奶酪制品、咖啡、浓茶、鸡、蛋类。因此，要尽量早发现并避免食用致敏食品。

三、紧张型头痛

紧张型头痛（tension-type headache）以往称紧张性头痛（tension headache）或肌收缩性头痛（muscle contraction headache），是双侧枕部或全头部紧缩性或压迫性头痛。约占头痛患者的 40%，是临床最常见的慢性头痛。

【病因与发病机制】

病理生理学机制尚不清楚，目前认为“周围性疼痛机制（peripheral pain mechanisms）”和“中枢性疼痛机制（central pain mechanisms）”与紧张型头痛的发病有关。“周围性疼痛机制”认为，紧张型头痛患者由于颅周肌肉或肌筋膜结构收缩或缺血、细胞内外钾离子转运异常、炎症介质释放增多等，颅周肌筋膜组织痛觉敏感度明显增加，易引起颅周肌肉或肌筋膜结构的紧张和疼痛，它在发作性紧张型头痛的发病中起重要作用，“中枢性疼痛机制”可能是引起慢性紧张型头痛的重要机制。慢性紧张型头痛患者由于脊髓后角、三叉神经核、丘脑、皮质等功能和（或）结构异常，对触觉、电和热刺激的痛觉阈明显下降，易产生痛觉过敏。中枢神经系统功能异常可有中枢神经系统单胺能递质慢性或间断性功能张。神经影像学研究证实慢性紧张型头痛患者存在灰质结构容积减少，提示紧张型头痛患者存在中枢神经系统结构的改变。另外，应激、紧张、抑郁等也有与持续性颈部及头痛肌肉收缩有关，也能加重紧张性头痛。

【临床表现】

患者病前有不良情绪史，多在30岁左右发病，随着年龄的增长患病率增加，两性均可患病，女性稍多见。头痛多位于两额及枕、颈部，呈持续性钝痛，病人常诉头部有紧箍感和重压感，一般不伴恶心和呕吐。许多患者可伴有头昏、失眠、焦虑或抑郁等症状。偶有患者出现恶心、畏光或畏声等症状。体检可发现疼痛部位肌肉触痛或压痛点，少数患者牵拉头发也有疼痛，颈肩部肌肉有僵硬感，捏压时肌肉感觉舒适。紧张型头痛患者头痛期间日常生活与工作常不受影响。传统上认为紧张型疼痛与偏头痛是不同的两种疾病，但部分病例却兼有两者的头痛特点。

【诊断】

根据患者的临床表现和神经系统检查有肌肉压痛点等，排除颅颈部疾病如颈椎病、占位性病变和炎症性疾病等，通常可以诊断。HIS（2004年）最新紧张型头痛诊断标准如下：

1. 偶发性发作性紧张型头痛（infrequent episodic tension-type headache）诊断标准

（1）符合（2）～（4）特征的至少10次发作；平均每月发作＜1天；每年发作＜12天。

（2）头痛持续30分钟至7天。

（3）至少有下列中的2项头痛特征：

①双侧头痛；②性质为压迫感或紧箍样（非搏动样）；③轻或中度头痛；④日常生活（如步行或上楼梯）不会加重头痛。

（4）符合下列2项：①无恶心或呕吐；②畏光、畏声中不超过一项。

（5）不能归因于其他疾病。

根据触诊颅周肌肉是否有压痛可分为与颅周肌肉紧张有关的偶发性发作性紧张型头痛、与颅周肌肉紧张无关的的偶发性发作性紧张型头痛两类。

2. 频发性发作性紧张型头痛（frequent episodic tension-type headache）诊断标准

（1）符合（2）～（4）特征的至少 10 次发作；平均每月发作≥1 天而≤15 天，至少 3 个月以上；每年发作≥12 天而＜180 天。

（2）头痛持续 30 分钟至 7 天。

（3）至少有下列中的 2 项头痛特征：①双侧头痛；②性质为压迫感或紧箍样（非搏动样）；③轻或中度头痛④日常生活（如步行或上楼梯）不会加重头痛。

（4）符合下列 2 项：①无恶心或呕吐；②畏光、畏声中不超过一项。

（5）不能归因于其他疾病。

根据触诊颅周肌肉是否有压痛可分为与颅周肌肉紧张有关的频发性发作性紧张型头痛、与颅周肌肉紧张无关的频发性发作性紧张型头痛两类。

3. 慢性紧张型头痛（chronic tension-type headache）诊断标准

（1）符合（2）～（4）特征的至少 10 次发作；平均每月发作≥15 天，3 个月以上；每年发作≥＞180 天。

（2）头痛持续 30 分钟至 7 天。

（3）至少有下列中的 2 项头痛特征：①双侧头痛；②性质为压迫感或紧箍样（非搏动样）；③轻或中度头痛；④日常生活（如步行或上楼梯）不会加重头痛。

（4）符合下列 2 项：①畏光、畏声、轻度恶心中不超过一项；②无中—重度恶心和呕吐。

（5）不能归因于其他疾病。

根据触诊颅周肌肉是否有压痛可分为与颅周肌肉紧张有关的慢性紧张型头痛、与颅周肌肉紧张无关的慢性紧张型头痛两类。

【治疗】

本病的许多治疗药物与偏头痛用药相同。急性发作期用对乙酰氨基酚，阿司匹林等非甾体抗炎药，麦角胺或二轻麦角胺等亦有效。对于频发性和慢性紧张型头痛，应采用预防性治疗，可选用三环类抗抑郁药如阿米替林、多塞平，或选择5-羟色胺重摄取抑制剂如舍曲林火氟西汀等，或肌肉松弛剂如盐酸乙哌立松、巴氯芬等。伴失眠者可以给予苯二氮䓬类药如地西泮10～20mg/d口服。口服药物疗效不佳者，可给予A型肉毒杆菌毒素治疗，A型肉毒杆菌毒素的一个优点就是可以针对病变肌肉进行治疗，而现有的药物治疗不可能做到这一点。非药物疗法包括松弛治疗、物理治疗、生物反馈和针灸治疗等也可改善部分病例的临床症状。由于繁重的学习和工作压力造成的精神紧张、情绪异常以及睡眠严重不足等是导致紧张性头痛的重要原因，因此心理治疗也非常重要。

四、低颅压性头痛

低颅压性头痛（intracranial hypotension headache）是脑脊液压力降低导致的头痛。正常成人脑脊液侧卧位时为60毫米汞柱～180毫米汞柱，若脑脊液压力低于60毫米汞柱，即为低颅内压综合征。颅内低压最突出的症状是头痛，头痛多位于额部和枕部，有时波及全头，或向项、肩及背放射，性质为钝痛或搏动性痛。其头痛与体位有明显关系，当患者坐起或站立时头痛剧烈，平卧或头低脚高位则症状很快消失或明显减轻，因此常被迫卧床不起。患者常在直立15分钟内出现头痛或头痛明显加剧，卧位后头痛缓解或消失。

【病因与发病机制】

低颅压性头痛包括自发性（特发性）和继发性两种。自发性病因不明，既往多认为可能与血管舒张障碍引起脑脊液（CSF）分泌减少或吸收增加有关，目前已证实多数自发性低颅压与自发性脑脊液漏（spontaneous CSF leak）有关。导致自发性脑脊液漏的原因不明，可能与微小创伤和硬膜结构薄弱有关。部分病例有剧烈咳嗽、推举重物、剧烈体育活动等引起微小创伤的病史；部分病例可合并有结缔组织异常的其他疾病，如马方综合征（Marfan syndrome)、常染色体显性遗传多囊肾（autosomal dominant polycystic kidney disease）、自发性视网膜脱离（spontaneous retinal detachment）等。继发性可由多种原因引起，其中以硬膜或腰椎穿刺后低颅压性头痛最为常见，头颈部外伤及手术、颅底肿瘤、脑室分流术、脊柱创伤或手术等使 CSF 漏出增多等均可导致低颅压头痛。严重脱水、糖尿病酮症酸中毒、尿毒症、全身严重感染、脑膜脑炎、过度换气和低血压等可使 CSF 生成减少。由于脑脊液量减少、压力降低、脑组织移位下沉等使颅内痛敏结构，如脑膜、血管和三叉、舌咽、迷走等脑神经受到牵张从而引起头痛。

【临床表现】

本病见于各种年龄，自发性者多见于体弱女性，继发性者无明显性别差异。头痛以双侧枕部或额部多见，也可为颞部或全头痛，但很少为单侧头痛，呈轻至中度钝痛或搏动样头痛。头痛特点是与体位有明显关系，立位时出现或加重，卧位时减轻或消失，头痛多在变换体位后 15～30 分钟内出现。可伴有后颈部疼痛或僵硬、恶心、呕吐、畏光或畏声、耳鸣、眩晕等。脑组织下坠压迫脑神经也可引起视物模糊或视野缺损（视神经或视交叉受压）、面部麻木或疼痛（三叉神经受压）、面瘫或面肌痉挛（面神经受压）。部分病例可并发硬膜下出血，极少数病例可出现意识障碍、帕金森样症状、痴呆等。

【辅助检查】

1. 脑脊液检查　腰穿脑脊液压力＜$60mmH_2O$；部分病例压力测不出，放不出 CSF，呈“干性穿刺”。少数病例 CSF 细胞数轻度增加，蛋白质、糖和氯化物正常。对于颅脑 MRI 检查已显示弥漫性硬脑膜强化的患者，应慎行腰穿检查。

2. 神经影像学检查　颅脑 MRI 检查轻者可无异常，病程长病情重者，可表现为弥漫性硬脑膜强化、硬膜下积液、脑静脉窦扩大、垂体增大、脑下坠等。

3. 脊髓造影（myelography）和放射性核素脑池造影（radionuclide cisternography）检查能准确定位脑脊液漏出的部位。

大多数自发性脑脊液漏发生在颈、胸椎连接处水平或在胸椎处。

【诊断】

依据突出的体位性头痛的临床特点和腰穿测定脑脊液压力降低（$<60mmH_2O$），低颅压头痛就可确诊。根据病因不同，常将低颅压头痛分为硬膜（或腰椎）穿刺后头痛［post-dural（post-lumbar）puncture headache］、脑脊液瘘性头痛（CSF fistula headache）和自发性（或特发性）低颅压性头痛（headache attributed to spontaaneous（idiopathic）low CSF pressure）三类。

【鉴别诊断】

本病应注意与产生体位性头痛的某些疾病相鉴别，如脑和脊髓肿瘤、脑室梗阻综合征、寄生虫感染、脑静脉血栓形成，亚急性硬膜下血肿和颈椎病等。

【治疗】

1. 病因治疗　针对病因进行治疗，如控制感染、切除颅内肿瘤、纠正脱水和糖尿病酮症酸中毒等。对手术或创伤后存在脑脊液漏者可行瘘口修补术等。

2. 药物治疗　咖啡因可阻断腺苷受体，使颅内血管收缩，增加 CSF 压力和缓解头痛。可用苯甲酸咖啡因 500mg，皮下或肌内注射，或加入 500～1000ml 乳化林格液缓慢静脉滴注。

3. 对症治疗　包括卧床休息、补液（2000～3000ml/d）、穿紧身裤和束缚带，给予适当镇静剂等。

4. 硬膜外血贴疗法　是用自体血 15～20ml 缓慢注入腰或胸段硬膜外间隙，血液从注射点向上下扩展数个椎间隙，可压迫硬膜囊和阻塞脑脊液漏出口，迅速缓解头痛，适用于腰穿后头痛和自发性低颅压头痛，有效率达 97%。

参考文献

［1］贾建平．神经病学．北京：人民卫生出版社，2008.
［2］谢淑萍．神经系统疾病鉴别诊断思路．北京：科学技术文献出版社，2006.

[3] 谢淑萍．临床神经科医师速查手册．北京：科学技术文献出版社，2008.
[4] 李坤成，张念察．比较神经影像学．北京：科学技术文献出版社，2005.
[5] 头痛分类和诊断专家共识组．头痛分类和诊断专家共识．中华神经科杂志，2007.
[6] 偏头痛诊断与防治专家共识组．偏头痛诊断与防治专家共识．中华内科杂志，2006.
[7] Bendtsen，JensenR. Tension－typeheadache：themostcommon，But also the most neglected，headache disorder. Curr Opin Neurol，2006.
[8] Goadsby PJ，Lipton RB，Ferrari MD. Migraine understanding And treatment. N Engl Med，2002.

（车林海）

第十五章　内科系统疾病的神经系统并发症

第一节　糖尿病的神经系统并发症

【疾病概论】

1. 定义

糖尿病性神经病变（diabetic neuropathy）是一种主要由高血糖诱导的中枢和周围神经广泛受累的神经病变，是糖尿病的常见并发症。需要指出的是，许多糖尿病患者临床上缺乏典型的“三多一少”，约有50%～70%患者可无症状，而常以神经系统病变为主诉，例如先以脑血管病、多发性周围神经病、单神经病等就诊，在检查中才发现患有糖尿病。

2. 流行病学

目前糖尿病的患病人数在迅速增加，全球的患者约2亿左右，预计到2025年可达3亿，新增加的糖尿病患者约2/3或3/4在发展中国家。据统计，我国的糖尿病患者约5000万，且以每年120万人的数目递增。过去认为糖尿病的神经系统并发症仅为5%，随着对神经系统损害认识的不断提高和新检查手段的不断普及，糖尿病神经系统并发症的发病率明显升高，达50%以上，其中周围神经系统并发症更高达70%～90%。

3. 发病机制

糖尿病引起的神经损害复杂多样，发病机制目前尚不清楚。大多数研究者认为多方面因素综合作用是导致损害多样性原因。近年来对本病的发病机制学说主要集中于以下几个方面：

（1）代谢异常学说

1）山梨醇、果糖堆积：当体内葡萄糖增多、胰岛素不足时，葡萄糖在醛糖还原酶作用下转化为山梨醇和果糖，而神经组织内没有果糖激酶，不能使果糖进一步分解，致使山梨醇和果糖大量堆积，导致神经纤维内渗透压增高，进而引起神经纤维水肿、变性、坏死。

2）肌醇合成减少：由于葡萄糖与肌醇的结构非常相似，当高血糖时，葡萄糖可竞争性抑制神经组织摄取肌醇。肌醇是合成磷酸肌醇的底物，后者不仅能影响 $Na^{+}-K^{+}-ATP$ 酶活性，还是细胞跨膜信息传递的重要物质，当其合成减少时，直接影响神经组织中 Na^{+} 依赖性氨基酸的转运，产生钠潴留性水肿，结果导致神经髓鞘肿胀、轴索断裂。

3）糖基化蛋白增多：高血糖可致半衰期较长的蛋白普遍糖基化，其中神经髓鞘蛋白和微管蛋白糖基化明显增加，破坏髓鞘，严重时也可导致轴索结构和功能异常。

4）其他物质代谢异常：如亚麻油酸代谢异常，C-缩氨基酸活性降低，卡尼汀（肉毒碱）水平降低均可引起神经膜磷脂化功能紊乱、氧自由基增多和前列腺素比例失调，最终引起神经变性。

（2）血管病变学说　糖尿病引起的血管病变不仅包括大、中血管病变，微血管病变也同样重要。

1）大、中血管病变：主要引起中枢神经系统病变。糖尿病患者发生的胰岛素抵抗和代偿性高胰岛素血症，可诱发高血压、脂代谢紊乱、糖代谢紊乱、高纤维蛋白原血症及微量白蛋白尿等，共同构成大血管并发症的危险因素，直接或间接促进动脉粥样硬化的发生，增加缺血性或出血性脑血管疾病的发生率。

2）微血管病变：是目前公认的糖尿病周围神经病致病原因。糖尿病患者神经内外膜微血管的结构蛋白和胶原蛋白产生非酶性糖基化，使小动脉和毛细血管基底膜增厚、血管内皮细胞增生、透明样变、糖蛋白沉积、管腔狭窄。同时血液黏滞度增加，纤维蛋白和血小板聚集易使神经内滋养血管闭塞等，导致神经微循环发生障碍，最终变性。

3）免疫机制异常学说　在糖尿病神经病变患者的血清中可检

查到抗磷脂抗体，其中88%周围神经病变的患者抗磷脂抗体滴度增高，此种抗体可以选择性的损害神经系统，与神经组织的磷脂发生免疫反应，不仅直接损伤神经而且也影响到供应神经的血管，促进血管内血栓形成。此外，有研究发现，在以运动神经损害为主的近端型糖尿病周围神经病患者的血清中检测到抗神经元抗体，腓肠肌活检发现在神经束膜和神经内膜处均有IgG、IgM和补体C_3沉积，均提示糖尿病神经病变患者体内存在免疫机制异常。

（4）神经营养因子缺乏学说

1）胰岛素样生长因子（insulin-like growth factors，IGFs）：IGFs具有促进神经生长和修复的作用。研究发现，糖尿病神经病变患者血浆中IGF减少，浓度较低，且由于胰岛素抵抗导致胰岛素和IGFs作用降低，使其对神经营养支持作用减少，神经再生发生障碍。

2）神经生长因子（nerve growth factor，NGF）：NGF对周围神经的感觉和交感神经纤维有营养作用。在糖尿病神经病变时，神经纤维及皮肤肌肉中的NGF明显减少，从而出现相应的症状。

（5）其他学说　有研究发现，神经递质也在糖尿病神经病变中发挥一定的作用。疼痛性糖尿病多发性神经病患者血浆中去甲肾上腺素水平明显升高，刺激损伤周围神经出现芽生现象，产生疼痛；高血糖本身也能抑制胆碱能系统的传递，抑制乙酰胆碱酯酶和胆碱乙酰转移酶。此外，还有研究发现，糖尿病神经病变与炎症反应相关，一些炎性细胞因子增多导致周围神经传导速度减慢，可能与其发病有关。然而，多数糖尿病性神经病变与糖尿病的严重程度不平行，如患者糖尿病病程长、病情重，而神经病变却不明显，有些糖尿病患者在早期，甚至是亚临床糖尿病或仅有糖耐量异常却出现糖尿病性神经病变，这可能与个体的遗传易感性有关，具体的机制及作用还有待进一步研究。

4. 病理改变

糖尿病的神经病变主要病理损害是在周围神经和自主神经系统。周围神经的变性首先累及感觉神经元。在患者的坐骨神经、正中神经、腓神经、胫后神经、股神经等周围神经病理均可见神经纤维节段性髓鞘脱失，轴索损害相对少见，严重时才可伴有轴索，有些纤维发生髓鞘再生现象。后根神经节细胞变性，尤其在腰段多见，交感神经节细胞及内脏神经节也有变性。脊髓病变以后索损害为主，具有髓鞘和轴索脱失，胶质细胞增生，前角细胞也可有脱失。脑部缺乏特异性糖尿病改变，主要是累及脑动脉，特别是基底动脉环易发生动脉硬化。

【糖尿病神经系统病变分类】

见表 15-1-1。

表 15-1-1 糖尿病神经系统病变分类

糖尿病周围神经病（diabetic peripheral neuropathy）
远端对称性感觉性多发性神经病（distal symmetric sensory polyneuropathy）
远端对称性感觉运动性多发性神经病（distal symmetric sensorimotor polyneuropathy）
糖尿病性多发性神经根病（diabetic polyradiculopathy）
糖尿病性多发性神经根病＋远端对称型感觉运动性多发性神经病（diabetic polyradiculopathy＋distal symmetric sensorimotor polyneuropathy）
糖尿病性脑神经单神经病（diabetic cranial mononeuropathy）
糖尿病性肢体或躯干单神经病（diabetic member or trunk mononeuropathy）
糖尿病性多发性单神经病（diabetic multiple mononeuropathy）
糖尿病性自主神经病（diabetic autonomic neuropathy）
糖尿病中枢神经病变（diabetic central neuropathy）
糖尿病性脊髓病变（diabetic myelopathy）
脊前动脉综合征（anterior spinal artery syndrome）
糖尿病性假性脊髓痨（diabetic pseudomyelanalosis）
糖尿病性脑部病变（diabetic encephalopathy）

续表

糖尿病酮症酸中毒（diabetic ketoacidosis）
非酮症高渗性糖尿病昏迷（nonketotic hyperosmolar diabetic coma）
糖尿病性脑血管病（diabetic cerebrovacular disease）
认知功能障碍（diabetic cognitive impairments）

此外，2003年美国糖尿病和神经病医学会把糖尿病周围神经病分为以下几类：①亚临床型神经病（无症状和电生理异常）；②远端对称性神经病和（或）自主神经病；③局灶型神经病；④近端神经病。

【辅助检查】

糖尿病并发的脑血管和脊髓血管病变需神经影像学检查，以下主要叙述糖尿病周围神经病变的辅助检查方法。

1. 神经传导速度测定　感觉和运动传导速度减慢是糖尿病周围神经病变特征性神经电生理改变，伴有或不伴有感觉神经动作电位和复合肌肉动作电位的波幅降低。常规传导速度检查应该包括正中神经、尺神经、腓肠神经、胫神经或腓总神经。F波也可表现为潜伏期延长。

2. 肌电图测定　主要表现为静息时出现纤颤电位和正锐波等自发电位；肌肉轻收缩时运动电位时限增宽波幅增高和多相波百分比增多；大力收缩时动作单位电位数量减少等。肌电图异常提示轴索损害。

3. 量化感觉测定（Quantitative sensory testing，QST）是一项对感觉功能进行定量检测的新技术，主要用于检测小纤维的功能，补充常规神经传导测定的不足。QST检测可发现亚临床病变，进而对糖尿病周围神经病变早期诊断具有临床意义。QST检测项目包括：温度觉（thermal perception，TPT）、震动觉（vibration perception，VPT）和感觉趋势阈值（current perception thresholds，CPTS）测定。

4. 皮肤活检和腓肠神经活检　前者有助于小纤维神经病的诊断。后者可提供周围神经损害的客观依据，鉴别髓鞘损害和轴索损害，排除其他原因导致的周围神经病变。

【诊断及鉴别诊断】

根据糖尿病神经系统并发症的分类及相应的临床表现，结合血糖升高或糖耐量异常及神经影像和神经电生理检查，诊断该病并不难。但有些糖尿病的脑部病变出现的意识障碍需与其他疾病引起的意识障碍相鉴别，及早做出正确诊断，对抢救患者的生命及疾病的诊治尤为重要。此外，糖尿病的周围神经病变还需与其他原因引起的周围神经损伤相鉴别，尤其在否认糖尿病病史的患者中，血糖及糖耐量的检查十分必要。有关鉴别诊断方面在下文详述。

【治疗】

糖尿病神经系统并发症的治疗根据不同的临床类型有不同的治疗方法，但首要都是治疗原发病，即将血糖控制在理想范围内。对于周围神经损害需大量 B 族维生素治疗的同时，可辅助改善循环治疗；并发脑血管病需按照脑血管病的治疗原则处理，同时控制血脂，防止动脉硬化进一步加重；对于长期糖尿病且控制不佳者注意代谢性脑病的出现，一旦出现意识障碍，需及早明确病变性质，积极对症处置。具体治疗详见下文叙述。

糖尿病引起的脑血管病变及脊前动脉综合征详见本书相关章节，下面就几种常见的糖尿病神经系统并发症加以详述。

一、远端对称性感觉性多发性神经病

该类型是最常见的糖尿病神经系统并发症。病变主要累及双侧末梢神经，以感觉和自主神经症状为主，而运动神经症状较轻。

【临床表现】

1. 隐匿起病，缓慢进展。

2. 感觉症状通常自下肢远端开始，主要表现为肢体远端疼痛、烧灼感、针刺感及寒冷感，夜间明显，逐渐可累及双上肢远端。神经科查体可发现手套袜套样痛觉过敏或减退甚至消失，可伴有轻度音叉震动觉障碍。有些患者主观感觉明显，但客观查体却无阳性发现。

3. 自主神经症状较突出。由于神经营养障碍，出现皮肤粗糙、菲薄、干燥、皲裂，指/趾甲脆弱、不平，严重时出现顽固性趾端和足踝溃疡、坏疽，经久不愈，即“糖尿病足”表现。此外，由于交感缩血管功能减退，易发生体位性低血压。其他自主神经症状还包括瞳孔反射异常和汗液分泌障碍，表现为瞳孔缩小，光反射迟钝，四肢少汗或无汗等。

4. 多无肢体无力，但查体时可发现腱反射减弱或消失，严重时可有轻度远端肢体力弱，一般无肌肉萎缩。

【诊断】

临床上出现以感觉和自主神经症状为主的多发性周围神经病变的症状和体征，伴有血糖增高、糖化血红蛋白增高或糖耐量异常，同时检查发现感觉和运动神经传导速度减慢，肌电图有或无轴索损害，诊断本病并不困难。但需要指出的是，有些患者既往否认糖尿病病史，或者糖尿病本身症状十分轻微，只是在检查中发现血糖增高，甚至仅有糖耐量异常，故对于出现多发性周围神经病变的患者需高度警惕本病，以免漏诊、误诊。

【鉴别诊断】

1. 慢性中毒性周围神经病　目前本病已明显减少，但仍需注意此类疾患。如患者有长期饮酒史、长期服用易并发周围神经病的药物史、一些有机化合物接触史或重金属接触史等，均可并发周围神经病变，与糖尿病并发的感觉和自主神经症状极为相似，详细询问病史尤为重要。

2. 慢性格林-巴利综合征（CIDP）　发病率较低。主要表现为四肢对称的以近端为重的无力，腱反射消失，可有对称性感觉异常或感觉障碍，脑神经少有受累，可有自主神经损害表现。辅助检查有助于鉴别。脑脊液可有蛋白-细胞解离。神经电生理以脱髓鞘为主，F 波消失或潜伏期延长。腓肠神经活检为炎性节段性脱髓鞘改变，可有典型的“洋葱头样”现象。通过以上特点，尤其是脑神经受累及辅助检查可与糖尿病性周围神经病相鉴别。

3. 副肿瘤性神经病变　可在临床发现肿瘤之前出现周围神经受损表现，亚急性起病，出现四肢无力，近端为主，可有各种深浅感觉障碍，腱反射减弱或消失，神经电生理检查可见轴突变性，有时可见脱髓鞘表现。周围神经活检可见轴突脱失、节段性脱髓鞘。

【治疗】

除糖尿病周围神经病常规治疗外，可试用神经节苷脂-1（GM1）治疗，促进周围神经再生，但疗效有待进一步明确。注意足部保暖，防止冻伤和烫伤。疼痛明显者可加用卡马西平，也可应用三环类抗抑郁药物。自主神经症状较难恢复，可采用针灸和物理疗法缓解症状。

二、糖尿病性单神经病

糖尿病单神经病（diabetic mononeuropathy）包括单脑神经和肢体或躯干单神经病变。糖尿病患者单神经病的发生率明显高于非糖尿病患者，老年糖尿病患者发病率更高。

【临床表现】

1. 单脑神经病　以动眼神经最为常见，临床表现为麻痹侧上睑下垂、眼球外展位，内收、上视、下视均受限，但瞳孔未受累。其次为展神经、滑车神经和面神经受累。舌咽、迷走神经、副神经损害十分少见。

2. 单肢体或躯干单神经病　多表现为嵌压性神经病。易挤压部位神经损伤概率大大超过非糖尿病患者。易受累的神经有尺神经、正中神经、桡神经、胫神经和腓神经，少数可有股神经、腋神经、膈神经和闭孔神经受损。临床表现为神经支配区域感觉、运动障碍，肌电图检查感觉、运动神经均有改变，以传导速度减慢为主。

糖尿病单神经病变多起病较突然，不像对称性多发性神经病起病隐袭。主要原因是血液循环障碍所致，病程可持续数周至数月，直到侧支循环建立才可痊愈，但有些患者治疗后毫无改善。

三、糖尿病近端神经病

糖尿病近端神经病（diabetic proximal neuropathy）又称为糖尿病性肌萎缩（diabetic amyotrophy）。均发生于老年患者，多见于既往未发现糖尿病或糖尿病病情较轻的2型糖尿病患者。发病前部分患者有轻度广泛周围神经病变。

多亚急性起病，主要累及骨盆带肌。首发症状是单侧或非对称性双侧髋部和臀部肌无力（一般为一侧力弱出现数周后另一侧出现力弱）、肌肉萎缩，但肌萎缩与肌无力不平行，往往肌肉萎缩明显而肌无力轻微，可有肌肉束颤。继之可出现腰骶部和大腿部疼痛，可伴有自主神经功能障碍。常常膝腱反射减弱或消失，而踝反射相对正常。

有研究把糖尿病近端神经病分为2型糖尿病轴索神经病和1型糖尿病脱髓鞘神经病。前者电生理上可见混合性腰骶神经根单神经病变样改变，腓肠肌神经活检示轴索改变，后者则与CIDP表现极为相似，很难鉴别。

四、糖尿病性自主神经病

几乎所有糖尿病患者均有自主神经病，可发生于糖尿病的各个时期，但最易出现在病程20年以上和血糖控制不良的患者中，也可与其他类型的多发神经病或单发神经病、脑部疾病合并发生。常见的表现有：

1. 瞳孔改变　瞳孔变小，光反射迟钝，瞳孔散大迟缓，即使在暗室中也无明显增大，用散瞳药瞳孔散大也十分缓慢，且瞳孔直径明显小于非糖尿病患者散瞳后瞳孔。有研究认为，瞳孔对光反应潜伏期延迟，可作为糖尿病性自主神经病的早期诊断指标。

2. 血管功能障碍　血管失交感神经支配，导致血管运动反射降低。当局部受冷时，表皮血管持续痉挛，特别是双足最为严重。

若出现广泛性血管张力不全，则易发生直立性低血压和晕厥。有研究用交感皮肤反应（sympathetic skin response，SSR）测定糖尿病多发性神经病患者的植物功能，发现SSR波幅明显降低甚至消失。

3. 胃肠自主神经病　糖尿病常引起胃、肠自主神经损害，导致胃、肠功能紊乱，包括食管蠕动减慢、胃张力降低、排空时间延长、胃酸减少、胆囊功能障碍，腹泻、便秘等。可有间歇性夜间或清晨腹泻，也可出现便秘与腹泻交替。

4. 泌尿生殖系统表现　约13%患者合并膀胱功能障碍，排尿障碍呈无感觉性神经源性膀胱，出现滴沥性尿失禁。逼尿肌无力、残余尿增多，易发生尿路感染。此外，约半数男性患者出现阳痿，其可是糖尿病自主神经病的唯一表现。

5. 汗腺分泌障碍　常与周围神经病变同时发生。表现为腰部以下少汗或无汗，上半身则代偿性多汗，可能与促汗神经纤维的节后部分损害有关。

五、糖尿病性假性脊髓痨

该病又称为糖尿病性脊髓性共济失调。主要为脊髓后索和后根变性。临床表现为深感觉障碍、感觉性共济失调，患者步态不稳，夜间行走困难，走路踩棉花感。常合并膀胱张力降低、排尿障碍、阳痿等。查体可有肌张力及腱反射降低，深感觉障碍明显。

六、糖尿病酮症酸中毒

【疾病概述】

1. 定义

糖尿病酮症酸中毒（diabetic ketoacidosis，DKA）是由于胰岛素不足及升糖激素不适当升高，引起糖、脂肪和蛋白代谢紊乱，以至水、电解质和酸碱平衡失调，以高血糖、高血酮和代谢性酸中毒为主要表现的临床综合征，是糖尿病的急性并发症。

2. 发病机制和病理生理

胰岛素缺乏是 DKA 发生的基础。胰岛素缺乏时伴随着胰高糖素等升糖激素不适当的升高，葡萄糖对胰高糖素分泌的抑制能力丧失，胰高糖素对刺激（精氨酸和进食）的分泌反应也增大，导致肝、肾葡萄糖产生增加和外周组织利用葡萄糖障碍，加剧高血糖，同时促使肝脏的酮体产生旺盛，出现酮症或酮症酸中毒。

酮体中的丙酮及乙酰乙酸对中枢神经系统是毒性物质，能抑制中枢神经系统酶的作用，阻碍中枢神经系统的正常营养，使其功能紊乱而发生昏迷。此外，由于酮体引起酸中毒，导致严重的水、电解质平衡失调，造成脱水、低钠、低氯及低钾等改变，使病情恶化。严重失水，血液黏度增加、血渗透压升高、循环衰竭以及脑细胞缺氧等多种因素综合作用下，出现神经元内自由基增多，信号传导途径障碍，甚至 DNA 裂解和线粒体失活，细胞呼吸功能及代谢停滞，引起中枢神经功能障碍。临床上出现不同程度的意识障碍，长期缺氧可引起脑水肿。

3. 病理改变

因酮症昏迷而死亡的患者中，病理检查其脑内的变化与窒息相似，表现为血管扩张、血管内血流停滞、毛细血管渗透性破坏、脑水肿，同时可见因缺氧及代谢障碍所致的神经细胞坏死。

【临床表现】

常见的诱因是急性感染，其他诱因包括胰岛素不适当减量或突然中断治疗、饮食不当、呕吐、腹泻、创伤、手术和精神刺激等，有时也可无明显诱因。多逐渐起病，多为数日到数周、少数在几小时内昏迷。早期有糖尿病症状加重、烦渴、尿量增多、乏力明显，以后出现恶心、呕吐、表情淡漠、嗜睡、呼吸深而慢且带有烂苹果味。患者呈衰竭状态，脉搏细弱，体温降低，血压降低，肌张力降低，腱反射减弱或消等，可有烦躁不安，最后完全昏迷。本病极少有癫痫发作。

【辅助检查】

患者血糖明显升高，多达 16mmol/L 以上。血酮和（或）尿酮增高。血钾、钠、氯低，也可因血液浓缩而正常或偏高，血尿素氮增高，二氧化碳结合力及 pH 值下降。脑脊液可有糖量增高，昏迷前脑脊液中可发现酮体，在严重昏迷患者脑脊液中可发现丙酮酸。

【诊断】

根据临床表现及实验室检查诊断并不困难。对昏迷、酸中毒、失水、休克的患者如尿糖和酮体阳性同时血糖升高、血 pH 值和（或）二氧化碳结合力降低，无论有无糖尿病史，都可诊断 DKA。DKA 发生昏迷者只占少数，此时应与低血糖昏迷、非酮症高渗性糖尿病昏迷及乳酸性酸中毒相鉴别。

【治疗】

治疗原则包括去除诱因、应用胰岛素、纠正水电解质及酸碱平衡。详见有关内科学参考书。

七、非酮症高渗性糖尿病昏迷

【疾病概述】

1. 定义

非酮症高渗性糖尿病昏迷（nonketotic hyperosmolar diabetic coma，NHDC）简称糖尿病高渗性昏迷，是糖尿病严重急性并发症之一，以严重高血糖而无明显酮症酸中毒、血浆渗透压升高、失水和意识障碍为特征。

2. 发病机制及病理生理

NHDC 发病机制复杂，主要与下列因素有关：基本病因是胰岛素绝对或相对不足，使原糖代谢紊乱加重，血糖升高伴渗透性利尿；在一些诱因的应激状态下，儿茶酚胺和糖皮质激素分泌增加，进一步抑制胰岛素的分泌和加重胰岛素抵抗，使血糖显著升高；失水和低血钾一方面引起皮质醇、儿茶酚胺和胰高糖素分泌增多，同时又能进一步抑制胰岛素的分泌；严重高血糖时渗透性利尿失水多于溶质丢失，低容量又引起继发性醛固酮分泌增多，使尿钠排出进一步减少。以上改变导致高血糖、高血钠、高血浆渗透压以及低血容量和细胞内脱水。脑细胞脱水及老年人脑血管动脉硬化基础等因素，使患者的神经精神症状远比 DKA 时突出。

【临床表现】

NHDC 发生率低于 DKA，多见于老年人，好发年龄为 50～70 岁，约 2/3 患者发病前无糖尿病史或仅有轻症糖尿病病史。其常见的诱因有：感染、急性胃肠炎、胰腺炎、脑血管病、严重肾脏疾病、血透或腹透、水摄入不足、大量摄入含糖饮料等；其次为应用糖皮质激素、利尿剂、免疫抑制剂、氯丙嗪，输入大量葡萄糖、长期静脉内营养支持等也可诱发或促进 NHDC 的发生。除初发症状有口渴、多尿、嗜睡、发热、倦怠无力、食欲减退、恶心、呕吐、腹痛、脱水及体重减轻外，随着病情进展神经系统表现主要有以下几方面：

1. 意识障碍　几乎所有患者都可出现意识障碍，程度可由嗜睡到昏迷。意识障碍与高糖和高渗透压有明显的关系，如血糖在 44mmol/L 以上，血浆渗透压在 350mmol/L 以上的患者均有意识障碍。

2. 癫痫　发生率 10％～50％不等，多为全身性或部分性发作，抗癫痫药对其疗效不佳。由于癫痫发作可能是因为高渗透压或高糖的毒性作用直接导致，故只有应用胰岛素等病因治疗才能迅速控制其发作。

3. 典型脑血管病变表现　可出现偏瘫、失语、偏身感觉障碍、同侧偏盲及四肢瘫等症状。这是由于高度脱水及高血糖，使血液黏滞度增加，脑部血管循环障碍、缺氧所致。

4. 精神症状　早期可出现幻觉、上肢扑翼样震颤、情绪激动及其他表现。

5. 其他症状　可有肌张力障碍、眼球震颤、脑膜刺激征、瞳孔反射异常、手套袜套样感觉异常、中枢性高热及呼吸障碍（过度呼吸）等。

【辅助检查】

1. 血液、尿液检查　血糖明显升高，多为 33.3～66.6mmol/L，血钠多升高，但未经治疗血钠、血钾多高低不一。血浆渗透压明显升高，是 NHDC 的重要特征和诊断依据，可高达 330～

460mmol/L，一般在 350 mmol/L 以上。血酮正常或略高，一般不超过 4.8 mmol/L。尿糖强阳性，尿酮阴性或弱阳性。可有蛋白尿和管型尿。

2. 脑电图检查　一般表现为广泛性慢波化，但在并发脑血管损害者可出现局灶性持续慢波化，包括局部棘波或棘慢波综合及广泛同步高电压 α 波。

【诊断】

根据临床表现，血糖超过 33.3mmol/L，血钠 150 mmol/L 以上，总血浆渗透压超过 350 mmol/L，有效渗透压超过 320mmol/L 以及血酮和二氧化碳结合力一般正常等，即可做出诊断。如同时出现神经系统症状，可诊断为本病并发。

【治疗】

NHDC 病情危重，病死率高达 40%以上，故应特别强调预防、早期诊断和治疗。治疗原则为积极补液、小剂量胰岛素、监测血糖、积极补钾、去除诱因、防治并发症。具体参见有关内科参考书。

【预后】

预后不良，死亡率是 DKA 的 10 倍以上，抢救失败原因是高龄，严重的慢性心、肾衰竭，心肌梗死和脑梗死。

八、糖尿病认知功能障碍

目前研究认为，糖尿病是影响认知功能的一个重要的独立危险因素。在糖尿病的患者中约有 60%～70%存在轻、中度认知功能障碍。现已公认糖尿病与血管性痴呆呈正相关。糖尿病与阿尔茨海默病的关系尚不十分明确，但已证实糖尿病是各类型轻度认知功能障碍的危险因素。

糖尿病患者认知功能减退的机制较复杂，目前认为糖尿病引起的微血管病变是导致认知功能障碍的主要原因。此外，胰岛素及其受体缺乏、脑内多元醇代谢增强均对海马的结构和功能造成影响。

主要临床表现为：学习能力下降、记忆能力减退，语言理解、判断力等方面受影响，可伴有表情淡漠、呆滞、反应迟钝，严重者生活不能自理，其中学习、记忆能力下降是糖尿病认知功能障碍的主要表现。

治疗原则除积极控制血糖外，对于此类患者要注意焦虑抑郁情绪的出现，加强心理支持治疗，并有针对性的加强学习记忆的训练，减慢认知功能减退的进程。

（张晓君　江汉秋）

第二节　系统性红斑狼疮的神经系统表现

【疾病概论】

1. 定义

系统性红斑狼疮（systemic lupus erythematosus，SLE）是一种全身性自身免疫疾病，本病主要侵犯血管、皮肤、浆膜、肾及其他脏器。SLE 的神经系统表现较为常见，又称为神经精神狼疮（neuropsychiatric systemic lupus erythematosus，NPSLE），轻者可仅有头痛、性格改变或轻度认知功能障碍，重者可表现为脑血管病、狼疮脑病、癫痫等。

2. 流行病学

SLE 好发于生育年龄女性，多见于 15～45 岁年龄段，男女比约为（7～9）：1。NPLSE 各报道发生率不一，在成年人 NPSLE 的发生率约 14%～80%，而儿童约 22%～95%。在 SLE 的早期，有中枢神经系统损害者占 25.5%，在晚期可高达 60%以上，周围神经系统损害较少发生，其发生率约为 3%～18%。在成年人中，约有 28%～40%的 NPSLE 可出现于 SLE 诊断之前或诊断的初期。

3. 发病机制

目前认为，NPSLE 的发病机制是多因素的，可能涉及自身抗体的形成、微血管病变、髓鞘内促炎性细胞因子的产生及动脉粥样硬化等多方面。

（1）血脑屏障破坏：目前认为血脑屏障的完整性被破坏是

NPSLE 的重要假说。SLE 中促炎性细胞因子或自身抗体上调了上皮细胞粘附蛋白（如 ICAM-1）的表达，致使血脑屏障受损，导致一些异常蛋白或细胞进入中枢神经系统从而产生神经系统症状。

（2）微血管病变：SLE 患者的各种自身抗体尤其是抗心磷脂抗体与其并发的脑血管病及认知功能障碍明显相关。研究表明抗心磷脂抗体对血小板、凝血蛋白、内皮细胞的功能，包括凝血因子的上调均有影响，促进血栓形成；抗内皮细胞抗体还有单核细胞趋化作用，使单核细胞浸润于血管壁内，加速动脉粥样硬化。

（3）神经元的直接损伤：患者体内的自身抗体，如抗神经元抗体、抗神经胶质细胞抗体、抗淋巴细胞抗体等，可直接杀伤神经组织。还有一些存在于神经细胞表面的膜蛋白抗体，仅影响了细胞功能，并没有神经细胞溶解坏死，因而在临床上引起精神症状和癫痫发作。

（4）神经受体损伤：目前普遍认为 SLE 患者体内的抗谷氨酸受体抗体与其认知功能障碍及精神症状有关。此外，一些抗 DNA 抗体的亚型对谷氨酸受体也有明显的作用，从而介导了神经元凋亡。最近的研究认为抗谷氨酸受体抗体只有当血脑屏障被破坏时才引起认知功能障碍和海马萎缩，可见神经受体损伤学说可能是建立在血脑屏障学说基础之上的。

总之，NPSLE 的发生与 SLE 产生的自身抗体密不可分，其产生抗体水平及种类的不同也决定了不同的 NPLSE 发作形式。

4. 病理改变

SLE 的脑组织病理损害缺乏特异性，其病变呈弥漫性，可见多灶性新旧不一的微小梗死、出血，也可见较大面积的梗死，皮质萎缩明显。此外，白质缺血性脱髓鞘及类多发性硬化的髓鞘脱失也较常见。镜下可见一些免疫复合物及活化的补体沉积于微血管。周围神经主要以多灶性不对称的脱髓鞘改变为主，也可见轴索病变。

【临床表现】

在 SLE 神经系统表现中以精神症状和癫痫发作最为常见，也可有其他表现，如周围神经病变、舞蹈病，此外还可出现肌肉病变。1999 年美国风湿病学院（American College of Rheumatology，

ACR）确定了 19 种 NPSLE 疾病，见表 15－2－1。

表 15－2－1　常见的神经精神狼疮表现

中枢神经系统（central nervous system）
无菌性脑膜炎（aseptic meningitis）
脑血管疾病（cerebrovascular disease）
脱髓鞘综合征（demylinating syndrome）
头痛（包括偏头痛和良性颅内压增高）（headache including migraine and benign intracranial hypertension）
运动障碍（舞蹈病）（movement disorder-chorea）
脊髓病变（myelopathy）
癫痫发作（seizure disorders）
急性精神错乱（acute confusional state）
焦虑（anxiety disorder）
认知功能障碍（cognitive dysfunction）
情感障碍（mood disorder）
精神障碍（psychosis）
周围神经系统（peripheral nervous system）
急性炎性脱髓鞘性多发性神经根神经病（格林-巴利综合征）（acute inflammatory demyelinating polyradiculoneuropathy）（Guillain-Barré syndrome）
自主神经障碍（autonomic disorder）
单神经病变（单纯或复杂）（mononeuropathy，single/multiplex）
重症肌无力（myasthenia gravis）
脑神经病变（neuropathy，cranial）
神经丛病变（plexopathy）
多发性神经病变（polyneuropathy）

1. 头痛　是 SLE 患者常见的主诉，约占 39%～61%。主要表现是偏头痛，呈搏动性，常伴有恶心、呕吐，可在 SLE 诊断之前单独出现，也可与其他 SLE 的症状同时出现。偏头痛可能与脑血管的收缩和舒张障碍有关。除上述头痛原因外，还应考虑 SLE 并发的高血压、尿毒症、颅内压增高或无菌性脑膜炎的可能性。

2. 精神症状　利用敏感的精神和神经手段检查发现，约有 69%～74%的 SLE 患者有精神异常，包括各种类型的情感障碍。SLE 患者的精神症状可在本病的其他症状出现多年之前即已发生，但大多是在本病的恶化期或晚期出现。患者常表现为情绪不稳，易激惹，思维迟钝及萎靡不振等表现。有些可出现严重的精神症状，如精神错乱，伴有明显的幻视、幻听及妄想，有的可有明显的情绪障碍，如抑郁、焦虑、欣快，或有企图自杀等躁狂状态的出现。本病出现精神症状可能与弥漫性脑器质性损害、大剂量长期应用激素或急性精神创伤等精神因素有关。

3. 癫痫发作　发生率为 7%～67%，一般为 15%左右。癫痫发作可在疾病的早期发生，甚至在皮肤症状出现前多年即出现，有 5%～10%为 SLE 的首发症状，但最常见于本病的晚期。发作形式可有全身强直-阵挛发作、单纯部分性发作、复杂部分性发作、癫痫持续状态、反射性癫痫、精神运动性发作等，有些患者由于癫痫反复发作或癫痫持续状态而死亡。

4. 脑血管病　约占 2%～15%左右，主要为短暂性脑缺血发作，可高达 31.5%，脑梗死、脑出血及蛛网膜下腔出血也较常见。SLE 脑部血管炎可造成血管闭塞、血管破裂出血而出现急性脑血管病，而高血压、尿毒症本身也可造成高血压脑病、脑水肿、脑梗死或脑出血。此外，来源于心脏的附壁血栓脱落可造成脑栓塞。

5. 颅内压增高　除有视盘水肿外，常无其他症状及体征。当 SLE 患者并发神经系统症状时，血脑屏障多有破坏，因而产生脑水肿，引起颅内压增高。另外有人认为颅内压增高可能由于脑室脉络丛损害引起脑脊液分泌过多所致。

6. 无菌性脑膜炎　病理研究发现，约 25%患者存在脑膜炎，常出现在SLE早期，可为首发症状，表现为头痛、呕吐，脑膜刺激征阳性，易于复发。脑脊液压力可增高，淋巴细胞增多为主，但查不到病原菌。

7. 脑神经损害　约占5%～42%。常见为视神经受损，表现为视力丧失、视盘水肿、火焰状出血等视神经炎的表现，甚至可发生视神经萎缩。此外也可累及面神经、三叉神经、前庭神经及后组脑神经，有的还可出现眼球运动障碍及瞳孔异常。

8. 运动障碍　主要是狼疮性舞蹈病，偶可见到帕金森综合征。30岁以下青年女性多见，约53%在16岁以下发病，多为一过性，少数持续数年，复发率较高。因此对于青少年中原因不明的舞蹈病应注意SLE相关检查。狼疮性帕金森可通过特定的放射性核素进行功能PET和SPECT检测，有助于诊断。

9. 认知功能障碍　约有21%～80%的SLE患者存在认知功能减退，主要表现为近记忆力减退、学习能力下降、信息处理速度下降、定向力障碍、注意力不集中等。

10. 脊髓病变　发生率约为3%～4%，常发生于SLE的活动期。临床上脊髓损害常位于胸段，表现为双下肢无力，甚至完全性截瘫，受损平面以下各种感觉均减退或消失，常伴有尿便障碍。病理改变主要为脊髓血管炎，引起脊髓缺血、坏死、软化，也可见急性脊髓白质变性或脱髓鞘改变等，约有25%脊髓病变的患者合并视神经改变，而类似视神经脊髓炎表现。

11. 周围神经病变　相对于中枢神经系统较为少见，约占3%～18%。临床上表现为肢体远端感觉和（或）运动障碍。此外，还可累及神经根，表现为急、慢性格林-巴利综合征，出现脑脊液中蛋白-细胞解离现象。本病还可并发单神经炎或多发性单神经炎，如侵犯臂丛神经、尺神经、桡神经、坐骨神经、腓神经等。周围神经病变的发生，是由于营养神经血管发生闭塞性小动脉炎，或神经根、周围神经发生脱髓鞘及轴索变性所致。

12. 肌肉病变　主要为自发性肌痛、多发性类肌炎肌病和重症肌无力症候群。有的出现肌电图异常而无临床症状，有的肌肉活检为肌炎表现而肌电图正常。

【辅助检查】

除诊断 SLE 所需的相关检查外（详见内科学），对于 NPSLE 还需进行以下检查。

1. 脑脊液检查　约 35%压力升高，一般为轻度升高，少有达到 400mmH_2O 以上者。约 50%以上的患者蛋白呈轻度或中度升高，一般很少超过 1g/L，其中特别是 IgG 增高较明显。约 30%的患者脑脊液中淋巴细胞增多，但超过 50×10^6/L 者较少。约有半数患者可出现寡克隆区带。脑脊液中补体 C_4 和糖含量的降低常提示活动性狼疮性脑病。

2. 特殊血清学检查　血清中的一些抗体与临床表现有一定的关系。如抗淋巴细胞抗体与认知功能障碍有关，抗核蛋白 P 抗体与神经症有关，抗心磷脂抗体与脑梗死、舞蹈病和脊髓病变有关。

3. 影像学检查　主要为 CT 及 MRI 检查，可明确脑或脊髓并发的损害部位和性质，但 NPSLE 影像学没有特征性改变，有时难与多发性硬化相鉴别。

4. 脑电图检查　并发脑部病变的患者脑电图常可出现非特异性异常，表现为弥漫性慢波，两侧不对称，少数患者可出现棘波、尖波或棘慢波综合等。

5. 肌电图检查　累及周围神经的患者可出现神经传导速度减慢，个别显示轴索损害表现。

【诊断与鉴别诊断】

当确诊为 SLE 的患者在疾病的过程中出现了其他病因难以解释的神经系统症状体征或肌肉症状是应考虑到本病。但如果 SLE 本身症状不典型，以及有些神经、精神症状出现在 SLE 之前，较易误诊。必须除外明显动脉硬化及脑血管病其他危险因素所致的脑梗死、脑出血及蛛网膜下腔出血。此外，本病还需与多发性硬化相鉴别。两者均多见于中青年女性，临床表现有复发缓解的特点，影像学较难鉴别，但血清免疫学、脑脊液检查及 SLE 本身的临床特点可加以鉴别。

【治疗】

1. 糖皮质激素　对于 SLE 出现的神经系统症状目前多数认为应用大剂量激素有效。不同的 NPSLE 对其敏感程度也不一样。中枢神经系统狼疮如急性精神紊乱、严重头痛和弥散性脱髓鞘综合征在几天内改善；运动障碍和认知障碍需几周才能改善；脊髓及周围神经受损对激素也有反应；而血管炎所致的血栓形成改善不明显。一般采用泼尼松每日 1mg/kg 口服治疗，病情较重者需甲基泼尼松龙冲击治疗，剂量为 500～1000mg，每日一次，连续 3 天为一个疗程，冲击后改为泼尼松每日 1mg/kg 口服，待病情稳定后缓慢减量，如果病情允许，维持泼尼松剂量小于 10mg。需要指出的是，激素冲击治疗只能解决急性期症状，随后的治疗还需有一定量的激素与免疫抑制剂疗法配合使用，否则病情容易复发。

2. 免疫抑制剂　由于免疫抑制剂对症状缓解不如激素迅速，而且毒性较大，因此一般不作为首选药物，但对防止疾病复发具有一定的作用。环磷酰胺是主要作用于 S 期的细胞周期特异性烷化剂，通过影响 DNA 合成发挥细胞毒性作用。其对于体液免疫的抑制作用较强，能抑制 B 细胞增殖和抗体形成，且抑制作用较持久，是治疗重症 SLE 的有效药物之一，尤其是在狼疮性肾炎和血管炎的病人中，环磷酰胺与激素联合治疗能有效的缓解疾病，阻止和逆转病变的发展，改善远期预后。目前普遍采用标准环磷酰胺冲击疗法，0.5～1.0g/m^2 体表面积，每月一次。此外还可应用硫唑嘌呤、甲氨蝶呤、环孢素 A 等免疫抑制剂，但缓解神经系统的症状没有环磷酰胺效果好。由于免疫抑制剂有明显的副作用，需要注意监测血象及肝肾功能等。

3. 对症治疗　除行糖皮质激素及免疫抑制剂治疗外，其他神经科的治疗主要为同时进行对症处置，如癫痫的患者应用抗癫痫药物，周围神经病变应用 B 族维生素，舞蹈病可用氟哌啶醇，颅内压增高者需用降颅压药物，缺血性脑血管病还需常规卒中治疗。

【预后】

本病预后不良，晚期可出现多器官功能衰竭，特别是肾衰竭，也可死于癫痫持续状态、大面积脑梗死及药物不良反应等。

（张晓君　江汉秋）

第三节　副肿瘤综合征

【疾病概论】

1. 定义

副肿瘤综合征（paraneoplastic syndrome）是癌肿的远隔效应（remote effects），是癌肿对患者机体远处组织、脏器非转移性损害的统称。1888 年 Oppenheim 首次报道了一例恶性肿瘤合并周围神经病的病例，并指出癌肿释放的毒素是其致病的主要原因。之后也有陆续恶性肿瘤合并神经和（或）肌肉病变的报道，直到 1956 年 Guichara 提出了副肿瘤综合征这一名词。神经系统副肿瘤综合征（paraneoplastic neuroplogical syndrome，PNS）是指一些恶性肿瘤非直接侵犯及非转移引起的神经和（或）肌肉组织损伤的一组综合征。它既不包括肿瘤的直接压迫、浸润、转移等引起的组织破坏所致的症状，也不包括在肿瘤治疗过程中，如手术、化疗、放疗及其他治疗引起的症状。由于肿瘤引起的营养、代谢障碍和应用免疫抑制剂引起的各种感染之后发生的症状也不属于副肿瘤综合征。

2. 流行病学

PNS 的发病率较低，约占癌肿的 1%左右。可于恶性肿瘤发现后出现，也可与原发肿瘤同时出现，但更多见于恶性肿瘤发现之前（约占 79.4%），部分患者甚至始终未能发现恶性肿瘤病灶。

PNS 的原发肿瘤以肺癌最为多见（44.1%），特别是小细胞肺癌；其次为卵巢癌（17.6%）、食管癌（14.7%）、淋巴瘤（8.8%）、胃癌（6%）；此外还有前列腺癌、甲状腺癌、胰腺癌、乳腺癌、胸腺瘤、睾丸癌等。

3. 病因及发病机制

PNS 的原因及发病机制目前仍不十分清楚。主要与病毒感染、癌细胞分泌神经毒素及自身免疫反应有关。然而前两种理论缺乏客观的证据，目前研究主要集中在自身免疫学说方面。研究表明，很多患者体内查到一些与癌肿相关的抗原，即癌相关神经抗原(onconeural antigens)，认为某些癌肿与神经、肌肉组织存在共同的抗原决定簇，肿瘤细胞作为抗原启动机体产生高度特异性抗体，在补体的参与下，不仅杀伤肿瘤细胞，同时对机体的神经、肌肉组织起到损伤作用，刺激B细胞产生更多的抗体，引起更强烈、更广泛的免疫应答反应。1985年Posner和他的同事首次发现了PNS的特异性抗-Hu抗体，自那时起几乎每年都有新的与副肿瘤综合征相关的抗体被发现，目前已接近20种。表15-3-1列出常见的肿瘤抗体、PNS及原发肿瘤的关系。

表15-3-1　抗体、PNS与相关原发肿瘤的关系

抗体	临床综合征	原发肿瘤
特征性副肿瘤抗体		
Anti-Hu（ANNA-1）	脑脊髓炎、边缘叶性脑炎、感觉神经元病、亚急性小脑变性、自主神经病	SCLC、神经母细胞瘤、前列腺癌
Anti-Yo（PCA-1）	亚急性小脑变性	卵巢癌、乳腺癌
Anti-CV2（CRMP5）	脑脊髓炎、舞蹈症、边缘叶性脑炎、感觉神经元病、视神经炎、亚急性小脑变性、自主神经病	SCLC、胸腺瘤
Anti-Ri（ANNA-2）	斜视性阵挛-肌阵挛、脑干炎	乳腺癌、SCLC
Anti-Ma2（Ta）[1]	边缘性脑炎、间脑炎、脑干炎、亚急性小脑变性	睾丸及肺肿瘤
Anti-amphiphysin	僵人综合征、脑脊髓炎、亚急性感觉神经元病、感觉运动神经病	乳腺癌、SCLC
Anti-recoverin	癌相关的视网膜病	SCLC
不全特征性抗体		
Anti-Tr（PCA-Tr）	亚急性小脑变性	Hodgkin病

续表

抗体	临床综合征	原发肿瘤
ANNA-3	脑脊髓炎、亚急性感觉神经元病	SCLC
PCA-2	脑脊髓炎、亚急性小脑变性	SCLC
Anti-Zio4	亚急性小脑变性	SCLC
Anti-mGluR1	亚急性小脑变性	Hodgkin 病
出现和不出现肿瘤的抗体		
Anti-VGCC	Lamber-Eaton 肌无力、亚急性小脑变性	SCLC
Anti-AChR	重症肌无力	胸腺瘤
Anti-nAChR	亚急性自主神经病	SCLC
Anti-VGKC	边缘叶性脑炎、神经肌强直	胸腺瘤、SCLC

注：[1]脑干炎和亚急性小脑变性通常与除睾丸癌之外的癌肿相关，其血清内也与 Mal 蛋白发生反应。

AChR：acetylcholine receptor，乙酰胆碱受体；ANNA：antineuronal nuclear antibody，抗神经元核心抗体；mGluR1：metabotropic glutamate receptor type 1，代谢型谷氨酸受体 1；nAChR：nicotinic acetylcholine receptor，烟碱乙酰胆碱受体；PCA：Purkinje cytoplasmic antibody，浦肯野细胞质抗体；SCLC：small cell lung carcinoma，小细胞肺癌；VGCC：voltage-gated calcium channels，电压门控型钙通道；VGKC：voltage-gated potassium channel，电压门控型钾通道。

4. 病理改变

根据受损组织的严重程度不同而有不同的组织病理学改变。如以小脑受累为主可见浦肯野细胞变性、脱失。深觉神经根受累为主可见后根神经节细胞变性、坏死，感觉神经节段性脱髓鞘改变。此外还有不同程度的中枢神经及周围神经甚至肌肉组织广泛的神经细胞脱失，小血管周围小淋巴细胞浸润呈套袖样，后根神经节细胞脱失，肌肉组织炎细胞浸润等。

【临床类型】

临床上 PNS 累及部位广泛，包括：大脑皮层、边缘系统、脑干、小脑、脑神经、视网膜、脊髓、周围神经、神经肌肉接头以及肌肉等处。可以多部位受累也可以某一部位单独受累，根据侵犯的部位分为中枢神经系统（脑、脊髓）、周围神经、神经肌肉接头以及肌肉四部分。2006 年荷兰学者 De Beukelaar 对 PNS 进行了详细的分类，详见表 15-3-2。

表 15-3-2　神经副肿瘤综合征的分类

中枢神经系统（central nervous system）
脑脊髓炎（encephalomyelitis）
边缘叶性脑炎（limbic encephalitis）
脑干炎（brainstem encephalitis）
亚急性小脑变性（subacute cerebellar degeneration）
斜视性阵挛-肌阵挛（opsoclonus-myoclonus）
僵人综合征（stiff-person syndrome）
副肿瘤性视觉障碍综合征（paraneoplastic visual syndromes）
肿瘤相关性视网膜病变（cancer-associated retinopathy）
黑色素瘤相关性视网膜病变（melanoma-associated retinopathy）
副肿瘤性视神经病（paraneoplastic optic neuropathy）
运动神经元综合征（motor neuron syndromes）
亚急性运动神经元病变（subacute motor neuronopathy）
其他运动神经元综合征（other moter neuron syndromes）
周围神经系统（peripheral nervous system）
亚急性感觉神经元病变（subacute sensory neuronopathy）
急性感觉运动神经病（acute sensorimotor neuropathy）

续表

慢性感觉运动神经病（chronic sensorimotor neuropathy）
M 蛋白相关（association with M-proteins）
亚急性自主神经病（subacute autonomic neuropathy）
副肿瘤性周围神经血管炎（paraneoplastic peripheral nerve vasculitis）
神经肌肉接头和肌肉（neuromuscular junction and muscle）
Lambert-Eaton 肌无力综合征（Lambert-Eaton myasthenic syndrome）
重症肌无力（myasthenia gravis）
神经肌强直（neuromyotonia）
皮肌炎（dermatomyositis）
急性坏死性肌病（acute necrotizing myopathy）
恶病质肌病（cachectic myopathy）

注：黑体为经典的神经副肿瘤综合征。

【诊断与鉴别诊断】

PNS 的发病率较低，仅占癌肿的 1%左右，诊断较难。多数患者现出现神经系统症状，经过反复筛查才能寻找到原发病灶，有的甚至数年后才发现原发灶，故对于此类患者需长时间随访追踪，否则极易误诊或漏诊。对于首先出现神经和（或）肌肉受累症状，尤其是中年以上的患者，神经症状不能用单个病灶来解释，需提高警惕，进行必要的系统检查，以发现可能潜在的癌肿。对于接受放射治疗的患者，需鉴别放射线所致神经系统损害；接受化疗治疗的患者需鉴别药物所致；对于 PNS 多个系统损害者，需注意与神经系统变性疾病鉴别。

【治疗及预后】

副肿瘤综合征理想的治疗应该是根治原发性肿瘤。原发性肿瘤切除后，神经系统症状常常自行缓解，但具体患者对治疗反应不同，治疗效果各异。在对症治疗方面，有以下两种方法：①免疫治疗：由于PNS目前认为是自身免疫疾病，故免疫治疗尤为重要。主要包括血浆置换、静脉用免疫球蛋白、激素和其它免疫抑制剂。任何有效治疗都必须在病程早期，但因为症状的发展经常是亚急性的，对神经系统的最严重损害在做出诊断之前就可能已经发生了。血浆交换或静脉注射免疫球蛋白是治疗 Lambert-Eaton 肌无力综合征和重症肌无力的有效疗法。②其他治疗：可以给予大剂量维生素，特别是B族维生素。营养支持治疗和适度的功能训练也是必需的。

根据2006年荷兰学者 De Beukelaar 的研究，表15-3-3列出一些PNS的治疗方法及预后。

表15-3-3　PNS及其治疗效应

临床综合征	自身抗体	免疫治疗效果	对治疗原发病的反应	说明
脑脊髓炎	Hu（ANNA-1）	无效	能稳定患者较好状态	极少数可自行缓解
边缘叶性脑炎	Hu（ANNA-1），Ma2	部分患者有效	可能改善	部分患者可自行缓解
亚急性小脑变性	Yo（PCA-1）	无效	神经症状无改善	
	Tr（PCA-1） mGluR1	可能改善	可能改善	合并 Hodgkin 病的也可自行缓解
斜视性阵挛-肌阵挛（成人）	Ri（ANNA-2）	可能改善	部分神经症状恢复	维生素B1、巴氯芬、氯硝西泮可有效
斜视性阵挛-肌阵挛（儿童）	无	2/3可以改善	部分神经症状可恢复	
僵人综合征	Amphiphysin	可能改善	可能改善	巴氯芬、地西泮、丙戊酸、卡马西平对痛性痉挛有效

续表

临床综合征	自身抗体	免疫治疗效果	对治疗原发病的反应	说明
癌性相关性视网膜病	recoverin	视觉轻微改善	无效	
黑色素瘤相关视网膜病	双极细胞抗体	视觉可改善	视觉症状可以改善	
副肿瘤性视神经病	CV2/CRMP5	视觉可改善	视觉症状可改善	
亚急性感觉性神经元病	Hu（ANNA-1）	无效，极少数有效	能稳定病情	可用三环类和抗癫痫药控制神经痛
伴有 M 蛋白的慢性感觉运动神经病	MAG（IgM）	可以改善	可以改善	
伴有骨硬化性骨髓瘤的慢性感觉运动神经病	无	无效	通常有效	放、化疗和手术有效
亚急性自主神经病	Hu	无效	无效	可针对直立性低血压的症状治疗，假性肠梗阻可用新斯的明
副肿瘤周围神经血管炎	Hu	可以改善	可以改善	
Lamber-Eaton 肌无力综合征	P/Q 型 VGCC	通常有效	通常有效	二胺吡啶、胆碱酯酶抑制剂可试用，但疗效不肯定

续表

临床综合征	自身抗体	免疫治疗效果	对治疗原发病的反应	说明
重症肌无力	AChR	通常有效	通常有效	胆碱酯酶抑制剂
神经肌强直	VGKC	可以改善	不确定	抗癫痫药物（卡马西平、苯妥英钠）
皮肌炎	Mi-2	一般有效	可有反应	

注：MAG：myelin-associated glycoprotein，髓鞘相关糖蛋白。余缩写参见表15-3-1。

以下对几种常见的PNS进行详细叙述。

一、副肿瘤性脑脊髓炎

副肿瘤性脑脊髓炎（paraneoplastic encephalomyelitis，PEM）是侵及中枢神经系统多个部位的副肿瘤综合征。主要包括以颞叶和边缘叶病变为主的副肿瘤性边缘叶性脑炎（paraneoplastic limbic encephalitis）、以脑干病变为主的副肿瘤性脑干脑炎或脑干炎（paraneoplastic brainstem encephalitis）以及以脊髓病变为主的副肿瘤性脊髓炎（paraneoplastic myelitis）。

本组副肿瘤综合征特征为广泛性神经细胞脱失伴小胶质细胞增生，小片状坏死区及明显的血管周围淋巴细胞套袖状浸润，淋巴细胞浸润灶也可见于软膜。这些病理改变可广泛累及脑和脊髓，但更常见于神经系统的特定部位，即颞叶及其临近神经核（边缘性脑炎）、脑干（特别是延髓）、小脑（见下文）及脊髓灰质。根据不同的累及部位及轻重程度出现不同的临床类型。

（一）副肿瘤性边缘叶性脑炎

【疾病概论】

是一种少见的PNS，约50%～60%的原发肿瘤为肺癌，主要为小细胞肺癌。其次，约20%为睾丸癌，其他还可见于乳腺癌、胸腺瘤、淋巴瘤及未分化畸胎瘤等。很多患者在副肿瘤性边缘叶性脑炎的晚期或尸检中才被发现。病理改变主要是在颞叶内侧面有广泛的神经元丢失、胶质细胞增生及小胶质结节，扣带回、岛叶皮质、基底核及间脑有同样改变，但程度轻。血管周围及软脑膜有单核细胞浸润。脑干神经核、小脑、脊髓灰质、后根神经节可有类似病变，但不一定出现临床症状。

【临床表现】

本病呈亚急性起病，也可慢性或隐匿起病。主要表现为近事遗忘，人格改变，行为异常，情感障碍等精神症状。常有全身性或复杂部分性癫痫发作。如病变累及下丘脑可出现思睡、体温升高及内分泌功能紊乱，病情进行性加重至痴呆。

【辅助检查】

脑脊液检查80%不正常，可有短暂性淋巴细胞和蛋白轻度升高，IgG增加，可出现寡克隆区带，肿瘤抗体检测可有阳性发现，60%患者可检查出抗-Hu抗体（ANNA-1）或Ma2抗体，可伴有抗Mal、CV2/CRMP5及Amphiphysin阳性。绝大多数抗-Hu抗体阳性的患者除了有边缘系统症状外，还有其他神经系统损伤表现，这也提示患有小细胞肺癌的可能性较大。脑电图可正常或单侧、双侧颞叶慢波或尖波。头MRI和CT异常率达65%～80%，但没有特异性改变，主要是一侧或双侧颞叶、丘脑及脑干在T2WI和FLAIR相呈高信号，早期MRI可以正常，定期复查提高检出率。PET检查能提高阳性率。

【诊断及鉴别诊断】

由于没有特异性诊断指标，且神经症状往往又先于癌肿出现，因此临床诊断较难。临床表现与其他原因引起的亚急性脑炎相似，且有些患者易被误诊为Alzheimer病，应注意区分。

【治疗及预后】

极少数患者可自行缓解，部分患者对免疫抑制治疗有效，但查找原发肿瘤是治疗的关键。

（二）副肿瘤性脑干炎

病变主要累及下橄榄核、前庭神经核等下位脑干结构，特别是延髓，表现为眩晕、恶心、吞咽困难、构音障碍、复视、眼震、凝视麻痹和共济失调，甚至出现锥体束征。此外，累及延髓的患者还可出现呼吸变化，包括气喘、吸气延长以及发音-呼吸不协调等。腰穿多数正常，或有轻度淋巴细胞和蛋白增高，但无特征性改变。

（三）副肿瘤性脊髓炎

可累及脊髓的任何部位，累及脊髓灰质后角细胞而出现感觉症状，但多数以脊髓前角细胞受累为主，表现为慢性、进行性、对称或不对称性上臂肌肉萎缩，下肢较少见。腰穿无特征性改变。

二、亚急性小脑变性

【疾病概论】

亚急性小脑变性（subacute cerebellar degeneration），也称为副肿瘤性小脑变性（paraneoplastic cerebellar degeneration，PCD），是最常见的 PNS，约占 5.9%～37%不等。可并发于各种恶性肿瘤，最常见于小细胞肺癌，约占 1/3，此外卵巢癌及霍奇金淋巴瘤分别占 26%和 16%左右。60%～70%患者的神经系统症状先于原发癌肿几个月至 2～3 年内出现。

病理改变主要为浦肯野细胞广泛而严重脱失，存活的细胞呈变性改变，伴胶质细胞增生，小脑其他部分损害较轻。在血管周围有单核细胞浸润及成片的浸润灶。上述神经元改变及炎性现象还可见于大脑半球、脑干和脊髓，但均较轻。

【临床表现】

主要为亚急性发病的小脑功能障碍，表现为眩晕、肢体及躯干的共济失调、构音障碍及眼球震颤。以上症状进行性加重，数周至数月后即丧失生活能力。偶尔伴肌阵挛征即斜视性肌阵挛征。此外，还可出现非小脑的症状或体征，如复视、听力下降、眼球运动障碍以及情感和精神障碍等。相当一部分患者有认知功能下降或其他脑脊髓损害症状。有的患者还可合并周围神经病或肌无力综合征表现。

【辅助检查】

1. 抗体检测　约一半亚急性小脑变性患者血清和脑脊液中可查到 Yo 抗体，即浦肯野细胞质抗体，其提示乳腺或女性生殖道癌肿。此外，患者体内还可查到 Hu 抗体、Tr 抗体、mGluR1 抗体。Hu 抗体提示小细胞肺癌，mGluR1 抗体则提示霍奇金病。

2. 脑脊液　约半数以上患者脑脊液有淋巴细胞和蛋白升高，可有 IgG 升高及寡克隆区带阳性。

3. 影像学　早期头 CT 及 MRI 多正常，后期示弥漫性小脑萎缩。

【诊断与鉴别诊断】

临床表现为原因不明的亚急性或慢性小脑共济失调，结合血和 CSF 检测到抗神经元抗体，诊断不难。首先需与原发或转移性小脑占位性病变相鉴别。其次还应与一些晚发型的遗传性共济失调鉴别。基因检测和肿瘤抗体可提供证据。

【治疗与预后】

主要是治疗原发肿瘤。有些患者患者原发肿瘤治愈后，小脑症状也随之好转。但也有不少患者可继续发展。免疫抑制剂及血浆置换可试用。

三、斜视性阵挛-肌阵挛

【疾病概论】

斜视性阵挛-肌阵挛（opsoclonus-myoclonus，OMS）可见于任何年龄及多种病因，常见病因有肿瘤、感染、药物（阿米替林）、中毒（有机磷）及代谢障碍（高渗性昏迷）等。在儿童，神经母细胞瘤的患儿，有 2%～3%可发生 OMS；在成人，OMS 有 20%可能为恶性肿瘤患者，多见于乳腺癌、小细胞肺癌、膀胱癌等。神经病理改变多不明显，普肯耶细胞、下橄榄核、脑干内细胞减少，并伴有轻度炎性改变。

【临床表现】

患者可亚急性起病，出现一种伴有眨眼动作的眼球不自主、快速、无节律、无固定方向的高波幅集合性扫视运动（saccades），通常双眼协同，也可以单眼，同时可伴有四肢、躯干、横膈、咽喉及软腭肌阵挛和共济失调。眼球运动特点是当闭眼和入睡后眼球不自主运动仍然存在；当眼球做跟踪运动或固定眼球时眼阵挛反而加重。发生斜视性阵挛的机制为，在动物和人的脑桥旁正中网状结构内有两种运动神经元与快速扫视有关，当静息神经元对暴发神经元失去抑制时即出现斜视性阵挛。

【辅助检查】

CSF 检查可见蛋白轻度增高，也可类似 PCD 改变，CSF 中可检测出抗神经元抗体，如儿童抗- Hu 抗体阳性则提示神经母细胞瘤可能性大，成年女性检查到 Ri（ANNA-2）抗体阳性则高度提示乳腺癌或妇科肿瘤。头 CT 检查多正常，MRI 有时可见脑干内异常信号（T2WI 呈高信号）。

【治疗与预后】

本病对免疫抑制剂治疗可有明显效果，对原发肿瘤的治疗也可以改善神经系统症状，少数患者可自行缓解。同时加用维生素 B_1、巴氯芬和氯硝西泮可缓解症状。本病预后相对较好。

四、亚急性坏死性脊髓病

【疾病概论】

亚急性坏死性脊髓病（subacute necrotizing myelopathy）相当罕见，发生率不如癌症直接对脊髓的压迫常见，甚至不及脊髓内转移引起的脊髓病常见。本病的发病机制尚不清楚，可能与抗- Hu 抗体介导的自身免疫反应有关。本病的原发肿瘤最多见于肺癌，其次为淋巴瘤、前列腺癌、乳腺癌等。

病理发现脊髓病变可分布于全脊髓，主要以胸段更为明显，可见大的楔形坏死区，以灰、白质对称性坏死为特点，其中后索及侧索的白质损伤最重。髓鞘与轴突同等受损，很少有炎症反应。

【临床表现】

亚急性起病，逐渐出现完全横贯性脊髓症状，无疼痛。多以双下肢无力起病，呈传导束性感觉、运动障碍，伴有括约肌功能障碍，受损平面可在数日内上升。也可累及颈段脊髓造成四肢瘫，甚至出现呼吸肌麻痹危及生命，多于2～3个月内死亡。

【辅助检查】

脑脊液检查多正常，可有淋巴细胞和蛋白轻度升高。MRI可见病变节段脊髓肿胀。

【诊断与鉴别诊断】

主要根据亚急性横贯性脊髓损伤，可能合并的恶性肿瘤，相关的神经组织抗体进行诊断。但需要排除恶性肿瘤硬膜下或髓内转移、放射性脊髓病以及脊髓动静脉畸形等疾病。

【治疗与预后】

本病没有特异性治疗方法，病情进行性加重，预后不良。

五、亚急性运动神经元病

【疾病概论】

亚急性运动神经元病（subacute motor neuronopathy）主要侵及脊髓前角细胞和延髓运动神经核，表现为非炎性退行性变。原发肿瘤以肺癌、骨髓瘤和淋巴细胞增殖性肿瘤多见。病理改变为脊髓前角细胞丢失，也有炎性改变，与慢性脊髓灰质炎改变相似。少数尸检病理发现后索胶质增生，导致感觉神经元无症状受累，也可见到浦肯野细胞数量减少。

【临床表现】

临床表现为亚急性进行性下运动神经元受损，如双下肢无力、肌萎缩，上肢和脑神经受损较少，不伴有疼痛，偶尔可出现轻微的感觉异常，也可见到上运动神经元受损的表现，类似运动神经元病。

【辅助检查】

CSF检查细胞数正常，可有轻度的蛋白-细胞分离。有些患者伴抗-Hu抗体阳性。肌电图表现为失神经电位，运动、感觉神经传导速度基本正常。

【诊断与鉴别诊断】

本类型临床较少见，依据临床表现和查找相关肿瘤抗体及原发肿瘤可诊断。本病需与运动神经元病相鉴别。

【治疗与预后】

本病尚无特效的治疗方法，病程进展缓慢，有时经数月和数年后神经症状趋于稳定或有所改善。但有些病例进行性加重，可引起呼吸衰竭，甚至死亡。

六、亚急性感觉神经元病

【疾病概论】

亚急性感觉神经元病（subacute sensory neuronopathy）又称为副肿瘤性感觉神经元病（paraneoplastic sensory neuronopathy，PSN)，是以脊髓后根神经节损伤为主的一组副肿瘤综合征。本病70%～80%原发于肺癌，主要是小细胞肺癌，其他还包括乳腺癌、卵巢癌、肉瘤及淋巴瘤等。病理证实病灶主要在脊髓后根神经节，神经元广泛脱失、坏死，血管周围有不同程度的单核细胞浸润，后根、脊髓后角细胞、后索可继发退行性变。此外，约半数患者病理上可见中枢神经系统多处损害。

【临床表现】

1. 女性多于男性。起病呈亚急性，症状多在原发癌症被发现前数月甚至数年前出现。

2. 初始症状为单肢或双足的麻木、烧灼感或刀割样剧痛，经过数日或一段时间后，症状扩展至双侧并达到四肢及其近端部分，最后到躯干。随着病情的进展，全部感觉障碍均可出现，深感觉障碍损伤较重，感觉性共济失调明显，可引起致残性共济失调及上肢假性手足徐动样运动。

3. 运动功能多保留，但腱反射减弱或消失，无病理反射。

4. 自主神经受损较常见，可出现便秘、瞳孔光反射消失及直立性低血压等。有些患者可只表现为周围自主神经失调而无其他表现。

【辅助检查】

1. 血及脑脊液检查　可检测出抗-Hu抗体。此外，脑脊液可有轻度淋巴细胞增高，蛋白、IgG略升高或出现寡克隆区带。

2. 肌电图检查　在疾病的早期，电生理检查可正常。随后可出现感觉神经动作电位消失，传导速度严重减慢甚至完全检测不出，而运动神经传导速度正常或仅轻度减慢。

【诊断与鉴别诊断】

根据四肢远端各种感觉障碍、感觉性共济失调、肌力相对保留、肌电图感觉神经传导速度减慢及波幅降低、运动神经传导速度正常等可做出诊断。血清或脑脊液中检测出抗-Hu抗体时，应注意是否合并小细胞肺癌的可能。本病应与格林-巴利综合征相鉴别。后者多数以四肢无力为主要表现，脑脊液有蛋白-细胞解离现象，且血清和脑脊液中检测不到抗-Hu抗体。

【治疗与预后】

所有治疗对其均无效。大多数在发病后数月内死亡。但有报道在疾病的早期应用血浆交换和静脉免疫球蛋白注射可使症状短期缓解。治疗原发肿瘤可以延缓神经疾病的进程。

七、Lamber-Eaton　肌无力综合征

【疾病概论】

1. 定义

Lamber-Eaton 肌无力综合征（Lambert-Eaton myathenic syndrome，LEMS）是副肿瘤综合征中了解最多的一个，是肿瘤引起的一种免疫介导的神经-肌肉接头功能障碍性疾病。由 Lambert、

Eaton 和 Rooke 于 1956 年及 Lambert 和 Eaton 于 1957 年首次描述。

2. 流行病学

本病男性患者居多，男：女约为 5：1。约 2/3 患者伴发癌肿，最多见的是小细胞肺癌，约 60% 小细胞肺癌患者有不同程度的 LEMS 表现。此外，本病还与乳腺癌、前列腺癌、胃癌、直肠癌及淋巴瘤有关。部分非肿瘤患者可有其他自身免疫疾病，如系统性红斑狼疮等。

3. 病因及发病机制

本病已被公认为自身免疫性疾病，其基本的生理缺陷是突触前膜运动神经末梢上的电压依赖性钙通道缺失。由于肿瘤细胞表面的抗原决定簇与突触前膜末梢钙通道蛋白有交叉反应，使之产生的抗体也对神经末梢突触前膜产生免疫应答，导致钙通道特别是电压依赖性钙通道不能开放。当神经冲动到达神经末梢时，钙离子不能进入神经末梢，突触前膜不能正常释放乙酰胆碱，导致神经-肌肉接头传递功能障碍，出现肌无力症状。

【临床表现】

1. 多亚急性起病，且病程有不同程度的进展。症状可早于肿瘤数月甚至数年发生。所有患者均有肢体近端无力和躯干肌肉无力，易疲劳，下肢重于上肢。通常首发症状是难以从椅子上站起来，上楼和行走困难，休息后症状不能缓解。肌无力特点为患肌在短时间内反复收缩后，肌无力症状可减轻，而持续收缩后肌无力症状又有加重。腱反射减弱或消失，一般无感觉障碍。

2. 一般不累及脑神经支配的肌肉，很少出现眼肌麻痹、吞咽困难及面肌受损。有的患者可以出现轻度或暂时性眼外肌力弱，晚期严重病例可由上睑下垂、构音障碍及吞咽困难。

3. 约 80% 患者可有胆碱能自主神经功能障碍，如口干、少汗、泪液减少、括约肌功能障碍、阳痿等，也可有直立性低血压。

【辅助检查】

1. 新斯的明或腾喜龙试验多无反应，少数患者可有较弱反应，但远不如重症肌无力敏感。

2. 神经电生理　是本病重要的检查手段。约78%患者可有特征性强直后易极化现象。即低频（小于10Hz）刺激时动作电位波幅变化不大，而高频（大于10Hz）重复电刺激时波幅明显递增到200%以上，这是由于高频刺激使神经末梢突触前膜递质释放增加所致。

3. 患者血清AChR抗体水平不增高，但个别患者可有此抗体阳性。

【诊断及鉴别诊断】

依据亚急性起病的肢体近端无力为主的症状，短暂活动后症状减轻，无眼肌麻痹，伴有口干、便秘和阳痿等自主神经功能障碍，新斯的明试验阴性，肌电图呈高频重复刺激波幅递增等特点诊断并不难。但需与重症肌无力相鉴别，后者常常以眼肌麻痹为首发症状，晨轻暮重，新斯的明试验阳性，抗胆碱能药物有效，肌电图重复频率刺激波幅递减，血清AChR抗体阳性等特点可与之鉴别。

【治疗】

胆碱酯酶抑制剂通常无效。有研究发现，在非肿瘤患者中，反复血浆交换与泼尼松和硫唑嘌呤联合应用取得较好效果。在少数病例中，静脉注射免疫球蛋白也有效。对于伴发明确肿瘤者，对原发肿瘤的治疗也可使症状明显改善，但不稳定。此外，还应注意避免应用钙通道阻滞剂类药物如尼莫地平、维拉帕米、氟桂利嗪等。

参考文献

[1] 贾建平主编．神经病学．6版）．北京：人民卫生出版社，2008.

[2] 王维治主编．神经病学．4版）．北京：人民卫生出版社，2006.

[3] 王新德主编．现代神经病学．北京：人民军医出版社，2008.

[4] Benedict RH，Shucard JL，Zivadinov R，et al. Neuropsychological impairment in systemic lupus erythematosus：a comparison with multiple sclerosis. Neuropsychol Rev. 2008；18（2）：149-66.

[5] Brey RL. Neuropsychiatric lupus：clinical and imaging aspects. Bull NYU Hosp Jt Dis. 2007；65（3）：194-9.

[6] de Beukelaar JW, Sillevis Smitt PA. Managing paraneoplastic neurological disorders. Oncologist. 2006; 11 (3): 292-305.

[7] Jennekens FG, Kater L. The central nervous system in systemic lupus erythematosus. Part 1. Pathogenetic mechanisms of clinical syndromes: a literature investigation. Rheumatology. 2002; 41 (6): 605-18.

[8] The American College of Rheumatology nomenclature and case definitions for neuropsychiatric lupus syndromes. Arthritis Rheum. 1999; 42 (4): 599-608.

（张晓君　江汉秋）